QUANKE
XINYISHI SHOUCE

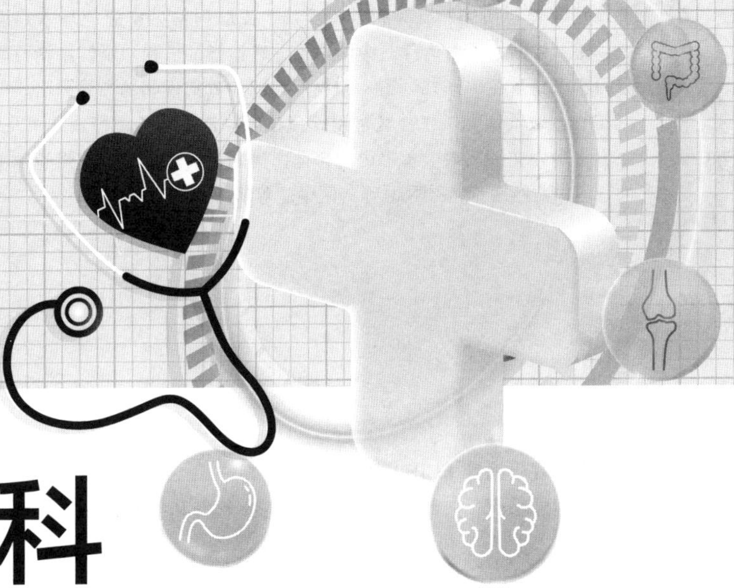

全科新医师手册 第三版

岳桂华　张安东　钱虹利　主编

化学工业出版社
·北京·

内容简介

本书为第三版。内容共十七章。第一章为常见症状的诊断思路和处理原则，第二章至第十七章分别介绍了呼吸系统疾病、循环系统疾病、消化系统疾病、泌尿系统疾病、代谢和内分泌系统疾病、风湿性疾病、血液造血系统疾病、肿瘤、神经系统疾病、传染病、理化因素所致疾病、妇产科疾病、儿科疾病、常见外科及骨科疾病、五官科常见疾病、皮肤科常见疾病的基本知识、诊断要点、鉴别诊断、西医治疗、中医治疗、转诊指征、预防及健康指导等内容。诊疗内容以条目化的形式列出，药物治疗以处方和说明的方式列出。书后附有常用药物过敏试验方法、社区常用诊疗技术、常用实验室检查结果及临床意义、处方常用外文缩写表。本书内容全面、简明、实用，具有较强的参考性和指导性，可供全科医师、社区医师、医学生等参考使用。

图书在版编目（CIP）数据

全科新医师手册 / 岳桂华，张安东，钱虹利主编．3 版．-- 北京 ：化学工业出版社，2024．11．-- ISBN 978-7-122-46017-2

Ⅰ．R4-62

中国国家版本馆 CIP 数据核字第 2024ES2065 号

责任编辑：赵兰江　　装帧设计：张　辉
责任校对：赵懿桐

出版发行：化学工业出版社（北京市东城区青年湖南街13号　邮政编码100011）
印　　刷：北京云浩印刷有限责任公司
装　　订：三河市振勇印装有限公司
850mm×1168mm　1/32　印张$29^1/_4$　字数722千字　2024年11月北京第3版第1次印刷

购书咨询：010-64518888　　售后服务：010-64518899
网　　址：http://www.cip.com.cn
凡购买本书，如有缺损质量问题，本社销售中心负责调换。

定　　价：128.00元

编写人员名单

主　编	岳桂华	张安东	钱虹利
副主编	舒莉莉	廖　威	刘伟锋
	马宝满		
编　委	罗富礽	梅小平	唐华民
	班志红	陆灵娟	姜益宏
	甘　娜	周建龙	陈启红
	邓松华	李芳梅	李婵娟
	唐运宽	李　岩	蒋玉萍
	蓝艳杏	巫　赢	彭契六

第三版前言

为适应社区卫生服务的需要，使社区医师有一本涵盖社区常见疾病的诊疗、临床症状处理、转诊指证、预防健康指导手册，我们于 2012 年编写了第一版《全科新医师手册》，以便社区医师在临床诊疗和卫生保健中参考和查阅。该书出版后得到了读者厚爱，并于 2017 年出版了第二版，在第二版中主要增加了社区常见病、多发病种类。该书再版后收到了许多热心读者的肯定和建议，再版距今已经 6 年，有些疾病的诊断标准和治疗方案有了调整，随着众多新药的临床应用，药物治疗内容更加丰富，应出版社之约我们组织临床专家，参考最新诊疗指南、专家共识及权威专著和综合论述等权威文献，结合社区治疗实际情况对第二版内容进行了修改和补充。在修改编写过程中我们仍力求简明扼要，方便实用的原则。

本书编写仍由多人编写，且涉及临床许多科室、许多疾病，格式体例也会出现差别。因此，在使用中仍要从实际出发，尤其是药物使用，一定认真阅读药物说明书，正确应用。

因编写人员较多、水平有限，疏漏及不妥之处在所难免，敬请广大读者批评指正！

编 者

2024 年 2 月

目录

第一章 常见症状 1

第三章 循环系统疾病 129

第九章 肿瘤 476

第十章 神经系统疾病 530

第十一章 传染病 603

第十二章 理化因素所致疾病 621

第十三章 妇产科疾病 644

第十四章 儿科疾病 700

第十七章　皮肤科常见疾病　836

附录　871

第一章 常见症状

第一节 发热

人的正常体温用水银柱式的口腔表测量，在36.5～37.2℃。腋下测量则约低0.3℃，而用肛表测量则约高0.3℃。体温低于正常多见于测量不准确（如口表未放在舌下、腋下测量时未被夹紧、测量时间过短等），偶见于休克、冻伤等情况。体温高于正常称为发热。口腔温度37.3～38℃为低热，38.1～39℃为中等度热，39.1～41℃为高热，41℃以上为超高热。

发热是一个非常常见的症状，可见于各种生理、病理的情况。剧烈运动可使体温升高，妊娠和月经期的妇女也可能有低热。病理的情况则可见于多种疾病，大致上可分为感染性疾病与非感染性疾病两大类。

【诊断思路】

（1）生理性发热　一般皆为低热，人体多无不适，很少因而就诊。详询问病史，仔细进行体格检查，一般不难识别。

（2）感染性发热　感染是导致发热的最常见原因。感染性疾病是指细菌、病毒等致病微生物侵入人体引起的炎症性疾病。这类疾病的热度可高可低，除发热外，大多有比较明确的“定位”症状，如呼吸道感染常有咳嗽、吐痰、气急、胸痛等症状；消化道感染常有腹泻、腹痛、呕吐等症状；泌尿道感染则常有尿频、尿急、尿痛等症状。当然也有不那么明确的，尤其是小孩与老人，往往仅表现为食欲缺乏、嗜睡等。如果感染已经波及全身，如败血症等，“定位”症状亦多不明确，但必定表现为高热、软弱、嗜睡等重症症状。

（3）非感染性发热　导致发热的有创伤（如手术等）、中暑等，自然不难判定。较为隐匿的是各种表现不一的结缔组织病，如红斑狼疮、皮肌炎、风湿热等，以及一些肿瘤性疾病。肿瘤中的恶性淋巴瘤常有周期性发热，少数肝癌、肾癌等亦可有或高或低的发热，被称为“癌热”。而白血病、肺癌等亦常伴有发热，但多数是伴发感染所致。这些发热性疾病当然亦需经过详细的检查确立诊断并对症下药才能治愈。

（4）其他原因的发热　尚有少数人每个夏季即有低热，可伴疲乏、无力等症状，但对健康多无影响。多见于较为瘦弱的女性，故名之为“体质性低热”。此外，尚有些患者在疾病治疗过程中因所用的药物导致发热，称为“药物热”，停药后发热即退。

【处理原则】

（1）一般处理　发热患者宜卧床休息，室内应通风良好，汗湿的衣被应及时换洗，饮食宜清淡、易消化，多吃些新鲜的蔬菜与水果，多饮水，保持大小便通畅。应按医嘱服药。发热持续不退、出现新的症状或患者情况不佳者皆应该到医院检查、处理。

（2）治疗注意　发热本身是人体对抗疾病的表现，故除高热使患者有严重不适或恐小儿高热引起抽搐外，一般不必使用退热药，以免干扰对病情的判断，更不必服用抗生素，因若是病毒感染，抗生素并无治疗作用。而且即使是细菌感染，一旦使用了抗生素也将使判定系何种细菌感染（需做细菌培养检查）发生困难。除呕吐、腹泻导致脱水的病例外，一般无须输液治疗。

第二节　头晕

头晕是全科诊室和神经科门诊非常常见的症状。其含义广泛，患者自己有时也很难表述清楚这种感受。用来描述头晕的有晕头转向、乘船般感觉等。它常常是由躯体疾病、情感障碍和皮质中枢病变所致，如伴过度换气的焦虑、贫血、高血压、低血压、感染等。

头晕常常由自前庭神经到颞叶皮质之间的障碍及前庭系统以外的参与维持平衡的器官和皮质中枢障碍引起。

【头晕常见原因】

1. 躯体因素

（1）心血管疾病　心律失常、高血压、心肌梗死、心肌病、风湿性心瓣膜病、心力衰竭；动脉硬化、血栓栓塞；血管炎引起的小动脉病变，颈动脉窦过敏等。

（2）内分泌系统疾病　甲状腺功能减退、糖尿病，胰岛素或降糖药等引起的低血糖等。

（3）血液系统疾病　慢性贫血、白血病、红细胞增多症、各种急性出血等。

（4）呼吸系统疾病　气胸、慢性阻塞性肺病等肺部疾病等。

（5）感染性疾病　各种感染。

（6）颈椎病、颈椎骨质增生引起的椎基底动脉系统供血不足。

（7）眼、鼻、口腔疾病　屈光不正、复视、眼压异常（青光眼）、配戴眼镜不适、视觉疲劳、龋齿、慢性鼻窦炎等。

（8）其他　直立性低血压、尿毒症及各种药物因素等。

2. 功能性因素

过度疲劳、焦虑症、抑郁症、失眠、绝经综合征、癔症、疑病症、过度换气和呼吸性碱中毒等。头晕还见于应激状态、情感障碍。

【诊断思路】

（1）鉴别眩晕与头晕　眩晕的体验是一种旋转感觉，常伴有耳鸣、听力下降等，而头晕常无旋转的感觉，一般也不伴听力减退，耳鸣也不多见。

（2）问诊　要仔细询问病史，包括各系统疾病史、用药史、烟酒嗜好、饮食习惯和生活应激事件等。头晕常有原发病，或使用某些药物。70% 头晕是由心因性原因所致，如情感障碍，正在经历的应激事件也可引起，有一些是和躯体疾病并存的情况。

（3）体格检查　眩晕患者常见眼球震颤，而头晕患者一般无，但可存在原发病相应的体征，如高血压、体位性血压改变、心率慢、贫血体征等。遮蔽患眼则头晕消失，常提示眼部病变。眼底检查可帮助发现动脉硬化以及一些眼部病变。

（4）其他检查　依据病史给予相应的实验室检查，如血常规、粪常规、肝肾功能、血糖、血脂，心电图等常规检查常可找到有价值的证据。必要时可考虑影像学检查，甚至创伤性检查。

【处理原则】

（1）病因治疗　如系躯体疾病所引起的头晕，应该积极治疗原发疾病，如抗高血压治疗、调脂、降糖、纠正贫血等。

（2）一般处理　头晕作为心身疾病常见的症状，全科医生即可指导患者自行进行应激管理，如放松训练、静坐等，还可为其实施生物反馈、催眠等心身治疗，提供社会支持，帮助增加控制的感觉，调整其应对方式等。直立性低血压者需避免突然改变体位。烟酒嗜好者需提供戒除的咨询和支持。饮浓茶、咖啡也是要注意的问题。

（3）其他处理　药物引起者需停药或换药。焦虑、抑郁等情感障碍者除提供心理行为干预外，可考虑给予苯二氮䓬类药、抗抑郁药等，严重者应转诊至精神科医生处诊治。

第三节　眩晕

眩晕是机体对于空间关系的定向障碍，是一种运动错觉，患者感觉外周景物或自身在旋转、摇晃或移动。眩晕的伴随症状常有站立不稳、倾倒、眼球震颤、指物偏向、面色苍白、恶心、呕吐、出汗和血压变化等。当前庭系统受到较大刺激或病理性损害时，前庭感受的刺激与来自肌肉、关节的本体觉、视觉感受器的关于空间定向的冲动不一致时，便产生了眩晕，即运动幻觉。

【诊断思路】

（1）周围性眩晕　病变位于内耳前庭至前庭神经颅外段之间。常见的疾病有梅尼埃病、迷路炎、前庭神经元炎，内耳药物中毒如氨基糖苷类抗生素、利尿药、水杨酸类、乙醇等，其他如位置性眩晕、老年性眩晕、晕动病等。

（2）中枢性眩晕　病变位于前庭神经颅内段、前庭神经核及其纤维联系、小脑、大脑等。常见的疾病有椎 - 基底动脉供血不足、听神经瘤，其他如小脑、脑干病变、第四脑室肿瘤等亦可引起眩晕。

（3）全身性疾病所致的眩晕　高血压、严重心律失常、低血糖及一些眼科疾病亦可导致眩晕。

【处理原则】

（1）一般处理　应安抚患者，使其保持镇静，嘱卧床休息，减少头部、体位的变动。

（2）对症治疗　可静脉用苯海拉明、阿托品、山莨菪碱；前列腺素 E_1 通过改善微循环对眩晕有较好的疗效；症状轻的可口服茶苯海明（晕海宁）、倍他司汀（抗眩定）、甲磺酸倍他司汀（敏使朗）等；有恶心呕吐者可给予维生素 B_6、甲氧氯普胺（胃复安）等对症处理；迷路积水、颅内高压可予脱水治疗。

（3）病因治疗　立即停用致眩晕的药物；以感染为病因的应予抗感染治疗；颅内占位可考虑手术治疗；其他系统疾病引起者如高血压、心律失常、低血糖等均应给予相应的治疗。

（4）其他　如患者表现单侧听力损害，或颅内高压症状，或有颅内感染征象及其他系统器质性病变致眩晕者应及时转诊。

第四节　头痛

头痛是指头颅的上半部，即眉以上至枕部下缘范围的疼痛。头痛发生的原因：颅内外痛觉敏感组织受牵拉、压迫和移位；颅内外动脉扩张；颅内炎症渗出物或血液刺激脑膜等敏感组织；脑神经、颈神经受压或受炎症的刺激；头颈部肌肉的持续性收缩压迫痛觉神经末梢，并使致痛物质积蓄；眼耳鼻疾病、鼻窦、颈部的病变可致头部牵涉性痛；精神因素亦可致头痛。

【诊断思路】

头痛常见的病因如下，可根据各自特点做出初步的判断，如有必要再深入检查以确诊，常见的引起头痛的疾病有血管性头痛、肌收缩性头痛、头面部神经痛、脑血管病变、脑肿瘤、颅内感染、颅脑外伤性头痛、五官疾病引起的头痛，此外感染性疾病可因毒素引起颅内外血管扩张而产生剧烈的搏动性头痛，心肺功能不全可因低氧血症、高碳酸血症或静脉压升高而发生头部弥漫性痛、中暑等。

【处理原则】

（1）一般处理　对反复发作的血管神经性头痛患者，全科医生应帮助了解引发其头痛的可能因素，并指导患者尽可能地避免这些因素，并做好心理工作，减少刺激，注意休息。

（2）对症治疗　可予阿司匹林、罗通定（颅痛定）、泰诺、百服宁等止痛；严重的血管性头痛如偏头痛可用麦角胺咖啡因或麻醉止痛药；颅内压增高者在转院同时应予甘露醇、呋塞米等脱水降颅压治疗。头痛变化较多较快，故予对症处理后应密切随访。

（3）对因处理　当颅内压增高或怀疑为颅内感染、颅内占位、颅脑外伤、严重的脑血管病变或需手术纠治的脑血管畸形应尽早转诊至专科医院。

第五节　失眠

失眠指各种原因引起的睡眠不足，可表现为入睡困难、频繁醒转和早醒等形式。失眠的人白天常觉精神不振、疲乏、困倦，出现易激惹、记忆力下降、思维迟钝、工作和学习效率降低及抑郁等表现。

【诊断思路】

（1）生理因素性失眠　与外界环境的改变或兴奋性饮料的饮用有关。如旅行出差、夜班、环境嘈杂、光线过亮等；咖啡、茶等影响睡眠，尤在睡前饮用时。

（2）躯体因素性失眠　由各种疾病或躯体不适所致。如疼痛、瘙痒、气急、剧咳、心悸、呕吐、频繁夜尿或过度疲劳等。

（3）精神因素性失眠　焦虑、兴奋和恐惧均会致入睡困难、间断性睡眠或早醒等。抑郁症的睡眠障碍以早醒为特点。神经衰弱患者亦常表现为失眠。

（4）药物因素性失眠　一是某些药物如利他灵、麻黄碱、异烟肼、咖啡因等中枢兴奋药可引起失眠；二是由长期服用镇静催眠药（如水合氯醛、苯海拉明、戊巴比妥钠、格鲁米特等）突然撤药所致的“反跳性失眠”。

【处理原则】

（1）一般处理　应加强睡眠卫生的宣传教育，包括有睡眠障碍人士应减少或避免烟、酒、茶、咖啡的摄入，提倡适度运动，调整作息时间，改善睡眠环境等。

（2）心理治疗　对近期内的失眠，可能存在社会心理因素的，医生应多给予心理上的支持，可采取解释、疏导或行为治疗（松弛疗法）的方法。

（3）药物治疗　根据失眠的特点选用催眠药物。

（4）其他　对疑精神因素或躯体病变引起的或经社区一般治疗无效的失眠患者应转诊至相关专科医生。

第六节　心悸

心悸是患者主观上对心脏搏动的一种不适感，常见于各种原因引起的心脏搏动增强、心律失常及心脏神经官能症，可为生理性或病理性。心悸时心率可快、可慢，也可有心律不齐、心搏增强等，部分患者心率和心律亦可正常。

【诊断思路】

心悸是临床十分常见的症状，可见于多系统、多疾病状态，因此临床分析时必须全面考虑病史、伴随症状及体征等。常见的引起心悸的原因如下。

（1）生理性　主要由于心肌收缩增强而感心悸，可见于剧烈运动或精神高度紧张时；饮酒或饮浓茶、咖啡后；应用某些使心率加快的药物后如阿托品、麻黄碱等。

（2）病理性　心血管系统疾病，如高血压性心脏病、风湿性心瓣膜病、扩张型心肌病、冠状动脉硬化性心脏病等。各种心律失常；内分泌系统疾病，如甲状腺功能亢进症、嗜铬细胞瘤等；心脏神经官能症也可导致心悸；其他，如各种感染性疾病致发热、各种血液系统疾病引起的重度贫血或急性失血所致的贫血等。

【处理原则】

（1）生理性心悸的处理　心悸患者应鉴别为生理性还是病理性原因引起，如为生理性原因引起者，去除诱因后症状即可缓解，如症状明显时，可适当给予β受体阻滞药如美托洛尔（倍他洛克）以减慢心率；对于情绪紧张、焦虑不安的患者还可适当加用镇静药。

（2）病理性心悸的处理　应明确其基础疾病，积极治疗原发病，如急性感染发热引起的心悸，以控制感染、降低体温为主；对于重度贫血或器质性心脏病引起者，应对症处理后及时转诊上级医院。

第七节　胸痛

胸痛是常见的临床症状之一，主要由胸壁、胸腔内器官或邻近组织的病变引起。任何理化因素刺激肋间神经感觉纤维、脊髓后根传入纤维，支配气管、支气管及食管的迷走神经感觉纤维，支配心脏及主动脉的感觉纤维、膈神经的感觉纤维等，均可引起胸痛。

【诊断思路】

应详细询问病史，仔细体检，通过胸痛的特征来判断可能的病因；必要时可借助实验室及辅助检查，如血常规、心肌酶谱、心肌坏死标志物、X线、心电图等协助诊断。胸痛常见于下列疾病。

（1）胸壁病变　肋间神经炎、肋软骨炎、带状疱疹、皮下疏松结缔组织炎、外伤（胸壁挫伤、肋骨骨折等）、胸椎炎（类风湿性、结核性、肥大性）、胸壁及椎管肿瘤、流行性胸痛病等。疼痛多固定于病变处，咳嗽、深呼吸或举臂时痛加重，局部有压痛点。

（2）呼吸系统疾病　胸膜炎、气胸、肺炎、肺梗死、肺及胸膜肿瘤等。有咳嗽、咳痰或气促等呼吸系统原发疾病的表现，疼痛可随咳嗽或呼吸加重，胸壁局部无压痛。

（3）心血管疾病　心绞痛、心肌梗死、肥厚型心肌病、急性心包炎、心脏瓣膜病变、主动脉夹层、肺动脉高压症、心脏神经官能症等。疼痛伴有心血管疾病的特征。

（4）食管病变　反流性食管炎、食管痉挛、食管肿瘤等。疼痛常位于胸骨后，可向肩部放射，吞咽时可加重，伴吞咽困难。

（5）其他　纵隔炎症、气肿或肿瘤；膈胸膜炎、膈下脓肿、膈疝；腹部脏器病变；痛风等疾病也可导致胸痛，应加以鉴别。

【处理原则】

（1）病因治疗　尽早确诊并针对病因进行治疗。

（2）镇痛治疗　如疼痛严重或系癌症所致，可按三级镇痛的原则予以治疗。肋间神经疼痛、局部肌肉疼痛或肋软骨炎可予双氯芬酸乳剂外搽，必要时可予1%普鲁卡因局部封闭治疗。

（3）其他治疗注意事项　心血管疾病所致的胸痛常较危险，在给予相应的镇痛治疗后须尽早转诊；有些不明原因的需要进一步检查的胸痛或存在潜在危险的胸痛亦应及时转诊。

第八节　发绀

发绀也称紫绀，是指由于动脉血氧分压降低，氧合血红蛋白减少，还原血红蛋白增加且超过50g/L时，皮肤黏膜呈现紫蓝色的现象。在皮肤较薄、色素较少、毛细血管网较丰富的循环末梢，如口唇、鼻尖、颊部、耳郭和牙床等处最易看到。

在正常情况下，皮肤是白里透红或微带棕色透红，面部、手掌和耳郭等处最为明显；口唇、口腔和睑结膜、甲床都呈红色。当这些在正常时候是红色的地方，转变成紫色或青紫色，就叫作发绀。发绀可分为中央性、周围性及混合性。

（1）中央性发绀：由于心脏疾病形成静脉血混入动脉血的右向左分流或肺部疾病引起呼吸功能不全氧合功能低下，这些均可导致动脉血氧饱和度降低，发绀呈全身分布，如发绀型先天性心脏病及各种肺部疾病。

（2）周围性发绀：周围循环血液淤滞，造成局部组织耗氧过多或周围血管收缩，末梢组织缺氧，发绀分布于末梢或下垂部位，如右心衰竭或休克。

（3）中央性和周围性共存时称混合性发绀。另外，药物及化学物品中毒导致血中异常血红蛋白衍生物的出现亦可形成发绀。

【诊断思路】

1. 呼吸系统疾病

肺是使血红蛋白能够和氧结合，成为氧合血红蛋白的地方，凡能阻碍血红蛋白和空气接触的任何支气管和肺的疾病，都可使全身动脉血的氧合血红蛋白减少，还原血红蛋白增多，产生发绀。这些疾病包括喉部或气管阻塞（如痰液阻塞、气管异物）、支气管哮喘、重的慢性支气管炎和重的肺部疾病（如肺结核、肺炎、尘肺、肺气肿、肺水肿等）等。空气里氧含量不够，如在高空里，即使呼吸系统是健康的，也会因为血红蛋白不能充分氧合而产生发绀。

2. 循环系统疾病

（1）发绀型先天性心血管病　有些先天性心脏病在心脏内或大血管之间有不正常的通路，使右半边心脏里未经氧合的血，不经过肺而直接流到左半边心脏和主动脉里去，因而动脉血里混进了许多还原血红蛋白，产生发绀。常见的有先天性法洛四联症、肺动脉高压性右至左分流综合征和肺动静脉瘘等。

（2）心力衰竭和休克　这时心脏排出的血液减少、血液循环缓慢、静脉里血液淤积，尤其肺里的淤血可以阻碍血红蛋白的氧合，同时血液经过周围组织时氧的消耗又增多，所以血里还原血红蛋白多，产生发绀。

（3）局部血液循环不畅　血液在局部停留时间长，氧被大量地消耗，局部可出现发绀，如暴露在寒冷环境中，血管遇冷收缩，局部血液循环不畅，唇、耳、鼻尖、手指和足趾处可出现发绀。阵发性肢端动脉痉挛病时，四肢肢端血管收缩，可引起手指和足趾的发绀。

3. 其他

（1）真性红细胞增多症　这种病红细胞数量显著增多，部分血红蛋白得不到氧合的机会，还原血红蛋白多，产生发绀。

（2）苯胺、硝基苯和亚硝酸盐等中毒，产生高铁血红蛋白血症，引起发绀。有些人，特别是儿童进食大量不新鲜的青菜可引起亚硝酸盐中毒，出现发绀，叫作“肠源性青紫症”。亚硝酸盐中毒是由于食入含有较多亚硝酸盐类的食物，如腌制蔬菜或陈腐蔬菜，或者误将工业用亚硝酸钠作为食盐食用而引起，也可见于饮用含有硝酸盐或亚硝酸盐的苦井水后，亚硝酸盐能使血液中正常携氧的低铁血红蛋白氧化成高铁血红蛋白，因而失去携氧能力而引起组织缺氧。因此如有饮食后出现上述征象，应想到发生本病的可能，应及时到医院诊治，才能保证生命安全。食盐销售、保管部门及食堂、家庭均应防止将亚硝酸钠误用为食盐。

【鉴别诊断】

了解发绀的范围、程度和发生的时间可以帮助判定是哪些疾病所引起。

（1）全身性的发绀，伴有呼吸困难和心悸的，是呼吸系统疾病、心力衰竭或先天性心血管病所致；没有呼吸困难的，可能是变性血红蛋白病或真性红细胞增多症。身体末端的发绀，伴有四肢冷、血压下降的是休克所致；有阵发出现肢端发绀的病史的，是阵发性肢端动脉痉挛病。

（2）发绀极为明显的多是先天性心血管病和慢性肺源性心脏病。患者往往有手指和足趾呈鼓槌状的表现，红细胞计数显著增多；变性血红蛋白病有时发绀也很明显，但没有手指呈鼓槌状的表现。真性红细胞增多症一般发绀比较轻。呼吸系统病所引起的发绀，一般属中等度，手指可呈现轻度的鼓槌状，红细胞计数有中等度增多。

（3）自幼就有发绀的多数是先天性心血管病。如果与苯胺或硝基苯等接触后才出现发绀的，就可能是这些药物的中毒。某些人吃大量不新鲜青菜后发生发绀的，是肠源性青紫症。

【处理原则】

（1）除一些出现时间短暂，由于局部因素引起的发绀（如暴露在寒冷环境中）外，发绀的出现都表示身体缺氧，是疾病较严重的征兆，因此应迅速找出产生发绀的病因，及时地给予治疗。

（2）对发绀本身的治疗。可注射呼吸中枢兴奋药，以提高呼吸功能，如可拉明 0.375g、山梗菜碱 5～10mg、野靛碱 1.5mg 或回苏灵 8mg 肌内注射；给患者吸氧以促进血红蛋白的氧合；保持呼吸道畅通，使空气能够进入肺里和血红蛋白接触，如用支气管扩张药，氨茶碱 0.1g、3 次 / 日，麻黄碱 25mg、3 次 / 日，或异丙肾上腺素 10mg 舌下含用、3 次 / 日，吸除痰液等，必要时进行人工呼吸、气管插管术或气管切开术抢救。

（3）高铁血红蛋白血症的发绀可用 1% 亚甲蓝溶液静脉注射（剂量是每千克体重用 1～2mg）或静脉注射维生素 C。

第九节　呼吸困难

呼吸困难是患者在主观上感到呼吸费力，气不够用，客观上表现为呼吸频率、深度和节律的异常。可表现为鼻翼扇动、肋间隙凹陷、端坐呼吸、喘鸣及发绀等。当通气需要和所达到的通气水平出现不协调，并超出一定范围时，便出现了呼吸困难的感觉。呼吸困难主要表现为以下几种形式：吸气性呼吸困难、呼气性呼吸困难、混合性呼吸困难等。

【诊断思路】

了解呼吸困难是在何种情况下发生的以及起病的缓急，伴随症状有哪些；除了患者呼吸系统的表现，还应注意有无发热、中毒等全身症状；通过体格检查判断呼吸困难的形式和程度，血常规、X 线、心电图、肺功能检查等有助于诊断。常见的疾病有急性会厌炎、喉炎、支气管哮喘、自发性气胸、慢性阻塞性肺气肿、气道内异物、左心功能不全等。

【处理原则】

（1）一般处理　安静休息，吸氧，保证呼吸道通畅，清除口鼻咽部积物，保证水、电解质、酸碱的平衡。有慢性疾病者应劝导其戒烟、避免感冒等上呼吸道感染；教会哮喘患者识别导致哮喘发作的因素及如何使用气雾剂；鼓励适度的锻炼以增强体质、改善心肺功能；提醒成人加强对儿童的监护，警惕和防止其将微小物品塞入口鼻。

（2）对症对因治疗　呼吸道感染所致者予以抗感染、止咳、化痰、平喘，平喘药可选用茶碱类、β_2 受体激动药、抗胆碱能药物、糖皮质激素；心源性呼吸困难者予以强心、利尿、扩血管；胸腔积液、积气的予以抽水、排气治疗；呼吸衰竭、急性呼吸窘迫综合征（ARDS）应予机械辅助通气治疗；有明显呼吸道阻塞时，应予以气管插管或气管切开。

（3）当出现任何呼吸系统病变所致的呼吸衰竭、心肌梗死、大量心包积液、尿毒症、严重的酸中毒、器质性神经系统病变、外源性中毒等情况时应尽早转诊。

第十节　咳嗽

咳嗽是呼吸道受到刺激（如炎症、异物）后，发出冲动传入延髓咳嗽中枢引起生理反射，排出呼吸道分泌物或异物，保持呼吸道的清洁和通畅，可见于正常健康人。临床上咳嗽是最常见的呼吸道症状之一，某些疾病往往伴有频繁剧烈咳嗽，影响工作和休息，甚至诱发严重并发症，使咳嗽成为一种病理状态。

【诊断思路】

1. 咳嗽常见的原因

呼吸道内异物和分泌物的刺激、呼吸道受压或被牵拉（淋巴结或肿瘤压迫、气管移位等）可引起咳嗽。最常见的为炎症所致分泌物刺激引起的咳嗽；胸膜部位的咳嗽感受器因各种胸膜疾病而受到刺激，上传延髓咳嗽中枢后引起咳嗽；心脏疾病导致肺淤血、肺水肿，使肺泡及支气管内浆液性或血性分泌物渗出，气管黏膜受到刺激，引发咳嗽；其他脏器如胃肠道、脑膜等处的刺激因素也可通过迷走神经反射而引发咳嗽。

2. 咳嗽常见的疾病

（1）呼吸系统疾病　急慢性咽炎，急慢性喉炎；急慢性支气管炎，支气管扩张症，支气管哮喘；肺炎，肺结核，肺部肿瘤，肺间质疾病，胸膜炎，气胸。

（2）心血管疾病　左心功能不全，肺栓塞。

（3）反流性食管炎。

（4）其他　某些药物如治疗高血压的药物血管紧张素转化酶抑制药（ACEl），如卡托普利、贝那普利等，可引起咳嗽，常为刺激性干咳，停药后症状立刻缓解。此外，胺碘酮因能产生肺纤维化亦可致咳嗽。

【处理原则】

（1）一般处理原则　一般情况下，轻度而不频繁的咳嗽，只要能将痰液或异物排出，就可以自然缓解，无须处理。但是当咳嗽频繁发生或伴有发热、咳脓痰、胸痛、呼吸困难、咯血等其他症状时，就应该给予恰当的治疗。

（2）咳嗽伴发热、咳痰　多考虑由呼吸道感染所致。应留取痰标本做病原体培养和胸部X线摄片，并针对病原体抗感染治疗，同时可予祛痰、止咳治疗。

（3）干咳、刺激性咳嗽　反复发作或长时间不能缓解应充分了解患者既往病史，积极查找病因，尤其需排除肺部肿瘤，可给予胸部X线摄片或CT检查。对症处理，可适当给予镇咳药物治疗。

（4）转诊情况　咳嗽症状经治疗后不能缓解者、长期咳嗽原因不明者，疑有肺部肿瘤，需进一步检查者，疑为心脏血管原因引起的咳嗽，经初步处理后应即转诊，因其他疾病引起，需诊断治疗原发病者，咳嗽并发大量咯血、气胸、呼吸困难等严重症状者。

第十一节　咯血

咯血是喉以下呼吸道任一部位的出血，通过口腔咯出，咯血量过大，可能产生休克或窒息而危及生命。一般咯血前先感胸部不适、喉痒，然后发生咯血。咯出血色呈鲜红或带泡沫样血痰，呈碱性而无黑粪。咯血必须先与呕血鉴别。

【诊断思路】

1. 咯血伴发热性疾病

（1）肺炎　为呼吸道常见病。多见痰中带血或铁锈色痰，同时有发热、咳嗽、胸痛及气急。

（2）肺脓肿　该病起病急，表现为发热、寒战、胸痛及咳嗽，可咯出大量有臭味的脓血痰，胸部叩诊浊音，听诊呼吸音低，血常规白细胞数及中性粒细胞增高。

（3）肺结核　多见于青壮年，可表现为低热、疲乏、纳呆、盗汗、消瘦及咳嗽等症状，痰可带血，空洞型肺结核患者可大咯血。

（4）肺真菌病　此病多见于老人、小儿、体弱及长期应用激素者，有发热、乏力及咳嗽等症状，痰多呈脓血或血痰，肺部可闻及湿啰音。痰液镜检及痰培养见到曲霉菌的孢子。

（5）肺梗死　此病多见于长期卧床，下肢静脉血栓形成或心房颤动的患者，可出现突然发热、胸痛、咳嗽、咯血、呼吸困难、发绀、出汗、烦躁及休克等症状。此外肺寄生虫病，如阿米巴肺脓肿、肺吸虫病也可以引起咯血。

2. 咯血伴剧咳性疾病

（1）慢性支气管炎　慢性咳嗽、咳痰、喘息为其主要症状。

（2）支气管内膜结核　多见于有结核病史的青壮年女性，可有刺激性咳嗽，反复少量咯血或痰中带血。

（3）肺癌　多见于男性老年人，有吸烟史。患者可有反复或持续性剧咳，有时为刺激性咳嗽，可咯出少量血或痰中带血，少见大咯血，有时在痰中见到灰白色小颗粒状的组织。

3. 咯血伴痰多的疾病

支气管扩张症　以青少年居多，临床表现为长期咳嗽、反复咯血及咳出大量的痰，痰量可多达几百毫升，但全身状况较好。

【处理原则】

（1）紧急处理　患者如突然发生急性大咯血，同时出现休克或窒息并发症，应就地施救。待血压上升，呼吸畅通，病情稳定后即转至上级医院进一步诊治。

（2）病因处理　疑有肺结核、支气管内膜结核时，应早诊断、早报告、早隔离、早治疗。肺癌、肺真菌病、肺寄生虫病等患者宜转至专科医院诊治。肺炎、慢性支气管炎患者以及支气管扩张症患者可常规治疗，如病情无好转反而加重，应转至上级医院。肺梗死、肺脓肿患者也需转至上级医院处理。

第十二节　恶心

恶心是一种上腹不适欲吐的感觉，恶心之后可有呕吐，但也可仅有恶心。各种病因刺激，经自主神经传入冲动兴奋延髓呕吐中枢，使胃窦部持续收缩而产生恶心的感觉。

【诊断思路】

慢性咽炎、胃炎、各种肝炎、洋地黄中毒常可以引起恶心，同时妊娠、精神性因素也可以引起呕吐。

【处理原则】

（1）病因治疗　针对上述疾病的治疗。

（2）一般治疗　可予以清淡、易消化的饮食；酌情给予胃肠解痉药治疗；进食少的、持续时间久的，应予补液支持治疗。

（3）对因精神因素致恶心的患者，应重视心理治疗，多给予解释和劝导。对病因不明需进一步检查者，应及时转诊。

第十三节 呕吐

由于各种原因导致胃内容物及部分肠内容物从食管逆流出口腔的一种身体的反射动作称为呕吐，是消化系统疾病的常见症状之一，亦是机体的一种防卫机制。长时间的反复呕吐，可造成脱水、酸碱平衡失常以及营养吸收不良等。

【诊断思路】

（1）呕吐伴腹痛

① 局限性腹痛：胃或十二指肠溃疡、急性细菌性胃肠炎、急性病毒性肝炎、急性胆囊炎、胆石症、急性阑尾炎、输尿管结石均可以引起呕吐并伴有局部压痛。

② 弥漫性腹痛：急性腹膜炎、肠梗阻多伴有全腹压痛。

（2）呕吐伴腹胀　幽门梗阻、肝硬化失代偿期。

（3）呕吐伴头痛　脑梗死、蛛网膜下腔出血、脑瘤等神经科疾病。

（4）呕吐伴发热　中枢神经系统感染，其他系统感染性疾病。

（5）呕吐伴胸痛　常见心血管疾病如心肌梗死。

（6）呕吐伴眩晕　常见梅尼埃病。

（7）其他　糖尿病酮症酸中毒，早期妊娠等常伴有呕吐。

【处理原则】

（1）一般处理　应安慰患者，使其保持安静。避免呕吐物吸入气道。为患者擦净呕吐物，嘱漱口清洁口腔及卧床休息，暂时禁食。有条件时应保留患者的呕吐物、尿、粪及食具，以备查验。

（2）对症处理　应教育患者注意季节变化及饮食管理，并给予必要的药物控制症状。同时给予静脉补液以纠正水、电解质紊乱，必要时转至专科医院明确病因。

（3）病因治疗　对查明原因的积极对因治疗，如治疗无效或病情加剧时，应转上级医院进一步治疗，对中枢神经系统感染、脑部疾病、败血症、急性肝炎、胆囊炎、腹膜炎及肠梗阻等重危患者应立即转上级医院，以免延误诊治。

第十四节　腹痛

腹痛是一种常见症状，绝大多数由腹腔内脏器与腹壁疾病所致，腹痛的性质和程度，既受病变性质和病变严重程度影响，也受神经和心理因素影响。腹痛一般分为内脏性腹痛、躯体性腹痛、牵涉性腹痛。

内脏性腹痛是腹内某一器官的痛觉信号由交感神经传入脊髓引起。其疼痛的特点是疼痛部位不确切，接近腹中线；疼痛感觉模糊，性质常为绞痛、灼痛、胀痛或钝痛，痉挛，不适；可伴恶心、呕吐、面色苍白、出汗等其他自主神经功能兴奋的症状。

躯体性腹痛是由来自腹膜壁层及腹壁的痛觉信号，经体神经传至脊神经根，反映到相应脊髓节段所支配的皮肤所引起。其疼痛特点为：定位清楚，可在腹部一侧；疼痛位于病变处，性质为刺痛或刀割样，程度剧烈而持续，腹痛可因咳嗽、体位变化而加重；可有局部腹肌强直。

内脏性牵涉痛指内脏性疼痛牵涉到身体体表部位，即内脏痛觉信号传至相应脊髓节段，引起该节段支配的体表部位疼痛。多在距离原发病灶较远处的体表部位，痛觉尖锐。

由于腹痛的病因较多，病理机制复杂，因此，必须认真了解病史，进行全面的体格检查和必要的辅助检查，并结合病理生理改变进行综合分析。临床上一般将腹痛按起病缓急、病程长短分为急性腹痛和慢性腹痛。

【诊断思路】

1. 慢性腹痛

（1）腹腔脏器慢性炎症　常表现为无规律的上腹痛、餐后饱胀，可伴反酸、嗳气等不适。抗胆碱能药物及抑酸药可缓解疼痛。

（2）胃、十二指肠溃疡　病程呈慢性反复发作性，多在冬春、秋冬之交发病。主要表现为节律性上腹痛，胃溃疡多餐后痛，十二指肠溃疡多餐前痛、夜间痛。

（3）胆囊炎、胆结石　常因油腻饮食诱发，可反复发作，多表现为右上腹阵发性绞痛或胀痛，并向右肩背放射。

2. 急性腹痛

（1）胆囊炎、胆结石　若合并胆管炎，可出现寒战、高热、黄疸。体检示右上腹压痛，墨菲征阳性。

（2）急性胰腺炎　多于饮酒或暴饮暴食后发生。腹痛位于上腹部，呈持续性伴阵发性加剧，疼痛可向腰背部带状放射，常伴发热、恶心、呕吐及腹胀。严重者出现休克或多器官功能衰竭的表现。

（3）急性阑尾炎　多数患者腹痛始于中上腹，后转移至右下腹，常伴发热、恶心、呕吐。查体示右下腹肌紧张，麦氏点压痛、反跳痛，结肠充气试验阳性（压迫左下腹可引起右下腹疼痛）。

（4）肠梗阻　主要表现为腹痛、腹胀、呕吐及肛门停止排便排气。腹部检查可见肠型或蠕动波，绞窄性梗阻者可有局部肌紧张、压痛、反跳痛；机械性梗阻者肠鸣音亢进；麻痹性梗阻者肠鸣音减弱或消失。

（5）急性腹膜炎　由腹腔内器官穿孔引起，常见的如急性阑尾炎坏疽穿孔、胃十二指肠穿孔、胆囊炎胆囊穿孔等。表现为突然发生的剧烈腹痛，从原发部位延及全腹，可伴恶心、呕吐，甚至出现四肢发凉、脉细、血压下降等休克的表现；查体示腹肌紧张可呈板样，全腹压痛、反跳痛，肠鸣音减弱或消失。

（6）胆道蛔虫病　多见于青少年，曾有排蛔虫或吐蛔虫史，表现为上腹部“钻顶样”阵发性绞痛，伴有恶心、呕吐，有时可吐出蛔虫；如虫体阻塞胆道可出现黄疸；如继发感染，则有发热。

（7）肾、输尿管结石　常表现突发的一侧腰腹绞痛，阵发性加剧，疼痛向下腹部、外生殖器及大腿内侧放射，常伴肉眼血尿或镜下血尿，可有恶心、呕吐、面色苍白及大汗。

（8）异位妊娠　本病的临床表现为女性患者停经后出现急性腹痛、阴道流血，可伴面色苍白、四肢厥冷、脉搏细数和血压下降等休克表现。查体腹肌紧张、满腹压痛及反跳痛，阴道检查有宫颈抬举痛。

【处理原则】

1. 病因治疗

首先明确腹痛的病因，然后针对病因进行治疗。

2. 急腹症的处理原则

（1）密切观察患者的病情变化，注意维护其生命体征。

（2）明确原因后，根据疼痛程度选用解痉止痛药，如阿托品、山莨菪碱或布桂嗪（强痛定），如明确为胆绞痛或肾绞痛，可给予哌替啶肌注。

（3）抗感染，防治休克，维持水、电解质及酸碱的平衡。

（4）有手术指征、腹痛系疑难或危重疾病，应及时转诊手术治疗。

第十五节　腹泻

腹泻是消化系统疾病常见症状之一。由于各种因素使胃肠道的分泌、消化、吸收及运动等功能出现障碍，导致大便次数增多，性状改变，即腹泻。长期腹泻或大量稀水便，可影响体内水、电解质代谢及营养物质吸收，不利于身体健康，需要及时给予纠正。一般分为高渗性腹泻、吸收障碍性腹泻、分泌性腹泻、运动性腹泻。

【诊断思路】

1. 腹泻伴发热

（1）急性胃肠炎　患者多有不洁饮食史，临床症状除腹泻外，还会有恶心、呕吐、发热及腹痛等症状。

（2）病毒性肠炎　该病以小儿多见，发病于夏秋季节，患者除稀水样便外，可有发热、恶心、呕吐等症状。

（3）细菌性痢疾　患者多有不洁饮食史，临床除脓血便外，还会有里急后重、发热及呕吐等症状。部分患者病程较重，可出现抽搐及休克等中毒症状，即中毒性痢疾。

（4）真菌性肠炎　此病多见于婴幼儿、老年人、营养不良及体弱者及有长期应用抗生素的病史者，有发热、鹅口疮及腹泻等症状，大便可呈豆腐渣样。

（5）霍乱　此病可有发热，有较为严重的呕吐及腹泻，大便呈米泔水样，极易发生水及电解质紊乱。

2. 腹泻伴腹痛

（1）克罗恩病　患者表现为慢性腹泻、脓血便伴脐周痛、发热及消瘦。

（2）阿米巴痢疾　常呈慢性腹泻，大便性状为果酱样，并伴有下腹痛及低热。

3. 腹泻伴包块

（1）肠结核　起病较慢，可有低热、盗汗、消瘦、腹痛、腹泻或腹泻与便秘交替出现的症状。

（2）肠道肿瘤　此病多见于40岁以上，临床有低热、消瘦、腹泻及腹痛等症状，腹部常可扪及肿块。

【处理原则】

1. 一般处理原则

如就诊人数较多，可疑为食物中毒。应留取呕吐物、大便及餐具等以备查验，同时报防疫部门。轻症病例可就地对症处理，重危者应转送上级医院。急性胃肠炎补液以纠正水、电解质紊乱，口服抗生素，进无油、易消化的流质或半流质食物。

2. 病因治疗

细菌性痢疾，按经验给予抗生素治疗，疗效不佳或中毒性菌痢应转诊。肠结核、克罗恩病及肠道肿瘤、霍乱患者均应转送上级医院。

第十六节　腹部包块

腹部包块一般是指腹腔内可被触及的异常包块，是由腹腔内器官或组织异常肿大、增生、粘连或移位引起。

【诊断思路】

1. 病因

（1）右上腹部肿块

① 肝大，如肝炎、肝脓肿、肝脏肿瘤、肝囊肿等。

② 胆囊肿大，如急性胆囊炎、胆囊积水、胆囊积血、淤胆性胆囊肿大、先天性胆总管囊肿、原发性胆囊癌、胆囊扭转等。肝曲部结肠癌。

（2）中上腹部肿块

① 胃部肿块，如溃疡病、胃癌及胃部其他良恶性肿瘤、胃黏膜脱垂症、胃石症等。

② 胰腺肿块，如急性胰腺炎、胰腺囊肿、胰腺囊性腺瘤、胰

腺癌等。

③ 肝左叶肿大。

④ 肠系膜与网膜肿块，如肠系膜淋巴结结核、肠系膜囊肿等。

⑤ 小肠肿瘤，如小肠恶性淋巴瘤、小肠癌、其他少见的小肠肿瘤。

⑥ 腹主动脉瘤。

（3）左上腹部肿块　常见的原因有脾大、肝硬化、游走脾、副脾等；胰腺肿瘤与胰腺囊肿。脾曲部结肠癌。

（4）左右腰部肿块　肾脏疾病引起的肿块，如肾下垂与游走肾、先天性肾囊肿、肾积水、肾积脓、蹄铁形肾、肾包虫囊肿、肾脏肿瘤等。嗜铬细胞瘤及肾上腺其他肿瘤。原发性腹膜后肿瘤。

（5）右下腹部肿块

① 阑尾疾病：如阑尾周围脓肿、阑尾类癌、阑尾黏液囊肿等。

② 回盲部肿块：多见于回盲部结核、克罗恩病、盲肠癌、回盲部阿米巴性肉芽肿、回盲部放线菌病。

③ 大网膜扭转。

④ 右侧卵巢肿瘤。

（6）中下腹部肿块　可见于膀胱肿瘤、膀胱憩室、子宫肿瘤。

（7）左下腹部肿块　可见于溃疡性结肠炎，直肠、乙状结肠癌，直肠、乙状结肠血吸虫病性肉芽肿，左侧卵巢囊肿等。

（8）广泛性与不定位性肿块　常见的病因有结核性腹膜炎、腹型肺吸虫病、腹部包虫囊肿、腹膜转移癌、肠套叠、蛔虫性肠梗阻、肠扭转等。

2. 发病机制

（1）脏器肿大　腹腔实质性脏器常因为炎症或脏器肿瘤组织增生使脏器肿大。循环障碍，如慢性充血性心力衰竭或缩窄性心包炎时，肝脏可因淤血而大。肾脏可因输尿管堵塞、狭窄或受压而引流不畅致肾积水使肾脏肿大。各种原因引起的门静脉高压致使脾静脉血流受阻而引起脾大。也可由于脏器的扭转或异位形成。

（2）空腔脏器膨胀　空腔脏器常可因炎症、肿物或脏器扭转而引起梗阻。梗阻以后使腔内积液积气引起脏器膨胀。如幽门梗阻时可在上腹部见到胃的膨胀。肠梗阻可在梗阻的上段见到肠型。下尿路梗阻使膀胱积尿致膀胱膨胀。胆道阻塞胆汁排泄不畅使胆囊肿大。

（3）腹腔的炎症　腹腔脏器或组织发生炎症时，如果形成脓肿就可出现炎性包块，如肝脓肿、肾周围脓肿、阑尾周围脓肿。腹腔的炎症可使脏器与脏器、组织之间相互粘连形成包块，最常见的是结核性腹膜炎。

（4）腹腔肿物　腹腔脏器的良恶性肿瘤，由于组织的不正常的增生常在所在部位形成包块，如胃癌、胰腺癌常在上腹部见到肿块。肿物压迫邻近脏器，如胰腺癌压迫胆总管引起胆囊肿大。腹腔的良性肿物多见于囊肿。可为先天性或继发于炎症。一般生长速度缓慢，但体积可以很大。临床表现：腹部肿块主要依靠触诊检查。触诊如果发现肿块应注意肿块的位置、大小、形态、质度、有无压痛及移动度。借此来鉴别肿块的来源和性质。

【处理原则】

腹部肿块是临床上常见的症状与体征，可由多种疾病而引起，因此，临床上遇到腹部肿块患者时，应积极寻找引起包块的原发病，只有针对原发病治疗，包块才能缩小或消退。如果确定包块是由炎症所致，称之为炎性包块，如阑尾脓肿、腹腔内结核性包块、肿大的淋巴结等，则应积极抗感染治疗。经抗感染治疗后，患者疼痛或压痛减轻或消失，包块缩小或消失，则炎性包块的诊断一般可确立；反之，应考虑系其他原因所致的包块。除炎性包块外，一般而言，凡怀疑为肿瘤性包块者，如有可能应做包块细针穿刺术行细胞学检查，一旦确诊为肿瘤时，只要有手术治疗的适应证，均应及时手术治疗。对于各种疾病所致的腹腔内实质性包块，只要诊断基本明确，有手术指征或包块已导致肠梗阻时，均应手术治疗或行手术探查。

第十七节　便秘

便秘是指排便间隔时间延长，甚至多日不排便，粪质坚硬，排便困难。各种因素如饮食习惯、精神因素、机械因素、全身疾病等均可致便秘。一般情况下便秘分为器质性和功能性两种。

【诊断思路】

1. 器质性便秘

（1）胃肠道梗阻　如幽门梗阻、结肠肿瘤、肠结核、肠粘连，或肠外病变压迫肠道如卵巢囊肿、子宫肌瘤、腹腔肿块等。

（2）直肠肛门疾病　如直肠炎、肛裂、肛周脓肿、痔疮等引起肛门括约肌反射性痉挛而致便秘。

（3）药物、毒物中毒　铋剂、抗胆碱能药物、抗抑郁药物、镇静药的应用可能引起便秘。铅、砷、汞、磷等中毒亦易引起便秘。

（4）神经系统或其他系统疾病　脑炎、脑肿瘤、脊髓病变、多发性神经根炎、糖尿病、甲状腺功能减退等。

2. 功能性便秘

食物中缺乏水分、纤维素；生活规律改变如长期卧床等；排便动力缺乏如多胎妊娠、肥胖、消瘦等所致的腹肌衰弱；老年性的肠平滑肌无力；痉挛性便秘如肠易激惹综合征等。

【处理原则】

1. 一般治疗

应详细了解患者病史，包括饮食和排便习惯、系统疾病史、用药史、职业史、女性患者的生育史，注意询问便秘发生的缓急、伴随症状。应教育便秘者调整饮食，多饮水，多进食富含纤维的蔬菜、水果，养成定时排便的习惯。平时应根据年龄、体质进行体育锻炼或活动，并注意劳逸结合。

2. 对症治疗

（1）导泻药物　如果导、液状石蜡、硫酸镁等，中药制剂如三黄片、牛黄解毒丸、麻仁丸、大黄、番泻叶等。但如老年体弱便秘时间过久者慎用强效的泻药如硫酸镁、番泻叶等。

（2）灌肠　经上述处理无效或便秘时间较长的患者可考虑开塞露肛塞或肥皂水灌肠。

（3）病因治疗　积极寻找病因并进行治疗。如便秘系肠梗阻、肿瘤、全身性疾病或毒物所致者，应及时转诊。

第十八节　呕血、黑粪

呕血是食管、胃及十二指肠内血管破裂，血液通过呕吐反射从口腔吐出，而部分血液流入小肠，经过结肠，最后由肛门排出暗红色或柏油色的便，称其为黑粪。因此，呕血及黑粪同是上消化道出血的主要表现。呕血与黑粪可同时出现，也可不同时出现，有时少量出血，不出现呕血但可有黑粪，有时未见黑粪，但大便隐血可呈阳性。

【诊断思路】

1. 呕血伴中上腹痛

（1）胃、十二指肠溃疡　大部分上消化道出血为十二指肠溃疡出血。患者有长期节律性中上腹痛病史，常因受冷或劳累等因素而诱发，可伴恶心、呕吐、面色苍白、乏力、出汗及心悸等症状，出血后有黑粪或呕血。

（2）胃炎　慢性胃炎的临床表现为非节律性中上腹钝痛或隐痛，有反复少量出血，以黑粪为主。

（3）胃癌　中老年患者多见，有非节律性的持续性中上腹痛或反复呕血，出血量由少到中等量；同时伴有消瘦、厌食、乏力、面色苍白及黑粪等症状。

2. 呕血伴肝脾大

（1）肝硬化　患者以往有肝炎、血吸虫病及酗酒等既往史，平时患者面色晦暗、黄疸、蜘蛛痣、肝掌及腹壁静脉怒张等。乏力、中上腹饱胀常为呕血的前驱症状，腹部可扪及肿大的肝及脾。

（2）肝癌　患者大多有慢性乙型或丙型肝炎及肝硬化病史，常诉中上腹胀气，然后出现呕血，血色鲜红伴凝血块，同时出现黑粪、消瘦、面色苍白、腹水及昏迷等；腹部可扪及肿大的肝及脾，质地硬，表面呈结节状。

3. 呕血伴吞咽困难

食管癌：中年以上的男性患者多见。临床表现为进行性吞咽困难，咽食后感胸骨后痛，并有食物反流。病程后期可出现呕血、黑粪、呛咳、声音嘶哑、消瘦及脱水等症状。

4. 其他疾病

白血病、再生障碍性贫血及血小板减少性紫癜，急性脑血管疾病导致的应激性溃疡等也可以引起。

【处理原则】

（1）一般处理　发现呕血和黑粪时，首先排除因口、咽、鼻部大出血及咯血被咽入胃内再排出的可能，其次需排除因药物、活性炭、染料及动物血等非出血因素造成的假象。呕血时让患者安静，勿使紧张，可让血呕出，不使强忍，注意勿让血液吸入气管造成窒息。大出血者在转诊途中给予输液，以维持血容量，避免失血性休克。

（2）病因治疗　溃疡病及胃炎患者如出血量大，应转至上级医院做急诊胃镜止血。肝硬化食管静脉曲张破裂出血；胃或肝的肿瘤并发出血，宜送上级医院诊治。物理、化学损伤及全身性疾病伴出血的患者，亦应转上级医院处理。

第十九节　便血

便血是指排出的粪便混有血液，或便前、便后带血，甚至全为血液。各种病因致肠壁血管受损或全身凝血机制障碍均可引起便血。

【诊断思路】

常见的疾病如下：

（1）细菌性痢疾　多夏秋季发病，表现为畏寒、发热、腹痛、腹泻伴里急后重，大便每日数次至数十次，呈脓血便。

（2）急性出血坏死性肠炎　常有暴食或不洁饮食史，突发中上腹痛、腹泻，大便呈血水样，有恶臭，伴发热、恶心、呕吐。腹肌紧张，腹部不固定的压痛、反跳痛。

（3）肠结核　多有肠外结核或饮未消毒牛奶史。临床表现有右下腹痛，腹泻与便秘交替，伴结核毒血症。其体征为右下腹有压痛，可扪及包块。

（4）结肠息肉病　常有家族史，反复的黏液血便，可伴贫血。纤维肠镜可明确诊断。

（5）结、直肠癌　多见于中老年，除血便外，尚可有腹痛、腹块、排便习惯改变、粪便变细及贫血、消瘦等表现。

（6）痔病　肛门区异物感或疼痛，排便时或便后滴血。

（7）肠套叠　多见于2岁以下的小儿，表现为突然出现的阵发性腹痛、血便，伴呕吐。幼儿可表现为哭吵不止。腹部可触及包块、压痛。

（8）其他炎症性肠病　如克罗恩病、溃疡性结肠炎，小肠肿瘤，肠系膜动 / 静脉栓塞，全身性疾病如血液病、寄生虫病等亦可引起便血。

【处理原则】

（1）病因治疗　治疗引起便血的原发疾病。

（2）一般治疗　注意休息，视出血情况给予禁食或流质、半流质饮食，监测生命体征，随访检查血常规、电解质等常规指标。根据出血情况选择补液、血浆代用品、输血治疗；防治感染；维持水电解质及酸碱平衡。

（3）对症治疗　根据出血性质选用酚磺乙胺（止血敏）、6-氨基己酸、维生素 K、凝血酶、巴曲酶（立止血）等；如不能止血则需及时转院予内镜下电凝、激光或微波止血或在选择性动脉造影时局部注射垂体后叶素或栓塞治疗。

（4）其他处理　应做好菌痢、结核等传染病的传染病报告工作，加强卫生饮食、健康饮食的宣传。对经一般检查及治疗，病因仍不明确的、出血不易控制的或需手术治疗者，均应及时转诊。

第二十节　黄疸

黄疸是一种由于血清中胆红素升高致使皮肤、黏膜和巩膜发黄的症状和体征。某些肝脏病、胆囊病和血液病经常会引起黄疸。黄疸除个别属于生理性者外，大多仍属病态。当血液中胆红素浓度高于 34μmol/L 时，便可能出现可见的皮肤、巩膜黄染。通常将黄疸分为肝细胞性黄疸、梗阻性黄疸与溶血性黄疸三大类。

【诊断思路】

1. 肝细胞性黄疸

（1）病毒性肝炎　患者多伴有食欲减退、疲乏无力、肝区隐痛等症状，少数可伴有低热。体检可能扪及略大而质软、光滑、有轻压痛的肝脏。

（2）脂肪肝　见于长期大量饮酒者，或见于糖尿病患者及高脂肪、高能量摄入而又缺少活动者。患者可有食欲缺乏、肝区隐痛等症状，肝可稍大而有轻压痛。

（3）肝硬化　大多在病毒性肝炎或酒精性肝病的基础上发生。出现黄疸时大多已进入失代偿期，多同时伴有腹水、门脉高压、脾大、脾功能亢进等表现。

（4）原发性肝癌　多发生在肝硬化的基础上，有黄疸出现时亦已属晚期，多伴有较为明显的症状，多数可扪及坚硬、有大小不等结节的肝脏。

（5）转移性肝癌　见于其他部位，尤其是消化道及胰腺癌的晚期。

（6）钩端螺旋体病　见于从事沟渠作业或接触鼠类者，养猪及屠宰工人等。8～9 月为发病高峰季节。

2. 梗阻性黄疸

临床又可分为肝外梗阻与肝内梗阻。前者多见于胆石症、胆管炎、胰头或壶腹部癌及肝门胆管癌等。后者则见于肝内泥沙样结石、原发性胆汁性肝硬化等。

（1）胆石症　多伴有胆绞痛发作。

（2）胆管炎　多伴发热、腹痛，上腹压痛明显。

（3）胰头、壶腹及肝门胆管癌　多为无痛性黄疸，但可伴消瘦、纳差等症状。

（4）原发胆汁性肝硬化　与肝硬化同，但无肝炎史、嗜酒史。多见于中年女性。

3. 溶血性黄疸

患者常有高热、寒战、呕吐、面色苍白、血红蛋白尿等表现。依据病史，包括既往史、家族史、输血及药物应用史、毒蛇咬伤及进食野蕈等病史。

【处理原则】

（1）明确原因　引起黄疸的原因甚多，接诊患者时首先应排除假性黄疸，通过仔细的问诊不难明确。如患者近期内有服用米帕林（阿的平）、新生霉素等药物或曾大量食用胡萝卜、柑橘等食物者应考虑及此。新生儿可有生理性黄疸，注意观察即可。

（2）治疗原发病　黄疸本身无须处理。不过需先明确诊断方能准确治疗。除少数诊断已明确的如慢性肝炎、脂肪肝、肝硬化等常见病，皆应在初步诊断后及时转专科医生诊治。

第二十一节　食欲缺乏

食欲缺乏是指患者对食物缺乏欲望的一种状态。食欲缺乏是由于各种病因使胃肠道的张力减低、蠕动减慢及消化液分泌减少所致。

【诊断思路】

1. 消化系统病变

（1）胃肠病变　如急性肠炎，急慢性胃炎，溃疡病，炎症性肠病，肠道寄生虫病，胃肠肿瘤，幽门梗阻，肠梗阻等。

（2）肝胆胰疾病　如急慢性病毒性肝炎，肝硬化，肝癌，急慢性胆囊炎，胆道炎，急慢性胰腺炎，胰腺癌等。

2. 精神因素

如神经性厌食、抑郁症、精神分裂症等。

3. 全身或其他系统病变

（1）感染性疾病　各种原因致感染发热时均可引起食欲缺乏。

（2）心肺疾病　如心力衰竭、慢性阻塞性肺病、呼吸衰竭等。

（3）内分泌疾病　如肾上腺皮质功能减退、甲状腺功能减退、甲状旁腺功能亢进、垂体前叶功能减退等。

（4）代谢及营养因素　低钠血症、低钾血症、高钙血症、酸中毒、重度贫血、维生素缺乏等。

（5）药物中毒　如洋地黄过量，酒精中毒，某些化疗药、镇痛药等。

（6）其他　尿毒症、恶性肿瘤、脑血管病变、妊娠等。应详细询问病史，了解食欲缺乏发生的缓急，持续的时间，有无进行性加重及其他临床表现。时间较长的食欲缺乏伴体重明显下降的多由器质性病变引起，精神因素致食欲缺乏的诊断首先需除外器质性病变并结合精神科的检查做出。

【处理原则】

（1）病因治疗　针对引起食欲缺乏的各种病因进行治疗。

（2）对症治疗

① 助消化药，如多酶片、乳酶生、复合维生素 B、干酵母、健脾丸、山楂、鸡内金等，酌情选用。

② 胃肠动力药，如甲氧氯普胺、多潘立酮（吗叮啉）、西沙必利（普瑞博思）等可用于伴有胃肠道动力异常的患者。

③ 支持治疗，严重营养不良的患者，可经静脉输注脂肪乳剂、氨基酸、维生素等，维持水、电解质和酸碱的平衡。

（3）其他处理　对刻意减肥导致神经性厌食的患者，全科医生应引导患者建立正确的审美观，使其明白过度消瘦有害健康。对疑严重器质性病变引起的食欲缺乏，应考虑会诊和转诊。

第二十二节　食欲亢进

食欲亢进，主要表现为饮食量的异常增多，伴或不伴有体重增加。病理性食欲亢进多见于内分泌代谢疾病，常提示患有内分泌代谢功能亢进性疾病，最常见的为甲状腺功能亢进症及糖尿病；也可见于丘脑下部病变，如丘脑下部的肿瘤或炎症影响到摄食中枢后，可引起食欲亢进、体重增加。此外，食欲亢进还可见于某些精神性疾病。

【诊断思路】

1. 生理性食欲亢进

由于代谢旺盛，如从事重体力劳动、剧烈运动或特殊职业者，或妊娠、分娩、哺乳期，体力消耗大，大多食欲亢进。也可见于肥胖者及饥饿状态下，除饮食量增多外，无其他病理性表现。

2. 病理性食欲亢进

（1）甲状腺功能亢进症　是食欲亢进的常见原因。多见于青年人，除食欲亢进外，还有体重明显下降、心率增快、神经精神兴奋症状等表现。

（2）糖尿病　糖尿病是临床上引起食欲亢进的最常见疾病，除多食外，糖尿病患者还有多饮、多尿及体重减轻。

（3）皮质醇增多症　常见的为肾上腺皮质增生或腺瘤，其特点为皮质醇分泌增多，促进了食欲，其特征有向心性肥胖、紫癜、皮肤菲薄等。

（4）嗜铬细胞瘤　由于嗜铬细胞瘤大量释放儿茶酚胺，作用于摄食中枢出现多食。

（5）躁狂症　由于患者兴奋性增强、动作增多、消耗增多，出现食欲亢进。除此外，还可见到躁狂症的其他症状。

【处理原则】

对于食欲亢进的患者，主要进行病因治疗，治疗原发疾病后，症状即可缓解，由内分泌代谢疾病引起的食欲亢进，应转诊上级医院治疗。

第二十三节　水肿

水肿是指体内过多的液体潴留在组织间隙，导致组织的肿胀。主要的机制是组织间液的生成大于回流，体内水钠潴留。

【诊断思路】

1. 全身性水肿

（1）凹陷性水肿

① 肾源性水肿，发生水肿最常见疾病是肾脏疾病。小儿多为急性肾炎，成人多见慢性肾炎。

② 心源性水肿，以老年人多见，伴有心功能不全的表现。

③ 肝源性水肿，多见于慢性肝炎及肝硬化患者，除水肿外，有黄疸、蜘蛛痣、肝掌、肝大、脾大及腹壁静脉曲张等症状。

④ 营养不良性水肿，此类患者多有摄入少、消耗多、吸收不良及脂肪泻病史。

⑤ 妊娠性水肿，因妊娠后期胎儿增大压迫腹腔内静脉所致的两下肢水肿属生理性，休息或平卧后可缓解。

（2）非凹陷水肿

① 黏液性水肿，常见于甲状腺功能减退，表现为水肿伴皮肤苍白而粗糙、表情淡漠、语言不清、毛发稀疏、唇厚舌大等。

② 系统性红斑狼疮性水肿，患者可有持续性发热，面部蝶形红斑、水肿、关节痛、蛋白尿等。

2. 局限性水肿

（1）凹陷性局部水肿　炎症性水肿，常见于痈、丹毒及疏松结缔组织炎等，局部有水肿伴红、热及疼痛，相邻浅表淋巴结可肿大及触痛。

（2）非凹陷性局部水肿　淋巴性水肿，如丝虫病等因淋巴回流受阻产生水肿；血管神经性水肿，患者多因服用食物、药物或接触变应原致皮肤荨麻疹、瘙痒及疼痛。

【处理原则】

（1）一般处理 宜清淡饮食，低盐饮食，注意休息。

（2）对症处理 全身性水肿进行利尿，应用氢氨噻嗪、呋塞米、螺内酯等。

（3）病因治疗 疑有心、肝、肾等全身性水肿患者，应转上级医院诊治。药物性水肿应立即停药或中止接触变应原，用激素、抗过敏等处理。对因局部炎症而致水肿的患者，应积极抗感染治疗。

第二十四节 尿频、尿急、尿痛

尿频、尿急、尿痛是泌尿系统疾病常见症状之一。正常人白天排尿 4～6 次，夜间排尿 0～2 次。实际上，尿频、尿急、尿痛是一种尿路刺激症状，为尿道、前列腺及膀胱炎症的特征性症状。

【诊断思路】

1. 感染性疾病

（1）膀胱炎 患者有尿频、尿急及尿痛的症状，但无发热、寒战及全身酸痛的毒血症状。

（2）肾盂肾炎 此病的临床表现有发热、寒战、恶心、呕吐及全身酸痛等。

（3）肾结核 该病常伴有身体其他部位的活动性结核灶。临床有经久不愈的尿频及尿急的症状，患者尿液呈米汤样并混有血丝。

（4）滴虫性尿道炎 患者常有阴道滴虫的病史，临床可有尿频、尿急及尿道痒感的症状，在排尿后可见少量乳白色分泌物排出。

（5）淋病　多有不洁性交史。临床表现可有尿频、尿急、尿道口红肿、瘙痒等症状。

2. 泌尿道邻近组织感染

（1）卵巢脓肿　脓肿常可穿破膀胱，如有尿频、尿急、高热及右下腹疼痛的症状，盆腔有肿块及压痛。

（2）阑尾周围脓肿　患者先有右下腹固定疼痛，可伴肌紧张及反跳痛。穿破膀胱可出现尿频及尿急症状。

3. 生殖系统感染

前列腺炎常有发热、寒战及终末期血尿的症状，当炎症波及膀胱三角区可出现尿频、尿急及尿痛，特别是会阴部、腰骶部及直肠内感到胀痛，大便时疼痛亦会加剧。

4. 非感染性疾病

（1）膀胱结石　尿频、尿急及终末期血尿为其特点，会阴部感到钝痛或剧痛。

（2）膀胱肿瘤　40 岁者以上多见，平时常无症状，当肿瘤继发感染后可有尿频、尿急及血尿。

（3）其他原因　如妊娠时胎儿压迫膀胱、情绪紧张、饮水过多或天气寒冷等非疾病因素影响，也可出现尿频及尿急症状。

【处理原则】

（1）一般处理　开展妇女保健及性生活健康的宣教以预防泌尿生殖系统感染。多饮水，注意休息，体温过高时给予退热等。

（2）病因治疗　泌尿系统感染为常见病，合理使用抗生素。泌尿道相邻组织感染波及膀胱的患者，查明原发病后再治疗。疑有肿瘤及结石的患者，宜转专科医院诊治。

第二十五节　血尿

正常人尿色呈黄色，每高倍视野可偶见 1～2 个红细胞。如果镜下见到较多红细胞称为镜下血尿，肉眼见尿液呈棕色或红色称为肉眼血尿。有时正常人在剧烈运动、重体力劳动时或长期站立后亦可有镜下少量红细胞，但镜下持续地出现少量红细胞则不应视作正常而应详细检查。

【诊断思路】

1. 血尿伴尿少、水肿

（1）急性肾小球肾炎　急性肾小球肾炎以儿童、青少年多见，发病的 2～3 周前常有链球菌感染的病史，继而出现尿少、水肿、高血压及血尿等。

（2）慢性肾小球肾炎　以中青年为主，男性多见。起病缓慢，除镜下血尿外，可有少尿、水肿、高血压、蛋白尿及管型尿等。

（3）隐匿性肾炎　临床仅见单纯性镜下血尿或微量蛋白尿，而无其他症状及体征。

（4）急进性肾小球肾炎　起病急而病情重，患者有血尿、少尿、水肿、高血压、蛋白尿及管型尿等症状。

2. 血尿伴疼痛

（1）肾、输尿管结石　临床除血尿外，可有剧烈的肾绞痛，疼痛可沿两侧腹部向下及向外阴部放射。

（2）膀胱、尿道结石　除血尿外，常伴有尿频、尿急、尿痛、尿中断及排尿困难的症状。

（3）肾肿瘤　肾脏肿瘤的临床表现有肾区持续性钝痛，有时出血较多凝成血块阻塞在输尿管处，可引发剧烈绞痛，并向外阴放射。

3. 血尿伴尿频、尿急

（1）急性肾盂肾炎　主要的临床表现有发热、寒战、恶心、呕吐及全身酸痛等毒血症状，可伴有尿频、尿急。

（2）肾结核　患者多有活动性结核病灶，除血尿外，最明显的症状是尿频及尿急，尿呈米汤样并混有血丝，其次可有低热、盗汗及消瘦等。

（3）前列腺炎　临床表现可有发热、寒战、尿频、尿急、尿痛及血尿等症状，特殊表现是在会阴部、腰骶部及直肠内出现胀痛，大便时加剧。

（4）前列腺肿瘤　多为老年人，早期有尿频及排尿困难的症状，若有继发感染血尿、排尿困难可加重，并出现后背部及腰部疼痛。

（5）膀胱肿瘤　血尿为膀胱肿瘤的主要症状。继发感染后可出现尿频、尿急及排尿困难等。

4. 血尿伴皮下出血

（1）紫癜性肾炎　首先在两下肢及臀部出现对称性出血样皮疹伴有荨麻疹及血管性水肿，部分患者有关节痛及腹痛，随后可出现肉眼或镜下血尿伴有蛋白尿、管型尿及水肿等。

（2）系统性红斑狼疮性肾炎　此病以中年妇女居多。除镜下血尿外，可伴有多系统受累的症状，如发热、关节痛、贫血、皮疹及蛋白尿等。

（3）血液病　常见白血病、再生障碍性贫血及血小板减少性紫癜等疾病，其血尿多为血小板减少所致。

【处理原则】

（1）一般处理　血尿患者首先需排除因月经、阴道流血及肛门痔瘘出血而污染尿液所致，其次需排除与血尿颜色相似的血红蛋白尿、卟啉尿以及服用某些药物或因沾上某些染料试剂颜色的尿液。多饮水，注意休息，防继发性感染。或对症处理。

（2）病因治疗及其他处理　感染者给抗感染治疗，肾、输尿管、膀胱及尿道结石或肾、膀胱及前列腺肿瘤患者，均需转诊治疗。肾结核患者多伴有活动性结核病灶，因此宜转至结核病防治所治疗，待病情稳定后可回社区继续抗结核治疗。急进性、慢性、紫癜性及红斑狼疮性肾炎患者，因病情较重或复杂，宜转至上级医院治疗。

第二十六节　贫血

贫血是指单位容积血液中血红蛋白量（Hb）、红细胞计数（RBC）和（或）血细胞比容（HCT）低于正常值的病理状态。贫血标准为男性 Hb＜120g/L，女性 Hb＜110g/L。其发生的原因是由于红细胞生成减少，失血或红细胞破坏过多等。

【诊断思路】

1. 贫血伴有营养不良

（1）缺铁性贫血　常见于儿童、妇女及长期慢性病患者，在贫困地区较为多见。除面色苍白外，还有纳呆、嗜异食性、毛发枯萎、反甲、头晕、眼花及智能障碍等。

（2）巨幼细胞性贫血　多见于营养不良及慢性胃病者，有苍白、纳呆、舌炎、腹泻、黄疸、震颤及智力低下等。

2. 贫血伴出血

（1）失血性贫血　有急慢性出血史，临床表现为皮肤和黏膜苍白、出汗、心悸、气急及心率增快等，大量出血可发生休克。

（2）特发性血小板减少性紫癜　常见症状有皮肤瘀点或瘀斑，鼻出血、血尿及便血等。

（3）血友病　患者常有皮肤瘀斑，皮下及关节血肿，外伤后出血不止，月经量多等。

（4）再生障碍性贫血　皮肤苍白呈进行性加重，皮肤黏膜见瘀斑，易感染。

3. 贫血伴发热

白血病患者发热伴进行性贫血、关节痛、皮肤黏膜瘀斑、浅表淋巴结及肝脾大。

4. 贫血伴黄疸

溶血性贫血患者伴黄疸、发热、腰背酸痛、血红蛋白尿，肝脾轻度大。

5. 贫血伴骨痛

如遇原因不明的发热、贫血伴骨痛、骨折、皮肤瘀斑、血尿、排尿困难及下肢无力等应考虑多发性骨髓瘤的可能。

【处理原则】

（1）一般或对症治疗　重度贫血者输血，改善体内缺血缺氧状态，失血者查明原因，感染者抗感染治疗，注意休息。

（2）病因治疗　缺铁性及巨幼细胞性贫血饮食指导，再辅以药物治疗。血小板减少性紫癜应规范治疗，平时需防止感染和出血。疑有白血病、骨髓瘤、再生障碍性贫血（再障）及溶血性贫血患者，应转至专科医院，以获得明确的诊断和及时的治疗。

第二十七节　咽痛

咽痛是咽部疾病中最常见的症状之一，可由咽部及其邻近器官疾病引起，亦可能是全身疾病的伴随症状。

【诊断思路】

1. 咽部疾病引起的咽痛

（1）咽壁感染性咽痛　急性咽炎、扁桃体炎、喉咽部炎症等。

（2）咽壁非感染性咽痛　可由咽壁异物、外伤、恶性肿瘤、茎突过长、咽肌风湿性病变、舌咽神经痛等引起。

2. 邻近器官疾病引起的咽痛（反射性咽痛）

口腔病变所致咽痛，鼻源性咽痛，喉源性咽痛，颈部病变所致咽痛，食管源性咽痛。

3. 全身疾病引起的咽痛

血液病，急性传染病如流行性脑膜炎、麻疹、猩红热、伤寒病、兔热病等。

【处理原则】

（1）对症治疗　局部症状严重者可应用漱口液及咽部雾化吸入治疗。

（2）对因治疗　咽部感染性疾病所致咽痛多为病毒感染引起，早期可应用抗病毒药物治疗，如继发细菌感染需加用抗菌药物。对于特殊病原体感染如白喉、结核等，应予针对性药物治疗。对于有急性喉炎、会厌炎患者应注意预防窒息并及时转诊。由咽部非感染性疾病、邻近器官及全身疾病引起的咽痛，应着重病因治疗，及时转诊。

第二十八节　肥胖

肥胖指体内脂肪堆积过多或分布异常，体重增加。我国诊断超重和肥胖的标准为体重指数［（BMI= 体重（kg）/ 身高^2（m^2）］24～27.9kg/m^2 为超重、≥28kg/m^2 为肥胖。多为遗传因素、环境因素、神经、内分泌和代谢因素、药物因素等引起。

【诊断思路】

（1）单纯性肥胖　无明确的病因，多为均匀性肥胖，腹部脂肪堆积可较为明显，常有肥胖家族史。可伴有高血压、糖尿病、血脂紊乱、胰岛素抵抗等。

（2）继发性肥胖　具有明确导致肥胖病因可寻者称为继发性

肥胖，多有遗传、神经、内分泌、代谢等原因。

（3）下丘脑性肥胖　下丘脑的炎症、创伤、肿瘤或精神创伤等导致的下丘脑综合征，除肥胖外多有神经系统表现，体温调节异常，汗液分泌异常，并伴有内分泌功能的异常。

（4）皮质醇增多症　亦称库欣综合征，以向心性肥胖、满月脸、水牛背、多血质面容为特征性表现。常有皮肤多毛、紫纹、痤疮，女性男性化等，常伴高血压、糖代谢异常。

（5）甲状腺功能减退　临床多有怕冷、皮肤干燥粗糙呈姜黄色、表情淡漠、反应迟钝等。甲状腺激素水平低下，促甲状腺激素水平增高。

（6）多囊卵巢综合征　可伴有肥胖、多毛、胰岛素抵抗、月经不规则或闭经、不育，基础体温呈单相，长期不排卵，双侧卵巢增大。

【处理原则】

（1）单纯性肥胖　以改变生活方式为主要治疗方法，如饮食控制、减少热量摄入、加强体力活动等以增加热量的消耗。因精神因素引起者应予以心理治疗。

（2）继发性肥胖　以去除病因为主要的治疗方法，如甲状腺功能减退给予甲状腺激素替代治疗；下丘脑、垂体或肾上腺肿瘤以及胰岛素瘤应予以手术治疗。由于继发性肥胖多为其他疾病的临床表现之一，因此大多需要转诊至相关的专科医院进行诊断和治疗。

第二十九节　消瘦

消瘦是指人体因疾病或某种因素而致体重减轻，较正常标准体重减少 10% 以上，或 BMI＜$18.5kg/m^2$。其临床表现可有皮肤粗糙而缺乏弹性、皮下脂肪减少、肌肉萎缩、骨骼显露、水肿等。

【诊断思路】

（1）体质性消瘦　为生理性，常有遗传或体质因素。体重多维持在恒定水平但较标准体重略减轻；消瘦为非进行性，工作、学习、生活无异于健康人，无疾病的客观证据。

（2）内分泌与代谢病所致的消瘦

① 甲状腺功能亢进症　本病以女性为多见。典型者可有心悸、怕热、多汗、消瘦等高代谢综合征，并可有突眼、震颤、甲状腺肿大等表现，诊断不难。

② 糖尿病　1 型糖尿病多见于青少年，起病急；2 型糖尿病多见于成人，常有家族史，多数起病慢；主要表现为消瘦、烦渴、多饮、多尿、多食。

③ 垂体功能减退症　可有产后无乳，闭经，阴毛、腋毛脱落，性欲减退，生殖器萎缩等性腺功能不足的表现。

④ 嗜铬细胞瘤　多数表现为阵发性、少数为持续性血压升高伴阵发加剧，其中头痛、心悸、多汗三联征对诊断有重要意义。

⑤ 肾上腺皮质功能减退症　主要表现为消瘦、乏力、厌食、血压降低。皮肤黏膜色素沉着为本病特征之一。

（3）恶性肿瘤　对于年龄较大而且有消瘦表现的患者，应警惕恶性肿瘤的可能。

（4）慢性感染　可有发热、盗汗、厌食、乏力、贫血等表现。

（5）消化道疾病　可有吞咽困难、恶心、呕吐、腹泻、食欲减退等表现。

（6）神经性厌食　以年轻女性多见，发病与严重的情绪障碍有关，部分因盲目的节食减肥所致。食欲明显减退，消瘦明显，一般无腹泻。

（7）其他重要脏器病变　心力衰竭者、肝硬化、尿毒症等疾病有消瘦现象。

【处理原则】

（1）一般治疗　体质性消瘦，无须特殊处理，但可鼓励患者多运动、多进食。神经性厌食应积极心理治疗以及改善患者营养状态。营养不良者提供足够的能量及蛋白质、多种维生素、微量元素等营养素，可据情况予以口服营养、经胃管营养或静脉营养治疗。重度低白蛋白血症者可输注白蛋白。重度贫血者可多次少量输血。

（2）病因治疗　针对各种消瘦的原因进行原发病的治疗。

第三十节　关节痛

关节痛多见于四肢关节，并常累及关节周围组织引起关节功能障碍。关节痛分为急性关节痛和慢性关节痛。急性关节痛一般起病急，常伴有发热和关节红、肿、热、痛的急性炎症的表现；慢性关节痛起病缓慢，疼痛常可迁延数月、数年甚至几十年，且伴有不同程度的关节畸形。

【诊断思路】

1. 急性感染性关节炎与反应性关节炎

（1）急性感染性关节炎　起病急骤，关节灼热、肿胀、疼痛剧烈、活动障碍，以髋膝关节为多见。关节压痛，浮髌试验阳性。

（2）病毒性关节炎　常发生于病程的前驱期，累及肢体的小关节，以女性成人多见。常和皮疹同时出现，关节炎症一般在2周内消退，不遗留任何关节损害。

2. 自身免疫性关节炎

（1）风湿性关节炎　主要累及肘、腕、膝等大关节，呈多发性和游走性，关节局部红肿热痛，多数患者关节炎症在2～3周消退，不遗留关节损害。可伴有心脏炎及发热、多汗、疲乏等全身症状。

（2）系统性红斑狼疮性关节炎　多见于年轻女性，对称性关节疼痛，呈游走性，伴有发热、皮疹、口腔溃疡或黏膜糜烂、贫血及肾、心、肺等多脏器损害。

（3）类风湿关节炎　关节受累呈对称性，常侵犯小关节，依次为腕、近端指间关节、掌指关节、跖趾关节。以关节肿痛、晨僵、功能受限为主要特征，晚期关节畸形。部分患者出现类风湿结节。

3. 代谢障碍性关节炎

（1）痛风性关节炎　常因劳累、受寒、暴食、酗酒后夜间突然发作，足（拇）趾的跖趾关节常为首发，局部疼痛剧烈，皮肤略红，皮温升高。

（2）骨关节炎　起病缓慢，多见于老年人。以膝、髋等负重关节肿胀、疼痛为主，活动时疼痛加重，休息时缓解，有轻度晨僵感，一般不超过半小时。

4. 血清阴性脊柱关节病

血清阴性脊柱关节病是一组具有相似特征的疾病。其包括强直性脊柱炎、银屑病关节炎、肠病性关节炎、反应性关节炎和未分化脊柱关节病。

【处理原则】

（1）一般治疗　急性期、活动期关节炎以肢体休息为主，受累关节不宜过度活动，缓解期可做关节功能锻炼，维持肌肉张力，防止肌肉萎缩。对患者进行健康教育，积极治疗，树立信心，消除悲观失望情绪，减轻痛苦，提高生活质量。痛风性关节炎应忌酒，多饮水，避免摄入高嘌呤食物。骨关节炎患者应控制体重，减少下肢关节负重，鼓励合理饮食、适当活动。

（2）对症治疗　根据情况选择非甾体抗炎药。

（3）病因治疗　急性感染性关节炎需积极抗生素治疗。疑为自身免疫性关节炎和血清阴性脊柱关节病者，应转至上级医院做相关检查明确诊断再行处理。

第三十一节　腰背痛

腰背痛是非常常见的健康问题，它主要是指下部腰椎、腰骶区或骶髂区感觉到的疼痛。常伴有坐骨神经痛，疼痛向一侧或两侧臀部或下肢的坐骨神经分布区放射。

【诊断思路】

1. 急性腰背痛

与过度劳累、扭伤、外伤或应激反应等有关。

2. 慢性腰背痛

（1）坐骨神经痛　其特点为疼痛沿坐骨神经走向放射，多数患者可放射至臀部和下肢的后侧，伴或不伴下背部疼痛。此类疼痛以椎间盘突出或脊髓内肿瘤压迫周围神经根最为常见；也可以是由于脊椎前移、肿瘤或骨的异常（如骨关节炎、脊椎炎）在椎管内或椎间孔产生压迫引起疼痛；亦可是由于神经在脊髓外，骨盆或臀部受压引起疼痛。脊髓狭窄症是坐骨神经痛的一种不常见的形式，主要是由腰段椎管变窄引起。

（2）原发性骨质疏松症　以腰背痛多见，占疼痛患者中的70%～80%。一般骨量丢失超过12%时即可出现骨痛。疼痛沿脊柱向两侧扩散，仰卧或坐位时疼痛减轻；直立向后伸或久立、久坐时疼痛加剧；日间疼痛轻，夜间和清晨醒来时加重；弯腰、肌肉运动、咳嗽、大便用力时加重。

（3）精神因素　某些有生理或心理障碍的患者，常有轻微外伤史，伤后引起不成比例的剧烈疼痛，以致失去活动能力，但找不到损伤或其他原发性疾病。此类患者通常存在焦虑和抑郁等因素，而其持续存在的症状不能用下背部痛做充分解释。

（4）其他退行性疾病或骨畸形、椎间盘破裂、韧带扭伤、骨折与骨折脱位、纤维肌痛等。

【处理原则】

（1）急性腰背痛　缓解肌肉痉挛，以两髋和两膝弯曲的体位卧床休息 1～2 天即可，局部热敷、按摩、口服止痛药（主要为非甾体抗炎药物，但疼痛难以缓解时可使用麻醉药）。如疼痛仅由肌肉痉挛引起，可以进行推拿。深部热疗可减轻急性期肌痉挛和疼痛。如症状允许，为了加强背部支持结构的力量及防止病情演变为慢性或复发，还需进行增强腹部肌肉力量的锻炼和腰骶屈曲运动。

（2）慢性下背部痛　主要是病因治疗及缓解疼痛。对患脊柱炎的患者，可采用专门的背甲和加强腹肌锻炼，腰骶屈曲运动也可改善肌紧张症状和预防复发。解热镇痛药可用来缓解疼痛，但应避免使用麻醉性镇痛药。软组织内使用激素和利多卡因进行封闭治疗是解除局部压痛、恢复患者活动能力的最有效方法。尤其对于肌筋膜或肌纤维综合征引起的慢性腰背痛，疗效更为理想。慢性韧带或肌肉损伤者（如肥胖或妊娠者）可穿腰骶背甲以夹住受损的肌肉直至训练后肌力恢复，但要获得疼痛完全的缓解还需要减轻体重。针对病因采用外科手术治疗对缓解顽固性疼痛或椎间盘疾病与脊髓狭窄所致神经症状可能是必要的，在术前骨科医生应对此类患者进行评估后再施行手术。

第三十二节　浅表淋巴结肿大

正常人体有 500～600 个淋巴结，多分布于身体浅表部位，如腋下、腹股沟、颈侧及胸腹腔等处，浅表淋巴结一般不易触及，如触及＞0.5cm、质地异常的淋巴结，则属病理状态，即所谓的淋巴结肿大。而胸、腹腔淋巴结仅在胸片、B 超及手术中发现。

【诊断思路】

1. 全身性淋巴结肿大伴发热

（1）传染性单核细胞增多症　有全身淋巴结肿大、发热、咽痛、皮疹、关节痛及肝脾大等。

（2）淋巴结结核　该病是淋巴结肿大常见原因，患者肺等部位常有结核病灶，淋巴结肿大伴压痛，粘连融合成一团，伴低热、盗汗、消瘦及乏力等。

（3）急性白血病　全身淋巴结肿大外有发热、苍白、皮肤黏膜瘀斑、肝脾大等。

（4）系统性红斑狼疮　全身淋巴结肿大、发热、皮疹、关节痛、心悸等。

2. 局限性淋巴结肿大

（1）伴有压痛　急性单纯性淋巴结炎，有局部淋巴结肿大伴压痛，质地软，无粘连。周围组织可有红、热及压痛，有发热。

（2）无压痛

① 慢性淋巴结炎：为一种非特异性淋巴结炎。可因口腔、牙龈及咽部慢性炎症引起颌下、颏下及颈部淋巴结肿大。

② 恶性淋巴瘤：某 1 组或相邻 2 组淋巴结肿大，质硬，平滑无压痛。有不规则或周期性发热、苍白、盗汗、消瘦、皮肤瘙痒及肝脾大等。

【处理原则】

局限性无痛性淋巴结肿大者，因多为慢性淋巴结炎，可不必治疗。急性单纯性淋巴结炎，可给予抗感染治疗，全身淋巴结肿大伴发热者，宜送转诊明确病因治疗。

第三十三节　甲状腺肿大

正常人的甲状腺平均重量为20～25g，当甲状腺重量超过35g时，望诊即能发现腺体的外形，有时尚可察觉结节，应认为是甲状腺肿大。甲状腺肿大又分为弥漫性肿大、结节性肿大和混合性肿大等几种。根据肿大的程度又分为三度：不能看见肿大，但能触及者为一度；能看到肿大又能触及，但在胸锁乳突肌以内者为二度；超过胸锁乳突肌者为三度。

【诊断思路】

（1）弥漫性毒性甲状腺肿　女性多见，多数起病缓慢。临床表现不一。典型甲状腺功能亢进患者有“三大症群”和4个特征性表现，即T_3、T_4分泌过多综合征，甲状腺肿和眼症。具体有：多汗、多食、心悸、消瘦，甲状腺多有Ⅰ、Ⅱ度肿大，有震颤及血管杂音，部分患者伴突眼症。

（2）单纯性甲状腺肿　常见于离海较远饮食中含碘异常的地区，早期无自觉症状。随着年龄的增长。肿块逐渐长大。可产生迫症状，压迫气管有呼吸困难和喘鸣。

（3）亚急性甲状腺炎　可能与病毒感染有关，有发热等全身症状，甲状腺肿胀，有压痛，常波及耳部、颞枕部。

（4）慢性淋巴细胞性甲状腺炎　是一种自身免疫性疾病，多见于年龄较大的女性，甲状腺肿大为突出表现，甲状腺功能多减退，基础代谢率低。

（5）甲状腺腺瘤　多见于40岁以下的女性，颈部甲状腺处有一质地稍硬，表面光滑，无压缩，单发肿块。

（6）甲状腺癌　发病初期多无明显症状，肿块逐渐增大，吞咽时上下移动，晚期产生声嘶、呼吸困难或吞咽困难。

【处理原则】

（1）一般处理　多数患者应该转移到专科医院进行相关检查，明确诊断。生理性甲状腺肿大，应多食用含碘丰富的海带、紫菜等。

（2）明确诊断后进行药物或手术治疗。

第三十四节　乳房肿块

乳房肿块在临床上甚为常见。乳房发育异常、损伤、炎症、增生性疾病、良性肿瘤以及恶性肿瘤均可形成乳房肿块，因此乳房肿块是乳房疾病的主要临床表现之一。

【诊断思路】

1. 发育畸形

多乳房畸形比较常见，最常于正常乳房的外上，即腋部副乳腺，可扪及柔软肿块，一般无特殊感觉，不论男、女均可发生，在女性常随月经期、妊娠或哺乳而胀痛变大。

2. 外伤性乳房脂肪坏死

多发于中年以上肥胖下垂的乳房。由于外伤造成脂肪组织坏死，以后坏死组织逐渐被纤维组织替代，肿块质地坚硬，边缘不甚清楚，多与表面皮肤粘连。由于纤维组织的牵引，也可能引起乳头退缩和朝向改变。由于脂肪液化，肿块可出现波动感。

3. 乳腺感染性疾病

（1）乳腺感染性脓肿　急性乳房脓肿多见于哺乳期妇女，有触痛，皮肤发热，肿块有波动感。发病初期患者有全身不适的感觉，发热，畏寒或寒战，患侧腋窝淋巴管肿大压痛。

（2）乳房结核　可为全身其他部位结核的继发病变，也可原发于乳房。一般比核桃大，边界不清，病程进展缓慢，可与皮肤

粘连，皮肤稍水肿，但不红不热，可有轻度触痛

4. 乳房增生病

（1）乳房囊性增生病　亦称小叶增生，多见于30～50岁的妇女。患者常因发现乳房有小肿块或疼痛就诊，部分患者于月经前乳房疼痛，月经过后消失。可扪及一侧或双乳大小不一、形状不一的肿块，质稍韧，肿块与周围组织不粘连，边界不清楚。

（2）乳房积乳囊肿　主要症状是发现乳房肿块，常于断奶后被发现。多位于乳腺外周部分，呈圆形；表面光滑，有弹性，为积乳较多或乳汁凝结成块。

5. 乳房肿瘤

（1）乳房纤维腺瘤　是青年妇女的良性肿瘤。多呈单发，亦可多发或先后多个发生。一般为1～2cm至核桃大，也可呈巨大型。肿块表面光滑，边界清楚，活动度较大，与皮肤及周围不粘连。多呈卵圆形，生长缓慢，不痛，腋窝淋巴结不肿大。

（2）乳腺癌　多呈单发，肿块质硬，表面不光滑，肿块大小不随月经周期而改变，可出现乳头抬高、凹陷、指向改变、皮肤橘皮样改变，可扪及腋下淋巴结肿大。

【处理原则】

（1）一般处理　先天性发育畸形，可耐心向患者解释此病无大碍，不影响身体健康，不必治疗。乳腺囊性病本病为良性病变，一般不须治疗，应嘱患者每隔2～3个月到医院进行复查。乳房纤维瘤一般无需药物治疗，积极定期超声检查随访。

（2）病因治疗　普通感染者使用抗生素，结核感染者应积极抗结核治疗。临床上怀疑是恶性肿瘤时，转专科医院做进一步检查。

第二章 呼吸系统疾病

第一节 急性上呼吸道感染

急性上呼吸道感染（简称上感）是指鼻腔、咽或喉部急性炎症的概称。中医认为本病归属“感冒”“咳嗽”“乳蛾”等范畴。

本病全年皆可发病，上呼吸道感染致病微生物中 70%～80% 是病毒，冬春季节多发，可通过含有病毒的飞沫或被污染的用具传播，多数为散发性，但常在气候突变时流行。

【诊断要点】

根据病史、流行情况、鼻咽部发炎的症状和体征，结合血常规和胸部 X 线检查可作出临床诊断。根据病因不同，临床表现可有不同的类型。

（1）普通感冒　以鼻咽部卡他症状为主要表现。起病较急，初期有咽干、咽痒或烧灼感，发病同时或数小时后可有喷嚏、鼻塞、流清水样鼻涕，2～3 天后鼻涕变稠。可伴咽痛，有时由于耳咽管炎使听力减退，也可出现流泪、味觉迟钝、呼吸不畅、声嘶、少量咳嗽等。一般无发热及全身症状，或仅有低热、不适、轻度畏寒和头痛。检查可见鼻腔黏膜充血、水肿、有分泌物，咽部轻度充血。

（2）病毒性咽炎、喉炎和支气管炎

① 急性病毒性咽炎　表现为咽部发痒和灼热感，疼痛不持久，也不突出。当有咽下疼痛时，常提示有链球菌感染。体检咽部明显充血和水肿。颌下淋巴结肿大且触痛。腺病毒咽炎可伴有眼结膜炎。

② 急性病毒性喉炎　表现为声嘶、讲话困难、咳嗽时疼痛，常有发热、咽炎或咳嗽，体检可见喉部水肿、充血，局部淋巴结轻度肿大和触痛，可闻及喘息声。

③ 急性病毒性支气管炎　表现为咳嗽、无痰或痰呈黏液性，伴有发热和乏力。其他症状常有声嘶、非胸膜性胸骨下疼痛。可闻及干性或湿啰音。

（3）疱疹性咽峡炎　表现为明显咽痛、发热，病程约 1 周。检查可见咽充血，软腭、腭垂、咽及扁桃体表面有灰白色疱疹、浅表溃疡，周围有红晕。多于夏季发作，多见于儿童，偶见于成人。

（4）咽结膜热　临床表现有发热、咽痛、畏光、流泪，咽及结膜明显充血。病程 4～6 天，常发生于夏季，可经游泳传播。以儿童多见。

（5）细菌性咽扁桃体炎　起病急，明显咽痛、畏寒、发热，体温可达 39℃以上。检查可见咽部明显充血，扁桃体肿大、充血，表面有黄色点状渗出物，颌下淋巴结肿大、压痛，肺部无异常体征。

【鉴别诊断】

（1）过敏性鼻炎　临床上很像“感冒”，所不同者为起病急骤、鼻腔发痒、频繁喷嚏、流清水样鼻涕，发作与环境或气温突变有关，有时因异常气味亦可发作，经过数分钟至 1～2h 痊愈。

（2）流行性感冒　起病急，全身症状较重，高热、全身酸痛、眼结膜炎症状明显，但鼻咽部症状较轻。

（3）急性传染病前驱症状　如麻疹、脊髓灰质炎、脑炎等在患病初常有上呼吸道症状，在这些病的流行季节或流行区应密切观察，并进行必要的实验室检查，以资区别。

【西医治疗】

1. 治疗原则

急性呼吸道病毒感染一般都具有自限性，病情轻症者以缓解症状、支持治疗为主，可不予以抗病毒药物。以对症或中医治疗为常用措施。病情较重或发热者或年老体弱者应卧床休息，忌烟，多饮水，室内保持空气流通。如咽痛可用消炎喉片含服，局部雾化治疗。鼻塞、流鼻涕可用 1% 麻黄碱滴鼻。

对于症状严重、病程迁延、属高危人群患者，应根据最可能的致病病毒或 POCT 结果，予以经验性抗病毒治疗。常用广谱抗病毒药物有干扰素、利巴韦林和阿比多尔，抗 DNA 病毒药物有更昔洛韦等，抗 RNA 病毒药物有 M_2 离子通道阻滞药金刚烷胺、神经氨酸酶抑制剂奥司他韦以及蛋白酶抑制剂洛匹那韦、利托那韦等。

2. 对症治疗

（1）复方阿司匹林 1 片 po tid

（2）布洛芬 0.2g po qd～tid

说明：有发热、头痛，可选用解热镇痛药如复方阿司匹林、布洛芬等口服。

3. 抗菌药物治疗

（1）阿莫西林 0.5g po tid

（2）头孢拉定 0.5g po tid

（3）罗红霉素 0.15g po bid

（4）左氧氟沙星 0.2g po bid

说明：如有细菌感染，可选用适合的抗生素，如罗红霉素、左氧氟沙星等。单纯的病毒感染一般可不用抗生素。

【转诊指征】

（1）继发风湿病、肾小球肾炎、心肌炎等疾病者。

（2）按上感治疗 7 天症状无缓解者。

【中医治疗】

1. 辨证论治

（1）风寒感冒

主症：恶寒重，发热轻，无汗，头痛，肢节酸疼，鼻塞声重，时流清涕，喉痒，咳嗽，痰吐稀薄色白，舌苔薄白，脉浮或浮紧。

治法：辛温解表，宣肺散寒。

处方：荆防败毒散加减，荆芥 12g、防风 12g、柴胡 18g、羌活 10g、独活 15g、枳壳 9g、前胡 12g、桔梗 9g、茯苓 12g、甘草 6g。

（2）风热感冒

主症：发热，微恶风寒，或有汗，鼻塞喷嚏，流稠涕，头痛，咽喉疼痛，咳嗽痰稠色黄，舌苔薄黄，脉浮数。

治法：辛凉解表，疏风清热。

处方：银翘散加减，金银花 20g、连翘 20g、薄荷（后下）10g、荆芥 12g、淡豆豉 9g、桔梗 9g、牛蒡子 12g、甘草 6g、竹叶 12g、芦根 20g。

（3）暑湿感冒

主症：发生于夏季，面垢身热汗出，但汗出不畅，身热不扬，身重倦怠，头昏重痛，或有鼻塞流涕，咳嗽痰黄，胸闷欲呕，小便短赤，舌苔黄腻，脉濡数。

治法：清暑祛湿解表。

处方：新加香薷饮加减，香薷 12g、金银花 20g、连翘 12g、厚朴 9g、白扁豆 15g、黄连 6g、青蒿 12g、芦根 15g、藿香 10g、佩兰 6g。

（4）气虚感冒

主症：素体气虚者易反复感冒，感冒则恶寒较重，或发热，热势不高，鼻塞流涕，头痛，汗出，倦怠乏力，气短，咳嗽咳痰无力，舌质淡苔薄白，脉浮无力。

治法：益气解表，调和营卫。

处方：参苏饮加减，人参 6g、茯苓 15g、甘草 6g、紫苏叶 9g、葛根 12g、半夏 9g、陈皮 6g、桔梗 9g、前胡 12g、木香 6g、枳壳 9g、生姜 9g、大枣 5 枚。

（5）阴虚感冒

主症：微恶风寒，少汗，身热，手足心热，头昏心烦，口干，干咳少痰，鼻塞流涕，舌红少苔，脉细数。

治法：滋阴解表。

处方：加减葳蕤汤加减，白薇 15g、玉竹 12g、葱白 20g、薄荷 10g、桔梗 9g、豆豉 12g 甘草 6g、大枣 5 枚。

2. 针灸治疗

（1）体针主穴足三里、曲池、太冲等，备穴三阴交，内关等。平补平泄，每日 1 次，10 次为 1 个疗程。

（2）耳穴取肾上腺、耳尖、交感、肾门等。

3. 中成药

（1）风寒感冒　可用成药如午时茶、通宣理肺丸等，轻症亦可用生姜 10g，红糖适量，煎水服用。

（2）风热感冒　可用成药银翘解毒片（丸）、羚翘解毒片、桑菊感冒冲剂等。时行感冒用板蓝根冲剂等。

（3）暑湿感冒或感冒而兼见中焦诸症者，可用成药藿香正气丸（片、水、软胶囊）等。

（4）凡气虚易于感冒者，可常服玉屏风散，增强固表卫外功能，以防感冒。

【预防及健康指导】

加强体育锻炼，增强机体适应气候变化的调节能力，改善营养、饮食、生活规律，避免受凉和过度劳累。在时行感冒的流行季节，预防性服药一般可使感冒的发病率大为降低。避免去人口密集公共场所，防止交叉感染。感冒患者应适当休息，多饮水。饮食清淡，忌食肥甘厚味辛辣之品。卧室空气应流通，但不可直接吹风，汗后及时换干燥洁净衣服以免再次受邪。

第二节　急性支气管炎

急性气管支气管炎是由感染、物理、化学刺激或过敏引起的气管支气管黏膜的急性炎症。中医认为本病归属“外感咳嗽”范畴。

病因多由感染、物理、化学因素、过敏反应等引起。

【诊断要点】

（1）症状　起病较急，常先有急性上呼吸道感染症状。当炎症累及气管、支气管黏膜，则可出现咳嗽、咳痰，先为干咳或少量黏液性痰，后可转为黏液脓性，痰量增多，咳嗽加剧，偶可痰中带血。或可出现程度不等的气促，伴胸骨后发紧感。全身症状一般较轻，可有发热，38℃左右，多于3～5天降至正常。咳嗽和咳痰可延续2～3周才消失，如迁延不愈，日久可演变为慢性支气管炎。

（2）体征　体检两肺呼吸音粗糙，可有散在干湿啰音，啰音部位常不固定，咳痰后可减少或消失。

（3）辅助检查　白细胞计数和分类多无明显改变。细菌性感染较重时白细胞计数可增高。痰涂片或培养可发现致病菌。胸部X线检查大多数正常或肺纹理增粗。

【鉴别诊断】

（1）流行性感冒　起病急骤，发热较高，全身中毒症状，如全身酸痛、头痛、乏力等明显。常有流行病史，并依据病毒分离和血清学检查，可供鉴别。

（2）急性上呼吸道感染　鼻咽部症状明显，一般无咳嗽、咳痰，肺部无异常体征。

（3）其他　支气管肺炎、肺结核、肺癌、肺脓肿、麻疹、百日咳等多种肺部疾病可伴有急性支气管炎的症状，应详细检查，以资鉴别。

【西医治疗】

以对症治疗为主。

（1）镇咳

右美沙芬：片剂、糖浆剂、颗粒剂，15～30mg/ 次 po tid；缓释片剂，30mg/ 次 po bid 不可掰碎服用。

说明：对于频繁或剧烈咳嗽造成的不适，影响学习、生活、工作和睡眠，甚至可能引起气胸、肋骨骨折、晕厥等并发症的患者，可酌情应用右美沙芬、喷托维林或苯丙哌林等镇咳药。痰多者不宜使用可待因等强力镇咳药。对于白天工作需要精神警觉（如驾驶员）的患者，慎用可待因或其他含阿片镇咳药。可待因和右美沙芬使用时间不宜过长。

（2）祛痰

① 溴己新 8～16mg/ 次 po tid

② 氨溴索 30～60mg/ 次 po tid

（3）解痉、抗过敏

① 沙丁胺醇：必要时用，每次 1～2 揿，需要时可每 4h 重复 1 次，但 24h 内不宜超过 6～8 次；

② 氨茶碱：常用量为 0.1～0.2g/ 次 po tid；极量 0.5g/ 次、

1.0g/d。

马来酸氯苯那敏 4～8mg/ 次 po tid

说明：对于支气管痉挛（喘鸣）的患者，可给药解痉平喘和抗过敏治疗。

（4）抗感染治疗：原则上不宜使用抗生素，在明确有细菌感染时，可选用下列药物。

① 复方新诺明 2 片 po tid

② 头孢氨苄 0.5 po tid

③ 左氧氟沙星 0.2 po bid

④ 0.9% 氯化钠注射液（生理盐水）100mL / 青霉素 400 万 U / iv drip bid AST（−）

说明：根据感染的病原体、病情轻重情况，选用抗菌药物治疗。一般口服抗生素有效，个别用静脉注射。无论采用何种给药途径，用青霉素类药物前必须详细询问患者有无青霉素类药物过敏史、其他药物过敏史及过敏性疾病史，并需先做青霉素皮肤试验。

【转诊指征】

（1）体温大于 39.0℃。

（2）发热时间大于 5 天。

（3）经治疗喘憋不缓解者。

【中医治疗】

1. 辨证论治

（1）风寒袭肺

主症：咳声重浊，气急，喉痒，咳痰稀薄色白，常伴鼻塞，流清涕，头痛，肢体酸楚，恶寒发热，无汗等表证，舌苔薄白，脉浮或浮紧。

治法：疏风散寒，宣肺止咳。

处方：三拗汤合止嗽散，麻黄 6g、荆芥 12g、杏仁 10g、紫菀 12g、白前 12g、百部 12g、陈皮 6g、甘草 6g、桔梗 12g。

（2）风热犯肺

主症：咳嗽咳痰不爽，痰黄或稠黏，喉燥咽痛，常伴恶风身热，头痛肢楚，鼻流黄涕，口渴等表热证，舌苔薄黄，脉浮数或浮滑。

治法：疏风清热，宣肺止咳。

处方：桑菊饮，桑叶 12g、菊花 12g、薄荷 10g、桔梗 9g、杏仁 10g、甘草 6g、连翘 20g、芦根 20g、前胡 10g、牛蒡子 10g、枇杷叶 10g。

（3）风燥伤肺

主症：喉痒干咳，无痰或痰少而粘连成丝，咳痰不爽，或痰中带有血丝，咽喉干痛，唇鼻干燥，口干，常伴鼻塞，头痛，微寒，身热等表证，舌质红干而少津，苔薄白或薄黄，脉浮。

治法：疏风清肺，润燥止咳。

处方：桑杏汤，桑叶 15g、豆豉 12g、杏仁 10g、象贝母 10g、南沙参 15g、梨皮 12g、栀子 12g、薄荷 12g、牛蒡子 12g、芦根 15g、天花粉 10g。

2. 针灸治疗

（1）体针 列缺、合谷、肺俞、外关、风池、上星、昆仑、温溜。

（2）耳穴 取平喘、肺、气管、肾上腺、神门、皮质下等穴。

3. 中成药

（1）宣肺止嗽合剂 20mL po tid

（2）复方甘草口服液 10mL po tid

（3）苏黄止咳胶囊 1.35g po tid

【预防及健康指导】

增强体质，防止感冒，改善劳动卫生环境，防止空气污染，做好个人防护，避免接触诱发因素和吸入变应原。若常自汗出者，必要时可予玉屏风散服用。饮食不宜肥甘厚味，戒除烟酒。咳嗽者应鼓励将痰排出。

第三节　慢性支气管炎

慢性支气管炎（简称慢支）是指气管、支气管黏膜及其周围组织的慢性非特异性炎症。临床上以咳嗽、咳痰为主要症状，或有喘息，每年发病持续 3 个月或更长时间，连续 2 年或 2 年以上，并排除具有咳嗽、咳痰、喘息症状的其他疾病。病情若缓慢进展，常并发阻塞性肺气肿，甚至肺动脉高压、肺源性心脏病。中医认为本病归属“喘证”“内伤咳嗽”等范畴。

本病是一种严重危害人民健康的常见病，尤以老年人多见。据我国 1992 年国内普查的部分统计资料，患病率为 3.2%。病因尚未完全清楚，一般将病因分为外因和内因两个方面。

【诊断要点】

1. 症状

多缓慢起病，病程较长，反复急性发作而加重。主要症状有慢性咳嗽、咳痰、喘息。开始症状轻微，如吸烟、接触有害气体、过度劳累、气候变化或变冷感冒后，则引起急性发作或加重。或由上呼吸道感染迁延不愈，发展为慢支。到夏天气候转暖时多可自然缓解。

（1）咳嗽　咳嗽严重程度视病情而定，一般晨间咳嗽较重，白天较轻，晚间睡前有阵咳或排痰。

（2）咳痰　由于夜间睡眠后管腔内蓄积痰液，加以副交感神经相对兴奋，支气管分泌物增加，因此，起床后或体位变动引起刺激性排痰，常以清晨排痰较多，痰液一般为白色黏液或浆液泡沫性，偶可带血。若病情严重而反复咯血，提示严重的肺部疾病，如肿瘤。急性发作伴有细菌感染时，则变为黏液脓性，咳嗽和痰量亦随之增加。

（3）喘息或气急　喘息性慢支有支气管痉挛，可引起喘息，常伴有哮鸣音。早期无气急现象。反复发作数年，并发阻塞性肺气肿时，可伴有轻重程度不等的气急，先有劳动或活动后气喘，严重时动则喘甚，生活难以自理。

总之，咳、痰、喘为慢支的主要症状，并按其类型、病期及有无并发症，临床可有不同表现。

2. 体征

早期可无任何异常体征。急性发作期可有散在的干湿啰音，多在背部及肺底部，咳嗽后可减少或消失。啰音的多寡或部位不一定。喘息型者可听到哮鸣音及呼气延长，而且不易完全消失。并发肺气肿时有肺气肿体征（见“肺气肿”节）。

3. 临床分型、分期

（1）分型　可分为单纯型和喘息型两型。单纯型的主要表现为咳嗽、咳痰；喘息型者除有咳嗽、咳痰外，尚有喘息，伴有哮鸣音，喘鸣在阵咳时加剧，睡眠时明显。

（2）分期　按病情进展可分为三期。

① 急性发作期：指在 1 周内出现脓性或黏液脓性痰，痰量明显增加，或伴有发热等炎症表现，或“咳”“痰”“喘”等症状任何一项明显加剧。

② 慢性迁延期：指有不同程度的“咳”“痰”“喘”症状并迁延 1 个月以上者。

③ 临床缓解期：经治疗或临床缓解，症状基本消失或偶有轻微咳嗽少量痰液，保持 2 个月以上者。

4. 诊断

根据咳嗽、咳痰或伴喘息，每年发病累计持续3个月，连续2年或以上，并排除其他心、肺疾病（如肺结核、硅沉着病、哮喘、支气管扩张症、肺癌、心脏病、心力衰竭等）时，可作出诊断。如每年发病持续不足3个月但有明确的客观检查依据（如X线、呼吸功能等），亦可诊断。

【鉴别诊断】

（1）支气管哮喘　哮喘常于幼年或青年突然起病，以发作性哮喘为特征。发作时两肺布满哮鸣音，缓解后可无症状。常有个人或家族过敏性疾病史。

（2）支气管扩张症　具有长期反复咳嗽、咳大量脓痰的特点，合并感染时咯痰量尤其大，或有反复和多少不等的咯血史。肺部查体以局部固定湿啰音为主，多位于一侧且固定在下肺。可有杵状指（趾）。X线检查常见下肺纹理粗乱或呈卷发状。支气管造影或CT可以鉴别。

（3）肺结核　肺结核患者多有结核中毒症状或局部症状（如午后低热、乏力、盗汗、消瘦、咯血等）。经X线检查和痰结核菌检查可以明确诊断。

（4）肺癌　患者年龄常在40岁以上，特别是有多年吸烟史，发生刺激性咳嗽，常有反复发生或持续的痰血，或者慢性咳嗽性质发生改变。X线检查可发现有块状阴影或结节状影或阻塞性肺炎。以抗生素治疗，未能完全消散，应考虑肺癌的可能，查痰脱落细胞经纤支镜活检一般可明确诊断。

（5）硅沉着病　有粉尘和职业接触史。X线检查肺部可见矽结节，肺门阴影扩大及网状纹理增多，可作诊断。

【西医治疗】

1. 急性发作期的治疗

（1）控制感染

① 0.9% 氯化钠注射液 100mL
阿莫西林克拉维酸钾 1.2g ／ iv drip q8h

② 0.9% 氯化钠注射液 100mL
盐酸左氧氟沙星 0.5g ／ iv drip qd

③ 0.9% 氯化钠注射液 100mL
头孢呋辛钠 1.5g ／ iv drip bid

说明：视感染的主要致病菌和严重程度或根据病原菌药敏选用抗生素。轻者可口服，较重患者用肌注或静脉滴注抗生素。常用的有青霉素类（如阿莫西林）、第一、第二代头孢菌素（如头孢呋辛、头孢克洛）、呼吸喹诺酮（如左氧氟沙星、莫西沙星）及大环内酯类（如罗红霉素、阿奇霉素）能单独应用窄谱抗生素应尽量避免使用广谱抗生素，以免二重感染或产生耐药菌株。

（2）祛痰、镇咳　常用可选药物如下。

① 0.9% 氯化钠注射液 100mL
盐酸氨溴索 30mg ／ iv drip qd

② 盐酸氨溴索 30mg po tid

③ 桉柠蒎肠溶胶囊 0.3g po tid

④ 福多司坦 0.4g po tid

⑤ 溴己新 8mg po q12h

说明：对急性发作期患者在抗感染治疗的同时，应用祛痰、镇咳药物，以改善症状。迁延期患者尤应坚持用药，以求消除症状。常用药物有氯化铵合剂、溴己新、维静宁等。对老年体弱无力咳痰者或痰量较多者，应以祛痰为主，协助排痰，畅通呼吸道。应避免应用强的镇咳药如可待因等，以免抑制中枢及加重呼吸道阻塞和炎症，导致病情恶化。

（3）解痉、平喘　常用可选药物如下。

① 5% 葡萄糖注射液　250mL
　氨茶碱 0.25g　／ iv drip qd

② 0.9% 氯化钠注射液　100mL
　注射用多索茶碱 0.3g　／ iv drip qd

③ 茶碱缓释片 0.1g po q12h

④ 氨溴特罗口服液 10～20mL po q12h

⑤ 乙酰半胱氨酸雾化吸入溶液 0.3g 雾化吸入 q12h

⑥ 沙丁胺醇雾化吸入溶液　2.5mg
　吸入用布地奈德雾化溶液　1mg　／ 雾化吸入 q12h

⑦ 异丙托溴铵雾化溶液　0.5mg
　吸入用布地奈德雾化溶液　1mg　／ 雾化吸入 q12h

说明：常规可口服用药，部分病人可使用吸入药物，如常规使用口服及吸入气道舒张剂后气道痉挛症状仍无明显改善，可短期全身使用糖皮质激素（口服或静脉用药），如泼尼松 20～40mg/d 或甲泼尼龙 40mg qd，疗程 3～5 天。

（4）吸入药物治疗　常用药物为吸入用支气管舒张剂（β 受体激动剂或抗胆碱能受体拮抗剂）及表面激素，可参考慢性阻塞性肺疾病相关内容。

2. 缓解期治疗

加强锻炼，增强体质，提高免疫功能，气功亦有一定效果，加强个人卫生，避免各种诱发因素的接触和吸入。耐寒锻炼能预防感冒。

【转诊指征】

（1）继发肺心病心衰者。

（2）并发呼吸衰竭者。

（3）意识不清者。

【中医治疗】

1. 辨证论治

（1）风寒闭肺

主症：喘息，呼吸气促，胸部胀闷，咳嗽，痰多稀薄色白，兼有头痛，鼻塞，无汗，恶寒，或伴发热，口不渴，舌苔薄白而滑，脉浮紧。

治法：散寒宣肺。

处方：麻黄汤，麻黄 9g、桂枝 6g、杏仁 10g、甘草 10g、陈皮 10g。

（2）痰热遏肺

主症：痰多黏稠色黄，或夹血色，伴胸中烦热，面红身热，汗出口渴喜冷饮，咽干，尿赤，或大便秘结，苔黄或腻，脉滑数。

治法：清泄痰热。

处方：桑白皮汤，桑白皮 15g、黄芩 15g、黄连 12g、栀子 12g、杏仁 10g、浙贝母 10g、半夏 12g、苏子 10g。

（3）痰浊阻肺

主症：咳嗽痰多黏腻色白，咳吐不利，兼有呕恶纳呆，口黏不渴，苔厚腻色白，脉滑。

治法：化痰降逆。

处方：二陈汤合三子养亲汤，半夏 12g、陈皮 12g、茯苓 20g、甘草 6g、紫苏子 9g、芥子 9g、莱菔子 9g。

（4）肝气乘肺

主症：每遇情志刺激而诱发，发病突然，呼吸短促，息粗气憋，胸闷胸痛，咽中如窒，咳嗽痰鸣不著，喘后如常人，或失眠、心悸，平素常多忧思抑郁，苔薄，脉弦。

治法：开郁降气。

处方：五磨饮子，沉香 6g、槟榔 9g、乌药 12g、木香 12g、枳实 9g。

（5）肺气虚

主症：喘促短气，气怯声低，喉有鼾声，咳声低弱，痰吐稀薄，自汗畏风，极易感冒，舌质淡红，脉软弱。

治法：补肺益气。

处方：补肺汤合玉屏风散，党参 10g、黄芪 20g、防风 12g、五味子 15g、熟地黄 20g、紫菀 15g、桑白皮 15g。

2. 针灸治疗

（1）体针　主穴取肺俞、定喘、膻中。

（2）耳穴　取屏尖、平喘、脑、下脚端、屏间等。

3. 中成药

（1）复方鱼腥草止咳糖浆 10mL po tid

（2）胆贝蜜汁口服液 10mL po tid

（3）金黄连口服液 10mL po tid

【预防及健康指导】

首先是戒烟。注意保暖，避免受凉，预防感冒。加强体育锻炼，提高机体的抗病能力等有助于预防疾病的发生。改善生活卫生环境，保持室内空气新鲜，避免理化因素刺激，做好防寒保暖，饮食应清淡而富营养，消除紧张情绪。

第四节　肺炎

肺炎是肺实质的炎症。按解剖学分类，肺炎可分为大叶性、小叶性和间质性；按病因学分类，可分为感染性、理化性、免疫和变态反应性。其中以感染性最为常见，病因包括细菌、病毒、真菌、支原体、立克次体、衣原体、寄生虫等。根据患病环境分类，可分为社区获得性肺炎、医院获得性肺炎。下面着重讨论肺炎链球菌肺炎、葡萄球菌肺炎、革兰氏阴性杆菌肺炎、病毒性肺炎、支原体肺炎、社区获得性肺炎、医院获得性肺炎。

一、肺炎链球菌肺炎

肺炎链球菌肺炎是由肺炎链球菌感染引起的肺实质的急性炎症，是院外感染的细菌性肺炎中最常见的一种，属于中医“肺热病”范畴。

肺炎链球菌为革兰氏阳性球菌，有20%～70%的健康人的上呼吸道可分离出此菌，但仅在呼吸道防御功能被削弱时才引起感染。患者常为健壮的青壮年，男性较多见，发病率以冬季、初春最高。

【诊断要点】

① 起病急，有畏寒、高热、胸痛、咳嗽、咳铁锈色痰等症状。重症患者有神志模糊、谵妄、昏迷等。

② 有典型肺实变体征：患侧呼吸运动受限，语颤增强，叩诊呈浊音，听诊可闻及支气管或支气管肺泡呼吸音，消散期有湿啰音。

③ X线胸片：多呈肺叶、肺段分布的均匀大片致密阴影。

④ 血白细胞计数及中性粒细胞明显增高（年老体弱者总数可不高），痰涂片及痰培养可发现肺炎链球菌。

上述诊断要点中，根据起病急，有畏寒发热、胸痛、咳嗽、咳铁锈色痰，伴典型肺实变体征，X线显示呈肺叶、肺段分布的均匀大片致密阴影，可作出初步诊断。如痰涂片或痰培养发现肺炎链球菌可确诊。

【鉴别诊断】

（1）肺结核　急性结核性肺炎症状、体征可类似本病。主要鉴别点在于肺结核患者的一般情况差，低热乏力，一般抗生素治疗无效，X线随访，病灶非但不消散，可反而出现空洞和支气管播散灶，痰涂片、痰集菌、痰培养找到结核分枝杆菌可确诊。

（2）肺癌　肺癌可伴发阻塞性肺炎。肺癌患者年龄较大，常有长期吸烟史，有刺激性咳嗽和痰中带血，而毒性症状不明显，与炎症程度不相称，可伴肺不张、肺门淋巴结肿大，抗生素治疗病灶不消散。确诊依靠痰脱落细胞检查、X线断层摄片、纤维支气管镜检、胸部CT等。

（3）其他病原体引起的肺炎　葡萄球菌肺炎、克雷伯菌肺炎临床表现均较严重，X线显示病灶后有一定的特征性。革兰氏阴性杆菌引起的肺炎多发生在慢性病、体弱患者，且多为继发性。病毒性肺炎和支原体肺炎全身症状轻微。

（4）急性肺脓肿　早期临床表现与肺炎链球菌相似。但随病程进展而咳出大量脓臭痰为肺脓肿的特征。X线可显示脓腔和液平。

【西医治疗】

1. 一般治疗

卧床休息，多饮水，注意保暖，摄入足够蛋白质、热量、维生素，保持呼吸道湿化与通路，必要时给氧。

2. 抗生素治疗

（1）0.9%氯化钠注射液　100mL
青霉素400万U　/ iv drip q8h AST（−）

（2）0.9%氯化钠注射液　100mL
氨苄西林2.0g　/ iv drip q8h AST（−）

（3）0.9%氯化钠注射液　100mL
哌拉西林2.0g　/ iv drip q8h AST（−）

（4）0.9% 氯化钠注射液 100mL / 头孢噻肟 2.0g / iv drip q8h AST（−）

（5）0.9% 氯化钠注射液 100mL / 头孢唑林 3.0g / iv drip bid AST（−）

（6）0.9% 氯化钠注射液 100mL / 头孢哌酮 3.0g / iv drip bid AST（−）

（7）0.9% 氯化钠注射液 100mL / 林可霉素 0.6g / iv drip bid

说明：首选青霉素类；若有耐药菌株可选用头孢菌素类；如对青霉素过敏，根据病情分别选用头孢菌素类或林可霉素。用药前必须详细询问患者先前有无头孢菌素类、青霉素类或其他药物的过敏史。

3. 对症、支持疗法

（1）退热：体温大于 38.5℃，可予以布洛芬 0.2g 口服，配合物理降温及补液等对症治疗。

（2）咳嗽痰黏稠者可用化痰药。盐酸氨溴索 30mg po tid

（3）气急发绀者予氧气吸入，如鼻导管吸氧 3L/min。

（4）腹胀、鼓肠者可局部热敷，肛管排气。

【转诊指征】

（1）意识障碍。

（2）呼吸频率＞30 次 / 分。

（3）血压＜90/60mmHg。

（4）胸片示双侧或多肺叶受累。

（5）少尿：尿量＜20mL/h。

【中医治疗】

1. 辨证论治

（1）外寒内热

主症：发热，微恶寒，头身痛，无汗或汗出而喘，咳嗽咳痰，痰中带血，或见铁锈色痰，胸痛，口渴尿黄。苔微黄，脉数。

治法：宣肺散寒，清泄郁热。

处方：麻杏石甘汤加味，麻黄6g、杏仁10g、生石膏15～30g、桑白皮15g、知母10g、黄芩10g、芦根15～30g、桔梗6g、鱼腥草15～30g、浙贝母10g、甘草6g。

（2）痰热壅肺

主症：发热，剧烈咳嗽，呼吸气粗，胸痛如焚，痰多色黄，咳吐多量铁锈样痰或痰中带血，口渴喜饮，心烦，面色潮红，小便短赤，大便干结。舌红，苔黄腻，脉数。

治法：清热解毒，宣肺豁痰。

处方：清金化痰汤合千金苇茎汤加减，浙贝母10g、知母10g、瓜蒌10g、黄芩10g、栀子10g、桑白皮10g、桔梗6g、鲜芦根30g、薏苡仁30g、冬瓜仁10g、桃仁10g、鱼腥草15g、大黄15g、甘草6g。

（3）气阴两亏，痰热未清

主症：咳嗽，痰少，偶有咯血，低热不已，手足心热，自汗出，神疲纳呆，咽干口渴，尿短赤。苔红苔少，脉细。

治法：益气养阴，润肺化痰。

处方：竹叶石膏汤加减，竹叶10g、生石膏30g、法半夏10g、麦冬15g、浙贝母10g、杏仁10g、沙参15g、茯苓10g、甘草6g。

2. 针灸治疗

（1）体针　主穴为鱼际、大椎、曲池、肺俞、膈俞；配穴为合谷、内庭、列缺。鱼际直刺5～7分，捻转泻法；肺俞、膈俞均针向横突斜刺，进针1.5寸，捻转泻法，令针感向前胸放射。

（2）耳针　选肺、大肠、神门、膈，留针20～30min，耳尖放血。

3. 中成药

（1）银翘解毒丸 1 丸 po bid～tid（适宜于本病初起症状较轻者）

（2）川贝枇杷膏 15mL po tid

（3）复方鱼腥草止咳糖浆 10mL po tid

（4）胆贝蜜汁口服液 10mL po tid

（5）橘红颗粒 1 袋 po tid

【预防及健康指导】

加强体育锻炼，增强机体适应气候变化的调节能力，在气候变化时适时增减衣服，注意预防。饮食清淡，避免辛辣、油腻食品。

二、肺炎支原体肺炎

肺炎支原体肺炎是肺炎支原体引起的急性呼吸道感染，有咽炎、支气管炎和肺炎。

肺炎支原体是能在无细胞培养基上生长的最小微生物之一，平均直径 125～150μm，无细胞壁，能在含有血清蛋白和甾醇的琼脂培养基上生长，2～3 周后菌落呈煎蛋状，当中较厚，周围低平。支原体经口、鼻的分泌物在空气中传播，引起散发的呼吸道感染或者小流行。本病约占非细菌性肺炎的 1/3 以上，或各种原因引的肺炎的 10%。常于秋冬季发病。主要见于儿童和青少年，成人亦非少见。

【诊断要点】

防寒保暖，患者应适当休息，多饮水，饮食以素食、流质为宜，慎食油腻难消化之物。卧室空气应流通，但不可直接吹风。

（1）症状　起病缓慢，发病前有头痛、发热、咽痛、乏力等症状。具有特征性的阵发性刺激性呛咳，可有少量黏痰或黏液脓性痰或血痰。部分患者无症状。

（2）体征　肺部体征多不明显，部分患者可有干湿啰音。

（3）辅助检查　血液白细胞计数正常或稍高，以中性粒细胞为主；血清冷凝集试验阳性，滴定效价逐步上升或恢复期逐步下降者有诊断意义，为传统实验方法；血清支原体 LgM 抗体测定，可用于临床早期快速诊断；胸部 X 线检查病变无特征性改变，以肺下野斑片状淡薄阴影多见，有的由肺门向外似扇形分布，近肺门处密度较深，部分呈节段性分布；痰培养分离出肺炎支原体则可确诊。

根据起病缓慢，阵发性刺激性咳嗽，肺部体征不明显，血常规基本正常，血清冷凝集试验阳性，支原体抗体测定阳性，胸部 X 线检查无特征性改变等，可作出初步诊断。确诊有赖于痰培养分离出肺炎支原体。

【鉴别诊断】

参见“肺炎链球菌肺炎”。

【西医治疗】

1. 抗生素治疗

（1）5% 葡萄糖注射液　500mL ／ iv drip qd
红霉素 1.0g

（2）5% 葡萄糖注射液　500mL ／ iv drip qd
阿奇霉素 0.5g

（3）罗红霉素 0.3g　po bid

（4）左氧氟沙星 0.5g　iv drip qd

（5）莫西沙星 0.4g　iv drip qd

（6）多西环素 0.1g　po q12h

2. 其他治疗

参见“肺炎链球菌肺炎”。

【转诊指征】

（1）意识障碍。

（2）呼吸频率＞30 次 / 分。

（3）血压＜90/60mmHg。

（4）胸片示双侧或多肺叶受累。

（5）少尿：尿量＜20mL/h。

【预防及健康指导】

参照“肺炎链球菌肺炎”。

三、病毒性肺炎

病毒性肺炎是多种病毒侵犯肺实质而引起的肺部炎症，往往是上呼吸道病毒感染向下蔓延所致。

引起肺炎的病毒以流感病毒最常见，多发于冬春季节，可散发流行或暴发，患者多为儿童，成人相对少见。

【诊断要点】

（1）起病缓慢，症状较轻，发热、乏力、头痛、咳嗽、咳少量黏液痰。肺部体征可不明显，重者有散在的干湿啰音。病程一般为 1～2 周。

（2）能排除和其他病引起的肺炎。

（3）X 线表现为斑点状、片状或密度均匀的阴影，血白细胞正常、略低或略高。

（4）痰细胞学检查，胞核内可见包涵体，痰病毒分离有助于诊断。

上述诊断要点中，根据起病缓慢、症状较轻、肺部体征不明显等特点，结合 X 线表现，可作出初步诊断，确诊依靠痰细胞学检查、病毒分离及培养。

【鉴别诊断】

参见“肺炎链球菌肺炎”。

【西医治疗】

1. 支持、对症治疗

卧床休息，消毒隔离，预防交叉感染，给予足量维生素及蛋白质，多饮水，吸氧，保持呼吸道通畅。

2. 抗病毒治疗

（1）0.9% 氯化钠注射液 500ml / iv drip qd
利巴韦林 0.5g

（2）奥司他韦 75mg po bid（流行性感冒）

（3）阿兹夫定 5mg/ 次 po qd（疗程不超过 14d）（用于普通型新型冠状病毒感染）

（4）奈玛特韦 / 利托那韦 3 片 / 次 po q12h（用于伴有进展为重症高风险因素的轻至中度新型冠状病毒感染）

说明：尽早用药，病初 3 日内给药一般有效。

【转诊指征】

（1）意识障碍。

（2）呼吸频率＞30 次 / 分。

（3）血压＜90/60mmHg。

（4）胸片示双侧或多肺叶受累。

（5）少尿：尿量＜20mL/h。

【中医治疗】

1. 辨证诊治

（1）风寒袭肺

主症：恶寒，发热，无汗，头痛身痛，咳嗽咽痒，咳痰稀白。

舌苔薄白，脉浮紧。

治法：疏风散寒，宣肺止咳。

处方：杏苏散加减，杏仁 10g、紫苏叶 10g、桔梗 6g、前胡 10g、陈皮 6g、法半夏 10g、茯苓 10g、枳壳 10g、甘草 6g。

（2）风热犯肺

主症：发热，微恶风寒，头痛身痛，咳嗽气粗，痰黏稠或黄稠，口渴咽痛。苔薄黄，脉浮紧。

治法：疏风清热，肃肺化痰。

处方：桑菊饮加减，桑叶 10g、菊花 10g、薄荷 6g、连翘 10g、桔梗 6g、杏仁 10g、芦根 30g、黄芩 10g、前胡 10g、桑白皮 12g、甘草 6g。

（3）燥热伤肺

主症：干咳无痰，或痰少不易咳出，或痰中带有血丝，喉痒，咽喉干痛，唇鼻干燥，头痛身热。舌尖红，苔薄黄，脉数。

治法：清燥润肺。

处方：清燥救肺汤加减，沙参 15g、枇杷叶 10g、生石膏 15g、阿胶 10g（烊服）、杏仁 10g、麦冬 10g、冬桑叶 10g、款冬花 10g、栀子 10g、黄芩 10g、甘草 6g。

（4）肝火犯肺

主症：咳嗽阵作，咳时面赤，痰少难出，甚则咯血，咳引胸胁胀痛，烦躁易怒，头痛头晕，口干口苦。舌红，苔黄，脉弦数。

治法：清肺泻肝。

处方：泻白散合黛蛤散加减，桑白皮 12g、地骨皮 10g、知母 15g、黄芩 10g、青皮 10g、牡丹皮 10g、郁金 10g、陈皮 6g、青黛 6g（包煎）、蛤粉 12g（包煎）、甘草 6g。

上述各证可根据病情先加大青叶、板蓝根、重楼、金银花、连翘、绵马贯众、菊花等药。

2. 针灸治疗

参见“肺炎链球菌肺炎”。

3. 中成药

（1）通宣理肺丸 1 丸 po bid（适于风寒袭肺者）

（2）银翘解毒丸 1 丸 po bid（适于风热犯肺者）

（3）川贝枇杷膏 15ml po bid～tid（适于燥热咳嗽者）

（4）珍珠层粉 60g、青黛 10g（分 8 次服）po bid（适于肝火犯肺者）

（5）病毒清口服液 10mL po tid

（6）宣肺败毒颗粒 10g po bid

【预防及健康指导】

参照“肺炎链球菌肺炎”。

四、社区获得性肺炎

社区获得性肺炎（CAP）指在医院外环境中由于微生物入侵引起的肺部炎症，包括在社区受感染而处于潜伏期，因其他原因住院后发病者。中医认为本病归属“风温肺热病”范畴。

虽然抗微生物化学治疗、支持治疗和重症监护不断进步，但是 CAP 仍然是一种高发病率和高病死率的疾病。影响 CAP 发病和预后因素很多，临床病情轻重差别很大。认真评价这些因素和病情严重程度是决定最初治疗及是否住院的基本依据。在 CAP 处理时应结合本院细菌耐药监测资料和可利用的卫生资源状况作出选择。

【诊断要点】

（1）社区发病。

（2）肺炎相关临床表现

① 新近出现的咳嗽、咳痰或原有呼吸道疾病症状加重，伴或

不伴脓痰、胸痛、呼吸困难及咯血；

② 发热；

③ 肺实变体征和（或）闻及湿啰音；

④ 外周血白细胞＞10×10^{9}/L 或 <4×10^{9}/L，伴或不伴细胞核左移。

（3）胸部影像学检查显示新出现的斑片状浸润影、叶或段实变影、磨玻璃影或间质性改变，伴或不伴胸腔积液。

符合（1）、（3）及（2）中任何 1 项，并除外肺结核、肺部肿瘤、非感染性肺间质性疾病、肺水肿、肺不张、肺栓塞、肺嗜酸粒细胞浸润症及肺血管炎等后，可建立临床诊断。

【鉴别诊断】

初步确定 CAP 诊断后必须继续随访和动态观察，补充和完善各项诊断检查，以排除某些特殊病原体所致肺炎如传染性非典型肺炎（SARS）、肺结核、肺真菌病、肺寄生虫病和“模拟”肺炎的非感染性肺部疾病（如肺部肿瘤、肺不张、肺水肿、肺栓塞、肺嗜酸性粒细胞浸润症、肺间质性疾病特别是隐源性机化性肺炎、肺血管炎和肺肉芽肿病等）。

传统非典型肺炎（肺炎支原体、肺炎衣原体和军团菌所致肺炎）无特异性表现，单纯依据临床和 X 线表现不足以诊断。但综合征状、体征和实验室检查可以作出临床诊断，并进行经验性抗菌治疗和进一步选择实验室检查。肺炎支原体肺炎和肺炎衣原体肺炎：年龄＜60 岁、无基础疾病、社区或家庭中发病、剧咳少痰、胸部体征很少，血白细胞正常，X 线显示毛玻璃状或病灶变化迅速。军团菌肺炎：急性起病、发热、意识改变或脑病、腹痛或伴腹泻、相对缓脉、显微镜血尿、肾功能损害、低钠血症、低磷酸盐血症、一过性肝功能损害、β- 内酰胺类治疗无效。

【西医治疗】

1. 治疗原则

（1）及时经验性抗菌治疗　在完成基本检查以及病情评估后应尽快给予经验性抗菌治疗。药物选择的依据：CAP 病原谱的流行学分布和当地细菌耐药监测资料、临床病情评价、抗菌药物理论与实践知识（抗菌谱、抗菌活性、药动学 / 药效学、剂量和用法、不良反应、药物经济学）和治疗指南等。宿主的特定状态可能增加对某些病原体的易感性，而某些细菌亦有各自特定易感危险因素，这些都是经验性抗菌治疗选择药物的重要参考。抗菌治疗时应考虑我国各地社会经济发展水平等多种因素。在获得可靠的病原学诊断后应及时调整治疗方案。

（2）重视病情评估和病原学检查　应力争在初始经验性治疗 48～72h 后进行病情评价。有效治疗反应首先表现为体温下降，呼吸道症状有所改善，白细胞计数恢复和 X 线胸片病灶吸收一般出现较迟。如症状明显改善，可维持原有治疗。如经过通常有效的抗菌治疗 48～72h 或更长时间，临床或影像学仍无明显改善，应注意分析其原因：①治疗不足，治疗方案未覆盖重要病原体（如金黄色葡萄球菌、假单胞菌）或细菌耐药；②少见病原体（结核分支杆菌、真菌、肺孢子菌、肺吸虫等）；③出现并发症（感染性或非感染性）；④非感染性疾病。

（3）初始经验性治疗要求覆盖 CAP 最常见病原体，推荐 β-内酰胺类联合大环内酯类或单用“呼吸喹诺酮”（左氧氟沙星、莫西沙星）。

（4）轻中度 CAP 提倡门诊治疗，某些需要住院者应在临床病情改善后将静脉抗生素治疗转为口服治疗，并早期出院。

（5）抗菌治疗疗程视病原体决定，肺炎链球菌和其他细菌肺炎一般疗程 7～10 天，短程治疗可缩短为 5 天。肺炎支原体和肺炎衣原体肺炎 10～14 天；免疫健全宿主军团菌病 10～14 天，免疫抑制宿主则应适当延长疗程。决定疗程需参考基础疾病、药敏及临床病情严重程度等综合考虑。

（6）支持治疗　重症 CAP 时维持正常的呼吸循环以及营养支持均十分重要。必须保持呼吸道通畅。

2. 治疗

（1）初始经验性抗菌治疗推荐药物（药物参照肺炎）

① 青壮年、无基础疾病的患者：青霉素类（青霉素、阿莫西林）；大环内酯类；第一、二代头孢菌素类；喹诺酮类（左氧氟沙星）等；

② 老年人或有基础疾病患者：第二代头孢菌素类单用或联合大环内酯类；β- 内酰胺类 /β- 内酰酶抑制剂（如阿莫西林 / 克拉维酸钾、氨苄西林 / 舒巴坦）单用或联合大环内酯类；喹诺酮类等。

③ 住院治疗但不必收入 ICU 的患者：静脉注射第二代头孢菌素类单用或联合静脉用大环内酯类；静脉用呼吸喹诺酮类；静脉注射 β- 内酰胺类 /β- 内酰酶抑制剂（如阿莫西林 / 克拉维酸钾、氨苄西林 / 舒巴坦）单用或联合静脉用大环内酯类；头孢噻肟钠、头孢曲松单用或联合静脉用大环内酯类。

（2）对症治疗　包括退热、止咳、化痰，缺氧者吸入氧气（药物参照支气管炎、肺炎）。

（3）并发症的处理　合并胸腔积液者如积液量较多，症状明显者可抽液治疗。

【中医治疗】

1. 辨证诊治

（1）邪犯肺卫

主症：发热重，恶寒轻，咳嗽痰白、口微渴，头痛，鼻塞；舌边尖红，苔薄白或微黄，脉浮数。

治法：宣肺透表，清热解毒。

处方：银翘散合麻杏石甘汤加减，金银花 15g、连翘 15g、桔梗 10g、荆芥 10g、麻黄 6g、石膏（先煎）15～30g、杏仁 10g、甘草 10g。

（2）痰热壅肺

主症：高热不退，咳嗽，咳痰黄稠或咳铁锈色痰，胸痛，呼吸气促，口渴烦躁，小便黄赤，伴见大便干燥或便秘，舌红苔黄，脉洪数或滑数。

治法：清热化痰，止咳平喘。

处方：麻杏石甘汤合千金苇茎汤加减，炙麻黄 10g、石膏（先煎）15～30g、瓜蒌皮 20g、黄芩 10g、浙贝母 10g、鱼腥草 15g、苇茎 10g、杏仁 10g、桔梗 6g、法半夏 10g、甘草 10g。

（3）痰浊阻肺

主症：咳嗽，咳声重浊，胸闷，咳白黏痰，伴有疲倦纳呆，腹胀，大便溏，舌淡红，苔白腻，脉滑。

治法：燥湿化痰、宣肺止咳。

处方：二陈汤合三子养亲汤加减，法半夏 10g、陈皮 10g、紫苏子 10g、莱菔子 10g、芥子 6g、茯苓 15g、甘草 6g。

（4）正虚邪恋

主症：干咳少痰，口燥咽干，腹胀，神倦纳差；舌淡红苔白腻，脉细滑。

治法：养阴益气，清散余邪。

处方：生脉散、沙参麦冬汤、六君子汤等。

2. 中医外治

（1）穴位贴敷治疗　将金银花、蒲公英配方成软膏贴穴位。取穴肺俞（双）、脾俞（双）、足三里（双）、中府（双）、关元、气海、膻中。

（2）艾灸治疗　艾灸肺俞（双）、大椎、气海、关元、肾俞（双）、膻中等穴位，每天一次，10～20min。

（3）耳穴治疗　王不留行耳穴贴压。单耳取支气管和肺等穴。

（4）穴位注射　曲池清泻肺热，足三里益气健脾。

【预防及健康指导】

多进行面对面的沟通，帮助患者正确认识自己的病情，建立战胜疾病的信心。应注意经常改变体位、翻身、拍背、有效咳嗽咳痰；注意保暖，避免衣物潮湿；保持室内干燥、温暖、空气新鲜；禁止吸烟，避免疲劳、酗酒等诱发因素，加强体质锻炼，预防感冒。选择高蛋白、高维生素、营养丰富、易消化的食品，清淡饮食，忌辛辣刺激、甜腻肥厚之品。

五、医院获得性肺炎

医院获得性肺炎（HAP 或 NP）是指在入院≥48h 后在医院内发生的肺炎，包括在医院内获得感染而于出院后 48h 内发病的肺炎。HAP 最常见和最严重的类型是呼吸机相关肺炎（VAP），它是指气管插管 / 切开（人工气道）和机械通气（MV）后 48～72h 发生的肺炎。发病时间<5 天者为早发性 HAP 或 VAP，≥5 天者为晚发性 HAP 或 VAP，二者在病原体分布和治疗上有明显区别。

HAP 在我国是第一位的医院感染，HAP 的高发病率、高病死率和高医疗资源消耗造成损失巨大，应贯彻治疗与预防并重，而规范医疗行为有助于减少 HAP 和降低医疗资源消耗。

【诊断要点】

HAP 初步临床诊断的依据如下。

① 胸部 X 线或 CT 显示新出现或进展的浸润影、实变影或磨玻璃影。

② 发热，体温>38℃。

③ 脓性气道分泌物。

④ 外周血白细胞计数 $>10\times10^9/L$ 或 $<4\times10^9/L$。

临床诊断标准：①+②～④中任何 2 条。

【鉴别诊断】

参考“社区获得性肺炎”。

【西医治疗】

1. 治疗原则

（1）及时开始经验性抗菌治疗　与 CAP 相比，在 HAP 抗菌治疗上更需要根据病原学诊断进行针对性治疗，但获得特异性诊断前的初始治疗必然是经验性的，而且部分患者始终难以确立病原学诊断，抗菌治疗也只能是经验性的。必须强调：①开始或更换抗菌药物治疗前应尽可能采集病原学诊断标本，并立即送检；②凡临床拟诊 HAP 或 VAP 患者均应尽早开始经验性抗菌治疗。

（2）区别早发与晚发及有无多重耐药（MDR）危险因素正确选择抗菌药物　早发性 HAP、VAP 的病原菌与 CAP 相近，多为敏感菌，初始经验性治疗一般不需要选择广谱抗菌药物或联合用药。晚发性和重症 HAP 特别是 VAP 常见病原菌为铜绿假单胞菌、不动杆菌和耐甲氧西林金黄色葡萄球菌（MRSA）以及产超广谱 β- 内酰胺酶（ESBLs）肠杆菌科细菌，初始经验性抗菌治疗应覆盖这些 MDR 细菌。通常采用联合药物治疗。采自下呼吸道分泌物标本在接种培养的同时做涂片革兰氏染色镜检如发现革兰氏阳性球菌，有助于作出联合糖肽类抗菌药物的决策。

（3）尽早将经验性治疗转为针对性治疗　在 24～48h 后病原学诊断一旦确立，即应改为针对性治疗，以缩窄抗菌谱，防止长时间应用广谱或超广谱抗菌治疗，增加细菌耐药的选择性压力。

（4）结合临床正确评价呼吸道标本所分离病原体的临床意义　除器官移植、粒细胞缺乏等严重免疫低下患者外，痰标本分离到念珠菌不必加用抗真菌治疗。若直接自下呼吸道应用防污染技术或 BAL 采集标本分离到念珠菌，则应结合临床考虑，必要时应予重复采样。

（5）必须考虑患者免疫状态　免疫抑制特别是细胞免疫抑制患者特殊病原体感染率高，需要在确定病原学诊断前提下选择针对性抗微生物治疗。但在实体器官移植和造血干细胞移植患者早期（<1 个月）HAP 或 VAP 仍以细菌性感染为主，抗菌治疗与一般患者相同。如果患者没有预防性使用抗真菌和抗病毒药物，则应结合临床病情和相关检测结果，联合抗真菌或抗病毒药物治疗。

（6）按照抗菌药物的药动学 / 药效学（PK/PD）原则选择药物以及给药方案（剂量、给药次数、静脉给药的持续时间）。

（7）根据感染病原菌和治疗反应确定抗菌治疗的合理疗程　如果不是非发酵菌（铜绿假单胞菌、不动杆菌等）感染，初始经验性治疗恰当，治疗反应良好（生命体征稳定、体温和白细胞计数下降、脓性呼吸道分泌物消失或转白、氧合指数改善等），则可以将疗程缩短至 7 天左右，避免抗菌药物暴露时间过长，以减少耐药。

2. 抗菌治疗

（1）初始经验性治疗经验性治疗的参考要点：

① 发病时间。

② MDR 危险因素。

③ 当地或所在医院（或 ICU）流行菌株和耐药情况。

④ 基础疾病或影响抗菌治疗的因素如肝肾功能、肥胖或极度消瘦、严重低蛋白血症。

⑤ 其他侵入性技术如静脉留置导管等情况。

⑥ 患者免疫状态。

（2）经验性治疗药物推荐

① 轻、中症 HAP 的抗菌药物选择：第二、三代头孢菌素（不必包括具有抗假单胞菌活性者）；β- 内酰胺类 /β- 内酰胺类酶抑制剂；青霉素过敏者选用氟喹诺酮类或克林霉素联合大环内酯类。

② 重症 HAP 的抗菌药物选择：喹诺酮类或氨基糖苷类联合

下列药物之一，抗假单胞菌β-内酰胺类如头孢他啶、头孢哌酮、哌拉西林、替卡西林、美洛西林等；广谱β-内酰胺类/β-内酰胺酶抑制剂（替卡西林/克拉维酸、头孢哌酮/舒巴坦钠、哌拉西林/他唑巴坦钠）；碳青霉烯类（如亚胺培南、美罗培南、比阿培南）；必要时联合万古霉素（针对MRSA）；当估计真菌感染可能性大时应选用有效抗真菌药物。

说明：重症HAP或VAP的最初经验性抗生素治疗不恰当（覆盖不足和不及时）会增加死亡率，是影响预后最重要的独立危险因素之一。病原学诊断的重要价值在于证实诊断和为其后更改治疗特别是改用窄谱抗感染治疗提供可靠依据。

【中医治疗】

参考"社区获得性肺炎"。

【预防及健康指导】

如无禁忌证，应将床头抬高30°～45°；对存在HAP高危因素的患者，建议洗必泰漱口或口腔冲洗，每2～6h一次；鼓励手术后患者（尤其胸部和上腹部手术）早期下床活动。指导患者正确咳嗽，必要时予以翻身、拍背，以利于痰液引流；严格掌握气管插管或切开适应证，使用呼吸机辅助呼吸的患者应优先考虑无创通气；对气管插管或切开者，吸痰时应严格执行无菌操作；对于器官移植、粒细胞减少症等严重免疫功能抑制患者，应进行保护性隔离。

第五节　支气管哮喘

支气管哮喘简称哮喘，是一种以慢性气道炎症和气道高反应性为特征的异质性疾病。主要特征包括气道慢性炎症，气道对多种刺激因素呈现的高反应性，多变的可逆性气流受限，以及随病程延长而导致的一系列气道结构的改变，即气道重构。临床表现为反复发作的喘息、气急、胸闷或咳嗽等症状，常在夜间及凌晨发作或加重，多数病人可自行缓解或经治疗后缓解。

【诊断要点】

1. 诊断标准

（1）反复发作喘息、气急、胸闷、咳嗽等，多与接触变应原、冷空气、物理、化学性刺激以及上呼吸道感染、运动等有关。

（2）发作时在双肺可闻及散在或弥漫性，以呼气相为主的哮鸣音，呼气相延长。

（3）上述症状可经治疗缓解或自行缓解。

（4）除外其他疾病所引起的喘息、气急、胸闷和咳嗽。

（5）临床表现不典型者（如无明显喘息或体征）应有下列三项中至少一项阳性：①支气管激发试验或运动试验阳性；②支气管舒张试验阳性；③平均每日 PEF 昼夜变异率＞10% 或 PEF 周变异率＞20%。

符合（1）、（2）条或（4）、（5）条者，可以诊断为支气管哮喘。

2. 支气管哮喘的分期

（1）急性发作期　是指喘息、气促、咳嗽、胸闷等症状突然发生，或原有症状急剧加重，常有呼吸困难，以呼气流量降低为其特征，常因接触变应原、刺激物或呼吸道感染诱发。

（2）慢性持续期　是指患者虽然没有哮喘急性发作，但在相当长的时间内仍有不同频度和不同程度的喘息、咳嗽、胸闷等症状，可伴有肺通气功能下降。

（3）临床缓解期　指病人无喘息、气急、胸闷、咳嗽等症状，并维持一年以上。

说明：哮喘急性发作时病情严重程度分为轻、中、重、危重四个程度，每个程度需从气短、体位、讲话方式、精神状态、出汗、呼吸频率、辅助呼吸肌及三凹征、哮鸣音等方面综合评估。哮喘的控制水平分为完全控制、部分控制、未控制三个级别，每个级别从日间症状、活动受限、夜间症状/憋醒、需要使用缓解药的次数、肺功能、急性发作次数等方面综合评估。

【鉴别诊断】

（1）左心功能不全　左心功能不全患者除气喘外，多有高血压、冠状动脉粥样硬化性心脏病、风心病二尖瓣狭窄等病史和体征，典型发作为端坐呼吸，阵发性咳嗽，常咳出粉红色泡沫痰，两肺可闻及广泛的水泡音和哮鸣音，左心界扩大，心率增快，心尖部可闻及奔马律，影像学检查可见肺淤血、肺水肿体征，心影增大。

（2）慢性喘息型支气管炎　多见于中老年人，有慢性咳嗽史，喘息长年存在，有加重期。有肺气肿体征，两肺常可闻及水泡音。

（3）支气管肺癌　中央型肺癌导致支气管狭窄或伴有感染时或类癌综合征，可出现喘鸣或类似哮喘样呼吸困难、肺部可闻及哮鸣音。但肺癌的呼吸困难及哮鸣症状进行性加重，常无诱因，咳嗽可有血痰，痰中可找到癌细胞，胸部X线摄片、CT或MRI检查或纤维支气管镜检查常可明确诊断。

（4）变态反应性肺浸润　见于热带嗜酸性粒细胞增多症、肺嗜酸性粒细胞增多性浸润、外源性变态反应性肺泡炎等。多有接触史，症状较轻，患者常有发热，胸部X线可见多发性，此起彼伏的淡薄斑片浸润阴影，可自行消失或再发。

【西医治疗】

1. 治疗原则

包括消除病因、控制急性发作、巩固治疗、改善肺功能、防止复发、提高患者的生活质量。根据病情，因人而异，采取综合措施。应避免或消除引起哮喘发作的变应原和其他非特异性刺激，去除各种诱发因素。

2. 常用治疗药物

（1）糖皮质激素　糖皮质激素是最有效的控制气道炎症的药物。给药途径包括吸入、口服、透皮贴剂或静脉注射等。

① 吸入给药

倍氯米松 500μg 吸入 bid

吸入布地奈德混悬液 1mg 雾化吸入 bid

说明：吸入性糖皮质激素（ICS）的局部抗感染作用强；通过吸气过程给药，直接作用于呼吸道，所需剂量较小，全身性不良反应较少。ICS 可以有效减轻哮喘症状、改善肺功能、降低气道高反应性、控制气道炎症，减少哮喘发作的频率和减轻发作时的严重程度，降低病死率。

② 口服给药

泼尼松龙 30～50mg/d po bid 或 tid

说明：适用于轻中度哮喘发作，慢性持续性哮喘且大剂量 ICS 联合治疗无效的患者，或作为静脉使用激素的序贯治疗。疗程 5～10 天。具体使用要根据病情的严重程度，当症状缓解或其肺功能已经达到个人最好值，可以考虑停药或减量。

③ 静脉用药

0.9% 氯化钠注射液　100mL
琥珀酸氢化可的松 200mg　/ iv drip qd

0.9% 氯化钠注射液　100mL
甲泼尼龙　80mg　/ iv drip qd

说明：严重的急性哮喘发作时，应静脉及时给予琥珀酸氢化可的松（400～1000mg/d）或甲泼尼龙（80～160mg/d）。无激素依赖倾向者，可在 3～5 天内停药。

（2）$β_2$受体激动药

① 雾化及吸入制剂

沙丁胺醇气雾剂 1～2 喷 吸入 bid

沙丁胺醇吸入剂 1mL 雾化吸入 bid～tid

特布他林气雾剂 1～2 喷 吸入 tid～qid（24h 内不得超过 24 喷）

特布他林雾化液 2mL / 雾化吸入 bid～tid
0.9% 氯化钠注射液 3mL

说明：可供吸入的短效 $β_2$ 受体激动药（SABA）是缓解轻度至中度急性哮喘症状的首选药物，也可用于运动性哮喘。这类药物应按需间歇使用，不宜长期、单一使用，也不宜过量应用，否则可引起骨骼肌震颤、低钾血症、心律失常等不良反应。$β_2$ 受体激动物可分为短效（作用维持 4～6h）和长效（维持 ≥12h）两大类。

② 口服

沙丁胺醇片 1～2 片 po tid

特布他林片 2.5mg po bid～tid

班布特罗片 10～20mg po qn

说明：沙丁胺醇、特布他林、丙卡特罗片等，通常在服药后 15～30min 起效，疗效维持 4～6h。心悸、骨骼肌震颤等不良反应较吸入给药时明显。

（3）白三烯调节药

扎鲁司特 20mg po bid

孟鲁司特 10mg po qn

说明：包括半胱氨酰白三烯受体拮抗药和 5- 脂氧化酶抑制剂，但目前在国内主要应用的是半胱氨酰白三烯受体拮抗药。本品可减轻哮喘症状、改善肺功能、减少哮喘恶化。

（4）茶碱

茶碱缓释片 200mg po qd 或 qn

0.9% 氯化钠注射液　250mL　／iv drip qd
氨茶碱 0.25g

说明：口服给药包括氨茶碱和控（缓）释型茶碱，用于轻中度哮喘发作和维持治疗，一般剂量为每天 6～10mg/kg。控（缓）释型茶碱的平喘作用可维持 12～24h，尤其适用于控制夜间哮喘症状。静脉氨茶碱缓慢静脉注射，适用于哮喘急性发作且近 24h 内未用过茶碱类药物的患者。负荷剂量为 4～6mg/kg，维持剂量为 0.6～0.8mg/（kg・h）。

（5）抗胆碱药物

0.9% 氯化钠注射液　2mL　／iv drip qd
吸入用异丙托溴铵 0.5g

说明：此类药物舒张支气管的作用比 β_2 受体激动药弱，起效也较慢，但长期应用不易产生耐药。本品对有吸烟史的老年哮喘患者较为适宜，但妊娠早期妇女、青光眼或前列腺增生症患者应慎用。

（6）抗组胺药物

酮替芬片 1mg po qn 或 bid

氯雷他定分散片 10mg po qn

说明：第二代抗组胺药物（H_1 受体拮抗药）如酮替芬、氯雷他定、阿司咪唑、氮䓬斯汀、特非那定等均具有抗变态反应作用，在哮喘治疗中的作用较弱。可用于合并有变应性鼻炎的哮喘患者的治疗。

（7）抗 IgE 抗体　奥马珠单抗是一种人源化的重组鼠抗人 IgE 单克隆抗体，具有阻断游离 IgE 与 IgE 效应细胞表面受体结合的作用。主要用于经吸入 ICS 和 LABA 联合治疗后症状仍未控制，且 IgE 水平增高的重症哮喘病人。可显著改善重症哮喘病人的症状、肺功能和生活质量，减少口服和急救用药，降低哮喘严重急性发作率和住院率，且具有较好的安全性和耐受性。

（8）抗 IL-5 治疗　IL-5 是促进嗜酸粒细胞增多在肺内聚集和活化的重要细胞因子。抗 IL-5 单抗治疗哮喘，可以减少病人体内嗜酸粒细胞浸润，减少急性加重和改善生命质量，对于高嗜酸粒细胞血症的哮喘病人治疗效果好。

3. 促进排痰

痰液阻塞气道，增加气道阻力，加重缺氧，使炎性介质产生增加，进一步使气道痉挛，因此排痰，属重要治疗措施之一。常用的祛痰药物有盐酸氨溴索、溴己新、乙酰半胱氨酸等。也可在气雾湿化后，护理人员注意翻身拍背，引流排痰，必要时可用导管协助吸痰。

4. 积极控制感染

感染可诱发哮喘，哮喘也可继发感染。经过上述处理哮喘未缓解者，常需选用抗生素，根据药敏试验选用或者经验用药。

【转诊指征】

危重哮喘考虑转诊进一步治疗。

【中医治疗】

1. 辨证论治

（1）风哮

主症：时发时止，发时喉中有哮鸣声，呼吸急促，诱因明确，或因起居不慎，或因情志不遂，或因嗅闻异味，止时有如常人。舌质淡或舌质红少津，苔薄白或无苔，脉浮或弦细。

治法：祛风涤痰，降气平喘。

处方：三子养亲汤，白芥子 12g、苏子 15g、莱菔子 12g、麻黄 6g、僵蚕 12g、杏仁 10g、厚朴 12g、陈皮 15g、茯苓 15g。

（2）寒哮

主症：呼吸急促，喉中有水鸣声，胸膈满闷如塞，痰少色白或清晰呈泡沫状，口不渴或渴喜热饮。舌质淡，苔白滑，脉弦紧或浮紧。

治法：宣肺散寒，化痰平喘。

处方：射干麻黄汤加减，射干 10g、麻黄 5g、生姜 6g、细辛 3g、紫菀 15g、款冬花 12g、半夏 12g、五味子 12g、大枣 6g。

（3）热哮

主症：气粗息涌，喉中痰鸣如吼，胸痛胁胀，呛咳阵作，咳痰色黄或白，黏浊稠厚，咳吐不利，口渴喜饮。舌质红，舌苔黄腻，脉滑数或弦滑。

治法：清热宣肺，化痰定喘。

处方：定喘汤加减，麻黄 6g、黄芩 12g、桑白皮 15g、杏仁 10g、半夏 12g、款冬花 12g、苏子 15g、白果 10g。

（4）虚哮

主症：反复发作，甚则持续性哮喘，动则尤甚，咳痰无力，声低气怯，口唇爪甲发绀，舌质紫暗，脉弱。

治法：补肺纳肾，降气化痰。

处方：平喘固本汤，党参 15g、黄芪 25g、胡桃肉 12g、沉香 6g、五味子 6g、半夏 12g、款冬花 15g、陈皮 15g。

2. 针灸治疗

（1）体针　针刺定喘、风门、肺俞、少商、列缺、合谷以宣肺平喘；痰多配足三里、丰隆以化气行痰，均用平补平泻法。

（2）耳穴　取平喘、肾上腺、耳尖、交感、肾门等。

3. 中成药

（1）珠贝定喘丸 6 丸 po tid

（2）痰咳净片 1 片 po tid（对寒哮的疗效较好）

（3）河车大造丸 10g po tid（适用于缓解期肾虚不足者）

（4）蛤蚧定喘丸 1 丸 po tid（适用于肺肾两虚，肾不纳气之虚喘）

（5）金水宝片 4 片 po tid（适用于肺肾两虚，肾不纳气之

虚喘）

【预防及健康指导】

帮助患者识别并避免易致哮喘发生、发展的危险因素，提高患者的自我保健意识与能力，改善不良行为与生活方式，预防哮喘急性发作，提高患者依从性和遵医行为，达到并维持哮喘症状控制，减少疾病未来风险。给患者制订个体化治疗计划，包括自我监测，通过沟通、教育使患者在医生指导下自我管理，让患者有能力控制哮喘。避免或减少接触室内外变应原、病毒感染、污染物、烟草烟雾、药物等危险因素，以预防哮喘发病和症状加重。鼓励患者根据个人身体情况选择太极拳、内养功、八段锦、散步或慢跑、呼吸体操等方法长期锻炼，增强体质，预防感冒。

第六节　支气管扩张症

支气管扩张症是各种原因引起的支气管树的病理性永久性扩张，导致反复发生化脓性感染的气道慢性炎症，临床表现为持续或反复性咳嗽、咳痰，有时伴有咯血，可导致呼吸功能障碍及慢性肺源性心脏病。中医属“咳嗽”“血症”等范畴。

支气管扩张症是一种常见的慢性呼吸道疾病，病程长，病变不可逆转，由于反复感染，特别是广泛性支气管扩张可严重损害患者肺组织和功能，严重影响患者的生活质量，造成沉重的社会经济负担。

【诊断要点】

1. 症状

（1）慢性咳嗽、大量脓痰　与体位改变有关，痰液可为黏液性、黏液脓性或脓性。合并感染时咳嗽和咳痰量明显增多，可呈黄绿色脓痰，重症患者痰量可达每日数百毫升。

（2）呼吸困难　72%～83% 患者伴有呼吸困难，这与支气管扩张的严重程度相关，且与 FEV_1 下降及高分辨率 CT 显示的支气管扩张程度及痰量相关。

（3）咯血　半数患者可出现不同程度的咯血，多与感染相关。咯血可从痰中带血至大量咯血，咯血量与病情严重程度、病变范围并不完全一致。

（4）胸痛　约三分之一的患者可出现非胸膜性胸痛。

说明：支气管扩张症患者常伴有焦虑、发热、乏力、食欲减退、消瘦、贫血及生活质量下降。支气管扩张症常因感染导致急性加重。如果出现至少一种症状加重（痰量增加或脓性痰、呼吸困难加重、咳嗽增加、肺功能下降、疲劳乏力加重）或出现新症状（发热、胸膜炎、咯血、需要抗菌药物治疗），往往提示出现急性加重。

2. 体征

听诊闻及湿啰音是支气管扩张症的特征性表现，以肺底部最为多见，多自吸气早期开始，吸气中期最响亮，持续至吸气末。约三分之一的患者可闻及哮鸣音或粗大的干啰音。有些病例可见杵状指（趾）。部分患者可出现发绀。晚期合并肺心病的患者可出现右心衰竭的体征。

3. 辅助检查

可明确诊断支气管扩张症的影像学检查为支气管造影和高分辨 CT。

【鉴别诊断】

（1）慢性支气管炎　多发生在中年以上的患者，在气候多变的冬、春季节咳嗽、咳痰明显，多为白色黏液痰，感染急性发作时可出现脓性痰，但无反复咯血史。听诊双肺可闻及散在干湿啰音。

（2）肺脓肿　起病急，有高热、咳嗽、大量脓臭痰；X线检查可见局部浓密炎症阴影，内有空腔液平。急性肺脓肿经有效抗生素治疗后，炎症可完全吸收消退。若为慢性肺脓肿则以往多有急性肺脓肿的病史。

（3）肺结核　常有低热、盗汗、乏力、消瘦等结核毒性症状，干湿啰音多位于上肺局部，X线胸片和痰结核菌检查可作出诊断。

（4）先天性肺囊肿　X线检查可见多个边界纤细的圆形或椭圆阴影，壁较薄，周围组织无炎症浸润。胸部CT检查和支气管造影可助诊断。

（5）弥漫性泛细支气管炎　有慢性咳嗽、咳痰、活动时呼吸困难，常伴有慢性鼻窦炎，胸片和胸部CT显示弥漫分布的小结节影，大环内酯类抗生素治疗有效。

【西医治疗】

1. 物理治疗

物理治疗可促进呼吸道分泌物排出，提高通气的有效性，维持或改善运动耐力，缓解气短、胸痛症状。有效排除气道分泌物是支气管扩张症患者长期治疗的重要环节。常用的排痰技术包括：

① 体位引流，在饭前或饭后1～2h内，采用适当的体位，依靠重力的作用促进肺叶或肺段中分泌物的引流；

② 震动拍击，拍击排痰或震动排痰机使聚积的分泌物易于咳出；

③ 主动呼吸训练，包括深吸气、用力呼吸、呼吸控制三个环节，患者应练习主动呼吸训练促进排痰；

④ 辅助排痰技术，如气道湿化、雾化吸入盐水、短时雾化吸入高张盐水、雾化吸入特布他林等。

2. 抗菌药物治疗

（1）0.9%氯化钠注射液　100mL ／ iv drip q8h
哌拉西林/他唑巴坦 4.5g

（2）0.9% 氯化钠注射液 100mL / iv drip q8h
头孢哌酮钠他唑巴坦钠 2g

说明：支气管扩张症患者出现急性加重合并症状恶化，即咳嗽、痰量增加或性质改变、脓痰增加和（或）喘息、气急、咯血及发热等全身症状时，应考虑用抗菌药物。

3. 咯血的治疗

（1）垂体后叶素

垂体后叶素 5U / iv drip（静脉缓慢推注）
5% 葡萄糖注射液 20mL

继以

垂体后叶素 10U / iv drip［按 0.1U/（kg·h）速度静滴］
5% 葡萄糖注射液 250mL

说明：垂体后叶素为治疗大咯血的首选药物，一般静脉注射后 3～5min 起效，维持 20～30min。出血停止后再继续使用 2～3 天以巩固疗效；支气管扩张症伴有冠状动脉粥样硬化性心脏病、高血压、肺源性心脏病、心力衰竭以及孕妇均忌用。

（2）促凝血药

① 0.9% 氯化钠注射液 100mL / iv drip bid
氨基乙酸 4～5g

② 0.9% 氯化钠注射液 100mL / iv drip bid
氨甲苯酸 100～200mg

说明：其他常用的止血药有增加毛细血管抵抗力和血小板功能的药物如酚磺乙胺（250～500mg，肌内注射或静脉滴注，2～3 次 / 日），还可给予血凝酶（1000～2000U 静脉注射，5～10min 起效，可持续 24h）。

（3）其他药物

如普鲁卡因 150mg 加生理盐水 30mL 静脉滴注，1～2 次 / 日，皮内试验阴性（0.25% 普鲁卡因溶液 0.1mL 皮内注射）者方可应用；酚妥拉明 5～10mg 以生理盐水 20～40mL 稀释静脉注射，然后以 10～20mg 加于生理盐水 500mL 内静脉滴注，不良反应有直立性低血压、恶心、呕吐、心绞痛及心律失常等。

4. 非抗菌药物治疗

（1）黏液溶解药　气道黏液高分泌及黏液清除障碍导致黏液储留是支气管扩张症的特征性改变。急性加重时应用溴己新可促进痰液排出，羧甲基半胱氨酸可改善气体陷闭。

（2）支气管扩张药　由于支气管扩张症患者常常合并气流阻滞及气道高反应性，因此经常使用支气管扩张药，但目前并无确切依据。

（3）吸入糖皮质激素　吸入糖皮质激素可拮抗气道慢性炎症，少数随机对照研究结果显示，吸入激素可减少排痰量，提高生活质量，有铜绿假单胞菌定植者改善更明显，但对肺功能及急性加重次数并无影响。目前证据不支持常规使用吸入性激素治疗支气管扩张（合并支气管哮喘者除外）。

【转诊指征】

患者发生大咯血，出血难以控制，必要时转诊治疗。

【中医治疗】

1. 辨证论治

（1）痰热伤肺

主症：咳嗽、咳大量脓样黄白色稠痰，咯血或痰中带血，口干、口渴，可伴发热恶寒，胸痛，大便结，尿黄，舌质红、苔黄腻，脉搏滑数或浮数。

治法：清肺泻火，凉血止血。

处方：清肺止血汤，生地黄 15g、牡丹皮 15g、仙鹤草 30g、鱼腥草 30g、桑白皮 15g、杏仁 12g、桔梗 12g、赤芍 12g、黄芩 10g、石膏 15g。

（2）肝火犯肺

主症：咳嗽、咯大量脓样黄白色稠痰、咯血、烦躁易怒、胸胁疼痛、口苦、口干、舌质红、苔薄黄干、脉弦数。

治法：清肝泻火止血。

处方：清肝止血汤，生地黄 15g、牡丹皮 15g、龙胆 15g、栀子 12g、桑白皮 15g、杏仁 12g、生蒲黄 12g、仙鹤草 30g。

（3）气不摄血

主症：痰中带血或咯吐纯血，面色无华，神疲乏力，头晕目眩，耳鸣心悸，或肢冷畏寒。舌质淡，脉虚细或芤。

治法：益气温阳摄血。

处方：拯阳理劳汤加减，党参 10g、黄芪 20g、白术 12g、当归 12g、陈皮 12g、肉桂 3g、仙鹤草 30g、白及 12g、阿胶 12g（烊化）、三七粉 3g（冲服）、甘草 6g。

（4）血脱亡阳

主症：面色苍白，四肢厥冷，大汗淋漓，甚至昏厥，鼻息微，舌质淡，脉细数。

治法：益气回阳固脱。

处方：独参汤或参附汤，红参 30g 或加制附子 15g。

2. 针灸治疗

体针　取穴鱼际、孔最、尺泽、内关、外关、膈俞、膻中。

3. 中成药

云南白药 1g po tid

【预防及健康指导】

对于支气管扩张症患者，教育的主要内容是使其了解支气管扩张症的特征并及早发现急性加重；向其介绍支气管扩张症治疗的主要手段，包括排痰技术、药物治疗及控制感染，帮助其及时识别急性加重并及早就医；不建议患者自行服用抗菌药物；还应向其解释痰检的重要性；出现咯血时，保持镇静，及时就医；制订个性化的随访及监测方案。平素加强锻炼，增强体质，天气变化时应及时保暖，避免感冒，如近期内咳喘加剧、痰色变黄应及时就诊以阻断病情发展。

第七节　慢性阻塞性肺疾病

慢性阻塞性肺疾病（COPD）简称慢阻肺，是一种以持续气流受限为特征的可以预防和治疗的疾病，其气流受限，多呈进行性发展，与气道和肺组织对烟草烟雾等有害气体或有害颗粒的慢性炎性反应增强有关。慢阻肺主要累及肺脏，但也可引起全身（或称肺外）的不良效应。中医多将 COPD 归属于“肺胀”等范畴。

COPD 是一种严重危害人类健康的常见病、多发病，严重影响患者的生命质量，病死率较高，并给患者及其家庭以及社会带来沉重的经济负担。据“全球疾病负担研究项目”估计，2020 年慢阻肺将位居全球死亡原因的第 3 位。世界银行和世界卫生组织的资料表明，至 2020 年，慢阻肺将位居世界疾病经济负担的第 5 位。慢阻肺的发病机制尚未完全明了，目前认为与吸入有害颗粒或气体可引起肺内氧化应激、蛋白酶和抗蛋白酶失衡及肺部炎性反应。

【诊断要点】

1. 主要症状

慢阻肺的特征性症状是慢性和进行性加重的呼吸困难、咳嗽和咳痰。慢性咳嗽和咳痰先于气流受限多年而存在，然而有些患者也可以常无慢性咳嗽和咳痰的症状。常见症状如下。

（1）呼吸困难　这是慢阻肺最重要的症状，也是患者体能丧失和焦虑不安的主要原因。患者常描述为气短、气喘和呼吸费力等。早期仅在劳力时出现，之后逐渐加重，以致日常活动甚至休息时也感到气短。

（2）慢性咳嗽　通常为首发症状，初起咳嗽呈间歇性，早晨较重，以后早晚或整日均有咳嗽，但夜间咳嗽并不显著，少数病例咳嗽不伴有咳痰，也有少数病例虽有明显气流受限但无咳嗽症状。

（3）咳痰　咳嗽后通常咳少量黏液性痰，部分患者在清晨较多，合并感染时痰量增多，常有脓性痰。

（4）喘息和胸闷　这不是慢阻肺的特异性症状，部分患者特别是重症患者有明显的喘息，听诊有广泛的吸气相或呼气相哮鸣音，胸部紧闷感常于劳力后发生，与呼吸费力和肋间肌收缩有关。临床上如果听诊未闻及哮鸣音，并不能排除慢阻肺的诊断，也不能由于存在上述症状而确定哮喘的诊断。

（5）其他症状　在慢阻肺的临床过程中，特别是程度较重的患者可能会发生全身性症状，如体重下降、食欲减退、外周肌肉萎缩和功能障碍、精神抑郁和（或）焦虑等，长时间的剧烈咳嗽可导致咳嗽性晕厥，合并感染时可咳血痰。

2. 病史

（1）危险因素　吸烟、职业性或环境有害物质接触史。

（2）既往史　包括哮喘史、过敏史、儿童时期呼吸道感染及其他呼吸系统疾病。

（3）家族史　慢阻肺有家族聚集倾向。

（4）发病年龄和好发季节　多于中年以后发病，症状好发于秋冬寒冷季节，常有反复呼吸道感染及急性加重史，随着病情进展，急性加重亦渐频繁。

（5）并发症　心脏病、骨质疏松、骨骼肌肉疾病和肺癌等。

（6）慢阻肺对患者生命质量的影响　多为活动能力受限、劳动力丧失、抑郁和焦虑等。

（7）慢性肺源性心脏病史　慢阻肺后期出现低氧血症和（或）高碳酸血症，可合并慢性肺源性心脏病和右心衰竭。

3. 体征

慢阻肺的早期体征可不明显，随着疾病进展，常出现以下体征。

（1）视诊及触诊　胸廓形态异常，如胸部过度膨胀、前后径增大、剑突下胸骨下角（腹上角）增宽和腹部膨凸等，常见呼吸变浅、频率增快、辅助呼吸肌（如斜角肌和胸锁乳突肌）参加呼吸运动，重症患者可见胸腹矛盾运动，不时用缩唇呼吸以增加呼出气量，呼吸困难加重时常采取前倾坐位，低氧血症患者可出现黏膜和皮肤发绀，伴有右心衰竭的患者可下肢水肿和肝大。

（2）叩诊　肺过度充气可使心浊音界缩小，肺肝界降低，肺叩诊可呈过度清音。

（3）听诊　双肺呼吸音可减低，呼气延长，平静呼吸时可闻及干性啰音，双肺底或其他肺野可闻及湿啰音，心音遥远，剑突部心音较清晰响亮。

【鉴别诊断】

1. 支气管哮喘　多在儿童或青少年期起病，以发作性喘息为特征，发作时两肺布满哮鸣音，常有家庭或个人过敏史，症状经治疗后可缓解或自行缓解。哮喘的气流受限多为可逆性，行肺功能检查提示支气管扩张试验阳性。

2. 支气管扩张　有反复发作咳嗽、咳痰的特点，常反复咯血。合并感染时咳大量脓性痰。查体常有肺部固定性湿啰音。部分胸部 X 线片显示肺纹理粗乱或呈卷发状，高分辨 CT 可见支气管扩张改变。

3. 肺结核　可有午后低热、乏力、盗汗等结核中毒症状，痰检可发现抗酸杆菌，胸部 X 线片检查可发现病灶。

4. 弥漫性泛细支气管炎 大多数为男性非吸烟者，几乎所有患者均有慢性鼻窦炎；X 线胸片和高分辨率 CT 显示弥漫性小叶中央结节影和过度充气征，红霉素治疗有效。

5. 支气管肺癌 刺激性咳嗽、咳痰，可有痰中带血，或原有慢性咳嗽，咳嗽性质发生改变，胸部 X 线片及 CT 可发现占位病变、阻塞性肺不张或阻塞性肺炎。痰细胞学检查、纤维支气管镜检查及肺活检，可有助于明确诊断。

【西医治疗】

1. 一般治疗

教育与督促所有患者戒烟，可在最大程度上影响 COPD 的自然进程。避免或防止吸入粉尘、烟雾及有害气体，帮助患者掌握 COPD 的基础知识，学会自我控制疾病的要点和方法；使患者知晓何时应往医院就诊。

2. 氧疗

长期氧疗的目的是使患者在海平面水平静息状态下达到 $PaO_2 \geqslant 60mmHg$ 和（或）使 SaO_2 升至 90%，这样使体内可利用氧慢性增加，减少呼吸做功，降低缺氧性肺动脉高压，维持重要器官的功能，保证周围组织的供氧。

3. 通气支持

无创通气已广泛用于极重度 COPD 稳定期患者。无创通气联合长期氧疗对某些患者，尤其是在日间有明显高碳酸血症的患者可能有一定益处。

4. 康复治疗

可以阻止或延缓肺部病变进展，提高生活质量；有效地利用现存的肺功能，并争取改善肺功能，预防肺功能进行性降低；提高体力活动能力，防止急性加重，预防和治疗并发症；改善心理及情绪状态；延长生命。常见的呼吸训练的方法有缩唇呼吸和腹式呼吸。

5. 药物治疗

（1）支气管扩张药

① β_2 受体激动药

a. 硫酸沙丁胺醇气雾剂 1 喷（100g）吸入（24h 不超过 8～12 喷）

b. 硫酸沙丁胺醇雾化溶液 0.005g ／雾化吸入 tid（根据病情
0.9% 氯化钠注射液 4mL ／决定每日使用次数）

说明：主要有沙丁胺醇和特布他林等，为短效定量雾化吸入剂，数分钟内起效，15～30min 达到峰值，疗效持续 4～5h，每次剂量 100～200μg（每喷 100μg），24h 内不超过 8～12 喷。主要用于缓解症状，按需使用。

② 抗胆碱药

a. 异丙托溴铵气雾剂 40μg 吸入 tid

b. 噻托溴铵粉吸入剂 18μg 吸入 qd

说明：主要品种有异丙托溴铵气雾剂，可阻断 M 胆碱受体，定量吸入时开始作用时间较沙丁胺醇等短效 β_2 受体激动剂慢，但其持续时间长，30～90min 达最大效果，可维持 6～8h，使用剂量为 40～80μg（每喷 20μg），每日 3～4 次，该药不良反应小，长期吸入可改善慢阻肺患者的健康状况。噻托溴铵是长效抗胆碱药，可以选择性作用于 M_3 和 M_1 受体，作用长达 24h 以上，吸入剂量为 18μg，每日 1 次，长期使用可增加深吸气量，减低呼气末肺容积，进而改善呼吸困难，提高运动耐力和生命质量，也可减少急性加重频率。

③ 茶碱类药物

茶碱缓释片 0.1g po q12h

说明：可解除气道平滑肌痉挛，在治疗慢阻肺中应用广泛。该药还有改善心排血量、舒张全身和肺血管、增加水盐排出、兴奋中枢神经系统、改善呼吸期肌功能及某些抗炎作用。吸烟、饮酒、服用抗惊厥药和利福平等可引起肝脏酶受损并缩短茶碱半衰期，老年人、持续发热、心力衰竭和肝功能损害较重者，以及同时应用西咪替丁、大环内酯类药物（红霉素等）、喹诺酮类药物（环丙沙星等）和口服避孕药等均可增加茶碱的血浓度。

（2）激素

① 沙美特罗替卡松粉吸入剂（50μg/250μg）1 吸 q12h

② 布地奈德福莫特罗粉吸入剂（160μg/4.5μg）1 吸 q12h

说明：慢阻肺稳定期长期应用吸入激素治疗并不能阻止 FEV_1 的降低趋势。长期规律地吸入激素适用于 FEV_1 占预计值 %＜50%（Ⅲ级和Ⅳ级）且有临床症状及反复加重的慢阻肺患者。吸入激素和 $β_2$ 受体激动剂联合应用较分别单用的效果好，目前已有氟地卡松 / 沙美特罗、布地奈德 / 福莫特罗两种联合制剂以及布地格福、氟替美维等三联制剂。

（3）抗菌药物

① 0.9% 氯化钠注射液　100mL
哌拉西林 / 他唑巴坦 4.5g　／ iv drip q8h

② 0.9% 氯化钠注射液　100mL
盐酸左氧氟沙星　0.4g　／ iv drip q8h

说明：虽然导致急性加重的病原体可能是病毒或细菌，但急性加重期是否应用抗菌药物仍存在争议。

目前推荐抗菌药物治疗的指征：呼吸困难加重、痰量增加和脓性痰是 3 个必要症状；脓性痰在内的 2 个必要症状；需要有创或无创机械通气治疗。住院的慢阻肺急性加重患者在病原学检查时，痰培养或气管吸取物（机械通气患者）可以替代支气管镜用于评价细菌负荷和潜在的致病微生物。药物治疗途径（口服或静脉给药）取决于患者的进食能力和抗菌药物的药代动力学特点，好则给予口服治疗。呼吸困难改善和脓痰减少提示治疗有效。

（4）其他药物

① 祛痰药（黏液溶解药）

a. 盐酸氨溴索片 30mg po tid

b. 羧甲司坦片 0.25g po tid

说明：COPD 患者存在气道高分泌，气道内产生大量黏液分泌物，可促使其继发感染，并影响气道通畅，应用祛痰药可以减少黏液黏稠度，抑制黏液合成，可能利于气道引流通畅，改善通气功能，但其效果并不确切，仅对少数有黏痰的患者有效。

② 抗氧化剂

乙酰半胱氨酸泡腾片 600mg po qd～bid

说明：COPD 患者的气道炎症导致氧化负荷加重，氧化剂损伤是 COPD 的病理生理基础之一，抗氧化治疗被认为是较有前途的方法。N- 乙酰基半胱氨酸最初是作为黏液溶解剂来开发的，但现有证据表明其具有抗氧化剂作用，可减少 COPD 急性加重的频率和严重程度。

③ 疫苗　COPD 患者急性加重常由病毒感染引起，流感病毒疫苗能减低 COPD 患者的急性加重和病死率，可于每年秋冬季节接种 1 次或 2 次。肺炎球菌疫苗也可用于 COPD 患者，尤其多价多糖疫苗应用更为方便。

【转诊指征】

患者出现意识障碍、肺性脑病，并发心肌梗死、脑梗死等严重并发症时可转诊重症医学。

【中医治疗】

1. 辨证论治

（1）外寒里饮

主症：咳逆喘满不得卧，气短气急，咳痰白稀量多，呈泡沫状，胸部膨满，口干不欲饮，面色青暗，周身酸楚，头痛，恶寒，无汗，舌体胖大，舌质暗淡，舌苔白滑，脉浮紧。

治法：温肺散寒，涤痰降逆。

处方：小青龙汤加减，麻黄15g、芍药12g、细辛3g、干姜9g、炙甘草6g、桂枝9g、五味子9g、半夏9g。

（2）痰浊阻肺

主症：胸满，咳嗽痰多，色白黏腻或呈泡沫，短气喘息，稍劳即著，怕风易汗，脘腹痞胀，纳少，泛恶，便溏，倦怠乏力，或面色紫暗，唇甲青紫，舌质偏淡或淡胖，或舌质紫暗，舌下青筋显露，苔薄腻或浊腻，脉小滑或带涩。

治法：化痰降逆。

处方：二陈汤合三子养亲汤加减，半夏12g、陈皮6g、茯苓20g、白芥子10g、莱菔子12g、紫苏子15g、白术12g、甘草6g。

（3）痰热郁肺

主症：咳逆喘息气粗，胸满，咳痰黄或白，黏稠难咳，身热，烦躁，目睛胀突，溲黄，便干，口渴欲饮。或发热微恶寒，咽痒疼痛，身体酸楚，出汗。舌红或边尖红，舌苔黄或黄腻，脉数或滑数或浮滑数。

治法：清肺化痰，降逆平喘。

处方：越婢加半夏汤加减，麻黄12g、石膏15g、生姜9g、大枣6g、甘草6g、半夏12g。

（4）痰蒙神窍

主症：意识朦胧，表情淡漠，嗜睡，或烦躁不安，或昏迷，谵妄，撮空理线，肢体瞤动，抽搐。咳逆喘促，咳痰黏稠或黄黏不爽，或伴痰鸣。唇甲青紫。舌质暗红或淡紫，或紫绛，苔白腻或黄腻；脉细滑数。

治法：涤痰，开窍，息风。

处方：涤痰汤加减。半夏12g、胆南星6g、橘红12g、茯苓9g、枳实9g、人参9g、石菖蒲9g、竹茹9g、甘草6g、生姜6g、大枣 10g。

（5）肺肾气虚

主症：呼吸浅短难续，甚则张口抬肩，倚息不能平卧，咳嗽，痰白如沫，咳吐不利，胸满闷窒，声低气怯，心慌，形寒汗出，面色晦暗，或腰膝酸软，小便清长，或尿后余沥，或咳则小便自遗，舌淡或暗紫，苔白润；脉沉细虚数无力，或有结代。

治法：补肺纳肾，降气平喘。

处方：补虚汤合参蛤散加减，黄芪 9g、茯苓 9h、干姜 6g、半夏 12g、厚朴 9g、五味子 9g、陈皮 12g、炙甘草 6g、人参 9g、蛤蚧粉 3g（冲服）。

2. 针灸治疗

取肺俞、定喘、膻中，中度刺激，用平补平泻法。

3. 中成药

（1）复方鱼腥草止咳糖浆 10mL po tid

（2）黄芪精合剂 10mL po tid

（3）金水宝片 4 片 po tid

【预防及健康指导】

教育与督促患者戒烟；使患者了解慢阻肺的病理生理与临床基础知识；掌握一般和某些特殊的管理方法；学会自我控制病情的技巧，如腹式呼吸及缩唇呼吸锻炼等；社区医生定期随访管理。加强体育锻炼，增强体质，提高抵抗力；及时治疗上感，气候变冷而受凉感冒是引起急性发作的基本诱因（60%～70%），故及时治疗感冒及根治鼻咽喉炎、慢性扁桃体炎等上呼吸道感染对预防本病发作有重要意义。

第八节　慢性肺源性心脏病

慢性肺源性心脏病（CCP）简称慢性肺心病，是由肺组织、肺血管或胸廓的慢性疾病引起的肺组织结构和（或）功能异常，产生肺血管阻力增加，肺动脉压力增高，使右心扩张、肥厚，伴或不伴右心衰竭的心脏病，并排除先天性心脏病和左心病变引起者。

我国引起 CCP 的主要原因为慢性阻塞性肺病（COPD），约占 81.8%。因此，COPD 的防治是减少 CCP 患者的关键。据我国北京、沈阳、湖北农村调查 102230 居民的 CCP 患病率为 4.42‰，占≥15 岁人群的 6.72‰，明显高于 20 世纪 70 年代 5254822 人群普查结果，＞14 岁人群 CCP 患病率为 4.8‰。是我国呼吸系疾病的多发病、常见病，致残率及病死率高，是我国重点防治的慢性病。

【诊断要点】

（1）有慢性呼吸系统疾病史。主要是慢性支气管炎、阻塞性肺气肿、肺结核、支气管扩张症和胸廓疾病史等病史。

（2）有咳嗽、咳痰、进行性气促的临床症状。

（3）有肺气肿和（或）肺动脉高压的体征。

（4）辅助检查　X 线胸片、心电图检查有一项符合诊断标准。有条件可做心电向量图、超声心电图以增加诊断可靠性。

（5）急性加重期可有发热、血白细胞和（或）中性粒细胞增高。痰培养或涂片可获得有价值的病原。

具有以上 1～3 条加上 X 线胸片或心电图符合诊断条件，排除其他心脏疾病即可作出诊断。

【鉴别诊断】

（1）冠状动脉粥样硬化性心脏病（冠心病）　肺心病与冠心病均多见于老年人，有许多相似之处，而且常有两病共存。冠心病有典型的心绞痛、心肌梗死的病史或心电图表现，若有左心衰竭的发作史、高血压病、高脂血症、糖尿病史更有助鉴别。体检、

X 线及心电图检查呈左心室肥厚为主的征象，可资鉴别。肺心病合并冠心病时鉴别有较多的困难，应详细询问病史，体格检查和有关心、肺功能检查加以鉴别。

（2）风湿性心脏瓣膜病　风湿性心脏病三尖瓣疾病应与肺心病的相对三尖瓣关闭不全相鉴别。前者往往有风湿性关节炎和肌炎的病史，其他瓣膜如二尖瓣、主动脉瓣常有病变，X 线、心电图、超声心动图有特殊表现。

（3）原发性心肌病　本病多为全心增大，无慢性呼吸道疾病史，无肺动脉高压的 X 线表现等。

【西医治疗】

肺心病的治疗原则是：纠正缺氧和二氧化碳潴留；控制呼吸衰竭和心力衰竭；预防并发症；提高生活质量。根据病程又可分为急性加重期和缓解期的治疗。

1. 急性加重期的治疗

（1）抗感染治疗

① 0.9% 氯化钠注射液　100mL
派拉西林他唑巴坦　4.5g　／ iv drip q8h AST（−）

② 0.9% 氯化钠注射液　250mL
左氧氟沙星注射液　0.5g　／ iv drip qd

③ 0.9% 氯化钠注射液　100mL
头孢哌酮舒巴坦钠　2g　／ iv drip q8h AST（−）

④ 5% 葡萄糖注射液 500mL
阿奇霉素 0.5g　／ iv drip qd

说明： 急性加重的主要原因是呼吸道感染。感染是发生呼吸衰竭和心力衰竭的常见诱因，应积极抗感染治疗。宜根据痰培养和致病菌对药物敏感的测定结果选用，在还没有培养结果前，根据感染的环境及痰涂片革兰氏染色选用抗生素。院外感染以革兰氏阳性菌占多数；院内感染则以革兰阴性菌为主。或选用二者兼顾的抗生素。常用的有青霉素类、氨基糖苷类、喹诺酮类及头孢菌素类抗生素。原则上选用窄谱抗生素为主，选用广谱抗生素时必须注意可能的继发真菌感染。一旦真菌已成为肺部感染的主要病原菌，应调整或停用抗生素，给予抗真菌治疗。

（2）畅通呼吸道

a）茶碱缓释片 0.1g po q12h

b）沙丁胺醇液　1mL
布地奈德雾化混悬液 1mg
0.9% 氯化钠注射液　4mL
／雾化吸入 bid 或 tid

c）0.9% 氯化钠注射液　250mL
注射用盐酸氨溴索 30mg
／iv drip qd

说明：纠正缺氧和二氧化碳潴留，改善呼吸功能，抢救呼吸衰竭应采取综合措施，包括缓解支气管痉挛、清除痰液、畅通呼吸道，持续低流量给氧，应用呼吸兴奋药等。可选用茶碱、β_2 受体激动药、胆碱能阻断药等单用或合用。短期应用糖皮质激素（3～5 天），如甲泼尼龙。必要时施行气管插管、气管切开和机械呼吸器治疗等。

（3）控制心力衰竭

a）呋塞米片 20mg po qd 或呋塞米注射液 20mg iv drip

b）螺内酯片 20mg po qd

c）5% 葡萄糖注射液　20mL
去乙酰毛花苷（西地兰）0.2～0.4mg
／iv drip（缓慢）

说明：利尿药有减少血容量、减轻右心负荷、消除水肿的作用。原则上宜选用作用轻、小剂量的利尿药。慢性肺心病患者由于慢性缺氧及感染，在呼吸功能未改善前，对洋地黄类药物耐受性低，疗效欠佳，且极易发生毒性反应，出现心律失常。故强心药的剂量宜小，一般约为常规剂量的 1/2 或 2/3 量。用药前应注意纠正缺氧，防治低钾血症，以免发生药物毒性反应。低氧血症、感染等均可使心率增快，故不宜以心率作为衡量强心药的应用和疗效考核指征。

（4）其他治疗：给氧，如鼻导管吸氧或面罩吸氧，通常用低流量 1～2L/min。预防消化道出血等常见并发症。有呼吸衰竭者纠正呼吸衰竭。纠正水、电解质平衡。及时发现和纠正心律失常。补充足够的热量。

2. 非急性加重期（缓解期）的治疗

（1）教育与管理　加强对患者及有关人员对肺心病的防治知识教育，树立信心，配合治疗。戒烟或避免被动吸烟。家庭氧疗，如可用氧气瓶或制氧机供氧。营养支持，给予足够的蛋白质和维生素饮食。

（2）免疫调节药

0.9% 氯化钠注射液　10mL
注射用胸腺肽 10mg　／ iv drip qd

说明：可以选择试用。

（3）其他药物：应用支气管扩张药、胆碱能阻断药、β_2 受体激动药、茶碱单用或合用，糖皮质激素和 β_2 受体激动药吸入剂可单用或与胆碱能阻断药合用。祛痰药如盐酸氨溴索有一定帮助。抗氧化剂 N- 乙酰半胱氨酸可选用。还可用多价肺炎疫苗和流感疫苗等（参见“慢性支气管炎”）。

【中医治疗】

1. 辨证论治

（1）痰热郁肺证

主症：咳逆，喘息气粗，烦躁，胸满，痰黄黏稠不易咳出，或身热，口渴，大便干结，小便黄。舌红，苔黄或黄腻，脉数或滑数。

治法：清肺化痰，降逆平喘。

处方：越婢汤加半夏汤加减，麻黄10g、石膏30g、法半夏10g、生姜15g、甘草15g、大枣10g、鱼腥草10g、黄芩10g、栀子12g、桑白皮15g、瓜蒌仁12g。

（2）痰浊阻肺证

主症：胸膺满闷，咳嗽痰多，色白黏腻或呈泡沫，喘息气短，劳则尤甚，怕风易汗，脘痞纳少，便溏，倦怠乏力。舌质淡、苔腻，脉滑。

治法：化痰降逆，健脾益肺。

处方：二陈汤合三子养亲汤加减，紫苏子12g、芥子12g、莱菔子12g、党参20g、白术10g、茯苓12g、法半夏10g、陈皮6g、杏仁12g、紫菀12g、厚朴15g、砂仁15g、瓜蒌皮15g、炙甘草6g。

（3）痰蒙神窍证

主症：咳逆喘促，咳痰不爽，神志恍惚，表情淡漠，或神昏谵语，烦躁，撮空理线，或嗜睡，甚则昏迷，或肢体抽搐。舌质暗红或淡紫，苔白腻或黄腻，脉细滑数。

治法：涤痰，开窍，息风。

处方：涤痰汤加减，法半夏15g、茯苓12g、橘红9g、竹茹10g、枳实10g、郁金12g、石菖蒲15g、川贝母9g、甘草6g、天竺黄9g、丹参12g、钩藤12g、胆南星12g、石决明25g。

（4）肺肾气虚证

主症：呼吸浅短难续，声低气怯，甚则张口抬肩，不能平卧，咳嗽痰白而稀，心慌，胸闷，形寒汗出。或腰膝酸软，小便清长，或尿有余沥，舌淡或紫暗，脉沉细数无力，或有结代。

治法：补肺益肾，纳气平喘。

处方：补虚汤合参蛤散加减，太子参30g、肉桂5g、黄芪25g、法半夏12g、杏仁10g、炙甘草6g、蛤蚧10g、厚朴10g、陈皮 6g、五味子 6g、熟附子 10g（先煎）。

（5）阳虚水泛证

主症：喘咳，咳痰清稀，心悸，不能平卧，面浮，肢肿，形寒肢冷，面唇青紫，纳差，小便清长，大便稀溏。舌胖质暗，苔白滑，脉沉细。

治法：温肾健脾，化饮利水。

处方：真武汤合五苓散加减，熟附子 10g（先煎）、白术 12g、白芍 12g、茯苓 15g、猪苓 15g、肉桂 6g、生姜 15g、泽泻 12g、泽兰 12g。

2. 中成药

（1）蛤蚧定喘胶囊 3 粒 po bid

（2）金水宝胶囊 3 粒 po tid

（3）丹红注射液一次 20～30mL，加入 5% 葡萄糖注射液 100～250mL 稀释后缓慢滴注，qd～bid；伴有糖尿病等特殊情况时，改用 0.9% 的氯化钠注射液稀释后使用

3. 中医外治治疗

取穴贴肺俞、中府、脾俞、定喘、膻中、足三里。

【预防及健康指导】

积极防治原发病的诱发因素，如呼吸道感染、各种变应原，有害气体的吸入，粉尘作业等的防护工作和个人卫生的宣教。

第九节　胸腔积液

胸腔积液是指胸膜腔内出现任何过多液体的总称，液体可以是渗液、血性漏出液、乳糜、脓液等。临床以呼吸困难为主要表现，可伴咳嗽、胸痛、发热等。本病多归属于中医学“悬饮”范畴。

胸腔积液中以渗出性胸膜炎最为多见；中青年患者中，结核病为其常见的病因。中老年胸腔积液（尤其血性胸液）要慎重考虑恶性病变。恶性肿瘤（如肺癌、乳腺癌、淋巴瘤等）向胸膜或纵隔淋巴结转移，可引起胸腔积液。肿瘤侵犯胸膜，使其表面通透性增加，或是淋巴引流受阻，蛋白质不易运出胸膜腔，或伴有阻塞性肺炎及胸膜，均可引起渗出性胸腔积液。偶有胸导管受阻，便形成乳糜胸。当心包受累而产生心包积液，或者上腔静脉受阻，使血管内静水压升高，或是恶性肿瘤所致营养不良低蛋白血症，胸腔积液可为漏出液。

【诊断要点】

1. 症状

呼吸困难是最常见的症状，多伴有胸痛和咳嗽。病因不同胸腔积液的症状有所差别。结核性胸膜炎多见于青年人，常有发热、干咳、胸痛、盗汗等，随着胸腔积液量的增加胸痛可缓解，但可出现胸闷、气促。恶性胸腔积液多见于中年以上患者，一般无发热，胸部隐痛，伴有消瘦和呼吸道或原发部位肿瘤的症状。炎性积液多为渗出性，常伴有咳嗽、咳痰、胸痛及发热。心力衰竭所致胸腔积液为漏出液，有心功能不全的其他表现。肝脓肿所伴右侧胸腔积液可为反应性胸膜炎，亦可为脓胸，多有发热和肝区疼痛。症状也和积液量有关，积液量少于 0.3～0.5L 时症状多不明显，大量积液时心悸及呼吸困难更加明显。

2. 体征

少量胸腔积液患侧呼吸运动受限，触诊可有胸膜摩擦感，听诊常闻及胸膜摩擦音；中等量以上积液患侧胸廓饱满，呼吸运动减弱，气管移向健侧，语颤和呼吸音减弱或消失，叩诊浊音，积液上方有时可闻及支气管呼吸音。导致胸腔积液的肺外疾病还有原发疾病的相关体征。

3. 辅助检查和实验室检查

（1）诊断性胸腔穿刺和胸腔积液检查对明确积液性质及病因均至关重要，疑为渗出液时必须做胸腔穿刺，如有漏出液病因则避免胸腔穿刺。不能确定时也应做胸腔穿刺抽液检查。胸腔积液常规、生化、培养可判断积液的性质，及发现结核菌或其他致病菌。

（2）鉴别渗出液与漏出液（表 2-1）。

表 2-1　漏出液与渗出液的鉴别

鉴别点	漏出液	渗出液
外观	清，常呈淡黄色	微浊或浑浊，可为草黄色，脓性、血性、乳糜性
比重	＜1.08	＞1.08
Rivalta 试验	阴性	阳性
蛋白定量	＜30g/L	＞30g/L
胸液蛋白量 / 血清蛋白量	＜0.5	＞0.5
葡萄糖定量	与血液含量相等	常低于血液含量
细胞数	＜10×10^{7}/L，主要为内皮细胞	常＞50×10^{8}/L，急性炎症以中性粒细胞为主，慢性炎症、肿瘤以淋巴细胞为主
LDH	＜200U/L	＞200U/L
胸腔积液 LDH/ 血清 LDH	＜0.6	＞0.6
病原体	无致病菌	可找到致病菌

（3）影像学检查　胸部 CT 检查可估计胸腔积液量的多少，是否需穿刺及评价胸腔积液引流及吸收情况。有些胸液有特征性表现，如：血性胸腔积液密度不均；肺癌合并胸腔积液时，可见胸膜不规则增厚、胸膜凹陷征；结核性胸膜炎时，可显示肺部病变情况，有助于病因诊断。

（4）超声检查　B 超可以显示积液的部位、范围，临床上常用于胸腔穿刺定位检查，及评价胸腔积液引流及吸收情况。B超引导下胸腔穿刺用于包裹性和少量的胸腔积液。

【病因鉴别诊断】

漏出液常见病因是充血性心力衰竭，多为双侧胸腔积液，积液量右侧多于左侧。肝硬化胸腔积液多伴有腹水。肾病综合征胸腔积液多为双侧，可表现为肺底积液。低蛋白血症的胸腔积液多伴有全身水肿。腹膜透析胸腔积液类似于腹透液，葡萄糖高，蛋白质＜1.0g/L。如不符合以上特点，或伴有发热、胸痛等症状应行诊断性胸腔穿刺，送标本做实验室检查。

渗出液在我国最常见病因为结核性胸膜炎，多见于青壮年，表现胸痛（积液增多后胸痛减轻或消失，但出现气急），并常伴有干咳、潮热、盗汗、消瘦等结核中毒症状，胸腔积液检查以淋巴细胞为主，间皮细胞＜5%，蛋白质多＞40g/L，ADA增高，胸腔积液找结核分支杆菌或培养或呈阳性，但阳性率仅约20%。胸膜活检阳性率达60%～80%，PPD皮试强阳性。老年患者可无发热，PPD皮试亦常阴性，应予注意。

类肺炎性胸腔积液系指肺炎、肺脓肿和支气管扩张症感染引起的胸腔积液，如积液呈脓性则称脓胸。通常先有肺实质的浸润影，或肺脓肿和支气管扩张症的表现，然后出现胸腔积液，积液量一般不多。胸腔积液呈草黄色甚或脓性，白细胞明显升高，以中性粒细胞为主，葡萄糖和pH值降低，诊断不难。脓胸系胸腔内致病菌感染造成积脓，多与未能有效控制肺部感染，致病菌直接侵入胸腔有关。急性脓胸常表现为高热、胸痛等。

恶性肿瘤侵犯胸膜引起恶性胸腔积液，常由肺癌、乳腺癌和淋巴瘤直接侵犯或转移至胸膜所致，其他部位肿瘤包括胃肠道和泌尿生殖系统。以45岁以上中老年人多见，有胸部钝痛、咳血丝痰和消瘦等症状，胸腔积液多呈血性、量大、增长迅速，肿瘤标志物增高，胸腔积液脱落细胞检查、胸膜活检、液基细胞学等有助于诊断。

【西医治疗】

胸腔积液为胸部或全身疾病的一部分，病因治疗十分重要，漏出液常在病因纠正后自行吸收。渗出性胸膜炎为常见病，其中结核病、癌症和肺炎为最主要病因。

1. 结核性胸膜炎

（1）一般治疗　包括休息、营养支持和对症治疗。

（2）抽液治疗　由于结核性胸膜炎容易引起胸膜粘连，原则上应尽快抽尽胸腔内积液，必要时可行胸腔闭式引流。胸腔抽液可减轻中毒症状，加速退热，解除肺脏和心脏血管受压，改善呼吸及循环功能，防止纤维蛋白沉着所致的胸膜粘连肥厚。抽液过多过快会使胸腔压力骤减，可发生肺水肿及循环衰竭。肺复张后肺水肿患者有咳嗽、气促、咳大量泡沫状痰，双肺满布湿啰音，PaO_2 下降，X 线显示肺水肿征，应即吸氧，酌情使用大量糖皮质激素和利尿药，控制入水量，注意酸碱平衡。

（3）抗结核药物治疗

① 强化期

异烟肼 300mg（或者每天 4～8mg/kg）po qd（早餐前）

利福平 450～600mg po qd（早餐前）

盐酸乙胺丁醇片每天 15～25mg/kg，po qd（早餐前）开始时可以每天 25mg/kg，2 个月后减量至 15mg/kg

吡嗪酰胺片 0.75g po qd（早餐前）

醋酸泼尼松片 30mg po qd（早餐后，逐渐减量，使用4～6周）

以上药物顿服，共 2 个月

② 巩固期

异烟肼 300mg po qd（早餐前）

利福平 450mg po qd（早餐前）

以上药物顿服，共 4 个月

说明：抗结核药物治疗适用于结核性干性或渗出性胸膜炎的治疗。

初治方案：强化期 2 个月 / 巩固期 4 个月。结核性胸膜炎不主张常规使用糖皮质激素，因为有许多副作用。与抗结核药物联用对消除全身毒性症状，促进积液吸收，防止胸膜增厚粘连，有积极的治疗作用。

2. 脓胸

脓胸常继发于脓性感染或外伤，病原体以葡萄球菌、厌氧菌、结核菌、放线菌等多见。急性脓胸有高热、胸胀痛，治疗为针对病原体的抗感染（全身及胸腔内给药）和反复抽脓或闭式引流。可用 2% 碳酸氢钠或生理盐水反复冲洗胸腔，然后注入适量抗生素和链激酶，使脓液变稀而易于引流，以免引起细菌播散或窒息。

慢性脓胸有胸膜增厚、胸廓塌陷和慢性消耗、杵状指等，应以外科胸膜剥脱术等治疗为主。患者丢失蛋白质较多，应用支持疗法，有支气管胸膜瘘或脓胸伴同侧肺毁损时，可考虑外科切除。

3. 恶性胸腔积液

恶性胸液可继发于肺癌（腺癌居多）、乳腺癌、淋巴瘤、胸膜间皮瘤等。肺癌伴有胸腔积液者已属晚期。影像学检查有助于了解肺内及纵隔淋巴结等病变范围。当大量胸腔积液挤压纵隔产生呼吸、循环障碍时，胸穿抽液固定可以暂时缓解症状，但 1～3 天内胸腔液体又大量积聚。反复抽液使蛋白丢失太多（1L 胸液含有 40g 蛋白），应做全身支持治疗。

全身化疗对于部分小细胞肺癌及其所伴胸液有一定疗效。纵隔淋巴结有转移可行局部放射治疗，在抽吸胸液后，向胸膜腔内注入抗癌药物，如多柔比星、顺铂、氟尿嘧啶、丝裂霉素、博来霉素等。对癌细胞有杀伤作用，并可引起胸膜粘连。生物免疫调节药，如干扰素、白介素-2、淋巴因子激活的杀伤细胞（LAK）、肿瘤浸润性淋巴细胞（TIL）正在试用于临床，也有一定疗效。为了闭锁胸膜腔，先用胸腔插管将胸液引流完，待肺复张后注入免疫制剂，如短小棒状杆菌或OK-432等，或者胸膜粘连剂，如四环素、滑石粉，使两层胸膜粘连，以避免胸液的再度形成。为了减轻胸痛和发热，可同时注入少量利多卡因和地塞米松。尽管采用上述多种治疗，癌性胸液多预后不良。

【中医治疗】

1. 辨证论治

（1）寒饮伏肺

主症：咳嗽上气，痰液清稀，胸闷气急，或胸痛，恶寒，发热，无汗，头痛，肢体酸楚，舌苔薄白，脉浮或浮紧。

治法：疏风散寒、温化寒饮。

处方：小青龙汤加减，半夏12g、炙甘草6g、细辛3g、五味子9g、生姜9g、桂枝9g、麻黄15g、白芍9g。

（2）饮停胸胁

主症：咳唾引痛，但胸胁痛势较初期减轻，而呼吸困难加重，咳逆气喘息促不能平卧，或仅能偏卧于停饮一侧，胸胁胀满疼痛，病侧肋间饱满，甚则偏侧胸部隆起。舌质淡，苔白或滑腻；脉沉弦或弦滑。

治法：攻逐水饮。

处方：葶苈大枣泻肺汤加减，葶苈子15g、大枣6g、紫苏子10g、陈皮10g、半夏10g、椒目10g、茯苓15g、甘草6g。

（3）气滞络痹

主证：胸胁疼痛，胸闷不适，胸痛如灼，或感刺痛，呼吸不畅，或有闷咳，甚则迁延经久不已，天阴时更不明显，舌质暗红，苔薄白，脉弦。

治法：理气和络。

处方：香附旋覆花汤加减，旋覆花 10g、紫苏子 10g、杏仁 10g、半夏 10g、薏苡仁 30g、茯苓 15g、香附 10g、陈皮 10g、瓜蒌 15g、枳壳 10g、赤芍 15g、乳香 6g、没药 6g、路路通 10g、甘草 6g。

（4）阴虚内热

主症：胸胁灼痛，咳呛时作，咳吐少量黏痰，口干咽燥，或午后潮热，颧红，心烦，手足心热，盗汗，或伴胸胁闷痛，病久不愈，形体消瘦，舌质红，少苔，脉细数。

治法：滋阴清热。

处方：泻白散或合沙参麦冬汤加减，沙参 15g、麦冬 15g、太子参 15g、玉竹 15g、花粉 15g、桑白皮 10g、地骨皮 10g、百部 15g、川贝粉 6g（冲服）、功劳叶 10g、银柴胡 10g、广郁金 10g、杏仁 10g。

2. 针灸疗法

（1）主穴　定喘、肺俞、风门、合谷、中脘、丰隆。

（2）针法　针刺留针。

第十节　气胸

气胸是指气体进入胸膜腔造成的积气状态。通常根据病因不同分为三大类：自发性气胸、外伤性气胸和医源性气胸。它可以自发地发生，也可由于疾病、外伤、手术或诊断及治疗性操作不当等引起。本病多归属于中医学“咳嗽”“喘证”“胸痹”范畴。

根据脏层、壁层胸膜破口的情况及其发生后对胸腔内压力的影响，将气胸分为以下三种类型。

（1）闭合性（单纯性）气胸　在呼气时肺回缩，或因有浆液渗出物使脏层胸膜破口自行封闭，不再有空气漏入胸膜腔。

（2）张力性（高压性）气胸　胸膜破口形成活瓣性阻塞，吸气时开启，空气漏入胸膜腔；呼气时关闭，胸膜腔内气体不能再经破口排出胸膜腔外。

（3）交通性（开放性）气胸　脏层胸膜破损所致开放性气胸：因两层胸膜间有粘连和牵拉，使脏层胸膜破口持续开启，吸气和呼气时，肺内气体自由进出胸膜腔。壁层胸膜破损所致开放性气胸：锐器伤造成胸壁缺损创口，胸膜腔与外界大气直接相交通，空气可随呼吸自由进出胸膜腔。

【诊断要点】

根据临床症状、体征及影像学表现，诊断本病并不困难。气胸类型（闭合性、开放性及张力性）的诊断，可通过临床表现和胸膜腔内压来确定，用于选择治疗方法和评估预后。

（1）闭合性气胸　由于胸膜破裂口较小，随着肺脏萎缩而关闭，停止空气继续进入胸膜腔。胸内压接近或稍超过大气压，即胸内压可为正压也可为负压，视气体量多少而定。抽气后，胸内压下降，留针 2～3min 压力不再上升。病程中气体逐渐吸收。

（2）开放性气胸　裂口较大，或因胸膜粘连妨碍肺脏回缩使裂口持续开放，气体经裂口随呼吸而自由出入胸膜腔。胸膜腔测压在“0”上下波动，抽气后压力不变。

（3）张力性气胸　由于裂口呈单向活瓣或活塞作用，吸气时胸廓扩大，胸内压变小，活瓣开放，空气进入胸膜腔；而在呼气时，胸廓变小，胸内压升高，压迫活瓣使之闭合。每次呼吸运动都有空气进入胸膜腔而不能排出，致使胸膜腔内空气越积越多，胸内压也持续升高，使肺脏受压，纵隔向健侧偏移，甚至影响心脏血液回流。此种气胸测压时压力常超过 10cmH_2O（0.98kPa），甚至高达 20cmH_2O（1.96kPa），抽气后胸内压可下降，但留针

2～3min，压力又迅速升高。胸膜裂口可随病情而变化，故气胸类型也可相互转换。

（4）气胸发病后超过3个月，长时间肺未能复张者称为慢性气胸。多由于裂口未闭，胸膜增厚或气道被分泌物堵塞，阻碍了肺的复张。

【鉴别诊断】

（1）支气管哮喘和阻塞性肺气肿　如有明确诱因和呼吸困难突然加重伴胸痛，应考虑并发气胸，X线检查可明确诊断。

（2）急性心肌梗死　常有急发胸痛、胸闷甚至呼吸困难、休克等临床表现，常有高血压、动脉粥样硬化、冠心病史。体征、心电图和心肌酶学测定有助于诊断。

（3）肺栓塞　突然胸痛、呼吸困难和发绀等酷似自发性气胸，患者往往有咯血和低热，并常有下肢或盆腔静脉血栓、骨折、心房纤颤等病史，体检和X线检查、心电图、超声心动、D-Dimer测定、胸部增强CT等有助于鉴别。

（4）肺大疱　肺周边部位的肺大疱或巨大肺大疱有时在X线下易被误为气胸，胸部CT检查有助于鉴别。

（5）其他　如食管裂孔疝、膈疝、胸膜炎和肺癌等，有急发的胸痛、上腹痛和气急等，注意与自发性气胸鉴别，应做胸部X线检查。

【西医治疗】

自发性气胸治疗的目的在于排出气体、缓解症状，促使肺复张，防止复发。持续性或复发性气胸（前者系指自发性气胸经肋间切开水封瓶引流或加用持续负压吸引，仍然漏气超过14天者；而后者则指单侧气胸发作超过2次或双侧性气胸发作3次以上者。这两种气胸通称为顽固性气胸）均提示肺内有不可逆的病理改变，因此积极治疗、预防复发十分重要。

1. 一般治疗

气胸患者应绝对卧床休息，保持大便通畅，尽量少讲话，酌情使用镇静剂和止咳剂，使肺活动减少，有利于气体吸收。适用于首次发作，肺萎陷在 20% 以下，不伴有呼吸困难者。单纯卧床休息，每日可吸收胸膜腔内气体容积的 1.25%。如经 1 周肺仍然不膨胀者，则需要采用其他治疗措施。

2. 氧疗

持续吸入高浓度氧疗法（面罩呼吸，氧流量 10L/min）可使气胸患者气体吸收率提高达 4.2%，肺完全复张时间平均缩短至 5 天（范围 3～7 天），较一般卧床休息肺复张所需时间明显缩短。其机制是提高血中 PO_2，使氮分压（PN）下降，从而增加胸膜腔与血液间的 PN 差，促使胸膜腔内的氮气向血液转递（氮氧交换），加快肺复张。

3. 排气疗法

适用于呼吸困难明显、肺压缩程度较重的患者，尤其是张力性气胸需要紧急排气者。肺萎缩程度小于 20%，如不伴有呼吸困难者可以不排气，气体可在 2～4 周自行吸收。

（1）胸膜腔穿刺抽气法　用气胸针在患侧锁骨中线第 2 前肋间或腋下区第 4、第 5 或第 6 肋间于皮肤消毒后直接穿刺入胸膜腔，随后连接 50mL 或 100mL 注射器，或人工气胸机抽气并测压，直至患者呼吸困难缓解为止。一般一次抽气不宜超过 1000mL 为宜，每日或隔日抽气 1 次。如属张力性气胸，病情紧急，又无其他抽气设备时，为了抢救患者生命，可用粗针头迅速刺入胸膜腔以达到暂时减压的目的。

（2）胸腔闭式引流术　单纯气胸者通常选择第 2 前肋间插入引流管；局限性气胸或有胸膜粘连者，应 X 线透视定位插管；液气胸需排气排液者，多选择上胸部插管引流，有时需置上下两根引流管。将引流管连接于床旁的单瓶水封正压连续排气装置。本法适用于各种类型的气胸，尤其是张力性气胸。如单次引流肺不能复张，可考虑持续负压引流，或将引流管连接于集水封调压为一体的单瓶便携式气胸引流装置。

4. 化学性胸膜固定术

部分患者气胸复发率高，为了预防复发，可胸腔内注入硬化剂，产生无菌性胸膜炎症，使脏层和壁层胸膜粘连从而消灭胸膜腔间隙。主要适应于不宜手术或拒绝手术的下列患者：持续性或复发性气胸；双侧气胸；合并肺大疱；肺功能不全，不能耐受手术者。常用硬化剂有多西环素、滑石粉等，用生理盐水60～100mL稀释后经胸腔导管注入，夹管1～2h后引流；或经胸腔镜直视下喷洒粉剂。胸腔注入硬化剂前，尽可能使肺完全复张。为避免药物引起的局部剧痛，先注入适量利多卡因，让患者转动体位，充分麻醉胸膜，15～20min后注入硬化剂。若一次无效，可重复注药。观察1～3天，经X线透视或摄片证实气胸已吸收，可拔除引流管。此法成功率高，主要不良反应为胸痛、发热，滑石粉可引起急性呼吸窘迫综合征，应用时应予注意。

5. 抗感染

对有肺部感染基础疾病者或有合并感染证据患者，以及行胸膜闭式引流时间较长者，需酌情使用抗菌药物以防治感染。

6. 肺基础疾病的治疗及并发症的处理。

7. 外科手术治疗

适应证：①张力性气胸引流失败者；②长期漏气所致肺不张者；③血气胸患者；④双侧性气胸，尤其双侧同时发生者；⑤胸膜增厚致肺膨胀不全者；⑥伴巨型肺大疱者；⑦复发性气胸者；⑧月经性气胸等特殊类型气胸；⑨青少年特发性气胸（易复发或引起双侧性气胸）。可考虑通过电视胸腔镜手术消除肺的破口，从根本上处理肺大疱、支气管胸膜瘘、结核穿孔等，或通过手术确保胸膜固定。

8. 并发症及其处理

（1）脓气胸　病情多危重，常有支气管胸膜瘘形成。脓液中可查到病原菌。除积极使用抗生素外，应插管引流，胸腔内生理盐水冲洗，必要时尚应根据具体情况考虑手术。

（2）血气胸　自发性气胸伴有胸膜腔内出血常与胸膜粘连带内血管断裂有关，肺完全复张后，出血多能自行停止，若继续出血不止，除抽气排液及适当输血外，应考虑开胸结扎出血的血管。

（3）纵隔气肿与皮下气肿　由于肺泡破裂逸出的气体入肺间质，形成间质性肺气肿。肺间质内的气体沿血管鞘可进入纵隔，甚至进入胸部或腹部皮下组织，导致皮下气肿。张力性气胸抽气或闭式引流后，亦可沿针孔或切口出现胸壁皮下气肿，或全身皮下气肿及纵隔气肿。大多数患者并无症状，但颈部可因皮下积气而变粗。气体积聚在纵隔间隙可压迫纵隔大血管，出现干咳、呼吸困难、呕吐及胸骨后疼痛，并向双肩或双臂放射。疼痛常因呼吸运动及吞咽动作而加剧。患者发绀、颈静脉怒张、脉速、低血压、心浊音界缩小或消失、心音遥远、心尖部可听到清晰的与心跳同步的“咔嗒”声（Hamman 征）。X 线检查于纵隔旁或心缘旁（主要为左心缘）可见透明带。皮下气肿及纵隔气肿随胸腔内气体排出减压而自行吸收。吸入浓度较高的氧可增加纵隔内氧浓度，有利于气肿消散。若纵隔气肿张力过高影响呼吸及循环，可胸骨上窝切开排气。

【中医治疗】

1. 辨证论治

（1）瘀血阻络

主症：胁肋刺痛，痛处固定而拒按，疼痛持续不已，入夜尤甚，或胁下有积块，或面色晦暗，舌质紫暗，脉沉弦。

治法：活血化瘀，理气通络。

处方：桃红四物汤加减，桃仁10g、红花10g、当归8g、生地黄10g、川芎10g、赤芍10g、柴胡10g、桔梗10g、枳壳10g。

（2）肺阴亏耗

主症：形体消瘦，口唇鼻咽干燥，干咳气急，或咳少量黏稠痰，颧红，午后潮热盗汗，舌质红少苔，脉细数。

治法：滋养肺阴。

处方：百合固金汤加减，麦冬15g、百合15g、玄参10g、熟地黄10g、当归9g、白芍10g、贝母10g。

（3）肺气阴两虚

主症：面色㿠白，颧红，倦怠懒言，语声低怯，咳嗽气急，有白痰清稀偶或痰中带血，咳声无力，盗汗与自汗并见，畏风，午后潮热，食少，形体消瘦，舌淡红，边有齿痕，苔少，脉细弱。

治法：益气养阴。

处方：补肺汤与百合固金汤加减，党参10g、黄芪15g、白术10g、百合10g、麦冬10g、当归9g、芍药10g、熟地黄10g、玄参10g、桑白皮10g、枳壳10g、紫菀10g、贝母10g、甘草5g。

2. 中医外治治疗

（1）穴位贴敷治疗　取穴贴肺俞、膈俞、血海、气海、膻中、合谷、太冲。

（2）TDP红外照射肺部促进局部气体吸收。

【预防及健康指导】

卧床休息，避免用力、屏气，咳嗽等可增加胸腔内压的活动。保证充足的睡眠，以利于胸腔气体的吸收和减少氧耗。嘱患者多食高蛋白、高维生素、富含纤维素饮食，少食多餐，可多食润肺之品，如银耳莲子羹。指导患者戒烟。讲解疾病相关知识，消除患者的紧张、焦虑情绪，帮助患者树立治疗的信心。

第三章
循环系统疾病

第一节　高血压

高血压是以体循环动脉血压增高为主要表现的临床综合征，可分为原发性及继发性两大类。中医认为本病归属“眩晕”“头痛”“中风”等范畴。

高血压在不同的地区或种族之间的患病率和发病率有差别，整体呈现男性高于女性、北方高于南方的发病趋势，且随年龄增加而升高。1958 年～2015 年全国范围内的高血压抽样调查显示患病率由 5.1% 上升至 27.9%，估计我国成人高血压患者人数已达 2.45 亿，呈明显上升趋势，其中农村地区和 20～39 岁年轻人患病率升高更为显著，2015 年农村高血压患病率已超过城市。然而我国人群高血压的知晓率、治疗率、控制率仅 51.6%、45.8%、16.8%，总体仍处于较低水平。值得注意的是，中国约有 4% 儿童血压水平呈持续升高状态，超重和肥胖是儿童高血压防治的重点。

高血压患者中 10%～15% 是继发性高血压，而青年顽固性高血压 40% 为继发性高血压。近年来，随着筛查意识、诊疗手段的提高，继发性高血压的检出率逐步提高，对于新诊断的高血压患者应进行常见的继发性高血压筛查，难治性高血压应考虑继发性高血压的可能并进行筛查。

高血压是心血管疾病的重要危险因素，心脏和血管是高血压病理生理作用的靶器官，长期高血压会引起心脏、脑、肾脏等的功能和结构变化，最终导致这些器官的功能衰竭。

【诊断要点】

（1）症状　绝大多数高血压病患者没有临床症状，有些患者可有头晕、头痛、心慌、失眠等非特异性症状。

（2）查体　听诊有主动脉瓣第二心音亢进、主动脉收缩早期喷射音，有时可闻及第四心音。

（3）辅助检查　心电图、心脏超声可发现高血压的心脏损害；动态血压监测可以排除白大衣高血压，判断高血压的严重程度，了解血压水平、血压的波动性和血压的变异性，评估降压治疗的效果等；血脂、血糖、肾功能、尿常规、尿蛋白定量、大血管彩超等检查可了解其他心血管危险因素、靶器官损害及伴发临床疾病情况。

（4）诊断标准　静息、非药物状态下三次非同日诊室血压测得收缩压≥140mmHg 和（或）舒张压≥90mmHg，即可诊断。

（5）高血压分类　见表 3-1。

表 3-1　血压水平的定义和分类

类别	收缩压 /mmHg　舒张压 /mmHg
正常血压	＜120 和＜80
正常高值	120～139 和（或）80～89
高血压	≥140 和（或）≥90
1 级高血压（轻度）	140～159 和（或）90～99
2 级高血压（中度）	160～179 和（或）100～109
3 级高血压（重度）	≥180 和（或）≥110
单纯收缩期高血压	≥140 和＜90

注：当患者的收缩压和舒张压分属不同分类时，应该用较高的分类。

（6）影响高血压预后的因素

① 心血管疾病的危险因素　血压的水平；男性＞55 岁，女性＞65 岁；吸烟或被动吸烟；糖尿量受损（2 小时血糖 7.8～11.1mmol/L）和（或）空腹血糖异常（6.1～6.9mmol/L）；血脂异常（总胆固醇≥6.2mmol/L 或低密度脂蛋白≥4.1mmol/L 或高密度脂蛋白＜1.0mmol/L）；早发心血管病家族史，一级亲属发病＜50 岁）；腹型肥胖（腰围：男性≥90cm，女性≥85cm）或肥胖（BMI≥28kg/m^2）；高同型半胱氨酸血症（≥15μmol/L）。

② 靶器官损害　左心室肥厚、颈动脉超声内中膜厚度≥0.9mm 或动脉粥样斑块；估计肾小球滤过率下降［eGFR30～59ml/（min·1.73m^2）］或血清肌酐轻度升高（男性 115～133μmol/L、女性 107～124μmol/L）；微量白蛋白尿（30～300mg/24h）或白蛋白 / 肌酐≥3.5μmg/mmol。

③ 伴发临床疾病　脑血管疾病（脑出血、脑梗死、短暂脑缺血发作）；心脏疾病（心肌梗死史、心绞痛、冠脉血运重建、慢性心力衰竭、心房颤动）；肾脏疾病，包括糖尿病肾病、肾功能受损［eGFR＜30ml/（min·1.73m^2），血肌酐升高男性≥133μmol/L、女性≥124μmol/L，蛋白尿≥300mg/24h］、外周血管疾病、视网膜病变（出血、渗出、视盘水肿）；糖尿病（新诊断或已治疗但未控制）。

（7）预后危险分层　见表 3-2。

表 3-2　高血压预后危险分层

其他危险因素和疾病史	血压（mmHg）			
	正常高值	1 级高血压	2 级高血压	3 级高血压
无其他危险因素	—	低危	中危	高危
1 或 2 个危险因素	低危	中危	中 / 高危	很高危

续表

其他危险因素和疾病史	血压（mmHg）			
	正常高值	1 级高血压	2 级高血压	3 级高血压
3 个以上危险因素或靶器官损害或 CKD3 期，无并发症的糖尿病	中 / 高危	高危	高危	很高危
临床并发症，或 CKD≥4 期，有并发症的糖尿病	高 / 很高危	很高危	很高危	很高危

注：危险分层（10年中发生主要心脑血管事件的危险性）：低危组低于15%，中危组15% ～ 20%、高危组20% ～ 30%、很高危组30%以上。

【鉴别诊断】

高血压需要对原发性和继发性进行鉴别，在排除继发性高血压后可诊断原发性，常见继发性高血压的原因如下。

（1）肾实质性高血压　多见于肾小球肾炎、慢性肾盂肾炎及各种疾病肾损害等，常有尿常规、肾功能异常，贫血等。

（2）肾动脉狭窄　动脉硬化是最常见原因，约占 82%，老年人及血管病患者是重点筛查对象；大动脉炎是第二大主因，约占12%；纤维肌性发育不良（约 5%）、胡桃夹样病变等是年轻人常见的肾动脉狭窄病因。查体腹上区或肾区多可听到血管性杂音，彩超有助于筛查，但阳性率较低，CTA 或造影检查是金标准。

（3）主动脉狭窄　包括先天性和获得性（常见病因包括大动脉炎、动脉粥样硬化及主动脉夹层剥离等），主要表现为上肢高血压，而下肢脉弱或无脉，双下肢血压明显低于上肢，听诊狭窄血管周围有明显血管杂音。

（4）原发性醛固酮增多症　在高血压人群中占 5%～10%，难治性高血压中约占 20%，以高血压与低钾血症为典型特征，但仅少部分伴有低钾血症，可见血钾偏低及低钾相关症状、尿钾增多，肾素抑制、醛固酮增多导致醛固酮 / 肾素比值（ARR）增高。ARR 的测定受影响因素（血钾水平、应用降压药等）的影响偏差较大，故应按照规范进行筛查、确诊、分型，如不具备筛查条件，应积极请专科会诊或推荐至条件成熟的高血压中心或内分泌科进行。

（5）嗜铬细胞瘤/副神经节瘤　由于肾上腺髓质或肾上腺外神经节嗜铬细胞肿瘤异常分泌儿茶酚胺导致，表现为阵发性高血压或持久性或阵发加重的高血压，高血压发作时常伴头痛、心悸、多汗三联征，可伴有糖、脂代谢异常。肿瘤可位于肾上腺或位于胸、腹、盆腔的脊椎旁交感神经链或沿颈部和颅底分布的舌咽、迷走神经，血、尿儿茶酚胺及其代谢产物增高。

（6）库欣综合征　皮质醇增多引起以向心性肥胖、高血压、糖代谢异常、低钾血症和骨质疏松为典型表现的综合征，临床还可见满月脸、多毛、紫纹、痤疮等特征，24h 尿 17- 羟类固醇及 17- 酮类固醇增高。

（7）阻塞性睡眠呼吸暂停综合征（OSAS）　该类患者高血压的发病率约为 35%～80%，通常有打鼾，以夜间低氧、呼吸暂停、夜间血压升高为主要特征，多导睡眠呼吸监测是诊断金标准。

【西医治疗】

1. 治疗的目标和策略

高血压治疗的目的是最大限度地降低发生心脑肾及血管并发症和死亡的总危险，将血压控制在理想水平、逆转靶器官的损害、提高生活质量。降压的目标是：普通患者，血压应小于 140/90mmHg；年轻或糖尿病、肾病患者，小于 130/80mmHg；老年人收缩压降至小于 150mmHg，如果能耐受可进一步降低。

高血压治疗的策略：所有患者应进行高血压靶器官损害的评估和心血管风险的评估，进行危险分层，这是高血压治疗方案的重要决策因素。极高危与高危患者，应及时启动降压药物治疗，必须对并存的危险因素及临床情况进行综合治疗；中危患者可先观察其血压及其危险因素数周，评估靶器官损害情况，改善生活方式，如血压仍不达标，则应开始药物治疗；低危患者观察1～3个月，评估靶器官损害情况，改善生活方式，如血压仍不达标，可开始药物治疗；使大多数患者在4～12周内逐步实现血压达标，优先使用长效降压制剂，达到有效、平稳和长期控制血压；据血压水平、靶器官损害与危险因素，选用单药或联合治疗。

2. 高血压的生活方式干预治疗

所有高血压患者都应采用生活方式干预治疗，生活方式干预治疗在任何时候对任何高血压患者都是合理、有效的，对降低血压和心血管危险的作用肯定，其目的是降低血压、控制其他心血管病危险因素和临床情况。主要包括运动（中等强度，每周4～7次，每次持续30～60分钟，如步行、慢跑、骑自行车、游泳、中医导引等），减轻体重（使BMI＜24；腰围：男性＜90cm；女性＜85cm），低盐饮食（每人每日食盐摄入量逐步降至＜6g），不吸烟、彻底戒烟、避免被动吸烟，不饮酒或限制饮酒（每日乙醇摄入量男性不超过25g，女性不超过15g；每周乙醇摄入量男性不超过140g，女性不超过80g），合理膳食，减轻精神压力和保持心理平衡。

3. 常用治疗药物

（1）利尿药　见表3-3。

表3-3　利尿药

药物名称	每次剂量	频数	主要不良反应及注意事项
① 吲达帕胺	0.625～2.5mg	qd	低钾血症，尿酸增高
② 吲达帕胺缓释片	1.5mg	qd	
③ 氢氯噻嗪	12.5～25mg	qd	
④ 螺内酯	20mg	qd～tid	高钾血症，男性乳房发育

（2）钙通道阻滞药（CCB）　见表 3-4。

表 3-4　钙通道阻滞药

药物名称	每次剂量	频数	主要不良反应及注意事项
① 硝苯地平缓释片	10～40mg	bid	踝部水肿，头痛，面色潮红，心率增快
② 硝苯地平控释片	30～60mg	qd	
③ 氨氯地平	2.5～10mg	qd	
④ 左旋氨氯地平	2.5～5mg	qd	
⑤ 非洛地平缓释片	2.5～10mg	qd	
⑥ 拉西地平	4～8mg	qd	
⑦ 贝尼地平	4～8mg	qd	
⑧ 尼群地平	10～20mg	bid～tid	
⑨ 维拉帕米	40～160mg	bid～tid	房室传导阻滞，心功能抑制
⑩ 地尔硫䓬胶囊	30～180mg	qd～bid	

（3）β 受体阻滞药　见表 3-5。

表 3-5　β 受体阻滞药

药物名称	每次剂量	频数	主要不良反应及注意事项
① 美托洛尔	50～100mg	bid	支气管痉挛，心动过缓，心功能抑制；禁用于妊娠、2 度以上房室传导阻滞
② 美托洛尔缓释片	47.5～190mg	qd	
③ 阿替洛尔	25～100mg	bid	
④ 比索洛尔	2.5～10mg	qd	
⑤ 普萘洛尔	10～30mg	bid～tid	

（4）血管紧张素转化酶抑制药（ACEI）　见表 3-6。

表 3-6　血管紧张素转化酶抑制药

药物名称	每次剂量	频数	主要不良反应及注意事项
① 卡托普利	12.5～50mg	bid～tid	干咳，血钾升高，血管神经性水肿；禁用于妊娠、肾动脉狭窄、严重肾功能衰竭者（肌酐＞265μmol/L）
② 贝那普利	5～20mg	qd～bid	
③ 培哚普利	4～8mg	qd	
④ 福辛普利	10～40mg	qd	
⑤ 依那普利	2.5～20mg	bid	

（5）血管紧张素受体阻滞药（ARB）　见表 3-7。

表 3-7　血管紧张素受体阻滞药

药物名称	每次剂量	频数	主要不良反应及注意事项
① 缬沙坦	80～160mg	qd	血钾升高，血管神经性水肿（罕见）；禁用于妊娠、肾动脉狭窄、严重肾功能衰竭者（肌酐＞265μmol/L）
② 氯沙坦	50～100m	qd	
③ 坎地沙坦	4～32mg	qd	
④ 厄贝沙坦	150～300mg	qd	
⑤ 奥美沙坦	20～40mg	qd	
⑥ 替米沙坦	20～80mg	Qd	

（6）α 受体阻滞药　见表 3-8。

表 3-8　α 受体阻滞药

药物名称	每次剂量	频数	主要不良反应及注意事项
① 哌唑嗪	1～5mg	tid	直立性低血压
② 特拉唑嗪	1～10mg	qd～bid	

说明：小剂量的利尿药通常不发生低钾血症，对糖、脂代谢无不良影响，痛风者禁用，吲达帕胺严禁用于磺胺类过敏者。所有的 β 受体阻滞药降压疗效相似，但副作用不同，临床上哮喘、肺气肿、过敏性鼻炎、缓慢型心律失常、血脂异常者慎用或禁用，应用后可以引起神经系统紊乱、阳痿等，因此都应从小剂量开始，

逐渐增加，然后改为维持量口服，对于长期使用者不宜骤然停药。血管紧张素转化酶抑制药禁用于妊娠、肾动脉狭窄、高钾血症、血液或骨髓疾病及严重肾功能衰竭者（血肌酐＞265μmol/L）。α受体阻滞药不作为高血压的首选药物，主要的副作用是直立性低血压尤其是首剂效应，夜间睡前给药能减轻首剂效应。

4. 高血压的联合用药

（1）以利尿药为基础的联合用药　利尿药+ACEI；利尿药+ARB；利尿药+β受体阻滞药；利尿药+α受体阻滞药；利尿药+β受体阻滞药+α受体阻滞药

（2）以CCB剂为基础的联合用药　CCB+ACEI或ARB；CCB+α受体阻滞药；非二氢吡啶类+二氢吡啶类；二氢吡啶类+β受体阻滞药

（3）两种以上的药物联合应用　ACEI或ARB+利尿药+水溶性β受体阻滞药；CCB+ACEI或ARB+利尿药；CCB+ACEI或ARB+利尿药+α受体阻滞药

（4）单片复方制剂是常用的一组高血压联合治疗药物（表3-9）。通常由不同作用机制的两种或两种以上的降压药组成，其优点是使用方便，可改善治疗的依从性及疗效，是联合治疗的新趋势。

表3-9　复方制剂

药物名称	每次剂量	频数	主要不良反应及注意事项
①氯沙坦钾（50～100mg）/氢氯噻嗪（12.5～25mg）	1片	qd	偶见血管神经性水肿，血钾异常
②缬沙坦（80mg）/氢氯噻嗪（12.5mg）	1～2片	qd	
③厄贝沙坦（150mg）/氢氯噻嗪（12.5mg）	1～2片	qd	
④替米沙坦（40～80mg）/氢氯噻嗪（12.5mg）	1片	qd	
⑤奥美沙坦（20mg）/氢氯噻嗪（12.5mg）	1～1片	qd	

续表

药物名称	每次剂量	频数	主要不良反应及注意事项
⑥ 复方依那普利片（依那普利 5mg/ 氢氯噻嗪 12.5mg）	1～2 片	qd	干咳，偶见血管神经性水肿，血钾异常
⑦ 贝那普利（10mg）/ 氢氯噻嗪（12.5mg）	1 片	qd	
⑧ 培哚普利（4mg）/ 吲达帕胺（1.25mg）	1-2 片	qd	
⑨ 培哚普利（10mg）/ 氨氯地平（5mg）	1 片	qd	干咳，踝部水肿，头痛，血管神经性水肿
⑩ 氨氯地平（2.5～5mg）/ 贝那普利（10mg）	1 片	qd	
⑪ 氨氯地平（5mg）/ 缬沙坦（80mg）	1 片	qd	踝部水肿，头痛，管神经性水肿
⑫ 氨氯地平（5mg）/ 替米沙坦（80mg）	1 片	qd	
⑬ 比索洛尔（5mg）/ 氨氯地平（5mg）	1～2 片	qd	踝部水肿，头痛，心动过缓，血钾升高，血管神经性水肿
⑭ 沙库巴曲 / 缬沙坦	200～400mg	qd	

说明：联合用药可以使疗效相加、用药剂量减少和减轻不良反应。联合用药的原则：选择药代动力学和药效学可以互补的药物；避免联合使用降压原理相近的药物，如 ACEI 与 β 受体阻滞药；较单药治疗提高疗效，加强靶器官保护；减少不良反应；长效和长效联用。

5. 继发性高血压的治疗

继发性高血压危害程度较原发性高血压更大，早期识别、早期治疗尤为重要。继发性高血压以病因及原发病治疗为主，在此基础上选择针对性的降压方案。

（1）肾实质性高血压　目标血压 130/80mmHg；有蛋白尿的患者首选 ACEI 或 ARB 作为降压药物；长效 CCB、利尿药、β 受体阻滞药、α 受体阻滞药可作为联合治疗药物。

（2）肾动脉狭窄　首选 CCB，ACEI、ARB 禁用于肾动脉重度狭窄者，严重肾动脉狭窄（直径狭窄＞70%），如出现血压控制不良、肾萎缩或肾功能减退，建议行血管重建治疗。

（3）主动脉狭窄　以开放或介入治疗为主，活动期大动脉炎需给予糖皮质激素及免疫抑制药治疗。

（4）原发性醛固酮增多症　小于35岁并单侧腺瘤或大结节（>1cm）者或经双侧深静脉采血确诊单侧优势分泌的腺瘤或结节采取手术治疗。无手术适应证、无手术意愿或不能耐受手术治疗者，采取药物治疗。一线用药为盐皮质激素受体拮抗药，国内用药推荐首选螺内酯。

（5）嗜铬细胞瘤/副神经节瘤　手术切除肿瘤是重要的治疗方法。术前可先服用α受体阻滞药。不要在未用α受体阻滞药的情况下使用β受体阻滞药，否则有可能导致嗜铬细胞瘤危象。

（6）库欣综合征　库欣综合征的定性、定位诊断及治疗比较复杂，建议积极与高血压专科或内分泌科的医生沟通和协作，首选ACEI或ARB类降压药物，合并低钾，可选用螺内酯。

（7）OSAS　生活方式改良是治疗的基础，包括减重、适当运动、戒烟限酒、侧卧睡眠等；对轻度OSAS的患者，建议行口腔矫正器治疗；中重度患者建议无创通气治疗。

附　高血压急症

高血压急症的特点是血压严重升高（一般血压>180/120 mmHg）并伴发进行性靶器官功能衰竭的表现。高血压急症需立即进行降压治疗以阻止靶器官进一步损害。高血压急症包括高血压脑病、颅内出血、急性心肌梗死、急性左心衰伴肺水肿、不稳定型心绞痛、主动脉夹层、肾上腺素能危象（嗜铬细胞瘤高血压危象）、子痫等。一部分高血压急症并不伴有特别高的血压值，如并发急性肺水肿、主动脉夹层、心肌梗死者等，而血压仅为中度升高，但对靶器官功能影响重大，也应视为高血压急症。若SBP≥220mmHg和（或）DBP≥140mmHg，则无论有无症状都应视为高血压急症。

高血压急症患者应进入重症监护室，持续监测血压和尽快应用合适的抗高血压药。首选静脉抗高血压药，降压目标是1h使平均动脉血压迅速下降但不超过25%，在以后的2～6h内血压降至约160/100mmHg。血压过度降低可引起肾、脑或冠脉缺血。如果这样的血压水平可耐受且临床情况稳定，在以后的24～48h逐步降低血压达到正常水平。急性缺血性卒中准备溶栓者血压应控制在<180/110mmHg，不溶栓者应谨慎降压；急性脑出血时，收缩压150～220mmHg的，数小时内降至130～140mmHg是安全的，收缩压>220mmHg，收缩压目标值为160mmg可以作为参考的降压目标值；主动脉夹层应将收缩压迅速降至100mmHg左右（如能耐受），心率50～60次/分。

高血压急症常用降压处方如下。

（1）口服或含服药物处方

① 卡托普利 25mg po

② 依那普利 5mg po

③ 尼群地平 10mg po

（2）静脉用药处方

① 5%葡萄糖注射液 500mL
硝普钠 50mg ／ iv drip 或 ivvp［0.25～10μg/（kg·min），1ml=100μg］

② 5%葡萄糖注射液 250mL
硝酸甘油 25mg ／ iv drip 或 ivvp［5～100μg/min 泵入，1ml=100ug］

③ 5%葡萄糖注射液 20mL
拉贝洛尔 25mg ／ iv（15min可重复，总量可达200mg）

5%葡萄糖注射液 250mL
拉贝洛尔 25mg ／ iv drip 或 ivvp（1～4mg/min）

④ 0.9%氯化钠注射液 20mL
乌拉地尔 25mg ／ iv（≤10min）

5% 葡萄糖注射液 250～500mL / iv drip 或 ivvp（6～24mg/h）
乌拉地尔 50～150mg

⑤ 0.9% 氯化钠注射液 500mL / [0.25～0.5mg 静推 1min，后续 0.05～0.3mg/（kg·min）ivvp 泵入，1ml=1mg]
艾司洛尔 0.5g

说明：高血压急症不应在社区治疗，应在镇静、含服或口服药物，初步控制血压后转送到上一级医院进行处理。硝普钠开始以 10～25μg/min 静脉滴注，每 5min 增加 10μg，直到血压控制。持续静滴一般不超过 72h，以免发生硫氰酸盐中毒。肝肾功能不全者慎用，孕妇禁用。硝酸甘油大剂量也可以同时扩张动静脉，且能增加心、脑、肾血流，故近来主张用于高血压危象的治疗。拉贝洛尔静推时于 10min 内缓慢注入，静滴时以 1～4mg/min 的速度，其有直立性低血压、头痛、肌痉挛等副作用，脑出血、心动过缓及传导阻滞者禁用；乌拉地尔静推 5min 后静脉注射维持，孕妇禁用。艾司洛尔为主动脉夹层的首选用药，可联合硝普钠、乌拉地尔等控制血压、心率达标，主要不良反应为低血压、恶心。

【转诊指征】

（1）高血压急症。

（2）顽固性高血压。

（3）高血压出现严重的并发症。

（4）高血压原因不明，不能排除继发性高血压者。

【中医治疗】

1. 辨证论治

（1）肝火亢盛

主症：头晕目眩，面红目赤，心烦，便秘尿赤，舌红苔黄，脉弦数。

治法：清肝泻火。

处方：龙胆泄肝汤加减，龙胆10g、生地黄15g、钩藤10g、栀子10g、黄芩10g、菊花10g、槐花10g、木通6g、柴胡10g、车前子（包煎）10g。

（2）阴虚阳亢

主症：头晕目眩，腰膝酸软，耳鸣健忘，心悸失眠，舌质红，苔黄，脉弦细数。

治法：滋阴潜阳。

处方：天麻钩藤饮加减，天麻10g、钩藤10g、菊花10g、白蒺藜10g、夏枯草10g、杜仲15g、益母草30g、茯苓15g、牡丹皮12g、生龙骨（先煎）30g、生牡蛎（先煎）30g、生地黄15g、牛膝15g。

（3）痰湿壅盛

主症：头晕目眩，胸闷心悸，纳少，呕恶痰涎，苔白腻，脉滑。

治法：化湿祛痰。

处方：半夏白术天麻汤加减，法半夏10g、白术10g、天麻10g、白蒺藜10g、竹茹10g、钩藤10g、陈皮6g。

（4）肝肾阴虚

主症：头晕目眩，耳鸣，视物模糊，失眠多梦，口干，肢体麻木，苔少，脉弦细。

治法：滋补肝肾。

处方：一贯煎加减，生地黄15g、熟地黄15g、沙参15g、麦冬15g、枸杞10g、当归10g、川楝子10g、制首乌15g、白蒺藜10g、牛膝15g、旱莲草15g、女贞子15g。

（5）阴阳两虚

主症：肢冷畏寒，心悸气促，神疲，纳呆便溏，面部水肿，舌胖，脉沉弱或结代。

治法：滋阴补阳。

处方：二仙汤加减，淫羊藿 10g、仙茅 10g、牛膝 15g、巴戟天 9g、当归 10g、黄柏 10g、知母 10g、桑寄生 15g、茺蔚子 10g。

2. 中医非药物疗法

（1）体针　主穴足三里、曲池、太冲等，备穴三阴交，内关等。

（2）耳穴　取肾上腺、耳尖、交感、肾门等。

（3）导引　太极、八段锦、气功等。

3. 中成药

（1）脑立清丸 10 粒 po bid

（2）牛黄降压丸 30 粒 po bid

（3）天麻钩藤冲剂 1～2 袋 po tid

（4）清肝降压胶囊 3 粒 po tid

（5）松龄血脉康胶囊 3 粒 po tid

（6）安脑丸 1～2 丸 po bid

【预防及健康指导】

畅通“社区医生对高血压患者初诊—医疗中心全面评估并确定防治计划—社区治疗防治”路径。社区防治的主要目标是在一般人群中预防高血压的发生；在高危人群中降低血压水平；在高血压患者中提高管理率、治疗率、控制率。关键是公众教育、患者教育和医护人员教育。

第二节　冠状动脉粥样硬化性心脏病

冠状动脉供应心脏自身血液，冠状动脉发生粥样硬化，使冠状动脉狭窄或闭塞和（或）痉挛，导致心肌缺血或坏死而引起的心脏病，统称冠状动脉粥样硬化性心脏病，简称冠心病，亦称缺血性心脏病。属于中医“胸痹”“真心痛”“心悸”等范畴。

近年来，为适应冠心病诊疗理念的更新、便于治疗策略的制订，将冠心病分为两大类：①慢性心肌缺血综合征（CIS），②急性冠脉综合征（ACS）。前者包括稳定型心绞痛、隐匿性冠心病、缺血性心肌病；后者包括不稳定型心绞痛、非 ST 段抬高型心肌梗死、ST 段抬高型心肌梗死。

导致冠心病的主要危险因素有：

（1）性别、年龄　发病率、死亡率男性高于女性，女性绝经期前发病率较低，绝经期后发病率迅速增加，多数患者年龄在 40 岁以上，但发病有年轻化趋势。性别、年龄属不可逆危险因素。

（2）血脂异常　是动脉粥样硬化的最重要危险因素，目前最肯定的是低密度脂蛋白（LDL-C）的致动脉粥样硬化作用，LDL-C 是血脂控制的靶目标。

（3）高血压　高血压病人患冠心病的概率增高 3～4 倍，60%～70% 的冠心病患者有高血压。

（4）吸烟和被动吸烟　每天吸烟大于、等于、小于 20 支烟的人群冠心病发生风险分别提高 7.25 倍、2.67 倍、1.43 倍。此外，吸烟者心肌梗死发生风险较不吸烟者高出 1.5～2.0 倍。

（5）糖尿病和糖耐量异常　男性糖尿病患者冠心病发病率较非糖尿病患者高 2 倍，女性糖尿病患者冠心病发生风险则增加 4 倍。

（6）肥胖和超重　超重可增加冠心病的发生风险，向心性肥胖更是冠心病的高危因素，肥胖可导致血脂、血糖、血压、代谢异常，进一步增加冠心病发病风险。

（7）家族史　一级亲属男性＜50 岁，女性＜55 岁发生疾病，考虑存在早发冠心病家族史。

一般的预防措施包括控制可逆的危险因素，将血压、血糖、血脂、体重控制在目标范围内，戒烟限酒，适当体力劳动和体育活动。

一、稳定型心绞痛

稳定型心绞痛是在冠状动脉严重狭窄的基础上，由于心肌负荷的增加引起心肌急剧的、暂时的缺血与缺氧的临床综合征，也称劳力性心绞痛，属于中医学“胸痹”范畴。

其临床表现在1～3个月内相对稳定，即每日和每周疼痛发作次数大致相同，诱发疼痛的劳力和情绪激动程度相同，每次发作疼痛的性质和疼痛部位无改变，疼痛时限相仿，服用硝酸甘油等后也在相近时间内产生疗效。一旦上述稳定条件发生变化，要考虑ACS转变可能。

【诊断要点】

1. 症状

心绞痛以发作性胸痛为主要临床表现，疼痛的特点如下。

（1）诱因　发作常由体力劳动或情绪激动（如愤怒、焦急、过度兴奋等）所诱发，饱食、寒冷、吸烟、心动过速、休克等亦可诱发。

（2）部位　主要在胸骨体中段或上段或心前区，有手掌大小范围，甚至横贯前胸，界限不很清楚。常放射至左肩、左臂内侧达无名指和小指，或至颈、咽或下颌部。

（3）性质　胸痛常为压迫、发闷或紧缩性，也可有烧灼感，但不像针刺或刀扎样锐性痛，偶伴濒死的恐惧感觉。发作时，患者往往被迫停止正在进行的活动，直至症状缓解。

（4）持续时间　疼痛出现后常逐步加重，然后在3～5min内渐消失，可数天或数周发作一次，亦可一日内多次发作。

（5）缓解方式　一般在停止原来诱发症状的活动后即可缓解；舌下含用硝酸甘油也能在几分钟内使之缓解。

2. 体征

平时一般无异常体征，心绞痛发作时常见心率增快、血压升高、表情焦虑、皮肤冷或出汗，有时出现第四心音或第三心音奔马律。可有暂时性心尖部收缩期杂音，是乳头肌缺血以致功能失调引起二尖瓣关闭不全所致。

3. 实验室和其他检查

因心绞痛发作时间短暂，以下大多数检查均应在发作间期进行，可直接或间接反映心肌缺血。

（1）心脏 X 线检查　可无异常发现，如已伴发缺血性心肌病可见心影增大、肺充血等。

（2）心电图检查　约半数患者静息时心电图在正常范围，心绞痛发作时绝大多数患者心电图可出现暂时性心肌缺血引起的 ST 段移位。心电图的动态变化相较于静息心电图的固定 ST-T 改变更具有诊断意义。

（3）冠脉 CTA　有较高的阴性预测价值，若未见狭窄病变，一般可不进行冠脉造影等有创检查；但对冠脉狭窄程度的判定仍有一定限度，阳性结果必要时需进一步完善冠脉造影检查。

（4）冠脉造影　是诊断冠心病的金标准，可评估病情、指导治疗方案和评价预后；有心绞痛发作、需要明确或排除冠心病的推荐行冠脉造影检查。

【鉴别诊断】

（1）不稳定型心绞痛　疼痛部位、性质、发作时心电图改变等与稳定型心绞痛相似，但发作的劳力性诱因不同，常在休息或轻微活动下即可诱发，1 个月新发的或明显恶化的劳力性心绞痛也属于不稳定型心绞痛。

（2）急性心肌梗死　疼痛性质更剧烈，持续时间多超过 30min，可长达数小时，可伴有心律失常、心力衰竭和（或）休克，含用硝酸甘油多不能使之缓解。心电图、心肌坏死标志物检查可以进一步确诊。

（3）肋间神经痛和肋软骨炎　前者疼痛常累及1～2个肋间，但并不一定局限在胸前，为刺痛或灼痛，多为持续性而非发作性，咳嗽、用力呼吸和身体转动可使疼痛加剧，沿神经行径处有压痛，手臂上举活动时局部有牵拉疼痛；后者则在肋软骨处有压痛。

（4）心脏神经官能症　患者常诉胸痛，但为短暂（几秒）的刺痛或持久（几小时）的隐痛，患者常喜欢不时地吸一大口气或作叹息性呼吸。胸痛部位多在左胸乳房下心尖部附近，或经常变动。含用硝酸甘油无效或在十多分钟后才“见效”，常伴有心悸、疲乏、头昏、失眠及其他神经症的症状。

（5）不典型疼痛　还需与反流性食管炎等食管疾病、膈疝、消化性溃疡、肠道疾病、颈椎病等相鉴别。

（6）其他疾病引起的心绞痛　包括严重的主动脉瓣狭窄或关闭不全、风湿性冠状动脉炎、梅毒性主动脉炎引起冠状动脉口狭窄或闭塞、肥厚型心肌病、X综合征、心肌桥等均可引起心绞痛，要根据其他临床表现来进行鉴别。

【西医治疗】

1. 治疗原则

治疗主要在于预防动脉粥样硬化的发生和治疗已存在的动脉粥样硬化，改善冠脉血供及心肌耗氧以改善缺血症状，提高生活质量，降低不稳定型心绞痛和心肌梗死的发生率。

2. 预防用药

（1）阿司匹林 100mg po qd

（2）氯吡格雷 75mg po qd

（3）吲哚布芬 0.1g po bid

（4）阿托伐他汀 10～80mg po qn

（5）瑞舒伐他汀 5～40mg po qn

（6）匹伐他汀 2～4mg po qn

（7）辛伐他汀 5～40mg po qn

说明：给予有效的调脂、抗血小板治疗可促使粥样斑块稳定，减少血栓形成，降低心肌梗死和猝死的发生。一般稳定型冠心病患者使用单抗血小板治疗，主要是出血风险，阿司匹林不耐受可选择吲哚布芬或氯吡格雷，使用氯吡格雷时如需 PPI 治疗时，应选用不影响其疗效的泮托拉唑、兰索拉唑，若行介入治疗，应维持阿司匹林 / 吲哚布芬 + 氯吡格雷 / 替格瑞洛的双抗策略至少 6～12 个月；他汀一般首选中强效他汀如阿托伐他汀、瑞舒伐他汀、匹伐他汀等，降脂目标为 LDL-C 下降 50% 或降至 1.8mmol/L 以下，不达标的可合用依折麦布、海博麦布等，仍不达标，可使用 PSCK9 抑制剂（依诺尤单抗、阿利西尤单抗等）降脂，若他汀不耐受，可使用中成药血脂康或脂必泰治疗。

3. 发作时的治疗

（1）硝酸甘油 0.3～0.6mg　舌下含化

（2）硝酸异山梨酯 5mg　舌下含化

（3）速效救心丸 10～15 粒　舌下含服

（4）丹参滴丸 10 丸　舌下含服

（5）麝香保心丸 4 丸　舌下含服

说明：硝酸甘油对约 92% 的患者有效，其中 76% 在 3min 内见效。延迟见效或完全无效时提示患者并非患冠心病或为严重的冠心病。第一次用药时，患者宜平卧片刻。硝酸异山梨酯 2～5min 见效，作用维持 2～3h。

4. 缓解期的治疗

（1）β 受体阻滞药

① 酒石酸美托洛尔 12.5～100mg po bid

② 琥珀酸美托洛尔缓释片 23.75～190mg po qd

③ 阿替洛尔 25～100mg po bid

④ 比索洛尔 2.5～10mg po qd

说明：本药与硝酸酯类合用有协同作用，因而用量应偏小，开始剂量尤其要注意减小；停用本品时应逐步减量，对低血压、支气管哮喘以及心动过缓、二度或以上房室传导阻滞者不宜应用。

（2）硝酸酯制剂

① 硝酸异山梨酯 5mg po tid

② 5- 单硝酸异山梨酯 20mg po bid

说明：长效硝酸甘油制剂口服后半小时起作用，持续可达 8～12h，可每 8h 服 1 次。适于预防夜间心绞痛发作。

（3）钙通道阻滞药

① 地尔硫䓬 30～90mg po tid

② 维拉帕米 80～160mg po tid

③ 氨氯地平 5～10mg po qd

说明：非二氢吡啶类的地尔硫䓬和维拉帕米可以减慢心率从而减少氧耗。长效钙通道阻滞药能减少心绞痛的发作。其副作用可以引起心动过缓和心脏阻滞（非二氢吡啶类）或心率增快（二氢吡啶类）、心力衰竭、周围水肿、便秘、低血压、面部潮红、头痛等。

（4）其他药物

① 盐酸曲美他嗪 20～60mg po tid

② 尼可地尔 2mg po tid

③ 盐酸伊伐布雷定 2.5～7.5mg po bid

说明：曲美他嗪一般作为二线用药；尼可地尔可用于心绞痛的预防及长期治疗，并可治疗微血管性心绞痛；伊伐布雷定可减慢心率减轻心肌耗氧，一般用于 β 受体阻滞药禁忌证或效果不佳时。

5. 血运重建治疗

经皮冠状动脉介入治疗（PCI）、外科手术治疗。

【转诊指征】

（1）在 1 个月内疼痛发作的频率增加，程度加重、时限延长、诱发因素变化，硝酸类药物缓解作用减弱。

（2）休息状态下发作心绞痛或较轻微活动即可诱发，发作时表现有 ST 段抬高的变异型心绞痛。

（3）胸痛持续不缓解。

（4）经评估需要血运重建治疗且患者意愿者。

【中医治疗】

1. 辨证论治

（1）心血瘀阻证

主症：心胸疼痛，如刺如绞，痛有定处，入夜为甚，心痛彻背，背痛彻心，或痛引肩背，暴怒或劳累后加重，胸闷，舌质紫暗，有瘀斑，苔薄，脉弦涩或结、代。

治法：活血化瘀，通脉止痛。

处方：血府逐瘀汤加减，川芎 10g、桃仁 10g、红花 10g、赤芍 10g、柴胡 6g、桔梗 9g、枳壳 10g、牛膝 15g、当归 10g、生地黄 20g、降香 6g、郁金 15g。

（2）气滞心胸证

主症：心胸满闷，隐痛阵作痛无定处、遇情志不遂时诱发或加剧、脘胀嗳气，时欲太息，或得嗳气、矢气则舒，苔薄或薄腻，脉细弦。

治法：疏肝理气，活血通络。

处方：柴胡疏肝散加减，柴胡 6g、枳壳 10g、香附 10g、陈皮 10g、川芎 10g、赤芍 10g。

（3）痰浊闭阻证（痛、闷、胖、痰）

主症：胸闷重而心痛微、痰多气短，肢体沉重，形体肥胖，遇阴雨天诱发或加重，倦怠乏力，纳呆便溏，咳吐痰涎，舌体胖大、边有齿痕，苔浊腻或白滑。

治法：通阳泄浊，豁痰宣痹。

处方：栝楼薤白半夏汤合涤痰汤加减，栝楼10g、薤白20g、制半夏10g、胆南星6g、竹茹10g、人参（另煎）6g、茯苓10g、甘草10g、石菖蒲15g、陈皮10g、枳实6g。

（4）寒凝心脉证（痛、悸、冷、汗）

主症：卒然心痛如绞，心痛彻背，喘不得卧、多因气候骤冷或骤感风寒而发病或加重、心悸，胸闷气短，手足不温，冷汗出，面色苍白，苔薄白，脉沉紧或沉细。

治法：辛温散寒，宣通心阳。

处方：枳实薤白桂枝汤合当归四逆汤，桂枝10g、细辛3g、栝楼15g、薤白15g、当归10g、芍药10g、甘草6g、枳实10g、厚朴10g、大枣10g。

（5）气阴两虚证

主症：心胸隐痛，时作时止、心悸气短，动则益甚，伴倦怠乏力，声低气微，面色皖白，易于汗出，舌淡红，舌体胖且边有齿痕，脉细缓或结代。

治法：益气养阴，活血通脉。

处方：生脉散合人参养荣汤，太子参20、黄芪15g、炙甘草10g、肉桂6g、麦冬20g、玉竹10g、五味子10g、丹参20g、当归10g。

（6）心肾阴虚证

主症：心痛憋闷时作，虚烦不眠，腰膝酸软，头晕耳鸣，口干便秘，舌红少津，苔薄或剥，脉细数或结代。

治法：滋阴清火，养心和络。

处方：天王补心丹合炙甘草汤，生地黄20g、玄参10g、天冬10g、麦冬20g、炙甘草10g、茯苓12g、柏子仁20g、酸枣仁20g、五味子10g、远志10g、丹参10g、当归身10g、桔梗10g、炙甘草10g、生地黄20g、阿胶（烊化）10g。

2. 中成药

（1）通心络胶囊2～4粒po tid（适用于心气亏虚、心血瘀阻证）

（2）脑心通胶囊2～4粒po tid（适用于心气亏虚、心血瘀阻证）

（3）丹蒌片5片po tid（适用于痰瘀互结证）

（4）血脂康2粒po bid（适用于脾虚痰瘀互结证）

（5）脂必泰1粒po bid（适用于痰瘀互结、气血不利证）

（6）芪参益气滴丸0.5g po tid（适用于气虚血瘀证）

（7）补心气口服液10mL po tid（适用于心气亏虚证）

（8）速效救心丸5～10粒po tid（适用于气滞血瘀证）

（9）复方丹参滴丸10丸po tid（适用于气滞血瘀证）

（10）麝香保心丸2粒po tid（治疗寒凝气滞证）

（11）滋心阴口服液10ml po tid（适用于气阴两虚证）

（12）参松养心胶囊2～4粒po tid（适用气阴两虚、心络瘀阻证，特别是冠心病合并室性期前收缩者）

3. 中医非药物疗法

（1）针刺治疗　主穴为心俞、厥阴俞。配穴为内关、足三里、间使。

（2）推拿疗法　根据冠心病心绞痛的症状及体征，以手法按摩少阴心经、手厥阴心包经及手太阴肺经为主。按摩胸部膻中、乳根、气户等，背部如心俞、膈俞、志阳等穴，亦常取穴。

（3）导引　太极、八段锦、气功等。

【预防及健康指导】

对冠心病稳定型心绞痛除用药物防止心绞痛再次发作外，应从阻止或逆转粥样硬化病情进展，预防心肌梗死等方面综合考虑以改善预后。

附　隐匿性冠心病

没有心绞痛临床症状，但有心肌缺血的客观证据的冠心病，称为隐匿性冠心病，分为三种类型：①有心肌缺血证据，但无心绞痛症状；②既往有心梗病史，有心肌缺血证据，但无心绞痛症状；③有心肌缺血发作，有时有症状、有时无症状，此类居多。治疗建议基本同稳定型心绞痛。

附　缺血性心肌病

是指由冠状动脉硬化引起长期心肌缺血，导致心肌弥漫性纤维化，产生与原发性扩张性心肌病类似的临床表现，属冠心病的晚期阶段。主要表现为心脏扩大、心力衰竭。早期预防、早期治疗是避免进展为缺血性心肌病的重要手段，血运重建治疗对缺血区域有存活心肌者获益。

二、非 ST 段抬高型 ACS

非 ST 段抬高型 ACS 包括不稳定型心绞痛（UA）和非 ST 段抬高型心肌梗死（NSTEMI），其病因和临床表现相同但程度不同，不稳定型心绞痛是指介于急性心肌梗死和稳定型心绞痛之间的一组心绞痛综合征。

不稳定型心绞痛与稳定型心绞痛的差别主要在于冠脉内不稳定的粥样斑块继发病理改变，导致缺血加重，UA 易进展为心肌梗死，在管理上均应按急性冠脉综合征进行处置。全科医师要认知疾病危害，提高规范诊治意识，掌握识别和基本处置的能力，尽可能地提高此类患者的救治，避免延误病情。

【诊断要点】

胸痛的部位、性质与稳定型心绞痛相似，但具有以下特点之一：

（1）恶化型心绞痛　原为稳定型心绞痛，在1个月内疼痛发作的频率增加、程度加重、时限延长、诱发因素变化，硝酸类药物缓解作用减弱。

（2）初发型心绞痛　1个月之内新发生的心绞痛，并因较轻的负荷所诱发。

（3）静息型心绞痛　休息状态下发作心绞痛或较轻微活动即可诱发，发作时表现有ST段抬高的变异型心绞痛也属此列。

【鉴别诊断】

不稳定型心绞痛与非ST段抬高型心肌梗死的区别主要是根据血中心肌坏死标记物的测定，因此对非ST段抬高型ACS必须检测心肌坏死标记物并确定未超过正常范围时方能诊断不稳定型心绞痛。由于心肌坏死标志物的升高有相应的时间窗，对于怀疑非ST段抬高型ACS应在症状发作后每1～3小时复查1次心肌坏死标志物，6小时后阴性者方可排除，但同时需要注意不稳定型心绞痛向心肌梗死的进展，病情发生再次变化时，要注意再评估。

【西医治疗】

1. 一般处理

发作时，卧床休息1～3天，床边24h心电监测。有呼吸困难、发绀者应给氧吸入，维持血氧饱和度达到90%以上，烦躁不安、剧烈疼痛者可给以吗啡5～10mg，皮下注射。

2. 药物治疗

（1）阿司匹林100mg po qd或吲哚布芬0.1g po bid

氯吡格雷 75mg po qd 或替格瑞洛 90mg po bid

低分子肝素 4000～6000U ih q12h

（2）β受体阻滞药 同稳定型心绞痛。

（3）降脂治疗 同稳定型心绞痛。

（4）5% 葡萄糖注射液 250mL / 硝酸异山梨酯 20mg / iv drip/ivvp

5% 葡萄糖注射液 250mL / 硝酸甘油 25mg / iv drip/ivvp（5～100μg/min 泵入，1ml=100μg）

说明：所有无阿司匹林禁忌证的患者在确诊后均应立即服用阿司匹林（负荷 300mg，继以 75～100mg qd 维持），不耐受者可予吲哚布芬（负荷 0.2g，继以 0.1g bid 维持）；同时合用氯吡格雷（负荷量 300～600mg，继以 75mg qd 维持）或替格瑞洛（负荷 180mg，继以 90mg bid 维持），维持双抗的时间一般 6～12 个月；低分子肝素抗凝治疗一般持续 3～8 天；降脂治疗方案同稳定型心绞痛，但降脂目标一般为 LDL-C 下降至少 50% 或低于 1.4mmol/L。改善症状治疗一般建议用硝酸甘油或硝酸异山梨酯持续静脉滴注或微泵输注，以 10μg/min 开始，每 3～5min 增加 10μg/min，直至症状缓解或出现血压下降。及早开始用β受体阻滞药，口服β受体阻滞药的剂量应个体化。

3. 血运重建治疗

所有非 ST 段抬高型 ACS 均应接受缺血和出血评估并依据病情进行再评估，进行危险分层，依据危险分层指导血运重建治疗时机（极高危 2 小时内、高危 24 小时内、中危 72 小时内、低危无创检查或评估），除非患者不愿意接收血运重建或有禁忌证的患者。

【转诊指征】

此类患者应尽量在胸痛中心或胸痛救治单元按胸痛流程接受

规范救治，基层单位应与上级单位建立区域协同救治转诊体系，院内发生的也应及时请专科会诊或转科进行救治。

【中医治疗】

参照“稳定型心绞痛”。但导引治疗并不适用于急性期或血运重建治疗前，血运重建治疗后应根据患者的情况，鼓励尽早进行运动康复治疗。

【预防及健康指导】

非ST段抬高型ACS经治疗病情稳定，出院后应继续强调抗血小板和调脂治疗，特别是他汀类药物的应用可以促使斑块稳定。缓解期的进一步检查及长期治疗方案与稳定型心绞痛相同。

三、急性ST段抬高型心肌梗死

急性ST段抬高型心肌梗死（STEMI）是在冠状动脉病变的基础上，发生冠状动脉血供急剧减少或中断，使相应的心肌严重而持久地急性缺血导致心肌坏死。属于中医“真心痛”范畴。

基本病因通常是在冠状动脉粥样硬化基础上，冠脉不稳定斑块破裂、糜烂导致继发血栓形成，导致冠状动脉一支或多支血管持续、完全闭塞，一旦急性缺血达20～30min或以上，即可发生AMI。5%～15%的STEMI患者冠脉造影未见明显阻塞，被称为冠状动脉非阻塞性心肌梗死（MINOCA），主要病因有斑块破裂、心外膜冠脉痉挛、微血管功能障碍、冠脉血栓栓塞、冠脉自发性夹层、应激性心肌病等，需要冠脉造影方能明确。我国STEMI发病呈增长势态，2001～2011的10年间住院患者增加近4倍，2013年开始农村地区死亡率超过城市。

【诊断要点】

（1）先兆　50%～80%患者在发病前数日有乏力、胸部不适，活动时心悸、气急、烦躁、心绞痛等前驱症状。

（2）症状　疼痛是最先出现的症状，多发生于清晨，疼痛部位和性质与心绞痛相同，但诱因多不明显，程度更重，持续时间长，休息或含服硝酸甘油不能缓解；疼痛可放射至（也可单独出现）下颌、颈部、背部上方，从而误认为牙痛或关节痛。全身症状有发热、心动过速等。部分患者以胃肠道症状为主要表现，疼痛剧烈时常伴有频繁的恶心、呕吐和上腹胀痛；肠胀气亦不少见；重症者可发生呃逆；以上胃肠道症状可单独出现，特别是下壁心梗时可仅表现为恶心、呕吐，此类患者易被误认为消化系统疾病而延误诊治。可出现室早、室速、室颤、房室传导阻滞（特别是下壁心梗时）等心律失常。还可以合并低血压和休克、心力衰竭，一旦出现，提示病情更加危重、预后不良。

（3）体征　心脏体征有心脏浊音界可正常也可轻度至中度增大；心率多增快，少数也可减慢；心尖区第一心音减弱；可出现第四心音（心房性）奔马律，少数有第三心音（心室性）奔马律；可有各种心律失常。除极早期血压可增高外，几乎所有患者都有血压降低。

（4）辅助检查

① 心电图　特征性改变为ST段抬高呈弓背向上型，在面向坏死区周围心肌损伤区的导联上出现；宽而深的Q波（病理性Q波），在面向透壁心肌坏死区的导联上出现；T波倒置，在面向损伤区周围心肌缺血区的导联上出现。其他心电图表现如新发的完全性左束支传导阻滞，超急性期出现的异常高大不对称的T波均提示急性心肌梗死。

② 超声心动图　二维和M型超声心动图也有助于了解心室壁的运动和左心室功能，诊断室壁瘤和乳头肌功能失调等。

③ 实验室检查　心肌损伤标志物增高水平与心梗范围及预后明显相关，肌红蛋白一般2h升高、肌钙蛋白I（cTnI）或T（cTnT）一般3～4h升高、肌酸激酶同工酶（CK-MB）一般4h内

升高，因此部分患者早期心肌损伤标志物可正常，故不能以此来排除心肌梗死。

【鉴别诊断】

（1）心绞痛　症状轻，持续时间短约数分钟，呈一过性，含硝酸甘油有效，心电图呈一过性缺血改变。

（2）主动脉夹层　胸痛一开始即达高峰，常放射到背、肋、腹、腰和下肢，两上肢的血压和脉搏可有明显差别，可有主动脉瓣关闭不全的表现，偶有意识模糊和偏瘫等神经系统受损症状。但无血清心肌坏死标志物升高等可资鉴别。

（3）急性肺动脉栓塞　可发生胸痛、咯血、呼吸困难和休克。心电图示Ⅰ导联S波加深，Ⅲ导联Q波显著T波倒置，胸导联过渡区左移，右胸导联T波倒置等改变，可资鉴别。

（4）急腹症　以腹痛为表现的下后壁心梗常被误认为胃病或急腹症。急性胰腺炎、消化性溃疡穿孔、急性胆囊炎、胆石症等均有上腹部疼痛，可能伴休克。仔细询问病史、体格检查、心电图检查等可协助鉴别。

【西医治疗】

对STEMI，强调及早发现、及早住院，并加强住院前的就地处理。

1. 监护和一般治疗

（1）休息　急性期卧床休息，保持环境安静。减少探视，防止不良刺激，解除焦虑。

（2）监测　在冠心病监护室进行心电图、血压和呼吸的监测，除颤仪应随时处于备用状态。密切观察心律、心率、血压和心功能的变化，为适时做出治疗措施、避免猝死提供客观资料。

（3）吸氧　对有呼吸困难和血氧饱和度降低者，最初几日间断或持续通过鼻管面罩吸氧。

（4）护理 急性期12h卧床休息，若无并发症，24h内应鼓励患者在床上行肢体活动，若无低血压，第3天就可在病房内走动；梗死后第4～5天，逐步增加活动直至每天3次步行100～150m。

（5）建立静脉通道，保持给药途径畅通。

（6）双抗负荷治疗参照非ST段抬高型ACS；推荐一旦确诊优先选择普通肝素70～100U/kg静脉推注抗凝；再灌注治疗后可更换为低分子肝素4000～6000U ih q12h继续治疗3～8天。

2. 解除疼痛

（1）吗啡5～10mg ih/iv st

（2）罂粟碱0.03～0.06g im st

（3）硝酸甘油0.3mg或硝酸异山梨酯5～10mg舌下含用或静脉滴注（参照本章非ST段抬高型ACS一节，下壁及右室心梗患者禁用）

3. 再灌注治疗

全科医师应当掌握STEMI患者的早期识别、初步诊断和早期处置，充分认识“时间就是心肌”的理念，在专科、胸痛中心、胸痛救治单元或区域胸痛救治体系的指导下确保救治流程规范，目的是通过选择合适的再灌注策略（PCI、溶栓等）缩短患者的总缺血时间，以确保接受直接PCI患者在医疗接触后2小时内接受再灌注治疗、到达医院大门至导丝通过时间＜90分钟，经筛查适合或需要溶栓的患者在30分钟内完成溶栓。

（1）溶栓治疗

溶栓治疗应在有效的抗凝基础上进行，建议静脉注射普通肝素4000U（50～70U/kg），继以12U/（kg•h）静脉滴注，溶栓过程中及溶栓后应监测APTT或ACT至对照值的1.5～2.0倍（APTT为50～70s），通常肝素抗凝需维持48h左右。

常用的溶栓方案如下：

① 0.9% 氯化钠注射液 100mL
尿激酶 150 万 U / iv drip（30min 内滴入，只在无特异性纤溶酶原激活剂时选用）

② 0.9% 氯化钠注射液 10mL
尿激酶原 20mg / iv（3min 内注射，再进行滴注）

0.9% 氯化钠注射液 90mL
尿激酶原 30mg / iv drip（30min 内滴入）

③ 灭菌注射用水 10mL
瑞替普酶 18mg / iv（>2min，30min 后重复 1 次）

④ 灭菌注射用水 3mL
替奈普酶 16mg / iv（5～10min 推注完毕）

说明：发病 3h 内的患者溶栓与直接 PCI 获益相当，随着发病时间的延长，溶栓获益降低，时间越长越应考虑直接 PCI，除非不具备直接 PCI 的条件，溶栓失败的应进行补救性的 PCI 治疗，溶栓成功后在 2～24h 内要常规进行冠脉造影。溶栓前均需由专科进行适应证和禁忌证筛查。

适应证：两个或两个以上相邻导联 ST 段抬高（胸导联≥0.2mV，肢导联≥0.1mV），或病史提示 AMI 伴左束支传导阻滞，起病时间<12h，患者年龄<75 岁。ST 段显著抬高的 MI 患者年龄>75 岁，经慎重权衡利弊仍可考虑。ST 段抬高型 MI 发病时间已达 12～24h，但如仍有进行性缺血性胸痛，广泛 ST 段抬高者也可考虑。

禁忌证：既往发生过出血性脑卒中，6 个月内发生过缺血性脑卒中或脑血管事件；颅内肿瘤；近期（2～4 周）有活动性内脏出血；未排除主动脉夹层；入院时严重且未控制的高血压（>180/110mmHg）或慢性严重高血压病史；目前正在使用治疗剂量的抗凝血药或已知有出血倾向；近期（2～4 周）创伤史，包括头部外伤、创伤性心肺复苏或较长时间（>10min）的心肺复苏；近期（<3 周）外科大手术；近期（<2 周）曾有在不能压迫部位的大血管行穿刺术。

（2）经皮冠状动脉介入治疗（PCI）

若患者就诊于无直接 PCI 条件的医院，如能在首次医疗接触后 120min 内转运至 PCI 中心并完成再灌注治疗，则应在 30min 内将患者转出。患者自行就诊于可行直接 PCI 的医院，应在首次医疗接触后 90min 内完成直接 PCI 治疗；发病 3～12h，优选直接 PCI。

直接 PCI 适应证：发病 12h 内的 STEMI 患者或新发左束支传导阻滞的患者；院外心搏骤停复苏成功的 STEMI 患者；存在提示心肌梗死的进行性心肌缺血症状，但无 ST 段抬高，出现以下一种情况（血流动力学不稳定或心源性休克；反复或进行性胸痛，保守治疗无效；致命性心律失常或心搏骤停；机械并发症；急性心力衰竭；ST 段或 T 波反复动态改变，尤其是间断性 ST 段抬高）患者；STEMI 发病超过 12h，但有临床和 / 或心电图进行性缺血证据；伴持续性心肌缺血症状、血流动力学不稳定或致命性心律失常。

禁忌证：发病超过 48h，无心肌缺血表现、血流动力学和心电稳定的患者。

4. 长期治疗

（1）抗血小板治疗　维持药物选择、剂量及持续时间参照非 ST 段抬高型 ACS。

（2）调脂治疗　药物选择、剂量及降脂目标参照非 ST 段抬高型 ACS。

（3）β受体阻滞药　无禁忌证，应在发病 24 小时内开始服用，逐渐调高剂量至静息心室率 55～60 次 / 分。

（4）ACEI/ARB　抗心室重构，减少心衰发生，降低死亡率，无禁忌证，发病后 24 小时内应用。

【转诊指征】

疑诊患者要尽快完善心电图并完善专科或胸痛中心区域协同救治、远程会诊，确诊后应及时进行转诊。

【中医治疗】

1. 辨证论治

（1）气虚血瘀

主症：心胸刺痛，胸部闷滞，动则加重，伴短气乏力，汗出心悸，舌体胖大，有齿痕，舌质暗淡或有瘀点瘀斑，舌苔薄白，脉弦细无力。

治法：益气活血，通脉止痛。

处方：保元汤合血府逐瘀汤加减，人参（另煎）6g、黄芪20g、桃仁9g、红花9g、川芎10g、丹参15g、赤芍15g、当归10g、柴胡6g、枳壳6g、桔梗6g、甘草6g。

（2）寒凝心脉

主症：胸痛彻背，胸闷气短，心悸不宁，神疲乏力，形寒肢冷，舌质淡暗，苔白腻，脉沉无力、迟缓或结、代。

治法：温补心阳，散寒通脉。

处方：当归四逆汤加味，当归10g、芍药10g、桂枝6g、制附子（先煎）6g、细辛3g、人参（另煎）6g、甘草3g、三七10g、丹参10g。

（3）正虚阳脱

主症：心胸绞痛，胸中憋闷，或有窒息感，喘促不宁，心慌，面色苍白，大汗淋漓，烦躁不安，或表情淡漠，重则神识昏迷，四肢厥冷，口开目合，手撒遗尿，脉疾数无力，或脉微欲绝。

治法：回阳救逆，益气固脱。

处方：四逆加人参汤加减，红参（另煎）9g、制附子（先煎）6g、肉桂6g、山茱萸15g、龙骨（先煎）30g、牡蛎（先煎）30g。

2. 针灸

（1）体针　主穴：心俞、厥阴俞。配穴：内关、膻中、通里、间使、神门。中等刺激，留针 30min，重灸关元、百会、足三里。

（2）耳针　穴位：取心、交感、皮质下、肾上腺，留针；或上述穴位附近的阿是穴上压心痛丸、活心丹等。

3. 推拿疗法

穴位按摩点可选膻中、神门、内关、心俞等。同时按摩耳郭及点按心、胸、神门等穴。此外，亦可用胶布将王不留行籽贴上述耳穴上，轻轻按压，每日数次。

【预防及健康指导】

以下预防措施亦适用于心绞痛患者。在正常人群中，预防动脉粥样硬化和冠心病，属一级预防，已有冠心病和 MI 病史者还应预防再次梗死和其他心血管事件称之为二级预防。二级预防应全面综合考虑，为便于记忆可归纳为以 A、B、C、D、E 为符号的五个方面。出院后要长期坚持药物治疗。

A：抗血小板聚集、ACEI 类药物。

B：β 受体阻滞药、控制好血压。

C：控制血脂水平、戒烟。

D：控制饮食、治疗糖尿病。

E：普及有关冠心病的教育，有计划地、适当地运动锻炼。

第三节　病毒性心肌炎

病毒性心肌炎是病毒侵犯心脏引起以心肌炎症病变为主要表现的疾病。本病属中医“风温”“心悸”“怔忡”等范畴。

常见病原体包括肠道病毒（特别是柯萨奇病毒 B 族）、腺病毒、流感病毒、EB 病毒、巨细胞病毒等，新冠感染相关的心肌炎发生率约为 0.24%～0.41%。本病临床表现差异大，预后大多良好，一般均在 6～12 个月恢复，部分患者可进展为扩张型心肌病；但暴发性心肌炎起病急骤，病情进展极其迅速，患者很快出现心力衰竭、循环衰竭、恶性心律失常、猝死等，早期病死率极高，预后极为凶险，需加以识别。

【诊断要点】

病毒性心肌炎的诊断必须建立在有心肌炎的证据和病毒感染的证据基础上。确诊有赖于心内膜心肌活检，但往往较难获得，目前主要以临床诊断为主。

（1）病前 1～3 周有消化道或呼吸道感染史。

（2）临床表现　轻则可无症状，或有明显乏力，面色苍白，多汗头晕，心悸气短，胸闷或心前区疼痛，四肢发冷等。重则呼吸困难、水肿、晕厥、猝死。婴儿可见拒食，发绀，肢凉，凝视等。

（3）体征　心率加快，心音低钝，心尖部第一心音减弱，或呈胎音样，有奔马律、期前收缩、二联律或三联律，心尖部可有Ⅰ～Ⅱ级收缩期杂音。颈静脉怒张、水肿、肝大、肺部湿啰音等心衰体征。甚至低血压、四肢湿冷等心源性休克体征。

（4）辅助检查　心电图检查有心律失常，主要导联 ST 段可降低，T 波低平或倒置。血沉增快，谷草转氨酶、肌酸磷酸激酶、乳酸脱氢酶及同工酶可增高，cTnI、cTnT 升高的幅度能特异性反应心肌损伤的范围和程度，与病情严重程度和预后相关。早期可从鼻咽、粪便、血液、心包积液中分离出病毒，恢复期血清中该病毒相应抗体增高。

【鉴别诊断】

（1）风湿性心脏炎　有反复呼吸道感染史。风湿活动的症状如高热、多发性游走性大关节炎、环形红斑及皮下小结等。有瓣膜病变时出现二尖瓣区收缩期和（或）舒张期杂音。实验室检查可见血沉增快，C 反应蛋白阳性，黏蛋白增高及抗溶血性链球菌“O”、链球菌激酶效价增高与咽拭子培养阳性等链球菌感染的证据。

（2）急性心肌梗死　同样伴有心肌损伤，部分心肌炎患者由于心肌坏死，心电图可表现为 ST 段抬高，需要冠脉造影进行鉴别。

（3）脓毒血症性心肌炎　严重感染性休克时毒性损害可造成心肌损伤，早期出现的感染灶及血白细胞显著升高有助于鉴别。

（4）应激性心肌病　好发于绝经后女性，有胸痛、心电图 ST-T 改变及心肌损伤标志物升高，常有强烈的精神刺激等诱因，左心室造影呈章鱼篓样改变。

【西医治疗】

1. 抗病毒治疗

（1）奥司他韦胶囊 75mg po bid

（2）帕拉米韦 300～600mg iv drip qd

（3）更昔洛韦 0.5～0.6g/d iv drip

（4）复方板蓝根冲剂 1 包 po tid

说明：所有暴发性病毒性心肌炎患者均应尽早联合给予抗病毒治疗；奥司他韦、帕拉米韦对 A 型、B 型流感病毒有用；阿昔洛韦对 EB 病毒等 DNA 病毒有效；更昔洛韦对巨细胞病毒有效；干扰素可用于肠道病毒感染；新冠病毒感染的抗病毒方案参照相关防控方案。中草药板蓝根、连翘、大青叶、虎杖等可能对病毒感染有效。

2. 改善心肌营养、代谢药物

（1）5% 葡萄糖注射液 250mL
维生素 C 5～10g　/ iv drip qd

（2）辅酶 Q_{10} 10mg po tid

（3）曲美他嗪 20mg po tid

（4）肌苷 0.2g po tid

（5）5% 葡萄糖注射液 250mL
三磷酸腺苷 20～40mg
辅酶 A100U
维生素 B_6 0.1～0.2g　/ iv drip qd

说明：可有改善心脏功能等作用，具一定疗效，暴发性心肌炎维生素 C 需要大剂量应用。

3. 免疫调节治疗

（1）甲泼尼龙 0～200mg iv drip qd（3～5 天后逐渐减量使用）

（2）地塞米松 10～20mg po qd

（3）免疫球蛋白 20～40g iv drip qd（2 天后改为 10～20g 维持 5～7 天）

说明：糖皮质激素一般在病毒性心肌炎的第二阶段免疫损伤期应用，在病毒复制和损伤的第一阶段应用可能导致病毒复制增加，但对于暴发性心肌炎，第一阶段短而第二阶段免疫反应重，应尽早足量使用。免疫球蛋白主要应用于暴发性心肌炎，应早期足量使用。

4. 抗心力衰竭、心律失常治疗

并发症的处理参照心力衰竭、心律失常相关章节。

5. 中药制剂

（1）5% 葡萄糖注射液 250mL
黄芪注射液 20～40mL　/ iv drip qd

（2）5% 葡萄糖注射液 250mL
生脉注射液 50～80mL　/ iv drip qd

（3）5% 葡萄糖注射液 250mL
参麦注射液 30～50mL　/ iv drip qd

说明：黄芪注射液具有抗病毒、强心、提高免疫作用等功效；

生脉注射液中的人参可提高心肌耐缺氧能力；参麦注射液除具有抗心衰作用外，还能改善心肌组织代谢，减少心肌耗氧量，并有保护、修复心肌细胞及抗心律失常作用。

6. 生命支持治疗

所有暴发性心肌炎患者均应尽早给予生命支持治疗，是各项治疗的重中之重，是暴发性心肌炎“以生命支持为依托的综合救治方案”的中心环节。包括循环支持（IABP、ECMO）、呼吸支持（呼吸机辅助通气）、血液净化及连续肾脏替代治疗。因此需要专科及重症医学科的干预。

【转诊指征】

（1）需进一步明确诊断的。

（2）出现心律失常、心衰等并发症的。

（3）暴发性心肌炎。

【中医治疗】

1. 邪毒犯心

主症：发热或头痛，咽痛，咳嗽，口干，口苦，或腹痛，腹泻，恶心，呕吐，心悸心烦，胸闷，舌质红，苔薄白或黄腻，脉浮数或滑数。

治法：清热解毒。

处方：银翘散加减，金银花 10g、连翘 10g、竹叶 6g、荆芥 10g、薄荷（后下）6g、板蓝根 30g、苦参 10g、丹参 10g、生地黄 10g、生甘草 6g。

2. 痰瘀互阻

主症：心悸，胸闷如窒，心前区刺痛，气短喘促，咳嗽痰多，口唇紫暗，舌质暗，舌苔白腻，脉弦滑或细涩、结代。

治法：化痰泄浊，活血化瘀。

处方：瓜蒌薤白半夏汤、失笑散加减，瓜蒌皮 10g、薤白头

10g、半夏10g、丹参10g、参三七10g、郁金10g、黄连3g、牡蛎30g（先煎）、栀子10g、炙甘草6g。

3. 虚火扰心

主症：心悸心烦，胸闷隐痛，失眠多梦，口干咽燥，手足心热，潮热盗汗，小便短少，大便秘结，舌红少苔，脉细数或结代。

治法：益气养心。

处方：炙甘草汤加减，炙甘草10g、党参10g、黄芪10g、桂枝10g、五味子6g、麦冬10g、生地黄10g、阿胶10g（烊冲）、红枣5枚、龙齿（先煎）30g。

4. 气阴两虚

主症：心悸怔忡，胸闷气短，周身乏力，咽干，舌红少苔，脉细数。

治法：益气滋阴。

处方：生脉散加减，党参20g、麦冬20g、五味子6g、黄芩6g、知母9g、玉竹20g、黄精20g。

【预防及健康指导】

注意休息，急性期应卧床，限制活动。恢复期避免过度疲劳，不宜做剧烈运动。防止感冒发生。饮食宜清淡和富有营养，不吃过于甘肥厚腻及辛辣食物，不饮浓茶、咖啡。一旦出现呼吸气促、面色青紫、脉细微而数等危重症状，应及时抢救。

第四节　扩张型心肌病

扩张型心肌病（DCM）主要特征是单侧或双侧心腔扩大，心肌收缩功能减退，是引起心力衰竭、心律失常、猝死的常见原因之一。属于中医学“胸痹”“心悸”“喘证”范畴。

本病较为常见，发病率为（13～84）/10万，病死率较高，确诊后 5 年生存率约为 50%。病因迄今不明，除特发性、家族遗传性外，近年来认为持续病毒感染是其重要原因。

【诊断要点】

（1）临床表现 起病隐匿，早期可无症状，或表现为乏力及中度体力活动后气喘、心悸及胸闷。随着病情进展，可逐渐出现进行性加重的劳力性呼吸困难，夜间阵发性呼吸困难，甚至急性左心衰。部分患者还伴随多种心律失常以及顽固性心力衰竭及恶性心律失常等，甚至可出现心源性猝死。部分患者可以以上任一情况作为首发症状，而无明显进展过程。

（2）体征 心界扩大，心音减弱，心尖部收缩期杂音，合并心律失常或心力衰竭体征。

（3）辅助检查 胸部 X 线检查常见心影明显增大，心胸比＞50%，肺淤血。心电图可见多种心电异常如心房颤动、传导阻滞等各种心律失常，ST-T 改变、低电压、R 波减低，少数可见病理性 Q 波。超声心动图早期即可有心腔轻度扩大，后期各心腔均扩大，左心室扩大早而显著，室壁运动普遍减弱。

（4）临床诊断标准 应满足具有心室扩大和心肌收缩功能降低的客观证据。

① 左心室舒张末内径＞5.0cm（女性）和＞5.5cm（男性）（或大于年龄和体表面积预测值的 117%）；

② 左室射血分数＜45%，短轴收缩率＜25%；

③ 发病时除外高血压、心脏瓣膜病、先天性心脏病或缺血性心脏病等。

（5）病因诊断

① 家族性 DCM：具备家族史的应进行基因诊断；

② 酒精性心肌病：长期大量饮酒史，折算酒精量，女性＞40g/ 天，男性＞80g/d，饮酒＞5 年，无其他心脏病病史，早期发

现戒酒 6 个月后 DCM 临床症状得到缓解；

③ 围生期心肌病：多发生于妊娠期的最后 1 个月和产后 5 个月内；

④ 心动过速性心肌病：具有发作时间大于每天总时间的 12%～15% 的持续性心动过速；

⑤ 特发性：病因不明的；

⑥ 继发性：主要包括全身免疫系统疾病的心脏损害（如系统性红斑狼疮、白塞病等），代谢内分泌性或营养性疾病继发的（如嗜铬细胞瘤、甲状腺疾病等）、其他器官并发的心肌病（如尿毒症性心肌病、贫血性心肌病、淋巴瘤浸润性心肌病等）。

【西医治疗】

DCM 的防治宗旨是阻止基础病因介导心肌损害，有效控制心衰及心律失常，预防猝死和栓塞，提高患者生活质量及生存率。

1. 一般治疗

在心衰发作期以卧床休息为主。在心衰发作时给予中高流量吸氧，心衰控制后可逐渐停止吸氧。使用利尿药后则注意控制氯化钠摄入量。每日氯化钠摄入量6g。同时还应减少脂类食物摄入。戒烟酒，保持大便通畅，减少心肌耗氧量。

2. 药物治疗

（1）心衰治疗的药物治疗　参照心力衰竭有关章节。尤其需要重视 β 受体阻滞药、ARNI（沙库巴曲缬沙坦）/ACEI/ARB 的应用。

（2）心律失常的药物治疗　参照心律失常有关章节，要注意控制诱发室性心律失常的可逆因素，主要包括纠正和控制心衰、纠正低钾低镁、β 受体阻滞药的应用，避免洋地黄、利尿药的毒副作用。

3. 非药物治疗

对于左心室射血分数≤35%，心电图 QRS 波时限≥150ms 伴左束支传导阻滞的患者，需要安装心脏再同步起搏器（CRT）治疗；对于>3 个月优化药物治疗后，左心室射血分数≤35%，或曾发生过血流动力学不稳定，预期生存期>1 年，需要行置入式心脏转复除颤器（ICD）预防猝死；部分患者需要同时进行上述两种器械植入治疗（CRTD）。

4. 中成药物

（1）参益气滴丸 0.5g po tid

（2）芪苈强心胶囊 0.6～1.2g po tid

【转诊指征】

（1）诊断有困难或需要排除其他诊断者。

（2）心衰反复发作，疗效不佳者。

（3）评估需要器械植入治疗者。

【中医治疗】

参照“心力衰竭”等有关章节。

【预防及健康指导】

对确诊为扩张型心肌病的患者，应保持良好心境，避免劳累，补充营养，注意预防呼吸道感染，戒烟酒，定期到医院复查，保护或改善心功能，提高生活质量。

附　肥厚型心肌病

肥厚型心肌病（HCM）是一种遗传性心肌病，以心室非对称肥厚为特点，是青少年运动猝死最主要的原因之一。左心室流出道压力阶差>30mmHg 者为梗阻性 HCM。常见临床表现为劳力性呼吸困难、乏力，劳力性胸痛，可伴发房颤等心律失常，运动中出现的晕厥和猝死常与室性心律失常相关。心电图可见左心室高电压伴 ST 段压低及 T 波倒置，少数病人可见病理性 Q 波。心脏超声是最主要的诊断手段，主要表现为心室非对称的肥厚而不伴心室腔的扩大。心脏磁共振和基因筛查也应作为 HCM 的常规检查。诊断时需要排除左心室负荷增高引起的心室肥厚，包括高血压性心脏病、主动脉瓣狭窄、运动员心脏肥厚等。

β 受体阻滞药是梗阻性 HCM 的一线用药，非二氢吡啶类钙离子拮抗药（地尔硫䓬、维拉帕米等）可作为替代治疗，心衰时应按照心衰治疗原则处置，但严重梗阻性 HCM 往往由于外周灌注不足，慎用扩血管药、ACEI/ARB 等。

梗阻性 HCM 应评估外科手术、室间隔化学消融、射频消融、经心尖室间隔消融手术以减轻梗阻，ICD 是预防猝死的重要治疗手段。

第五节　常见的心律失常

一、心律失常的诊断与治疗

心律失常是指心脏冲动的频率、节律、起源部位、传导速度或激动次序的异常。按其发生原理，区分为冲动形成异常和冲动传导异常两大类。按照心律失常发生时心率的快慢，可将其分为快速型心律失常与缓慢型心律失常两大类。属于中医学“心悸”“怔忡”范畴。

【诊断】

1. 病史

心律失常的诊断应从详尽采集病史入手。让患者客观描述发生心悸等症状时的感受。病史通常能提供对诊断有用的线索：

① 心律失常的存在及其类型；

② 心律失常的诱发因素，如烟、酒、咖啡、运动及精神刺激等；

③ 心律失常发作的频繁程度、起止方式；

④ 心律失常对患者造成的影响、产生的症状或存在潜在预后意义；

⑤ 心律失常对药物和非药物方法如体位、呼吸、活动等的反应。

2. 体格检查

除检查心率与节律外，某些心脏体征有助于心律失常的诊断。例如，完全性房室传导阻滞或房室分离时心律规则，因 P-R 间期不同，第一心音强度亦随之变化。若心房收缩与房室瓣关闭同时发生，颈静脉可见巨大 α 波。左束支传导阻滞可伴随第二心音反常分裂。按摩颈动脉窦可对某些心律失常的及时终止和诊断提供帮助。

3. 心电图检查

这是诊断心律失常最重要的一项无创伤性检查技术。应记录 12 导联心电图。

4. 其他检查

（1）动态心电图（Holter）检查　即使用一种小型便携式记录器，连续记录患者 24～72h 的心电图，患者日常工作与活动均不受限制。这项检查便于了解心悸与晕厥等症状的发生是否与心律失常有关、明确心律失常或心肌缺血发作与日常活动的关系以及昼夜分布特征、协助评价抗心律失常药物疗效、起搏器或埋藏式心脏复律除颤器的疗效以及是否出现功能障碍。

（2）运动试验　患者在运动时出现心悸症状，可做运动试验协助诊断。但应注意，正常人进行运动试验亦可发生室性期前收缩。运动试验诊断心律失常的敏感性不如动态心电图。

（3）食管心电图　解剖上左心房后壁毗邻食管，因此，插入食管电极导管并置于心房水平时，能记录到清晰的心房电位，并能进行心房快速起搏或程序电刺激。

（4）临床心电生理检查　大多基于以下三个方面的原因。

① 诊断性应用：确立心律失常及其类型的诊断，了解心律失常的起源部位与发生机制。

② 治疗性应用：以电刺激终止心动过速发作或评价某项治疗措施能否防止电刺激诱发的心动过速；植入性电装置能否正确识别与终止电诱发的心动过速；通过电极导管，以不同种类的能量（射频、冷冻、超声等）消融参与心动过速形成的心肌，以达到治愈心动过速的目的。

③ 判断预后：通过电刺激确定患者是否易于诱发室性心动过速、有无发生心脏性猝死的危险。

【中医治疗】

1. 辨证论治

（1）心虚胆怯

主症：心悸，善惊易恐，坐卧不安，如恐人将捕之，多梦易醒，恶闻声响，食少纳呆，苔薄白，脉细略数或细弦。

治法：镇惊定志，养心安神。

处方：安神定志丹加减，党参 15g、茯苓 15g、远志 10g、石菖蒲 10g、茯神 12g、酸枣仁 20g、柏子仁 10g、龙齿（先煎）20、煅磁石（先煎）30g、琥珀粉（冲）3g、天冬 20g、生地黄 20g、熟地黄 20g、五味子 6g、肉桂 6g（后下）。

（2）心血不足

主症：心悸气短，失眠多梦，面色无华，头晕目眩，纳呆食少，倦怠乏力，腹胀便溏，舌淡红，脉细弱。

治法：补血养心，益气安神。

处方：归脾汤加减，党参 20g、黄芪 20g、白术 10g、炙甘草

10g、当归10g、龙眼肉20g、茯神15g、远志10g、酸枣仁20g、柏子仁10g、生龙牡各（先煎）30g、紫石英（先煎）15g、木香6g。

（3）阴虚火旺

主症：心悸易惊，心烦失眠，头晕目眩，耳鸣、口燥咽干，五心烦热，盗汗，急躁易怒，舌红少津，苔少或无，脉细数。

治法：滋阴降火，养心安神。

处方：天王补心丹合朱砂安神丸，生地黄20g、玄参15g、天冬20g、麦冬20g、当归10g、丹参15g、党参20g、茯苓15g、朱砂（冲）1g、柏子仁20g、炒酸枣仁20g、远志10g、五味子6g、黄连6g。

说明：朱砂为汞制剂，不宜用量过大及长期服用。滋阴药物大量服用容易碍胃，注意配合理气药物。

（4）心阳不振

主症：心悸不安，胸闷气短，动则尤甚，形寒肢冷，面色苍白，舌淡苔白，脉象虚弱或沉细无力。

治法：温补心阳，安神定悸。

处方：桂枝甘草龙骨牡蛎汤合参附汤，桂枝6g、制附子（先煎）6g、人参6g、黄芪15g、麦冬20g、枸杞子20g、炙甘草10g，生龙骨（先煎）、生牡蛎（先煎）各30g。

（5）瘀阻心脉

主症：心悸不安，胸闷不舒，心痛时作，痛如针刺，唇甲青紫，舌质紫暗，或有瘀斑，脉涩或结或代。

治法：活血化瘀，理气通络。

处方：桃仁红花煎合桂枝甘草龙骨牡蛎汤，桃仁6g、红花10g、丹参20g、赤芍10g、川芎10g、香附10g、青皮6g、当归12g、生地黄20g、桂枝6g、甘草6g，龙骨、牡蛎（各、先煎）30g。

（6）痰火扰心

主症：心悸时作时止，受惊易作，烦躁不安，失眠多梦，痰多、胸闷、食少、泛恶，口干口苦，大便秘结，小便短赤，舌红，苔黄腻，脉弦滑。

治法：清热化痰，宁心安神。

处方：黄连温胆汤加减，黄连 9g、制半夏 9g、橘皮 10g、茯苓 15g、竹茹 10、枳实 9g，生姜 3 片。

2. 针灸

（1）体针　取内关、间使、心俞、膻中、神门、巨阙、三阴交、太溪等。

（2）耳针　主穴：心、交感、神门、枕。配穴：因器质性疾病而致心律失常加小肠、耳迷根。

3. 中成药

（1）参松养心胶囊 0.8～1.6g po tid（适用于冠心病室性早搏属气阴两虚、心血瘀阻证）

（2）稳心颗粒 5g po tid（适用于室早、房早属气阴两虚、心脉瘀阻证）

（3）心宝丸 5～10 丸 po tid（适用于窦性心动过缓、病态窦房结综合征属心肾阳虚、心脉瘀阻证）

（4）参仙升脉口服液 20ml po bid（适用于轻中度窦性心动过缓、轻度病态窦房结综合征不合并快速心律失常属心肾阳虚、寒凝血脉证）

说明：其他如生脉饮、养血安神片、天王补心丹等可酌情选用。

二、窦性心动过速

正常窦性心律的冲动起源于窦房结，频率为 60～100 次 / 分。心电图显示窦性心律的 P 波在Ⅰ、Ⅱ、aVF 导联直立，aVR 倒置。

P-R 间期 0.12～0.20s。心电图符合窦性心律的上述特征，成人窦性心律的频率超过 100 次 / 分者，为窦性心动过速。

窦性心动过速可见于健康人吸烟、饮茶或咖啡、饮酒、体力活动及情绪激动时。某些病理状态，如发热、甲状腺功能亢进症、贫血、休克、心肌缺血、充血性心力衰竭以及应用肾上腺素、阿托品等药物亦可引起窦性心动过速。

【诊断】

主要依靠心电图检查。成人窦性心律的频率超过 100 次 / 分，为窦性心动过速。窦性心动过速通常逐渐开始和终止，频率大多在 100～150 次 / 分，偶可高达 200 次 / 分。

【西医治疗】

① 酒石酸美托洛尔 12.5～100mg po bid

② 琥珀酸美托洛尔 23.75～190mg po qd

③ 富马酸比索洛尔 2.5～10mg po qd

④ 盐酸地尔硫䓬 30mg po tid

⑤ 伊伐布雷定 2.5～7.5mg po bid

说明：窦性心动过速的治疗首先应根据病因治疗，以及去除诱因，如治疗甲亢、纠正心力衰竭、控制感染等，一般不做特殊药物治疗，症状重者可适当予β受体阻滞药如美托洛尔、比索洛尔等或非二氢吡啶类钙通道阻滞药，如盐酸地尔硫䓬以减慢心率。上述药物无效或不耐受者，可选用伊伐布雷定。

三、窦性心动过缓

窦性心动过缓可见于健康的青年人、运动员与睡眠状态。其他原因包括颅内疾病、严重缺氧、低温、甲状腺功能减退、阻塞性黄疸以及应用拟胆碱酯药物、胺碘酮、β受体阻滞药、非二氢吡啶类钙通道阻滞药或洋地黄等药物。窦房结病变和急性下壁心肌梗死亦常发生窦性心动过缓。

【诊断】

主要依靠心电图检查。成人窦性心律的频率低于 60 次 / 分称为窦性心动过缓。

【西医治疗】

① 阿托品 0.3～0.6mg po tid（极量每次 1mg，3mg/d）

② 麻黄碱 15～30mg po tid

③ 异丙肾上腺素 5～10mg 舌下含服 q4h（该药口服无效）

④ 氨茶碱 0.1～0.2g po tid

说明：无症状的窦性心动过缓通常无需治疗。心率过慢，出现心排血量不足症状，可选用药物治疗，但长期应用往往效果不确定，易发生毒副作用，一般不作推荐，必要时应考虑心脏起搏治疗。

四、病态窦房结综合征

窦房结本身的病变和（或）窦房结周围组织的病变导致窦房结起搏和（或）窦房传导障碍，产生多种心律失常的综合征称病态窦房结综合征，简称病窦。

【诊断】

1. 临床表现

主要表现为与心动过缓相关的心、脑供血不足的症状，如发作性头晕、黑矇、乏力、心绞痛等，严重时出现晕厥，甚至猝死。

2. 心电图主要表现

（1）非药物引起的持续而显著的窦性心动过缓（<50 次 / 分）。

（2）窦性停搏和（或）窦房传导阻滞。

（3）慢快综合征：阵发性心动过速（心房颤动、心房扑动、室上性心动过速）和心动过缓交替出现。

（4）持续心房颤动在电复律后无可维持的窦性心律。

（5）持久、缓慢的房室交界性逸搏，部分患者可合并房室传导阻滞和室内传导阻滞。

（6）活动后心率不提高或提高不足。

3. 窦房结功能的评定

（1）固有心率测定　阿托品 2mg（0.04mg/kg）和普萘洛尔 5～10mg（或 0.1～0.2mg/kg）混合后静脉注射，3min 注射完毕，用药后即刻和每 2min 记录心电图，持续 30min，固有心率＜118.1-（0.57× 年龄）或 80 次 / 分为阳性。

（2）阿托品试验　快速静推阿托品 1.5～2mg 即刻和 1、2、3、5、10、15、20min 分别描计心电图；窦性心律不能增快到 90 次 / 分和（或）出现窦房传导阻滞、交界区性心律、室上性心动过速为阳性。

（3）食管调搏　可以检查窦房结的恢复时间、传导时间及窦房结的不应期。

【西医治疗】

大多数引起病窦的原因是慢性且不可逆的，但仍需积极寻找并纠正可逆的原因（如心梗、甲减、电解质紊乱、感染、药物等），西医药物治疗不是病窦的有效治疗手段，仅在紧急情况下临时使用，无症状的心动过缓可暂时观察，有症状的应接受起搏器治疗。对于慢快综合征的患者，应用控制心室率的药物可能加重心动过缓，该部分患者植入起搏器后快速心律失常可能被抑制，在起搏器保护下，也可应用抗心律失常药物进行治疗，有适应证的可考虑射频消融治疗快速心律失常。

【转诊指征】

有症状需要并愿意接受起搏器植入治疗的患者。

【预防及健康指导】

病窦常由于窦房结及其周围组织退行性病变或纤维化所致，应积极查找病因，对症处理，对心率过于缓慢者可安置人工心脏起搏器以维持正常生活及工作。

五、房性早搏

房性早搏（简称房早）指起源于窦房结以外心房的任何部位的期前收缩（早搏）。

【诊断】

提前出现一个变异的 P' 波，QRS 波一般正常，P'-R＞0.12s，代偿间期常不完全，部分期前收缩 P' 波之后无 QRS 波，且与前面的 T 波相融合而不易辨认，称为房性期前收缩未下传。P'-R 可以较正常的 P-R 间期延长，P' 波后的 QRS 波有时会增宽变形，多似右束支传导阻滞，称为房性期前收缩伴室内差异传导。

【西医治疗】

① 酒石酸美托洛尔 12.5～100mg po bid

② 琥珀酸美托洛尔 23.75～190mg po qd

③ 维拉帕米 40～80mg po tid

④ 胺碘酮 0.2g po tid，维持 2～4 周后减为 100～200mg po qd。

⑤ 普罗帕酮 100～200mg po bid～qid（饭后或食物同服）

说明：房早通常无需治疗；当有明显症状及触发室上性心动过速时，在积极治疗诱因及病因基础上，可给予β受体阻滞药，也可以使用非二氢吡啶类钙通道阻滞药、普罗帕酮、胺碘酮等；胺碘酮药物长期应用要权衡毒副作用（甲状腺毒性、肺间质毒性、肝损害、尖端扭转型室速）与获益比，不作为常规推荐，可用于器质性心脏病患者；普罗帕酮禁用于哮喘、严重肝肾功能不全、缺血性心脏病、左心室收缩功能不全患者，因局部麻醉作用，不宜空腹服用。

【转诊指征】

合并器质性心脏病患者。

【预防及健康指导】

积极治疗原发病，消除期前收缩的原因如纠正电解质紊乱，改善心肌供血，改善心脏功能等；预防外感；正确、按时服药。避免精神紧张，保持精神乐观、情绪稳定；起居有常，勿过劳；戒烟酒，减少本病的诱发因素；饮食有节，少食肥甘厚腻的食品。

六、心房颤动和心房扑动

心房颤动（简称房颤）和心房扑动（简称房扑），是临床上最常见的快速型房性心律失常，尤其房颤是仅次于早搏的心律失常；大多发生于器质性心脏病患者，少数患者可无器质性心脏病，但其发生率随年龄增高。

房颤和房扑显著增加死亡、卒中、心衰、认知功能障碍和痴呆风险，特别是血栓栓塞的风险，是房颤防治的重点。主要病因有高血压、瓣膜性心脏病、冠心病、先天性心脏病、心肌病、甲亢、睡眠呼吸暂停综合征、慢阻肺以及不健康的生活方式。

【诊断】

诊断主要依靠心电图检查。

房颤心电图特点：① P 波消失，代之以 f 波，频率为 350～600 次 / 分；② R-R 间期极不规则；③ QRS 波形通常正常，如伴有室内差异性传导、束支传导阻滞或预激综合征（WPW）时，QRS 波可增宽变形，心室率通常为 100～160 次 / 分。

房扑心电图特点：①没有典型的 P 波，而是表现为形态、方向及大小完全相同，连续形成锯齿状的房扑波（F 波），在Ⅱ、

Ⅲ、aVF 或 V_1 导联最为明显。频率常为 250～300 次 / 分；②心室率根据房室传导的比例，可规则或不规则；③ QRS 波形通常正常，如伴有室内差异性传导、束支传导阻滞或预激综合征（WPW）时，QRS 波可增宽变形。

【西医治疗】

1. 节律控制

节律控制是指通过抗心律失常药物、直流电转复、导管消融或外科消融恢复窦性心律并进行长期维持。

（1）血流动力学不稳定的患者，首选同步直流电复律；房颤 / 房扑合并预激的应首选同步直流电复律，血流动力学稳定的可以考虑伊布利特、普罗帕酮进行复律，不推荐使用 β 受体阻滞药、非二氢吡啶类钙离子拮抗药、洋地黄、胺碘酮，因为会造成房扑 / 房颤比率 1∶1 下传而形成室速 / 室颤。

（2）发作时间＜12h 且不合并近期卒中 /TIA 病史的，或持续时间 12～48h 且栓塞低危者，在应用抗凝治疗的同时，可直接复律；其余患者或发作时间不明，血流动力学稳定的患者，除非经食道超声可以排除左心耳血栓，否则不应盲目复律，以免血栓脱落造成栓塞事件的发生，而应充分抗凝 3 周后再次评估血栓状态，然后决定是否复律。复律后至少抗凝 4 周，是否长期抗凝，取决于 CHA2DS2-VASc-60 评分。

常用的复律药物有：

① 普罗帕酮　静脉：1.5～2mg/kg，静推 10min；口服 450～600mg。

② 胺碘酮　150mg，10min 静推，继之 1mg/min 维持 6h，0.5mg/min 维持 18h（5% 葡萄糖注射液 44ml+ 胺碘酮 300mg，10ml/h=1mg/min）。

③ 伊布利特　1.0mg，10min 以上静推，必要时 10min 后重

复（＜60kg 用量 0.01mg/kg）。

说明：应用上述药物要严密监测心率、血压，避免低血压、其他心律失常的发生（缓慢型心律失常、尖端扭转型室速等）；普罗帕酮可用于无器质性心脏病患者；器质性心脏病者应首选胺碘酮，且是唯一推荐用于严重结构性心脏病患者，需要使用 5% 葡萄糖注射液作为溶媒，尽量使用深静脉以避免静脉炎的发生；伊布利特可用于除心衰外的中度结构性心脏病患者。

（3）导管消融治疗

① 导管消融是治疗房扑最有效的手段。

② 经抗心律失常药物无效的或不能耐受的房颤患者，应行导管消融以减少复发，改善症状。

③ 有症状的阵发性房颤的患者，应将导管消融作为一线治疗。

④ 合并射血分数下降型心衰的房颤患者，导管消融可改善预后；合并射血分数保留型心衰的房颤患者，导管消融可改善症状。

⑤ 房颤转复后出现有症状的心脏停搏，应考虑导管消融避免永久起搏器置入。

⑥ 诊断 1 年内合并心血管危险因素的房颤患者，应考虑导管消融改善预后。

⑦ 房颤合并中重度功能性二尖瓣和（或）三尖瓣反流的患者应行导管消融治疗。

（4）外科手术治疗（略）

（5）长期抗心律失常药物治疗

抗心律失常药物的长期治疗适用于减少房颤反复发作、长期维持窦性心律，但相关不良反应相对常见，在选择应用上应强调安全第一、有效性第二的原则。导管消融术后使用 3 个月的维持窦律治疗药物，随后可以停用。维持窦律的药物一般不用于房颤的单纯心室率控制。常用的药物有：

① 普罗帕酮 100～200mg　po　bid～qid（饭后或食物同服）

② 胺碘酮负荷量 400～600mg/d，分 2～3 次口服，维持 2～4 周；维持量：100～200mg po qd

③ 索他洛尔 80～160mg po bid

说明：胺碘酮、普罗帕酮的相关注意事项详见房性早搏章节以及本章节药物复律内容；索他洛尔禁用于射血分数下降型心衰、明显左心室肥厚、哮喘、QT 间期延长、低钾血症，有发生尖端扭转型室速的风险。

2. 心室率的控制

无法转复或维持窦性心律的患者，采取心室率控制的策略，严格的心室率控制目标是静息下≤80 次 / 分，中等强度运动时＜110 次 / 分；宽松的心室率控制目标为静息下＜110 次 / 分；两者心室率控制目标结局无显著差异，如有症状，采用严格心室率控制目标；充分药物仍不能控制的心室率，需考虑房室结消融联合起搏器置入治疗。心室率控制的药物主要有：

（1）酒石酸美托洛尔　静脉：2.5～5mg 静推，最多 4 剂，5min 后可重复给药。口服：12.5～100mg bid。

（2）琥珀酸美托洛尔　23.75～190mg po qd。

（3）艾司洛尔　0.5mg/kg·min 静推 1min，后续 0.05～0.3mg/kg·min。

（4）卡维地洛　3.125～25mg po bid。

（5）比索洛尔　2.5～10mg qd。

（6）普萘洛尔　10～40mg po tid。

（7）地尔硫䓬　30～60mg po tid；缓释片 90～360mg po qd。

（8）维拉帕米　静推：2.5～10mg，静推 5min；口服：40～120mg tid，缓释片 120～480mg qd。

（9）地高辛　静脉：0.5mg，每日不超过 1.5mg；口服：0.0625～0.25mg qd。

（10）去乙酰毛花苷注射液　0.2～0.4mg 静推，24 总量不超过 1.2mg。

（11）胺碘酮　静脉及口服同上文。

说明：单一药物不能达标的应考虑联合不同类型的控制心室率药物；应用洋地黄制剂要注意避免洋地黄中毒；当联合药物不能有效控制心室率时，可将胺碘酮作为药物控制心室率的最后一项选择。

3. 血栓栓塞事件的预防

房颤合并心脏机械瓣或二尖瓣中重度狭窄的患者，均推荐使用华法林抗凝治疗。其余房颤患者应评估血栓栓塞风险（表 3-10）和出血风险（表 3-11）选择抗凝方案，推荐使用新型口服抗凝药，不推荐阿司匹林、氯吡格雷等抗血小板治疗用于房颤血栓栓塞事件预防。房朴的血栓栓塞事件的预防同房颤。

表 3-10　血栓栓塞风险评估（CHA_2DS_2-VAS_C-60 评分）

项目	危险因素	说明	分值
C	充血性心衰	包括射血分数下降型、中间型、正常型心衰及左心室收缩功能障碍（左心室射血分数＜40%）	1
H	高血压	高血压病史后目前血压≥140/90mmHg	1
A_2	年龄≥65 岁		2
D	糖尿病	包括 1 型、2 型	1
S_2	卒中	既往卒中、TIA 或体循环栓塞，包括出血性和缺血性卒中	2
V	血管疾病	冠心病或心肌梗死病史，外周动脉疾病（狭窄≥50% 或行血运重建），主动脉斑块	1
A	年龄 60～64 岁		1
Sc	性别女性		1

说明：评分≥2 分的男性或≥3 分的女性，应使用口服抗凝治疗；评分≥1 分的男性或≥2 分的女性推荐进行抗凝治疗（评估获

益及患者意愿）。

表 3-11　出血风险评分（HAS-BLED 评分）

项目	危险因素	说明	分值
H	未控制的高血压	收缩压≥160mmHg	1
A	肝肾功能异常（各 1 分）	肝功能异常定义为慢性肝病（如肝硬化）或胆红素>2 倍正常上限，AST/ALT/ALP>3 倍正常上限；肾功能异常定义为慢性透析或肾移植或血清肌酐>200μmol/L	1 或 2
S	卒中	包括出血性和缺血性卒中	1
B	出血	出血史或出血倾向（既往大出血、贫血或严重血小板减少）	1
L	INR 值易波动	INR 不稳定 / 过高，或在治疗窗内的时间<60%	1
E	老年	年龄>65 岁	1
D	药物或过量饮酒各 1 分	合并使用抗血小板药物或非甾体类抗炎药；乙醇摄入量>112g/ 周	1 或 2

说明：在无抗凝绝对禁忌证的情况下，高出血风险（评分≥3 分）不能作为口服抗凝的禁忌证，而应在及时发现并纠正可逆的出血危险因素的情况下进行口服抗凝治疗。

口服抗凝药的选择如下。

① 华法林　1.5～5mg　po qn

② 达比加群　110～150mg　po bid

③ 利伐沙班　15～20mg　po qd

④ 阿哌沙班　2.5～5mg　po bid

⑤ 艾多沙班　30～60mg　po qd

说明：华法林易受食物、药物影响而导致国际标准化比值（INR）波动，应推荐晚上服药减少相互影响，初始应用华法林应从小剂量开始，开始应用时应联合低分子肝素 4000～6000U ih 联合抗凝 3～5 天或直至 INR 达标，一般 INR 要求达到 2.0～3.0，注意监测 INR 并调整华法林的用量，若超剂量或出血可使用维生素 K 进行拮抗；新型口服抗凝药不需要频繁监测凝血，年龄≥80岁，高出血风险、合用维拉帕米、肌酐清除率（CrCl）30～50mL/min，达比加群用量 110mg bid；CrCl 15～50mL/min，利伐沙班用量 15mg qd；CrCl 15～29mL/min 或满足一下 2 条（年龄≥80岁、体重≤60kg、血肌酐≥133μmol/L），阿哌沙班用量 2.5mg bid；CrCl 30～50mL/min，体重≤60kg，推荐艾多沙班用量 30mg qd。

【转诊指征】

（1）需要导管消融或外科手术治疗的患者。

（2）合并器质性心脏病需要治疗者。

（3）合并临床疾病复杂（如冠心病、支架置入、近期脑卒中、慢性肾脏病等），需要个体化抗栓方案者。

（4）华法林治疗 INR 不达标或严重超标者。

（5）出现血栓栓塞事件者。

（6）使用口服抗凝药物出血的患者。

【预防与健康指导】

积极治疗原发病。若发作程度较轻时，可以根据原发心脏病的状况及体力状态而进行适当的活动或休息。心房颤动患者心情多较忧郁、烦躁、情绪低落，消除患者的思想顾虑和恐惧感，保持心情平和，增强其治疗疾病的信心。避免五志过极及长期精神紧张思虑。

七、阵发性室上性心动过速

阵发性室上性心动过速简称室上速，通常包括房室结折返性心动过速、房室折返性心动过速。广义上的室上速还包括窦房结折返性心动过速、房速、房扑等。

【诊断标准】

心室率150～250次/分，节律规则；QRS波正常，当伴室内差异性传导时，QRS波增宽；P波呈逆传型，可位于QRS波之前、之中或之后，P波与QRS波有恒定关系；ST-T有继发性改变。

【西医治疗】

1. 一般治疗

刺激腭垂诱发恶心呕吐；深吸气后屏气，再用力做呼气动作（Valsalva）或深呼气后屏气，再用力做吸气动作（Muller法）；颈动脉窦按摩，按摩前应听颈动脉，如有杂音，则不宜按摩。患者取仰卧位以免发生昏厥。先按摩右侧约10min，如无效，则按摩左侧，且不可两侧同时按摩，以免引起脑缺血。颈动脉窦按摩的同时，做Valsalva动作可能提高疗效；将面部浸没于冷水中。

2. 药物治疗

（1）维拉帕米5～10mg iv（缓慢）

（2）普罗帕酮70mg iv

（3）腺苷6～12mg iv（弹丸式快速推注并立即0.9%氯化钠注射液冲管）

（4）三磷酸腺苷（ATP）10～20mg iv

说明：维拉帕米无效时可追加，一般总量不超过15mg；或普罗帕酮（普罗帕酮）70mg稀释后缓慢静推，室上性心动过速无终止，再给70mg。有心力衰竭者首选毛花苷C，首剂0.4mg。快速静注ATP20mg可终止室上性心动过速，腺苷半衰期＜10s，应注意快速给药并立即冲管。

3. 其他复律治疗

血流动力学不稳定的首选同步直流电复律，血流动力学稳定而一般治疗及药物治疗无效时，可考虑同步直流电复律或食管心房调搏终止心动过速。

4. 根治治疗

经导管消融是阵发性室上速的首选治疗，大多数患者可得到根治。

【转诊指征】

一般处理后，需要住院治疗。

【预防与健康指导】

偶尔发作时无需药物预防，导管消融作为根治和预防发作的手段应优先应用，暂时不能行导管消融且发作频繁、症状严重者可以选用长效 β 受体阻滞剂、非二氢吡啶类钙通道阻滞剂或洋地黄预防发作。发作不频繁、耐受好、持续时间短，可自行终止或容易终止者，不需要预防性用药。

八、室性早搏

室性早搏是起源于心室的期前收缩，是最常见的一种心律失常，简称室早。

主要的病因包括不良的生活方式（如过度劳累、情绪紧张、过量摄入烟、酒、咖啡等）诱发，心肌病、冠心病、瓣膜病等器质性心脏病是室早的常见病因，其他如洋地黄类药物、三环类抗抑郁药中毒、电解质紊乱可以诱发室早。

虽然室早的症状差异巨大，多数患者无自觉症状，偶发室早常见于心脏结构正常的个体，但频发室早是潜在心脏基质异常的标志，动态心电图 24h＞5000 个室早，需要排除任何潜在的结构性心脏病，室早负荷＞20% 是全因死亡和心血管死亡的高危因素；室早预后不良的危险因素还包括 R-on-T 现象（易诱发尖端扭转型室速）、非流出道起源室早、室早 QRS 波时限过宽、插入性室早、复杂室早 / 非持续性室速、多种室早形态、运动时室早增多。频发室早可导致心脏扩大、心功能下降，诱导心肌病的发生。

【诊断标准】

QRS 波群提前出现，时限常大于 0.12s，ST 段及 T 波的方向与 QRS 主波方向相反；提前出现的 QRS 波群与前面的窦性搏动之间常有固定的间期；代偿间歇完全。

【西医治疗】

1. 药物治疗

对于无结构性心脏病且症状轻微的患者，无需药物治疗，首先是对患者进行健康教育，对于健康教育后症状仍不能有效控制的，可考虑β受体阻滞药、非二氢吡啶类钙通道阻滞药，但疗效有限，其他抗心律失常药因获益风险比并不清楚，应慎重选择。合并器质性心脏病的，在充分评估后可选择胺碘酮进行治疗。相关用药参照窦性心动过速章节。

2. 经导管消融

（1）室早诱导心肌病的患者应积极推荐经导管消融治疗。

（2）症状明显的频发室早（一般 24 小时＞10000 次，室早负荷＞10%）的患者，可以推荐导管消融治疗。

（3）部分无症状，出于升学、就业或妊娠需要，待充分沟通后，可尝试导管消融治疗。

【转诊指征】

（1）频发室早的患者。

（2）合并器质性心脏病的患者。

（3）有导管消融适应证或有相关意愿需求的患者

（4）合并或有其他心律失常发生的患者。

【预防与健康指导】

对于有器质性心脏病患者出现室性期前收缩的预防，主要是积极进行病因治疗，如改善冠状动脉供血不足，限制 AMI 范围，纠正电解质紊乱等。如属药物中毒引起者如洋地黄或某些抗心律失常药物过量者应减量或停用。若属精神紧张、情绪激动或过度疲劳引起者应精神放松、注意休息或适当应用镇静药。

九、房室传导阻滞

房室传导阻滞是指房室交界区脱离了生理不应期后，心房冲动传导延迟或不能传导到心室。房室传导阻滞可发生于房室结、希氏束以及束支等不同部位。一般来说，房室结水平的阻滞，其逸搏心律最为安全，而希氏束及以下水平阻滞的逸搏心律不稳定，可能迅速进展恶化，造成严重临床后果。房室传导系统退行性变是临床最常见的病因，其他包括感染、炎症、缺血、医源性、迷走神经过度激活、内环境紊乱等。

【诊断标准】

1. 临床表现　一度房室传导阻滞患者通常无症状。二度房室传导阻滞可引起心搏脱漏，可有心悸症状，也可无症状。三度房室传导阻滞的症状取决于心室率的快慢与伴随病变，症状包括疲倦、乏力、头晕、晕厥、心绞痛、心力衰竭。如合并室性心律失常，患者可感到心悸不适。当一度、二度房室传导阻滞突然进展为完全性房室传导阻滞时，因心室率过慢导致脑缺血，患者可出现暂时性意识丧失，甚至抽搐，称为阿斯综合征，严重者可致猝死。

2. 心电图诊断

（1）一度房室传导阻滞　P-R 间期延长＞0.20s，无 QRS 波脱落。

（2）二度Ⅰ型房室传导阻滞　又称莫氏Ⅰ型或文氏型，P-R 间期逐渐延长，直至 P 波后脱落 QRS 波；R-R 间期逐渐缩短，直至 P 波受阻；包含受阻 P 波在内的 R-R 间期小于正常窦性 P-P 间期的两倍。

（3）二度Ⅱ型房室传导阻滞　R-R 间期恒定（可正常也可延长）；间有 P 波后 QRS 波的脱落，形成 3∶2、2∶1 等房室传导。

（4）三度房室传导阻滞　心房率和心室率匀齐，心房率大于心室率，心室率常＜60 次 / 分。P 波与 QRS 波完全无关。

【西医治疗】

1. 一般治疗

一度、二度Ⅰ型房室传导阻滞由于是迷走神经功能亢进引起的，无器质性心脏病、无明显血流动力学改变者可不治疗。二度Ⅱ型、三度房室传导阻滞多伴有血流动力学障碍，除积极进行病因治疗外，应该积极治疗，防止阿斯综合征发作。应休息、吸氧、心电监护等。

2. 药物治疗

（1）阿托品 0.3～0.6mg po tid 或 qid（极量每次 1mg，3mg/d）

（2）阿托品注射液 1mg iv

（3）异丙肾上腺素 5～10mg　舌下含服　q4h（该药口服无效）

（4）5% 葡萄糖注射液 500mL / 异丙肾上腺素 1mg　iv drip（1～3μg/min）

说明：药物治疗只针对急性房室传导阻滞，有相关症状或血流动力学不稳定的患者，优先静脉给药；对于急性房室传导阻滞排除急性冠脉综合征的，可以使用异丙肾上腺素等 β 受体激动药；急性冠脉缺血所导致的可以静脉使用氨茶碱。

3. 心脏起搏治疗

（1）临时起搏治疗适应证：对于一过性可逆性病因（如缺血、地高辛过量、内环境紊乱等）引起的二度以上房室传导阻滞，有症状或出现血流动力学障碍的，应紧急植入临时起搏器，以待房室传导功能恢复。

（2）永久性起搏治疗适应证

① 非可逆性二度Ⅱ型、高度及三度房室传导阻滞，不论有无症状，均应推荐永久起搏；

② 对于肌肉神经疾病（如肌营养不良）所致的二度或三度房

室传导阻滞，不论有无症状，均应推荐永久起搏；

③ 持续性房颤合并症状性心动过缓者，推荐永久起搏；

④ 对于需要药物治疗心律失常或其他疾病所致症状性房室传导阻滞者，若无其他可替代治疗，推荐永久起搏；

⑤ 一度或二度 I 型房室传导阻滞合并相关心动过缓症状时，推荐永久起搏。

【转诊指征】

出现二度以上房室传导阻滞。

【预防与健康指导】

发现房室传导阻滞后应积极查找病因。有适应证患者，可安装永久性人工心脏起搏器，术后可以维持正常生活及工作。

十、室性心动过速

室性心动过速是指起源于希氏束分叉处以下的 3～5 个以上宽大畸形 QRS 波组成的心动过速，简称室速。室速常发生于各种器质性心脏病患者。最常见为冠心病，特别是曾有心肌梗死的患者。其次是心肌病、心力衰竭、二尖瓣脱垂、心脏瓣膜病等，其他病因包括代谢障碍、电解质紊乱、长 Q-T 间期综合征等。室速偶可发生在无器质性心脏病者。

【临床症状】

室速的临床症状视发作时的心室率、持续时间、基础心脏病变和心功能状况不同而异，非持续性室速（发作时间短于 30s，能自行终止）的病人通常无症状，持续性室速（发作时间大于 30s，需药物或电复律终止）常伴有明显血流动力学障碍和心肌缺血，部分多形性室速、尖端扭转型室速发作后很快蜕变为心室颤动，导致心源性晕厥、心搏骤停和猝死，无脉性室速是心搏骤停的常见形式。

【心电图诊断】

（1）3 个或以上的室性期前收缩连续出现。

（2）QRS 波群形态畸形，时限超过 0.12s；ST-T 波方向与 QRS 波群主波方向相反。

（3）心室率通常为 100～250 次 / 分；心律规则，但亦可略不规则。

（4）心房独立活动与 QRS 波群无固定关系，形成室房分离；偶尔个别或所有心室激动逆传夺获心房。

（5）通常发作突然开始。

【西医治疗】

1. 一般治疗

有器质性心脏病或有明确诱因应首先给以针对性治疗；无器质性心脏病患者发生非持续性短暂室速，如无症状或血流动力学影响，处理的原则与室性期前收缩相同；持续性室速发作，无论有无器质性心脏病，应给予治疗。

2. 终止室速发作

无显著血流动力学障碍的，可选择 β 受体阻滞药、利多卡因、胺碘酮推注，应注意低血压的发生；已伴有低血压、心绞痛、休克、充血性心力衰竭、阿斯综合征发作，应采取同步直流电复律；无脉性室速或不能同步的室性心动过速应采取非同步直流电复律。复律后可应用胺碘酮、利多卡因等防止短期复发。洋地黄中毒的室速不宜给予电复律。

常用的复律药物有：

（1）利多卡因　50～100mg（1.0～1.5mg/kg）3min 内静推，1～4mg/min 泵入（300mg 配成 50ml，10ml/h=1mg/min）。

（2）美托洛尔 / 艾司洛尔　用法参照房颤章节心室率控制。

（3）胺碘酮　用法参照房颤章节心室率控制。

（4）维拉帕米　用法参照房颤章节心室率控制。

（5）硫酸镁 1～2g，稀释后 15～20min 静推，0.5～1.0g/h 持续输注。

说明：利多卡因不作首选，胺碘酮无效或不适用时使用，与缺血相关的室速可考虑使用；β 受体阻滞药可用于多形性室速，可联合胺碘酮用于电风暴（24h 内发作≥3 次）者；胺碘酮是器质性心脏病的首选用药，禁用于长 QT 间期的患者，24h 最大用量不超过 2.2g，静脉一般应用 3～4 天，可桥接口服胺碘酮治疗预防复发；维拉帕米可用于特发性室速，累积剂量可用至 20～30mg；硫酸镁用于伴 QT 间期延长的多形性室速。

3. 预防室速发作的药物治疗

（1）酒石酸美托洛尔 12.5～100mg po bid。

（2）琥珀酸美托洛尔 23.75～190mg po qd

（3）比索洛尔 2.5～10mg qd

（4）盐酸胺碘酮片负荷量 400～600mg/d，分 2～3 次口服，维持 2～4 周；维持量：100～200mg po qd

（5）索他洛尔 80～160mg po bid

（6）美西律 50～200mg po tid

（7）普罗帕酮 100～200mg po bid～qid（饭后或食物同服）

（8）维拉帕米　40～120mg po tid，缓释片 120～480mg po qd

说明：β 受体阻滞药能降低心肌梗死后猝死发生率，其作用可能主要通过降低交感神经活性与改善心肌缺血实现。胺碘酮显著减少心肌梗死后或充血性心力衰竭患者的心律失常或猝死的发生率。美西律、维拉帕米、普罗帕酮、索他洛尔禁用于器质性心脏病，可用于非持续性、特发性室速，美西律对先天性长 QT 综合征有效。药物长期治疗应密切注意各种不良反应。相关的用药注意事项参照房颤等章节。

4. 经导管消融治疗

经药物治疗仍反复发作的，可行导管消融治疗。

5. 埋藏式心脏复律除颤器（ICD）

是预防高危患者发生心源性猝死的最重要手段，对于无禁忌证的有结构性心脏病的持续性单性室速患者，推荐置入 ICD 治疗；合并左心射学分数＜30% 的非持续性室速患者，均应置入 ICD 治疗；在积极纠正诱因及病因的情况下，持续多形性室速、尖端扭转型室速推荐置入 ICD 治疗。置入 ICD 可联合应用抗心律失常药或导管消融治疗以减少 ICD 放电。

【转诊指征】

（1）血流动力学不稳定的应就地处理，包括电复律和药物复律，处理后转诊治疗。

（2）持续性室速，特别是合并器质性心脏病的患者。

（3）需要导管消融或 ICD 治疗的患者。

【预防与健康指导】

应努力寻找和治疗诱发及使室速持续的可逆性病变，例如缺血、低血压及低钾血症等。治疗充血性心力衰竭有助于减少室速发作。窦性心动过缓或房室传导阻滞时，心室率过于缓慢，亦有利于室性心律失常的发生，可应用人工心脏起搏。

十一、心室扑动与心室颤动

心室扑动（简称室扑）和心室颤动（简称室颤）是致死性心律失常，分别为心室肌快而微弱的收缩或不协调的快速乱颤，其结果是心脏无排血，心音和脉搏消失，心、脑等器官和周围组织血液灌注停止，阿斯综合征发作和猝死。

【诊断要点】

（1）临床表现　包括意识丧失、抽搐、呼吸停顿甚至死亡，听诊心音消失，脉搏触不到，血压亦无法测到。

（2）心电图检查　心室扑动呈正弦图形，波幅大而规则，频率 150～300 次 / 分（通常在 200 次 / 分以上）。心室颤动的波形、振幅与频率均极不规则，无法辨认 QRS 波群、ST 段与 T 波。

【西医治疗】

1. 紧急处理

心室扑动和颤动的诊断一旦确立，应立即给予心肺复苏，有条件的应立即行非同步直流电复律，后者能量常选择 200～300J，无效时增加到 360J。初次或再次电除颤失败提示预后不良，但不应放弃复苏的尝试，在改善通气和纠正血液生化指标异常的同时，应继续行电除颤。同时进行心电监测、完善相关检查。

2. 药物治疗处方

（1）0.9% 氯化钠注射液 10mL
　　利多卡因 50～100mg　／ iv

（2）5% 葡萄糖注射液 10mL
　　胺碘酮 150mg　／ iv（10min）

（3）0.9% 氯化钠注射液 10mL
　　肾上腺素 1mg　／ iv

说明：肾上腺素与电除颤同时应用，可以提高电除颤的成功率。并应同时进行心肺复苏。

【转诊指征】

不适合在社区门诊治疗，及时住院抢救。

【预防及健康指导】

立即进行人工呼吸和胸外心脏按压术。急向医院求救或速送附近医院急救。

第六节　心力衰竭

心力衰竭是各种心脏结构或功能性疾病导致心室充盈和（或）射血能力受损而引起的一组综合征，简称心衰。属于中医学“胸痹”“心悸”“喘证”等范畴。

心力衰竭反映心脏的泵血功能障碍，也就是心肌的舒缩功能不全。从病理生理的角度来看，心肌舒缩功能障碍大致上可分为由原发性心肌损害及由于心脏长期容量和（或）压力负荷过重，导致心肌功能由代偿最终发展为失代偿两大类。常见的诱发心力衰竭的原因有：感染；心律失常；血容量增加如摄入钠盐过多，静脉输入液体过多、过快等；过度体力劳累或情绪激动如妊娠后期及分娩过程，暴怒等；治疗不当如不恰当停用利尿药物或抗高血压药等；原有心脏病变加重或并发其他疾病如冠心病发生心肌梗死，风湿性心瓣膜病出现风湿活动，合并甲状腺功能亢进或贫血等。目前我国≥35 岁人群心衰的患病率为 1.3%（女性 1.2%，男性 1.4%），估计有心衰患者 890 万；住院心衰患者的病死率约为 4.1%，4 年病死率达 50%。

NYHA 分级是按诱发心力衰竭症状的活动程度将心功能的受损状况分为四级。这一分级方案于 1928 年由美国纽约心脏病学会（NYHA）提出，沿用至今。

Ⅰ级：患者患有心脏病，但日常活动不受限制，一般活动不引起疲乏、心悸、呼吸困难或心绞痛；

Ⅱ级：心脏病患者的体力活动受到轻度的限制，休息时无自觉症状，但平时一般活动下可出现疲乏、心悸、呼吸困难或心绞痛。

Ⅲ级：心脏病患者体力活动明显受限，小于平时一般活动即引起上述的症状。

Ⅳ级：心脏病患者不能从事任何体力活动。休息状态下也出现心衰的症状，体力活动后加重。

心衰的常用分类：

① 按照发生的位置分为：左心衰、右心衰、全心衰；

② 按照发病时间、速度、程度分为：慢性心衰、急性心衰；

③ 按照左心室射血分数（LVEF）分为：射血分数下降型心衰（HFrEF，LVEF＜40%）、射血分数中间型心衰（HFmrEF，LVEF40%～49%）、射血分数保留型心衰（HFpEF，LVEF≥50%）。

一、慢性心力衰竭

慢性心力衰竭（CHF）又称泵衰竭，是指心肌收缩功能明显减退，使心排血量降低，伴有左心室舒张末压增高，临床上可引起肺淤血和周围循环灌注不足。

CHF 是心血管疾病终末期表现，也是最主要的死亡原因。冠心病、高血压是最主要的病因。

【诊断要点】

1. 临床表现

临床上左心衰竭最为常见，单纯右心衰竭较少见。左心衰竭后继发右心衰竭而致全心衰者，以及由于严重广泛心肌疾病同时波及左、右心而发生全心衰者临床上更为多见。

（1）左心衰竭　以肺循环淤血及心排血量降低为主要表现。

① 症状　程度不同的呼吸困难，包括劳力性呼吸困难、端坐呼吸、夜间阵发性呼吸困难、急性肺水肿；咳嗽、咳痰、咯血；乏力、疲倦、头晕、心慌；少尿及肾功能损害症状。

② 体征　肺部湿啰音，如取侧卧位则下垂的一侧啰音较多。除基础心脏病的固有体征外，慢性左心衰的患者一般均有心脏扩

大（单纯舒张性心衰除外）、肺动脉瓣区第二心音亢进及舒张期奔马律。

（2）右心衰竭　以体循环淤血为主要表现。

① 症状　胃肠道及肝脏淤血引起腹胀、食欲不振、恶心、呕吐等是右心衰最常见的症状。劳力性呼吸困难：继发于左心衰的右心衰呼吸困难业已存在。

② 体征　水肿，常为对称性可压陷性；肝颈静脉回流征；肝大；除基础心脏病的相应体征之外，右心衰时可因右心室显著扩大而出现三尖瓣关闭不全的反流性杂音。

2. 辅助检查

（1）X 线检查　心影大小及外形为心脏病的病因诊断提供重要的参考资料，根据心脏扩大的程度和动态改变也间接反映心脏功能状态。肺淤血的有无及其程度直接反映心功能状态。

（2）超声心动图　可以估算收缩功能、舒张功能。

（3）BNP/NT-proBNP　有助于心衰筛查、诊断和鉴别诊断、病情程度和预后评估，目前临床应用 NT-proBNP 较多；BNP＜35pg/mL，NT-proBNP＜125pg/mL 通常可排除慢性心衰。

（4）其他检查　包括放射性核素检查，有创性血流动力学检查。

【鉴别诊断】

（1）支气管哮喘　多见于青少年有过敏史，发作时双肺可闻及典型哮鸣音，咳出白色黏痰后呼吸困难常可缓解。

（2）心包积液、缩窄性心包炎　由于腔静脉回流受阻同样可以引起颈静脉怒张、肝大、下肢水肿等表现，应根据病史、心脏及周围血管体征进行鉴别，超声心动图检查可得以确诊。

（3）肝硬化　腹水伴下肢水肿应与慢性右心衰竭鉴别，除基础心脏病体征有助于鉴别外，非心源性肝硬化不会出现颈静脉怒张等上腔静脉回流受阻的体征。

【西医治疗】

1. 治疗原则和目的

积极治疗原发病，从建立心衰分期的观念出发，心衰的治疗应包括防止和延缓心衰的发生；缓解临床心衰患者的症状，改善其长期预后和降低病死率。应达到以下目的：提高运动耐量，改善生活质量；阻止或延缓心肌损害进一步加重；降低死亡率。

2. 一般治疗

（1）休息，控制体力活动，避免精神刺激，降低心脏的负荷，有利于心功能的恢复。可以根据病情轻重不同，从床边小坐开始逐步增加症状限制性有氧运动，如散步等。

（2）控制钠盐摄入　心衰患者血容量增加，且体内水钠潴留，因此减少钠盐的摄入有利于减轻水肿等症状，但应注意在应用强效排钠利尿药时，过分严格限盐可导致低钠血症。

3. 药物治疗

（1）利尿药

① 氢氯噻嗪 12.5～25mg po qd～bid（最大剂量 100mg）

② 呋塞米 20～40mg po qd（最大剂量 120～160mg）

③ 托拉塞米 10mg po qd（最大剂量 100mg）

④ 布美他尼 0.5～1mg po qd（最大剂量 6～8mg）

⑤ 托伐普坦 7.5～15mg po qd（最大剂量 30mg）

说明：利尿药是有体液潴留心力衰竭患者治疗策略的重要组分，利尿药能减轻或消除体、肺循环瘀血或水肿，降低前负荷，适用于有症状的心力衰竭患者；慢性心衰中利尿药的应用原则是以最小维持剂量使患者长期保持干体重状态，并注意依据患者水钠潴留的情况适时调整用药，避免水钠潴留的同时也要注意利尿药使用过量导致的容量不足风险；应用利尿药时要注意监测电解质特别是血钾水平及肾功能；首选袢利尿药，布美他尼利尿效果强，其他利尿药效果不佳时可选用，部分患者利尿药之间的相互交替使用可以增强利尿效果、减少利尿药抵抗；托伐普坦适用于利尿效果不佳、低钠血症、肾功能损害倾向的患者，低钠血症是首选适应证，利尿的同时能提高血钠水平，应用时需要停用其他利尿药，初始给药不需要限制饮水量，一般不长期应用。

（2）ARNI/ACEI/ARB

① 沙库巴曲缬沙坦（ARNI）50～200mg po bid

② 卡托普利 12.5～50mg po tid

③ 依那普利 2.5～20mg po bid

④ 培哚普利 2～12mg po qd

⑤ 贝那普利 5～20mg po qd

⑥ 福辛普利 10～40mg po qd

⑦ 氯沙坦 25～50mg po qd

⑧ 坎地沙坦 4～16mg po qd

⑨ 缬沙坦 80～160mg po qd

⑩ 厄贝沙坦 150～300mg po qd

⑪ 奥美沙坦 20～40mg po qd

⑫ 替米沙坦 20～80mg po qd

说明：是治疗 HFrEF、改善症状和预后的基石用药，也可用于有症状的 HFmrEF，长期应用能拮抗和延缓心室重构，以预防和延缓心力衰竭的发生，降低病死率，除非有禁忌证或不能耐受，不论是否合并高血压均应使用，相关禁忌证或不良反应参照高血压章节。首先选择 ARNI，不可获得或不耐受的情况下可选择 ARB/ACEI，ARNI 与 ARB 相互转换时可直接替换，若与 ACEI 相互转换时，需要停用 36h 以免增加血管神经性水肿发生的风险；ARNI 应用于单纯高血压时每天服用一次，而治疗心衰时需要每天分两次服用，ARNI 能改善 HFpEF 症状和再住院，推荐使用；

ACEI/ARB除非合并有其他适应证，不常规推荐应用于HFpEF。

（3）β受体阻滞药

① 比索洛尔2.5～10mg po qd

② 酒石酸美托洛尔12.5～100mg po bid

③ 琥珀酸美托洛尔缓释片23.75～190mg po qd

④ 卡维地洛3.125～25mg po bid

说明：β受体阻滞药同样是HFrEF长期用药的基石，也可用于有症状的HFmrEF，能改善症状和生活质量，降低死亡、住院和猝死风险，无禁忌证的患者均应使用（相关禁忌证及不良反应参照高血压章节），应用时从低剂量开始，尽可能选择缓释制剂或长效制剂，每隔2～4周剂量加倍，逐渐达到最大耐受目标剂量，使静息心率控制在60次/分左右，有液体潴留或曾有液体潴留的需要同时使用利尿剂；既往长期应用的，在慢性心衰失代偿期可继续使用，突然停药会导致病情恶化；严重低血压（SBP＜85mmHg）、心动过缓（＜50次/分）的应停药，在出院前应再次启动治疗。首次出现的急性心衰，应在纠正液体潴留后尽早使用。除非合并有其他适应证，不常规推荐应用于HFpEF。

（4）醛固酮受体拮抗药（MRA）

螺内酯10～40mg po qd

说明：MRA同样是HFrEF长期用药的基石，也适用于有症状的HFmrEF，在使用ARNI/ACEI/ARB+β受体阻剂的基础上，能降低死亡率、心衰住院风险，特别是EF≤35%或急性心梗后EF≤40%有心衰症状或合并糖尿病者，获益更大；也可考虑使用MRA降低症状性HFpEF住院率。相关禁忌证和不良反应参照高血压章节。

（5）钠-钾葡萄糖协同转运蛋白2抑制剂（SGLT2i）

① 恩格列净10mg po qd

② 达格列净10mg po qd

③ 卡格列净 100mg po qd

④ 索格列净 200mg po qd

⑤ 艾托格列净 5mg po qd

说明：β 受体阻滞剂 +ARNI/ACEI/ARB+MRA+SGLT2i 称作 HFrEF 长期治疗用药的新四联；SGLT2i 是一类降糖药，能通过增加尿糖排泄降低血糖，但不论患者是否合并糖尿病，SGLT2i 在心衰患者中均获益，因此伴或不伴糖尿病的心衰患者，均应使用；而且 SGLT2i 被推荐应用于 HFmrEF、HFpEF 的基础治疗，因为其在任何 EF 数值的心衰患者中均能改善预后，降低死亡率以及心衰再住院；使用过程中要注意尿路感染、生殖器感染、低血压发生的风险，肌酐清除率＜20mL/min 时禁用。

（6）洋地黄类正性肌力药物

地高辛 0.125～0.25mg po qd

说明：慢性心力衰竭使用的洋地黄类多为地高辛，其是一种有效、安全、方便的治疗药物，能降低 HFrEF 患者的住院率，且不增加心衰患者的病死率。适用于在充分应用新四联的基础上对仍有症状或心室率控制不佳的患者，伴有心房纤颤 / 心房扑动而心室率快速是最佳指征，但此类患者在有适应证的情况下应尽可能进行节律控制治疗（参照房颤 / 房扑章节）；对窦房传导阻滞、二度或高度房室传导阻滞无永久性起搏保护患者、预激综合征、梗阻性肥厚型心肌病者禁用。

（7）伊伐布雷定

伊伐布雷定 2.5～7.5mg po bid

说明：使用的前提是患者为窦性心律；适用于 EF＜35%、β 受体阻滞剂已用到最大耐受量或有禁忌证及不能耐受者，但心律仍＞70 次 / 分者。

4. 其他治疗

包括心脏再同步化治疗（CRT，适应证：优化药物治疗 3

个月后仍存在 EF≤35%，QRS 波时限≥130ms 或 150ms，特别是合并左束支传导阻滞的患者）和（或）置入式心脏复律除颤器（ICD，适应证：①慢性心衰伴 EF 降低的，既往有心脏停搏、室颤、血流动力学不稳定的；②优化药物治疗 3 个月后仍存在 EF≤35%、NYHA Ⅱ～Ⅲ级或 EF≤30%、NYHA Ⅰ级，预计生存期＞1 年）、左心室辅助装置治疗、外科手术、心脏移植等。

【转诊指征】

（1）原发病未得到积极治疗的患者。

（2）反复发作的顽固性心衰。

（3）利尿药效果不佳或利尿药抵抗的患者。

（4）慢性心衰急性失代偿发作。

（5）需要 CRT 和（或）ICD 治疗等的患者。

【中医治疗】

1. 辨证论治

（1）心肺气虚

主症：气短喘促、心悸咳嗽，见胸闷乏力，动则加剧，面色晦暗发青，舌淡，苔薄白，脉沉细。

治法：补益心肺。

处方：保元汤和补肺汤加减，党参 15g、熟地黄 12g、紫菀 12g、桑白皮 12g、肉桂 3g、炙甘草 6g、五味子 10g、茯苓 15g、黄芪 20g、酸枣仁 15g。

（2）气阴两虚

主症：心悸气短、五心烦热，见睡眠多梦，目眩乏力，口干咽燥等，舌红，苔少，脉细数。

治法：益气养阴。

处方：五味子汤加减，党参 15g、麦冬 15g、五味子 10g、桂枝 10g、白芍 12g、生地黄 15g、阿胶（烊化）10g、炙甘草 10g、黄芪 20g。

（3）气虚血瘀

主症：心悸、胸胁作痛、水肿、尿少为主症，见腹胀痞满、口唇发绀等，舌质紫暗，或有瘀点瘀斑，脉涩或结、代。

治法：益气活血利水。

处方：补阳还五汤和五苓散加减，黄芪 30g、当归 10g、赤芍 15g、地龙 10g、川芎 10g、红花 10g、桃仁 10g、泽泻 12g、白术 12g、茯苓 30g、猪苓 15g、桂枝 10g。

（4）阳虚水停

主症：喘促尿少水肿，恶寒肢冷，夜尿频，面色苍白等，舌淡，苔白滑，脉沉细。

治法：温阳利水。

处方：真武汤加减，附子（先煎）10g、干姜 10g、牛膝 12g、川芎 10g、赤芍 15g、泽泻 12g、白术 12g、猪苓 15g、茯苓 20g。

（5）寒痰阻肺

主症：心悸咳喘、尿少水肿、痰多质稀或泡沫痰，舌淡暗，脉弦滑。

治法：温肺化痰。

处方：小青龙汤合葶苈大枣泻肺汤，麻黄 6g、法半夏 9g、赤芍 12g、干姜 10g、桂枝 10g、五味子 10g、细辛 3g、葶苈子（包煎）15g。

（6）阴竭阳脱

主症：呼吸喘促、呼多吸少、烦躁不安、张口抬肩、汗出如油，见四肢厥冷或昏厥，舌质紫暗，苔少或无苔，脉微细欲绝。

治法：回阳救逆。

处方：参附龙骨牡蛎汤，人参（另煎）30g、附子（先煎）10g、干姜 10g、麦冬 15g、五味子 10g、龙骨（先煎）30g、牡蛎（先煎）30g。

2. 中成药

（1）通心络胶囊 4 片 po tid

（2）参益气滴丸 0.5g po tid

（3）芪苈强心胶囊 0.6～1.2g po tid

（4）复方丹参注射液 16mL
5% 葡萄糖注射液 250mL ／ iv drip qd

（5）生脉注射液 60～100mL
5% 葡萄糖注射液 250mL ／ iv drip qd

（6）参附注射液 60～100mL
5% 葡萄糖注射液 250mL ／ iv drip qd

（7）参麦注射液 60～100mL
5% 葡萄糖注射液 250mL ／ iv drip qd

（8）心脉隆注射液 2～8mL
5% 葡萄糖注射液 250mL ／ iv drip qd

（9）益气复脉冻干 5.2g
5% 葡萄糖注射液 250mL ／ iv drip qd

说明：通心络是由人参、水蛭、赤芍等组成的，其功能有益气活血、通络止痛，能改善心肌供血，对心肌收缩力有一定的增强作用。复方丹参注射液是由丹参和降香组成的，抗心衰的机制是多方面的。有较好的循证证据证实对心衰患者可以从芪苈强心胶囊治疗中获益。相关中成药使用可参照《中成药治疗心力衰竭临床应用指南（2021）》。

3. 中医非药物治疗

（1）体针　主穴为内关、间使、通里、少府、心俞、神门、足三里等。

（2）耳针　取心、肺、肾、神门、交感、定喘、内分泌等。

（3）灸法　取穴心俞、百会、神阙、关元、人中、内关、足三里等。

（4）导引　太极、八段锦、气功等，已被证实能改善慢性心衰的症状、预后，减少再住院。

【预防与健康指导】

积极控制血压、血糖、调脂治疗和戒烟等，可减少发生慢性心衰的危险性，预防风湿热和瓣膜性心脏病，戒除酗酒以防止酒精中毒性心肌病亦是重要的措施。针对 HFrEF 要尽量选择新四联用药，能够协同获益。去除诱发因素，改善生活方式，如戒烟、戒酒，肥胖患者应减轻体重。密切观察病情演变及定期随访：应特别了解患者对饮食及药物治疗的顺从性、药物的不良反应等，及时发现病情恶化并采取措施。

二、急性心力衰竭

急性心力衰竭（AHF）是指由于心脏功能异常而迅速发生或恶化的症状和体征，并伴有血浆利钠肽水平的升高。常危及生命，需要立即抢救治疗，临床上可以表现为新发的 AHF（左心衰或右心衰）以及急性失代偿心力衰竭（ADHF），其中 ADHF 多见，约占 70%。急性右心衰较少见，但近年有增多趋势。

新发的 AHF 最常见的病因包括急性心肌缺血、严重感染、急性中毒等导致急性心肌细胞损伤或坏死，以及急性瓣膜功能不全、急性心包压塞、急性大面积肺栓塞、右室心梗等；ADHF 常由感染、心律失常、未控制的高血压，不恰当停用或调整药物、容量过多过快的增多所诱发。

【诊断要点】

1. 临床表现

（1）急性肺淤血或肺水肿的表现　突发严重呼吸困难，呼吸频率常达每分钟 30～40 次，强迫坐位、面色灰白、发绀、大汗、烦躁，同时频繁咳嗽，咳粉红色泡沫状痰等。发病开始可有一过性血压升高，病情如不缓解，血压可持续下降，直至休克。听诊时两肺满布湿啰音和哮鸣音，心尖部第一心音减弱，频率快，同时有舒张早期第三心音而构成奔马律，肺动脉瓣第二心音亢进。

（2）急性右心衰竭时出现体循环的症状和体征　水肿，颈静脉充盈、怒张，肝淤血，胃肠道淤血，胸腔、腹腔积液。

（3）低心排血量及组织灌注不足的表现　低血压、皮肤湿冷、意识模糊、头晕、乳酸升高、少尿、肝肾功能异常。

（4）严重者并发急性呼吸衰竭（PaO_2＜60mmHg）和心源性休克的临床表现。

2. 辅助检查

（1）胸部 X 线片　显示早期肺间质水肿时，上肺静脉充盈、肺门血管影模糊、小叶间隔增厚；肺水肿时表现为蝶形肺门；严重肺水肿时，为弥漫满肺的大片阴影。

（2）BNP/NT-proBNP　所有疑似 AHF 引起的呼吸困难均应进行检测。BNP＜100pg/mL、NT-proBNP＜300pg/mL 基本可排除 AHF。诊断界值是 BNP＞400pg/mL；NT-proBNP：小于 50 岁＞450pg/mL，50～75 岁＞900pg/mL，75 岁以上＞1800pg/mL，肾小球滤过率低于 60mL/min＞1200pg/mL。基于排除标准和诊断界值之间的灰色区间可疑心衰。

（3）血气分析　是判断 AHF 严重程度、指导治疗的重要指标，对于诊断 AHF 并发的呼吸衰竭及酸碱平衡有重要价值。

【西医治疗】

1. 急性左心衰竭的一般处理

（1）体位　静息时明显呼吸困难者应半卧位或端坐位，双腿下垂以减少回心血量，降低心脏前负荷。

（2）吸氧　适用于低氧血症和呼吸困难明显（尤其指端血氧饱和度＜90%）的患者。应尽早采用，使患者 SaO_2≥95%（伴

COPD 者 SaO_2＞90%）。可采用不同的方式。

① 鼻导管吸氧：低氧流量（1～2L/min）开始，如仅为低氧血症，动脉血气分析未见 CO_2 潴留，可采用高流量给氧 6～8L/min。

② 面罩吸氧：适用于伴碱中毒者。

③ 常规氧疗不满意的或严重者尽早使用无创呼吸机持续加压或双水平气道正压给氧，特别是对合并 CO_2 潴留的患者。

④ 酒精吸氧可导致支气管和肺泡壁损伤，指南中已不推荐。

（3）开放静脉通道，并保持通畅。

（4）肺淤血、体循环淤血及水肿明显者应严格限制饮水量和静脉输液速度，对无明显低血容量因素（大出血、严重脱水、大汗淋漓等）者的每天摄入液体量一般宜在 1500mL 以内，不要超过 2000mL，保持出入量负平衡（负平衡量一般 500mL/d，严重者 1000～5000mL，先快后慢）3～5d 后或直至干体重（淤血、水肿的症状、体征消失），逐渐过渡到出入平衡。

2. 急性左心衰竭的药物治疗

（1）快速利尿

① 呋塞米注射液 20～40mg iv st

或继 呋塞米 60mg
0.9% 氯化钠注射液 44mL / ivvp（5～40mg/h，总剂量在起初 6h 不超过 80mg，起初 24h 不超过 200mg）

② 托拉塞米 10～20mg iv drip st

说明：快速利尿是治疗的基石，目的是快速纠正急性肺水肿的症状，长期口服利尿药者，静脉使用的起始剂量是推荐为平时剂量的 2.5 倍；可静推后持续泵入。对有低灌注低血压表现的 AHF，在达到足够的灌注（适当扩容、正性肌力药、纠酸、机械辅助治疗）前，避免使用利尿药；呋塞米不应与葡萄糖溶液配伍，容易导致结晶。

（2）镇静药

吗啡 2.5～5.0mg iv/ih st

说明：吗啡可使肺水肿症状暂时有所缓解。伴持续低血压、休克、意识障碍、COPD 等患者禁忌使用。老年患者慎用或减量。

（3）血管扩张药物

① 硝酸甘油注射液 10mg
5% 葡萄糖注射液 100mL / iv drip/ivvp（5～100μg/min，1mL=100μg）

② 硝酸甘油片 0.5mg 含化

③ 硝酸异山梨酯注射液 20mg
5% 葡萄糖注射液 500mL / iv drip/ivvp（1～10mg/h）

④ 硝普钠 50mg
5% 葡萄糖注射液 500mL / ivvp［0.25～10μg/（kg · min），1mL=100μg］

⑤ 重组人脑利钠肽 0.5mg
0.9% 氯化钠注射液 50mL / ivvp［1.5μg/kg 静推后，继以 0.0075μg/（kg · min），1mL=10μg］

说明：血管扩张药应用于急性心衰早期阶段。收缩压水平是评估此类药是否适用的重要指标。收缩压＞110mmHg 的急性心衰患者通常可以安全使用，而收缩压＜90mmHg 的患者则禁忌使用；重组人脑利钠肽通过扩张动静脉，降低前后负荷，具有促钠排泄、利尿的作用。

（4）正性肌力药　此类药物适用于低心排血量综合征，如伴有症状性低血压或心排血量降低伴有循环淤血的患者，可缓解组织低灌注所致的症状，保证重要脏器的血流供应。一般慎用于严重肥厚型梗阻性心肌病、严重瓣膜狭窄。

① 毛花苷 C 0.2～0.4mg
5% 葡萄糖注射液 10mL / iv（10min 以上，2～4h 以后可重复应用）

说明：主要适应证是房颤伴快速心室率的急性心衰患者，24h 总量不超过 1.2mg，急性心梗 24h 内避免应用。

② 多巴胺注射液 100mg ／ iv drip［2.5～15μg/（kg·min）
5% 葡萄糖注射液 90mL ／ 1mL=1mg］

说明： 多巴胺＜3μg/（kg·min），激动多巴胺受体，扩张肾动脉，肾血流量及肾小球滤过率增加，尿量及尿钠排泄增加，可改善利尿药的利尿效果；3～5μg/（kg·min）激动 β_1 受体，正性肌力作用，心肌收缩力和心搏量增加，收缩压升高；＞5μg/（kg·min）激动 β_1 受体、外周血管 α 受体，肾血流量及尿量减少，收缩压舒张压均升高；＞10μg/（kg·min）外周血管收缩明显，增加脏器缺血风险。微泵泵入时多巴胺用量为体重 ×3，与溶媒共配成 50mL，1mL/h=1μg/（kg·min）。

③ 多巴酚胺注射液 100mg ／ iv drip［1～20μg/（kg·min）
5% 葡萄糖注射液 90mL ／ 1mL=1mg］

说明： 微泵泵入的配伍方法可参照多巴胺，以方便计算泵速。

④ 米力农注射液 10mg ／［iv 后 iv drip 25～75μg/kg 静推 10min 以上，0.375～0.75μg/（kg·min）维持，用药 3～5d，
5% 葡萄糖注射液 90mL ／ 1mL=100μg］

说明： 每日最大剂量不超过 1.13mg/kg；低血压、心动过速、心肌梗死者慎用。

⑤ 左西孟旦 12.5mg ／ iv drip（2.5～5mL/h，
5% 葡萄糖注射液 95mL ／ 维持 24h）

说明： 严重肝肾功能不全、严重低血压、心动过速、有尖端扭转型室速的患者禁用；24 小时后余液应丢弃不用。

⑥ 去甲肾上腺素 10mg ／［0.2～1.0μg/（kg·min），
5% 葡萄糖注射液 95mL ／ iv drip 1mL=100μg］

说明： 微泵泵入时去甲肾上腺素用量为体重 ×0.3，与溶媒共配成 50mL，1mL/h=0.1μg/（kg·min）

（5）支气管解痉药

① 氨茶碱注射液 0.125～0.25g
　5% 葡萄糖注射液 20mL　／ iv（10min，4～6h 后可重复一次）

或 氨茶碱注射液 0.25～0.5g
　5% 葡萄糖注射液 250mL　／ iv drip

② 二羟丙茶碱注射液 0.25～0.5g
　5% 葡萄糖注射液 200mL　／ iv drip

说明：茶碱类药物是既往治疗 AHF 的常用药物，可适用于伴有支气管痉挛的 AHF 患者。此外，对于急诊一时难以鉴别的心源性及肺源性呼吸困难，应用茶碱也是有益的，因其增加心肌耗氧量，ACS 患者不宜使用，老年人与肝肾功能不全者用量酌减。严重不良反应包括低血压与休克，甚至室性心律失常而猝死，不能在 AHF 患者中常规使用。

3. 急性右心衰竭的治疗

（1）右心室梗死伴急性右心衰竭

① 扩容治疗　如存在心源性休克，在检测中心静脉压的基础上首要治疗是大量补液，可应用 706 代血浆、右旋糖酐 40 或 0.9% 氯化钠注射液 20mL/min 静脉滴注。

② 禁用利尿药、吗啡和硝酸甘油等血管扩张药，以免进一步降低右心室充盈压。

（2）急性大面积肺栓塞所致急性右心衰竭

① 止痛　吗啡或哌替啶。

② 吸氧　鼻导管或面罩给氧 6～8L/min。

③ 溶栓治疗　具体参照相关章节。

4. 非药物治疗

主动脉内球囊反搏、机械通气、体外膜肺氧和（ECMO）、血液净化治疗、心室机械辅助装置、外科手术等治疗。心源性休克患者需要尽快进行生命支持治疗，依据患者病情酌情选择或联合以上支持方式进行治疗。

【转诊指征】

急性心衰发作紧急处理后，及时转诊。

【中医治疗】

可参照慢性心力衰竭。

第七节　风湿热

风湿热是一种常见的咽喉部感染A组乙型溶血性链球菌后反复发作的急性或慢性全身性结缔组织炎症，主要累及心脏、关节、中枢神经系统、皮肤和皮下组织。属于中医学“温病”“痹证”“胸痹”等范畴。

通常发生于链球菌感染后2～4周，是一种对咽部A组溶血性链球菌感染的变态反应性疾病。链球菌咽部感染是本病发病的必要条件。急性发作时通常以关节炎较为明显，急性发作后常遗留轻重不等的心脏损害。本病多发于冬春阴雨季节，寒冷和潮湿是重要的诱因，发病年龄最常见于5～15岁的儿童和青少年。

【诊断要点】

（1）前驱症状　在风湿热的典型临床症状出现之前1～6周，常有咽喉炎或扁桃体炎等上呼吸道链球菌感染的临床表现，如发热、咽喉痛、颌下淋巴结肿大、咳嗽等症状。

（2）典型的临床表现　最常见为发热、关节炎和心脏炎，环形红斑、皮下结节和舞蹈病也偶见。

（3）诊断标准　主要临床表现有心脏炎、多关节炎、舞蹈症、环形红斑、皮下结节，次要临床表现有关节病、发热，实验室检查红细胞沉降率、C反应蛋白、急性反应物质增加，心电图示P-R

间期延长；此外有先前 A 型链球菌感染依据，近期患过猩红热，咽拭子培养阳性，快速链球抗原试验阳性，链球抗体滴定度升高。

【鉴别诊断】

（1）类风湿关节炎　为多发性对称指掌等小关节炎和脊柱炎。特征是伴有“晨僵”和手指纺锤形肿胀，后期出现关节畸形，心脏损害较少。X 线显示关节面破坏，关节间隙变窄，邻近骨组织有骨质疏松。血清类风湿因子阳性，免疫球蛋白 IgG、IgM 及 IgA 增高。

（2）脓毒血症　引起的迁徙性关节炎常有原发感染的症候，血液及骨髓培养呈阳性，且关节内渗出液有化脓趋势，并可找到病原菌。

（3）结核性关节炎　多为单个关节受累，好发于经常活动受摩擦或负重的关节，如髋、胸椎、腰椎或膝关节，关节疼痛但无红肿，心脏无病变，常有其他部位的结核病灶。

（4）亚急性感染性心内膜炎　多见于原有心脏瓣膜病变者。有进行性贫血、脾大、瘀点、瘀斑、杵状指，可在脑、肾或肺等不同的内膜上发现赘生物。

（5）病毒性心肌炎　发病前或发病时常有呼吸道或肠道病毒感染，主要受累部位为心肌，偶可累及心包，极少侵犯心内膜。发热时间较短，可有关节痛但无关节炎，心律失常多见。实验室检查示白细胞减少或正常、血沉、ASO、C 反应蛋白均正常。补体结合试验及中和抗体阳性。心肌活检可分离出病毒。

（6）系统性红斑狼疮　本病有关节痛、发热、心脏炎、肾脏病变等，类似风湿热；但有对称性面部蝶形红斑，白细胞计数减少，ASO 阴性，血液或骨髓涂片找到狼疮细胞等有助于诊断。

【西医治疗】

1. 治疗目的

清除链球菌感染病灶；早期观察心脏炎是否存在并加以处理；

控制充血性心力衰竭；缓解关节及其他症状。

2. 一般治疗

应注意保暖，避免受寒及潮湿。如有心脏受累应卧床休息，避免体力活动及精神刺激。待体温、血沉正常，心动过速控制或其他明显的心电图变化改善后继续卧床休息 3～4 周，然后逐步恢复活动。急性关节炎患者，早期亦应卧床休息，至血沉、体温正常然后开始活动。

3. 抗生素的应用

（1）青霉素 40～60 万 U
　　0.9% 氯化钠注射液 100mL ／ iv drip bid

（2）苄星青霉素（长效青霉素）120 万 U im qd

说明：目的是消除链球菌感染，治疗咽部炎症及扁桃体炎。苄星青霉素是公认的首选药物，初发链球菌感染：体重 27kg 以下患者 60 万 U 肌内注射，27kg 以上的患者 120 万 U 肌内注射，连用 2～4 周。对再发性风湿热或继发性心脏病的继发性预防用药：视病情每 1～3 周注射上述剂量 1 次，至链球菌感染不再反复发作后，改为每 4 周肌内注射 1 次。年幼患者、有易感倾向、反复风湿热发作，有过心脏炎或遗留瓣膜病者，预防期限应尽量延长，最少 10 年或至 40 岁，甚至终生预防，对曾有心脏炎，但无瓣膜病遗留者，预防期限最少 10 年，儿童患者至成年为止。对单纯关节炎，预防期限可稍缩短，儿童患者最少至 21 岁或持续 8 年，成人患者最少 5 年。

4. 抗风湿治疗

（1）阿司匹林 1g po tid/qid

（2）泼尼松 30mg po qd

（3）地塞米松注射液 5～10mg iv drip qd

说明：风湿性关节炎的首选药物为非甾体抗炎药。常用阿司匹林（乙酰水杨酸）。对心脏炎一般采用糖皮质激素治疗，常用泼尼松（强的松），病情控制后减量至 10～15mg/d 维持治疗。

【转诊指征】

（1）上呼吸道感染伴多发关节疼痛，缓解困难。

（2）上呼吸道感染伴心悸、气短、心前区不适、疼痛。

【中医治疗】

1. 辨证论治

（1）风热痹

主症：初期多见发热、咽喉肿痛、口干口渴等，继而出现肌肉关节游走性疼痛，局部呈现红、肿、热、痛及伴全身发热。皮肤可见红斑，舌质红、舌苔黄干，脉滑数。

治法：清热解毒，疏风通络。

处方：银翘散加减，金银花 15g、连翘 15g、薄荷 6g、炒牛蒡子 9g、板蓝根 30g、芦根 30g。

（2）湿热痹

主症：身热不扬，周身困重，肢节烦痛或红肿疼痛，或风湿结节，皮下硬痛，或红疹融合成不规则斑块，或有身肿，小便黄赤，大便黏滞，舌质红、苔黄厚腻，脉滑数。

治法：化湿清热，宣通经络。

处方：宣痹汤、三仁汤加减化裁，苍术 20g、黄柏 9g、防己 10g、杏仁 10g、薏苡仁 20g、滑石 30g、茵陈 15g、蚕沙 15g、川牛膝 10g、茯苓 10g、川萆薢 10g、泽泻 10g。

（3）寒湿热痹

主症：关节局部红肿热痛，兼见有恶风畏冷，得温则舒，关节晨僵、活动后减轻，舌质红、苔白或黄白相间，脉弦紧或滑数。

治法：化湿清热，祛风散寒。

处方：桂枝芍药知母汤和麻黄杏仁薏苡甘草汤化裁，桂枝 10g、炮附子 6g、麻黄 6g、防风 10g、杏仁 10g、白术 10g、薏苡仁 30g、白芍 12g、知母 10g、鸡血藤 15g、忍冬藤 15g。

（4）痰瘀热痹

主症：关节肿胀疼痛，肌肤发热，经久不愈；或关节变形，活动不利；或皮下结节，红斑色紫暗，舌质色暗、边有齿痕，舌苔白厚或黄白相间而黏腻，脉多弦滑数。

治法：化痰清热，祛瘀通络。

处方：痰瘀痹痛汤，桂枝 9g、茯苓 15g、制南星 9g、浙贝母 12g、当归 10g、炮山甲 12g、地鳖虫 10g、片姜黄 10g、马鞭草 30g、忍冬藤 30g、鹿衔草 20g。

（5）血虚热痹

主症：面色萎白无华，头晕，心慌，乏力，气短，低热、关节肿痛但不明显，舌质淡、苔薄黄，脉细数。

治法：补血活血，养阴清热。

处方：四物汤加味，当归 15g、川芎 9g、白芍 12g、熟地黄 12g、黄芪 15g、阿胶（烊化）10g、鸡血藤 15g、炙甘草 6g、忍冬藤 30g。

（6）营热心痹

主症：持续低热或中度发热，昼轻夜重，身热早凉，汗多；心悸，心前区不适，闷痛或灼痛；皮肤红斑，皮下结节；甚或面色苍白，呼吸困难，水肿等症；舌质红或暗红，舌苔白厚或黄白相间，脉滑数或细数或疾或结、代。

治法：清营解毒，救心开痹。

处方：参珠救心丹，西洋参 9g、丹参 20g、苦参 15g、珍珠粉（冲服）1g、重楼 20g、麦冬 10g、五味子 6g、生地黄 12g、玄参 12g、牡丹皮 10g、菖蒲 9g、郁金 10g、天竺黄 10g。

2. 针灸疗法

（1）毫针　主穴取曲池、阳陵泉、腰阳关、环跳，风重者配膈俞、血海，寒重者配肾俞、关元，湿重者取阴陵泉、三阴交，化热者取大椎、风市、昆仑。

（2）三棱针

① 方 1　病灶周围处。用围刺放血法。用三棱针在病灶周围皮肤围刺，刺破出血，如出血不畅，针后配用拔火罐拔吸，以出血为度。

② 方 2　委中、曲泽，或病灶附近穴位显露静脉 2～3 根。方法：用点刺放血。先揉按穴位或病灶附近静脉，使瘀血聚积一处，便于施术。再用三棱针点刺之，使之出血适量。体壮宜多，体弱宜少。

【预防与健康指导】

如有感染链球菌引起的咽喉疼痛，应及早就医接受治疗。注意口腔卫生，对于齿龈炎与蛀牙要及早治疗。

第八节　心脏瓣膜病

心脏瓣膜病是指各种原因，包括炎症粘连、纤维化、黏液瘤样变性、缺血坏死、钙质沉着或先天发育畸形，引起的心脏瓣膜（瓣叶、腱索及乳头肌）解剖结构或功能上的异常，造成单个或多个瓣膜急性或慢性狭窄和（或）关闭不全，导致心脏血流动力学显著变化，并出现一系列临床症候群。我国的心脏瓣膜病主要是风湿性心瓣膜病，是最常见的心脏病之一，但随着风湿热的日渐减少，其发生率正在降低，而非风湿性的瓣膜病有所增加。属于中医学“胸痹”“心悸”“怔忡”“水肿”“喘证”等范畴。

【中医治疗】

1. 辨证论治

（1）心气虚弱

主症：心悸气短，头晕目眩，面色无华，夜寐不宁，或下肢水肿，苔淡苔白，脉急数或促、涩、结、代。

治法：益气固心，养血复脉。

处方：五味子汤合炙甘草汤加减，炙甘草 12g、生地黄 15g、麦门冬 15g、阿胶（烊化）10g、桂枝 9g、党参 15g、五味子 10g、黄芪 15g。

（2）心血瘀阻

主症：两颧紫红，唇甲青紫，心悸怔忡，咳嗽喘促，甚则咯血，舌质青紫或见瘀斑，脉促涩或促、结、代。

治法：活血通脉，益气养心。

处方：桃花饮合生脉饮加减，桃仁 12g、红花 9g、郁金 12g、桔梗 12g、杏仁 12g、紫苏子 15g、五味子 10g、党参 20g、麦门冬 15g。

（3）心肾阳虚

主症：面唇青紫，心悸怔忡，咳喘倚息，动则加剧，畏寒肢冷，全身水肿或有腹水，舌质暗淡或见瘀斑，舌苔白滑，脉无力或促、涩、结、代。

治法：温阳益气，利水消肿。

处方：真武汤、参附汤加减，熟附子（先煎）15g、肉桂 3g、党参 15g、茯苓 20g、猪苓 20g、泽泻 20g、白术 20g、赤芍 15g、丹参 15g。

（4）水气凌心

主症：心悸气短，咳嗽，咳稀白痰涎，胸脘痞满，渴不欲饮，小便短少，下肢水肿，形寒肢冷，或兼有眩晕恶心，舌淡苔滑，脉弦滑或促、涩、结、代。

治法：温化痰饮，利水消肿。

处方：苓桂术甘汤合五苓散，茯苓皮 30g、桂枝 12g、白术 20g、炙甘草 6g、泽泻 25g、猪苓 25g。

（5）阳气虚脱

主症：心悸气短不能平卧，喉中痰鸣，脸色暗灰苍白，冷汗自出，四肢厥冷，二便失禁，脉微欲绝。

治法：补虚救脱。

处方：参附汤合生脉散，人参（另煎）15g、熟附子（先煎）15g、五味子 12g、麦门冬 20g。

2. 中成药

（1）生脉饮 10mL po tid

（2）通心络胶囊 4 粒 po tid

（3）复方丹参注射液 16mL ／ iv drip qd
5% 葡萄糖注射液 250mL

（4）参附注射液 60～100mL ／ iv drip qd
5% 葡萄糖注射液 250mL

说明：通心络是由人参、水蛭、赤芍等组成的，其功能有益气活血、通络止痛，能改善心肌供血，对心肌收缩力有一定的增强作用；复方丹参注射液是由丹参和降香组成的，抗心衰的机制是多方面的，扩张冠脉，增强心肌收缩力，调整心率，改善微循环，抑制红细胞及血小板聚集，抑制凝血，降低血液黏稠度等。根据临床表现可以酌情选用。若急症、重症，可先予参附注射液静注。

3. 针灸疗法

（1）主穴　大椎、风门、肺俞。阴虚者加关元、神阙、气海；血瘀水阻者加太溪、石门、三阴交等。

（2）手法　点刺，不留针。

一、二尖瓣狭窄

正常成人二尖瓣口面积为 4～6cm^2，当瓣口面积小于 2cm^2 时可称为二尖瓣狭窄。1.5～2.0cm^2 为轻度狭窄，1.0～1.5cm^2 为中度狭窄，＜1.0cm^2 为重度狭窄。

绝大多数的二尖瓣狭窄是由风湿热所致，即风湿性心脏病，是二尖瓣狭窄最常见病因。急性风湿热形成二尖瓣狭窄至少需要2年，通常需要5年以上时间，风湿性二尖瓣狭窄一般在40～50岁发病，女性约占2/3。基本病变是瓣膜炎症粘连、开放受限，造成狭窄。

【诊断要点】

1. 主要症状

一般二尖瓣口面积＜$1.5cm^2$时始有明显症状。

（1）不同程度的呼吸困难，早期表现为劳力性呼吸困难，晚期表现为夜间阵发性呼吸困难和端坐呼吸。

（2）咯血，如突然大量咯血、痰中带血伴有夜间阵发性呼吸困难、咳粉红色泡沫痰，见于二尖瓣重度狭窄肺静脉压增高所致肺静脉破裂、长期肺淤血或急性肺水肿时。

（3）咳嗽，常表现为干咳，多为肺淤血所致。

（4）声音嘶哑，左心房严重扩大，压迫喉返神经所致。

2. 体征

（1）二尖瓣面容　中重度二尖瓣狭窄常可见双颧呈绀红色的“二尖瓣面容”。

（2）心脏体征　心尖区舒张中晚期低调的“隆隆”样杂音，呈递增型，局限性，左侧卧位明显，可伴舒张期震颤；心尖区第一心音亢进，80%患者可于胸骨左缘3～4肋间或心尖区闻及二尖瓣开瓣音；肺动脉高压时，可于胸骨左下缘扪及右心室收缩期抬举样搏动，P_2亢进或分裂。右心室扩大伴三尖瓣关闭不全时，胸骨左缘第4～5肋间可闻及全收缩取吹风样杂样，吸气时增强。常伴发房颤，听诊心律绝对不齐、S_1强弱不等。

3. 实验室检查

（1）心电图　轻度二尖瓣狭窄时心电图可正常。重度狭窄时左心房扩大，心电图可出现二尖瓣型P波和右心室肥厚表现，病程晚期常可合并频发房性期前收缩和心房颤动。

（2）X线检查　轻度二尖瓣狭窄时心影可正常或仅见左心耳饱满。中重度狭窄时左心房显著扩大，心影呈梨形。

（3）超声心动图　是最敏感和特异性的无创定量诊断方法。

（4）右心导管检查。

（5）放射性核素检查。

（6）冠状动脉造影。

说明：青年人心尖区有舒张期隆隆样杂音伴左心房扩大，结合心电图、X线检查，尤其是超声心动图检查多能明确诊断。

【并发症】

心房颤动、急性肺水肿、充血性心力衰竭、栓塞、感染性心内膜炎、肺部感染。

【西医治疗】

1. 一般治疗

有风湿活动者应给予抗风湿治疗，预防风湿热复发。呼吸困难者限制钠盐摄入，口服利尿药，尽可能避免急性感染、贫血等诱发急性肺水肿的因素。避免剧烈体力活动，定期复诊。风湿热及风湿性心脏炎的治疗参照风湿热章节。

2. 并发症的处理

（1）大量咯血及急性肺水肿

参照心力衰竭中急性心力衰竭章节。处理原则与急性左心衰竭所致的肺水肿相似，应取坐位，用镇静药，静脉注射利尿药，以降低肺静脉压。但应注意，避免使用以扩张小动脉为主、减轻心脏后负荷的血管扩张药物，应选用扩张静脉系统、减轻心脏前负荷为主的硝酸酯类药物；正性肌力药物对二尖瓣狭窄的肺水肿无益，仅在心房颤动伴快速心室率时可静注去乙酰毛花苷，以减慢心室率。内科治疗无效时，应急诊行二尖瓣分离术或二尖瓣球囊扩张术。

（2）心房颤动

参照心房颤动章节。二尖瓣狭窄合并心房颤动或因二尖瓣狭窄行人工机械瓣置换术的患者，无须进行血栓风险评分，应直接给予长期口服抗凝药治疗，除非存在禁忌证，口服抗凝药应选择华法林，检测调整并使国际标准化比值（INR）在2～3之间，暂时无足够证据支持应用新型口服抗凝剂。

（3）右心衰竭

① 呋塞米片 20mg po qd/bid

② 氢氯噻嗪 12.5～25mg po qd/bid

③ 螺内酯片 20mg po qd/bid

说明：限制钠盐摄入，应用利尿药等。

3. 经皮球囊二尖瓣成形术

中重度单纯二尖瓣狭窄，瓣叶活动好，无明显钙化和瓣下结构无明显增厚，心腔内无血栓，心功能Ⅱ、Ⅲ级是理想的适应证。

4. 外科治疗

中、重度二尖瓣狭窄，心功能在Ⅱ级或Ⅱ级以上，瓣口面积小于1.0cm^2；或有体循环栓塞史者，即使无其他症状，均应考虑外科手术治疗。

【转诊指征】

中重度二尖瓣狭窄合并心力衰竭和（或）心律失常等并发症时，或需要手术时应及时转诊。

【预防及健康指导】

积极预防链球菌感染和风湿热复发可有效降低二尖瓣狭窄的发病率。

二、二尖瓣关闭不全

因二尖瓣瓣叶、瓣环、腱索、乳头肌和左心室的任一结构异常和功能失调导致的二尖瓣关闭功能异常。

二尖瓣瓣叶的损害以风湿性损害最为常见，占二尖瓣关闭不全的 1/3，以女性为主。其次二尖瓣原发性黏液性病变、感染性心内膜炎、肥厚型心肌病、先天性心脏病、瓣环钙化退行性病变、腱索病变和冠心病乳头肌缺血、坏死甚至断裂均为二尖瓣关闭不全的常见病因。二尖瓣关闭不全首先累及左心房、左心室，继之影响右心，最终为全心衰竭。

【诊断要点】

1. 主要症状

（1）急性轻度二尖瓣反流仅有轻微劳力性呼吸困难，严重反流时可发生急性左心衰，甚至出现急性肺水肿或心源性休克。

（2）慢性轻度二尖瓣关闭不全可终身无症状，严重反流时心排血量减少，可出现乏力、气短，呼吸困难出现较晚。

2. 体征

（1）急性　心尖搏动为高动力型，第二心音亢进，常可闻第四心音，严重反流时可出现第三心音和短促舒张期隆隆样杂音。

（2）慢性　心尖搏动呈高动力型；第一心音减弱，第二心音分裂增宽，严重反流时可闻及第三心音，二尖瓣脱垂时可闻及收缩中期“喀喇”音。

3. 实验室检查

（1）X 线检查　急性者心影正常或左心房轻度增大伴明显肺淤血，甚则肺水肿；慢性重度反流常见左心房左心室增大，左心衰竭时可见肺淤血和间质性肺水肿。

（2）心电图　常见窦性心动过速、左心房增大、左心室肥厚和非特异性 ST-T 改变，房颤等。

（3）超声心动图　是最敏感和特异的无创定量诊断方法。

说明：急性者，突发呼吸困难，心尖区出现收缩期杂音，X线检查心影不大而肺淤血明显和有病因可寻者可以诊断。慢性者，心尖区有典型杂音伴左心房、左心室增大，诊断可以成立，确诊有赖于超声心动图。

【并发症】

心房颤动、感染性心内膜炎、体循环栓塞、心力衰竭、猝死。

【西医治疗】

1. 急性二尖瓣关闭不全

（1）硝普钠 50mg　　　　　　　　　／ivvp［0.25～10μg
　　0.9% 氯化钠注射液　50mL ／　/（kg·min）视血压调速］

（2）呋塞米 20～80mg iv drip

说明：治疗目的是降低肺静脉压、增加心排血量和纠正病因。内科治疗一般为术前过渡措施，静滴硝普钠是通过扩张小动静脉降低心脏前、后负荷，减轻肺淤血，减少反流，增加心排血量。静注利尿药可降低前负荷。硝普钠使用中应注意：临用时以 5% 葡萄糖注射液或 0.9% 氯化钠注射液配制，避光静滴；较长时间连续使用，其代谢产物氰化物可致中毒；用药过程中严密监测血压，血压不低于 90/60mmHg。

2. 慢性二尖瓣关闭不全

风心病伴风湿活动者需抗风湿治疗并预防风湿热复发；预防染性心内膜炎；无症状、心功能正常者无需特殊治疗，但应定期随访；合并房颤的治疗参照心房颤动章节，其抗凝需要进行血栓风险评分（CHA2DS2-VASC-60 评分）后决定，可以选用新型口服抗凝药治疗。心力衰竭治疗参照心力衰竭章节。

3. 手术治疗

急性二尖瓣关闭不全应在药物控制的基础上紧急或择期手术

治疗；慢性患者手术的适应证有：

① 心功能Ⅱ级，特别是有心脏扩大，左心室收缩末期容积＞30mL/m^2 者；

② 重度二尖瓣狭窄伴心功能Ⅲ～Ⅳ级；

③ 重度二尖瓣关闭不全，LVEF 下降，左心室收缩及舒张末期内径增大，左心室收缩末期容积＞60mL/m^2，虽无症状，也应考虑手术治疗。

外科手术方法有人工瓣膜置换术和二尖瓣修复术，后者用于非风湿性、非感染性和非缺血性病因者，如二尖瓣脱垂、腱索断裂和瓣环扩张等，术后不需要终生抗凝。也可介入行经皮二尖瓣缘对缘修复。

【转诊指征】

（1）急性严重反流伴血流动力学不稳定者，如不及时手术干预，死亡率极高，应积极转至有手术条件的医院进行治疗。

（2）慢性二尖瓣关闭不全有手术适应证者。

三、三尖瓣狭窄

三尖瓣狭窄最常见的病因是风心病，病理改变与二尖瓣狭窄相似，但损害较轻。三尖瓣狭窄极少单独存在，常伴关闭不全、二尖瓣和主动脉瓣损害。

【诊断要点】

（1）症状　心排血量低引起疲乏，体循环淤血致腹胀。可并发房颤和肺栓塞。

（2）体征

① 颈静脉扩张；

② 三尖瓣开瓣音；

③ 胸骨左缘第 4、5 肋间或剑突附近可闻及较二尖瓣狭窄杂

音弱而短的舒张期隆隆样杂音，伴舒张期震颤；

④ 肝大伴收缩期前搏动；

⑤ 腹水和全身水肿。

（3）实验室检查

① X 线检查　心影明显增大。

② 心电图　可见右心房增大心电图表现。

③ 超声心动图　是最敏感和特异的无创诊断方法。

④ 右心导管检查。

【西医治疗】

（1）内科治疗　合并心衰、房颤者参照心力衰竭、房颤章节。

（2）外科治疗　跨三尖瓣压差＞5mmHg 或瓣口面积＜$2.0cm^2$时，应手术治疗。风心病可做瓣膜交界分离术或人工瓣膜置换术。三尖瓣置换术死亡率 2～3 倍于二尖瓣或主动脉瓣置换术。

（3）经皮球囊三尖瓣成形术　适用于单纯严重三尖瓣狭窄患者。

四、三尖瓣关闭不全

三尖瓣关闭不全较三尖瓣狭窄多见，常见的病因是风湿性二尖瓣病、先天性心血管病（肺动脉瓣狭窄、艾森门格综合征）和肺心病等继发性三尖瓣关闭不全；严重的三尖瓣关闭不全的血流动力学特征为体循环静脉高压和运动时右心室心搏量相应增加的能力受限，晚期出现右心室衰竭。

【诊断要点】

（1）症状　重者有疲乏、腹胀等右心室衰竭症状。可并发房颤和肺栓塞。

（2）体征

① 颈静脉扩张伴明显收缩期搏动，反流严重者伴颈静脉收缩

期杂音和震颤；

② 右心室搏动有高动力冲击感；

③ 重度反流时胸骨左下缘第三心音，吸气时增强；

④ 全收缩期高调、吹风样杂音；

⑤ 严重反流时胸骨左下缘有第三心音后的短促舒张期隆隆样杂音；

⑥ 三尖瓣脱垂有收缩期喀喇音；

⑦ 可触及肝脏收缩期搏动。

（3）实验室检查

① X 线检查　右心房明显增大，右心室、上腔静脉和奇静脉扩大，可有胸腔积液。

② 心电图　常见右心房增大、不完全性右束支传导阻滞和心房颤动。

③ 超声心动图　是最敏感和特异性的无创诊断方法。

④ 放射性核素右心室造影。

【西医治疗】

1. 内科治疗

右心衰者限制钠盐摄入，应用利尿药、洋地黄类药物和血管扩张药，房颤者控制心室率。参照心衰、心房颤动等章节。

2. 手术治疗

（1）继发于二尖瓣或主动脉瓣疾病者，在这些瓣膜的人工瓣膜置换术时，术中探测三尖瓣反流程度，轻者不需手术，中度反流可行瓣环成形术，重者行瓣环成形术或人工瓣膜置换术。也可尝试介入治疗行经皮三尖瓣缘对缘修复或经导管三尖瓣置换。

（2）三尖瓣下移畸形、类癌综合征、感染性心内膜炎等需做人工瓣膜置换术。

五、主动脉瓣狭窄

主动脉瓣狭窄是指主动脉瓣膜先天性结构异常和后天病变所致的瓣膜异常，而引起的主动脉瓣口面积减少。

主动脉瓣狭窄的主要病因是退行性主动脉钙化，其次是风湿性瓣膜病。常见的主动脉瓣膜异常有单叶式、二叶式、三叶式和四叶式等畸形，最多见的是二瓣畸形。该病患病率在＞75 岁的患者中达到 2.5%，在＞85 岁的患者中达到 8%，仅次于高血压和冠心病。无症状者存活率与正常者相似，3%～5% 的病人可能发生猝死；出现症状后若不及时干预，生存期仅为 2～3 年。出现三联征提示预后不良，若不行手术治疗，有心绞痛者 50% 患者 5 年内死亡；出现晕厥的病人，30% 在 3 年内死亡；出现心衰的患者，约半数在 2 年内死亡。

【诊断要点】

1. 主要症状

主动脉瓣口面积＜1cm^2（正常 3～4cm^2）时始有临床症状，主动脉瓣狭窄典型的三联症状为：劳力性呼吸困难、心绞痛和晕厥。

（1）呼吸困难　早期表现为疲乏、无力和头晕，晚期表现为劳力性呼吸困难、夜间阵发性呼吸困难和端坐呼吸。

（2）心绞痛　常见，随年龄增长发作更频繁，约 39% 患者伴有冠心病。

（3）晕厥　约 1/4 有症状的主动脉瓣狭窄患者发生晕厥，常发生于劳力后或身体向前弯曲时，少数发生在休息时。

（4）猝死　有 20%～25% 患者发生猝死，可为首发症状。

2. 体征

心尖区可触及收缩期抬举样搏动，主动脉瓣区可触及收缩期震颤，先天性主动脉瓣狭窄可闻及收缩早期喷射音，主动脉瓣钙化时，此音消失。典型的主动脉瓣狭窄的杂音为胸骨右缘第 2 肋间粗糙、响亮的喷射性收缩期杂音。

3. 实验室检查

（1）心电图　轻度主动脉瓣狭窄者心电图可正常。重度狭窄可见电轴左偏，左心肥厚和劳损。

（2）X 线检查　心影增大，升主动脉扩张、并可见主动脉瓣钙化，心力衰竭时左心室明显增大及肺充血。

（3）超声心动图　为确诊主动脉狭窄的重要方法。

（4）心导管检查。

【并发症】

心源性猝死、心力衰竭、心律失常、感染性心内膜炎及体循环栓塞等。

【西医治疗】

1. 内科治疗

主动脉狭窄患者一旦出现症状，均应接受手术治疗，内科治疗仅为等待手术的过渡性治疗，心衰的患者可慎用利尿药缓解症状，其他用药如血管扩张药（硝酸酯类、硝普钠等）、抗心室重构药物（β 受体阻滞药、ARNI、ACEI、ARB 等）可使心排血量进一步下降、导致外周组织灌注不足，应当慎重使用；正性肌力药因可加重梗阻也应禁用。出现房颤，尽早电复律，否则可能导致急性左心衰。

2. 外科治疗

人工瓣膜置换术为治疗成人主动脉狭窄的主要方法。无症状的轻、中度狭窄患者无手术指征。重度狭窄（瓣口面积＜$0.75cm^2$ 或平均跨瓣压差＞50mmHg）伴心绞痛、晕厥或心力衰竭症状为手术的主要指征。无症状的重度狭窄患者，如伴有进行性心脏增大和（或）明显左心室功能不全，也应考虑手术。严重左心室功能不全、高龄、合并主动脉瓣关闭不全或冠心病，可增加手术和术后晚期死亡风险，但不是手术禁忌证。

3. 经皮穿刺主动脉瓣球囊扩张术

能即刻减小跨瓣压差，增加心排血量和改善症状。适应证：儿童和青年的先天性主动脉瓣狭窄；不能耐受直视手术者；重度狭窄危及生命；明显狭窄伴严重左心功能不全者直视手术前过渡。成人有钙化性病变者术后死亡率和再狭窄率高，球囊扩张术价值有限。

4. 经导管主动脉瓣置换

经导管主动脉瓣置换是一种微创介入治疗，手术耐受性好，是不耐受外科手术高危患者的新选择，已成为老年主动脉瓣狭窄患者的一线治疗，其适应证也在不断拓宽，是目前治疗主动脉瓣狭窄最重要的治疗方式之一。

【转诊指征】

出现症状的主动脉瓣狭窄患者。

六、主动脉瓣关闭不全

因主动脉瓣膜、瓣环和升主动脉病变导致的主动脉瓣关闭功能异常。

主动脉瓣关闭不全在心脏瓣膜病中约占 10%，男性多于女性，约占 75%，女性往往合并二尖瓣病变。根据临床过程可分为急性和慢性主动脉瓣关闭不全。

【诊断要点】

1. 主要症状

急性症状与反流严重程度相关，轻者可无症状，重者可有胸痛，短期内发生左心衰。慢性轻者可多年无症状，严重反流可出现心悸、心绞痛、头晕和晕厥、呼吸困难甚至猝死。

2. 体征

（1）急性：周围血管征不明显，心尖搏动正常，S_1 降低或消失，P_2 亢进和 S_3、S_4 出现提示肺动脉高压。

（2）慢性：常见周围血管搏动征；心尖搏动弥散且呈高动力，向左下移位；S_1 减弱，S_2 主动脉瓣成分减弱或缺如，A_2 轻或消失，心底部可闻及收缩期喷射音，心尖区可闻及 S_3 奔马律；心脏杂音。主动脉瓣关闭不全的杂音特点为与第二心音同时开始的高调叹气样递减型舒张早期杂音，坐位并前倾和深呼气时明显。轻度反流时杂音仅限于舒张早期，音调高；中重度反流时杂音粗糙，为全舒张期。乐音样杂音提示瓣叶脱垂、撕裂或穿孔；杂音在胸骨左中下缘明显时提示主动脉瓣损害；杂音在胸骨右上缘明显时提示升主动脉扩张；老年人杂音有时在心尖区最响，心底部常有主动脉瓣收缩期 2/6～4/6 级粗糙喷射性杂音，可伴震颤；重度反流者心尖区可闻及舒张中晚期隆隆样杂音。

3. 实验室检查

（1）X 线检查　急性者心影正常，无主动脉扩大，常可见肺淤血或肺水肿征；慢性者可见左心室、左心房增大，主动脉扩张，左心衰竭时可见肺淤血征。

（2）心电图　急性者常见窦性心动过速和非特异性 ST-T 改变。慢性者常见左心室肥厚劳损。

（3）超声心动图　是主动脉瓣关闭不全的可靠诊断方法。

（4）放射性核素心室造影。

（5）磁共振显像。

（6）主动脉造影。

【并发症】

感染性心内膜炎较常见，可发生室性心律失常、心力衰竭，猝死少见。

【西医治疗】

1. 急性主动脉瓣关闭不全的药物治疗

急性主动脉瓣关闭不全应尽早考虑手术治疗，内科治疗一般为术前的准备过渡措施。心衰者参照心力衰竭章节，避免过度的体力劳动及剧烈运动，限制钠盐摄入，使用洋地黄类药物、利尿药以及血管扩张药，特别是血管紧张素转化酶抑制药，有助于防止心功能的恶化。洋地黄类药物亦可用于虽无心力衰竭症状，但主动脉瓣反流严重且左心室扩大明显的患者。有心绞痛者可使用硝酸酯类药物。应积极预防和治疗心律失常和感染。梅毒性主动脉炎应给予全疗程的青霉素治疗，风心病应积极预防链球菌感染与风湿活动以及感染性心内膜炎。

2. 慢性主动脉瓣关闭不全的药物治疗

无症状且心功能正常者不需要治疗，但需要随访；轻中度一般 1～2 年随访 1 次；重度者，每半年随访 1 次。预防感染性心内膜炎、预防风湿活动，慢性心衰者依据左心室射血分数酌情选择新四联治疗，参照心力衰竭章节。

3. 手术治疗

人工瓣膜置换术为严重主动脉瓣反流的主要治疗方法。要求在左心室发生不可逆病变前进行手术。严重主动脉瓣关闭不全合并下列情况应考虑手术：有症状患者，无论何种心功能状态，均应推荐手术；无症状患者，密切监测左心功能，连续 3～6 个月多次无创检查（UCG，放射性核素显像等）显示心功能减退和运动耐量受损，如左心室射血分数呈进行性和持续性降至 50%，左心室收缩末期内径超过 45～50mm，或左心室收缩末期容量＞55mL/m^2 时则必须手术。如左心功能测定为临界或非持续性者，应密切随访。术后大部分患者症状显著改善，心脏大小、心肌重量减小，左心功能有所恢复，但心功能改善程度不及主动脉瓣狭窄患者。部分患者也可考虑经皮主动脉瓣置换，但目前仍属于探索研究阶段。

【转诊指征】

（1）急性重度主动脉瓣关闭不全如不及时手术干预，常死于左心室衰竭，应积极转至有手术条件的医院进行治疗。

（2）有症状的或中重度关闭不全的慢性患者应转诊。

第四章
消化系统疾病

第一节　胃食管反流病

胃食管反流病（GERD）是指胃十二指肠内容物反流入食管引起不适症状和（或）并发症的疾病，反酸和烧心是最常见的症状。根据是否导致食管黏膜糜烂、溃疡，分为反流性食管炎及非糜烂性反流病。胃食管反流病也可引起咽喉、气道等食管邻近的组织损害，出现食管外症状。

胃食管反流病是一种常见病，发病随年龄增加而增加，男、女发病无明显差异。欧美国家的患病率为10%～20%，而亚洲地区患病率约为5%，非糜烂性反流病较多见。直接损伤因素有胃酸、胃蛋白酶及胆汁（非结合胆盐和胰酶）等反流物。

【诊断要点】

（1）根据GERD症状群作出诊断　有典型的烧心和反流症状，又无幽门梗阻或消化道梗阻证据，临床上可考虑是GERD。有食管外症状，又有反流症状，可考虑是反流相关或可能相关的食管外症状，例如反流相关的咳嗽、反流相关的哮喘。但仅有食管外症状，而无典型的烧心和反流症状，尚不能诊断GERD。宜进一步了解食管外症状发生的时间、与进餐和体位的关系以及其他诱因。

（2）上消化道内镜检查　有助于确定有无反流性食管炎及有无合并症和并发症，如食管裂孔疝、食管炎性狭窄、食管癌等。

（3）诊断性治疗　对于拟诊患者或疑有反流相关食管外症状的患者，尤其是消化内镜检查阴性时，可采用质子泵抑制剂（PPI）诊断性治疗，服药后如症状明显改善则支持酸相关 GERD 的诊断。

（4）胃食管反流证据的检查　24h 食管 pH 或胆汁监测，上消化道 X 线钡餐检查，放射性核素检查。对有典型症状而内镜检查阴性者，监测 24h 食管 pH，如证实有食管过度酸反流，诊断成立。

【鉴别诊断】

（1）食管癌　食管癌的发病年龄常在 50 岁以上；食管癌呈进行性吞咽困难，多数患者可以明确指出病变部位；食管癌的食物反流物呈非酸性，来自食管反流，含黏液或呈血性，甚至可见坏死脱落组织块；食管癌晚期会出现全身消耗及转移、扩散等临床表现；可辅助食管钡剂造影、食管 CT、超声胃镜，内镜检查及病理可以确诊。

（2）消化性溃疡　呈反复发作的慢性疾病；呈周期性发作，多于冬春和秋冬季节发病；消化性溃疡症状呈节律性发作，胃溃疡呈餐后中上腹痛，十二指肠溃疡呈空腹痛、夜间痛。

（3）功能性烧心　当患者合并功能性消化不良、睡眠障碍、焦虑、抑郁状态等症状时，需考虑与功能性烧心相鉴别。

（4）心源性心痛　心脏与食管的感觉神经纤维在体表的投射部位定位相互重叠，故两者的疼痛性质较相似，心源性心痛发作时，会随活动加剧，持续时间在 3～5min 或疼痛剧烈而持续不解，而 GERD 的胸痛和姿势有关，平躺会加剧，立位时减轻，进食或服抑酸药后症状减轻或缓解；心源性心痛患者可有典型的心电图改变。

【西医治疗】

目的在于控制症状、治愈食管炎、减少复发和防止并发症。一般治疗原则：改善生活方式，戒烟酒，减肥。

1. 药物治疗

（1）抑酸药　PPI 抑酸作用强，疗效确切，是治疗 GERD 的首选药物，通常疗程 4～8 周。

① 奥美拉唑 20mg po qd/bid（饭前）

② 兰索拉唑 10mg po qd/bid（饭前）

③ 泮托拉唑 40mg po qd/bid（饭前）

④ 雷贝拉唑 10mg po qd 或 bid（饭前）

⑤ 艾司奥美拉唑 20mg po qd 或 bid（饭前）

⑥ 艾普拉唑 5mg po qd（饭前）

H_2 受体拮抗剂抑酸能力较 PPI 弱，适用于轻至重症病人。

说明：抑酸药广泛应用于功能性消化不良的治疗，适用于非进餐相关的消化不良中以上腹痛、烧灼感为主要症状者。

（2）促胃肠动力药

① 多潘立酮 10mg po tid（饭前）

② 盐酸伊托必利 50mg po tid（饭前）

③ 莫沙必利 5mg po tid（饭前）

（3）抗酸药

① 氢氧化铝 0.6g po tid

② 铝碳酸镁 1.0g po tid

说明：仅用于症状轻、间歇发作的患者作为临时缓解症状用。

2. 手术治疗

包括开腹和腹腔镜下外科手术，如胃底完全折叠术和胃底部分折叠术，临床观察显示相当一部分患者术后仍需规则用药，不能降低食管腺癌的风险。现已证实有癌变的 BE 患者，原则上应进行手术治疗。

3. 内镜治疗

包括内镜下针式射频治疗、胃底腔内折叠全层缝合术及注射治疗。由于其远期效果尚未明确，应谨慎对待。

【转诊指征】

治疗效果不佳，考虑有病情性质改变，需重新明确诊断者。

【中医治疗】

1. 辨证论治

（1）肝胃不和证

主症：反酸、烧心，胸骨后疼痛、牵及两肋，嗳气，纳差，情绪不畅则加重，恶心等。舌质淡红，舌苔白或薄白，脉弦。

治则：疏肝理气，和胃降逆。

方药：柴胡疏肝散加减，柴胡 15g、川芎 10g、枳实 10g、香附 10g、陈皮 10g、白芍 10g、甘草 5g。

（2）肝胃郁热证

主症：反酸、嘈杂、胸骨后灼痛、两胁胀满。心烦、易怒、口干口苦、大便秘结。舌质红，舌苔黄厚或黄腻，脉弦滑。

治则：清肝泻火，和胃降逆。

方药：左金丸合化肝煎加减，黄连 6g、吴茱萸 3g、白芍 10g、半夏 9g、乌贼骨 15g、煅瓦楞子 30g、青皮 12g、陈皮 12g、芍药 12g、牡丹皮 9g、栀子 9g、泽泻 9g、贝母 9g。

（3）中虚气逆证

主症：反酸、泛吐清涎、嗳气呃逆、胃脘隐痛。食少纳差、胃脘痞满、神疲乏力、大便稀溏。舌质淡红，舌苔白薄或白腻，脉沉细或细弱。

治则：疏肝理气，健脾和中。

方药：四逆散合六君子汤加减，柴胡 15g、白芍 10g、枳壳

10g、党参 15g、茯苓 10g、炒白术 10g、半夏 9g、陈皮 10g、生姜 5g、炙甘草 5g。

（4）痰湿内阻证

主症：咽喉不适如有痰梗，情志不畅则加重，胸膺不适，烧心，反酸，吞咽不利。嗳气或反流，声音嘶哑，夜半呛咳或气喘，神情忧郁。舌质淡红，舌苔腻或白厚，脉弦滑。

治则：化痰祛湿，和胃降逆。

方药：温胆汤加减，陈皮 10g、半夏 9g、茯苓 10g、生姜 5g、竹茹 10g、枳实 10g、旋覆花 15g（包煎）、甘草 5g。

（5）寒热错杂证

主症：胸骨后或胃脘部烧灼不适，反酸或泛吐清水，胃脘隐痛，喜温喜按，空腹胃痛，得食痛减。食欲不振、神疲乏力、大便溏薄、手足不温。舌质红，苔白，脉虚弱。

治则：辛开苦降，和胃降气。

方药：半夏泻心汤加减，法半夏 9g、人参 6g、黄连 3g、黄芩 6g、干姜 6g、煅瓦楞子 30g（先煎）、陈皮 10g、茯苓 10g、炒吴茱萸 3g、枳实 10g。

2. 中成药

（1）气滞胃痛颗粒 5g po tid

（2）达立通颗粒 6g po tid

（3）荆花胃康胶丸 2 丸 po tid

（4）越鞠丸 6～9g po bid

（5）左金丸 3～6g po bid

（6）乌贝散 3g po tid

说明：气滞胃痛颗粒适于肝气犯胃证；达立通颗粒适于肝胃郁热证；荆花胃康胶丸适于肝气犯胃证或气滞血瘀证；越鞠丸适于气郁痰阻证；左金丸适于肝胃郁热证；乌贝散适于烧心、反酸明显者。

3. 针灸疗法

（1）实证　内关、足三里、中脘。

（2）虚证　脾俞、胃俞、肾俞、膻中、曲池、合谷、关元、三阴交等，以泻法和平补平泻为主。

【预防与健康指导】

白天进餐后不宜立即卧床；为了减少卧位及夜间反流，睡前2h不宜进食，可将床头抬高15～20cm。注意减少引起腹压增高的因素，如肥胖、便秘、紧束腰带等；应避免进食使LES压降低的食物，如高脂肪食物、巧克力、咖啡、浓茶等；避免降低LES压的药物及引起胃排空延迟的药物，如硝酸甘油、钙通道阻滞药及抗胆碱能药物等。戒烟及禁酒。

第二节　胃炎

一、慢性胃炎

慢性胃炎是指各种原因所引起的胃黏膜慢性炎症性病变。属中医学的“胃痞”“胃痛”范畴。

慢性胃炎是一种常见病，其发病率在各种胃病中居首位。慢性胃炎分为非萎缩性、萎缩性和特殊类型三大类。常见病因有幽门螺杆菌（H.pylori）感染，饮食和环境因素，自身免疫，以及其他因素如胆汁、胰液的反流、酗酒、服用NSAID等药物。

【诊断要点】

（1）相关病史　近期有无不洁饮食、服用非甾体抗炎药物、严重疾病状态、误食腐蚀剂或大量饮酒等。

（2）临床表现　中上腹不适、饱胀、钝痛、烧灼痛等，也可呈食欲缺乏、嗳气、泛酸、恶心等消化不良症状。

（3）体征　轻者可无明显体征，部分患者可出现上腹部或剑突下轻压痛，脐周压痛，肠鸣音亢进。

（4）辅助检查　胃镜下，慢性非萎缩性胃炎的黏膜可充血水肿或黏膜皱襞肿胀增粗；萎缩性胃炎的黏膜色泽变淡，皱襞变细而平坦，黏液减少，黏膜变薄，有时可透见黏膜血管纹。

【鉴别诊断】

（1）消化性溃疡　呈慢性过程（数年至数十年），周期性发作，发作期与缓解期交替，常有季节性，发作时上腹痛呈节律性，胃镜检查见溃疡。

（2）胃癌　多见于40岁以上，可有消瘦、贫血、黑便等报警症状，胃镜检查取病理可明确诊断。

（3）胆囊炎及胆石症　右上腹疼痛或典型胆绞痛，常因进食脂肪食物诱发，墨菲征阳性，胆囊超声可诊断。

【西医治疗】

慢性胃炎的治疗目的是缓解症状和改善黏膜的炎症，治疗应尽可能地针对病因，遵循个体化原则，以药物治疗为主。

1. 根除幽门螺杆菌方案

（1）克拉霉素500mg+阿莫西林1g po bid

（2）克拉霉素500mg/阿莫西林1g+甲硝唑400mg/呋喃唑酮100mg po bid

（3）PPI（标准剂量）+铋剂（标准剂量）+克拉霉素500mg+阿莫西林1g po bid

（4）PPI（标准剂量）+铋剂（标准剂量）+克拉霉素500mg+甲硝唑400mg/呋喃唑酮100mg po bid

2. 胃肠动力药

（1）多潘立酮10mg po tid

（2）盐酸伊托必利50mg po tid

（3）莫沙必利 5mg po tid

3. 胃黏膜保护药

（1）硫糖铝 1.0 po tid

（2）瑞巴派特 0.1 po tid

（3）替普瑞酮 50mg po tid（饭后服）

4. 抑酸抗酸药

（1）雷尼替丁 150mg po bid

（2）法莫替丁 20mg po bid

（3）奥美拉唑 20mg po qd/bid（饭前）

（4）兰索拉唑 10mg po qd/bid（饭前）

（5）泮托拉唑 40mg po qd/bid（饭前）

（6）艾司奥美拉唑 20mg po qd/bid（饭前）

（7）艾普拉唑 10mg po qd（饭前）

5. 抗抑郁药或抗焦虑药

可用于有明显精神因素的慢性胃炎。

（1）帕罗西汀 20mg po qd（早餐顿服）

（2）氟哌噻吨美利曲辛片 1 片 po bid（早晨及中午各 1 片）

说明：用于轻、中度抑郁和焦虑。神经衰弱、心因性抑郁，抑郁性神经官能症，隐匿性抑郁，心身疾病伴焦虑和情感淡漠，更年期抑郁，嗜酒及药瘾者的焦躁不安及抑郁。

【转诊指征】

治疗效果不佳，考虑有病情性质改变，需重新明确诊断者。

【中医治疗】

1. 辨证论治

（1）肝气犯胃

主症：胃脘胀满，攻撑作痛，脘痛连胁，胸闷嗳气，喜长叹息，大便不畅，得嗳气、矢气则舒，遇烦恼郁怒则痛作或痛甚，苔薄白，脉弦。

治法：疏肝理气，和胃止痛。

处方：柴胡疏肝散加减，柴胡 12g、白芍 15g、川芎 6g、香附 12g、陈皮 12g、枳壳 15g、甘草 9g、郁金 12g、延胡索 12g。

（2）脾胃湿热

主症：胃脘灼热疼痛，嘈杂泛酸，口干口苦，渴不欲饮，口甜黏浊，食甜食则冒酸水，纳呆恶心，身重肢倦，小便色黄，大便不畅，舌苔黄腻，脉象滑数。

治法：清热化湿，理气和中。

处方：清中汤加减，黄连 10g、栀子 9g、法半夏 12g、茯苓 15g、白豆蔻 12g、陈皮 12g、甘草 9g、蒲公英 12g、厚朴 15g。

（3）脾胃虚寒

主症：胃痛隐隐，绵绵不休，冷痛不适，喜温喜按，空腹痛甚，得食则缓，劳累或食冷或受凉后疼痛发作或加重，泛吐清水，食少，神疲乏力，手足不温，大便溏薄，舌淡苔白，脉虚弱。

治法：温中健脾，和胃止痛。

处方：黄芪建中汤加减，黄芪 15g、桂枝 12g、白芍 12g、白术 15g、干姜 6g、吴茱萸 6g、半夏 9g、茯苓 15g、甘草 9g。

（4）胃阴亏虚

主症：胃脘隐隐灼痛，似饥而不欲食，口燥咽干，口渴思饮，消瘦乏力，大便干结，舌红少津或光剥无苔，脉细数。

治法：养阴益胃，和中止痛。

处方：益胃汤合芍药甘草汤加减，沙参 10g、麦冬 15g、生地黄 15g、玉竹 12g、芍药 15g、甘草 6g、山楂 12g、佛手 9g。

（5）瘀血停滞

主症：胃脘疼痛，痛如针刺刀割，痛有定处，按之痛甚，食后加剧，入夜尤甚，或见吐血、黑便，舌质紫暗或有瘀斑，脉涩。

治法：活血化瘀，理气止痛。

处方：失笑散合丹参饮加减，五灵脂 10g、蒲黄 9g、丹参 15g、檀香 6g、砂仁 6g、延胡索 12g、三七粉 3g、枳壳 12g。

2. 针灸治疗

（1）体针　主穴：中脘、内关、足三里、胃俞。脾胃虚寒、胃阴不足用补法，其他证型用平补平泄法。

（2）耳针　取脾、胃、交感、神门等。

3. 中成药

（1）三九胃泰冲剂 1～2 袋 po tid

（2）胃苏冲剂 15g po tid

（3）胃复春片 4 片 po tid

【预防与健康指导】

去除各种可能致病的因素，如避免进食对胃黏膜有强刺激的食物及药品，戒烟忌酒。注意饮食卫生，防止暴饮暴食。应保持精神愉快，避免情绪焦虑及紧张；注意劳逸结合，避免劳累。积极治疗口、鼻、咽部的慢性疾病。加强锻炼，提高身体素质。

二、急性胃炎

急性胃炎是指由多种病因引起的急性胃黏膜炎症。属于中医学的“胃痛”“呕吐”范畴。

临床上急性发病，常表现为上腹部症状。多数患者有明确的病因。常见原因有理化因素、应激、急性感染及病原体毒素、血管因素等。一般短期内可治愈，少数留有后遗症。

【诊断要点】

（1）发病急，主要症状为上腹部不适、腹痛、恶心、呕吐，呕吐剧烈时可吐出胆汁甚至血性液体。如同时合并肠炎，可出现脐周绞痛、腹泻，大便呈糊状或黄色水样便，不带脓血。可伴有发冷发热、脱水、电解质紊乱，酸中毒甚至休克。急性胃黏膜病变，可表现为上消化道出血，可表现为呕血或黑粪。

（2）上腹部或脐周压痛，肠鸣音亢进。

（3）实验室检查　血常规基本正常、呕吐物或可疑食物细菌培养，可证实致病菌；内镜下表现为弥漫分布的多发性糜烂、出血灶和浅表溃疡形成。

（4）诊断标准　根据病史有暴饮暴食、进不洁食物、酗酒、服用刺激性药物、机体处于应激状态等，临床表现有发病急、突然出现上腹部不适、恶心、呕吐、腹痛或伴腹泻，黄色水样便，呕血或黑粪。以及实验室配合胃镜检查有弥漫分布的多发性糜烂、出血灶和浅表溃疡形成可诊断。

【鉴别诊断】

（1）急性阑尾炎　本病早期可出现上腹痛、恶心、呕吐。随着病情的进展，疼痛逐渐转向右下腹，且有固定的压痛及反跳痛，多伴有发热、白细胞增高、中性粒细胞明显增多。

（2）胆囊炎、胆石症　有反复发作的腹痛，常以右上腹为主，可放射至右肩、背部。查体时注意巩膜、皮肤黄疸。右上腹压痛、墨菲征阳性，或可触到肿大的胆囊。彩超有助于诊断。

（3）急性胰腺炎　多为持续性上腹部剧烈疼痛，血、尿淀粉酶检查及腹部 CT 检查可诊断。

【西医治疗】

1. 一般治疗

去除病因，停止一切对胃有刺激的饮食和药物，积极治疗引起应激状态的原发病，对严重原发病预防性使用抑酸药，进流质饮食，必要时禁食；卧床休息。

2. 药物治疗

（1）解痉

山莨菪碱 10mg im qd

（2）止吐

① 甲氧氯普胺 10mg im qd

② 多潘立酮 10mg po tid

（3）抑酸

① 法莫替丁　40mg
　5% 葡萄糖注射液 250mL　／ iv drip qd

② 奥美拉唑 40mg
　0.9% 氯化钠注射液 100mL　／ iv drip qd 或 bid

（4）纠正水、电解质失衡　呕吐、腹泻严重者应输液

5% 葡萄糖氯化钠注射液 500mL
10% 氯化钾 15mL　／ iv drip qd

3. 上消化道出血治疗

（1）口服止血药　如白药、三七粉或经胃管用去甲肾上腺素 8mg 加入 100mL 冷生理盐水中的液体灌胃，q2～4h。

（2）抑制胃酸分泌　奥美拉唑 80mg 加入生理盐水 100mL 静脉滴注，以后每小时 8mg 维持静滴 3 天。

（3）亦可在胃镜下止血，喷洒止血药（如孟氏溶液、白药、硫糖铝混悬凝胶等）或电凝止血、激光止血、微波止血。

说明：应激引起的急性胃黏膜病变与原发病的严重程度成正比，故有急性应激且原发病严者重，应用 PPI 以预防急性胃黏膜病变。

【转诊指征】

（1）存在上消化道出血量大者。

（2）脱水严重，常规治疗症状不改善，小便量少者。

【中医治疗】

1. 辨证论治

（1）寒邪客胃

主症：胃痛暴作，甚则拘急作痛，得热痛减，遇寒痛增，口

淡不渴，或喜热饮，苔薄白，脉弦紧。

治法：温胃散寒，理气止痛。

处方：良附丸加减，高良姜9g、香附12g、吴茱萸6g、干姜6g、丁香6g、桂枝9g、陈皮12g、甘草9g。

（2）饮食停滞

主症：暴饮暴食后，胃脘疼痛，胀满不消，疼痛拒按，得食更甚，嗳腐吞酸，或呕吐不消化食物，其味腐臭，吐后痛减，不思饮食或厌食，大便不爽，得矢气及便后稍舒，舌苔厚腻，脉滑有力。

治法：消食导滞，和胃止痛。

处方：保和丸加减，山楂12g、神曲12g、莱菔子12g、半夏9g、陈皮12g、茯苓15g、连翘9g、谷芽15g、麦芽15g、鸡内金9g、枳实9g、厚朴12g、槟榔12g。

（3）肝气犯胃

主症：胃脘胀满，攻撑作痛，脘痛连胁，胸闷嗳气，喜长叹息，大便不畅，得嗳气、矢气则舒，遇烦恼郁怒则痛作或痛甚，苔薄白，脉弦。

治法：疏肝理气，和胃止痛。

处方：柴胡疏肝散加减，柴胡12g、白芍15g、川芎6g、香附12g、陈皮12g、枳壳15g、甘草9g、郁金12g、延胡索12g。

（4）肝胃郁热

主症：胃脘灼痛，痛势急迫，喜冷恶热，得凉则舒，心烦易怒，泛酸嘈杂，口干口苦，舌红少苔，脉弦数。

治法：疏肝理气，泄热和中。

处方：丹栀逍遥散合左金丸加减，柴胡12g、当归12g、白芍15g、薄荷9g、牡丹皮12g、栀子9g、白术12g、茯苓12g、甘草9g、黄连9g、吴茱萸3g。

（5）胃热壅盛

主症：脘腹胀闷，吐血红或紫暗，常夹有食物残渣，口臭，便秘或大便黑，舌红，苔黄腻，脉滑数。

治法：清胃泻火，凉血止血。

处方：泻心汤加味，黄连 5g、黄芩 10g、大黄 10g、茜草 10g、牡丹皮 10g、栀子 10g、白及 10g、甘草 6g。

（6）气虚血溢

主症：胃脘隐痛，吐血绵绵不止，血色暗淡，神疲乏力，心悸气短，面色苍白，舌质淡，脉细弱。

治法：益气摄血。

处方：归脾汤加减，党参 15g、黄芪 15g、白术 12g、当归 10g、远志 6g、龙眼肉 10g、茯苓 12g、白及 10g、阿胶（烊化）10g、炙甘草 6g。

2. 针灸治疗

（1）体针　主穴：中脘、内关、足三里、胃俞平补平泄。

（2）耳针　取脾、胃、交感、神门等。

3. 中成药

① 藿香正气水 10mL po tid

② 云南白药 1～2g po tid

③ 三七粉 3g po tid

【预防及健康指导】

饮食以少食多餐、营养丰富、清淡易消化为原则，不宜饮酒及过食生冷、辛辣食物，切忌粗硬饮食、暴饮暴食或饥饱无常；应保持精神愉快，避免忧思恼怒及情绪紧张；注意劳逸结合，避免劳累；要重视生活调摄，尤其是饮食与精神方面的调摄。

第三节　消化性溃疡

消化性溃疡指胃肠黏膜发生的炎性缺损，通常与胃液的胃酸和消化作用有关，病变穿透黏膜肌层或达更深层次。消化性溃疡常发生于胃、十二指肠，可发生于食管-胃吻合口、胃-空肠吻合口或附近，含有胃黏膜的Meckel憩室等。属中医学的“胃痛”“腹痛”范畴。

消化性溃疡是全球性常见病，本病可发生于任何年龄，但中年最为常见，十二指肠溃疡（DU）多见于青壮年，而胃溃疡（GU）多见于中老年，过去30年随着H_2受体拮抗药、质子泵抑制药等药物治疗的进展，PU及其并发症发生率明显下降。近年来阿司匹林等NSAIDs药物应用增多，老年消化性溃疡发病率有所增高。

【诊断要点】

1. 典型的消化性溃疡的临床特点

（1）慢性过程，病史可达数年至数十年。

（2）周期性发作，发作期与缓解期交替，常有季节性，多在秋冬或冬春之交发病。

（3）发作时上腹痛呈节律性，疼痛多为灼痛（烧心），亦可为饥饿样不适感、钝痛、胀痛或剧痛；DU表现为进食→疼痛缓解→疼痛，即多为空腹痛，可伴有夜间痛；GU表现为进食→疼痛→缓解，即多为餐后痛，餐后1h左右发作。

（4）腹痛部位　GU在剑突下正中或偏左；DU在上腹正中或偏右；可伴上腹胀、嗳气、反酸，以GU多见。

2. 缓解期

无明显体征；发作期在上腹部有稳定而局限的压痛点。

3. 内镜检查

为消化性溃疡的首选检查方法，内镜下溃疡多呈圆形或椭圆形，底部平整，覆盖有白色或灰白色苔膜，边缘整齐，周围黏膜充血、水肿，分活动期（A_1、A_2）、愈合期（H_1、H_2）和瘢痕期（S_1、S_2）。

4. 诊断标准

（1）慢性病程，周期性发作，节律性上腹痛，NSAIDs 服药史是疑诊 PU 的重要病史。

（2）上消化道钡餐造影检查　不能接受胃镜检查者，上消化道钡餐发现龛影，可以诊断溃疡，但难以区分其良恶性。

（3）内镜检查和黏膜活检可以确诊。

【鉴别诊断】

（1）功能性消化不良　有消化不良的症状，无器质性病变；病情明显受精神因素影响，常伴有消化道以外的神经官能症，心理治疗、安定剂、对症处理常能收效；X 线、内镜检查为阴性结果。

（2）慢性胆囊炎和胆石症　疼痛与进食油腻食物有关；疼痛位于右上腹；可伴有发热、黄疸。B 超、内镜或 ERCP 检查有助鉴别。

（3）胃癌　病情呈进行性、持续性发展，上腹部包块，体重下降，内科药物疗效不佳，借助内镜加活检。典型胃癌溃疡形态多不规则，常＞2cm，边缘呈结节状，底部凹凸不平、覆污秽状苔。怀疑恶性溃疡一次活检阴性者，短期内复查胃镜并再次活检。初诊为胃溃疡者，必须在完成正规治疗的疗程后进行胃镜检查。强力抑酸药治疗后，溃疡缩小或愈合不能排除恶性溃疡。

（4）胃泌素瘤（Zollinger-Ellison 综合征）　多发溃疡、不典型部位、易出现溃疡并发症、对正规溃疡药物疗效差，可出现腹泻，高胃酸分泌，血促胃液素水平升高等为其特征。

【西医治疗】

1. 治疗目的

消除病因，解除症状，愈合溃疡，防止复发，避免并发症。

2. 一般治疗

生活规律，工作劳逸结合，避免过劳和精神紧张，改变不良的生活习惯；合理饮食，避免对胃有刺激的食物和药物；戒烟酒；停服非甾体抗炎药物。

3. 药物治疗

（1）根除幽门螺杆菌治疗：方案见慢性胃炎。根除幽门螺杆菌应为消化性溃疡的基本治疗，它是溃疡愈合及预防复发的有效防治措施，为提高根除率，在治疗消化性溃疡病时建议采用 14 天疗法。

（2）抑制胃酸分泌（抑酸）的常用药物

① 雷尼替丁 150mg po bid（饭前）

② 法莫替丁 20mg po bid（饭前）

③ 尼扎替丁 20mg po qd（饭前）

④ 奥美拉唑 20mg po bid（饭前）

⑤ 兰索拉唑 30mg po qd/bid（饭前）

⑥ 泮托拉唑 40mg po bid（饭前）

⑦ 雷贝拉唑 10mg po qd/bid（饭前）

⑧ 埃索美拉唑 20mg po qd/bid（饭前）

⑨ 艾普拉唑 10mg po qd（饭前）

说明：抑酸治疗是缓解消化性溃疡病症状、愈合溃疡的最主要措施，PPI 是首选。新一代 PPI 抑酸作用更强，缓解腹痛等症状更为迅速。

（3）保护胃黏膜治疗

① 硫糖铝 1.0g po tid

② 枸橼酸铋钾 120mg po tid

③ 胶体果胶铋胶囊 150mg po tid

4. 溃疡复发的预防

除去危险因素，如幽门螺杆菌感染、服用非甾体抗炎药、吸烟等，溃疡复发频繁者应排除胃泌素瘤。预防重点对象为有并发症的溃疡或难治性溃疡、高龄或伴有严重疾病者。预防溃疡复发的措施：一个疗程后，用 H_2 受体拮抗药（H_2RA）或奥美拉唑 10mg/d、每周 2～3 次维持治疗，采用自我调节方式，间歇给药，以减少复发，预防并发症。维持治疗 3～6 个月或更长。

5. 消化性溃疡治疗的策略

（1）区分 HP 阳性或阴性　如 HP（+），用抗 HP 治疗 + 抑酸治疗（H_2RA 或 PPI）；如 HP（−），常规抑酸治疗或加黏膜保护治疗。

（2）疗程　抗幽门螺杆菌治疗 2 周。抑酸治疗：DU4～6 周；GU6～8 周。

（3）维持治疗　根据溃疡复发频率、年龄、服用 NSAID、吸烟、合并其他严重疾病、溃疡并发症等决定。

6.NSAID 溃疡的治疗和预防

暂停或减少 NSAID 剂量；检测幽门螺杆菌感染并行根除治疗；未能终止 NSAID 者，选择 PPI 治疗；既往有溃疡病史或溃疡高危人群，必须用 NSAID 治疗者，同时服用抗溃疡药，以 PPI 效果最好。

【转诊指征】

（1）并发消化道出血、穿孔等急性并发症者。

（2）幽门梗阻者。

（3）溃疡性质不明确者。

【中医治疗】

1. 辨证论治

（1）肝气犯胃

主症：胃脘胀满，攻撑作痛，脘痛连胁，胸闷嗳气，喜长叹息，大便不畅，得嗳气、矢气则舒，遇烦恼郁怒则痛作或痛甚，苔薄白，脉弦。

治法：疏肝理气，和胃止痛。

处方：柴胡疏肝散加减，柴胡12g、白芍15g、川芎6g、香附12g、佛手12g、陈皮12g、枳壳15g、甘草9g、郁金12g、延胡索12g。

（2）脾胃湿热

主症：胃脘灼热疼痛，嘈杂泛酸，口干口苦，渴不欲饮，口甜黏浊，食甜食则冒酸水，纳呆恶心，身重肢倦，小便色黄，大便不畅，舌苔黄腻，脉象滑数。

治法：清热化湿，理气和中。

处方：三黄泻心汤加减，黄连10g、黄芩9g、大黄9g、甘草9g、蒲公英12g、厚朴15g、枳实12g、延胡索12g、半夏9g、佛手12g、浙贝母15g。

（3）脾胃虚寒

主症：胃痛隐隐，绵绵不休，冷痛不适，喜温喜按，空腹痛甚，得食则缓，劳累或食冷或受凉后疼痛发作或加重，泛吐清水，食少，神疲乏力，手足不温，大便溏薄，舌淡苔白，脉虚弱。

治法：温中健脾，和胃止痛。

处方：黄芪建中汤加减，黄芪15g、桂枝12g、白芍12g、白术15g、砂仁6g、干姜6g、吴茱萸6g、半夏9g、茯苓15g、甘草9g。

（4）胃阴亏虚

主症：胃脘隐隐灼痛，似饥而不欲食，口燥咽干，口渴思饮，消瘦乏力，大便干结，舌红少津或光剥无苔，脉细数。

治法：养阴益胃，和中止痛。

处方：益胃汤合芍药甘草汤加减，沙参10g、麦冬15g、生地黄15g、玉竹12g、石斛12g、芍药15g、甘草6g、佛手9g。

（5）瘀血停滞

主症：胃脘疼痛，痛如针刺刀割，痛有定处，按之痛甚，食后加剧，入夜尤甚，或见吐血、黑便，舌质紫暗或有瘀斑，脉涩。

治法：活血化瘀，理气止痛。

处方：失笑散合丹参饮加减，五灵脂10g、蒲黄9g、丹参15g、檀香6g、砂仁6g、延胡索12g、三七粉（冲服）3g、枳壳12g。

2. 针灸治疗

（1）体针　主穴为中脘、内关、足三里、胃俞。根据辨证加日月、太冲、关元、公孙、三阴交、章门、脾俞等。

（2）耳针　取脾、胃、交感、神门、肝、皮质下等。

3. 中成药

（1）健胃愈疡片4片 po tid

（2）胃苏冲剂15g po tid

【预防及健康指导】

饮食以少食多餐、营养丰富、清淡易消化为原则，不宜饮酒及过食生冷、辛辣食物，切忌粗硬饮食，暴饮暴食，或饥饱无常。应保持精神愉快，避免忧思恼怒及情绪紧张；注意劳逸结合，避免劳累。要重视生活调摄，尤其是饮食与精神方面的调摄。

第四节　慢性胆囊炎

慢性胆囊炎是胆囊在长期刺激作用下产生的慢性炎症，常继发于胆囊结石。属于中医学的“胁痛”“胆石病”范畴。

胆囊炎与胆石症关系密切，炎症可促使结石形成，而结石梗阻又可发生炎症，二者往往合并存在。结石是最常见的刺激因子。女性略多于男性，男女发病率之比为 1∶（1.9～3），经产妇或肥胖者也多见。

【诊断要点】

（1）慢性非结石性胆囊炎　其临床表现多不典型，平素多为右上腹或上腹不同程度的隐痛或胀痛，或偶感到右肩胛下区酸胀痛，常伴有上腹饱胀、嗳气、恶心呕吐等消化不良的症状，过多脂餐或劳累后症状加重。可间歇性发作，发作时间不长。

（2）慢性结石性胆囊炎　常见于 40 岁以上妇女、肥胖者、多次妊娠及有胆囊结石家族史者，多有反复发作或绞痛史，每于冬秋之交、高脂饮食、饮酒后发作较频繁。

（3）体检时可无腹部阳性体征，或右上腹有轻度压痛，无肌紧张。

（4）彩超检查是最重要的辅助检查，而且具有无损伤、快速、经济、适应证广、可多次重复的优点，慢性胆囊炎超声下可见胆囊壁增厚，胆囊排空障碍、胆囊结石等；甚则可见胆囊萎缩。CT、MRI 检查对本病的诊断有一定帮助。

（5）诊断标准：根据临床表现，查体及彩超、CT、MRI 可诊断。

【鉴别诊断】

（1）十二指肠球溃疡　季节性、节律性上腹部疼痛，进食疼痛可缓解，伴反酸等，胃镜检查有助于诊断。

（2）慢性胰腺炎　慢性胰腺炎多有嗜酒史，通常伴有胰腺内或外分泌功能障碍。

（3）右肾、右输尿管结石　均可见右腰背部疼痛，但右肾结石可见右肾叩击痛，右输尿管结石常见输尿管走行压痛，尿常规可见白细胞、红细胞。腹部彩超可协助鉴别。

（4）消化道肿瘤　胃癌、结肠癌、肝癌、胆管癌均可见慢性中上腹及右胁肋部疼痛。影像学检查可协助鉴别。

【西医治疗】

1. 一般治疗

宜低脂肪饮食，忌饮酒，规律饮食，减轻胆囊负荷。

2. 西药治疗

（1）平稳期

① 去氢胆酸 0.25g po tid

② 苯丙醇 0.1g po tid

③ 利胆片 0.25g po tid

④ 羟甲烟酰胺 0.5g po tid

⑤ 鹅脱氧胆酸 25mg po tid

⑥ 熊去氧胆酸 50mg po bid

说明：如若明确合并胆道梗阻，禁用熊去氧胆酸、鹅脱氧胆酸等口服利胆药物。

（2）急性发作期

① 头孢曲松钠 2.0g
0.9% 氯化钠注射液 100mL ／ iv drip qd

② 间苯三酚 120～160mg
5% 葡萄糖注射液 250mL ／ iv drip qd

③ 山莨菪碱 10mg im

3. 手术治疗

确诊慢性胆囊炎者应行胆囊切除术。手术治疗是慢性胆囊炎首选治疗方案。如若不能耐受手术则选择保守治疗。

说明：慢性结石性胆囊炎以及慢性非结石性胆囊炎且胆囊萎缩、胆囊壁明显有局限性增厚者，需行手术治疗。慢性非结石性胆囊炎若无明显临床症状，亦应及时手术治疗，严重反复刺激存在恶病质风险。

【转诊指征】

（1）慢性结石性胆囊炎以及慢性非结石性胆囊炎存在胆囊萎缩、胆囊壁有明显局限性增厚者，需行手术治疗者。

（2）有胆管梗阻者。

（3）急性发作期，考虑合并胆囊穿孔或出现感染性休克者。

【中医治疗】

1. 辨证论治

（1）肝郁气滞证

主症：胁肋胀痛，走窜不定，甚则连及胸肩背，且情志不舒则痛增，胸闷，善太息，得嗳气则舒，饮食减少，脘腹胀满，舌淡红，苔薄白，脉弦。

治法：疏肝利胆，理气开郁。

处方：金铃子散和大柴胡汤加减，金铃子 15g、延胡索 12g、栀子 9g、黄芩 12g、大黄 9g、枳实 12g、半夏 9g、白芍 15g、大枣 9g、生姜 6g、木香 9g、郁金 9g、陈皮 12g、金钱草 30g、蒲公英 12g。

（2）肝胆湿热证

主症：胁肋持续性胀痛，多向右肩部放射，入夜尤甚，有压痛，伴发热，口苦咽干，恶心呕吐，不思饮食，舌质红，苔黄腻，脉弦数。

治法：疏肝利胆，清热利湿。

处方：茵陈蒿汤合大柴胡汤加减，茵陈 15g、栀子 12g、黄芩 12g、大黄 12g、枳实 12g、半夏 9g、白芍 12g、甘草 6g。

（3）肝胆脓毒

主症：胁肋硬满灼痛，触痛明显而拒按，或引及肩背，黄疸日深，壮热不止，伴有脘闷纳呆，恶心呕吐，厌食油腻，口干口苦，腹胀尿少，舌红绛，苔黄燥，脉弦数。

治法：泻火解毒，养阴利胆。

处方：茵陈蒿汤合黄连解毒汤加减，茵陈 30g、栀子 12g、黄芩 15g、大黄 15g、黄柏 15g、黄连 15g、生地黄 30g、蒲公英 15g、玄参 15、麦冬 9g、竹茹 9g、半夏 9g、生姜 6g。

（4）肝阴不足

主症：胁肋隐痛，绵绵不已，遇劳加重，口干咽燥，两目干涩，心中烦热，头晕目眩，舌红少苔，脉弦细数。

治法：养阴柔肝，佐以理气通络。

处方：一贯煎加减，生地黄 18g、枸杞子 15g、沙参 15g、麦冬 12g、当归 15g、川楝子 12g、栀子 9g、丹参 15g、香附 12g、佛手 12g、甘草 9g。

2. 中成药

（1）舒肝丸 1 丸 po bid

（2）消炎利胆片 4 片 po tid

3. 针灸治疗

（1）体针　主穴为胆囊穴、胆俞。配穴为内关、上脘、平补平泄法。

（2）耳针　胆穴、胰穴、交感，中度刺激或留针。

【预防及健康指导】

结石形成与高脂饮食有关，故应清淡饮食。中医认为胁痛与肝的疏泄功能失常有关。所以精神愉快、情绪稳定、气机条达对预防与治疗有着重要的作用。

第五节　溃疡性结肠炎

这是一种病因尚不十分清楚的直肠和结肠慢性非特异性炎症性疾病。属于中医学的“腹痛”“泄泻”“痢疾”“肠风”“脏毒”等范畴。

溃疡性结肠炎可发生于任何年龄，以 20～40 岁多见。亦可见于儿童或老年人，男、女发病率无明显差别。病情轻重不等，多反复发作或长期迁延呈慢性经过。本病病因不明，发病机制亦不甚清楚。

【诊断要点】

（1）有持续性或反复发作的黏液血便、腹痛、里急后重，伴有（或不伴）不同程度的全身症状。病程多在 4～6 周以上，可有关节、皮肤、眼、口及肝、胆等肠外表现。

（2）排除慢性细菌性痢疾、阿米巴痢疾、慢性血吸虫病、肠结核等感染性结肠炎及结肠 CD、缺血性肠炎、放射性肠炎等疾病。

（3）实验室和其他检查

① 血液检查：Hb 在中重度患者下降；WBC 在活动期升高；ESR 增快及 C 反应蛋白升高是活动期的标志；严重病例血清白蛋白下降。贫血、白细胞数增加、血沉加快及 C 反应蛋白增高均提示 UC 处于活动期。怀疑合并巨细胞病毒感染时，可行血清 CMVIgM 及 DNA 检测。

② 粪便检查：常规检查常有黏液、脓血便，镜检有 RBC、WBC，急性发作期可见巨噬细胞。

③ 其他检查：有条件者可以做病原学检查；结肠镜检查；X线钡剂灌肠检查；病理检查。

（4）临床分型　按本病的病程、程度、范围及病期进行综合分型。

① 根据病程经过分型

a. 初发型：无既往史而首次发病者。

b. 慢性复发型：临床多见，发作期与缓解期交替。

c. 慢性持续型：症状持续，间以症状加重的急性发作。

d. 急性暴发型：症状严重，血便每日＞10次，伴有全身中毒症状，可伴有巨结肠、肠穿孔、脓毒血症等并发症。

② 根据病情严重程度分型

a. 轻型：腹泻4次/日以下，便血轻或无，无发热、脉搏加快或贫血，血沉正常。

b. 中型：介于轻型、重型之间。

c. 重型：腹泻6次/日以上，有明显黏液血便，T＞37.5℃，P＞90次/分，Hb＜100g/L，ESR＞30mm/h。

③ 根据病变范围分型：直肠炎、直肠乙状结肠炎、左半结肠炎（脾曲以远）、广泛性（脾曲以近）全结肠炎。

④ 根据病期可分为活动期和缓解期。

初发病例及临床表现、结肠镜改变不典型者，暂不作出诊断，需随访3～6个月，根据病情变化再作出诊断。本病组织病理改变无特异性，各种病因均可引起类似的肠道炎症改变，故只有认真排除各种可能相关的病因后才能作出本病诊断。

【鉴别诊断】

（1）慢性细菌性痢疾　常有急性菌痢病史，粪便及结肠镜检查取黏液脓性分泌物培养痢疾杆菌的阳性率较高，抗菌药物治疗有效。

（2）阿米巴肠炎　病变主要侵犯右侧结肠，亦可累及左侧结肠，粪便检查可找到阿米巴滋养体或包囊。抗阿米巴治疗有效。

（3）慢性血吸虫病　有疫水接触史，肝大，粪便检查可发现血吸虫卵，孵化毛蚴阳性，结肠镜检查可见肠黏膜有黄色颗粒状结节，肠黏膜活检可发现血吸虫卵。

（4）大肠癌　发生于直肠之癌肿，行肛指检查可触及包块，结肠镜取活检、X 线钡剂灌肠检查对鉴别诊断有价值。

（5）肠易激综合征　粪便可有大量黏液但无脓血，显微镜检查正常，隐血实验阴性，结肠镜检查无器质性病变。

【西医治疗】

1. 治疗目的

目标是诱导并维持症状缓解以及黏膜愈合，防治并发症，改善病人生存质量。根据病情严重程度、病变部位选择合适的治疗药物。

2. 活动期治疗

（1）轻度

① 5- 氨基水杨酸（5-ASA）2～4g/d 分次或 1 次口服。

② 病变局限于远段结肠者

5-ASA 栓剂 0.5～1g 塞肛 bid（适用于病变局限于直肠者）

或 5-ASA 灌肠液 1～2g 每晚 1 次保留灌肠

或 氢化可的松琥珀酸钠盐灌肠液 100～200mL 每晚 1 次保留灌肠。有条件的可用布地奈德 2mg 保留灌肠 qn。

（2）中度

① 可用上述水杨酸制剂治疗。

② 反应不佳可酌情加量或改口服糖皮质激素，常用泼尼松 30～40mg/d。

（3）重度

① 口服泼尼松或泼尼松龙 40～60mg/d，观察 7～10 天，亦可直接静脉给药。

② 已使用糖皮质激素者，应静脉滴注氢化可的松 300mg/d 或甲泼尼龙 48mg/d。

③ 肠外应用广谱抗生素控制肠道继发感染，如硝基咪唑、喹诺酮类制剂、氨苄西林或头孢菌素类抗生素。

④ 适当输液、补充电解质，以防水盐平衡紊乱。

⑤ 便血量大、Hb＜90g/L 和出血不止者应考虑输血。

⑥ 营养不良、病情较重者可予要素饮食，病情严重者应予肠外营养。

⑦ 静脉应用糖皮质激素 7～10 天后无效者可考虑予环孢素 2～4mg/（kg・d）静脉滴注 7～10 天。

3. 缓解期的治疗

（1）除初发病例、轻度远段结肠炎患者症状完全缓解后，可停药观察外，所有患者完全缓解后均应继续维持治疗。

（2）维持治疗的时间尚无定论，可能是 3～5 年甚至终生用药，诱导缓解后 6 个月内复发者也应维持治疗。目前公认糖皮质激素无维持治疗的效果，在症状缓解后应逐渐减量，过渡到氨基水杨酸维持治疗。SASP 的维持治疗剂量一般为控制发作之半，多用 2～3g/d。

4. 外科手术治疗

（1）绝对指征 消化道大出血、肠穿孔、明确或高度怀疑癌肿及组织学检查发现重度异型增生或肿块性损害伴轻中度异型增生。

（2）相对指征 重型患者伴中毒性巨结肠静脉用药无效者；内科治疗症状顽固、体能下降、对糖皮质激素抵抗或依赖的顽固性病例，替换治疗无效者；合并坏疽性脓皮病、溶血性贫血等肠外并发症。

【转诊指征】

重型结肠炎，急性爆发性结肠炎，活动期患者一般情况差者，怀疑癌变者。

【中医治疗】

1. 辨证论治

（1）湿热蕴结证

主症：腹痛阵阵，痛而拒按，便后腹痛暂缓，泻下赤白脓血，黏稠如胶冻，腥臭，肛门灼热，小便短赤，舌苔黄腻，脉滑数。

治法：清热化湿，调气行血。

处方：芍药汤加减，芍药 24g、黄芩 12g、黄连 9g、大黄 9g、槟榔 10g、木香 10g、当归 9g、甘草 9g、肉桂 3g、金银花 15g、白头翁 15g。

（2）肝脾不调证

主症：每逢抑郁恼怒或情绪紧张之时，即发生腹痛泄泻，腹中雷鸣，攻窜作痛，腹痛即泻，泻后痛减，矢气频作，胸胁胀闷，嗳气食少，舌淡，脉弦。

治法：抑肝扶脾，调中止泻。

处方：痛泻要方加减，白芍 20g、白术 20g、陈皮 12g、防风 10g、柴胡 10g、枳壳 12g、香附 12g、党参 12g、白扁豆 12g、甘草 9g。

（3）脾胃虚弱证

主症：因稍进油腻食物或饮食稍多，大便次数即明显增多而发生泄泻，伴有不消化食物，大便时泻时溏，迁延反复，饮食减少，食后脘闷不舒，面色萎黄，神疲倦怠，舌淡苔白，脉细弱。

治法：健脾益气，和胃渗湿。

处方：参苓白术散加减，党参 15g、白术 12g、茯苓 10g、砂仁 6g、陈皮 9g、桔梗 12g、白扁豆 15g、山药 15g、莲子肉 10g、薏苡仁 18g、黄芪 15g、炙甘草 6g。

（4）脾肾阳虚证

主症：久泻缠绵不已，泻下完谷，甚则滑脱不禁，或黎明之前脐腹作痛，肠鸣即泻，泻后即安，腹部隐痛，喜按喜温，肛门坠胀，食少神疲，形寒畏冷，四肢不温，腰膝酸软，舌淡苔薄白，脉沉细而弱。

治法：温补脾肾，固涩止泻。

处方：附子理中汤合四神丸加减，制附子 10g、炮姜 6g、党参 15g、白术 12g、补骨脂 15g、吴茱萸 5g、肉豆蔻 9g、五味子 10g、黄芪 15g、石榴皮 12g、炙甘草 9g、大枣 12g。

（5）阴血亏虚证

主症：久泻不止，便下脓血，或下鲜血黏稠，虚坐努责，量少难出，午后低热，失眠盗汗，消瘦乏力，口干心烦，舌红少苔，脉细数。

治法：养阴清肠。

处方：驻车丸加减，阿胶 15g、当归 9g、黄连 12g、炮姜 6g、木香 12g、山药 15g、白芍 12g、甘草 6g。

（6）气滞血瘀证

主症：肠鸣腹胀，腹痛拒按，痛有定处，泻下不爽，嗳气食少，面色晦暗，腹部或有痞块，肌肤甲错，舌质紫暗或有瘀斑瘀点，脉涩或弦。

治法：行气活血，健脾益气。

处方：膈下逐瘀汤加减，当归 15g、赤芍 10g、红花 6g、五灵脂 10g、乌药 10g、小茴香 6g、郁金 12g、黄芪 15g、香附 10g、枳壳 15g、甘草 6g。

2. 针灸治疗

（1）体针　主穴大横、大肠俞、公孙、足三里、内关。

（2）耳穴　大肠、小肠、胃、脾、肾、交感、神门。

3. 中成药

（1）四神丸 9g po bid

（2）结肠炎丸 5g po tid

（3）谷参肠安 4 粒 po tid

【预防与健康指导】

溃疡性结肠炎病因不明，目前认为与环境、感染、遗传、免疫等有关，故应注意饮食与情志。社区防治的主要任务应是教育溃疡性结肠炎患者规范用药。

第六节　酒精性肝病

酒精性肝病（ALD）是由于长期大量饮酒所致的肝脏疾病。初期通常表现为脂肪肝，进而可发展成酒精性肝炎、酒精性肝纤维化和酒精性肝硬化。其疾病谱包括酒精性肝炎、酒精性肝硬化和肝硬化，可发展至肝癌。属于中医“胁痛”“酒疸”“酒胀”“酒臌”等范畴。

初期通常表现为脂肪肝，进而可发展成酒精性肝炎、酒精性肝纤维化和酒精性肝硬化。本病在欧美国家多见，近年我国的发病率也有上升，我国部分地区成人的酒精肝病患病率为 4%～6%。增加酒精性肝病发生的危险因素有：饮酒量及时间；遗传易感因素；女性多于男性；其他肝病；继发性营养不良。

【诊断要点】

① 有长期饮酒史，一般超过 5 年，折合乙醇量男性≥40g/d，女性≥20g/d，或 2 周内有大量饮酒史，2 周折合乙醇量＞80g。但应注意性别、遗传易感性等因素的影响。换算公式：乙醇量（g）= 饮酒量（mL）× 乙醇含量（%）×0.8。

② 临床可无症状，或有右上腹胀痛、食欲缺乏、乏力、体质量减轻、黄疸等；随着病情加重，可有神经精神症状和蜘蛛痣、肝掌等表现。

③ 血清天冬氨酸氨基转移酶（AST）、丙氨酸氨基转移酶（ALT）、γ-谷氨酰转肽酶（GGT）、总胆红素（TBil）、凝血酶原时间（PT）、平均红细胞体积（MCV）和缺糖转铁蛋白（CDT）等指标升高。其中 AST/ALT＞2。GGT 升高、MCV 升高为酒精性肝病的特点，而 CDT 测定虽然较特异但临床未常规开展。禁酒后这些指标可明显下降，通常 4 周内基本恢复正常（但 GGT 恢复较慢），有助于诊断。

④ 肝脏 B 超或 CT 检查有典型表现。

⑤ 排除嗜肝病毒现症感染以及药物，中毒性肝损伤和自身免疫性肝病等。

符合第①、②、③项和第⑤项或第①、②、④项和第⑤项可诊断酒精性肝病；仅符合第①、②项和第⑤项可疑诊酒精性肝病。

【鉴别诊断】

本病应与非酒精性脂肪性肝病、病毒性肝炎、药物性肝损害、自身免疫性肝病等其他肝病及其他原因引起的肝硬化进行鉴别。

【西医治疗】

戒酒是治疗酒精性脂肪肝的关键。戒酒 4～6 周后脂肪肝可停止进展，最终可恢复正常。在戒酒的基础上应给予高热量、高蛋白、低脂饮食，并补充多种维生素（如 B 族维生素、维生素 C、维生素 K 及叶酸）。

1. 药物治疗

（1）糖皮质激素

泼尼松龙片 10mg po qd

说明：糖皮质激素可改善重症酒精性肝炎患者的生存率。可直接降低肝炎急性期的病死率。然而，接受激素治疗的患者病死率仍较高。

（2）非选择性磷酸二酯酶抑制剂

己酮可可碱缓释片 0.4g po bid

说明：可以显著改善重症酒精性肝炎患者的短期生存率。

（3）多烯磷脂酰胆碱

多烯磷脂酰胆碱胶囊 228mg po tid

说明：临床应用可改善肝脏生化指标。

2. 肝移植

晚期 ALD 是原位肝移植的最常见指征之一。移植后生活质量的改善也与其他移植指征相似。

【转诊指征】

上消化道出血、酒精性肝硬化；门脉高压症、食管胃底静脉曲张患者应定期转诊行胃镜检查；怀疑癌变者。

【中医治疗】

1. 辨证论治

（1）肝胃不和证

主症：胁下胀满，脘闷食少，或有恶心，食后腹胀，舌淡，苔薄白，脉弦。

治法：疏肝理气，健脾和胃。

处方：柴胡疏肝散加减，柴胡 10g、枳壳 10g、香附 10g、佛手 10g、茯苓 10g、丹参 10g、厚朴 10g、陈皮 10g、半夏 10g、郁金 10g、泽泻 15g、山楂 15g。

（2）肝胆湿热证

主症：胁下胀满，脘闷食少，口干口苦，或有恶心，大便秘结，小便短黄，舌红，苔黄腻，脉弦。

治法：清热利湿。

处方：小柴胡汤合黄连温胆汤加减，黄芩 10g、半夏 10g、泽泻 10g、茯苓 10g、决明子 10g、黄连 10g、陈皮 10g、枳壳 10g、姜黄 10g、郁金 10g、丹参 10g、竹茹 10g。

（3）脾虚湿盛证

主症：腹部胀满，恶心，肠鸣便溏，小便清长，神疲乏力，少气懒言，舌质淡，边有齿印，脉濡细。

治法：健脾益气，化湿和胃。

处方：六君子汤合平胃散加减，党参 10g、木香 10g、白术 10g、茯苓 10g、陈皮 10g、苍术 10g、泽泻 10g、山楂 10g、白扁豆 10g、甘草 5g、砂仁 5g。

2. 针灸治疗

（1）主穴　足三里、阳陵泉、天枢、大巨、水分、三阴交、肾俞、气海。

（2）手法　平补平泻。必要时可加用艾灸。

3. 中成药

（1）参苓白术丸 6g po tid

（2）龙胆泻肝口服液 1 支 po tid

【预防与健康指导】

酒精性肝病最有效的预防措施是戒酒，或者控制饮酒量，尽量饮用低度酒或不含酒精的饮料。避免空腹饮酒，可以在饮酒前适量口服些牛奶、酸奶等，这样可以起到保护胃黏膜减少酒精吸收的作用。切忌采用酒后催吐的方法，防止误吸至肺内，以及胃、食管黏膜撕裂引起急性出血。

第七节　肝硬化

这是各种慢性肝病进展至以肝脏慢性炎症、弥漫性纤维化、假小叶、再生结节和肝内外血管增殖为特征的病理阶段，代偿期无明显症状，失代偿期以门静脉高压和肝功能减退为临床特征，病人常因食管胃底静脉曲张出血、肝性脑病、感染、肝肾综合征、门静脉血栓等多器官功能慢性衰竭而死亡。属于中医学的“臌胀”范畴。

肝硬化发病率男性高于女性，发病高峰在35～50岁。

【诊断要点】

1. 诊断标准

临床诊断肝硬化通常依据肝功能减退和门静脉高压两大同时存在的证据群。影像学所见肝硬化的征象有助于诊断。当肝功能减退和门静脉高压证据不充分、肝硬化的影像学征象不明确时，肝活检若见假小叶形成，可建立诊断。

2. 实验室和其他检查

（1）血常规　贫血、三少（白细胞数量减少、血小板数量减少，红细胞数量减少）。

（2）尿常规　有黄疸时胆红素、尿胆原增加，有时可见蛋白、管型和血尿。

（3）肝功能检查　代偿期大多正常或轻度异常，失代偿期多有全面损害，ALT升高，AST升高，胆固醇酯降低，白蛋白降低，球蛋白升高，A/G倒置，PT延长。

（4）腹水常规　漏出液，血清腹水白蛋白梯度（SAAG）> 11g/L。

（5）钡餐　表现为虫蚀样或蚯蚓状充盈缺损，为食管静脉曲张。

（6）彩超　肝表面不光滑，肝叶比例失调，肝脏实质回声不均质，以及脾大，门静脉扩张，腹水等。

（7）CT、MRI　CT对肝硬化的诊断同彩超，但对肝硬化合并原发性肝癌的诊断优于彩超。

【鉴别诊断】

（1）结核性腹膜炎　多有低热，盗汗，腹部压痛，血沉快，血清腹水白蛋白梯度（SAAG）＜11g/L 等。

（2）缩窄性心包炎　常有劳力性呼吸困难，颈静脉怒张，心尖搏动不明显，心音低，心脏彩超可见心包增厚，室壁活动减弱等。

（3）原发性肝癌　原发性肝癌常发生在肝硬化的基础上，若肝硬化患者有明显的肝大，质硬的结节，或肝萎缩变形而影像检查发现占位性病变，应反复检查 AFP，如持续升高，＞400μg/L，考虑肝癌。

（4）消化性溃疡　有上消化道出血者应与消化道出血鉴别，消化性溃疡多有规律性上腹部疼痛病史，胃镜检查可发现溃疡。

【西医治疗】

1. 治疗原则

治疗应是综合性的，首先针对病因进行治疗，后期主要针对并发症治疗。

2. 一般治疗

失代偿期患者应以卧床休息为主；进高热量、高蛋白质、高维生素、易消化软食。肝功能显著损害或有肝性脑病先兆时，限制或禁食蛋白质，腹水时应少盐或无盐，禁酒，避免进食粗糙、坚硬食物，禁用损害肝脏的药物；失代偿期应加强支持治疗，因重症患者多有恶心、呕吐，进食少或不能进食，可静脉输注葡萄糖，其内加入维生素 C、氯化钾、肌苷、胰岛素等，应特别注意维持水、电解质和酸碱平衡，尤其注意钾盐的补充。此外，还可酌情应用复方氨基酸、血浆及白蛋白等。

3. 药物治疗

（1）保护肝细胞和促进肝细胞代谢的药物

① 多烯磷脂酰胆碱胶囊 456mg po tid

② 甘草酸二铵胶囊 150mg po tid

③ 还原型谷胱甘肽片 0.4g po tid

（2）抗脂肪肝药

① 蛋氨酸 10g po tid

② 复方胆碱 2 片 po tid

（3）促进代谢药

① 核糖核酸注射液 6mg im qd 或 30～50mg iv drip qd

② 辅酶 A50～100U iv drip qd

（4）维生素类药物如维生素 B_1、维生素 C。

4. 腹水治疗

（1）限制钠、水的摄入　无盐或低盐饮食，钠盐 500～800mg（氯化钠 1.2～2.0g）/d；水 1000mL/d 左右；显著低钠血症，500mL/ 日以内。

（2）利尿药　主要使用螺内酯（安体舒通）和呋塞米（速尿）联合应用，比例 100mg∶40mg。最大剂量：400mg/d∶160mg/d。

说明：小剂量开始，防止低钾及并发症。体重下降＜0.5kg/d。

（3）放腹水和输注白蛋白　适应于大量腹水，需放液减压，一般放一次腹水 4～6L，同时输注白蛋白 8～10g/L。

（4）提高血浆胶体渗透压　定期、小量、多次输注新鲜冰冻血浆，白蛋白。

（5）腹水浓缩回输　将抽出之腹水经浓缩处理（超滤或透析）后再经静脉输入，对难治性腹水有一定疗效。

（6）难治性腹水经限钠水、利尿等常规治疗 6 周无明显好转者。其他治疗包括：

① 放腹水和输注白蛋白；

② 腹水浓缩回输；

③ 经颈静脉肝内门体分流术（TIPS）；

④ 肝移植。

说明： 腹水浓缩回输时应注意，使用该法前必须对腹水进行常规检查、细菌培养和内毒素检查，感染性或癌性腹水不能回输。不良反应和并发症：发热、感染、DIC、电解质紊乱等。TIPS 能有效降低门静脉压力，适用于食管静脉曲张破裂大出血、难治性腹水，易诱发肝性脑病。顽固性腹水是肝移植优先考虑的适应证。

5. 并发症的治疗

（1）上消化道出血　对中等及大量出血的早期措施主要是纠正低血容量性休克、止血、防止胃肠道出血相关并发症、监测生命体征和尿量。

① 恢复血容量　保持静脉通畅，以便快速静脉补液输血，应尽快恢复血容量，维持血流动力学稳定并使血红蛋白水平维持在 80g/L 以上。

② 应用降低门脉压的药物和其他药物

a. 抗利尿激素：0.2U/min 静脉持续滴入，并同时使用硝酸甘油，以预防抗利尿激素的副作用。

b. 生长抑素及其类似物：十四肽生长抑素首剂负荷量 250μg 静脉推注后，维持 250μg/h 静脉滴注。奥曲肽首剂负荷量 50μg 静脉推注后，维持 50μg/h 静脉滴注。使用 5 天或更长时间。

c.H_2 受体拮抗药和质子泵抑制药：质子泵抑制药优于 H_2 受体拮抗药，可用首剂艾司奥美拉唑 80mg 入液静脉滴注，以后 8mg/h 静脉滴注，维持 3 天。

d. 抗生素：短期应用喹诺酮类或头孢菌素类抗生素。

③ 气囊压迫止血　应根据病情 8～24h 放气 1 次，放气观察 24h 仍无出血可拔管。

④ 内镜下治疗　有套扎治疗、EIS、组织黏合剂治疗。

⑤ 介入治疗　有经颈静脉肝内门 - 体静脉支架分流数

（TIPS）；其他介入治疗有经球囊导管阻塞下逆行闭塞静脉曲张术、脾动脉栓塞术、经皮经肝曲张静脉栓塞术。

⑥ 外科手术治疗　肝硬化门静脉高压曲张静脉破裂出血：Child-PughA 级、B 级可考虑实施急诊断流手术，Child-PughC 级应极为慎重。

（2）自发性腹膜炎

① 早期、足量、联合应用抗生素，疗程足够长（2 周以上），可应用三代头孢类抗生素，如头孢哌酮舒巴坦。其他如氟喹诺酮类、哌拉西林他唑巴坦及碳青霉烯类抗生素均可根据病情使用。一旦培养出致病菌，则应根据药敏试验选择窄谱抗生素。

② 加强支持治疗，静脉输注白蛋白，开始应用 1.5g/（kg・d）、连用 2 天，继以 1g/（kg・d）至病情明显改善。

（3）肝性脑病

① 减少肠内氮源性毒物的生成与吸收

a. 限制蛋白质饮食；

b. 清洁肠道

乳果糖 10～20g/d po tid

c. 口服抗生素

新霉素 1～2g/d po qid

甲硝唑 0.4g/d po bid

d. 益生菌制剂

培菲康 0.42g po tid

② 促进体内氨的代谢

L- 鸟氨酸 -L- 门冬氨酸 20g　/ iv drip qd
5% 葡萄糖注射液 250mL

③ 调节神经递质

支链氨基酸 250mL iv drip qd

④ 人工肝　可清除肝性脑病患者血液中部分有毒物质、降低

血胆红素浓度及改善凝血时间，尤适用于急性肝功能衰竭者。

⑤ 肝移植。

（4）肝肾综合征

① 去除诱因　迅速控制上消化道大量出血、感染等诱因。

② 严格控制输液量，纠正水、电解质和酸碱失衡。

③ 输注右旋糖酐、白蛋白或浓缩腹水回输，在扩容基础上应用利尿药。

④ 血管活性药物　特利加压素联合白蛋白治疗：特利加压素每次 0.5～1mg，每 4～6h 一次，无效时可每 2 天加倍量至最大量 12mg/d，白蛋白第 1 天 1g/（kg・d）、继 20～40g/d（若白蛋白＞45g/L 或出现肺水肿时停用）。

⑤ 重在预防，避免强烈利尿、单纯大量放腹水及服用损害肾功能的药物等。扩容基础上联合应用奥曲肽。

⑥ 肝移植术　晚期肝硬化治疗的最佳选择是肝移植。

【转诊指征】

（1）有上消化道出血、自发性腹膜炎、肝性脑病、肝肾综合征等并发症者。

（2）门脉高压症食管胃底静脉曲张患者应定期转诊行胃镜检查。

（3）怀疑癌变者。

【中医治疗】

1. 辨证论治

（1）气滞湿阻证

主症：腹部胀大，按之不坚，胁下胀满或疼痛，饮食减少，食后腹胀，嗳气后稍减，尿量减少，舌白腻，脉弦细。

治法：疏肝理气，健脾利水。

处方：柴胡疏肝散合胃苓汤加减，柴胡 10g、枳实 10g、芍药 10g、川芎 9g、香附 10g、白术 10g、茯苓 10g、猪苓 15g、泽泻

15g、桂枝 10g、苍术 6g、厚朴 10g、陈皮 10g、甘草 6g。

（2）寒湿困脾证

主症：腹大胀满，按之如囊裹水，胸脘胀闷，得热则舒，周身困重，畏寒肢肿，面浮或下肢微肿，大便溏薄，小便短少，舌苔白腻水滑，脉弦迟。

治法：温中健脾，行气利水。

处方：实脾饮加减，熟附子（先煎）10g、干姜 10g、白术 15g、木瓜 10g、槟榔 10g、茯苓 15g、厚朴 10g、木香 10g、草果 6g、甘草 6g、生姜 10g、大枣 15g、薏苡仁 15g。

（3）湿热蕴结证

主症：腹大坚满，脘腹绷急，外坚内胀，拒按，烦热口苦，渴不欲饮，小便赤涩，大便秘结或溏垢，或有面目肌肤发黄，舌边尖红，苔黄腻或灰黑而润，脉弦数。

治法：清热利湿，攻下逐水。

处方：中满分消丸合茵陈蒿汤加减，茯苓 15g、白术 15g、猪苓 12g、泽泻 12g、枳实 10g、黄芩 10g、虎杖 10g、厚朴 10g、陈皮 10g、茵陈 15g、金钱草 15g、黄连 6g、甘草 6g。

（4）肝脾血瘀证

主症：腹大坚满，按之不陷而硬，青筋怒张，胁腹刺痛拒按，面色晦暗，头颈胸臂等处可见红点赤缕，唇色紫褐，大便色黑，肌肤甲错，口干饮水不欲下咽，舌质紫暗或边有瘀斑，脉细涩。

治法：活血化瘀，行气利水。

处方：调营饮加减，川芎 10g、赤芍 10g、大黄 10g、莪术 10g、延胡索 15g、当归 10g、瞿麦 10g、槟榔 15g、赤茯苓 10g、桑白皮 12g、大腹皮 15g、陈皮 10g、肉桂 5g、甘草 6g。

（5）脾肾阳虚证

主症：腹大胀满，形如蛙腹，撑胀不甚，朝宽暮急，面色苍黄，胸脘满闷，食少便溏，畏寒肢冷，尿少腿肿，舌淡胖，边有齿痕，苔厚腻水滑，脉沉弱。

治法：温补脾肾，化气行水。

处方：附子理中丸合五苓散、济生肾气丸加减，熟附子（先煎）6g、党参15g、白术10g、干姜6g、甘草6g、猪苓15g、茯苓15g、泽泻15g、桂枝10g。

（6）肝肾阴虚证

主症：腹大坚满，甚则腹部青筋暴露，形体反见消瘦，面色晦暗，口燥咽干，心烦失眠，齿鼻时或衄血，小便短少，舌红绛少津，脉弦细数。

治法：滋养肝肾，凉血化瘀。

处方：六味地黄丸合膈下逐瘀汤加减，熟地黄12g、生地黄12g、山茱萸6g、山药12g、茯苓12g、泽泻6g、牡丹皮12g、枸杞子12g、当归10g、赤芍12g、桃仁12g、红花6g、白芍12g、延胡索12g、香附12g、枳壳10g。

（7）脾虚湿困证

主症：腹部胀满，肠鸣便溏，面色萎黄，神疲乏力，少气懒言，舌苔腻，舌质淡胖有齿痕，脉沉弱。

治法：补脾益气，化湿利水。

处方：加味异功散加减，党参15g、白术10g、白芍15g、橘红12g、木香9g、茯苓15g、薏苡仁30g、沉香（冲服）3g。

2. 针灸治疗

主穴有阳陵泉、阴陵泉、足三里、肝俞、肾俞、脾俞、气海、太冲、期门、中脘、水分等。

3. 中成药

（1）鳖甲煎丸 6g po tid

（2）五香丸 6g po tid

【预防与健康指导】

避免饮酒过度，预防感染血吸虫，避免情志所伤和劳累过度，肝炎患者更应戒酒、卧床休息。

第八节　急性胰腺炎

急性胰腺炎是多种病因导致胰腺组织自身消化的胰腺水肿、出血及坏死等炎症损伤。临床以急性上腹痛及血淀粉酶或脂肪酶升高为特点。多数病人病情轻，预后好；少数病人可伴发多器官功能障碍及胰腺局部并发症，病死率高。属于中医学的“心胃痛”“腹痛”“结胸”等范畴。

急性胰腺炎是一种常见病，病情轻重不等，轻者以胰腺水肿为主，临床多见，病情常呈自限性，预后良好，称为轻症急性胰腺炎；20%～30% 患者胰腺出血坏死，临床经过凶险，病死率高，称为重症急性胰腺炎。

【诊断要点】

1. 诊断标准

（1）确定是否为急性胰腺炎（AP）　应具备下列 3 条中任意 2 条。

① 急性、持续性中上腹痛；

② 血淀粉酶或脂肪酶＞正常值上限 3 倍；

③ AP 的典型影像学改变。此诊断一般在病人就诊后 48h 内明确。

（2）确定 AP 程度

① 轻症 AP　具备 AP 的临床表现和生物化学改变，伴有器官功能衰竭及局部或全身并发症，通常在 1～2 周内恢复，不需反复的胰腺影像学检查，病死率极低。

② 中度重症 AP　具备 AP 的临床表现和生物化学改变，伴有一过性的器官功能衰竭（48h 内可以恢复），或伴有局部或全身并发症。对于有重症倾向的 AP 患者，要定期监测各项生命体征并持续评估。

③ 重症 AP　具备 AP 的临床表现和生物化学改变，必须伴有持续（>48h）的器官功能衰竭，如后期合并感染则病死率极高。

④ 危重 AP（CAP）是由重症 AP 进展而来，伴有持续的器官功能衰竭和胰腺或全身感染，病死率极高。

2. 实验室和其他检查

（1）白细胞计数　中性粒细胞升高、核左移。

（2）淀粉酶测定　血淀粉酶（AMS）可持续 3～5 天。尿 AMS 持续 1～2 周，胸腹水 AMS 可明显升高，超过正常 3 倍可确诊，高低与病情不成正比。

（3）血清脂肪酶测定　持续 7～10 天，特异性高于淀粉酶。

（4）血糖升高，血糖>11.2mmol/L 反映胰腺坏死。低钙血症，血钙<2mmol/L 见于重症，<1.5mmol/L 提示预后不良。

3. 影像学检查

CT 对诊断、鉴别诊断和评估病情程度有价值。CT 示胰腺实质密度增高或降低，体积增大，胰周浸润。增强 CT 可清楚显示胰腺坏死区域、范围。B 超是直接、非损伤性诊断方法，当胰腺发生假性囊肿时，常用腹部超声诊断、随访及协助穿刺定位。

【鉴别诊断】

（1）胆石症和急性胆囊炎　疼痛多在右上腹，常向右肩、背放射，墨菲征阳性，血、尿淀粉酶正常或轻度升高。超声及胆道造影可明确诊断。但需注意胆道疾病与胰腺炎呈因果关系而并存。

（2）急性胃肠炎　发病前常有不洁饮食史，主要症状为腹痛、呕吐及腹泻等，可伴有肠鸣音亢进，血、尿淀粉酶正常等。

（3）消化性溃疡穿孔　有长期溃疡病史，突然发病，腹痛剧烈可迅速波及全腹，腹肌板样强直，肝浊音界消失，X 线透视膈下可见游离气体，血清淀粉酶轻度升高。

（4）急性心肌梗死　可突然发生上腹部疼痛，伴恶心、呕吐，但血淀粉酶多不升高，并有典型的心电图改变以及血清心肌酶升高。

（5）急性肠梗阻　特别是高位绞窄性肠梗阻，可有腹痛、腹胀、呕吐，但其腹痛为阵发性绞痛，早期可伴有高亢的肠鸣音，或大便不通，可见肠型。X 线可见液气平面，且血清淀粉酶正常或轻度升高。

【西医治疗】

1. 内科治疗原则

减少胰腺胰液分泌，防止胰腺连续发生自我消化，防治各种并发症的出现。

2. 一般治疗

卧床休息；禁食、胃肠减压；早期液体复苏补液量包括基础需要量和流入组织间隙的液体量。输液种类包括胶体物质（天然胶体如新鲜血浆、人血白蛋白）、0.9% 氯化钠注射液（生理盐水）和平衡液（乳酸林格液）。扩容时应注意晶体与胶体的比例（推荐初始比例为晶体∶胶体 =2∶1），并控制输液速度；止痛可应用哌替啶 50～100mg im。

说明：不推荐应用吗啡及胆碱能受体拮抗药，如阿托品、山莨菪碱等，因前者可收缩奥狄括约肌，后者可诱发或加重肠麻痹。

3. 抑制胰液分泌和胰酶抑制剂

（1）善宁 100μg iv drip（25～50μg/h 维持）

（2）施他宁 250μg iv drip（250μg/h 维持）

说明：应用 3 ~ 7 天。

4. H_2 受体拮抗药或质子泵抑制药

（1）法莫替丁 40mg iv drip qd

（2）艾司奥美拉唑 40mg iv drip qd/bid

5. 蛋白酶抑制药

（1）抑肽酶　20 万 U iv drip bid

（2）加贝酯 100～300mg iv drip［2.5mg/（kg·h）］

说明：生长抑素及其类似物是目前抢救重症胰腺炎首选药物，蛋白酶抑制药主张早期、足量应用。

6. 抗生素的应用

对于胆源性胰腺炎和重症急性胰腺炎应常规使用抗生素，推荐甲硝唑联合喹诺酮类为一线用药，疗效不佳时改用其他广谱抗生素。应选针对革兰氏阴性菌和厌氧菌的、能透过血胰屏障的抗生素，如碳青霉烯类、第三代头孢菌素 + 抗厌氧菌类、喹诺酮 + 抗厌氧菌类，疗程 7～14 天，抗生素选择推荐采用降阶梯策略。

7. 营养支持

对于轻症急性胰腺炎，只需短暂禁食，不需要肠道营养及肠外营养。重症患者应先实施肠外营养，病情趋向缓解，则考虑实施肠内营养。

【转诊指征】

（1）重症急性胰腺炎。

（2）胆源性胰腺炎胆道梗阻或胆道感染需行 ERCP 者。

（3）轻症急性胰腺炎经常规治疗病情不缓解者。

【中医治疗】

1. 辨证论治

（1）肝郁气滞证

主症：脘腹疼痛，胀满不舒，痛引两胁，时发时止，恶心，呕吐苦黄水，大便秘结，舌红苔薄黄，脉弦。

治法：疏肝解郁，理气止痛。

处方：柴胡疏肝散加减，柴胡 9g、枳实 9g、延胡索 12g、郁金 12g、白芍 12g、厚朴 10g、法半夏 10g、木香 10g。

（2）肝胆湿热证

主症：脘腹胀痛痞满，身热不扬，午后热甚，纳呆呕恶，口干而黏，肢体沉重，或发黄疸，大便不爽或干结，小便短赤，舌红苔黄厚，脉滑数。

治法：清肝利胆，通腑泻下。

处方：茵陈蒿汤合龙胆泻肝汤加减，茵陈 10g、黄连 10g、龙胆 10g、枳实 15g、木通 10g、延胡索 15g、大黄 10g、柴胡 12g、木香 10、栀子 15g、黄芩 15g。

（3）脾胃实热证

主症：脘腹胀痛，疼痛剧烈，发热，口苦咽干，小便短赤，大便干燥不通，舌红苔黄燥，脉滑数或弦数。

治法：清热攻下，行气开结。

处方：大承气汤合大柴胡汤加减，大黄 15g、枳实 15g、柴胡 15g、黄芩 15g、黄连 10g、延胡索 15g、厚朴 15g、芒硝（冲服）10g、白芍 15g。

2. 针灸治疗

（1）体针　主穴选足三里、下巨虚、内关、中脘、梁门、阳陵泉、地机、脾俞、胃俞。

（2）耳针　胆区、胰区、交感、神门。

3. 中成药

（1）茵栀黄注射液 50～100mL 加入葡萄糖注射液或生理盐水 500mL iv drip qd～bid

（2）清开灵注射液 50mL 加入葡萄糖注射液或生理盐水 500mL iv drip qd

（3）复方丹参注射液 10～20mL 加入葡萄糖注射液或生理盐

水 500mL iv drip qd

【预防及健康指导】

积极治疗胆道疾病、戒酒及避免暴饮暴食。

第九节　功能性胃肠病

一、功能性消化不良

功能性消化不良（FD）是指具有由胃和十二指肠功能紊乱引起的餐后饱胀感、早饱、中上腹痛及上腹烧灼感症状，而无器质性疾病的一组临床综合征。属于中医学的“胃痛”“嘈杂”“痞满”等范畴。

欧美国家的流行病学调查表明，普通人群中有消化不良症者占 19%～41%，而我国的调查资料显示，功能性消化不良占胃肠病专科门诊病人的 50% 左右。功能性消化不良不仅影响患者的生活质量，而且造成相当高的医疗费用，因此已经成为现代社会中一个主要的医疗保健问题。

【诊断要点】

根据罗马Ⅳ标准，符合以下标准可诊断为 FD。

（1）存在以下 1 项或多项：餐后饱胀不适、早饱、中上腹痛、中上腹烧灼感症状。

（2）呈持续或反复发作的慢性过程（症状出现至少 6 个月，近 3 个月症状符合以上诊断标准）。

（3）排除可解释症状的器质性疾病（包括胃镜检查）。

【鉴别诊断】

（1）食管、胃、十二指肠的各种器质性疾病　如消化性溃疡、胃癌等，行胃镜、病理等检查可鉴别。

（2）肝胆胰腺疾病　肝功能、腹部超声检查、消化系统肿瘤标志物检测、腹部 CT 扫描、ERCP、MRCP 等检查。

（3）全身性或其他系统疾病　如糖尿病、肾脏病，可行血糖、肾功能检查。

【西医治疗】

消化不良的治疗目的在于迅速缓解症状，提高患者的生活质量，去除诱因，恢复正常生理功能，预防复发。

1. 抗酸药

（1）氢氧化铝 0.6mL po tid

（2）铝碳酸镁 1.0g po tid

说明：铝碳酸镁除抗酸外，还能吸附胆汁，伴有胆汁反流者可选用。

2. 抑酸药

（1）法莫替丁 20mg po bid（饭前）

（2）奥美拉唑 20mg po qd（饭前）

（3）兰索拉唑 10mg po qd（饭前）

（4）泮托拉唑 40mg po qd（饭前）

（5）雷贝拉唑 10mg po qd（饭前）

（6）艾司奥美拉唑 20mg po qd（饭前）

说明：抑酸药广泛应用于功能性消化不良的治疗，适用于非进餐相关的消化不良中以上腹痛、烧灼感为主要症状者。

3. 胃肠动力药

（1）多潘立酮 10mg po tid（饭前）

（2）依托必利 50mg po tid（饭前）

（3）莫沙必利 5mg po tid（饭前）

说明：甲氧氯普胺有较强的中枢镇吐作用，但可导致锥体外系反应，不宜长期、大量应用；莫沙必利在我国和亚洲的使用资料表明其可显著改善功能性消化不良患者的早饱、腹胀、嗳气等症状。目前未见心脏不良反应的报道。但对5-HT_4受体激动的心脏不良反应仍应引起重视。

4. 助消化药

复方阿嗪米特肠溶片2片 po tid

说明：消化酶和微生态制剂可作为治疗消化不良的辅助用药。复方消化酶和益生菌制剂可改善与进餐相关的腹胀、食欲缺乏等症状。

5. 根除幽门螺杆菌

方案见“慢性胃炎”章节。根除幽门螺杆菌可使部分FD患者的症状得到长期改善，对合并幽门螺杆菌感染的FD患者，如应用抑酸药、促动力药治疗无效，建议向患者充分解释根除治疗的利弊，征得患者同意后给予根除幽门螺杆菌治疗。

6. 精神心理治疗

（1）阿米替林25mg po tid

（2）帕罗西汀20mg po qd（早餐顿服）

说明：抗焦虑、抑郁药对FD有一定疗效，对抑酸药和促动力药治疗无效且伴有明显精神心理障碍的患者可选择三环类抗抑郁药或5-HT4再摄取抑制药（SSRI）；除药物治疗外，行为治疗、认知治疗和心理干预等可能对这类患者也有益。精神心理治疗不但可缓解症状，还可提高患者的生活质量。

【转诊指征】

治疗效果不佳或出现报警症状和体征者。

【中医治疗】

1. 辨证论治

（1）肝气犯胃证

主症：胃脘胀满，烧心，或胃脘攻撑作痛，脘痛连胁，胸闷嗳气，喜长叹息，大便不畅，得嗳气、矢气则舒，遇烦恼郁怒则痛作或痛甚，苔薄白，脉弦。

治法：疏肝理气，和胃止痛。

处方：柴胡疏肝散加减，柴胡 12g、白芍 15g、川芎 6g、香附 12g、陈皮 12g、枳壳 15g、甘草 9g、郁金 12g、延胡索 12g、栀子 9g、牡丹皮 12g。

（2）脾胃湿热证

主症：胃脘灼热疼痛或嘈杂，口干口苦，渴不欲饮，口甜黏浊，食甜食则冒酸水，纳呆恶心，身重肢倦，小便色黄，大便不畅，舌苔黄腻，脉象滑数。

治法：清热化湿，理气和中。

处方：清中汤加减，黄连 12g、栀子 9g、半夏 9g、茯苓 15g、白豆蔻 12g、陈皮 12g、蒲公英 12g、大黄 5g、枳实 9g、甘草 9g。

（3）胃阴亏虚证

主症：胃脘隐隐灼痛，似饥而不欲食，口燥咽干，口渴思饮，消瘦乏力，大便干结，舌红少津或光剥无苔，脉细数。

治法：养阴益胃，和中止痛。

处方：益胃汤合芍药甘草汤加减，沙参 12g、麦冬 15g、生地黄 12g、玉竹 12g、芍药 9g、甘草 12g、石斛 12g、香橼 9g、佛手 12g、黄连 9g、吴茱萸 3g。

（4）脾胃虚弱证

主症：胃脘痞闷，胀满时减，喜温喜按，食少不饥，身倦乏力，少气懒言，大便溏薄，舌质淡，苔薄白，脉沉弱或虚大无力。

治法：健脾益气，升清降浊。

处方：补中益气汤加减，党参 12g、黄芪 15g、白术 12g、升麻 9g、柴胡 9g、当归 15g、陈皮 12g、茯苓 12g、薏苡仁 15g、炙甘草 15g。

（5）痰湿内阻证

主症：脘腹痞满，闷塞不舒，胸膈满闷，头重如裹，身重肢倦，恶心呕吐，不思饮食，口淡不渴，小便不利，舌体胖大，边有齿痕，苔白厚腻，脉沉滑。

治法：燥湿化痰，理气宽中。

处方：二陈汤合平胃散加减，苍术 12g、半夏 9g、厚朴 12g、陈皮 15g、茯苓 15g、甘草 9g、枳实 12g、旋覆花（包煎）12g、薤白 12g、菖蒲 9g、瓜蒌 15g。

2. 针灸治疗

主穴为内关、足三里、中脘、配胃俞、肝俞、脾俞、太冲。

3. 中成药

（1）香砂养胃丸 6g po bid

（2）舒肝和胃丸 1 丸 po bid

【预防与健康指导】

帮助患者认识、理解病情，指导其改善生活方式、调整饮食结构和习惯、去除可能与症状发生有关的发病因素，提高患者应对症状的能力。

二、功能性便秘

功能性便秘是指由于生活规律改变、情绪抑郁、饮食因素、排便习惯不良、药物作用等非全身疾病或肠道疾病所引起的原发性持续性便秘，又称为习惯性便秘或单纯性便秘。功能性便秘主要是由于肠功能紊乱所引起的。中医可将其归属为“便秘”“阳结”“阴结”“肠结”“脾约”“大便难”等范畴。

我国老年人便秘患病率高达 15%～20%，女性多于男性，随着年龄增长，患病率明显增加。功能性便秘病因尚不明确，其发生与多种因素有关。

【诊断要点】

患者缺乏确切病因，又无可解释症状的器质性疾病证据，同时在过去 12 个月中至少达 3 个月连续或不间断出现以下 2 项或 2 项以上症状者可诊断为功能性便秘。

① 排便用力；

② 粪便成块或硬结；

③ 排便不尽感；

④ 需用手才能帮忙；

⑤ 每周排便少于 3 次。

对中年以上的患者，排便习惯一向规律，逐渐发生顽固性便秘时，则必须给以及时和彻底的检查，以便除外结肠癌。

年幼开始就有顽固性便秘时，应想到过长结肠和先天性巨结肠症的可能。

【鉴别诊断】

便秘作为症状之一，可见于各种疾病所造成的排便动力的不足。肛裂、痔、肛周的炎症等引起肛门括约肌的痉挛以及肛门瘢痕性狭窄等，均可引起便秘。至于铅、砷、汞、磷等中毒，碳酸钙、氢氧化铝、阿托品、阿片等药物的使用，各种原因造成的肠腔狭窄等情况，虽然都可发生便秘，但它常掩盖不了原发病的主要表现，因此与功能性便秘作鉴别常无困难。

【西医治疗】

1. 一般治疗

以饮食、排便习惯的调节为主，辅以药物治疗，避免滥用泻药，注意用药个体化。鼓励患者晨起多饮水、菜汁、水果汁或蜂蜜汁，进食富含纤维的食物如麦胶、水果、蔬菜、玉米等，适当增加活动量。可以适当心理干预，在仔细排除引起便秘的病理因素后，对病人做出充分解释，消除病人疑虑，使其树立治疗信心，增强病人治疗依从性。对于在应激或情绪障碍情况下加重便秘的病人，可行心理治疗。

2. 药物治疗

目前治疗功能性便秘的药物主要有五大类，润滑性泻药、高渗性泻药、盐类泻药、刺激性泻药、膨胀性泻药等，此外促动力药、微生态制剂对功能性便秘也有一定的治疗作用。目的是软化粪便，促进肠道动力，刺激排便。临床上可根据便秘的程度、类型和性质选用合适的通便药，要强调合理用药和个体化用药，选用药物应以减少毒副作用及药物依赖为原则。

（1）润滑性泻药

① 石蜡油 15～30mL po tid

② 开塞露 1 支塞肛

说明：适用于老人、小儿便秘，也可用于痔、高血压、心衰患者的便秘及预防术后排便困难。长期应用可干扰维生素 A、维生素 D、维生素 E、维生素 K 以及钙、磷的吸收。

（2）高渗性泻药

乳果糖 30mL po qd

说明：适用于需用缓泻药的急慢性功能性便秘的患者，更可恢复老年人或儿童的正常排便习惯；也适用于孕妇、产妇、手术后患者，对必须卧床的患者以及药物引起的便秘、肛裂或痔疮引起的排便疼痛的患者也适用。糖尿病患者、对乳果糖及其组分过敏者慎用。

（3）盐类泻药

① 硫酸镁 5～20g po qd

② 硫酸钠 15～30g po qd

说明：主要用于习惯性便秘、老年性便秘、高脂血症及糖尿病。特别适用于老年体弱、高血压、糖尿病的便秘患者。对有肠梗阻者不可用盐性导泻药。

（4）刺激性泻药

① 比沙可啶片 5～10mg po qd

② 酚酞片 50～200mg po qd

说明：适用于长期顽固性便秘或使用其他缓泻药无效者。阑尾炎、直肠出血未明确诊断、充血性心力衰竭、高血压、粪块阻塞、肠梗阻者禁用。

3. 其他治疗

功能性便秘患者常伴有抑郁和焦虑症，可加重便秘，因而需接受心理治疗。精神异常紧张者经治疗无效可给予抗焦虑或抗抑郁药物联合治疗。对有直肠括约肌及盆底肌功能紊乱的便秘患者，可采用生物反馈治疗。经内科治疗无效而且各种检查显示有明确的病理解剖和确凿的功能性异常部位，可考虑手术治疗，如继发性巨结肠、部分结肠冗长、结肠无力、直肠前膨出症、直肠内套叠、直肠黏膜内脱垂、盆底痉挛综合征等。

【转诊指征】

治疗效果不佳或出现报警症状和体征者。

【中医治疗】

1. 辨证论治

（1）热秘证

主症：大便干结，腹胀或痛，口干口臭，面红心烦，或有身热，小便短赤，舌红，苔黄燥，脉滑数。

治法：泻热导滞，润肠通便。

处方：麻子仁丸加减，大黄 12g、枳实 9g、厚朴 9g、麻子仁 20g、杏仁 10g、芍药 9g。

（2）气秘证

主症：大便干结，或不甚干结，欲便不得出，或便而不爽，肠鸣矢气，嗳气频发，胁腹痞满胀痛，舌苔薄腻，脉弦。

治法：顺气导滞，降逆通便。

处方：六磨汤加减，木香 10g、乌药 10g、沉香 10g、大黄 9g、槟榔 10g、枳实 15g。

（3）冷秘证

主症：大便艰涩，腹痛拘急，胀满拒按，胁下偏痛，手足不温，呃逆呕吐，舌苔白腻，脉弦紧。

治法：温里散寒，通便止痛。

处方：大黄附子汤加减，附子 9g、大黄 9g、细辛 3g。

（4）气虚秘证

主症：大便干或不干，虽有便意，但排出困难，用力努挣则汗出短气，便后乏力，面白光神疲，肢倦懒言，舌淡苔白，脉弱。

治法：补脾益肺，润肠通便。

处方：黄芪汤加减，黄芪 9g、麻仁 9g、陈皮 9g。

（5）血虚秘证

主症：大便干结，面色无华，皮肤干燥，头晕目眩，心悸气短，健忘少寐，口唇色淡，脉细。

治法：养血滋阴，润肠通便。

处方：润肠丸加减，当归 15g、生地黄 15g、麻子仁 15g、桃仁 15g、枳壳 15g。

（6）阴虚秘证

主症：大便干结，形体消瘦，头晕耳鸣，两颧红赤，心烦少眠，潮热盗汗，腰膝酸软，舌红少苔，脉细数。

治法：滋阴增液，润肠通便。

处方：增液汤加减，玄参 30g、麦冬 24g、生地黄 24g、当归 15g、玉竹 15g、沙参 15g。

（7）阳虚秘证

主症：大便干或不干，排出困难，小便清长，面色㿠白，四肢不温，腹中冷痛，腰膝酸冷，舌淡苔白，脉沉迟。

治法：补肾温阳，润肠通便。

处方：济川煎加减，肉苁蓉 9g、牛膝 6g、当归 15g、升麻 3g、泽泻 5g、枳壳 3g。

2. 针灸治疗

（1）主穴足三里、合谷、支沟、上巨虚。

（2）手法直刺，留针。

3. 中成药

（1）芦荟珍珠胶囊 2 粒 po bid

（2）舒秘胶囊 2 粒 po qn

【预防与健康指导】

饮食调整，避免过食辛辣厚味或饮酒无度，亦不可过食寒凉生冷，多食粗粮果蔬，多饮水。养成定时排便习惯。避免过度精神刺激，保持心情舒畅。加强身体锻炼。老年体弱患者及便秘日久患者，为防止过度用力努挣而诱发痔疮、便血甚至心绞痛等病证，可配合灌肠等外治法治疗。

三、肠易激综合征

肠易激综合征（IBS）是一种以腹痛或腹部不适伴排便习惯改变为特征而无器质性病变的常见功能性肠病。中医可将其归属为“泄泻”“腹痛”“便秘”范畴。

本病是最常见的一种功能性肠道疾病，临床类型包括腹泻型、便秘型与交替型。西方国家便秘型多见，我国则以腹泻型为主。在欧美国家成人患病率为 10%～20%，我国为 10% 左右。患者以中青年居多，老年人初次发病少见，男女比例约 1∶2，有家族聚集倾向。本病病因和发病机制尚不清楚，与多种因素有关。

【诊断要点】

（1）病程 6 个月以上且近 3 个月来持续存在腹部不适或腹痛，并伴有下列特点中至少 2 项。

① 与排便相关；

② 症状发生伴随排便次数改变；

③ 症状发生伴随粪便性状改变。

（2）以下症状不是诊断所必备，但属常见症状，这些症状越多越支持本病的诊断。

① 排便频率异常（每天排便>3 次或每周<3 次）；

② 粪便性状异常（块状 / 硬便或稀水样便）；

③ 粪便排出过程异常（费力、急迫感、排便不尽感）；

④ 黏液便；

⑤ 胃肠胀气后腹部膨胀感。

（3）缺乏可解释症状的形态学改变和生化异常。

【鉴别诊断】

应与溃疡性结肠炎、克罗恩病、结肠癌、细菌性痢疾、憩室病、甲状腺功能亢进症、肠道吸收不良综合征等鉴别。注意与常见的乳糖不耐受症鉴别。

【西医治疗】

1. 一般治疗

仔细询问病史，了解患者求医的原因（如恐癌心理），进行有针对性的解释。力求发现病因及诱发因素，建议患者设法去除。告知诊断 IBS 的标准并详细解释疾病的性质，解除患者的顾虑提高治疗信心。提供膳食和生活方式调整的指导意见。对于以便秘为主要症状的患者可建议增加膳食纤维及纤维制剂、运动、增加饮水量等。以腹泻为主要症状的患者可建议实验性剔除饮食引起的副作用（包括食物不耐受和食物过敏）如乳糖、乳制品、咖啡、辣椒、海产品、刺激性食品等。可采用食物过敏原皮肤试验和食物激发试验发现致敏食物。

2. 药物治疗

（1）胃肠道解痉药

① 阿托品 0.3～0.6mg po bid/tid

② 颠茄片 10～30mg po tid

③ 匹维溴铵 50mg po tid

④ 曲美布汀 100mg po tid

说明：抗胆碱能类药物最常用阿托品、颠茄、溴丙胺太林（普鲁本辛）和莨菪碱类，但应注意不良反应。匹维溴铵等是肠道高选择性钙通道阻滞药。曲美布汀是多离子通道调节药，是一种胃肠运动双向调节药。

（2）止泻药

① 洛哌丁胺，成人首次 4mg，以后每腹泻 1 次再服 2mg，直至腹泻停止；或每日用量达 16mg，连续 5 日，若无效则停服。

② 复方苯乙哌啶 2.5～5mg po bid～qid

③ 蒙脱石散 3g po tid（急性腹泻可首剂加倍）

说明：洛哌丁胺为人工合成的外周阿片肽 μ 受体激动药，不宜长期使用。苯乙哌啶减弱肠蠕动，同时增加肠的节段性收缩。蒙脱石散是一种胃肠道黏膜保护药和吸附剂。

（3）导泻药

① 非比麸 3.5g po bid/tid（之后逐渐减量至 qd）

② 乳果糖 10mL po qd

③ 口服山梨醇 6～10g po qd

④ 5% 硫酸镁 5～20mL 兑 100～400mL 水 po（清晨服用）

⑤ 液体石蜡油 15～30mL qn

说明：便秘一般主张用作用温和的缓泻药以减少不良反应和药物依赖。可以根据情况选择不同的导泻药。

（4）胃肠道动力药

枸橼酸莫沙必利 5mg po tid（餐前）

说明：目前常用于腹胀、便秘为主的 IBS 患者。

（5）抗精神病药物

① 地西泮 5～10mg po qd

② 阿普唑仑 0.4～0.8mg po qn

③ 阿米替林 10～150mg po qn

④ 氟西汀 10～40mg po qd

说明：针对以下情况可考虑使用，伴有焦虑抑郁的患者，有虐待史的 IBS 患者或有明显躯体化的患者，对饮食或对症治疗无反应者。

（6）微生物制剂

① 复合乳酸杆菌胶囊 0.66g po tid

② 枯草杆菌二联活菌肠溶胶囊 0.5g po tid

③ 双歧杆菌乳杆菌三联活菌片 2.0g po tid

说明：肠道微生态环境是人体最庞大的微生态系统，共生菌在肠黏膜形成相对固定的“菌膜结构和生物屏障”，益生菌治疗可以调节肠道菌群构成比，改善症状，调节肠道动力。

【转诊指征】

治疗效果不佳或出现报警症状和体征者。

【中医治疗】

1. 辨证论治

（1）肝郁气滞证

主症：便秘，欲便不畅，便下艰难，胸胁或少腹胀满窜痛，烦躁易怒，肠鸣矢气，嗳气呃逆，食少纳差，后重窘迫，失眠多梦，口苦咽干或咽部如有物梗阻感，舌淡苔白，脉弦。

治法：疏肝理气。

方药：六磨汤加味，沉香（后下）3g、广木香（后下）3g、槟榔片 3g、乌药 3g、枳实 3g、生大黄（后下）3g、郁金 3g、厚朴 3g。

（2）肝气乘脾证

主症：腹痛即泻，泻后痛缓（常因恼怒或精神紧张而发作或加重），少腹拘急，胸胁胀满窜痛，肠鸣矢气，便下黏液，情志抑郁，善太息，急躁易怒，脉弦或弦细。

治法：抑肝扶脾。

方药：痛泻要方加味，炒白术 15g、生白芍 10g、防风 10g、炒陈皮 8g、柴胡 15g、煨木香 6g、炒枳壳 6g、制香附 6g、生甘草 3g。

（3）脾胃虚弱证

主症：经常餐后即泻，大便时溏时泻，夹有黏液，食少纳差，食后腹胀，脘闷不舒。腹部隐痛喜按，腹胀肠鸣，神疲懒言，肢倦乏力舌质淡，舌体胖有齿痕，苔白，脉细弱。

治法：健脾益气。

方药：参苓白术散加减，党参 10g、炒白术 8g、茯苓 12g、白芍 10g、山药 12g、白扁豆 15g、莲子 15g、薏苡仁 15g、砂仁 6g、炒陈皮 6g、木香 6g、甘草 3g。

（4）寒热夹杂证

主症：腹泻便秘交作，便下黏冻，或夹泡沫，便前腹痛，得便即宽；腹胀肠鸣，口苦，肛门下坠，排便不爽。舌暗红，苔白腻；脉弦细或弦滑。

治法：平调寒热，益气温中。

方药：乌梅丸加减，乌梅 10g、黄连 4g、黄柏 10g、川椒 4g、制附片 12g、炮姜 6g、党参 18g、白术 15g、茯苓 10g、当归 10g、白芍 15g、甘草 3g。

2. 针灸治疗

（1）泄泻

① 主穴：足三里、天枢、三阴交。

② 手法：实证用泻法，虚证用补法。

（2）便秘

① 主穴：大肠俞、天枢、支沟、丰隆。

② 手法：实证宜泻，虚证宜补。

3. 中成药

（1）参苓白术丸 6g po bid

（2）理中丸 1 丸 po bid

（3）乌梅丸 1 丸 po bid

（4）香连丸 1 袋 po bid

【预防与健康指导】

IBS 是良性过程，症状可反复或间歇发作，告知患者 IBS 的诊断并详细解释疾病的性质，以解除患者顾虑和提高对治疗的信心，指导患者注意饮食、合理用药，可在数周至数年内到达症状的缓解。无疗效者可增加精神社会学干预。

第五章 泌尿系统疾病

第一节　原发性肾小球疾病

一、急性肾小球肾炎（原急性肾炎）

多急性起病，不同程度的血尿、蛋白尿、水肿、高血压，可伴有以一过性肾功能不全为常见临床表现的一组临床综合征，又称为急性肾炎综合征。中医认为本病归属“水肿”“尿血”等病证范畴。

本病发生于世界各地。我国冬、春季多见。多发于儿童，5～14 岁多见。男女比例为 2∶1～3∶1。

【诊断要点】

1. 病史

多有前驱感染史，以呼吸道、皮肤感染为主，轻者无感染的临床表现。链球菌感染后多数在 1～3 周（10 天左右）出现临床症状，皮肤感染者潜伏期较长，常为 2～3 周。

2. 主要症状

（1）血尿　常为首发症状，几乎所有患者出现，肉眼血尿出现率为 30%～40%，无尿路刺激症状。

（2）蛋白尿　几乎均有蛋白尿，多为轻中度蛋白尿。

（3）水肿与少尿　水肿也常为首发症状，轻者晨起眼睑水肿，呈现“肾炎面容”，重者可延及下肢、阴囊，甚至胸腹水、心包积液。

（4）高血压　约 80% 患者因水钠潴留，血容量增加出现轻中度高血压，偶见严重高血压。

（5）全身症状　患者常有乏力腰痛、厌食、恶心、呕吐、头晕、嗜睡等。

3. 辅助检查

（1）尿常规　可见红细胞尿、蛋白尿、红细胞管型、颗粒管型、上皮细胞及白细胞。

（2）血液检查　常见血沉增快，轻度贫血，白细胞计数正常或稍高。血清补体 C_3 和总补体 CH_{50} 在发病初下降，8 周内恢复正常，对提示本病意义很大，部分病例循环免疫复合物及血清冷球蛋白可呈阳性。

（3）其他　纤溶凝血因子，血清学检查及细菌培养，肾穿刺活检检查等。

4. 常见并发症

（1）心力衰竭　由于容量负荷而引起充血性心力衰竭，多见于成年人及老年人，可有气促、肺底湿啰音、肺水肿、肝大、心率快、奔马律等。

（2）急性肾功能衰竭　是急性肾小球肾炎死亡的主要原因，表现为少尿、无尿、血肌酐高、血尿素氮升高、高血钾、代谢性酸中毒等尿毒症症状。如及时透析治疗，半数以上患者肾功能可恢复。

（3）脑病　儿童患者多见，表现为剧烈头痛、呕吐、嗜睡、神志不清、黑矇，严重者有阵发性惊厥及昏迷。常因此而掩盖了急性肾炎本身表现，可与高血压同时存在。

5. 诊断标准

链球菌感染后，1～3 周后出现血尿、蛋白尿、少尿、水肿和高血压等典型表现，诊断多无困难。临床表现不明显的，应连续多次做尿常规检查，根据尿液典型改变及血补体动态改变做出诊断。若肾小球滤过率进行性下降或病程 2 个月病情尚未见好转，应及时做肾穿刺活检，以明确诊断。

【鉴别诊断】

（1）急性感染发热性疾病　在急性感染发热时，部分患者出现一过性蛋白尿或镜下血尿。此种尿液变化多见于高热、感染的急性期，热退后尿异常恢复，且感染期蛋白尿不伴水肿、高血压等急性肾炎综合征表现。

（2）急性泌尿系感染或急性肾盂肾炎　泌尿系感染患者的全身或局部症状如发热、腰痛、尿路刺激症状多明显，此外尿中大量白细胞甚至白细胞管型，尿细菌培养阳性，经抗生素治疗后疗效明显。

（3）全身系统性疾病　系统性红斑狼疮及过敏性紫癜肾炎等全身系统性疾病可出现急性肾炎综合征，但多伴其他系统受累表现，如皮损、关节痛等。

（4）其他原发性肾小球肾炎

① IgA 肾病或非 IgA 系膜增生性肾炎：常于上呼吸道感染后数小时至数天（3～5 天）内发生血尿、蛋白尿，部分呈急性肾炎综合征。但潜伏期短，血清补体正常，ASO 滴度不高，病情易反复。不典型者需肾活检鉴别。

② 膜增生性肾炎：可有呼吸道先驱感染，约 40% 呈急性肾炎综合征伴低补体血症，但病程长，无自愈倾向，肾活检有助鉴别。

③ 急进性肾炎：发病过程与急性肾炎相似，但患者进行性少尿、无尿，急骤发展为肾衰，宜及时肾活检确诊。

【西医治疗】

1. 治疗的目的和策略

急性链球菌感染后肾炎多为自限性疾病，治疗以休息和对症治疗为主，达到减轻症状、使病变肾在组织学及功能上得到恢复的目的。防治水钠潴留，控制循环血容量，减轻水肿、高血压；防治严重并发症，如心力衰竭、急性肾衰等。

2. 一般治疗

急性起病期间需卧床休息，至肉眼血尿消失、消肿、血压恢复正常，然后逐步增加活动。如有少尿或无尿、较重氮质血症、心衰、血压升高明显、严重头痛、呕吐等症状应绝对卧床休息，并注意防寒受潮。宜富含维生素低盐饮食，严重水肿及高血压者予低盐（<3.0g/d）甚至无盐饮食，并控制入水量。氮质血症者限制蛋白入量，按 0.6g/（kg・d）计算，以优质蛋白为主。高钾血症者宜控制血钾摄入。

3. 药物治疗

（1）利尿药

① 氢氯噻嗪 12.5～25mg po qd/tid

② 呋塞米 20～40mg po qd/tid

③ 螺内酯 20mg po qd/tid

说明：经控制水、盐入量后，水肿仍较明显者，选用利尿药。常用噻嗪类利尿药。袢利尿药在肾小球滤过功能明显受损时仍可能有作用，有时较大剂量才能达到预期目的，但应注意大剂量可能引起听力及肾功能损害。保钾利尿药在急性肾炎少尿期，高钾血症时不宜应用。

（2）降压治疗

① 氢氯噻嗪 12.5～25 mg po qd/tid

② 硝苯地平缓释片 10～20 mg po bid

③ 氨氯地平 2.5～10mg po qd

④ 哌唑嗪 1～5 mg po tid

⑤ 美托洛尔 25～50 mg po bid

⑥ 贝那普利 5～10mg po qd

⑦ 缬沙坦 80～160mg po qd

说明：积极稳妥地控制血压利于增加肾血流量，改善肾功能，防治心脑严重并发症。噻嗪类利尿药可利尿降压，必要时合用钙通道阻滞药、α受体阻滞药增强扩血管、降压效果。急性肾炎患者因水钠潴留，血容量增加，肾素血管紧张素系统活性下降，故β受体阻滞药、血管紧张素转化酶抑制药、血管紧张素受体拮抗药一般不单独使用，在严重高血压时可与利尿药、扩血管药物联合应用。

（3）心力衰竭

① 速尿 20～60mg iv

② 酚妥拉明 5～10mg
5% 葡萄糖注射液 250mL / iv drip/ivvp

说明：急性肾炎并发心力衰竭，主要措施为利尿、降压，必要时应用酚妥拉明或硝普钠静滴以减轻心脏前后负荷。如限制钠水摄入与利尿不能控制心力衰竭，可行血液滤过脱水治疗。洋地黄类药物对于急性肾衰合并心衰效果不肯定，不作常规应用。

（4）抗感染

青霉素 40～80 万 U im bid

说明：目前一般主张在病灶细菌培养阳性时予积极抗生素治疗。扁桃体切除对急性肾炎的病程发展无肯定效果。对于急性肾炎迁延 2 个月至半年以上，或病情常有反复，且扁桃体病灶明显者，可考虑做扁桃体切除术。

（5）透析治疗　少尿性急性肾衰，尤其高钾血症时，以透析协助渡过难关，仍有自愈可能。严重水钠潴留引起急性左心衰者，超滤脱水可迅速缓解病情。

【转诊指征】

（1）出现心力衰竭、急性肾衰的严重并发症。

（2）出现急重症高血压甚至脑病。

（3）急性期少尿并伴有高钾血症。

（4）长期随访，病情迁延不愈，不能除外其他肾小球疾病者。

【中医治疗】

1. 辨证论治

（1）急性期

① 风寒束肺，风水相搏证

主症：恶寒发热，且恶寒较重，全身酸痛，咳嗽气喘，面部浮肿，或全身水肿，皮色光泽，小便不利，舌质淡，苔薄白，脉浮紧或沉细。

治法：疏风散寒，宣肺行水。

处方：麻黄汤合五苓散加减，麻黄 6g、桂枝 3g、杏仁 10g、白术 12g、茯苓皮 30g、泽泻 15g、猪苓 15g、桑白皮 15g、大腹皮 15g、生姜皮 6g。

② 风热犯肺，水邪内停证

主症：发热而不恶寒，或热重寒轻，咽痛，或咳喘有黄痰，面部水肿，口干口渴，尿少短赤，或有血尿，大便干，舌质红，苔薄黄，脉浮数或细数。

治法：疏风清热，宣肺行水。

处方：越婢加术汤加减，麻黄 10g、生石膏 30g、生姜 10g、白术 12g、甘草 6g、红枣 3 枚。

③ 疮毒内归，湿热蕴结证

主症：皮肤疮毒未愈，或有的疮疡已结痂，面部或全身水肿，口干口苦，尿少色赤，甚则血尿，舌质红，苔薄黄或黄腻，脉滑数或细数。

治法：清热解毒，利湿消肿。

处方：麻黄连翘赤小豆汤合五味消毒饮加减，麻黄 10g、连翘 10g、杏仁 6g、赤小豆 30g、生姜 6g、桑白皮 10g、甘草 6g、金银花 30g、野菊花 15g、蒲公英 15g、紫花地丁 15g、紫背天葵 15g。

（2）恢复期

① 脾气虚弱证

主症：倦怠乏力，胃纳呆滞，面色萎黄，舌质淡红，苔白，脉细弱。

治法：健脾益气。

处方：参苓白术散加减，党参 12g、茯苓 15g、山药 15g、白术 12g、白扁豆 10g、黄芪 20g、薏苡仁 12g、莲子肉 10g、砂仁（后下）12g、陈皮 10g、金樱子 30g、补骨脂 20g、菟丝子 15g、车前子（包煎）20g。

② 肺肾不足，气阴两虚证

主症：低热咽干，咳嗽痰少，神倦头晕，腰膝酸软，手足心热，舌尖红，苔薄少，脉细或细数。

治法：补肺肾，益气阴。

处方：参芪地黄汤加减，太子参 12g、黄芪 15g、生地黄 20g、山药 15g、山茱萸 12g、薏苡仁 12g、茯苓 15g、女贞子 12g、桑寄生 12g。

2. 针灸治疗

穴位注射法：取肾俞、中极、涌泉穴。应用 20% 当归注射液 0.1～0.3mL 注射于穴位中，每日 1 次。

3. 中成药

（1）金水宝胶囊 3 粒 po tid

（2）健肾片 4 粒 po tid

（3）肾炎消肿片 2～4 片 po tid

【预防及健康指导】

增强体质，改善身体防御机能，注意环境及个人卫生，减少上呼吸道感染、咽峡炎、扁桃体炎、脓皮病的发生。集体生活的儿童在流行链球菌感染时，可使用抗生素预防以减少发病。在疾病发生时应积极治疗，注意休息、护理、清除慢性感染灶。

二、肾病综合征

肾病综合征（简称肾综）是一组由多种原因引起的临床症候群，以大量蛋白尿（尿蛋白 3.5g/d 以上）、低蛋白血症（血白蛋白 30g/L 以下）、明显水肿和高脂血症为特征。其中大量蛋白尿和低蛋白血症为诊断肾病综合征的必备条件。中医认为本病归属“水肿”“虚劳”“腰痛”等范畴。

肾病综合征是由多种病因、病理和临床疾病所引起的一组综合征，分为原发性和继发性两类。肾病综合征的转归与其病理类型有关。肾病综合征如无持续性高血压，无持久性肾功能不全，尿蛋白为高度选择性蛋白尿，对糖皮质激素治疗有效，预后较好，部分患者会进展到肾功能不全。

【诊断要点】

（1）病史　原发性肾病综合征常无明显病史，部分患者有上感或消化道感染史。继发性肾病综合征常有原发性病史。

（2）症状　以“三高一低”为主要临床表现，即高度水肿、大量蛋白尿、高脂血症、低蛋白血症。

（3）体征　水肿，肾病综合征水肿程度轻重不一，以组织疏松及体位低处明显。重者可全身水肿、阴囊水肿、多处浆膜腔积液。

（4）辅助检查　尿蛋白定量＞3.5g/d；尿常规可有红细胞及管

型；肾功能可正常或减退；血白蛋白＜30g/L；血浆胆固醇、甘油三酯升高。

（5）诊断标准

① 大量蛋白尿（＞3.5g/d）；

② 低白蛋白血症（＜30g/L）；

③ 水肿；

④ 高脂血症。

其中①②条为诊断的必备条件。

（6）并发症

① 感染：肾病综合征患者由于免疫功能紊乱、大量蛋白质丢失、营养不良等易致感染。

② 血栓、栓塞性疾病：由于血小板功能障碍、凝血因子增高、糖皮质激素和利尿药使用等原因，肾病综合征患者存在高凝血症，有血栓倾向。

③ 急性肾损伤：肾病综合征患者存在低蛋白血症，胶体渗透压降低致有效血容量减少、肾灌注不足是并发急性肾衰竭的主要原因。

④ 血脂代谢紊乱。

⑤ 蛋白质代谢紊乱。

【鉴别诊断】

（1）糖尿病肾病　多见于中老年，多发生于10年以上的糖尿病患者。早期可发现尿微量白蛋白排出增加，以后逐渐发展为大量蛋白尿。病史、血糖检查、眼底检查可鉴别。

（2）过敏性紫癜性肾炎　好发于儿童及青少年，有典型的皮肤紫癜，多见于四肢身侧，对称分布，压之不退色，可伴有关节痛、腹痛、黑便，多在皮疹出现后1～4周出现血尿和（或）蛋白尿。

（3）狼疮性肾炎　多见于育龄期女性，伴发热、皮疹、关节痛、面部蝶形红斑，血抗核抗体、血 ds-DNA、抗 SM 抗体阳性，补体 C_3 下降，肾活检病理呈“满堂亮”。

（4）多发性骨髓瘤肾病　多见于中老年人，可有贫血及出血倾向，骨痛及骨骼改变。血清单株球蛋白增高、蛋白电泳 M 带及尿本周蛋白阳性，骨髓象显示浆细胞异常增生（占有核细胞的 15% 以上），并伴有质的改变。

（5）淀粉样变肾病　多见于中老年人，肾脏是淀粉样变全身性多器官受累的一部分，呈肾病综合征表现，渐致慢性肾功能不全。常伴有心肌肥厚、心力衰竭、肝脾大、巨舌等，确诊有赖于肾活检，肾活检组织刚果红染色淀粉样物质呈砖红色。

【西医治疗】

1. 治疗目的和策略

肾病综合征治疗的目的在于改善肾小球滤过膜的屏障功能，减少尿蛋白，阻止或延缓肾脏纤维化进程，保护肾脏功能。对继发性肾病综合征，除对症治疗外，还需积极治疗原发病。

2. 一般治疗

凡严重水肿、低蛋白血症患者应卧床休息，避免劳累受凉；予正常量［0.8～1.0g/（kg・d）］优质蛋白（富含必需氨基酸的动物蛋白）饮食；热量要充足；控制水、盐入量，水肿时低盐（每日 3.0g 以下）饮食。

3. 对症治疗

（1）利尿消肿

① 氢氯噻嗪 25mg po tid

② 螺内酯 20mg po tid

③ 呋塞米 20～120mg/d 分次口服

或　呋塞米注射液 20～120mg iv drip

④ 20% 人血白蛋白 50mL iv drip bid

说明： 袢利尿药可阻滞尿浓缩，促进水分排出，是目前治疗肾病综合征水肿的主要药物，常需要较大剂量。螺内酯利尿作用不强，但可对抗呋塞米的排钾作用。大量输入人血白蛋白可导致尿蛋白增加，促进肾纤维化发生，故白蛋白不宜频繁应用。

静脉输入白蛋白适用于：

① 肾病综合征患者有严重水肿，静脉注射呋塞米不能诱发利尿消肿者；

② 使用利尿药后，发现有效循环血容量不足者。

（2）控制血压，减少尿蛋白

① 贝那普利 10～40mg po qd

② 卡托普利 12.5～25mg po tid

③ 厄贝沙坦 150～300mg po qd

④ 缬沙坦 80～160mg po qd

说明： 血管紧张素转化酶抑制药（ACEI）或血管紧张素Ⅱ受体阻滞药（ARB）可减少尿蛋白的排出，利于改善低蛋白血症。

4. 免疫调节治疗

（1）糖皮质激素

泼尼松 40～60mg po 顿服

说明： 糖皮质激素是肾病综合征的主要治疗药物，一般用量成人为 1mg/（kg·d），儿童为 2mg/（kg·d），最大量不超过 60mg，持续 8～12 周，然后逐渐减量。如症状无反复，每 2～3 周减量 1 次，每次减原用药量的 10%，最后以最小有效剂量（一般为 5～15mg/d）维持半年或 1 年或更长时间。应用糖皮质激素治疗的原则是足量、长程、缓撤、维持。注意防治激素的不良反应。

（2）细胞毒类药物

环磷酰胺 0.2g
0.9% 氯化钠注射液 20mL / iv drip qod（累计总量 6～8g）

说明：此类药物多用于存在激素依赖或激素抵抗者，与激素协同应用。宜结合肾脏病理类型选择应用。主要不良反应为骨髓抑制、肝损害、性腺抑制、胃肠道反应、出血性膀胱炎。用药前及用药过程中定期监测血常规、肝功能。

（3）钙调神经蛋白抑制剂

① 环孢素 3～5mg/（kg・d）po bid

② 他克莫司 0.05～0.10mg/（kg・d）po q12h

说明：环孢素服药期间需检测血药浓度值，应维持为100～150ng/mL，服药2～3个月后缓慢减量，每1～2个月减少0.5mg/kg，可以小剂量1～1.5mg/（kg・d）长期维持，疗程至少1年。他克莫司血药浓度保持在5～8ng/mL，3个月后根据病情开始逐渐减量，疗程为6个月至1年。

（4）吗替麦考酚酯片

75mg～100mg po bid（3～6个月，减量维持6个月至1年）。

5. 抗凝、抗血小板药

（1）低分子肝素钙 2500～5000U ih q12h

（2）双嘧达莫 50～100mg po tid

（3）硫酸氢氯吡格雷 75mg po qd

说明：抗凝治疗可预防、治疗血栓栓塞，并可有利于尿蛋白的减少，延缓肾脏纤维化的进展。

6. 调脂药

（1）辛伐他汀 40mg po qn

（2）非诺贝特 0.1g po tid

说明：调脂药可以纠正肾病综合征患者血脂异常，可延缓肾小球硬化的发生和发展，并可减少动脉粥样硬化和心血管事件的发生。HMG-CoA还原酶抑制药有致横纹肌溶解的副作用，纤维酸类药物与HMG-CoA还原酶抑制药合用能增加肌病发生率，应避免合用。

【转诊指征】

（1）合并急性肾衰、心力衰竭者。

（2）出现重症感染者。

（3）出现下肢深静脉血栓及其他血栓性疾病者。

（4）不能除外系统性疾病及需做肾活检者。

（5）出现药物严重不良反应者。

【中医治疗】

1. 辨证论治

（1）风水相搏证

主症：起始眼睑水肿，继则四肢、全身，皮肤光泽，按之凹陷易恢复，伴发热、咽痛、咳嗽、小便不利，舌淡，苔薄白，脉浮。

治法：疏风解表，宣肺利水。

处方：越婢加术汤加减，生石膏（先煎）30g、白术 9g、麻黄 6g、生姜 6g、大枣 12g、甘草 6g。

（2）热毒浸淫证

主症：眼睑浮肿，延及全身，身发痈疡，恶风发热，小便不利，舌质红，苔薄黄，脉浮数或滑数。

治法：宣肺解毒，利湿消肿。

处方：麻黄连翘赤小豆汤和五味消毒饮加减，麻黄 10g、连翘 10g、杏仁 6g、赤小豆 30g、生姜 6g、桑白皮 10g、甘草 6g、金银花 30g、野菊花 15g、蒲公英 15g、紫花地丁 15g、紫背天葵 15g。

（3）水湿浸渍证

主症：全身水肿，按之没指，伴有胸闷腹胀，身重困倦，纳呆，泛恶，小便短少，舌苔白腻，脉濡缓。

治法：健脾化湿，通阳利水。

处方：五皮饮合胃苓汤加减，生姜皮10g、茯苓皮15g、大腹皮10g、陈皮15g、桑白皮15g、苍术10g、厚朴10g、白术10g、茯苓10g、猪苓15g、泽泻10g、桂枝10g。

（4）湿热内蕴证

主症：浮肿明显，肌肤绷急，腹大胀满，胸闷烦热，口苦口干，大便干结，小便短赤，舌红苔黄腻，脉沉数或濡数。

治法：清热利湿，利水消肿。

处方：疏凿饮子加减，泽泻10g、赤小豆15g、商陆6g、羌活10g、大腹皮10g、椒目6g、木通6g、秦艽15g、槟榔10g、茯苓皮15g。

（5）脾虚湿困证

主症：浮肿，按之凹陷不易恢复，腹胀纳少，面色萎黄，神疲乏力，尿少色清，大便或溏，舌质淡，苔白腻或白滑，脉沉缓或沉弱。

治法：温运脾阳，利水消肿。

处方：实脾饮加减，白术10g、茯苓10g、厚朴10g、大腹皮10g、草豆蔻6g、木香10g、木瓜10g、附子10g、干姜15g。

（6）肾虚水泛证

主症：面浮身肿，按之凹陷不起，心悸，气促，腰部冷痛酸重，小便量少或增多，形寒神疲，面色晦滞，舌质淡胖，苔白，脉沉细或沉迟无力。

治法：温肾壮阳，化气行水。

处方：济生肾气丸合真武汤加减，熟地黄15g、山茱萸10g、牡丹皮15g、山药15g、茯苓10g、泽泻10g、肉桂（后下）5g、附子（先煎）10g、牛膝15g、车前子10g、白芍10g、白术6g、生姜10g。

2. 针灸治疗

消除蛋白尿，可选关元、中极、肾俞、膀胱俞、神门、命门、足三里、气海、三阴交等。

3. 中成药

（1）金水宝胶囊 3 粒 po tid

（2）肾复康 4 片 po tid

（3）肾炎康复片 4 片 po tid

（4）黄蛭益肾胶囊 5 粒 po tid

（5）益肾化湿颗粒 1 袋 po tid

（6）雷公藤多苷片 10～20mg po tid

【预防及健康指导】

平时慎起居，适冷暖，适当体育活动，提高机体抗病能力。积极防治上感及皮肤感染等。积极防治其他系统性疾病。注意饮食调理，控制水、盐摄入，适当补充蛋白。肾病综合征病程较长，应做好心理疏导，避免精神刺激。

三、隐匿性肾小球肾炎

隐匿性肾小球肾炎临床上以轻度蛋白尿和（或）血尿为主要临床表现，无水肿、高血压及肾功能损害，故又被称为无症状性蛋白尿和（或）血尿。本病病程绵长，呈反复发作，多见于青少年。它是一组病因、发病机制及病理类型不尽相同、临床表现类似、预后良好的原发性肾小球疾病。

【诊断要点】

（1）肾性血尿和（或）蛋白尿（＜1.0g/d）。

（2）无水肿、高血压及肾功能减退。

除外遗传性进行性肾炎早期、薄基底膜肾病及非典型的急性肾炎恢复期等以血尿为临床表现的肾小球疾病，以及其他原发性、继发性肾小球疾病的早期或恢复期的蛋白尿。

【鉴别诊断】

（1）链球菌感染后急性肾炎　多在感染后 2～3 周出现急性肾炎综合征，血 C_3 降低而 lgA 正常。鉴别困难者可依靠肾活检鉴别。

（2）薄基底膜肾病　以血尿为主，有家族史，呈良性过程，需靠肾活检鉴别。

（3）继发性肾炎

① 过敏性紫癜肾炎：除有 IgA 肾病类似的临床和病理改变外，尚有皮肤紫癜、关节肿痛及腹痛黑便，可与之鉴别。

② 慢性酒精性肝病：50%～100% 的酒精性肝硬化患者的肾活检病理与 lgA 肾病相同。但该病有长期饮酒的病史，有肝硬化的相应临床表现，尿常规仅轻度异常或无异常改变可作鉴别。

③ 狼疮性肾炎：其病理改变大多与 IgA 肾病有明显区别。其肾活检免疫病理特点为“满堂亮”（1gG、IgA、IgM、Clq、C3 及纤维蛋白相关抗原阳性），且 C1q 呈强阳性。少数免疫病理相似者可据其具备的全身多系统损害表现而区别。

【西医治疗】

本病无特殊治疗。预防感冒，勿劳累，忌用肾毒性药物，定期复查尿常规及肾功能。如有反复发作的慢性扁桃体炎，可在肾脏疾病稳定的情况下摘除扁桃体。

【转诊指征】

（1）诊断不明确者。

（2）发展为急进性肾小球肾炎，需要透析者。

【中医治疗】

1. 辨证论治

（1）下焦热盛证

主症：多有尿路感染病史，突然出现血尿或蛋白尿，小便黄赤灼热，尿血鲜红，心烦口渴，面赤口疮，夜寐不安，舌红，脉数。

治法：清热泻火，凉血止血。

处方：小蓟饮子加减，生地黄10g、小蓟15g、滑石（包煎）10g、木通10g、蒲黄10g、藕节10g、淡竹叶15g、当归10g、山栀子10g、甘草6g。

（2）阴虚火旺证

主症：小便短赤，头晕耳鸣，神疲，手足心热，腰膝酸软，舌质红，脉细数。

治法：滋阴降火，凉血止血。

处方：知柏地黄丸加减，知母10g、黄柏10g、熟地黄10g、山药15g、山茱萸10g、牡丹皮10g、茯苓15g、泽泻10g。

（3）瘀血阻络证

主症：尿色紫暗或夹有血块，面色黧黑或晦暗，腰痛固定或刺痛，舌质紫暗或有瘀斑，瘀点，脉涩。

治法：活血通络。

处方：血府逐瘀汤加减，桃仁10g、红花6g、当归10g、生地黄10g、牛膝10g、川芎10g、桔梗10g、赤芍10g、枳壳8g、柴胡10g、甘草6g。

（4）脾气虚弱证

主症：久病尿血或蛋白尿，面色不华，体倦乏力，纳呆，气短声低，或兼齿衄，舌质淡，脉细弱。

治法：补脾摄血。

处方：归脾汤加减，黄芪30g、白术10g、党参15g、茯神15g、酸枣仁15g、木香10g、远志10g、龙眼肉10g、炙甘草5g。

（5）肾气虚弱证

主症：久病尿血或蛋白尿，尿血色淡红，头晕耳鸣，精神困惫，腰脊酸痛，舌质淡，脉沉细无力。

治法：补肾益气，固摄止血。

处方：无比山药丸加减，赤石脂10g、茯苓10g、山药20g、肉苁蓉15g、巴戟天15g、牛膝15g、泽泻10g、山茱萸10g、杜仲15g、菟丝子15g、熟地黄15g。

2. 中成药

（1）黄葵胶囊5粒 po tid

说明：清利湿热、解毒消肿，用于慢性肾炎之湿热证。

（2）百令胶囊4粒 po tid

说明：补肺肾、益精气，用于肺肾两虚证。

（3）金水宝胶囊3粒 po tid

说明：补益肺肾、秘精益气，用于肺肾两虚，精气不足。

（4）肾炎康复片8片 po tid

说明：益气养阴，补肾健脾，用于气阴两虚、脾肾不足、毒热未清者。

3. 针灸疗法

（1）主穴　虚证选脾俞、肾俞、水分、复溜、关元、三阴交；实证选列缺、合谷、偏历、阴陵泉、委阳。

（2）手法　平补平泻，留针30min。

【预防及健康指导】

本病为非进行性疾病，大多数病人可长期保持肾功能正常。其血尿、蛋白尿情况常时重时轻。

第二节　肾小管间质疾病

一、急性肾小管间质肾炎

急性肾小管间质肾炎又称急性间质性肾炎（AIN），是肾间质炎症细胞浸润、肾小管呈不同程度变性为特征的一组病理综合征，也是急性肾衰竭的主要原因之一。临床表现复杂多样，常表现为不明原因的肾功能突然下降，肾小管功能损害和尿沉渣异常，甚至出现肾衰竭。中医将其归属为“淋证”“尿血”“腰痛”“关格”等范畴。

急性间质性肾炎因病因不同，临床表现亦不同，无特异性。临床主要表现为急性肾功能不全，可伴有恶心、呕吐、腹痛、乏力、发热、皮疹、淋巴结肿大、关节痛以及消瘦等表现。大多数急性间质性肾炎的患者预后较好。治疗的根本是早期诊断，关键是控制病因性疾病、消除诱因。

【诊断要点】

1. 典型病例临床诊断

① 近期用药史；

② 药物过敏表现；

③ 尿检异常；

④ 肾小管及肾小球功能损害。

一般认为具备①、②，再加上③、④任何一条，即可临床诊断本病。但是，非典型病例（尤其是非甾体抗炎药所致者）常无第二条，必须依靠肾脏病理诊断。

2. 辅助检查和实验室检查

（1）尿液检查　常出现无菌性白细胞尿（可伴白细胞管型，早期还可发现嗜酸性粒细胞尿）、血尿及蛋白尿。非甾体类抗炎药引起肾小球微小病变病时，可出现大量蛋白尿。

（2）血常规　白细胞增多，以嗜酸性粒细胞为主。

（3）肾功能　尿 β_2- 微球蛋白、N- 乙酰 -β- 葡萄糖酐酶（NAG）、α_1- 球蛋白及溶菌酶增多，肾性糖尿，低比重及低渗透压尿，不同程度的肾小球滤过率低下、血清肌酐升高和血尿素氮升高。

（4）超声检查　双肾大小正常或增大。

【鉴别诊断】

（1）急性肾小球肾炎　其临床特点为感染后出现以血尿、蛋白尿、水肿和高血压，并可伴有一过性氮质血症，一般不合并皮疹、嗜酸性粒细胞增多等表现，急性期血清补体 C_3 下降，8 周后可恢复正常，感染潜伏期一般为期为 1～2 周。

（2）急进性肾小球肾炎　临床上表现为血尿、蛋白尿、水肿和高血压，常在数周及数月内病情持续进展恶化，进行性少尿、无尿和高血压，肾功能急骤恶化，肾活检可明确诊断。

【转诊指征】

（1）诊断不明确，需要进一步确诊的。

（2）需要特别治疗者。

【西医治疗】

1. 一般治疗

去除病因，积极控制感染，立即停用有关致敏药物，治疗原发病。在感染控制或停用相关药物后，病情可得到不同程度的好转。

2. 药物治疗

醋酸泼尼松 30～60mg po qd

说明：重症病例宜使用糖皮质激素，能尽快恢复肾功能，加快疾病缓解。在 4～6 周内减量直至停用，不宜长时间用药。若糖皮质激素治疗 2 周无效或肾功能进行性恶化且肾组织无或仅有轻度纤维化者，可考虑加用细胞毒类药物，如环磷酰胺（CTX）1～2mg/（kg·d）。若细胞毒类药物治疗 6 周肾功能无改善者应停用。

【中医治疗】

1. 辨证论治

（1）热毒炽盛证

主症：寒战高热，腰痛，头痛神昏，口干喜饮，皮肤斑疹，小便短赤热涩，大便秘结，舌红绛，苔黄燥，脉弦滑数。

治法：清热解毒，凉血化斑。

处方：清瘟败毒饮加减，生地黄 15g、黄连 6g、黄芩 8g、牡丹皮 10g、滑石（包煎）30g、栀子 10g、甘草 6g、淡竹叶 10g、犀角 15g、玄参 10g、连翘 12g、知母 10g、赤芍 10g、桔梗 10g。

（2）湿热蕴结证

主症：腰痛，尿频，尿急，尿痛，尿色黄赤、灼热或涩痛，或有血尿，或伴发热，恶寒，口苦，脘闷纳呆，便溏不爽，舌红，苔黄腻，脉濡数或滑数。

治法：清利湿热。

处方：八正散加减，通草 10g、萹蓄 20g、瞿麦 20g、车前子（包煎）15g、黄柏 10g、栀子 15g、旱莲草 25g、滑石（包煎）30g、白茅根 30g、金银花 30g、蒲公英 30g、生大黄 10g。

（3）阴虚火旺证

主症：腰膝酸痛，头痛耳鸣，目眩，五心烦热，盗汗，小便短赤或有血尿，口干咽燥，大便干结，舌质红，苔薄黄或少苔，脉细数。

治法：滋阴降火，凉血止血。

处方：知柏地黄汤合小蓟饮子加减，知母 12g、黄柏 10g、生地黄 15g、山茱萸 15g、牡丹皮 12g、泽泻 10g、小蓟 15g、滑石 30g、通草 10g、淡竹叶 10g、栀子 10g、藕节 15g。

（4）脾肾气虚证

主症：面色萎黄无华，神疲乏力，腰膝酸软，足跟痛，腹胀纳差，或恶心呕吐，夜尿或多尿，或小便不通，或点滴不畅，排尿无力，舌淡胖，苔薄白，脉沉细无力。

治法：健脾益肾。

处方：四君子汤合济生肾气丸加减，党参 15g、白术 10g、熟地黄 10g、牡丹皮 10g、茯苓 10g、泽泻 12g、山药 15g、山茱萸 10g、熟附子（先煎）6g、肉桂 3g、牛膝 10g、车前子 15g、仙茅 10g、淫羊藿 15g、甘草 6g。

2. 中成药

① 百令胶囊 5 粒 po tid

② 金水宝胶囊 3 粒 po tid

3. 针灸治疗

体针：主穴取水分、气海、三焦俞、肾俞、三阴交等；备穴取脾俞、阴陵泉、足三里等。

常规针刺，平补平泻法。

【预防及健康指导】

适当休息。有水肿和高血压时应限制盐的摄入，肾功能不太好的患者应采用低蛋白饮食。预防感染。避免使用对肾脏有损害的药物。

二、慢性肾小管间质肾炎

慢性肾小管间质肾炎又称慢性间质性肾炎（CIN），是一种由多种原因引起，临床以肾小管功能异常及进展性肾损害，病理以肾小管萎缩及肾间质炎性细胞浸润和纤维化为主要表现的慢性疾病。中医将其归属为“淋证”“血证”“腰痛”等范畴。

本病起病缓慢、隐匿，常缺少自觉症状，多因不明原因的血清肌酐、尿素氮、尿酸升高或电解质（尤其是钾）、酸碱平衡紊乱就诊。部分患者可出现发热、皮疹、消瘦、乏力、关节痛等肾外症状表现，一般无水肿和高血压。早期诊断的关键是临床医生对本病的认识、了解和掌握程度。

【诊断要点】

1. 有下列情况者需考虑慢性间质性肾炎

（1）原因不明的肾功能不全。

（2）尿路梗阻或反流，长期服用含马兜铃酸的中草药如关木通、朱砂莲等，可以导致马兜铃酸肾病；或接触肾毒性药物。

（3）肾功能不全但无明显水肿和高血压。

（4）轻度小分子蛋白尿，尿中 β_2- 微球蛋白、N- 乙酰 -β- 葡萄糖酐酶（NAG）、α_1 球蛋白等增加。

（5）原因不明的低磷血症、高钾或低钾血症及代谢性酸中毒。

（6）原因不明的骨软化。

2. 辅助检查和实验室检查

（1）尿液检查　蛋白尿通常为小分子、轻度（＜2g/L），嗜酸性粒细胞的存在支持诊断，但不能确定诊断。

（2）血常规　血红蛋白和红细胞压积降低，常为正细胞、正色素贫血。

（3）肾功能　尿 β_2- 微球蛋白、N- 乙酰 -β- 葡萄糖酐酶（NAG）、α_1 球蛋白、溶菌酶增多、肾性糖尿、比重及低渗透压尿、不同程度的肾小球滤过率低下、血清肌酐和尿素氮升高。

（4）超声检查　双肾缩小、表面不光滑及回声增强。

（5）肾活检　肾脏常萎缩。光镜下肾间质纤维化，伴或不伴淋巴及单核细胞浸润，肾小管上皮细胞损伤、萎缩，肾小球出现缺血性皱缩或硬化。免疫荧光检查阴性。电镜检查在肾间质中可见大量胶原纤维束。

【鉴别诊断】

（1）高血压肾损害　临床表现类似于 CIN，有长期高血压病史、后期出现心脏、眼底损害有助于鉴别。高血压继发性肾损害（良性小动脉性肾硬化症）发生较晚，多在 40 岁以后发病，先出现高血压，然后出现蛋白尿，尿蛋白一般较少（＜1～1.5g/d），尿蛋白定性多为微量或（+），24h 尿蛋白超过 3g 者少见。

（2）慢性肾小球肾炎　有显著蛋白尿、血尿、水肿及高血压，肾小球功能损害先于肾小管。慢性肾小球肾炎有肾小球损害的特征性表现，如水肿、高血压、肾小球性蛋白尿等。当鉴别有困难时，可考虑做肾活检，以确诊或排除慢性肾小球疾病。

（3）糖尿病肾病　有糖尿病病史，逐渐增加的蛋白尿，伴有眼底损害，后期出现顽固性水肿、高血压、肾功能损害等。好发于中老年，肾病综合征常见于病程 10 年以上的糖尿病患者。早期可发现尿微量白蛋白排出增加，以后逐渐发展成大量蛋白尿、肾病综合征。糖尿病病史及特征性眼底改变有助于鉴别诊断。

【转诊指征】

（1）诊断不明确，需要进一步确诊的。

（2）需要特别治疗者。

【西医治疗】

（1）治疗的目标在于促进肾功能恢复、延缓肾功能恶化和保护残存肾功能，关键在于消除或控制原发病因、诱因、加重因素以及并发症。

（2）控制和去除病因　对于早期患者，应积极去除病因，如及时解除尿路梗阻、停用肾毒性药物、控制感染、治疗相关的系统性疾病。

（3）其他　纠正水、电解质和酸碱平衡紊乱；已发展成慢性肾衰竭者按慢性肾衰竭处理，包括控制高血压、纠正贫血、纠正钙磷代谢紊乱等；出现明显尿毒症症状、有血液净化治疗指征者，应积极进行血液净化治疗，有条件者可进行肾移植。

【中医治疗】

1. 辨证论治

（1）阴虚热恋证

主症：尿频，尿急，尿痛，尿血，口干，多饮，夜尿频多，腰酸乏力，手足心热，舌红，苔黄，脉沉细。

治法：清利湿热，滋阴补肾。

处方：知柏地黄丸合小蓟饮子加减，知母 12g、黄柏 10g、生地黄 15g、山茱萸 15g、牡丹皮 12g、泽泻 10g、小蓟 15g、滑石 30g、通草 10g、淡竹叶 10g、栀子 10g、藕节 15g。

（2）肝肾阴虚证

主症：头晕头痛，口渴多饮，五心烦热，四肢麻木甚或微颤，形体消瘦，大便干结，小便短赤，舌红苔少，脉弦细。

治法：养血柔肝，滋阴益肾。

处方：三甲复脉汤加减，炙甘草 18g、地黄 15g、白芍 15g、麦冬 15g、阿胶（烊化）9g、麻仁 9g、生牡蛎（先煎）15g、鳖甲 15g、龟甲 15g。

（3）脾肾气阴两虚证

主症：面色无华，气短乏力，腰膝酸软，口干而不多饮，尿少色黄，夜尿清长，舌淡有齿痕，或舌偏红，少苔，脉沉细或细数。

治法：补益脾肾，益气养阴。

处方：六味地黄丸合补中益气汤加减，熟地黄 15g、山药 20g、山茱萸 15g、牡丹皮 10g、茯苓 20g、泽泻 10g、黄芪 20g、党参 15g、白术 10g、升麻 6g、柴胡 10g、当归 10g、陈皮 10g、炙甘草 6g。

（4）脾肾阳虚证

主症：倦怠乏力，纳差腹胀，腰膝酸软，形寒肢冷，夜尿清长，大便溏软，舌淡有齿痕，脉沉细。

治法：温补脾肾。

处方：金匮肾气丸加减，熟附子（先煎）10g、肉桂 6g、熟地黄 15g、山药 20g、山茱萸 15g、牡丹皮 10g、茯苓 20g、泽泻 10g。

2. 中成药

（1）百令胶囊 2～4 粒 po tid

（2）金水宝胶囊 3～5 粒 po tid

3. 针灸治疗

体针　主穴：水分、气海、三焦俞、肾俞、三阴交等；备穴：脾俞、阴陵泉、足三里等。

常规针刺，平补平泻法。

【预防及健康指导】

适当休息。有水肿和高血压时应限制盐的摄入，肾功能不好的患者应采用低蛋白饮食。预防感染。避免使用对肾脏有损害的药物。

第三节　泌尿系统感染

一、尿路感染

尿路感染（UTI）是指多种病原微生物侵入尿路大量繁殖所致的尿路炎症反应。中医认为本病归属“淋证”“腰痛”“虚劳”等范畴。

尿路感染是常见的感染性疾病，国内普查发病率约 0.91%，男女之比达 1∶10。尿路感染可发生于所有人群，尤以育龄期妇女多见。

【诊断要点】

（1）病史　可有尿路感染病史，部分患者有反复发作的病史。

（2）症状　膀胱炎主要表现为膀胱刺激征（尿频、尿急、尿痛），膀胱区不适，可见肉眼血尿。急性肾盂肾炎有两组症群：

① 尿路局部症状：尿频、尿急、尿痛，腰痛和（或）下腹部痛，肋脊角压痛或叩痛。

② 全身感染症状：发热、寒战、头痛、恶心呕吐，常伴有白细胞计数升高、血沉增快。

个别严重者可发生革兰氏阴性杆菌败血症，多发生于复杂性肾盂肾炎。

（3）体征　膀胱炎可无明显阳性体征，部分患者膀胱区压痛。急性肾盂肾炎可见肋脊角压痛、叩痛，输尿管点压痛。

（4）辅助检查

① 尿常规：可见白细胞尿、镜下血尿，极少数有肉眼血尿，多见于急性膀胱炎。

② 血常规：急性肾盂肾炎白细胞轻或中度增加，中性分叶核粒细胞增多，可有核左移，血沉可加快。急性膀胱炎多无上述改变。

③ 其他：肾功能多无改变。尿细菌培养，中段尿细菌培养菌落计数≥10^5/mL 有诊断意义。

【鉴别诊断】

（1）慢性肾盂肾炎　常有一般慢性间质性肾炎表现，有间歇尿感发作史。目前认为影像学检查发现有局灶粗糙的肾皮质瘢痕，伴有相应肾盏变形的，可诊为慢性肾盂肾炎，否则病史虽长，亦不能诊断。

（2）尿道综合征　虽有尿频、尿急、尿痛，但多次检查均无真性细菌尿。

（3）肾结核　肾结核膀胱刺激征更突出，晨尿结核分支杆菌培养阳性，普通细菌培养阴性，尿沉渣可找到抗酸杆菌。静脉肾盂造影可发现肾结核X线征，部分患者有肺、生殖器等肾外结核及抗结核治疗有效。

（4）前列腺炎　可有尿频、尿急、尿痛，尿检可有白细胞或红细胞，可根据病史、症状、体征、前列腺液和B超检查鉴别。

【西医治疗】

尿路感染治疗的目的是预防或治疗全身败血症、缓解症状、清除潜伏的感染灶、消灭粪便及阴道菌群中的致病菌株，预防长期可能出现的并发症。

1. 膀胱炎的治疗

（1）单剂抗生素治疗

① 复方磺胺甲噁唑（复方新诺明）2片顿服

② 阿莫西林3.0g顿服

③ 磺胺甲基异噁唑（SMZ）2.0g、甲氧苄氨嘧啶（TMP）0.4g、碳酸氢钠1.0gpo顿服（简称STS单剂）

④ 氧氟沙星0.4g顿服

说明：复方新诺明和喹诺酮类药物在阴道分泌物中浓度高，对具有抵抗粪源性致病原阴道移行的厌氧菌无影响，可作为治疗尿路感染的首选。单剂疗法简便有效，费用低，副作用少，但易复发，其复发常来源于阴道或肠道菌群的重新感染。

（2）3日疗法

① SMZco 2片po bid

加　碳酸氢钠1.0g po bid（连用3日）

② 头孢拉定0.25g po qid

加　碳酸氢钠1.0g po bid（连用3日）

③ 左氧氟沙星0.2g iv drip bid（连用3日）

说明： 3 日疗法治疗后应观察 6 个月，如有复发多考虑肾盂肾炎。

2. 急性肾盂肾炎的治疗

（1）碳酸氢钠 1.0g po tid

说明： 口服碳酸氢钠可碱化尿液，减轻膀胱刺激征。

（2）抗生素治疗

① 洛美沙星 0.2g po tid

② 加替沙星 0.2g po bid

③ 左氧氟沙星 0.2g po bid

④ 环丙沙星 0.25g po bid

⑤ 阿莫西林 0.5g po tid

⑥ 头孢呋辛 0.25g po bid

⑦ 左氧氟沙星注射液 0.2g iv drip bid（用药至热退 48h 后改口服 STS）

说明： 喹诺酮类药物抗菌谱和生物利用度好，轻度肾盂肾炎患者可口服完成 14 日疗程，中度肾盂肾炎患者宜胃肠外给药后改为口服。该类药物的不良反应主要有胃肠道反应、中枢反应、精神症状等。本类药物可影响软骨发育，孕妇、未成年儿童慎用。

【转诊指征】

（1）无条件做尿培养及药敏试验者。

（2）重度肾盂肾炎患者。

（3）男性泌尿系感染或反复发作者。

（4）有糖尿病、尿路梗阻、尿路畸形、机体免疫力低下的重症肾盂肾炎患者。

【中医治疗】

1. 辨证论治

（1）膀胱湿热证

主症：尿频、尿急、尿痛，小腹拘急胀痛，腰痛拒按，小便短赤，大便秘结，常伴畏寒发热，口干口苦，舌红，苔薄黄腻，脉滑数。

治法：清热利湿，通淋泄水。

处方：八正散加减，瞿麦 20g、萹蓄 20g、滑石（包煎）15g、栀子 9g、车前子（包煎）15g、大黄 6g、蒲公英 20g、白茅根 20g、甘草 6g。

（2）肝胆郁热证

主症：尿频而痛，小腹胀痛，呕恶，不欲食，烦躁易怒，口干口苦，或寒热往来，胸胁苦满，舌红、苔黄，脉弦或弦细。

治法：清利肝胆湿热。

处方：龙胆泻肝汤加减，龙胆 15g、黄芩 15g、泽泻 15g、栀子 10g、车前子（包煎）15g、通草 9g、当归 15g、柴胡 12g、生地黄 20g、甘草 6g。

（3）肾阴不足，湿热留恋证

主症：尿灼痛，尿赤黄混浊，手足心烦热，咽干，腰膝酸痛，舌红苔少，脉细数。

治法：滋阴补肾，清热通淋。

处方：知柏地黄丸加减，知母 15g、黄柏 12g、茯苓 12g、牡丹皮 12g、生地黄 20g、石韦 12g、墨旱莲 15g、白茅根 20g。

（4）脾肾亏虚证，湿热屡犯证

主症：小便短赤，淋沥不已，时作时止，劳累加重，神疲乏力，少气懒言，腰膝酸软，不欲饮食，口干不欲饮水，大便时溏，舌淡苔白腻，脉沉细。

治法：温肾健脾利湿。

处方：无比山药丸加减，山药 20g、生地黄 15g、茯苓 12g、泽泻 15g、菟丝子 15g、女贞子 12g、赤石脂 15g、杜仲 15g、川牛膝 12g、五味子 9g、白茅根 20g、金樱子 10g、芡实 10g。

2. 针灸治疗

（1）体针　主穴：膀胱俞、中极、阴陵泉、委阳、关元等；备穴：三阴交、太溪、次髎、中髎、曲池、行间等。

（2）耳穴　取肾、脾、膀胱、三焦、内分泌、肾上腺、输尿管、尿道等。

3. 中成药

（1）三金片 3 片 po tid

（2）热淋清 6g po tid

（3）金匮肾气丸 9g po bid

（4）缩泉丸 10g po tid

【预防及健康指导】

尿路感染是常见病，尤其是女性，预防是重点。平时多饮水勤排尿，饮食清淡，忌辛辣刺激饮食，忌烟酒，畅情志。注意外阴卫生，注意性卫生，尽量避免导尿或使用尿路器械。

二、真菌性尿路感染

由真菌所引起特殊类型的尿路感染。真菌性尿路感染属中医“淋证”“癃闭”“腰痛”的范畴。

发病率仅占尿路感染的 0～4.8%。近年来随着抗肿瘤药物、免疫抑制药、广谱抗生素的广泛应用，介入治疗及器官移植的大量开展，导尿管在体内留置时间过长等原因，其发病率呈日益上升趋势。全身性真菌感染，常可经血流侵及尿路，但局限于尿路的真菌感染较罕见，常为上行性感染，主要累及膀胱和肾脏。

【诊断要点】

（1）存在真菌感染的易感因素（如长期用抗生素或免疫抑制药、糖尿病等）。

（2）尿路感染症状或尿中白细胞增多或伴全身感染症状，结合尿液分析检查。

（3）尿沉渣涂片显微镜检查，镜检阳性或清洁中段尿真菌培养阳性，可进一步判断。

【鉴别诊断】

（1）全身感染性疾病　有些尿路感染的局部症状不明显，而全身性感染症状较突出，易于误诊为流行性感冒、疟疾、败血症、伤寒等发热性疾病。如能详细询问病史，注意尿路感染的局部症状及肾区叩击痛，并做尿沉渣细菌学检查，不难鉴别。

（2）急腹症　有些病人可无尿路的局部症状，而表现似急腹症，如发热、血白细胞增高、腹部局限性疼痛等，易误诊为急性阑尾炎、女性附件炎等。通过详细询问病史及做尿沉渣和细菌学检查，则可鉴别。

（3）肾结核　有些尿路感染以血尿为主要表现者易误诊为肾结核，但肾结核膀胱刺激征更突出，晨尿培养结核分支杆菌阳性，尿沉渣可找到抗酸杆菌，而尿普通细菌培养为阴性。可发现肾结核病灶 X 线征，部分病人可有肺、附睾等肾外结核，可资鉴别。但要注意肾结核常可与普通尿路感染并存。普通尿路感染经抗生素治疗后，仍残留有尿路感染症状或尿沉渣异常者，应高度注意肾结核的可能性。

（4）细菌性尿路感染　细菌尿路感染患者有尿频、尿急、尿痛及尿检异常，尿培养有意义的细菌尿。

【西医治疗】

1. 一般治疗

如避免长期使用抗生素、免疫抑制药、解除尿路梗阻、控制糖尿病等使机体抵抗力下降的疾病，尽量减少导尿及长期保留尿管等。这是预防和治疗真菌性尿路感染的最好方法。

2. 药物治疗

（1）碱化尿液

碳酸氢钠片 1.0g po tid

说明：可减轻膀胱刺激征，正常时尿液呈酸性有利于真菌生长，而在碱性尿液中受抑制，故碱化尿液治疗很重要。

（2）抗真菌治疗

① 两性霉素 B　50mg/L 膀胱冲洗　qd（持续 7～10 天）

② 制霉菌素　200 万 U/L 膀胱冲洗　q6h（直至尿真菌转阴）

③ 氟康唑　首剂 400mg 以后每日 200～400mg　po 或 iv drip

④ 两性霉素 B　0.3～1mg/（kg・d）　iv drip qd

⑤ 氟胞嘧啶　150mg/（kg・d）　分次口服

说明：对导管相关性的真菌性尿路感染，如果移去导尿管、停用抗生素后真菌尿仍存在，可行膀胱冲洗。可根据尿培养结果、临床表现选择药物种类及给药途径，轻症者口服用药，严重者静脉用药。

3. 外科治疗

对于霉球菌感染并伴有梗阻征象或上尿路梗阻导致霉菌血症者，应行经皮肾造口术放置尿管，解除梗阻。

【转诊指征】

（1）诊断不明确或治疗效果不佳的。

（2）需要其他特殊治疗的患者。

【中医治疗】

1. 辨证论治

（1）湿热下注证

主症：小便频数短涩，灼热刺痛，小腹拘急胀痛；或见恶寒发热；或见口苦，恶心呕吐，舌质红，苔黄腻，脉细。

治法：清热，利湿，通淋。

处方：八正散加减，瞿麦 10g、萹蓄 10g、通草 6g、滑石 10g、车前子（包煎）15g、大黄 6g、栀子 10g、蒲公英 30g、白花蛇舌草 20g、甘草 6g。

（2）气虚湿盛证

主症：小便频数短涩，小便赤痛，倦怠乏力，少气懒言，舌质淡、苔薄白，脉细。

治法：健脾化湿。

处方：参苓白术散加减，党参 10g、黄芪 20g、茯苓 10g、白术 10g、山药 10g、白扁豆 15g、薏苡仁 15g、白鲜皮 10g、甘草 3g。

（3）脾肾两虚证

主症：小便频数，淋漓不已，每于劳累后发作或加重，面色无华，神疲乏力，少气懒言，腰膝酸软，食欲不振，舌质淡，苔薄白，脉沉细。

治法：益气健脾补肾。

处方：缩泉丸合无比山药丸加减，乌药 10g、山药 10g、益智仁 10g、山茱萸 10g、泽泻 10g、茯苓 10g、杜仲 10g、菟丝子 12g、肉苁蓉 12g、车前子（包煎）15g、萹蓄 10g。

（4）肾阴不足证

主症：尿频而短，滞涩疼痛，或有低热，腰膝酸软，手足心热，头晕耳鸣，四肢乏力，口干口渴，舌质红、少苔，脉细数。

治法：滋阴益肾，清热通淋。

处方：知柏地黄丸加减，知母 10g、黄柏 10g、熟地黄 12g、山茱萸 10g、山药 15g、泽泻 12g、茯苓 12g、墨旱莲 12g、牡丹皮 10g、车前子（包煎）15g。

2. 中成药

（1）三金片 3 片　po tid

（2）分清五淋丸 15g　po tid

说明：具有清热解毒、利湿通淋作用。用于湿热下注证。

3. 针灸疗法

（1）主穴　阴陵泉、足三里、三阴交、中极。

（2）手法　每日针刺 1 次，留针 15min，中间行针 2～3 次。

【预防及健康指导】

本病如能早期诊断，治疗及时和彻底，一般预后良好；避免长时间、大量使用广谱抗生素；对确需使用激素及其他免疫抑制剂的患者应定期到医院复查，以便观察。

三、支原体尿路感染

泌尿及生殖道支原体感染称为支原体尿路感染。支原体尿路感染属中医“淋证”“癃闭”“腰痛”的范畴。

支原体是一群介于细菌与病毒之间、目前所知能独立生活的最小微生物。1937 年 Drsnes 等从巴氏腺脓肿中分离出支原体，这是支原体在人类致病的首例报道。从泌尿生殖道检出的支原体有 7 种之多，主要是人型支原体和尿素分解支原体。文献资料已表明它们是泌尿生殖道感染的病原体之一。

支原体引起的尿感，其临床表现与一般的细菌性尿感相似。可有发热、腰痛、膀胱刺激征及尿沉渣白细胞增多等急性肾盂肾炎表现；也可表现为下尿路感染症状；典型表现为尿道刺痒及轻重不等的尿痛及烧灼感，尿道口轻度红肿，常有浆液性或浆液脓性尿道分泌物，较淋病性尿道炎分泌物稀薄而少，或仅在晨起时发现尿道口有白膜形成。有部分患者可完全无任何尿路感染的症状和体征，尿沉渣也可无白细胞增多，仅尿支原体培养阳性，因此，临床上常易漏诊。女性患者主要感染部位为子宫颈，尿道炎症状不明显，表现为急慢性宫颈炎和宫颈糜烂、白带增多或者轻度排尿困难和尿频，亦可完全无症状。

【鉴别诊断】

参见本节真菌性尿路感染相关内容。

【西医治疗】

1. 药物治疗

（1）多西环素 0.1g po bid（共 7～14 天）

（2）米诺环素 0.1g po bid（连用 10 天）

（3）阿奇霉素 1g po 单剂量

（4）氧氟沙星 0.2g po bid（共 7～14 天）

说明：选四环素类药物或大环内酯类，亦可应用氧氟沙星。

2. 配偶接受相应治疗。

【转诊指征】

（1）诊断不明或治疗效果不佳者。

（2）需要特殊治疗者。

【中医治疗】

1. 辨证论治

（1）湿热下注证

主症：小便频数短涩，灼热刺痛，小腹拘急胀痛；或见恶寒发热；或腰疼；或见口苦，恶心呕吐，舌质红，苔黄腻，脉细。

治法：清热，利湿，通淋。

处方：八正散加减，瞿麦 10g、萹蓄 10g、通草 15g、滑石 10g、车前子（包煎）15g、大黄 6g、栀子 10g、蒲公英 30g、白花蛇舌草 20g、甘草 6g。

（2）脾肾两虚证

主症：小便频数，淋漓不已，每于劳累后发作或加重，面色无华，神疲乏力，少气懒言，腰膝酸软，食欲不振，舌质淡，苔薄白，脉沉细。

治法：益气健脾补肾。

处方：无比山药丸加减，山药 20g、肉苁蓉 10g、熟地黄 10g、山茱萸 10g、菟丝子 15g、茯苓 10g、五味子 10g、巴戟天 10g、杜仲 10g、白花蛇舌草 10g、蒲公英 10g、甘草 6g。

2. 中成药

（1）三金片 3 片 po tid

（2）分清五淋丸 15g po tid

说明：具有清热解毒、利湿通淋作用。用于湿热下注证。

3. 针灸疗法

（1）主穴　阴陵泉、足三里、三阴交、中极。

（2）手法　每日针刺 1 次，留针 15min，中间行针 2～3 次。

【预防及健康指导】

支原体对理化因子的抵抗力弱，在人体外仅存活很短时间，性传播是其主要的传播方式。预防支原体感染主要是避免性乱和积极治疗带菌者，对患者的配偶或性伴侣应双方同治，以防继续传播。

第四节　尿石症

尿石症即尿路结石，是指一些晶体物（如钙、草酸、尿酸、胱氨酸等）和有机质（如基质 A、酸性黏多糖等）在肾脏异常聚积，结石多位于肾盏或肾盂，随结石下移，停留在输尿管和膀胱。中医认为本病归属“淋证”“腰痛”“癃闭”等范畴。

尿石症人群患病率为 1%～5%，好发年龄 20～50 岁，男女之比约 3∶1。发病具有明显的地理分布特征，在我国从北方到南方，发病率呈梯度增高趋势。

【诊断要点】

1. 病史

患者可有或无尿中排出砂石史。

2. 症状

（1）疼痛　大多数患者有疼痛，疼痛常位于脊肋角、腰部或腹部，多呈阵发性，也可为持续性。

（2）血尿　是尿石症的另一主要症状。常为疼痛时伴发肉眼血尿和（或）镜下血尿，以后者居多。

（3）发热　尿石症患者由于可能引起尿路梗阻，易于发生尿路感染，出现发热。

3. 体征

对患有结石的肾区进行叩击，可有肾区叩击痛。

4. 辅助检查

（1）血液检查　包括血常规、电解质、肾功能等，可判断有无感染、肾功能受损等。

（2）尿液检查　尿中出现红细胞，是提示结石的重要依据，白细胞和脓细胞提示感染。

（3）结石分析　可确定结石成分，为选择溶石药物和制定预防措施提供依据。

（4）B 超　简便、安全、准确，可发现 X 线透光结石，了解肾积水程度和肾实质厚度。

（5）X 线检查　含钙结石可显影，尿酸结石有 X 线透光性，平片上不显影。对结石小于 2mm 者不显影，显示出来的结石每 4～5mm 将被放大 1mm。注意勿将淋巴结钙化、静脉石等误认为尿路结石。

【鉴别诊断】

（1）急性胆囊炎、胆石症　疼痛均在上腹部，向肩背放射，多伴有胆区压痛、反跳痛，墨菲征阳性，尿常规阴性。

（2）急性阑尾炎　为转移性持续性右下腹痛，伴麦氏点压痛，可有反跳痛或肌紧张，尿常规多正常。

（3）卵巢囊肿蒂扭转和异位妊娠　均为下腹剧痛，后者可有停经史，尿中无红细胞。腹部X线平片、静脉尿路造影、B超可协助诊断。

【西医治疗】

1. 治疗原则

尿石症的治疗以解除痛苦、去除结石、保护肾脏、预防复发为目的。

2. 一般疗法

对于结石小于0.8cm、无尿路梗阻与感染、肾功能正常者，可非手术治疗。需大量饮水，磁化水尤佳，一天进水量2～4L。不宜饮果汁、茶、含糖碳酸饮料等。根据结石采用恰当的饮食治疗，如钙结石，避免高钙和高草酸盐饮食，尿酸结石采用低嘌呤饮食，胱氨酸结石采用低蛋氨酸饮食等。结石小而健康状况好者，增加运动以促进结石排出。尽量去除促进结石形成的各种因素，定期随访复查。

3. 解除绞痛

（1）山莨菪碱10mg im bid或阿托品0.5mg im prn

（2）哌替啶（杜冷丁）50～100mg im prn

（3）吗啡5～10mg im prn

4. 控制感染

左氧氟沙星0.4g iv drip qd

说明：控制感染宜根据尿培养药敏试验结果用药。

5. 碎石治疗

碎石方法有超声、液电、激光和体外震波等多种。目前除结石部位以下尿路有梗阻外，绝大部分尿路结石均可经体外震波碎石术（ESWL）治愈。ESWL 一般对人体无损害，合并全身出血性疾病为 ESWL 禁忌证，以 3cm 以下的结石碎石效果好，较大结石可分次进行，两次 ESWL 之间隔应大于 7 天，ESWL 后可有血尿，多可自行消失。

6. 手术治疗

反复发作肾绞痛，经 ESWL 治疗不能排出结石；合并严重梗阻、感染危及肾实质；急性梗阻性无尿或少尿；结石引起癌变等情况时应手术治疗。

【转诊指征】

（1）肾绞痛急性发作，一般解痉药物不能缓解者。

（2）出现尿路梗阻、肾脏积水者。

（3）累及肾脏，出现肾功能损害，甚至急性肾衰者。

【中医治疗】

1. 辨证论治

（1）湿热蕴结证

主症：腰痛或少腹痛，或尿流突然中断，尿频，尿急，尿痛，或为血尿，口干欲饮，舌红，苔黄腻，脉弦数。

治法：清热利湿，通淋排石。

处方：三金排石汤加减，萹蓄 15g、瞿麦 30g、车前子（包煎）20g、滑石 30g、木通 9g、金钱草 30g、海金沙 30g、鸡内金 15g、甘草 6g。

（2）气血瘀滞证

主症：发病急骤，腰腹胀痛或绞痛，疼痛向外阴部放射，尿频，尿急，尿黄或赤，舌暗红或有瘀斑，苔薄白，脉弦或弦数。

治法：理气活血，通淋排石。

处方：金铃子散和石韦散加减，金铃子 15g、延胡索 15g、海金沙 20g、石韦 10g、冬葵子 15g、黄柏 10g。

（3）肾气不足证（多见于结石活动间歇发作）

主症：结石日久，留滞不去，腰部胀痛，时发时止，遇劳加重，面色晦暗，神疲乏力，尿少或频数不爽，或面部轻度浮肿，舌淡苔薄，脉细无力。

治法：补肾益气，通淋排石。

处方：济生肾气丸加减，炮附子 8g、茯苓 15g、泽泻 15g、牡丹皮 10g、山药 15g、车前子（包煎）20g、山茱萸 12g、熟地黄 12g、川牛膝 10g、白术 10g、海金沙 20g、金钱草 20g。

（4）肾阴亏虚证

主症：腰腹隐痛，便干尿少，头晕目眩，耳鸣，心烦咽燥，腰膝酸软，舌红苔少，脉细数。多见于结石静止期。

治法：滋阴补肾，通淋排石。

处方：六味地黄丸加减，生地黄 20g、山药 15g、泽泻 15g、茯苓 15g、牛膝 12g、海金沙 20g、石韦 10g、冬葵子 15g、黄柏 10g。

2. 针灸治疗

（1）体针　主穴：肾俞、委中、夹脊、阿是穴、三阴交等；备穴：命门、太溪、膈俞、委中等。

（2）灸法　取穴关元、肾俞、三阴交、气海、膀胱俞、中极等。

（3）耳穴　取肾、膀胱、输尿管、三焦等。

3. 中成药

（1）肾石通 6g po tid

（2）排石冲剂 1 袋 po tid

【预防及健康指导】

尿路结石具有很高的复发率，预防工作主要在社区进行。平素多饮水，根据结石成分和血、尿的有关成分分析，调整饮食结构。生活有规律，避免过劳，戒烟酒。出现肾绞痛、肉眼血尿等症状时及时就诊，保持情绪平衡，休息，少运动。

第五节　慢性肾功能不全

慢性肾功能不全（CRF）是各种病因引起的肾脏病（CKD）持续进展至后期的共同结局。它是以体内代谢产物潴留，水、电解质及酸碱平衡失调和全身各系统症状为表现的一种临床综合征。中医认为本病归属“癃闭”、“关格”、“溺毒”、“肾劳”等范畴。其病因有：

（1）原发性肾病　慢性肾炎最为常见，其次为肾小管间质性肾炎；

（2）继发性肾病　为全身系统性疾病和中毒等因素导致的肾脏继发性损害，如糖尿病、系统性红斑狼疮、过敏性紫癜、痛风、药物性肾损害等。

【诊断要点】

1. 病史

有慢性肾脏疾病病史，如慢性肾炎、糖尿病肾病等。

2. 症状

早期患者仅有原发病症状，至尿毒症期则累及全身各个系统，出现相应症状体征。

（1）消化系统　厌食、恶心、呕吐，口有尿臭味，可有消化道出血。

（2）循环系统　高血压、心力衰竭，重者可有尿毒症性心包炎、心脏压塞。

（3）呼吸系统　可出现尿毒症性间质性肺炎、胸膜炎和

（或）胸腔积液。

（4）血液系统　常有贫血，可有出血倾向。

（5）神经系统　烦躁不安、头痛、乏力，重者嗜睡、昏迷，出现尿毒症脑病。周围神经受累时出现四肢麻木、疼痛、烧灼感。

（6）运动骨骼系统　可有远端肌无力，出现骨营养不良，表现为骨痛、骨质疏松、病理性骨折。

（7）内分泌失调　胰岛素、胰高血糖素、甲状旁腺激素等代谢紊乱。

（8）水、电解质和酸碱平衡紊乱　常因水、钠潴留发生水肿，出现容量性高血压和心力衰竭，因代谢产物潴留等致代谢性酸中毒。电解质紊乱常见高血钾、低血钙、高血磷等。

（9）皮肤系统　皮肤瘙痒是常见症状，可能与继发性甲状旁腺功能亢进有关。

（10）感染　易并发严重感染，以肺部感染最常见，与尿毒症患者机体免疫功能低下、白细胞功能异常有关。

3. 体征

尿毒症面容（面色苍白、萎黄、暗灰、颜面水肿），皮肤干燥有尿素霜，皮疹、色素沉着，鳞屑及紫癜等，全身水肿，高血压及上述各系统相应改变。

4. 辅助检查

（1）肾功能　血尿素氮（BUN）、血肌酐（Scr）上升，血尿酸（Ua）升高，内生肌酐清除率（Ccr）下降。

（2）血常规　正细胞、正色素性贫血，血细胞比容下降，血小板可能减少。

（3）尿常规　血尿、蛋白尿、管型尿或低比重尿。

（4）电解质　高钾、低钙、高磷、二氧化碳结合力降低。

（5）B 超　多数可见双肾缩小，结构模糊。

5. 临床分期

（1）肾功能不全代偿期　血肌酐（Scr）＜178μmol/L，内生肌酐清除率（Ccr）50～80mL/min，无症状或仅有原发病症状。

（2）肾功能不全失代偿期　Scr 在 178～442μmol/L 之间，Ccr 在 25～50mL/min 之间，乏力，轻中度贫血，食欲下降。

（3）肾功能衰竭期　Scr 在 443～707μmol/L 之间，Ccr 在 10～25mL/min 之间，明显贫血，代谢性酸中毒，水、电解质紊乱，钙磷代谢紊乱。

（4）尿毒症期　Scr＞707μmol/L，Ccr＜10mL/min，明显尿毒症症状，严重酸中毒，恶心呕吐及全身各系统症状。

6. 诊断标准

内生肌酐清除率（Ccr）＜80mL/min，或伴血肌酐（Scr）＞133μmol/L，有慢性肾脏疾病或累及肾脏的系统性疾病病史，结合其临床表现、生化检查，即可诊断。

【鉴别诊断】

主要与急性肾功能不全相鉴别。急性肾功能不全贫血常不明显或轻微，心脏、眼底病变少，肾脏大小多正常或增大。

【西医治疗】

慢性肾功能不全的治疗包括内科治疗、透析治疗和肾移植术。

1. 一般治疗

症状轻微，肾功能损害较轻者，可从事轻体力工作，但要注意休息，避免受凉、受湿和过度劳累，防止感冒，避免应用损害肾脏的药物，定期复查肾功能。病情变化时，积极治疗。有原发病者，积极治疗原发病。已出现尿毒症者，应休息和积极治疗。

2. 饮食疗法

饮食疗法是治疗慢性肾功能不全的重要手段，予优质低蛋白[0.5～0.8g/（kg·d）]、高热量饮食。补充必需氨基酸。高血压、水肿、少尿患者限制水钠摄入，予低盐饮食。据病情予低磷、低钾饮食。

复方α-酮酸片 4 片 po tid

3. 对症治疗

（1）控制高血压

① 贝那普利 10mg po qd

② 依那普利 10mg po qd

③ 硝苯地平缓释片 20mg po bid

④ 氨氯地平 5mg po qd

说明： 当血肌酐＞267μmol/L（3mg/dL）时，一般不使用ACEI，避免引起高钾血症和血肌酐升高。CCB 在降低血压同时可增加肾血流量，具有肾保护作用。

（2）纠正酸中毒

① 碳酸氢钠片 1.0g po tid

② 大黄苏打片 3 片 po tid

③ 5% 碳酸氢钠 125mL iv drip qd

（3）纠正肾性贫血

① 促红细胞生成素 3000U ih biw

② 硫酸亚铁 0.3g po tid

③ 右旋糖酐铁 50mg po tid

④ 叶酸 5mg po tid

⑤ 维生素 B_{12} 250μg im qod

说明： 促红细胞生成素（EPO）缺乏是肾性贫血的主要原因，EPO 替代治疗可提高慢性肾衰患者的生存质量与生存率，推荐贫血治疗目标为血细胞比容（HCT）达到 30%～33%。同时补充铁、叶酸、维生素 B_{12}，补充造血原料。当血红蛋白＜60g/L 时，可考虑输少量新鲜红细胞。EPO 的主要副作用是引起高血压等。

（4）肾性骨病

① 钙尔奇 D 0.6g po qd

② 骨化三醇 0.25μg po qd

说明： 骨化三醇对肾性骨营养不良症及继发性甲旁亢有较好的疗效，但使用时应特别注意高钙血症的发生，应从小量开始，逐渐加量，并监测血钙、血磷浓度。

（5）恶心呕吐

① 甲氧氯普胺 10mg po tid

② 氯丙嗪 12.5～25mg po bid～tid

4. 吸附剂治疗

（1）爱西特（活性炭）5 片 po tid

（2）包醛氧淀粉 10g po tid

（3）降钾树脂 10g po qd/tid

5. 替代治疗

血液透析、腹膜透析、肾移植。

说明： 慢性肾衰尿毒症期（Scr＞707μmol/L）且合并尿毒症症状者应行透析治疗。透析治疗可替代肾脏的排泄功能，但不能替代肾脏的内分泌和代谢功能。有条件者可考虑肾移植手术以恢复正常的肾功能。

6. 慢性肾功能不全急症治疗

（1）高钾血症

① 10% 葡萄糖酸钙 10～20mL
50% 葡萄糖注射液 10～ 20mL　/ iv（缓慢静推）

② 5% 碳酸氢钠 125mL iv drip

③ 胰岛素 12U
10% 葡萄糖注射液 500mL　/ iv drip

④ 呋塞米 40～200mg　iv

⑤ 降钾树脂 30g
25% 山梨醇 100mL　/ 分次口服

或 降钾树脂 30g
25% 山梨醇 300mL / 保留灌肠

说明：高钾血症患者可突然发生心律失常或心跳骤停危及生命，常需通过血钾测定、心电图发现，应紧急处理，由社区医院转送到上一级医院监护、治疗。葡萄糖酸钙 1～3min 起效，使用洋地黄药物者慎用。碳酸氢钠可促使钾进入细胞内，合并心力衰竭者慎用。胰岛素可促进细胞对钾的摄取，使血钾下降。降钾树脂通过 Na^+ 与 K^+ 交换从肠道排出钾而降血钾，有恶心、便秘、诱发或加重心衰的副作用。对血钾＞6.5mmol/L，有心电图改变者，应积极血液净化处理。

（2）急性左心衰

① 硝酸甘油 10mg
5% 葡萄糖注射液 250mL / iv drip/ivvp

② 去乙酰毛花苷注射液 0.2～0.4mg
0.9% 氯化钠注射液 20mL / iv drip

③ 吗啡注射液 5mg iv drip prn

说明：急性左心衰是慢性肾衰的严重并发症，可危及患者生命，一旦发生，应紧急予强心、扩冠、降压、镇静处理，抓紧送到上一级医院救治，血液透析可有显著效果。

【转诊指征】

（1）慢性肾衰出现消化道出血、脑病、急性左心衰、顽固性高血压、严重骨痛。

（2）严重酸中毒、电解质紊乱。

（3）慢性肾衰急剧加重出现尿毒症症状者。

（4）尿毒症期需行替代治疗者。

【中医治疗】

1. 辨证论治

（1）脾肾气虚证

主症：倦怠乏力，气短懒言，纳呆腹胀，腰膝酸软，口淡不渴，夜尿清长，大便溏薄，舌淡有齿痕，苔白或白腻，脉沉细。多见于氮质血症早期。

治法：补气健脾益肾。

处方：六君子汤加减，党参 15g、茯苓 15g、白术 15g、陈皮 10g、法半夏 9g、山药 15g、薏苡仁 20g、熟地黄 15g、杜仲 10g、当归 10g、甘草 6g。

（2）脾肾阳虚证

主症：面色㿠白或黧黑晦暗，下肢浮肿，按之凹陷难复，神疲乏力，纳差便溏，夜尿多，舌淡胖嫩，边有齿痕，苔白腻，脉沉弱。多见于氮质血症期。

治法：温补脾肾。

处方：济生肾气丸加减，炮附子（先煎）8g、茯苓 15g、泽泻 15g、牡丹皮 10g、山药 15g、车前子（包煎）20g、山茱萸 12g、熟地黄 12g、川牛膝 10g。

（3）气阴两虚证

主症：面色少华，神疲乏力，腰膝酸软，口干唇燥，饮水不多，或手足心热，大便干燥或稀，夜尿清长，舌淡有齿痕，脉沉细。多见于氮质血症早期。

治法：益气养阴，健脾补肾。

处方：参芪地黄汤加减，党参 15g、黄芪 30g、熟地黄 10g、山茱萸 10g、山药 12g、菟丝子 15g、牡丹皮 8g、茯苓 15g、泽泻 15g、制首乌 15g、丹参 15g、川芎 10g、玉米须 30g。

（4）肝肾阴虚证

主症：头晕头痛，耳鸣眼花，两目干涩或视物模糊，口干咽燥，渴而喜饮或饮水不多，腰膝酸软，大便干结，小便黄，舌淡红少津，苔薄白或少苔，脉弦或弦细。多见于氮质血症早期。

治法：滋肾平肝。

处方：杞菊地黄丸加减，熟地黄15g、山茱萸10g、山药15g、茯苓15g、牡丹皮9g、枸杞子12g、菊花12g、墨旱莲15g、女贞子15g。

（5）阴阳两虚证

主症：周身乏力，畏寒肢冷，或手足心热，口干欲饮，腰膝酸软，或腰部酸痛，纳呆便溏或五更泄泻，小便黄赤或清长，舌胖润有齿痕，苔白，脉沉细。多见于肾功能衰竭期。

治法：温扶元阳，补益真阴。

处方：金匮肾气丸加减，熟附子（先煎）10g、肉桂6g、熟地黄15g、山药20g、山茱萸15g、牡丹皮10g、茯苓20g、泽泻10g、巴戟天15g、车前子（包煎）30g、泽泻12g。

2. 针灸治疗

（1）体针

① 调节全身功能状态　选穴为中脘、气海、膻中、足三里、三阴交、肾俞、三焦俞、心俞、风池等。

② 促排尿　选穴为关元、中极、肾俞、三焦俞。

③ 增加肾血流量　选穴为中脘、肾俞、心俞、三焦俞。

④ 调整血压　选穴为中脘、百会、玉枕、肩井。

（2）耳穴　取胃、肝、神门、脑、脾、肾、膀胱、三焦、外生殖器等。

（3）灸法　取气海、天枢、脾俞、肾俞、足三里、内关、关元等。

3. 中成药

（1）保肾康 4 片 po tid

（2）金水宝胶囊 3 粒 po tid

（3）尿毒清颗粒 1 包 po tid（睡前加服 1 包）

（4）肾衰宁胶囊 4～6 粒 po tid

（5）百令胶囊 2～4 粒 po tid

（6）海昆肾喜胶囊 2 粒 po tid

4. 灌肠疗法

生大黄 15～30g、蒲公英 30g、生牡蛎 30g、丹参 30g，浓煎成 200mL，调至适宜温度，保留灌肠，每次 30min 至 1h，每日 1 次，10 次为 1 疗程。每疗程后休息 3～5 天。不宜长期使用。

【预防及健康指导】

及早发现肾脏病，防止发生慢性肾衰；已出现慢性肾衰者，积极控制诱发加重的可逆因素，治疗原发病，延缓病情进展；尿毒症患者，防治并发症。平时预防感冒及感染，适度劳逸，调整饮食结构，起居规律，保持情绪稳定，定期复诊，合理用药。

第六章 代谢和内分泌系统疾病

第一节　糖尿病

糖尿病是在遗传因素和环境因素共同作用下，导致机体胰岛素分泌障碍和（或）组织对胰岛素的作用产生抵抗，造成血液中的葡萄糖水平持续升高，并在此基础之上引起全身组织器官的继发性损害，包括可危及生命的急性代谢紊乱和眼、肾、心血管及神经病变等慢性并发症。后者是糖尿病致残或致死的主要原因。中医认为本病归属“消渴”“肥胖”等范畴。

近年来，随着世界各国社会经济的发展和居民生活水平的提高，糖尿病的发病率及患病率逐年升高，其中 90% 为 2 型糖尿病，糖尿病已成为威胁人民健康的重大社会问题。糖尿病合并症患病率高，问题严重，合并高血压、心脑血管病患者为 60%，合并肾病、眼病患者各为 34%，成为糖尿病患者主要致残、致死原因。

【诊断要点】

1. 临床表现

代谢紊乱如多尿，多食，多饮，乏力，体重减轻，视物模糊；或有眼、肾、神经系统、心血管等并发症；或有皮肤、外阴、泌尿道感染或结核感染；或直接伴有酮症酸中毒表现。

2. 糖尿病的诊断（ADA 1997 或 WHO 1999）

有典型的“三多一少”症状，加上随机血糖≥11.1mmol/L，或空腹血糖≥7.0mmol/L 或口服葡萄糖耐量试验（OGTT）服糖后 2h 血糖值≥11.1mmol/L。

若无“三多一少”症状，上述诊断标准需另行择日复查。

空腹血糖在 6.0～7.0mmol/L 之间和（或）OGTT 糖负荷后 2h 血糖在 7.8～11.1mmol/L 称为糖耐量异常。

注：随机血糖指一日之中任何时间采血，不考虑与进餐的时间关系；空腹指禁食 8 小时以上；急性感染、创伤或其他应激情况下可出现暂时血糖增高，不能依此诊断为糖尿病，需在应激过后复查。

3. 糖尿病的分型

糖尿病分型包括临床阶段及病因分型两方面。

（1）临床阶段　指无论病因类型，在糖尿病自然病程中患者的血糖控制状态可能经过以下阶段：正常血糖正常糖耐量阶段、高血糖阶段，高血糖阶段又分为糖调节受损和糖尿病两个时期。

（2）病因分型　根据目前对糖尿病的认识，将糖尿病分为四大类，即 1 型糖尿病（两个亚型）、2 型糖尿病、其他特殊类型糖尿病（八个亚型）及妊娠糖尿病。详见表 6-1。

表 6-1　糖尿病分型

1.1 型糖尿病（胰岛 β 细胞破坏导致胰岛素绝对缺乏） 自身免疫中介性（1A 型）和特发性（1B 型）
2.2 型糖尿病（从主要以胰岛素抵抗为主伴相对胰岛素不足到胰岛素分泌缺陷为主伴胰岛素抵抗）
3. 其他特殊类型糖尿病 ① β 细胞功能的遗传缺陷 ② 胰岛素作用的遗传缺陷 ③ 胰腺外分泌病变 ④ 内分泌腺病 ⑤ 药物或化学物诱导 ⑥ 感染 ⑦ 免疫介导的罕见类型 ⑧ 伴糖尿病的其他遗传综合征
4. 妊娠糖尿病（GDM）

4. 糖尿病发病的危险因素

1 型糖尿病和 2 型糖尿病均有遗传和环境因素参与。近年糖尿病患病率剧增主要指 2 型糖尿病的患病率快速增长，糖尿病的危险因素：1 型糖尿病有遗传易感性、自身免疫、病毒感染、牛乳喂养、药物及化学物；2 型糖尿病有遗传易感性、体力活动减少和（或）能量摄入增多、肥胖病（总体脂增多或腹内体脂相对或者绝对增多）、胎儿及新生儿期营养不良、中老年、吸烟、药物及应激等。

【鉴别诊断】

（1）其他原因所致的尿糖阳性　肾性糖尿因肾糖阈降低所致，虽尿糖阳性，但血糖正常；甲状腺功能亢进症、胃空肠吻合术后，因血糖在胃肠道吸收快，可出现食后 0.5～1h 血糖过高、尿糖阳性，但空腹及餐后 2h 血糖正常可鉴别；急性应激状态时，升糖激素（如肾上腺素、糖皮质激素等）分泌增加，可出现一过性血糖升高、尿糖阳性，应激过后可恢复正常；某些非葡萄糖的糖尿如果糖、乳糖等可导致尿糖阳性，应用葡萄糖氧化酶试剂检测可鉴别；另外还有大量维生素 C、水杨酸盐、青霉素等尿糖假阳性反应。

（2）药物对糖耐量的影响　噻嗪类利尿药、糖皮质激素、三环类抗抑郁药、口服避孕药等可抑制胰岛素释放或拮抗胰岛素的作用，引起糖耐量减低，血糖升高、尿糖阳性，停药后多恢复。

（3）继发性糖尿病　肢端肥大症、库欣综合征、甲状腺功能亢进症、长期服用糖皮质激素等均可引起继发性糖尿病或糖耐量减低，仔细询问病史，配合必要的实验室检查，一般不难鉴别。

【西医治疗】

1. 糖尿病治疗的原则和代谢控制的目标

糖尿病的治疗应是综合性的治疗，综合性治疗一是指包括饮食控制、运动、血糖监测等的糖尿病自我管理教育和药物治疗，二是指包括降糖、降压、调脂、改变不良生活习惯等的综合治疗。

糖尿病控制目标见表 6-2。

表 6-2　2 型糖尿病控制目标

各项指标的控制目标		理想	尚可	差
血糖 /（mmol/L）	空腹	4.4～6.1	≤7.0	>7.0
	非空腹	4.4～8.0	≤10.0	>10.0
HbA1c/%		<6.5	6.5～7.5	>7.5
血压 /mmHg		<130/80	>130/80 <140/90	≥140/90
BMI/（kg/m^2）	男性	<25	<27	≥27
	女性	<24	<26	≥26
TC/（mmol/L）		<4.5	≥4.5	≥6.0
HDL-C/（mmol/L）		>1.1	1.1～0.9	<0.9
TG/（mmol/L）		<1.5	<2.2	≥2.2
LDL-C/（mmol/L）		<2.6	2.6～4.0	>4.0

2. 糖尿病的非药物治疗

（1）生活方式的干预　饮食治疗是所有糖尿病治疗的基础，是糖尿病自然病程中任何阶段预防和控制糖尿病手段中不可缺少的组成部分。饮食治疗的目标和原则：控制体重在正常范围内，保证青少年的生长发育；单独或配合药物治疗来获得理想的代谢控制（血糖、血脂、血压）；饮食治疗应尽可能做到个体化；热量分配为 25%～30% 脂肪、55%～65% 碳水化合物、<15% 蛋白质；限制饮酒，特别是肥胖、高血压和（或）高甘油三酯血症的患者；食盐限量在 6g/d 以内，尤其是高血压患者；妊娠的糖尿病患者应注意叶酸的补充以防止新生儿缺陷；钙的摄入量应保证 1000～1500mg/d 以减少发生骨质疏松的危险性。

（2）生活方式的干预　运动治疗的原则：适量、经常性和个体化；保持健康为目的的体力活动；每天至少30min中等强度的活动，如慢跑、快走、骑自行车、游泳等。

（3）血糖监测　血糖监测是糖尿病管理中的重要组成部分，可被用来反映饮食控制、运动治疗和药物治疗的效果并指导对治疗方案的调整；血糖水平的监测可通过检查血和尿来进行，但血糖的检查是最理想的。血糖自我监测的注意事项：注射胰岛素或使用促胰岛素分泌剂的患者应每日监测血糖1～4次；1型糖尿病患者应每日至少监测血糖3～4次；伴发其他疾病期间或血糖＞16.7mmol/L（300mg/dL）时，应测定血、尿酮体；血糖监测时间是每餐前2h、餐后2h、睡前、出现低血糖症状时，如有空腹高血糖检测夜间的血糖；血糖控制良好或稳定的患者应每周监测一天或两天。糖化血红蛋白A1c（HbA1c）是评价血糖控制方案的金标准，糖尿病患者应每3个月检查一次HbA1c。

3. 药物治疗

（1）促胰岛素分泌药

① 格列本脲2.5mg po qd/bid

② 格列吡嗪5～10mg po bid/tid

③ 格列齐特80～160mg po qd/bid

④ 格列喹酮30mg po tid

⑤ 格列美脲1～4mg po qd/bid

⑥ 瑞格列奈0.5～4mg po bid/tid

说明：促胰岛素分泌药包括磺脲类和非磺脲类（瑞格列奈），主要适用于轻中度2型糖尿病患者，磺脲类多在餐前30min服用，毒性较低，较为安全，低血糖反应常因药物过量所致，亦可有过敏反应和胃肠反应，偶有中枢神经系统和血液系统不良反应，禁用于严重肝肾功能不全、糖尿病急性并发症、严重急性感染、手术和创伤等应急状态及妊娠和哺乳期。瑞格列奈等主要降低餐后血糖，进餐时服用。

（2）双胍类药物

二甲双胍 0.25～0.5g po tid

说明：为肥胖型2型糖尿病患者首选，随餐或餐后服用。二甲双胍最常见的不良反应为消化道反应，最严重的为乳酸性酸中毒，肾功能减退、老年人等情况应警惕此药的过敏反应。禁用于肾功能减退，血清肌酐＞1.4mg/dL；急性、慢性酸中毒；心、肝、肺疾病，伴缺氧、酸中毒倾向；妊娠及有胃肠道疾病并消瘦者。

（3）α-糖苷酶抑制药

① 阿卡波糖 50～100mg po bid/tid

② 伏格列波糖 0.2～0.3mg po bid/tid

③ 米格列醇 50～100mg po bid/tid

说明：主要是配合磺脲类或双胍类控制餐后血糖不理想的患者，α-糖苷酶抑制药在体内几乎不吸收，耐受性好、安全性高，主要副作用为消化道反应，胃肠胀气，偶有腹痛、腹泻，对此药呈过敏反应，有肠道疾病和炎症、溃疡、消化不良、疝等，肾功能减退，血清肌酐＞2.0mg/dL，肝硬化，糖尿病伴急性并发症、感染、创伤、手术和酮症酸中毒，妊娠、哺乳等情况禁用。

（4）格列酮类药物（胰岛素增敏药）

① 罗格列酮 4～8mg po qd/bid

② 吡格列酮 15～45mg po qd/bid

说明：主要是改善胰岛素抵抗，胰岛素增敏药主要不良反应为水肿、体重增加，有心脏病、心力衰竭倾向或肝病者不用或慎用。单独应用不引起低血糖，不宜用于T1DM、孕妇、哺乳期妇女和儿童。

（5）胰升糖素样多肽1类似物和DPP-Ⅳ抑制剂

① 利拉鲁肽注射液 0.6～1.8mg ih qd

② 西格列汀片 100mg po qd

③ 维格列汀片 50mg po bid

说明：胰升糖素样多肽1（GLP-1）主要作用机制是刺激胰岛β细胞葡萄糖介导的胰岛素分泌；抑制胰升糖素分泌，减少肝葡萄糖输出；GLP-1在体内迅速被二肽基肽酶Ⅳ（DPP-Ⅳ）降解而失去生物活性，其半衰期不足2min。采用长作用GLP-1类似物或DPP-Ⅳ抑制剂可延长其作用时间。主要用于成人2型糖尿病患者。

GLP-1类似物有利拉鲁肽和艾塞那肽，主要用于成人2型糖尿病患者。有甲状腺髓样癌（MTC）既往史或家族史以及2型多发性内分泌肿瘤综合征患者，怀疑发生了胰腺炎，炎症性肠病和糖尿病性胃轻瘫患者或T1DM、糖尿病酮症酸中毒患者，不宜使用此类药物。

DPP-Ⅳ抑制剂主要适用于T2DM患者。不良反应有超敏反应。糖尿病酮症酸中毒患者、中重度肾功能不全、肝损害、对本类药物过敏、孕妇、哺乳期妇女、儿童不宜使用此类药物。

（6）胰岛素治疗

胰岛素治疗是控制高血糖的重要手段，主要用于：1型糖尿病的替代治疗；糖尿病酮症酸中毒（DKA）、高渗性昏迷和乳酸性酸中毒伴高血糖；2型糖尿病口服降糖药治疗无效；妊娠糖尿病；糖尿病合并严重并发症；全胰腺切除引起的继发性糖尿病；因伴发病需外科治疗的围术期。

根据胰岛素来源和化学结构可分为动物胰岛素、人胰岛素和胰岛素类似物。根据胰岛素作用特点可分为超短效胰岛素类似物、常规（短效）胰岛素、中效胰岛素、长效胰岛素（包括长效胰岛素类似物）和预混胰岛素（包括预混胰岛素类似物）。胰岛素类似物与人胰岛素相比控制血糖能力相似，但在模拟生理性胰岛素分泌和减少低血糖发生的危险性方面胰岛素类似物优于人胰岛素。常用胰岛素及其作用特点见表6-3。

表 6-3　常用胰岛素及其作用特点

胰岛素制剂	起效时间	峰值时间	作用持续时间
短效胰岛素（RI）	15～60min	2～4h	5～8h
速效胰岛素类似物（门冬胰岛素）	10～15min	1～2h	4～6h
速效胰岛素类似物（赖脯胰岛素）	10～15min	1～1.5h	4～5h
中效胰岛素（NPH）	2.5～3h	5～7h	13～16h
长效胰岛素（PZI）	3～4h	8～10h	长达 20h
长效胰岛素类似物（甘精胰岛素）	2～3h	无峰	长达 30h
长效胰岛素类似物（地特胰岛素）	3～4h	3～14h	长达 24h
预混胰岛素（HI30R，HI70/30）	0.5h	2～12h	14～24h
预混胰岛素（50R）	0.5h	2～3h	10～24h
预混胰岛素类似物（预混门冬胰岛素 30）	10～20min	1～4h	14～24h
预混胰岛素类似物（预混赖脯胰岛素 25）	15min	30～70min	16～24h
预混胰岛素类似物（预混赖脯胰岛素 50）	15min	30～70min	16～24h

生理性胰岛素分泌有两种模式：持续性基础分泌保持空腹状态下葡萄糖的产生和利用相平衡；进餐后胰岛素分泌迅速增加使进餐后血糖水平维持在一定范围内，预防餐后高血糖发生。胰岛素治疗应力求模拟生理性胰岛素分泌模式，包括基础胰岛素和餐时胰岛素两部分的补充。

胰岛素治疗的方法还包括胰岛素补充治疗、胰岛素替代治疗和胰岛素强化治疗。

① 胰岛素补充治疗　主要适用于经合理的饮食治疗和口服降糖药物治疗后血糖控制仍未达标的 T2DM 患者以及口服降糖药物继发失效的 T2DM 患者，在原口服药物降糖治疗的基础上，补充胰岛素治疗。一般在晚睡前（晚上 10 时）使用，睡前注射中效胰岛素或长效胰岛素类似物。初始剂量为 0.2U/kg，监测血糖，3 天

后调整剂量，每次调整量为2～4U，使FPG控制在4～6mmol/L。为改善晚餐后血糖，可考虑早餐前NPH联合口服降糖药物。每日胰岛素注射次数在2次及以上，可考虑停用胰岛素促泌药。

② 胰岛素替代治疗　主要适应于T1DM、内生胰岛功能很差或存在口服药治疗禁忌证的T2DM患者。多使用基础胰岛素给药及针对餐后高血糖的胰岛素给药联合。替代治疗的胰岛素日剂量应在生理剂量范围内。过低，不利于血糖的控制；过高，可造成外源性高胰岛素血症，易发生低血糖和体重增加。

a. 每天2次注射　两次预混胰岛素。优点是简单。缺点是早餐后2h血糖控制满意时，上午11时可能发生低血糖；午饭后血糖可能控制不理想，考虑加用口服降糖药，如α-葡萄糖苷酶抑制药或二甲双胍；晚餐前NPH用量过大，可能导致前半夜低血糖；晚餐前NPH用量不足时，可致FPG控制不满意。

b. 每天3次注射　早、中餐前使用短效胰岛素，晚餐前使用短效胰岛素和NPH。这种用药方式接近生理状态。缺点是晚餐前使用NPH，量大时，在0时～3时可发生低血糖；量小时，FPG控制不好。

c. 每天4次注射　三餐前注射短效胰岛素或速效胰岛素类似物，睡前注射NPH或长效胰岛素类似物。目前临床上常使用这种方案，符合大部分替代治疗。

d.T2DM胰岛素补充治疗　在T2DM胰岛素补充治疗中，外源性胰岛素用量接近生理剂量时改成替代治疗。方法为：先停用口服降糖药，改为胰岛素替代治疗；胰岛素替代后，日剂量需求大（IR状态），再联合口服降糖药治疗，如胰岛素增敏药、α-葡萄糖苷酶抑制药。

③ 胰岛素强化治疗　所谓胰岛素强化治疗是指为达到近乎正常的血糖控制需每日多次（3～4次）注射胰岛素，或应用胰岛素泵，根据血糖与进食量调整胰岛素用量。胰岛素强化治疗的适应

证主要是：

a.T1DM；

b. 妊娠糖尿病和糖尿病合并妊娠；

c. 在理解力和自觉性高的 T2DM 患者中，当使用相对简单的胰岛素治疗方案不能达到目的时，可考虑强化治疗；

d. 新诊断严重高血糖的 T2DM，可进行短期胰岛素强化治疗。

采用胰岛素强化治疗方案后，有时早晨空腹血糖仍然较高，可能的原因为：

a. 夜间胰岛素作用不足；

b.“黎明现象（dawn phenomenon）”，即夜间血糖控制良好，也无低血糖发生，仅于黎明短时间内出现高血糖，可能由于清晨皮质醇、生长激素等胰岛素拮抗激素分泌增多所致；

c.Somogyi 效应，即在夜间曾有低血糖，在睡眠中未被察觉，但导致体内胰岛素拮抗激素分泌增加，继而发生低血糖后的反跳性高血糖。夜间多次（于 0 时、2 时、4 时、6 时、8 时）监测血糖，有助于鉴别早晨高血糖的原因。

持续皮下胰岛素输注（continuous subcutaneous insulin infusion，CSII，又称胰岛素泵）：其模拟胰岛素的持续基础分泌和进餐时的脉冲式释放，是一种更为完善的胰岛素强化治疗方法。使用时定期更换导管和注射部位以避免感染及针头堵塞。密切的自我血糖监测和正确与及时的程序调整是保持良好血糖控制的必备条件。

胰岛素主要不良反应是低血糖，与剂量过大和（或）饮食失调有关，多见于 1 型糖尿病患者，尤其是接受胰岛素强化治疗者。其他不良反应有过敏反应、胰岛素性水肿、屈光不正、注射部位脂肪营养不良等，极少数患者可表现为胰岛素耐药性。

胰岛素适合的保存温度是 2～8℃，不能冰冻保存，应避免温度过高、过低（不宜＞30℃或＜2℃）及剧烈晃动。我国常用制剂有每毫升含 40U 和 100U 两种规格，使用时应注意注射器与胰岛素浓度匹配。

【转诊指征】

（1）初诊糖尿病，血糖在13～14mmol/L或以上。

（2）糖尿病急性并发症　糖尿病酮症酸中毒、糖尿病非酮症高渗状态或昏迷、糖尿病乳酸酸中毒、严重低血糖、严重感染。

（3）糖尿病慢性并发症　严重的糖尿病肾病、糖尿病眼病、糖尿病大血管病变（心脑血管急症）、糖尿病足坏疽、糖尿病痛性神经病变等。

（4）糖尿病合并严重系统性疾病如心衰、肝肾功能衰竭等。

【中医治疗】

1. 辨证论治

（1）上消证

主症：烦渴多饮，口舌干燥，小便频数量多，舌边赤红，苔薄黄，脉洪数或弦滑。

治法：清热润燥，生津止渴。

处方：消渴方合二冬汤加减，生地黄30g、麦冬15g、天冬15g、知母15g、天花粉30g、人参9g、黄芩12g、黄连10g、甘草6g。

（2）中消证

主症：多食善饥，口干口渴，大便秘结，形体消瘦，苔黄干燥，脉滑实有力。

治法：清胃润燥，养阴生津。

处方：玉女煎加减，生地黄30g、牛膝10g、生石膏（先煎）30g、知母12g、玄参30g、黄连1g、黄芩10g、麦冬20g。

（3）下消证

① 肾阴亏损

主症：小便频数量多，尿混浊如脂如膏，口干渴多饮，形体瘦弱，腰膝酸软，舌干质红少苔，脉沉细数。

治法：滋阴固肾。

处方：六味地黄汤加减，山茱萸 10g、山药 15g、生地黄 20g、茯苓 15g、泽泻 10g、牡丹皮 10g、知母 10g、玄参 15g、苍术 6g、覆盆子 15g。

② 阴阳两虚

主症：小便频数，混浊如脂如膏，甚则饮一溲一，面色黧黑，耳轮焦干，腰酸腰痛，形寒肢冷，阳痿，舌干质淡，苔白滑，脉沉无力。

治法：滋阴温阳补肾。

处方：肾气丸加减，附片 10g、肉桂 3g、熟地黄 15g、山药 10g、山茱萸 10g、牡丹皮 6g、茯苓 10g、泽泻 10g、益智仁 3g、补骨脂 10g、甘草 6g。

2. 针灸治疗

（1）体针　取脾俞、关元、三阴交；肾俞、水道、足三里；肺俞、气海、复溜。

（2）耳穴　取内分泌、胰、肾上腺、肺等穴位。

3. 中成药

（1）六味地黄丸 8 粒 po tid

（2）参芪降糖颗粒 1 包 po tid

（3）糖脉康 1 包 po tid

【预防及健康指导】

畅通“社区医师对糖尿病患者初诊—医疗中心全面评估并确定防治规划—社区治疗防治”路径。共同参与糖尿病的预防、治疗、教育、保健计划。以自身保健和社区支持为主要内容，制订、实施和评价各种综合性方案。社区预防工作分为三级：一级预防是避免糖尿病发病；二级预防是及早检出并有效治疗糖尿病；三级预防是延缓和（或）防治糖尿病并发症。提倡合理膳食，经常运动，防止肥胖。对 T2DM 的预防，关键在于筛查出 IGT 人群，在 IGT 阶段进行干预处理，有可能使其保持在 IGT 或转变为正常糖耐量状态。

附一　糖尿病酮症酸中毒

糖尿病酮症酸中毒（DKA）是指糖尿病患者在各种诱因的作用下，胰岛素明显不足，生糖激素不适当升高，造成的高血糖、高血酮、酮尿、脱水、电解质紊乱、代谢性酸中毒等病理改变的征候群。中医认为其归属为“消渴”“口臭”“恶心”“呕吐”“哕”等范畴。

任何能引起体内胰岛素绝对或相对不足的因素，都可能引起酮症酸中毒的发生，常见的诱因如下：感染；急性心肌梗死、脑卒中、手术、精神紧张等引起应激状态时；胃肠道疾病引起呕吐、腹泻、厌食，导致重度失水和进食不足；胰岛素剂量不足或原使用胰岛素治疗的患者突然中断使用；妊娠和分娩；对胰岛素产生了耐药性；过多进食含脂肪多的食物、饮酒过度或过度限制进食糖类食物（每天小于 100g）。

【诊断要点】

1. 临床表现

根据病情的程度，可将糖尿病酮症酸中毒分为轻度、中度和重度。轻度者仅有酮症，无酸中毒，又称糖尿病酮症；中度者除酮症外，尚有不同程度的酸中毒；重度者常伴意识障碍或重度酸中毒。

多数患者有烦渴、多饮、多尿、乏力等症状的逐渐或突然加重，可出现食欲减退、恶心、呕吐，常伴头痛、烦躁、嗜睡等症状。如未及时治疗，病情继续恶化，呼气中可闻及酮味（类似烂苹果味），呼吸变深快，甚而出现脱水、尿量减少、四肢厥冷。到晚期少尿或无尿，终至昏迷，危及生命。少数病例可有明显腹痛，貌似外科急腹症。

病情严重者常有口腔黏膜及舌干燥、皮肤弹性减退、眼球下陷、心动过速、直立性低血压及休克等失水的表现，同时出现神态淡漠、昏迷，各种深、浅反射迟钝或消失，甚至昏迷。

2. 辅助检查和实验室检查

（1）尿常规　可以发现尿糖、尿酮阳性或强阳性，简便易行地提供诊断的线索。

（2）血糖、血酮　血糖增高，一般为16.7～33.3mmol/L，有时可达55.5mmol/L；血酮体升高，正常＜0.6mmol/L，＞1.0mmol/L为高血酮，＞3.0mmol/L提示酸中毒。

（3）血气分析　血实际HCO_3^-和标准HCO_3^-降低，CO_2结合力降低，酸中毒失代偿后血pH下降；剩余碱负值增大，阴离子间隙增大，与HCO_3^-降低大致相等。

（4）电解质、肾功能　血钾初期正常或偏低，尿量减少后可偏高，治疗后若补钾不足可严重降低。血钠、血氯降低，血尿素氮和血肌酐常偏高，一般为肾前性。

3. 诊断标准

患者原有烦渴、多饮、多尿的症状加重，有恶心、呕吐、腹痛，呼吸深大、有烂苹果味，皮肤干燥，失水征，血压下降，进行性意识障碍，均应想到本病的可能。

当血酮≥3mmol/L或尿糖阳性，血糖＞13.9mmol/L或已知为糖尿病患者，血清HCO_3^-＞18mmol/L和/或动脉血pH＞7.30时可诊为糖尿病酮症，而血清HCO_3^-＜18mmol/L和（或）动脉血pH＜7.30时即可诊断为DKA，如发生昏迷可诊断为DKA伴昏迷。

【鉴别诊断】

（1）饥饿性酮症　因较长时间的饥饿致使热量摄入不足，体内脂肪大量分解造成，引起出现类似糖尿病酮症的相关症候群。但是血糖正常或偏低，酸中毒多较轻，无糖尿病病史，进食或补充葡萄糖后较容易纠正。

（2）乳酸性酸中毒　多发生在严重感染、各种休克、肝肾功能不全、饮酒及服用双胍类药物的患者。血糖可正常或虽有升高，但血乳酸显著升高，酮体增高不明显。

（3）低血糖昏迷　发病前有进食量过少，多有过量注射胰岛素或过量服用降糖药史。起病急，也会出现嗜睡，甚至昏迷状态，但尿糖、尿酮阴性，血糖显著降低，迅速纠正低血糖后可很快恢复意识。

【西医治疗】

使用胰岛素降低血糖，抑制脂肪酸过度生成释放，补充缺失的液体，消除体内酮体，纠正水、电解质及酸碱紊乱，恢复受累器官的功能状态。

对单纯的糖尿病酮症，仅需补充液体和胰岛素适当治疗。对DKA应积极治疗，遵循以下的原则抢救。

1. 补液治疗

0.9%氯化钠注射液 500mL iv drip

说明：补液是抢救DKA首要的治疗。补液目的是扩容。输液原则先快后慢，先使用生理盐水再输注葡萄糖水或糖盐水。尽快纠正体内失水，以恢复有效血容量，也有助于降低血糖和消除酮体。临床上常快速建立2～3条静脉输液通路。其中一条通道必须专用输注胰岛素，便于控制其用量。一般在前1h内输入1000～2000mL生理盐水便于尽快补充血容量，恢复和改善周围循环及肾功能。第2h补液1000mL，以后根据血液循环情况，视血压、心率、每小时尿量再决定输液量和速度。第 3～5h 输入 1500～3000mL（500～1000mL/h），第 6～12h 补液速度为 250～500mL/h。第 1 天输液总量一般为 4000～5000mL，严重者可达 6000～8000mL。经过补液仍低血压和休克者，可输入胶体溶液有效升压。

2. 胰岛素

（1）胰岛素 5～7U
　　0.9% 氯化钠注射液 100mL ／ iv drip q1h

（2）胰岛素 6～8U
　　5% 葡萄糖注射液 500mL ／ iv drip（当血糖≤11.1mmol/L 时使用）

说明： 补充胰岛素是治疗 DKA 的关键措施。一律使用短效胰岛素，常用静脉滴注，目前提倡小剂量胰岛素持续治疗，即每公斤体重每小时 0.1U [0.1U/（kg·h）]，一般成人为 5～7U/h，加入生理盐水中静脉滴注。这样可抑制酮体生成，且能防止因血糖、血浆渗透压及血钾过快下降导致并发症的危险。当血糖下降达到 11.1mmol/L，减少胰岛素输入量至 0.02～0.05U/（kg·h），并改用 5% 葡萄糖注射液加入短效胰岛素（按 3～4g 葡萄糖加入 1U 胰岛素计算）静滴，同时不断调整胰岛素剂量及葡萄糖用量，使血糖维持在 8.3～11.1mmol/L，血酮＜0.3mmol/L。DKA 病情缓解、可以进食者，则开始予胰岛素皮下注射控制血糖。如无法进食，则持续静脉使用胰岛素及补液治疗。

3. 纠正电解质紊乱

① 氯化钾口服溶液 10～20mL po tid

② 氯化钾缓释片 0.5～1g po bid～qid

③ 10% 氯化钾注射液 15mL.
　　0.9% 氯化钠注射液 500mL ／ iv drip

说明： 补钾原则为见尿补钾（尿量大于 40mL/L）。一般在 1L 溶液中加氯化钾 1.5～3.0g。血钾大于 5.2mmol/L，无须补钾，1h

内复查。如血钾低于5.2mmol/L，且患者排尿量正常，即可静脉补钾。补钾量应每小时不超过20mmol/L（氯化钾1.5g/h），补钾2～4h注意监测血钾。第1日可补钾6～8g。严重低血钾者，即血钾＜3.3mmol/L，应优先补钾，当血钾升达3.3mmol/L时，在补钾同时，才开始使用胰岛素治疗。

4. 纠正酸中毒

轻中度DKA患者经上述治疗后，酸中毒随代谢紊乱的纠正而恢复。当血pH＜7.1或二氧化碳结合力降至4.5～6.7mmol/L时，应补碱治疗。一般给予碳酸氢钠50mmol/L（约为5%碳酸氢钠84mL），用注射用水稀释成1.25%的等渗溶液静脉滴注，注意及时复查血气分析。当血pH升至7.2或二氧化碳结合力升至11.2～13.5mmol/L或碳酸氢根＞10mmol/L时，应停止补碱。过多过快补充碱性药物可产生以下不利影响：

（1）由于二氧化碳通过血脑屏障的弥散能力快于碳酸氢根，快速补碱后脑脊液pH值呈反常性降低，引起脑细胞酸中毒，加重昏迷。

（2）血pH值骤然升高，使血红蛋白与氧亲和力增加，加重组织缺氧，有诱发和加重脑水肿的危险。

（3）促进钾离子向细胞内转移，加重低钾血症，甚至出现碱中毒。

5. 处理诱发病和防治并发症

（1）休克　如休克严重且经快速输液仍不能纠正，应详细检查并分析其原因，如有无合并感染或急性心肌梗死，给予相应措施。

（2）严重感染　是本症的常见诱因，亦可继发于本症。因DKA可引起低体温和血白细胞升高，故此时不能以发热或血常规改变来判断，应积极处理。

（3）心力衰竭、心律失常　年老或合并冠状动脉病变，尤其是急性心肌梗死，补液过多可导致心力衰竭和肺水肿，应注意预防。可根据血压、心率、中心静脉压、尿量等情况调整输液量和速度，并视病情应用利尿药和正性肌力药。血钾过低、过高均可引起严重心律失常，宜用心电图监护，及时治疗。

（4）肾衰竭　是本症主要死亡原因之一，与原来有无肾病变、失水和休克程度、有无延误治疗等有密切关系。强调注意预防，一旦发生，及时处理。

（5）脑水肿　这一并发症病死率甚高，应着重预防、早期发现和治疗。脑水肿常与脑缺氧、补碱过早、过多、过快，血糖下降过快、山梨醇旁路代谢亢进等因素有关。如经治疗后，血糖有所下降，酸中毒改善，但昏迷反而加重，或虽然一度清醒，但烦躁、心率快、血压偏高、肌张力增高，应警惕脑水肿的可能，可采用脱水药如甘露醇、呋塞米以及地塞米松等。

（6）胃肠道表现　因酸中毒引起呕吐或伴有急性胃扩张者，可用1.25%碳酸氢钠溶液洗胃，清除残留食物，预防吸入性肺炎，并可减轻病情和改善休克。

【中医治疗】

1. 辨证论治

（1）燥火亢盛证

主症：烦渴引饮，渴饮无度，随饮随消，四肢倦怠，纳食泛恶，舌暗红、苔薄黄或苔少无津，脉细数或滑数。

治法：清热泻火，生津止渴。

处方：白虎汤合玉女煎加减，生石膏30g、知母15g、生地黄15g、麦冬15g、太子参20g、甘草10g、粳米10g、葛根20g、牛膝15g。

（2）痰浊中阻证

主症：烦渴引饮，口燥咽干，皮肤干燥，精神萎靡，嗜睡，胸闷纳呆，恶心呕吐，口有秽臭，时有少腹疼痛如绞，大便秘结，舌红、苔黄燥，脉沉细而数。

治法：清热祛浊，健脾化痰。

处方：黄连温胆汤和小陷胸汤加减，黄连 10g、姜半夏 10g、陈皮 8g、竹茹 15g、枳实 15g、胆南星 15g、茯苓 15g、瓜蒌 15g、知母 15g、白术 15g、山药 15g、葛根 15g、党参 20g。

（3）浊毒蒙窍证

主症：烦躁不安，心烦不寐，或嗜睡，甚则昏迷，不省人事，呼吸深快，食欲不振，口臭呕吐，口干微渴，小便短赤，舌暗红而绛，苔黄腻或黄厚而燥，脉细数。

治法：清热化浊解毒，芳香醒神开窍。

处方：安宫牛黄丸合紫雪丹。

（4）阴脱阳亡证

主症：高热持续难退，汗出如油不止，汗多热而黏，口渴喜冷饮，口唇干焦，肌肤干瘪，或面色苍白，四肢厥冷，呼多吸少，气息低微，舌萎暗淡无津，脉微细欲绝。

治法：救阴回阳，益气固脱。

处方：生脉饮合参附龙骨牡蛎汤加减，人参（单煎）30g、附子（先煎）10g、山茱萸 20g、黄芪 20g、煅龙骨（先煎）30g、煅牡蛎（先煎）30g、麦冬 15g、五味子 15g。

2. 中成药

（1）清开灵胶囊 2～4 粒 po tid

（2）清开灵注射液 20～40mL
0.9% 氯化钠注射液 250mL / iv drip qd

（3）醒脑静注射液 10～20mL
0.9% 氯化钠注射液 250mL / iv drip qd

（4）生脉注射液 20～60mL
0.9% 氯化钠注射液 250mL / iv drip qd

说明：清开灵胶囊（注射液）具有清热解毒、化痰通络、醒神开窍的功效。生脉注射液具有益气复脉、养阴生津的功效。

3. 针灸疗法

（1）主穴　三阴交、水沟、关元、太溪。

（2）手法　点刺，留针20min。

（3）阳虚者加灸脾俞、百会、肾俞、命门。

（4）阴虚者加然谷、隐白、绝骨、太冲。

附二　糖尿病肾病

糖尿病肾病（DN）是糖尿病常见的并发症，是糖尿病全身性微血管病变表现之一，主要指糖尿病性肾小球硬化症，是一种以血管损害为主的肾小球病变。早期多无症状，血压可偏高或正常。其发生率随糖尿病的病程延长而增高。其临床特征为蛋白尿，渐进性肾功能损害，高血压，水肿，晚期出现肾功能衰竭，是糖尿病患者主要死亡原因之一。中医可将其归属为“水肿”“虚劳”“关格”等范畴。

糖尿病肾病是糖尿病患者最重要的合并症之一。我国的发病率呈上升趋势，目前已成为终末期肾脏病的第二大原因，仅次于各种肾小球肾炎。由于其存在复杂的代谢紊乱，一旦发展到终末期肾脏病，往往比其他肾脏疾病的治疗更加棘手，因此及时防治对于延缓糖尿病肾病的意义重大。

【诊断要点】

（1）早期　糖尿病肾病的诊断主要根据尿微量白蛋白排泄率的增加（正常＜20μg/min，＜30mg/24h）。诊断要求6个月内连续尿检查有2次尿微量白蛋白排泄率＞20μg/min，但尿微量白蛋白排泄率＜200μg/min（即在30～300mg/24h）同时应排除其他可能引起其增加的原因，如泌尿系感染、运动、原发性高血压、心衰及水负荷增加等。糖尿病控制很差时也可引起微量白蛋白尿，白蛋白的排出可以＞20μg/min，这样的尿蛋白排出量不能诊断为早期糖尿病性肾病。

（2）临床期　糖尿病肾病的诊断依据有糖尿病病史；除外其他原因的间歇性或持续性临床蛋白尿（尿蛋白阳性），此为临床DN诊断的关键；可伴有肾功能不全；伴发视网膜病变；肾活检证实，一般只有当诊断确有疑问时方宜进行。

【鉴别诊断】

（1）糖尿病患者出现肾损害（蛋白尿或肾功能减退）并不一定就是糖尿病肾病，也可能是其他肾脏病变所致的肾损害。当出现以下情况时，应进一步做肾脏组织活检加以鉴别：1型糖尿病患者在早期（6年以内）出现蛋白尿；糖尿病病史短，出现持续性蛋白尿而眼底检查无糖尿病微血管病变；患者在短时间内出现肾功能急剧恶化；镜下血尿伴红细胞管型。

（2）剧烈运动、发热、原发性高血压、心功能不全等均可引起尿蛋白增加，一般可根据有无糖尿病病史，糖尿病的治疗经过及相关临床表现以及实验室检查等以协助诊断。

【西医治疗】

1. 一般治疗

如合理控制体重、糖尿病饮食、戒烟和适当运动。糖尿病肾病的饮食治疗有其特殊性，主张在糖尿病肾病早期即对蛋白的摄入量加以限制，希望借此减轻肾小球滤过负荷。一般每公斤体重每天0.8g［0.8g/（kg・d）］的蛋白量较为适宜。对已进入临床期，有水肿、蛋白尿、肾功能损害的患者，在饮食上除限制钠的摄入外，对蛋白质的摄入宜采取少而精的原则［0.6g/（kg・d）］。患者摄入的蛋白质必须是优质蛋白质，即以必需氨基酸含量高的动物蛋白质为主。

2. 严格控制血糖

严格控制血糖可延缓糖尿病肾病进展。糖尿病肾病口服降糖药物的选择应考虑其代谢途径：格列本脲（优降糖）、格列齐特（达美康）的活性代谢产物主要由肾脏排出，肾功能损害时，易导致低血糖，不宜使用。格列喹酮（糖适平）主要在肝脏代谢，只有大致5%由肾脏排出，肾功能不全时，使用较为安全，可作为糖尿病肾病患者的首选药物。格列吡嗪（美吡达）的部分代谢产物由肾脏排出，但活性弱，不易引起低血糖反应，较为安全。双胍类口服降糖药物对已有蛋白尿的临床期糖尿病肾病患者不宜使用，因为其是以原型从尿中排出，易造成乳酸堆积而致乳酸性酸中毒。对于用饮食和口服降糖药控制不良的糖尿病肾病患者，应尽早使用胰岛素，以推迟、延缓糖尿病肾病的发生、发展。需要强调的是，对肾功能损害明显的患者，要考虑到血中胰岛素半衰期的延长，其次是患者食欲减退，进食减少，这些都需要对胰岛素的用量进行精细的调整，经常监测血糖，避免低血糖的发生。

3. 严格控制血压

（1）首选血管紧张素转化酶抑制药（ACEI）或血管紧张素II受体拮抗药（ARB）。

① 卡托普利片 12.5～25mg po bid/tid

② 盐酸贝那普利片 10mg po qd

③ 福辛普利钠片 10mg po qd

④ 培哚普利片 4mg po qd

⑤ 氯沙坦钾片 25～50mg po qd

⑥ 坎地沙坦酯片 4～16mg po qd

说明： 糖尿病肾病抗高血压治疗可延缓GFR的下降速度。使血压降至（17.3～18.0）/（10.6～11.3）kPa［（130～135）/（80～85）mmHg］，也可减少蛋白尿排出。糖尿病患者血压应控制在130/80mmHg以下；如尿蛋白排泄量达到1g/24h，血压应控制低于125/75mmHg，但要避免出现低血压或血压急速下降。糖尿病肾病应用ACEI或ARB除可降低血压外，还可减少尿蛋白排出，减缓肾功能下降的速度。

（2）钙通道阻滞药

① 硝苯地平缓释片 10～20mg po qd/bid

② 氨氯地平片 2.5～10mg po qd

说明：钙通道阻滞药除有效降低全身动脉压外，尚能通过改善肾脏血液灌注来保护肾脏，其不影响胰岛素的分泌和糖类代谢，与ACEI合用时，有更明显的降压效果和减少蛋白尿的作用。

（3）β受体阻滞药

① 富马酸比索洛尔片 2.5～5mg po qd

② 酒石酸美托洛尔片 12.5～25mg po bid

说明：此类药物有心率减慢、传导阻滞等副作用，应用时从低剂量开始，注意定期监测心率。

（4）利尿药

① 氢氯噻嗪片 25mg po qd/bid

② 呋塞米片 20～40mg po qd/bid

③ 螺内酯片 20～40mg po qd/bid

说明：在水肿明显及血压增高时，可选用氢氯噻嗪或呋塞米、螺内酯等药物。长期应用利尿药最常见的副作用是电解质紊乱，应注意监测电解质。利尿药可影响脂类和血糖代谢，并可升高尿酸，因此限制了其在糖尿病患者中的应用。

4. 纠正血脂紊乱

阿托伐他汀钙片 10～20mg po qn

说明：脂代谢紊乱是影响糖尿病肾病发生发展的一项独立危险因素，为防止糖尿病患者DN的发生，除应重视控制血糖外，还应该注意血脂的控制。

5. 透析治疗和移植

对糖尿病肾病肾衰竭者需透析或移植治疗，尽早给予促红细胞生成素（EPO）纠正贫血、尽早进行透析治疗，注意残余肾功能的保存。如年轻患者，情况较好，条件允许，可行肾移植，但移植肾有可能继发糖尿病肾病。

【中医治疗】

1. 辨证论治

（1）气阴两虚证

主症：尿浊，神疲乏力，自汗气短，咽干口燥，头晕多梦，或尿频量多，手足心热，腰膝酸软，舌质红或淡红，苔少，脉沉细。

治法：益气养阴。

处方：参芪地黄汤加减，党参 15g、黄芪 20g、茯苓 15g、地黄 10g、山药 10g、山茱萸 10g、牡丹皮 10g、泽泻 10g。

（2）肝肾阴虚证

主症：尿浊，头晕耳鸣，五心烦热，腰膝酸痛，面红目赤，小便短少，舌红苔薄，脉弦细数。

治法：滋补肝肾。

处方：杞菊地黄丸加减，枸杞子 15g、菊花 10g、熟地黄 10g、山茱萸 10g、山药 10g、牡丹皮 10g、泽泻 10g。

（3）气血两虚证

主症：尿浊，倦怠乏力，少气懒言，头晕目眩，失眠多梦，心悸健忘，面色淡白或萎黄，唇甲色淡，舌淡脉弱。

治法：补气养血。

处方：当归补血汤合济生肾气丸加减，黄芪 30g、当归 6g、炮附片 6g、肉桂 6g、熟地黄 10g、山药 10g、山茱萸 10g、茯苓 10g、牡丹皮 10g、泽泻 10g。

（4）阳虚水泛证

主症：全身悉肿，形寒肢冷，神疲倦怠，胸闷纳呆，恶心呕吐，面色晦暗，口有秽臭，大便溏泄，尿少或无尿，舌体胖大苔白腻或垢腻，脉沉细无力。

治法：温阳利水，逐毒降逆。

处方：大黄附子汤加减，附子（先煎）10g、生大黄（后下）10g、生姜 10g、半夏 12g、砂仁 10g、藿香（后下）10g、木香 10g、苍术 10g、厚朴 10g。

（5）水气凌心证

主症：气喘不能平卧，畏寒肢凉，大汗淋漓，心悸怔忡，肢体水肿，下肢尤甚，咳吐稀白痰，舌淡胖，苔白滑，脉数无力或细小短促无根或结代。

治法：温阳利水，泻肺平喘。

处方：葶苈大枣泻肺汤合苓桂术甘汤加减，葶苈子 10g、大枣 10g、茯苓 10g、桂枝 6g、白术 10g、甘草 6g、附子（先煎）10g、干姜 6g。

2. 中成药

（1）生脉饮 10ml po tid

（2）金水宝胶囊 3～5 粒 po tid

（3）济生肾气丸 6g po tid

3. 中药保留灌肠

以生大黄、淡附片、丹参、蒲公英、煅牡蛎等，水煎浓缩至 100～200mL，高位保留灌肠，每日 1～2 次，适用于关格实证。

4. 针灸疗法

（1）气阴两虚证　主穴：肾俞、脾俞、足三里、三阴交、太溪；针刺用补法，行间用泻法。

（2）肝肾阴虚证　主穴：肝俞、肾俞、期门、委中；针刺用补法。

（3）阴阳两虚证　主穴：脾俞、肾俞、命门、三阴交、气海、关元；针刺用补法。

（4）脾肾阳虚证　主穴：脾俞、肾俞、命门、三阴交、足三里、太溪、中极、关元；针刺用补法。

第二节　低血糖症

低血糖症是指由多种原因引起的血浆（或血清）葡萄糖（以下简称血糖）浓度过低状态，对非糖尿病患者来说，血糖＜2.8mmol/L（50mg/dL）为低血糖，而对糖尿病患者血糖≤3.9mmol/L（70mg/dL）为低血糖。临床表现多为交感神经兴奋症状和中枢神经系统功能紊乱，严重的持续性低血糖可导致不可逆性脑损害，甚至死亡。可归属于中医学的“厥证”“汗证”等范畴。

低血糖症有多种病因：胰腺分泌胰岛素过多，糖尿病患者使用胰岛素或其他降糖药物剂量过大，垂体或肾上腺疾病，肝脏贮存碳水化合物或释放葡萄糖异常等。

【诊断要点】

1. 临床表现

低血糖症的临床表现取决于低血糖的程度和持续时间、血糖下降速度、个体差异、年龄及原发疾病等。主要表现如下。

（1）交感神经兴奋　如饥饿感、出汗、心悸、软弱无力，肢体颤动、四肢发冷、麻木，焦虑，面色苍白、脉压增大等。

（2）中枢神经系统功能紊乱　如头晕、头痛、焦虑、烦躁、注意力不集中、反应迟钝、精神或行为异常、视物模糊、黑矇等，重者可出现嗜睡、意识模糊、认知障碍、低体温、木僵，甚至惊厥或昏迷。严重的持续性低血糖可导致不可逆性脑损害或脑死亡，甚至死亡。

2. 实验室检查和辅助检查

（1）血糖、血浆胰岛素和C肽测定　空腹和（或）低血糖发作时应同时抽血检测血糖、血浆胰岛素和C肽，以证实有无胰岛素和C肽不适当分泌过多，对于空腹低血糖症（如胰岛素瘤）的诊断具有重要意义。低血糖时胰岛素分泌不降低，血浆胰岛素和C肽仍然明显增高，提示胰岛素瘤。

（2）血清电解质、肝肾功能、甲状腺功能，必要时测定血浆皮质醇、促肾上腺皮质激素、生长激素、胰岛素抗体检测、胰岛素样生长因子-1、胰岛素样生长因子-2等，以协助低血糖症的病因诊断。

（3）B超检查　腹部B超、超声内镜检查了解有无胰岛细胞瘤。

（4）影像学检查　胸腹腔CT、MRI检查了解有无胰岛细胞瘤或胸腹腔其他肿瘤导致的低血糖。

3. 诊断标准

（1）与低血糖相符的临床表现。

（2）对非糖尿病患者来说，低血糖的诊断标准为血糖＜2.8mmol/L（50mg/dL），而对糖尿病患者低血糖的诊断标准为血糖≤3.9mmol/L（70mg/dL）。

【鉴别诊断】

（1）脑血管意外　患者一般有高血压的病史，突然出现昏迷症状，行神经系统检查（如病理征）多为阳性，头颅CT可以有阳性发现，可明确诊断。

（2）癫痫　反复发作、突然发作的慢性疾病患者可自行恢复正常，行脑电波检查可以发现异常，服用卡马西平等抗癫痫药物治疗有效。

（3）嗜铬细胞瘤　患者可有突然出现的心悸、胸闷、气短、胸痛、呼吸急促、脉细速、头痛、焦躁不安、大量出汗、颤抖等症状，血压呈阵发性增高是其特点，多伴有低血压、休克，化验血、尿儿茶酚胺呈阳性。

【西医治疗】

1. 一般治疗

轻 / 中度低血糖者可进食含 15～20g 葡萄糖的食物或饮料，或糖果、糕点、饼干、面包、牛奶、粥、面条、水果等含碳水化合物的食物，如 15～30min 后低血糖或其症状无缓解，可适当再进食。重度低血糖需要药物治疗。

2. 药物治疗

（1）葡萄糖注射液适用于重度低血糖症患者。

50% 葡萄糖注射液 40～60mL iv　st

5%～10% 葡萄糖注射液 500mL iv drip（持续维持）

说明：每 15min 复查血糖，血糖上升不明显或数分钟后未清醒者，可重复静脉注射，并尽早使患者进食或鼻饲，使血糖维持在 6～10mmol/L。使用长效磺脲类降糖药如氯磺丙脲（D_{860}）、格列本脲或者使用中长效胰岛素所致的严重低血糖，需继续持续静脉滴注 10% 葡萄糖注射液，并严密监测血糖至少 48～72h。

（2）胰升糖素适用于重度低血糖症患者。

胰升糖素 1mg　肌内 / 皮下 / 静脉注射　st

说明：对静脉注射葡萄糖后血糖仍无法升高者应立即使用胰升糖素，通常注射后 20min 内血糖上升，作用持续 1～2h。

（3）糖皮质激素

① 氢化可的松注射液 100mg
5% 葡萄糖注射液 100ml　/ iv drip qd～bid

② 地塞米松注射液 10mg
5% 葡萄糖注射液 100ml / iv drip qd～bid

说明：适用于垂体前叶功能减退症、肾上腺皮质功能减退症所致的低血糖症。对于顽固性低血糖，特别是垂体前叶功能减退症、肾上腺皮质功能减退症所致的低血糖症，除积极补糖治疗外，需及时使用糖皮质激素以替代治疗。可静脉滴注氢化可的松或地塞米松，病情稳定后，逐渐减量并停药，若有肾上腺皮质功能减退症的患者改为口服糖皮质激素。

3. 低血糖后昏迷的处理

血糖恢复正常后患者意识仍未恢复超过 30min 称为低血糖后昏迷，必须按低血糖症并脑水肿进行综合性急救处理，使用 20% 甘露醇注射液 125～250mL 静脉注射（30min 内输完），和 / 或糖皮质激素（如地塞米松）静脉注射，qd～bid，并维持正常血糖范围。

【转诊指征】

（1）患者出现低血糖症状后经含糖饮料及输注葡萄糖后应立即转诊，因低血糖纠正后仍可反复发作。

（2）反复出现低血糖反应，原因不明者。

（3）经明确诊断为胰岛细胞瘤需手术治疗者。

【中医治疗】

1. 辨证论治

（1）脱亡阳证（见于低血糖症发作时）

主症：突然心悸大汗不止，汗出如油，声短息微，面皖神疲，四肢厥冷，或不省人事，舌淡少津、脉虚大无力或微细欲绝。

治法：益气回阳，敛阴固脱。

处方：参附龙牡汤合生脉散加减，参附 15g、煅龙骨 15g、煅牡蛎 15g、人参 10g、附子 3g、麦冬 10g、五味子 10g。

（2）心脾两虚证（见于低血糖症发作后）

主症：乏力自汗，或食后脘腹胀满，嗳气频频，恶心呕吐，头晕心悸，面色皖白，手抖，便溏，舌淡边有齿痕，苔薄，脉虚弱。

治法：益气健脾，养心安神。

方药：归脾汤加减，黄芪 15g、党参 10g、白术 6g、茯苓 10g、甘草 6g、当归 10g、龙眼肉 10g、枣仁 10g。

（3）肝虚风动证

主症：头晕、乏力，多汗，面色苍白，心情抑郁，急躁易怒，视物不清，四肢震颤，心悸失眠，善饥多食，得食后诸症缓解，舌淡，苔薄，脉弦或弦细数。

治法：疏肝健脾，养肝息风。

处方：补肝散加减，当归 9g、山茱萸 12g、熟地黄 12g、枸杞子 12g、白芍 15g、山药 15g、黄芪 20g、甘草 6g、五味子 6g、川芎 6g、木瓜 6g、大枣 6 枚。

2. 针推治疗

（1）体针　取穴三阴交、足三里、脾俞滋阴补脾，太溪、人中等回阳开窍醒神。

（2）耳针　取穴内分泌、神门、三焦、肾等以调节阴阳，醒神固脱。

（3）灸法　以艾条悬灸关元、太溪、肾俞等以回阳固脱。

【预防及健康指导】

有低血糖症发生的潜在危险者，如糖尿病使用降糖药（特别是使用胰岛素）。暴发性、特发性低血糖症及严重肝病患者等应有充分的思想准备，饮食结构中宜适当提高蛋白质及脂肪含量，减少淀粉摄入量，且少量多餐，进食较干的食物，避免饥饿。此外，在食物中加入纤维素（非吸收性碳水化合物，如果胶等），对预防低血糖有一定帮助。针对引起低血糖症的因素进行病因治疗是预防低血糖症发作的根本措施。

第三节　甲状腺功能亢进症

甲状腺功能亢进症（简称甲亢）系指由多种病因导致体内甲状腺激素（TH）分泌过多，引起以神经、循环、消化等系统兴奋性增高和代谢亢进为主要表现的一种临床综合征。中医认为本病归属“瘿病”“心悸”等范畴。其病因包括弥漫性毒性甲状腺肿（Graves 病）、结节性毒性甲状腺肿和甲状腺自主高功能腺瘤等。

Graves 病是甲状腺功能亢进症的最常见病因，占全部甲亢的80%～85%。西方国家报告本病的患病率为1.1%～1.6%，我国学者报告是1.2%，女性显著高发［女：男为（4～6）：1］，高发年龄为20～50岁。

【诊断要点】

1. 临床表现

典型表现为怕热、多汗、低热、心悸、兴奋多动、易怒或焦虑等。易饿多食、体重下降，大便频数、不成形等高代谢症候群；可有不同程度的甲状腺弥漫性肿大，肿大程度与病情不一定平行，质软，有弹性，无压痛，随吞咽上下移动，肿大的甲状腺上可听到血管杂音，呈吹风样，以收缩期为主，重者可扪及震颤；突眼，眼内异物感、胀痛、畏光、流泪、复视、斜视、视力下降等眼征；胫前黏液性水肿；此外女性常有月经减少或闭经，男性有阳痿、乳腺发育等表现。手震颤试验阳性，部分患者有甲亢性肌病、肌无力、肌萎缩、周期性瘫痪、骨质疏松、杵状指等表现。可有轻度贫血，及皮肤、黏膜紫癜。

2. 特殊的临床表现和类型

① 甲状腺危象；

② 甲状腺毒症性心脏病；

③ 淡漠型甲亢；

④ T_3 型甲状腺毒症；

⑤ 亚临床甲亢；

⑥ 妊娠期甲状腺功能亢进症；

⑦ 胫前黏液性水肿；

⑧ Graves 眼病。

3. 辅助检查

血清甲状腺激素（TT_3、TT_4、FT_3、FT_4）、促甲状腺激素（TSH）测定判断甲状腺功能状态，^{131}I 摄取率现在主要用于甲状腺毒症病因的鉴别，甲状腺自身抗体（TGAb、TPOAb、TSAb）是鉴别甲亢病因、诊断 GD 病的指标。甲状腺超声、CT 和 MRI、甲状腺放射性核素扫描对于病因诊断有意义。

4. 甲状腺功能亢进症的诊断

（1）高代谢的临床表现。

（2）甲状腺体征。

（3）实验室检查　血清促甲状腺激素（TSH）降低，血清总甲状腺素（TT_4）、总三碘甲腺原氨酸（TT_3）、血清游离三碘甲腺原氨酸（FT_3）和血清游离甲状腺素（FT_4）均可增高，Graves 病的诊断即可成立。甲状腺刺激抗体（TS-Ab）阳性或 TSH 受体抗体（TR-Ab）阳性，可进一步证实本病为自身免疫性甲状腺亢进症（Graves 病）。因 Graves 病是自身免疫性甲状腺病的一种，所以也可同时出现甲状腺过氧化物酶抗体（TPO-Ab）阳性、甲状腺球蛋白抗体（TG-Ab）阳性。少数患者 TSH 降低，FT_4 正常，但是血清游离三碘甲腺原氨酸（FT_3）增高，可以诊断为 T_3 型甲亢。总甲状腺素（TT_4）和总三碘甲腺原氨酸（TT_3）由于受到甲状腺激素结合球蛋白水平的影响，在诊断甲亢中的意义次于 FT_4 和 FT_3。

（4）^{131}I 摄取率：24h 摄取率增加，摄取高峰提前。

（5）超声检查　甲状腺血流为红蓝相间的簇状或分支状、速度增快、低阻力动脉频谱和湍流频谱。

【鉴别诊断】

（1）单纯性甲状腺肿　无甲亢症状，甲状腺 ^{131}I 摄取率可增高，但高峰不前移，甲状腺功能正常或偏低，TRH 兴奋实验正常，自身抗体阴性。

（2）嗜铬细胞瘤　可有高代谢症候群表现，但无甲状腺肿及甲状腺功能异常，而常有高血压，且血压波动大，血、尿儿茶酚胺水平升高，影像学检查可助鉴别。

（3）神经症　可有相似的精神、神经症候群，但无高代谢症候群表现、无甲状腺肿、甲状腺功能异常。

【西医治疗】

1. 治疗的目标和策略

（1）甲状腺功能亢进症的治疗目标　采用适当的治疗方法，降低血中的甲状腺激素水平，使甲状腺功能恢复正常，提高生活质量。

（2）甲状腺功能亢进的治疗策略　对于常见类型的甲状腺功能亢进症（如 GD）的治疗，目前尚不能进行病因治疗，目前有 5 种治疗方法，即抗甲状腺药物（ATD）、甲状腺功能控制后的甲状腺次全切除手术、放射性碘治疗、动脉栓塞介入和传统中医中药治疗。其中前 3 种方法较为常用。ATD 的作用是抑制甲状腺合成甲状腺激素，总疗程一般为 1.5～2 年，^{131}I 和手术则是通过破坏甲状腺组织、减少甲状腺激素的产生来达到治疗目的。应根据患者的年龄、性别、病情轻重、病程长短、甲状腺病理、有无其他并发症、伴发病以及患者的意愿、医疗条件和医生的经验等多种因素慎重选择合适的治疗方案。

2. 药物治疗处方

（1）抗甲状腺药物

① 丙硫氧嘧啶（PTU）25～100mg po qd/tid

② 甲巯咪唑（赛治 / 他巴唑，MMI）2.5～10mg po qd/tid

说明：常用的抗甲状腺药物有硫脲类 PTU 和咪唑类 MMI 两种。其作用机制基本相同，都可抑制 TH 合成。治疗分初治期、减量期、维持期，维持 1.5～2 年，药物不良反应主要有中性粒细胞减少，严重时可致粒细胞缺乏症，如外周血 WBC 低于 3×10^9/L 或中性粒细胞低于 1.5×10^9/L，应考虑停药；此外，药物不良反应有过敏反应、中毒性肝病。甲状腺肿明显缩小、TSAb（或 TRAb）转为阴性，预示甲亢可能治愈。PTU 通过胎盘和进入乳汁的量均少于 MMI，所以在妊娠伴发甲亢时优先选用。

（2）β 受体阻滞药

① 普萘洛尔 10～40mg po tid

② 阿替洛尔 12.5～50mg po tid

③ 美托洛尔 12.5～100mg po bid

说明：β 受体阻滞药可减轻甲亢症状，还可抑制 T_4 转换为 T_3，改善甲亢症状，但支气管哮喘患者禁用。

（3）碘剂治疗

① 复方碘溶液（Lugol 液）5 滴 po q6h

② 碘化钠 1.0g 溶于 500mL 注射液中静滴 qd 或 tid

说明：碘剂仅用于术前准备和甲状腺危象。放射性 ^{131}I 治疗主要并发症是甲状腺功能减退、放射性甲状腺炎、少数突眼恶化，禁用于妊娠和哺乳期妇女。

（4）糖皮质激素

① 泼尼松 5～20mg po qd/tid

② 甲泼尼龙 500～1000mg iv drip qod（连用 3 次）

说明：糖皮质激素用于甲状腺危象、中重度 Graves 眼病的治疗。

3. 甲状腺功能亢进的联合用药

抗甲状腺药物硫脲类和咪唑类一般不能联用，PTU、MMI 均能与 β 受体阻药药、糖皮质激素联用。

4. 甲状腺危象的治疗

（1）PTU600mg 口服或经胃管注入，以后 250mg po q6h

（2）服 PTU1h 后，复方碘溶液首剂 30～60 滴口服后予 5～10 滴 po q8h 或碘化钠 0.5～1.0g iv drip（维持 12～24h，溶于 10% 葡萄糖氯化钠注射液 250～500mL，3～7 天停药）

（3）普萘洛尔 20～40mg po q8h

或　普萘洛尔 1mg 稀释后静脉缓慢注射

（4）氢化可的松 50～100mg
　　5%～10% 葡萄糖注射液 250mL ／ iv drip q6～8h

说明：甲亢危象不应在社区治疗。疑诊甲亢危象者应积极转往上级医院治疗。去除诱因、积极治疗甲亢是防治甲亢危象发生的关键。一旦发生甲亢危象就应积极抢救，在积极进行药物治疗的同时，营养支持治疗、纠正水电、酸碱平衡紊乱、供氧、物理降温、抗感染等对症治疗也很重要，必要时可选用血液透析、腹膜透析等措施迅速降低 TH 浓度。待甲亢危象控制后，再根据具体情况选择适当方案。

【转诊指征】

（1）甲状腺危象。

（2）甲亢性心脏病。

（3）甲亢并粒细胞缺乏。

（4）甲亢并严重肝损害。

（5）甲亢性周期性瘫痪。

（6）浸润性突眼。

【中医治疗】

1. 辨证论治

（1）心肝阴虚证

主症：颈前轻度肿大，柔软光滑，伴心悸不宁，心烦易怒，纳亢消瘦，咽干汗多，眼干目眩，舌红、苔薄黄，脉弦细数。

治法：滋阴柔肝。

处方：滋水清肝饮加减，生地黄 15g、山茱萸 10g、茯苓 10g、当归 12g、牡丹皮 10g、泽泻 10g、丹参 15g、酸枣仁 30g、柴胡 10g、白芍 10g、土贝母 10g、珍珠母 10g、栀子 10g、甘草 6g。

（2）肝火痰瘀证

主症：颈前肿大，质地柔软光滑，伴烦热多汗、面部烘热、口苦耳鸣、小便黄、大便干结，手颤抖，舌边尖红，苔黄燥，脉弦数有力。

治法：清泻肝火，化痰软坚。

处方：栀子清肝汤加减，栀子 10g、牡丹皮 10g、柴胡 10g、白芍 10g、当归 12g、川芎 6g、玄参 15g、茯苓 10g、夏枯草 15g、土贝母 10g、生牡蛎（先煎）30g、龙胆 6g、甘草 6g。

（3）阴虚胃热证

主症：颈前肿大，心悸多汗，手颤目突，消谷善饥，五心烦热，腰膝酸软，口干目涩，性欲下降，舌红苔薄白，脉沉细数。

治法：清热益气养阴。

处方：玉女煎加减，熟地黄 15g、麦冬 15g、知母 10g、牛膝 10g、生石膏 15g、夏枯草 15g、生牡蛎（先煎）15g、土贝母 10g、甘草 6g。

2. 针灸治疗

（1）针刺　取间使、内关、神门，用泄法。

（2）灸法　主穴取风门、肺俞、风府、大椎、身柱、风池。

3. 中成药

（1）天王补心丹 1 丸 po tid

（2）夏枯草颗粒 6g po tid

【预防及健康指导】

畅通“社区医生对甲状腺功能亢进症患者初诊—医疗中心全面评估并确定防治计划—社区治疗防治”路径。社区防治的主要目标是在一般人群中预防甲状腺功能亢进症的发生；在高危人群中指导低碘饮食控制，减少碘摄入量，避免过度劳累、情绪激动；在甲状腺功能亢进症患者中提高管理率、治疗率、控制率。关键是公众教育、患者教育和医护人员教育。

第四节　甲状腺功能减退症

甲状腺功能减退症（简称甲减）是由于甲状腺激素合成及分泌减少，或其生理效应不足所致机体代谢降低的一种疾病。按其病因分为原发性甲减，继发性甲减及周围性甲减三类。属中医之“虚劳病”“水肿病”“五迟病”范畴。

【诊断要点】

1. 临床表现

（1）面色苍白，眼睑和颊部虚肿，表情淡漠，痴呆，全身皮肤干燥、增厚、粗糙、多脱屑，非凹陷性水肿，毛发脱落，手脚掌呈萎黄色，体重增加，少数患者指甲厚而脆裂。

（2）神经精神系统　记忆力减退，智力低下，嗜睡，反应迟钝，多虑，头晕，头痛，耳鸣，耳聋，眼球震颤，共济失调，腱反射迟钝，跟腱反射时间延长，重者可出现痴呆，木僵，甚至昏睡。

（3）心血管系统　心动过缓，心排血量减少，血压低，心音低钝，心脏扩大，可并发冠心病，但一般不发生心绞痛与心衰，有时可伴有心包积液和胸腔积液。重症者发生黏液性水肿性心肌病。

（4）消化系统　厌食、腹胀、便秘。重者可出现麻痹性肠梗阻。胆囊收缩减弱而胀大，半数患者有胃酸缺乏，导致恶性贫血与缺铁性贫血。

（5）运动系统　肌肉软弱无力、疼痛、强直，可伴有关节病变如慢性关节炎。

（6）内分泌系统　女性月经过多，久病闭经，不育症；男性阳痿，性欲减退。少数患者出现泌乳，继发性垂体增大。

（7）病情严重时，由于受寒冷、感染、手术、麻醉或镇静药应用不当等应激可诱发黏液性水肿昏迷。表现为低体温（T＜35℃），呼吸减慢，心动过缓，血压下降，四肢肌力松弛，反射减弱或消失，甚至发生昏迷，休克，心肾功能衰竭。

（8）呆小病　表情呆滞，发音低哑，颜面苍白，眶周水肿，两眼距增宽，鼻梁扁塌，唇厚流涎，舌大外伸四肢粗短、鸭步。

（9）幼年型甲减　身材矮小，智力低下，性发育延迟。

2. 实验室检查

（1）甲状腺功能检查　血清 TT_4、TT_3、FT_4、FT_3 低于正常值。

（2）血清 TSH 值

① 原发性甲减　TSH 明显升高同时伴 FT_4 下降。亚临床型甲减症血清 TT_4、TT_3 值可正常，而血清 TSH 轻度升高，血清 TSH 水平在 TRH 兴奋剂试验后，反应比正常人高。

② 垂体性甲减　血清 TSH 水平低或正常或高于正常，对

TRH 兴奋试验无反应。应用 TSH 后，血清 TT_4 水平升高。

③ 下丘脑性甲减　血清 TSH 水平低或正常，对 TRH 兴奋试验反应良好。

④ 周围性甲减（甲状腺激素抵抗综合征）　中枢性抵抗者 TSH 升高，周围组织抵抗者 TSH 低下，全身抵抗者 TSH 有不同表现。

（3）X 线检查　心脏扩大，心搏减慢，心包积液、颅骨平片示蝶鞍可增大。

（4）心电图检查示低电压，Q-T 间期延长，ST-T 异常。超声心动图示心肌增厚，心包积液。

（5）血脂、肌酸磷酸激酶活性增高，葡萄糖耐量曲线低平。

【鉴别诊断】

应与肾性水肿、贫血、充血性心力衰竭等相鉴别。根据 T_3 及患者的原发病表现，与低 T_3 综合征鉴别，甲低症状和溢乳症状应与泌乳素瘤鉴别。

【西医治疗】

1. 替代治疗

左甲状腺素钠（LT_4）25～50μg po qd（起始，每 1～2 周增加 25μg，每 4～6 周复查甲功，根据检查结果调整剂量）

说明：不论何种甲减，均需甲状腺激素替代治疗，永久性者需终身服用。治疗的起始剂量及随访时间因患者的年龄、体重、心脏情况以及甲减的病程及程度而不同。一般从小剂量 25～50μg/d 开始，之后逐步增加。腺垂体功能减退且病情较重者，为防止肾上腺皮质功能不全，甲状腺激素的治疗应在皮质激素替代治疗后开始。

2. 一般治疗和对症治疗

（1）维铁缓释片 1 片 po qd

（2）维生素 B_{12} 片 25ug po tid

（3）叶酸片 5～10mg po tid

说明：注意休息，避免过重体力劳动。有贫血者补充铁剂、维生素 B_{12}、叶酸等，胃酸不足者应补充稀盐酸。但必须在替代疗法的基础上进行才可获效。

【转诊指征】

如并发急性感染，有重症精神症状，胸腹水及心包积液，顽固性心绞痛、心力衰竭、黏液性水肿性昏迷，应立即送医院治疗。

【中医治疗】

1. 辨证施治

（1）心气虚证

主症：心悸，气短，劳则尤甚，神疲体倦，自汗，舌质淡，脉弱。

治法：益气养心。

处方：七福饮加减，党参 15g、白术 15g、炙甘草 8g、熟地黄 15g、当归 10g、酸枣仁 10g、远志 10g。

（2）脾气虚证

主症：饮食减少，食后胃脘不舒，倦怠乏力，大便溏薄，面色萎黄，舌淡苔薄，脉弱。

治法：健脾益气。

处方：加味四君子汤加减，党参 20g、黄芪 15g、白术 15、甘草 5g、茯苓 15g、白扁豆 10g。

（3）肾气虚证

主症：神疲乏力，腰膝酸软，小便频数而清，白带清稀，舌质淡，脉弱。

治法：益气补肾。

处方：大补元煎加减，党参 20g、山药 15g、炙甘草 10g、杜仲 8g、山茱萸 10g、熟地黄 15g、枸杞子 10g、当归 10g。

（4）心阳虚证

主症：心悸，自汗，神倦嗜卧，心胸憋闷疼痛，形寒肢冷，面色苍白，舌质淡或紫暗，脉细弱或沉迟。

治法：益气温阳。

处方：保元汤加减，党参 20g、黄芪 15g、肉桂 3g、甘草 6g、生姜 8g。

（5）脾阳虚证

主症：面色萎黄，食少，形寒，神倦乏力，少气懒言，大便溏薄，肠鸣腹痛，每因受寒或饮食不慎而加剧，舌质淡，苔白，脉弱。

治法：温中健脾。

处方：附子理中汤加减，党参 20g、白术 15g、甘草 6g、附子 10g、干姜 8g。

（6）肾阳虚证

主症：腰背酸痛，遗精，阳痿，多尿或不禁，面色苍白，畏寒肢冷，下利清谷或五更腹泻，舌质淡胖，有齿痕，苔白，脉沉迟。

治法：温补肾阳。

处方：右归丸加减，附子 8g、肉桂 3g、杜仲 8g、山茱萸 10g、菟丝子 10g、鹿角胶 10g、熟地黄 10g、山药 15g、枸杞子 10g、当归 10g。

2. 中成药

（1）补中益气丸 1 丸 po tid

（2）附子理中丸 1 丸 po tid

（3）金匮肾气丸 1 丸 po bid

3. 针灸疗法

（1）主穴　脾俞、肾俞、足三里、关元、气海。

（2）手法　补法针刺或艾灸，每次留针 20min 左右。

【预防及健康指导】

（1）预防　呆小症的病因预防：地方性的呆小症，胚胎时期孕妇缺碘是发病的关键。成人甲状腺功能减退的预防：及时治疗容易引起甲减的甲状腺疾病，防止手术治疗甲状腺疾病或放射性 ^{131}I 治疗甲亢引起的甲减。

（2）积极防止甲减病情恶化　早期诊断，早期及时有效的治疗，是防止甲减病情恶化的关键。

（3）防止甲减愈后复发　饮食、精神、药膳、锻炼、药物等综合调理。增强体质提高御病能力，是病后防止复发的重要措施。

第五节　血脂异常和脂蛋白异常血症

血脂指血浆中所有脂质的总称，血脂异常是指血脂水平过高或降低。中医认为本病归属“痰饮”“心悸”“眩晕”“胸痹”等范畴。

血脂水平与遗传和饮食习惯密切相关，因此不同种族人群和饮食情况下的血脂水平存在一定的差异。我国人群的胆固醇水平低于欧美人群，平均为 3.8～5.14mmol/L。体内的血脂水平随着年龄增长逐渐升高。

【诊断要点】

（1）多数血脂异常患者无任何症状和异常体征，而于常规血液生化检查时被发现。

（2）血脂异常的临床表现主要包括：黄色瘤、早发性角膜环和视网膜脂血症；动脉粥样硬化；严重的高甘油三酯血症可引起急性胰腺炎。

（3）血脂异常是通过实验室检查而发现、诊断及分型的。测定空腹状态下（禁食12～14h）血浆或血清TC、TG、LDL-C和HDL-C是最常用的实验室检查方法。

（4）诊断标准

① 一般根据患者的血脂水平，结合其病史、有关的体征和实验室检查以及家族史进行高脂血症的诊断并不困难。在排除继发性高脂血症的基础之上作出诊断的原发性高脂血症，一般都属于临床诊断。如要进行病因诊断，则需进行有关的基因、受体功能、酶活性或其他特殊的检查才能确诊。

② 根据《中国血脂管理指南（基层版2024年）》，中国ASCVD一级预防低危人群（非糖尿病患者）主要血脂指标的参考标准（mmol/L）见表6-4。

表6-4　血脂水平分层标准　　单位：mmol/L

分类	TC	LDL-C	HDL-C	TG	非HDL-C
理想水平	—	＜2.6	—	—	＜3.4
合适水平	＜5.2	＜3.4	—	＜1.7	＜4.1
边缘升高	≥5.2且＜6.2	≥3.4且＜4.1	—	≥1.7且＜2.3	≥4.1且＜4.9
升高	≥6.2	≥4.1	—	≥2.3	≥4.9
降低	—	—	＜1.0	—	—

注：ASCVD=动脉粥样硬化性心血管疾病，TC=总胆固醇，LDL-C=低密度脂蛋白胆固醇，HDL-C=高密度脂蛋白胆固醇，TG=甘油三酯；—表示无；表中所列数值是干预前空腹12h测定的血脂水平。

（5）分类与分型（表6-5）

表6-5　血脂异常的临床分型

分型	TC	TG	HDL-C	相当于WHO表型
高胆固醇血症	增高	—	—	Ⅱa
高甘油三酯血症	—	增高	—	Ⅳ、Ⅰ
混合型高脂血症	增高	增高	—	Ⅱb、Ⅲ、Ⅳ、Ⅴ
低高密度脂蛋白血症	—	—	降低	—

（6）影响脂质代谢异常预后的危险分层（表 6-6）

表 6-6　血脂异常危险分层方案

危险分层	TC5.18～6.19mmol/L（200～239mg/dL）或 LDL-C3.37～4.12mmol/L（130～159mg/dL）	TC≥6.22mmol/L（240mg/dL）或 LDL-C≥4.14mmol/L（160mg/dL）
无高血压且其他危险因素数<3	低危	低危
高血压或其他危险因素≥3	低危	中危
高血压且其他危险因素数≥1	中危	高危
冠心病及其等危症	高危	高危

注：其他危险因素包括年龄、吸烟、低HDL-C、肥胖和早发缺血性心血管病家族史。

【鉴别诊断】

见表 6-7。

表 6-7　常见高脂血症的鉴别诊断

项目	高脂血症类型	
	原发性	继发性
胆固醇升高	家族性高胆固醇血症	甲状腺功能减退症
	家族性载脂蛋白 B100 缺陷症	肾病综合征
甘油三酯升高	家族性高甘油三酯血症	糖尿病
	脂蛋白脂酶缺乏症	酒精性高脂血症
	家族性载脂蛋白 C Ⅱ缺乏症	雌激素治疗
	特发性高甘油三酯血症	
胆固醇及甘油三酯均升高	家族性混合型高脂血症	甲状腺功能减退症
	Ⅲ型高脂蛋白血症	肾病综合征
		糖尿病

【西医治疗】

1. 治疗的目标和策略

血脂异常治疗最主要目的是为了防治冠心病，在进行调脂治疗时，应将降低 LDL-C 作为首要目标。不同 ASCVD 风险等级的人群，需达到的 LDL-C 目标值有很大的不同（表 6-8）。

表 6-8　降脂靶点的目标值

ASCVD 风险等级	LDL-C 推荐目标值 /（mmol/L）
低危	＜3.4
中、高危	＜2.6
极高危	＜1.8 且较基线降低幅度＞50%
超高危	＜1.4 且较基线降低幅度＞50%

血脂异常治疗的策略：应根据是否已有冠心病或冠心病等危症以及有无心血管危险因素，结合血脂水平进行全面评价，以决定治疗措施及血脂的目标水平。由于血脂异常与饮食和生活方式有密切关系，所以饮食治疗和改善生活方式是血脂异常治疗的基础措施。无论是否进行药物调脂治疗都必须坚持控制饮食和改善生活方式。根据血脂异常的类型及治疗需要达到的目的，选择合适的调脂药物。需要定期进行调脂疗效和药物不良反应的监测。

降脂治疗包括生活方式干预和药物治疗。

首先推荐健康生活方式，包括合理膳食、适度增加身体活动、控制体质量、戒烟和限制饮酒等。其中合理膳食对血脂影响较大，主要是限制饱和脂肪酸及反式脂肪酸的摄入，增加蔬菜和水果、全谷物、膳食纤维及鱼类的摄入。

对 ASCVD 中危以上人群或合并高胆固醇血症患者，应特别强调减少膳食胆固醇的摄入，每天膳食胆固醇摄入量应在 300mg 以下。在无 ASCVD 的人群中，当生活方式干预 3 个月后不能达到降脂目标时，应考虑加用降脂药物。他汀类药物是降胆固醇治疗的基础，推荐起始使用常规剂量或中等强度他汀类药物。当LDL-C不能达标时，可联合使用非他汀类降脂药物，如胆固醇吸收抑制剂或/和前蛋白转化酶枯草溶菌素9（PCSK9）抑制剂。

对于ASCVD超高危患者，当基线LDL-C较高（未使用他汀类药物患者LDL-C≥4.9mmol/L，或服用他汀类药物患者LDL-C≥2.6mmol/L），预计他汀类药物联合胆固醇吸收抑制剂不能使LDL-C达标时，可考虑直接联用他汀类药物和PCSK9抑制剂，以保证患者LDL-C早期达标。

TG升高与不健康生活方式及饮食密切相关，运动和控制饮食可有效降低TG。饮酒是TG升高的非常重要的因素，TG升高的个体更需要严格限制乙醇摄入。饮食成分中除限制饱和脂肪酸的摄入外，要特别注意减少精制碳水化合物摄入，增加膳食纤维含量丰富的低糖饮食如全谷类的粗粮摄入。

2. 血脂异常的非药物治疗

治疗性生活方式改变（TLC）是控制血脂异常的基本和首要措施。恰当的生活方式改变对多数血脂异常者能起到与降脂药相近似的治疗效果，在有效控制血脂的同时可以有效减少心血管事件的发生。TLC是针对已明确的可改变的危险因素如饮食、缺乏体力活动和肥胖，采取积极的生活方式改善措施，其对象和内容与一般保健不同。①医学营养治疗为治疗血脂异常的基础，需长期坚持。根据患者血脂异常的程度、分型以及性别、年龄和劳动强度等制订食谱。高胆固醇血症要求采用低饱和脂肪酸、低胆固醇饮食，增加不饱和脂肪酸；外源性高甘油三酯血症要求改为严格的低脂肪饮食，脂肪摄入量＜总热量30%；内源性高甘油三酯血症要注意限制总热量及糖类，减轻体重，并增加多不饱和脂肪酸。②增加有规律的体力活动控制体重，保持合适的体重指数（BMI）。③其他如戒烟、限盐、限制饮酒、禁烈性酒。

3. 药物治疗

（1）HMG-CoA 还原酶抑制药（他汀类）

① 洛伐他汀 20～80mg po qn

② 氟伐他汀 10～40mg po qn

③ 普伐他汀 10～40mg po qn

④ 辛伐他汀 20～40mg po qn

⑤ 阿托伐他汀 10～20mg po qn

说明：该类药物作用强、疗效好、耐受性好，已经成为治疗高脂血症的一线药物。一般制剂均为晚上一次口服。大多数人对他汀类药物的耐受性良好，副作用通常较轻且短暂，包括头痛、失眠、抑郁以及消化不良、腹泻、腹痛、恶心等消化道症状。有0.5%～2.0% 的病例发生肝脏转氨酶升高，且呈剂量依赖性，引起肝功能衰竭的情况罕见。胆汁淤积和活动性肝病被列为使用他汀类药物的禁忌证。他汀类药物可引起肌病，包括肌痛、肌炎和横纹肌溶解。这是他汀类药物最危险的不良反应，严重者可以引起死亡。他汀类药物忌用于孕妇。

（2）苯氧芳酸类（贝特类）

① 非诺贝特片剂 0.1g po tid

② 非诺贝特微粒化胶囊 0.2g po qd

③ 苯扎贝特 0.2g po tid

④ 吉非贝齐 0.6g po bid

⑤ 氯贝丁酯 0.25～0.5 po tid

说明：适应证为高甘油三酯血症和以甘油三酯升高为主的混合型高脂血症。贝特类常见不良反应为消化不良、胆石症等，也可引起肝脏血清酶升高和肌病。绝对禁忌证为严重肾病和严重肝病。

（3）烟酸类

① 烟酸缓释片 1～2g po qd

② 阿昔莫司 0.25g po qd/tid

说明：适应证为高甘油三酯血症和以甘油三酯升高为主的混合型高脂血症。烟酸类的常见不良反应有颜面潮红、高血糖、高尿酸（或痛风）、上消化道不适等。这类药物的绝对禁忌证为慢性肝病和严重痛风，相对禁忌证为溃疡病、肝毒性和高尿酸血症。缓释型制剂的不良反应轻，易耐受。

（4）胆酸螯合树脂类

① 考来烯胺（消胆胺）4～5g po tid

② 考来替泊（降胆宁）4～5g po tid

说明：适应证为高胆固醇血症和以胆固醇升高为主的混合型高脂血症。胆酸螯合剂常见不良反应有胃肠不适、便秘，影响某些药物的吸收。此类药物的绝对禁忌证为异常β脂蛋白血症和TG＞4.52mmol/L（400mg/dL）；相对禁忌证为TG＞2.26mmol/L（200mg/dL）。

（5）胆固醇吸收抑制药

依折麦布 10mg po qd

（6）其他

① η-3 脂肪酸 0.5～1g po tid

② 普罗布考 0.5g po bid

说明：胆固醇吸收抑制药依折麦布安全性和耐受性良好。最常见的不良反应为头痛和恶心，CK 和 ALT、AST 和 CK 升高超过 3 倍正常范围上限（ULN）以上的情况仅见于极少数患者。普罗布考常见的副作用包括恶心、腹泻、消化不良等；亦可引起嗜酸细胞增多，血浆尿酸浓度增高；最严重的不良反应是引起 QT 间期延长，但极为少见，因此有室性心律失常或 Q-T 间期延长者禁用。η-3 脂肪酸不良反应不常见，有 2%～3% 服药后出现消化道症状如恶心、消化不良、腹胀、便秘；少数病例出现转氨酶或 CK 轻度升高，偶见出血倾向。

4. 调脂药物的联合应用

他汀类与依折麦布；他汀类与贝特类；他汀类与烟酸类药物；他汀类与胆酸螯合剂；他汀类与η-3脂肪酸。

说明：调脂药物的选择须依据患者血脂异常的分型、药物调脂作用机制以及药物的其他作用特点等。他汀类药物作用肯定、不良反应少、可降低总死亡率以及有降脂作用外的多效性作用，联合降脂方案多由他汀类药物与另一种降脂药组成。如TC、LDL-C与TG均显著升高，可考虑联合用药。他汀类与依折麦布合用可强化降脂作用而不增加副作用。他汀类与贝特类或烟酸类联合使用可明显改善血脂谱，但增加肌病和肝脏毒性的可能性，应予高度重视。轻型混合型高脂血症可联合应用他汀类与η-3脂肪酸制剂。

【转诊指征】

（1）严重高脂血症。

（2）降脂药物导致严重不良反应，如肝脏转氨酶明显升高、肝功能衰竭、肌病。

（3）高脂血症导致严重并发症如急性胰腺炎、心脑血管疾病。

（4）高脂血症伴严重合并症如心肝肾等多脏器功能不全。

【中医治疗】

1. 辨证论治

（1）脾虚痰浊证

主症：形体肥胖，心悸眩晕，胸脘痞满，腹胀纳呆，乏力倦怠，恶心吐涎，口渴不欲饮水，舌淡体胖边有齿痕，苔腻，脉滑。

治法：健脾燥湿，化痰降脂。

处方：参苓白术散合二陈汤加减，党参15g、黄芪20g、茯苓10g、白术10g、白扁豆10g、山药12g、砂仁3g、法半夏10g、陈皮10g、泽泻10g、薏苡仁20g、甘草6g。

（2）湿热郁结证

主症：胃脘胀满，纳呆恶心，肢体困重，口干口苦，尿短赤，舌红、苔黄腻，脉滑数。

治法：清热祛湿。

处方：三仁汤加减，白豆蔻仁6g、杏仁10g、薏苡仁15g、法半夏10g、厚朴10g、通草6g、决明子15g、玉米须10g、菊花10g、栀子10g、甘草6g。

（3）肝气郁结证

主症：胸胁胀闷、走窜疼痛或憋闷不适，性情急躁，健忘失眠，纳谷不香，四肢无力，喜叹息，舌淡苔白，脉弦细。

治法：疏肝解郁。

处方：柴胡疏肝散加减，柴胡10g、枳壳10g、川楝子10g、延胡索10g、川芎12g、苍术10g、香附10g、栀子12g、郁金12g、黄连10g、甘草6g。

（4）脾肾亏虚证

主症：体倦乏力，腹胀纳呆，耳鸣健忘，咽干口燥，腰膝酸软，水肿尿少，舌淡少苔，脉沉细。

治法：健脾补肾。

处方：济生肾气丸合四君子汤加减，生地黄15g、山药15g、山茱萸10g、牛膝12g、车前子（包煎）10g、党参15g、白术10g、茯苓10g、砂仁3g、薏苡仁15g、何首乌10g、淫羊藿10g、泽泻10g、甘草6g。

（5）气滞血瘀证

主症：胸胁胀闷、走窜疼痛或憋闷不适，性情急躁，胁下痞块、刺痛拒按，舌紫暗或见瘀斑，脉沉涩。

治法：活血化瘀，通络止痛。

处方：血府逐瘀汤加减，当归12g、赤芍10g、川芎12g、桃仁10g、红花10g、柴胡10g、枳壳10g、牛膝12g、郁金12g、丹参15g、蒲黄（包煎）10g、甘草6g。

2. 针灸治疗

（1）体针　主穴取内关、足三里、合谷、中脘等。

（2）耳针　取口、肾、脾、内分泌等穴。

3. 中成药

（1）血脂康胶囊 0.6g po bid

（2）降脂饮 9g po（代茶饮）bid

【预防及健康指导】

畅通“社区医生对脂代谢紊乱患者初诊—医疗中心全面评估并确定防治计划—社区治疗防治”路径。社区防治的主要目标是在一般人群中预防脂代谢紊乱的发生；在高危人群中指导普及健康教育，提倡均衡饮食，增加体力活动及体育运动，预防肥胖，避免不良生活习惯，并与肥胖症、糖尿病、心血管疾病等慢性病防治工作的宣教相结合，以降低血脂异常的发病率，提高管理率、治疗率、控制率。关键是公众教育、患者教育和医护人员教育。经积极的综合治疗，本病预后良好。

第六节　单纯性肥胖

肥胖症公认的定义是体内贮积的脂肪量超过理想体重 20% 以上。中医认为本病归属“肥满”等范畴。

单纯性肥胖在一些发达国家和地区人群中的患病情况已达到流行程度。我国肥胖症的患病率总的来说较欧美国家低，程度也较轻，但患病率也在迅速上升，我国成人超重率为 22.8%，肥胖率为 7.1%，估计人数分别为 2.0 亿和 6000 多万。

【诊断要点】

1. 症状

轻度肥胖症多无症状。中重度肥胖症可引起气急、关节痛、肌肉酸痛、体力活动减少以及焦虑、忧郁等。

2. 体征

肥胖者体征取决于肥胖的程度及肥胖的速度，通常男性型脂肪主要分布在腰部以上（又称苹果型），女性型脂肪主要分布在腰部以下（又称梨型）。

3. 肥胖症的诊断指标

正常成年男性的脂肪含量占体重的 10%～20%，正常成年女性的脂肪含量占体重的 15%～25%。成年男性脂肪含量超过 25%，女性超过 30%，可诊断为肥胖。

（1）体重指数（body mass index，BMI） BMI（kg/m^2）= 体重（kg）/［身长（m）］^{2}，是最为常用的肥胖评估方法。随着 BMI 的增加，各种危险因素和死亡率也在增加。1998 年世界卫生组织（WHO）肥胖顾问委员会推荐应用 BMI 对体重进行分类。2000 年 WHO 西太平洋地区官员、国际肥胖研究协会（IASO）和国际肥胖工作组（IOTF）根据 BMI 对亚洲成人共同制定体重分类标准。2005 年，我国首次提出成人肥胖诊断标准。

（2）腰围、腰臀比（WHR）、腰围身高比（WSR）

除了体脂含量之外，脂肪分布也决定肥胖相关的危险性。腹部或内脏脂肪含量与代谢综合征的危险性相关。测量腰围、臀围的方法：测量腰围时，被测量者双脚分开 20～30cm，体重均匀分布在双腿上，测量位置在水平位髂前上嵴和第 12 肋下缘连线的中点。测量者坐在被测者一旁，将皮尺紧贴身体，但不能压迫软组织。臀围则通过环绕臀部的骨盆最突出点测量周径而得到。

腰围、WHR 是腹型肥胖的诊断指标。腰围身高比：又称腰围指数。不受性别影响，能有效预测肥胖和代谢综合征，是诊断腹部肥胖的良好指标。一项巴西的研究表明，WSR 是诊断腹部肥胖的最简单、最好的指标，WSR 的切点男性为 0.53，女性为 0.54。日本的研究报道，应用 WSR 可减少低身高者（男性＜165cm，女性＜155cm）肥胖症的误诊率，WSR 切点男性为 0.51，女性为 0.52。我国一项研究表明，WSR 在一般人群中对糖尿病和高血压风险具有很好的预测价值。

（3）理想体重（IBW） IBW（kg）= 身高（cm）−105 或 =［身高（cm）−100］×0.9（男性）或 0.85（女性）。少用。正常人体重波动范围在 10%。理想体重的 120% 为肥胖，其中 120% 为轻度肥胖，150% 为重度肥胖。

（4）体脂量 它是人体脂肪的绝对含量或表示为占体重的百分率。测量的方法有：水中称重法、生物电阻抗分析法、双能 X 线吸收法、整体电传导法、CT 或 MRI 及超声检查法等。其中，CT 或 MRI 测量皮下脂肪量和内脏脂肪量，是评估体内脂肪分布最准确的方法，但不作为常规检查项目。正常成年男性的脂肪含量约占体重的 10%～20%，正常成年女性的脂肪含量约占体重的 15%～25%。成年男性脂肪含量超过 25%，女性超过 30%，可诊断为肥胖。

4. 肥胖症的诊断标准

BMI 值 ≥24kg/m^2 为超重，≥28kg/m^2 为肥胖；男性腰围≥85cm 和女性腰围≥80cm 为腹型肥胖。用 CT 或 MRI 扫描，以腹内脂肪面积≥120cm^2 作为内脏性肥胖的诊断指标。

【鉴别诊断】

主要与继发性肥胖症相鉴别，后者有原发病的临床表现和实验室检查特点，如库欣综合征患者肥胖呈向心性，同时有高血压、满月脸、多血质外貌、痤疮、皮肤紫纹；原发性甲状腺功能减退症有特殊面容；多囊卵巢综合征有多毛和男性化等，药物引起的有服用抗精神病药、糖皮质激素等病史。

【西医治疗】

强调预防重于治疗。结合患者的实际情况制定合理的减肥目标极为重要，体重过分及（或）迅速下降而不能维持下去往往使患者失去信心。治疗的两个主要环节是减少热量摄取及增加热量消耗。强调以行为、饮食、运动为主的综合治疗，必要时辅以药物或手术治疗。继发性肥胖症应针对病因进行治疗。各种并发症及伴随病应给予相应的处理。

1. 行为治疗

通过宣传教育使病人及其家属对肥胖症及其危害性有正确的认识，从而配合治疗、采取健康的生活方式、改变饮食和运动习惯，自觉地长期坚持是肥胖症治疗首位及最重要的措施。

2. 饮食控制

控制进食总量。采用低热量、低脂肪饮食，避免摄入高精类食物。对肥胖患者应制订能为之接受、长期坚持下去的饮食方案，使体重逐渐减轻到适当水平，再继续维持。制订饮食方案必须个体化，使所提供的热量达到一定程度的负平衡。热量过低患者难以坚持，而且可引起衰弱、脱发、抑郁甚至心律失常，有一定的危险性。一般所谓低热量饮食指62～83kJ（15～20kcal）/（kg・d），极低热量饮食指＜62kJ（15kcal）/（kg・d）。极少需要极低热量饮食，而且不能超过12周。饮食的合理构成极为重要，须采用混合的平衡饮食。

3. 体力活动和体育锻炼

与饮食控制相结合，并长期坚持，可以预防肥胖或使肥胖病人的体重减轻。必须进行教育并给予指导，运动方式和运动量应适合患者的具体情况，有心血管并发症和肺功能不好的患者须更为慎重。应进行有氧运动，循序渐进。

4. 药物治疗

对严重肥胖患者可应用药物减轻体重，然后继续维持。但临床上如何更好地应用这类药物仍有待探讨，用药可能产生药物副作用及耐药性，因而选择药物治疗的适应证必须十分慎重，根据患者的个体情况衡量可能得到的益处和潜在的危险（利弊得失），以作出决定。

国际肥胖特别工作组2000年关于亚太地区肥胖防治指导意见：药物治疗只能作为饮食控制与运动治疗肥胖的辅助手段。有以下情况时可考虑药物治疗：①明显的饥饿感或食欲亢进导致体重增加；②存在相关疾病或危险因素，如IGT、血脂异常、高血压等；③存在肥胖相关性疾病，如严重的骨关节炎、睡眠阻塞性通气障碍、反流性食管炎等。以下情况不宜使用减肥药物：①儿童；②原先有过该类药物不良反应者；③孕妇及乳母；④正在服用其他选择性血清素再摄取抑制剂的病人。

奥利司他（orlistat）是目前全球唯一的OTC减肥药，是一种强效和长效的特异性胃肠道脂肪酶抑制剂，通过直接阻断人体对食物中脂肪的吸收（使食物中脂肪吸收减少30%），摄入的热能和脂肪一旦小于消耗，体内脂肪自然减少，从而达到减重的目的。促进能量负平衡从而达到减肥效果。推荐剂量为120mg，3次/日，进餐时服药。不被胃肠道吸收，可见轻度消化系统副作用，如胃肠道胀气、大便次数增多和脂肪便等。它是安全减肥药，有效成分不进入血液循环，不作用于中枢神经，副作用较少，不会出现头晕、心慌、失眠、口干等情况。

抗高血糖药物二甲双胍、糖苷酶抑制剂、噻唑烷二酮类药物可考虑选用；当合并高血糖时，胰高糖素样肽-1受体激动剂（艾塞那肽）、胰高糖素样肽-1类似物（利拉鲁肽）等也选用，有一定的减重作用。

5. 外科治疗

一些减重手术如胃束带术、空回肠短路手术、胆管胰腺短路手术、胃短路手术、胃成形术、迷走神经切断术及胃气囊术等，可供选择。手术有效（指体重降低＞20%）率可达95%，死亡率＜1%，不少患者可获得长期疗效，术前并发症可不同程度地得到改善或治愈。但手术可能并发吸收不良、贫血、管道狭窄等，有一定的危险性，仅用于重度肥胖、减肥失败又有严重并发症，而这些并发症有可能通过体重减轻而改善者。术前要对患者的全身情况作出充分评估，特别是糖尿病、高血压和心肺功能等，给予相应的监测和处理。

6. 肥胖症的预防

肥胖症应以预防为主，应使人们认识到其危害性而尽可能地使体重维持在正常范围内。预防肥胖症应从儿童时期开始。

【转诊指征】

（1）病态肥胖，BMI 超过 $40kg/m^2$。

（2）发生与肥胖相关的严重疾病。

【中医治疗】

1. 辨证论治

（1）胃热湿阻证

主症：体形肥胖，头胀眩晕，消谷善饥，肢重怠惰，口渴喜饮，口臭，便秘，舌质红，苔腻微黄，脉滑或数。

治法：清热利湿。

处方：防风通圣散合己椒苈黄丸加减，防风 10g、黄芩 12g、白术 12g、炒栀子 10g、椒目 6g、葶苈子 12g、决明子 15g、大枣 4 枚、大黄 9g、葛根 20g、半夏 12g、黄连 10g、连翘 12g、苍术 12g、泽泻 15g。

（2）脾虚湿阻证

主症：肥胖但超重不明显，水肿，疲乏无力，肢体困重，纳少腹胀，便溏尿少，下肢轻度水肿，舌淡有齿痕，舌苔薄腻，脉濡或缓。

治法：健脾益气，渗利水湿。

处方：参苓白术散合防己黄芪汤加减，党参 15g、茯苓 15g、白术10g、黄芪30g、防己10g、苍术10g、泽泻18g、车前子20g、桂枝10g、莱菔子15g、党参15g、薏苡仁30g、甘草5g。

（3）肝郁气滞证

主症：胸胁苦满，胃脘痞满，月经不调，失眠多梦，舌质红，苔白或薄腻，脉弦细。

治法：疏肝理气清热。

处方：柴胡疏肝散加减，柴胡10g、枳壳10g、川楝子10g、香附10g、白术15g、莱菔子15g、茯苓20g、郁金12g、牡丹皮12g、黄芩12g、决明子15g、合欢花10g、桃仁12g、川芎12g、生地黄15g、大黄6g、甘草6g。

（4）脾肾阳虚证

主症：虚肿肥胖，神疲嗜卧，腰酸腿软，阳痿，畏寒肢冷，下肢水肿，舌淡胖苔薄白，脉沉细。

治法：温补脾肾，利水化饮。

处方：金匮肾气丸合防己黄芪汤加减，熟地黄15g、茯苓20g、牡丹皮10g、山茱萸10g、泽泻12g、炮附子6g、肉桂2g、黄芪15g、党参10g、防己6g、白茅根20g、薏苡仁30g、半夏12g、陈皮6g、白术15g。

（5）阴虚内热证

主症：肥胖程度不重，头昏眼花，头胀头痛，腰膝酸软，五心烦热，失眠，舌尖红苔薄，脉细数。

治法：滋养肝肾。

处方：杞菊地黄丸加减，生地黄20g、泽泻15g、枸杞子15g、菊花15g、黄精15g、玄参10g、女贞子15g、酸枣仁30g、石斛10g、葛根10g。

2. 针灸治疗

（1）体针　取梁丘、公孙。

（2）耳穴　取胃、脾、心、肺、内分泌、神门等。

3. 中成药

（1）防风通圣散 10g po tid

（2）瘦身保健饮 9g po（代茶饮）qd

【预防及健康指导】

畅通“社区医生对单纯性肥胖患者初诊—医疗中心全面评估并确定防治计划—社区治疗防治”路径。社区防治的主要目标是在一般人群中预防肥胖症的发生；肥胖症的发生与遗传及环境有关，环境因素的可变性提供了预防肥胖的可能性。预防肥胖应从儿童时期开始，尤其是加强对学生的健康教育。提高管理率、治疗率、控制率。

第七节　高尿酸血症和痛风

痛风和高尿酸血症是嘌呤代谢紊乱和（或）尿酸排泄障碍所致的一组异质性临床综合征；因肥胖引起的高尿酸血症患者常伴有 2 型糖尿病、高脂血症、高血压、动脉硬化和冠心病（代谢综合征）。中医认为本病归属于“痹证”“痛风”“自虎历节”等范畴。

尿酸是人类嘌呤化合物的终末代谢产物。嘌呤代谢紊乱导致高尿酸血症。本病患病率受到多种因素的影响，与遗传、性别、年龄、生活方式、饮食习惯、药物治疗和经济发展程度等有关。根据近年各地高尿酸血症患病率的报道，目前我国约有高尿酸血症者 1.2 亿，约占总人口的 10%，高发年龄为中老年男性和绝经后女性，但近年来有年轻化趋势。

【诊断要点】

1. 一般临床表现

（1）无症状期　血尿酸升高，无临床症状；一般不引起痛风性肾病或肾结石；高尿酸血症可预测心血管疾病的危险性。

（2）急性关节炎期　起病急骤，无先兆症状；诱因为寒冷、劳累、饥饿、饮酒、暴饮暴食、进食高嘌呤食物、局部感染、创伤、手术及长时间不行走；受累关节红、肿、热、痛和功能障碍；体温升高、头痛；大关节腔积液。

（3）间歇期　发作经过数小时至数日缓解，关节活动恢复正常；局部皮肤瘙痒和脱屑；慢性痛风性关节炎。

（4）慢性关节炎期　发作频繁，间歇期缩短，疼痛加剧；受累关节增多；腕管综合征，关节畸形，活动受限；痛风石和痛风结节溃疡；脊椎骨折和脊髓神经受压迫；部分患者酷似风湿性关节炎、类风湿关节炎或退行性骨关节病。

（5）肾脏并发症　尿酸性肾石病；痛风性肾病。

2. 其他表现

（1）胰岛素抵抗或 2 型糖尿病。

（2）高血压和血脂异常症。

（3）动脉硬化和冠心病。

3. 实验室和其他检查

（1）正常嘌呤饮食状态下，非同日两次空腹血尿酸水平男＞416.5μmol/L、女＞357μmol/L。

（2）外周血白细胞增多，血沉加快（关节炎急性发作期）。

（3）血尿素氮和肌酐升高（尿酸性肾病）。

（4）滑囊液或痛风石内容物偏振光显微镜下可见针形尿酸盐结晶。

（5）X 线特征性改变为穿凿样、虫蚀样圆形或弧形的骨质透亮缺损。CT 扫描受累部位可见不均匀的斑点状高密度痛风石影像；MRI 的 T_1 和 T_2 加权图像呈斑点状低信号。

【鉴别诊断】

（1）继发性高尿酸血症或痛风　高尿酸血症程度较重，40%的患者24h尿尿酸排出增多，肾脏受累多见，痛风肾、尿酸结石发生率较高，甚至发生急性肾衰竭，痛风性关节炎症状往往较轻或不典型，有明确的相关用药史。

（2）关节炎

① 类风湿关节炎：青中年女性多见，四肢近端小关节常呈对称性梭形肿胀畸形，晨僵明显。血尿酸不高，类风湿因子阳性，X线片出现凿孔样缺损少见。

② 化脓性关节炎与创伤性关节炎：前者关节囊液可培养出细菌；后者有外伤史。两者血尿酸水平不高，关节囊液无尿酸盐结晶。

③ 假性痛风：系关节软骨钙化所致，多见于老年人，膝关节最常受累。血尿酸正常，关节滑囊液检查可发现有焦磷酸钙结晶或磷灰石，X线可见软骨呈线状钙化或关节旁钙化。

（3）尿路结石　需与其他成分的结石相鉴别，纯尿酸结石能被X线透过而不显影，所以对尿路平片阴性而B超阳性的肾结石患者应常规检查血尿酸并分析结石的性质。

（4）急性关节炎期诊断有困难者，秋水仙碱试验性治疗有诊断意义。

【西医治疗】

1. 治疗的目标

痛风的防治目的是控制高尿酸血症，预防过饱和的尿酸盐沉积；迅速终止急性关节炎的发作；防止尿酸结石形成和肾功能损害；处理痛风石疾病，提高生活、生命质量。

2. 痛风的非药物治疗

鼓励痛风患者非药物治疗，早期筛查血尿酸，早诊断、早预防，控制饮食总热量、减轻体重；限制饮酒和高嘌呤食物（如动物内脏、鱼虾类、蛤蟹类等海味、肉类等）的大量摄入；多饮水，保证每日2000mL以上尿量以增加尿酸的排泄；慎用抑制尿酸排泄的药物如阿司匹林、噻嗪类利尿药等；避免诱发因素如避免受凉、过劳、紧张等。急性发作期卧床休息。

3. 无症状期的治疗

（1）一般治疗　调整生活方式，避免诱发因素，减少尿酸摄入。

（2）抑制尿酸生成药物

① 别嘌醇 0.1～0.2g po tid

② 别嘌醇缓释片 250mg po qd

说明：别嘌醇适用于尿酸生成过多或不适合使用排尿酸药物者。副作用有胃肠道刺激、皮疹、发热、肝损害、骨髓抑制等，肾功能不全者剂量减半。

（3）促进尿酸排泄药物

① 苯溴马隆（苯溴香豆素）25～100mg po qd

② 丙磺舒（羧苯磺胺）0.25～0.5g po bid～tid

说明：排尿酸药适合肾功能良好者；已有尿酸盐结石形成时不宜使用；用药期间应多饮水，并服碳酸氢钠3～6g/d；剂量应从小剂量开始逐步递增。苯溴马隆不良反应轻，一般不影响肝肾功能；少数有胃肠道反应，过敏性皮炎、发热少见。丙磺舒可出现皮疹、发热、胃肠道刺激等不良反应。

4. 急性关节炎期治疗

（1）秋水仙碱

① 口服法：0.5mg/h 或 1mg/h（4～8mg/d）po，症状缓解后 0.5mg po bid～tid

② 静脉法：1～2mg 溶于 20mL 生理盐水中，5～10min 内缓慢静脉注射；如病情需要，4～5h 后重复注射 1mg；24h 不超过

4mg。

（2）非甾体抗炎药

吲哚美辛 50mg po tid

（3）双氯芬酸 50mg po bid～tid

（4）布洛芬 0.3～0.6g po bid

（5）泼尼松 10mg po tid

（6）ACTH 25U iv drip 或 40～80U im

说明：秋水仙碱毒性很大，不良反应为恶心、呕吐、厌食、腹胀和水样腹泻、骨髓抑制、脱发、呼吸抑制等。故有骨髓抑制、肝肾功能不全、白细胞减少者禁用。静脉给药切勿外漏造成组织坏死。非甾体抗炎药对有活动性消化性溃疡、消化道出血者禁用。上述药物治疗无效或不能使用秋水仙碱和非甾体抗炎药时，可考虑使用糖皮质激素或 ACTH 短程治疗。该类药物的特点是起效快、缓解率高，但停药后容易出现症状"反跳"。痛风急性关节炎发作不应在社区治疗。迅速、有效、彻底终止急性关节炎发作，一是减轻痛苦，二是为了防止转成慢性，越早效果越好。应让患者卧床休息，受累关节置于最舒适位置，并迅速治疗，秋水仙碱毒性很大，治疗过程中注意观察药物毒副作用，防止发生不良后果。急性发作期，促进尿酸排泄、抑制尿酸生成的药物可暂缓应用。

5. 间隙期及慢性期治疗

（1）小剂量秋水仙碱维持治疗，0.5～1.0mg/d；注意骨髓抑制，定期复查肝肾功能。

（2）抑制尿酸生成药物

① 别嘌醇 0.1～0.2g po tid

② 别嘌醇缓释片 250mg po qd

（3）促进尿酸排泄药物

① 苯溴马隆（苯溴香豆素）25～100mg po qd

② 丙磺舒（羧苯磺胺）0.25～0.5g po bid～tid

③ 磺吡酮（苯磺唑酮）50～100mg po bid～tid

【转诊指征】

（1）痛风急性关节炎。

（2）尿酸性尿路结石、痛风性肾病、肾功能不全。

（3）痛风石破溃、慢性关节炎关节严重功能障碍。

【中医治疗】

1. 辨证论治

（1）风寒湿痹证

主症：肢体关节疼痛剧烈，肿大畸形，局部无红热，得温痛减，遇寒痛剧，形寒畏冷，小便清，舌质暗淡，苔白腻，脉沉弦。

治法：温经散寒。

处方：乌头汤加减，制川乌（先煎）6g、白芍 15g、麻黄 6g、黄芪 15g、细辛 3g、桂枝 6g、干姜 3g、白术 15g、薏苡仁 30g、川牛膝 10g、当归 10g、甘草 6g。

（2）风湿热痹证

主症：游走性关节疼痛，活动受限，局部灼热红肿，痛不可触，得冷则舒，烦躁口干，舌红苔黄，脉滑数。

治法：祛风除湿，清热通络。

处方：白虎桂枝汤加减，生石膏 25g、知母 10g、黄柏 15g、桂枝 10g、防己 10g、连翘 15g、杏仁 15g、薏苡仁 15g、赤芍 15g、甘草 6g。

（3）痰瘀痹阻证

主症：关节疼痛反复发作，日久不愈，时轻时重，呈刺痛，固定不移，或强直畸形，或关节肌肤紫暗，肢体重着，舌质紫，苔白腻，脉细涩。

治法：化痰祛瘀。

处方：桃红饮合二陈汤加减，桃仁 10g、红花 10g、当归

12g、川芎 12g、茯苓 20g、陈皮 15g、威灵仙 10g、法半夏 10g、芥子 10g、全蝎 3g、乌梢蛇 10g、甘草 6g。

（4）肝肾两虚证

主症：久痹不愈，反复发作，步履艰难，筋脉拘急，腰脊酸痛，或畏寒肢冷，阳痿，遗精，或骨蒸劳热，心烦口干，舌红少苔，脉细数。

治法：调补肝肾，祛风除湿。

处方：补血荣筋丸加减，熟地黄 20g、肉苁蓉 15g、五味子 15g、鹿角 10g、天麻 10g、桑寄生 15g、菟丝子 10g、牛膝 15g、木瓜 20g、杜仲 15g。

2. 针灸治疗

取穴：阿是穴（红肿最明显处）、丘墟、太冲、太白、内庭，膝部加内外膝眼，踝部加商丘。

3. 中成药

（1）祖师麻片 3 片 po tid

（2）祖师麻注射液 2mL im qd/bid

（3）痛风舒胶囊 2 粒 po tid

【预防及健康指导】

社区防治的主要目标是在一般人群中预防痛风的发生；在高危人群中指导低嘌呤饮食控制，降低血尿酸水平；在高尿酸血症、痛风患者中提高管理率、治疗率、控制率。

第八节　原发性骨质疏松症

原发性骨质疏松症是老年人的一种常见全身性骨病。原发性骨质疏松症是可能由于多种原因导致的骨密度和骨质量下降，骨微结构破坏，造成骨脆性增加，从而容易发生骨折的全身性骨病。

中医认为本病归属“骨萎”范畴。

原发性骨质疏松症又分为绝经后骨质疏松症（Ⅰ型）、老年性骨质疏松症（Ⅱ型）和特发性骨质疏松（包括青少年型）三种。绝经后骨质疏松症一般发生在妇女绝经后5～10年内；老年性骨质疏松症一般指老人70岁后发生的骨质疏松。本病多见于老年人，我国老年人的发病率男性为60.72%、女性为90.48%。

【诊断要点】

1. 诊断标准

详细的病史和查体是临床诊断的基本依据。临床上，凡存在骨质疏松家族史、脆性骨折史、消瘦、闭经、绝经、慢性疾病、长期营养不良、长期卧床或长期服用致骨丢失药物者均要想到本症可能。参照世界卫生组织（WHO）推荐的诊断标准，基于双能X线吸收测定（DXA）：骨密度值低于同性别、同种族健康成人的骨峰值不足1个标准差属正常；降低1～2.5个标准差为骨量低下（骨量减少）；降低程度等于和大于2.5个标准差为骨质疏松；骨密度降低程度符合骨质疏松诊断标准同时伴有一处或多处骨折时为严重骨质疏松。现在也通常用T-Score（T值）表示，即T值≥−1.0为正常，−2.5＜T值＜−1.0为骨量减少，T值≤−2.5为骨质疏松，T值≤−2.5且≥1处脆性骨折为严重骨质疏松。

2. 骨代谢转化率评价

在多数情况下，绝经后骨质疏松早期为高转化型，而老年性骨质疏松多为正常转化型或低转换型。骨转换生化标志物就是骨组织本身的代谢（分解与合成）产物，简称骨标志物。骨转换标志物分为骨形成标志物和骨吸收标志物，前者代表成骨细胞活动及骨形成的代谢产物，后者代表破骨细胞活动及骨吸收时的代谢产物，特别是骨基质降解产物（见表6-9）。

表 6-9　骨代谢标志物

骨形成标志物	骨吸收标志物
血清碱性磷酸酶（ALP）	空腹 2 小时的尿钙 / 肌酐比值
骨钙素（OC）	血清抗酒石酸酸性磷酸酶（TRACP）
骨源性碱性磷酸酶（BALP）	血清 I 型胶原交联 C- 末端肽（S-CTX）
I 型原胶原 C- 端前肽（PICP）	尿吡啶啉（Pyr）
I 型原胶原 N- 端前肽（PINP）	尿脱氧吡啶啉（D-Pyr）
	尿 I 型胶原交联 C- 末端肽（U-CTX）
	尿 I 型胶原交联 N- 末端肽（U-NTX）

骨转换标志物在血液或尿液中的水平会发生不同程度的变化，代表了全身骨骼的动态状况。骨形成及骨吸收标志物均增高示高转换型，均正常或降低示低转换型。这些指标的测定有助于判断骨转换类型、骨丢失速率、骨折风险评估、了解病情进展、干预措施的选择以及疗效监测等。

3. 放射学检查

骨质疏松症是一种全身性疾病，松质骨和皮质骨均可累及。松质骨病变出现较早，椎体几乎全为松质骨所构成。常用的 X 线检查部位包括脊柱、骨盆、股骨颈、腕部及颅骨。早期表现为骨小梁减少、变细和骨皮质变薄，晚期椎体骨小梁结构模糊不清，骨小梁呈稀疏格子状。为维持骨的支持作用，沿应力线排列，上下垂直骨小梁比较明显，呈栅栏状。单纯 X 线检查对诊断早期骨质疏松症意义不大，只有当骨量丢失至少达 30%～50% 时，X 线片上才呈现上述骨质疏松表现。

4. 骨密度测量

骨量和密度测定是最重要的检测方法。骨量和密度是影响骨强度的重要因素。常用的方法有双光子吸收骨密度测定（DPA），可测定外周软组织较厚的骨骼如腰椎和股骨。骨密度与同年龄、性别、种族的正常人相比，可作为预测骨折的指标。双能 X 线吸收骨密度测定（DEXA）用软 X 线能源代替放射活性光子源，进一步减少了放射量，其适应证与双光子骨密度仪相似。

定量体层扫描（QCT）提高了测量的密精度，可测量较小的骨内小梁骨体积，并可选择性地测量某一部分的骨密度，如小梁骨或皮质骨。双能定量 CT 可减少此误差，但又增加了射线暴露量和降低了机器的精确度。超声骨密度测定是近年来出现的一种新的骨密度测定方法，其优点是无创、无射线辐射、方便，但只能做表面骨如髌骨和跟骨测定，也可做桡骨和胫骨测定。

骨质疏松症的诊断标准，一般为骨密度值低于同性别健康人平均骨峰值的 2 个标准差。

5. 骨活检和骨计量学检查

因此检查属创伤性，一般不作常规检查用。

骨计量学检查或定量组织形态测量能观察骨代谢及骨量的细微改变。一般多自髂骨横向取材，常用部位距髂前上棘后方及下方各 2cm 处，可同时得到两层皮质骨及其中间的小梁骨，可以帮助鉴别其他骨代谢疾病如甲状旁腺功能亢进、骨软化、多发性骨髓瘤或转移瘤。常可见骨小梁数目减少；骨小梁平均厚度下降；骨小梁间隔增加；骨矿沉积速率和类骨质沉积速率改变。

6. 骨折风险评价

世界卫生组织推荐的骨折风险预测简易工具（FRAX®）可用于计算 10 年发生髋部骨折及任何重要的骨质疏松性骨折发生概率。目前骨折风险预测简易工具 FRAX® 可以通过以下网址获得：http：//www.frax.ac.uk/FRAX/。在 FRAX® 中明确的骨折常见危险因素是（年龄，骨折风险随年龄增加而增加；性别；低骨密度；低体重指数，≤19kg / m^2；既往骨折史；父母髋骨骨折史；接受肾上腺皮质激素治疗；抽烟；过量饮酒；继发性骨质疏松症；类风湿性关节炎）。我国目前尚无依据 FRAX® 结果计算的治疗阈值。临床上可参考其他国家的资料，如美国相关指南中提到

FRAX® 工具计算出髋部骨折发生概率≥3% 或任何重要的骨质疏松性骨折发生概率>20% 时，视为骨质疏松性骨折高危患者，而欧洲一些国家的治疗阈值为髋部骨折发生概率≥5%。我们在应用中可以根据个人情况酌情决定。

【鉴别诊断】

主要与继发性骨质疏松相鉴别，只有排除继发性骨质疏松后才能诊断为原发性骨质疏松。因此需要进行包括血常规、肝肾功能、血钙磷、碱性磷酸酶、血甲状旁腺激素、24h 尿钙磷和怀疑疾病的相关化验，常规要做的检查有胸腰椎侧位 X 线片、肾脏 B 超及怀疑疾病的相关检查等。

【西医治疗】

预防与治疗的最终目的是避免发生骨折或再次骨折，总的治疗原则为缓解疼痛、增加骨量、减少骨折。

1. 调整生活方式

富含钙、低盐和适量蛋白质的均衡膳食；适当户外活动和日照，有助于骨健康的体育锻炼和康复治疗；避免嗜烟、酗酒，慎用影响骨代谢的药物；采取防止跌倒的各种措施，注意是否有增加跌倒危险的疾病和药物；加强自身和环境的保护措施（包括各种关节保护器）等。

2. 钙剂和维生素 D

钙摄入可减缓骨的丢失，改善骨矿化。我国营养学会制定成人每日钙摄入推荐量 800mg（元素钙）是获得理想骨峰值、维护骨骼健康的适宜剂量，绝经后妇女和老年人每日钙摄入推荐量为 1000mg。目前尚无充分证据表明单纯补钙可以替代其他抗骨质疏松药物治疗。

维生素 D 促进钙吸收，对骨骼健康、保持肌力、改善身体稳定性、降低骨折风险有益。成人推荐剂量为 200U（5μg）/d，老年人推荐剂量为 400～800U（10～20μg）/d。

3. 药物干预

抗骨质疏松药物种类很多，作用机制以抑制骨吸收或促进骨形成为主，也有一些多重作用机制的药物。其疗效判断包括是否能提高骨量和骨质量，是否最终降低骨折风险。

药物干预的适用范围：确诊骨质疏松症患者（骨密度：T＜-2.5），无论是否有过骨折；骨量低下患者（骨密度：-2.5＜T 值＜-1.0）并存在一项以上骨质疏松危险因素，无论是否有过骨折。

4. 抑制骨吸收作用类药物

（1）阿仑膦酸钠 70mg po qw

说明：双膦酸盐与骨骼羟磷灰石有高亲和力的结合，特异性结合到骨转换活跃的骨表面上抑制破骨细胞的功能，从而抑制骨吸收。

（2）鲑降钙素注射剂 50U im/ih 2～7 次 / 周（根据病情调整用药次数）

说明：作为一种钙调节激素，降钙素能抑制破骨细胞的生物活性和减少破骨细胞的数量，从而阻止骨量丢失并增加骨量。

（3）炔雌醇 10～20μg po qd

说明：雌激素类药物可抑制骨转换，阻止骨丢失。临床上应用雌激素补充疗法和雌、孕激素补充疗法作为防治绝经后骨质疏松的有效措施，在阻止骨丢失、降低骨质疏松性椎体及非椎体骨折发生的风险方面有良好作用。适应证：60 岁以前的围绝经期和绝经后妇女，特别是有绝经期症状如潮热、出汗等及有泌尿生殖道萎缩症状的妇女。

5. 促进骨形成作用类药物

甲状旁腺激素是具有代表性的促进骨形成类药物，国外已批准用于治疗男性和女性严重骨质疏松症，国内亦即将上市。临床试验表明 rhPTH（1～34）能有效提高骨密度，降低椎体和非椎体骨折发生的风险。本药为注射剂，一般剂量是20μg/d，皮下注射。用药期间密切监测血钙水平，治疗时间不宜超过两年。

6. 康复治疗

运动是保证骨骼健康的主要措施之一，成人期以获得并保存骨量为目的，老年期注重保存骨量、减少骨丢失。此外，运动可从提高骨密度和预防跌倒两个方面预防脆性骨折。临床可选择快步走、哑铃操、举重、划船、蹬踏等运动方式，建议负重运动每周4～5次，抗阻运动每周2～3次，强度以每次运动后肌肉酸胀感和疲乏感而休息后次日诸感觉消失为宜。

【转诊指征】

（1）反复不愈的周身疼痛，翻身、起坐及行走有困难。

（2）身高缩短和驼背，胸廓变型，出现椎体压缩性骨折应转诊。

【中医治疗】

1. 辨证论治

（1）肝肾阴虚证

主症：腰脊疼痛，酸软无力，伴不能持重，头晕目眩，腰膝酸软，睡眠欠佳，盗汗，夜尿频多，发落齿摇，舌淡红，苔薄白，脉弦细。

治法：补益肝肾，强筋健骨。

处方：六味地黄汤合虎潜丸加减，熟地黄15g、山茱萸15g、淮山药12g、泽泻10g、茯苓12g、牡丹皮10g、黄柏15g、锁阳6g、龟甲20g、知母10g、白芍10g、甘草6g。

（2）肾阳亏虚证

主症：腰膝酸痛，畏寒肢冷，以下肢为著，头目眩晕，精神萎靡，面白或黧黑，舌淡胖，苔白，脉沉弱。

治法：温补肾阳，止痛健骨。

处方：右归丸加减，熟地黄15g、制附子6g、肉桂6g、淮山药12g、菟丝子12g、鹿角胶（烊化）12g、枸杞子12g、杜仲12g、山茱萸15g、党参10g、牛膝12g、当归10g、伸筋草15g、独活15g、甘草6g。

（3）脾气虚弱证

主症：腰脊疼痛，肌肉枯萎瘦削，神疲倦怠，伴肢体软弱乏力，渐致缓纵不收，食少便溏，或久泻不止，面色㿠白，虚浮无华，心悸失眠，甚者畏寒肢冷，舌质淡，苔薄白，脉细弱无力。

治法：补气健脾，温阳止痛。

处方：补中益气汤加减，黄芪30g、党参20g、升麻10g、柴胡10g、白扁豆15g、淮山药20g、牛膝10g、当归10g、陈皮8g、白术12g、茯苓30g、猪苓15g、桂枝10g、桔梗10g、炙甘草8g。

（4）痰瘀痹阻证

主症：腰酸背痛，久坐久站后疼痛加重，四肢僵硬或肿胀，麻木重着，行动迟缓，脘痞纳呆，舌暗红，苔厚腻，脉涩。

治法：祛痰逐瘀，止痛行痹。

处方：身痛逐瘀汤加减，秦艽10g、川芎15g、桃仁10g、红花10g、羌活10g、当归12g、香附6g、陈皮8g、白术10g、半夏10g、牛膝15g、地龙6g、五灵脂（炒，包煎）6g、没药6g、甘草6g。

2. 中成药

（1）藤黄健骨丸1～2丸 po bid

（2）仙灵骨葆胶囊1.5g po bid

（3）壮骨关节胶囊6g po bid

3. 针灸治疗

（1）体针　取阿是穴、肾俞、脾俞、关元、气海、足三里。

（2）耳穴　取胃、脾、肝、肾、内分泌等。

【预防及健康指导】

从青少年期就加强运动，保证足够的钙质摄入，同时防止和积极治疗各种疾病，尤其是慢性消耗性疾病与营养不良、吸收不良等，防止各种性腺功能障碍性疾病和生长发育性疾病；避免长期使用影响骨代谢的药物等，可以尽量获得理想的峰值骨量，减少今后发生骨质疏松的风险。

成人期补充钙剂是预防骨质疏松的基本措施，不能单独作为骨质疏松治疗药物，仅作为基本的辅助药物。成年后的预防主要包括两个方面。一是尽量延缓骨量丢失的速率和程度，对绝经后妇女来说，公认的措施是及早补充雌激素或雌孕激素合剂。二是预防骨质疏松患者发生骨折，避免骨折的危险因素可明显降低骨折发生率。

第七章
风湿性疾病

第一节　类风湿关节炎

类风湿关节炎（RA）是以侵蚀性、对称性多关节炎为主要临床表现的全身性自身免疫病。其特征为慢性、对称性、进行性多关节炎。中医认为本病归属“痹证”“历节”“风湿”“鹤膝风”“尪痹”范畴。

类风湿关节炎是全球性疾病，在各民族中都存在，但不同民族患病率差异显著，说明遗传背景在类风湿关节炎的发病中起到一定作用。类风湿性关节炎可发生于任何年龄，35～50 岁女性多发，男女患病比为 1∶2～1∶3。

【诊断要点】

（1）常以关节肿痛为首发症状，最常出现在腕、掌指关节、近端指间关节，其次是足趾、膝、踝、肘、肩等关节，为对称性、持续性疼痛。大多数患者伴有晨僵，关节畸形多见于较晚期患者。

（2）查体　关节软组织肿大、压痛，伴有关节畸形。有肺间质病变时，肺部语颤音可减弱（一侧或两侧），可闻及细小干湿啰音；并发心脏病变如类风湿心包炎或心肌炎时，心脏听诊可闻及心包摩擦音、心律不齐。

（3）关节 X 线、CT 及 MRI 检查，类风湿因子（RF），抗核周因子、抗环瓜氨酸多肽（CCP）抗体、抗 Sa 抗体、抗角蛋白抗体、抗 RA-33 抗体测定有助于本病的诊断。

（4）诊断标准　ACR/EULAR2010 年的类风湿关节炎诊断标准分 4 个部分（表 7-1），4 个部分得分的总和为 6 分以上可确诊类风湿关节炎。

表 7-1　ACR/EULAR2010 年诊断标准

受累关节数	受累关节情况	得分（0～5 分）
1	中大关节	0
2～10	中大关节	1
1～3	小关节	2
4～10	小关节	3
＞10	至少 1 个为小关节	5
血清学		得分（0～3 分）
RF 或抗 CCP 抗体均阴性		0
RF 或抗 CCP 抗体至少 1 项低滴度阳性		2
RF 或抗 CCP 抗体至少 1 项高滴度阳性		3
滑膜炎持续时间		得分（0～1 分）
＜6 周		0
＞6 周		1
急性期反应物		得分（0～1 分）
CRP 或 ESR 均正常		0
CRP 或 ESR 增高		1

【鉴别诊断】

（1）血清阴性脊柱关节病　血清阴性脊柱关节病包括强直性脊柱炎、炎性肠病性关节炎、赖特综合征和反应性关节炎。强直性脊柱炎多见于青壮年男性，以非对称的下肢大关节炎为主，小关节很少受累。骶髂关节炎具典型的 X 线改变时形成“竹节样改变”。有家族史。血清类风湿因子阴性。

（2）骨关节炎　本病多发于50岁以上患者，年龄越大发病越多，女性患者居多，是一种软骨退行性改变同时伴有新骨形成的疾病。关节痛较轻，以累及负重关节如膝、髋关节为主。手指则以远端指间关节出现骨性增殖和结节为特点。患者症状早起较轻，活动后加重。血清类风湿因子阴性。

（3）系统性红斑狼疮　有部分患者因手指关节肿痛以及出现类似于“尺侧偏斜”的畸形而被误诊为类风湿关节炎。然而本病关节外的系统性症状如蝶形红斑、脱发、蛋白尿等较突出，血清抗核抗体、抗Sm抗体多阳性。

（4）痛风　这是一种由于嘌呤代谢紊乱产生的疾病。痛风与类风湿关节炎表现相似，如也有全身关节受累、对称性分布、关节区肿胀以及皮下结节等，患者血尿酸水平高。

（5）风湿性关节炎　这是风湿热的临床表现之一。多见于青少年，可见四肢大关节游走性关节肿痛，常见的关节外症状包括发热、咽痛、心肌炎、皮下结节、环形红斑等。本病通常有明显的链球菌感染史，血清ASO滴度升高，血清类风湿因子阴性。

【西医治疗】

1. 治疗的目标和策略

类风湿关节炎的治疗必须建立在患者和风湿病医生共同决定的基础上。对于类风湿关节炎患者来说，治疗的首要目标是通过控制症状，防止躯体结构损害，并保证正常的机体功能和社会角色，从而最大程度地提高患者的远期生活质量。RA治疗的首要目标是达到临床缓解。

2. 药物治疗

（1）非甾体类抗炎药（NSAID）

① 布洛芬 0.6g po tid

② 双氯芬酸钠 25～50mg po bid 或 tid

③ 美洛昔康 15mg po qd

④ 塞来昔布 0.2g po bid

⑤ 吲哚美辛 50mg po tid

⑥ 阿司匹林 1g po tid

说明：本类药物能改善临床症状，但不能逆转类风湿关节炎的病理过程。中小剂量 NSAID 有退热止痛作用，而大剂量才有抗炎作用。治疗 2～3 周疗效不佳时，可选用另外一种 NSAID。该类药物的主要副作用是胃肠道反应。

（2）改变病情药

① 甲氨蝶呤 7.5～20mg po qw

说明：平均有效剂量为每周 7.5mg，大多数患者每周需要 7.5～20mg，部分患者每周需要 25mg，一般 4～12 周起效。给药途径有口服、皮下注射、肌内注射和静脉注射。不良反应有胃肠道症状、肝和肺损害、血液学异常、对生殖的影响、脱发、皮肤反应、中枢神经系统毒性及对骨质的影响等。在甲氨蝶呤治疗时建议每周口服叶酸 5mg 以减少不良反应。

② 来氟米特 20mg po qd

说明：来氟米特起效时间较早（4～8 周），一般用法是前 3 天先给予负荷量 50mg/d，以后 10～20mg/d 维持。其副作用通常都比较轻，而且发生率也不高。副作用主要有胃肠道反应、皮疹、可逆性脱发、高血压、肝酶升高等。

③ 柳氮磺吡啶 100mg po bid/tid

说明：大多用药后 4 周即可起效。不良反应有胃肠道症状、中枢神经系统症状、皮疹，偶有骨髓抑制、肝酶升高。对磺胺过敏者不宜服用。

④ 硫唑嘌呤 50～100mg po qd

说明：一般从 50mg/d 或 1～1.5mg/（kg・d）开始，如果耐受良好，可以在 1～2 周内增加到 2～2.5mg/（kg・d），每 1～2 周增

加 25mg 可以使患者具有更好的耐受。饭后或睡前口服，硫唑嘌呤开始用药后发生作用比较缓慢，一般 3～6 个月起效。不良反应为骨髓抑制，偶有肝毒性。

⑤ 羟氯喹 100～200mg po bid

说明：可用于病程较短、病情较轻的患者。对于重症或有预后不良因素者应与其他抗风湿药合用。该类药物起效缓慢，2～3 个月见效，不良反应为视网膜病变与心脏传导阻滞。

（3）糖皮质激素

泼尼松 10～30mg po qd

说明：传统认为长期应用可导致严重副作用，因此不作为常规治疗。但目前研究认为小剂量激素（泼尼松＜10mg/d）可明显延缓类风湿关节炎患者的病情进展和骨侵蚀，改善关节的影像学表现。

（4）雷公藤多苷 20mg po tid

说明：有非甾体类抗炎作用，又有免疫抑制或细胞毒作用，可以改善症状，使血沉和 RF 效价降低，平均 7 天（1～15 天）起效。副作用有女性月经不调及停经，男性精子数量减少，皮疹，白细胞和血小板减少，腹痛、腹泻等。

（5）生物制剂

① 依那西普 25mg ih biw/50mg ih qw

② 英夫利西单抗 3～10mg/kg ih（第 0、2、6 周各 1 次，之后每 4～8 周 1 次，剂量为 3mg/kg）

③ 阿达木单抗 40mg ih q2w

④ 托珠单抗 4～8mg/kg iv drip q4w

⑤ 阿那白滞素 100mg ih qd

说明：生物制剂可有注射部位反应或输液反应，有增加感染和肿瘤的风险，偶有药物诱导的狼疮样综合征以及脱髓鞘病变等。用药前应进行结核筛查，除外活动性感染和肿瘤。

（6）其他治疗　包括免疫及生物治疗，免疫净化疗法，如血浆置换、免疫吸附及去淋巴细胞治疗等。

【转诊指征】

（1）类风湿关节炎的病情活动性持续处于较高水平，应用非甾体抗炎药等药物病情未见好转者。

（2）类风湿关节炎患者有明显的关节结构损坏、功能丧失、工作能力丧失、放射学异常和需要关节置换。

（3）病情迅速恶化并有可能产生显著的关节结构破坏和其他负面的结果。

【中医治疗】

1. 辨证论治

（1）湿热痹阻证

主症：关节肿胀、疼痛，关节触之热，或患者自觉关节发热，或见全身发热、口干，舌质红，苔黄厚腻，脉滑数。

治法：清热除湿，宣痹通络。

处方：三妙丸合宣痹汤加减，苍术 10g、黄柏 12g、薏苡仁 20g、土茯苓 30g、金银花 15g、连翘 20g、防已 10g、炒栀子 10g、忍冬藤 30g、赤芍 15g、当归 10g、青风藤 15g。

（2）寒湿痹阻证

主症：关节肿胀疼痛，关节不温，遇寒痛重，遇热痛减，舌淡，苔白，脉弦或紧。

治法：散寒除湿，通络除痹。

处方：乌头汤合防已黄芪汤加减，制川乌（先煎）3g、桂枝 10g、麻黄 6g、赤芍 15g、黄芪 15g、白术 12g、当归 12g、秦艽 12g、薏苡仁 15g、羌活 20g、防已 12g、甘草 6g。

（3）风湿痹阻证

主症：肢体关节游走性疼痛，肿胀重着，屈伸不利，舌质淡红，苔白腻，脉濡或浮缓。

治法：祛风除湿，通络止痛。

处方：羌活胜湿汤加减，羌活 15g、独活 10g、藁本 10g、防风 10g、蔓荆子 10g、川芎 15g、甘草 6g。

（4）痰瘀互阻证

主症：关节疼痛肿胀，按之稍硬，疼痛夜甚，或呈刺痛，或有皮下结节，舌质暗或有瘀斑瘀点，脉弦涩或弦细。

治法：活血化瘀，祛痰通络。

处方：身痛逐瘀汤合小活络丹加减，红花 10g、桃仁 10g、地龙 10g、川芎 15g、白芍 15g、川牛膝 15g、莪术 10g、香附 12g、羌活 20g、白芥子 10g、胆南星 6g、甘草 6g。

（5）肝肾亏虚证

主症：关节肿痛日久，甚者关节僵直、畸形，伴腰膝酸软，精神疲惫，舌淡苔白，脉沉弦细。

治法：补益肝肾，蠲痹通络。

处方：独活寄生汤加减，独活 10g、桑寄生 15g、杜仲 15g、牛膝 15g、细辛 3g、秦艽 10g、茯苓 10g、桂枝 10g、防风 10g、川芎 10g、党参 10g、当归 10g、白芍 15g、熟地黄 10g、甘草 6g。

2. 针灸治疗

常用穴位：肩髃、曲池、合谷、外关、阳溪、阳陵泉、足三里、丘虚等。

3. 中成药

（1）正清风痛宁 1～4 片 po tid

（2）白芍总苷胶囊 2 粒 po tid

（3）金乌骨痛胶囊 3 粒 po tid

（4）仙灵骨葆胶囊 3 粒 po bid

（5）尪痹冲剂 6g po tid

（6）益肾蠲痹丸 8g po tid

【预防及健康指导】

社区防治的主要目标是教育人们能正确认识类风湿关节炎，早期诊断，合理用药，尽早缓解病情，保护关节功能。同时做好患者的康复、饮食、心理指导，提高患者的生活质量。

第二节　强直性脊柱炎

强直性脊柱炎（AS）主要累及脊柱、中轴骨骼和四肢大关节，并以椎间盘纤维环及其附近结缔组织纤维化和骨化及关节强直为病变特点的慢性炎性疾病。中医认为本病归属“痹病”范畴。

我国患病率初步调查为0.3%～0.4%。男女之比约为5∶1。发病高峰年龄通常为18～22岁，30岁以后及8岁以前发病者少见。

【诊断要点】

（1）强直性脊柱炎最常见的症状和特征性早期主诉为下腰背发僵和疼痛。

（2）骶髂关节和椎旁肌肉压痛为本病早期的阳性体征。枕壁试验、扩胸度、Schober试验、Patrick试验（下肢4字试验）可用于检查骶髂关节压痛或脊柱病变进展情况。

（3）X线表现具有诊断意义。强直性脊柱炎最早的变化发生在骶髂关节。该处的X线片显示软骨下骨缘模糊，骨质糜烂，关节间隙模糊，骨密度增高及关节融合。

（4）活动期患者可见血沉增快、C反应蛋白增高及轻度贫血。

（5）诊断标准

① 下腰背痛的病程至少持续3个月，疼痛随活动改善，但休息不减轻；

② 腰椎在前后和侧屈方向活动受限；

③ 胸廓扩展范围小于同年龄和性别的正常值；

④ 双侧骶髂关节炎Ⅱ～Ⅳ级，或单侧骶髂关节炎Ⅲ～Ⅳ级。

说明：如果患者具备④并分别附加①～③条中的任何1条可确诊为强直性脊柱炎。

【鉴别诊断】

（1）类风湿关节炎（RA） 类风湿关节炎则很少有骶髂关节病变；类风湿关节炎则为多关节、对称性和四肢大小关节均可发病。

（2）腰椎间盘突出 腰椎间盘突出是引起腰背痛的常见原因之一。该病限于脊柱，无疲劳感、消瘦、发热等全身表现，通过CT、MRI或椎管造影检查得到确诊。

（3）弥漫性特发性骨肥厚（DISH）综合征 该病多发于50岁以上男性，患者也有脊椎痛、僵硬感以及逐渐加重的脊柱运动受限。其临床表现和X线所见常与AS相似。但是，该病X线可见韧带钙化，常累及颈椎和低位胸椎，经常可见连接至少四节椎体前外侧的流注样钙化与骨化，而骶髂关节和脊椎骨突关节无侵蚀，晨起僵硬感不加重，血沉正常及HLA-B27阴性。

（4）骨结核 对于单侧骶髂关节病变要注意同结核或其他感染性关节炎相鉴别。

【西医治疗】

1. 治疗的目标

近期目标：缓解疼痛和僵硬；长期目标：缓解症状，维持姿势和运动功能。

2. 非药物治疗

应劝导患者要谨慎而不间断地进行体育锻炼，以取得和维持脊柱关节的最好位置，增强椎旁肌肉和增加肺活量，其重要性不亚于药物治疗。

3. 药物治疗

（1）非甾体类抗炎药（NSAID）

① 阿司匹林 1g po tid

② 吲哚美辛 50mg po tid

③ 布洛芬 0.6g po tid

④ 双氯芬酸钠 25～50mg bid/tid

⑤ 美洛昔康 15mg po qd

⑥ 塞来昔布 0.2g po bid

说明： 该类药物可迅速改善患者腰背部疼痛和发僵，减轻关节肿胀和疼痛及增加活动范围，可作为各期 AS 患者的首选症状治疗。早期应足量，通常需使用 2 个月左右。

（2）其他药物

① 柳氮磺吡啶（SASP）0.5～1.5g po bid

② 甲氨蝶呤（MTX）5mg po qw

③ 雷公藤多苷 20mg po tid

说明： 柳氮磺吡啶、甲氨蝶呤、雷公藤多苷对 AS 伴有明显外周关节炎者有效，对中轴关节损害的疗效不肯定。

（3）糖皮质激素

① 泼尼松 30mg po qd

② 甲泼尼龙 8mg po bid

说明： 少数病例即使用大剂量抗炎药也不能控制症状时，甲泼尼龙 15mg/（kg · d）冲击治疗，连续 3 天，可暂时缓解疼痛。对其他治疗不能控制的下背痛，在 CT 指导下行皮质类固醇骶髂关节注射，部分患者可改善症状，疗效可持续 3 个月左右。

【转诊指征】

（1）强直性脊柱炎病情处于活动期。

（2）强直性脊柱炎应用抗炎药等不能控制症状者。

（3）强直性脊柱炎髋关节受累、脊柱弯曲需手术治疗者。

【中医治疗】

1. 辨证论治

（1）寒湿痹阻证

主症：腰骶或腰背冷痛，沉重，恶风寒，舌淡，苔白，脉弦紧。

治法：散寒除湿，通络止痛。

处方：乌头汤合肾着汤加减，制川乌 6g、桂枝 10g、黄芪 15g、茯苓 15g、白术 10g、干姜 10g、独活 15g、当归 10g、赤芍 10g、川芎 10g、甘草 6g、川牛膝 15g。

（2）湿热痹阻证

主症：腰骶或腰背疼痛，伴发热，膝，踝等外周关节肿痛，或见目赤肿痛，口渴，舌红，苔黄厚或腻，脉滑数。

治法：清热利湿，通络止痛。

处方：四妙丸加减，苍术 10g、薏苡仁 30g、川牛膝 10g、黄柏 10g、金银花 15g、秦艽 10g、知母 10g、赤芍 15g、当归 10g、川芎 10g、青风藤 15g、忍冬藤 30g。

（3）肾气亏虚证

主症：腰骶或腰背酸痛，膝软无力，足跟痛，偏阴虚者，伴口干，五心烦热，舌红苔少，脉沉细；偏阳虚者，伴精神疲惫，肢冷畏寒，舌淡苔白，脉沉无力。

治法：补肾为主。

处方：青娥丸加减，补骨脂 10g、怀牛膝 12g、杜仲 12g、川续断 12g、桑寄生 15g、枸杞子 12g、狗脊 20g、当归 12g、赤芍 15g、红花 10g、莪术 10g、鸡血藤 30g。

（4）瘀血阻络证

主症：腰骶或腰背疼痛，疼痛夜甚，或呈刺痛，痛有定处，舌质暗或有瘀斑、瘀点，脉弦涩或弦细。

治法：活血祛瘀，通络止痛。

处方：身痛逐瘀汤加减，红花 10g、桃仁 10g、当归 15g、赤芍 15g、川芎 15g、川牛膝 15g、羌活 20g、香附 10g、地龙 10g、莪术 10g、生地黄 15g、甘草 6g。

2. 针灸治疗

取足太阳经、督脉穴为主，配足少阴肾经，并可配阿是穴，并应特别注意交会穴。

3. 中成药

（1）金乌骨痛胶囊 3 粒 po tid

（2）白芍总苷胶囊 2 粒 po tid

（3）草乌甲素片 0.4mg po tid

（4）仙灵骨葆胶囊 3 粒 po bid

（5）益肾蠲痹丸 8g po tid

【预防及健康指导】

社区防治的主要目标是教育人们能正确认识强直性脊柱炎，特别是认识到功能锻炼的重要性，认识到髋关节受累是强直性脊柱炎预后不良的标志。关键是早期、合理、规范、系统的治疗。

第三节　系统性红斑狼疮

系统性红斑狼疮（SLE）是侵犯皮肤和多脏器的一种全身性自身免疫病。因红斑狼疮具有多系统损害的特征，症状复杂多变，可归属于中医“鬼脸疮”“红蝴蝶疮”“蝶疮流注”“痹症”“水肿”“虚劳”等范畴。

本病好发于生育年龄女性，多见于20～40 岁年龄段，女∶男为（7～9）∶1。

【诊断要点】

1. 临床表现

（1）全身表现　SLE 患者常常出现发热，可能是 SLE 活动的表现，但应除外感染因素。疲乏是 SLE 常见但容易被忽视的症状，常是狼疮活动的先兆。

（2）皮肤与黏膜　在鼻梁和双颧颊部呈蝶形分布的红斑是 SLE 特征性的改变。

（3）关节和肌肉　常出现对称性多关节疼痛、肿胀，通常不引起骨质破坏。SLE 可出现肌痛和肌无力，少数可有肌酶谱的增高。

（4）肾脏损害　又称狼疮性肾炎（LN），表现为蛋白尿、血尿、管型尿，乃至肾功能衰竭。

（5）神经系统损害　又称神经精神狼疮。轻者仅有偏头痛、性格改变、记忆力减退或轻度认知障碍；重者可表现为脑血管意外、昏迷、癫痫持续状态等。

（6）血液系统表现　SLE 常出现贫血和（或）白细胞减少和（或）血小板减少。

（7）肺部表现　SLE 常出现胸膜炎，如合并胸腔积液其性质为渗出液。

（8）心脏表现　SLE 患者常出现心包炎，表现为心包积液，但心包填塞少见。SLE 可有心肌炎、心律失常，多数情况下 SLE 的心肌损害不太严重，但是在重症的 SLE，可伴有心功能不全，为预后不良指征。

（9）消化系统表现　SLE 可出现恶心、呕吐、腹痛、腹泻或便秘，其中以腹泻较常见，可伴有蛋白丢失性肠炎，并引起低蛋白血症。

（10）其他　SLE 的眼部受累包括结膜炎、葡萄膜炎、眼底改变、视神经病变等。眼底改变包括出血、视神经盘水肿、视网膜渗出等，视神经病变可以导致突然失明。SLE 常伴有继发性干燥综合征，有外分泌腺受累，表现为口干、眼干，常有血清抗 SSA、抗 SSB 抗体阳性。

2. 实验室检查

（1）常规检查　活动期 SLE 的血细胞三系中可有一系或多系减少（需除外药物所致的骨髓抑制）；尿蛋白，红细胞、白细胞、管型尿等为提示临床肾损害的指标。血沉在活动期常增高；SLE 的 C 反应蛋白通常不高，合并感染或关节炎较突出者可明显增高；血清补体 C_3、C_4 水平与 SLE 活动度呈负相关，常可作为病情活动性和治疗反应的监测指标之一，但部分患者长期持续低补体血症。

（2）抗核抗体谱（ANAs）和其他自身抗体　抗核抗体（IF-ANA）是 SLE 的筛选检查。其他 SLE 的自身抗体包括：与抗磷脂抗体综合征有关的抗磷脂抗体（包括抗心磷脂抗体和狼疮抗凝物）；与溶血性贫血有关的抗红细胞抗体；与血小板减少有关的抗血小板抗体；与神经精神性狼疮有关的抗神经元抗体等。SLE 患者还常出现血清类风湿因子阳性。

3. 诊断标准

诊断标准目前普遍采用美国风湿病学会 1997 年推荐的 SLE 分类标准。SLE 分类标准的 11 项中符合 4 项或 4 项以上者，可诊断 SLE。其敏感性和特异性均＞90%。

美国风湿病学院推荐的 SLE 分类标准（1997 年）如下。

（1）颊部红斑　固定红斑，扁平或隆起，在两颧突出部位。

（2）盘状红斑　片状隆起于皮肤的红斑，黏附有角质脱屑和毛囊栓；陈旧病变可发生萎缩性瘢痕。

（3）光过敏　对日光有明显的反应，引起皮疹，从病史中得知或医生观察到。

（4）口、鼻部溃疡　经医生观察到的口腔或鼻咽部溃疡，一般为无痛性。

（5）关节炎　非侵蚀性关节炎，累及 2 个或更多的外周关节，有压痛，肿胀或积液。

（6）浆膜炎　胸膜炎或心包炎。

（7）肾脏病变　尿蛋白＞0.5g/24h 或 +++，或管型（红细胞、血红蛋白、颗粒或混合管型）。

（8）神经病变　癫痫发作或精神病，除外药物或已知的代谢紊乱。

（9）血液学疾病　溶血性贫血，或白细胞减少，或淋巴细胞减少，或血小板减少。

（10）免疫学异常　抗 ds-DNA 抗体阳性，或抗 Sm 抗体阳性，或抗磷脂抗体阳性（后者包括抗心磷脂抗体或狼疮抗凝物阳性或至少持续 6 个月的梅毒血清试验假阳性的三者中具备一项阳性）；

（11）抗核抗体　在任何时候和未用药物诱发“药物性狼疮”的情况下，抗核抗体滴度异常。

【鉴别诊断】

（1）类风湿关节炎　SLE 较类风湿关节炎发病年龄为早，多为青年女性，关节病变的表现如疼痛、肿胀、晨僵等均较类风湿关节炎患者轻且持续时间短；免疫学检查发现抗 ds-DNA 抗体、抗 Sm 抗体则高度提示 SLE 的诊断。

（2）多发性肌炎或皮肌炎　一些 SLE 患者可出现类似多发性肌炎或皮肌炎的症状，易与之相混淆，但 SLE 患者的肌痛多较轻，肌酶谱多为正常，肌电图也无特异性的改变。另一方面，多发性肌炎或皮肌炎患者肾脏病变和神经系统表现较少见，抗 ds-DNA 抗体和抗 Sm 抗体均为阴性，可将二者区别开来。

（3）混合性结缔组织病（MCTD）　MCTD 临床表现有雷诺现

象、关节痛或关节炎、肌痛，肾脏、心、肺、神经系统均可受累，ANA 呈现高滴度斑点型，但与 SLE 相比，MCTD 双手肿胀、肌炎、食管运动障碍和肺受累更为多见。

（4）系统性硬化（SSc） 系统性硬化可累及全身多个系统，尤以雷诺现象、皮肤、肺部、消化道和肾脏表现突出，ANA 阳性率很高，但其皮肤表现特异，肺部受累多见，可有抗 Scl-70 抗体阳性，而血液系统受累极少见，一般无抗 Sm 抗体阳性，可与 SLE 鉴别。

【西医治疗】

1. 治疗策略

SLE 目前还没有根治的办法，但恰当的治疗可以使大多数患者达到病情的完全缓解。强调早期诊断和早期治疗，以避免或延缓不可逆的组织脏器的病理损害。

2. 一般治疗

急性活动期以卧床休息为主，慢性期或病情稳定者可从事适当的社会活动和参加适度的锻炼。避免劳累、情绪紧张，避免暴露于强阳光下，夏天户外活动要戴帽子和穿长袖衣服。应激状态，如手术、感染、分娩、精神创伤等都可使病情加重，应给以相应的处理。避免应用能加重或诱发本病的药物。

3. 药物治疗

（1）轻度 SLE 的药物治疗

① 非甾体抗炎药（NSAID）可用于控制关节炎（参见类风湿关节炎）。

② 羟氯喹 0.2～0.4g/d po qd～bid

说明：推荐长期使用羟氯喹作为基础治疗。建议对患者进行眼部相关风险评估，高风险患者建议每年进行 1 次眼底检查，低风险者建议服药第 5 年起每年进行 1 次眼底检查。另外有心脏病病史者，特别是心动过缓或有传导阻滞者慎用。当无法控制病情时可加用小剂量糖皮质激素（泼尼松＜10mg/d）。

（2）中度SLE　给予中等剂量糖皮质激素［泼尼松0.5～1mg/（kg·d）］治疗，若难以控制病情，可增加糖皮质激素的量，并联合使用免疫抑制剂。

（3）重度SLE的治疗主要分两个阶段，即诱导缓解和巩固治疗。

① 糖皮质激素

泼尼松30～60mg po qd

说明：具有强大的抗炎作用和免疫抑制作用，是治疗SLE的基础药。重型SLE的标准剂量是泼尼松1mg/（kg·d），每日分2～3次口服。在治疗过程中应同时或适时加用免疫抑制药，如环磷酰胺、硫唑嘌呤等的其中之一，以便更快地诱导病情缓解和巩固疗效，必要时甲泼尼龙冲剂治疗（甲泼尼龙500～1000mg/d，静脉滴注，连用3天为一个疗程）。

② 环磷酰胺　是治疗重症SLE的有效的药物之一，尤其是在狼疮性肾炎和血管炎的患者中，环磷酰胺与糖皮质激素联合治疗能有效地诱导疾病缓解，阻止和逆转病变的发展，改善远期预后。目前普遍采用的标准环磷酰胺冲击疗法是：0.5～1.0g/m^2体表面积，加入生理盐水中静脉滴注，每月1次。多数患者6～12个月可以缓解病情而进入巩固治疗阶段。

③ 硫唑嘌呤　在控制肾脏和神经系统病变效果不及环磷酰胺冲击疗法，常作为糖皮质激素＋环磷酰胺诱导缓解后的维持治疗用药。用法每日1～2.5mg/kg，常用剂量50～100mg/d。副作用包括骨髓抑制、胃肠道反应、肝功能损害等。

④ 甲氨蝶呤　主要用于关节炎、肌炎、浆膜炎和皮肤损害为主的SLE，长期用药耐受性较佳。剂量10～15mg每周1次。主

要副作用有胃肠道反应、口腔黏膜糜烂、肝功能损害、骨髓抑制，偶见甲氨蝶呤肺炎。

⑤ 环孢素　对狼疮性肾炎有效，可用环孢素每日剂量3～5mg/kg，分两次口服。用药期间注意肝肾功能及高血压、高尿酸血症、高钾血症等。

⑥ 静注人免疫球蛋白　一方面对SLE本身具有免疫治疗作用，另一方面具有非特异性的抗感染作用，可以对大剂量免疫抑制剂所致的免疫力损伤起到一定的保护作用，是重症狼疮治疗的重要组成部分。剂量为每日0.4g/kg，静脉滴注，连续3～5天为1个疗程。

【转诊指征】

（1）系统性红斑狼疮病情活动期。

（2）轻型系统性红斑狼疮口服药物病情不缓解且病情进展者。

（3）系统性红斑狼疮并脏器损害或血管炎改变。

（4）系统性红斑狼疮合并感染、电解质紊乱等。

【中医治疗】

1. 辨证论治

（1）热毒炽盛证

主症：高热持续不退，面部及手部红斑，斑色紫红，关节疼痛，口疮，烦躁口渴，甚则神昏、咯血、尿血或便血，小便短赤，舌红绛，苔黄，脉洪数或弦数。

治法：清热泻火，凉血解毒。

处方：清瘟败毒饮加减，生石膏20g、玄参15g、金银花15g、生地黄30g、黄连10g、黄芩12g、牡丹皮10g、赤芍15g、连翘20g、蒲公英30g、知母10g、水牛角粉（冲服）6g。

（2）风湿痹阻证

主症：四肢关节疼痛，或伴肿胀，或痛无定处，关节屈伸不利，周身皮疹时现，肌肉酸痛，或见发热，恶风，关节重着僵硬，舌淡红，苔白，脉滑或弦。

治法：祛风除湿，通络止痛。

处方：大秦艽汤加减，秦艽 15g、川芎 15g、当归 10g、白芍 10g、细辛 3g、羌活 10g、防风 10g、黄芩 10g、生石膏（先煎）20g、白芷 10g、白术 10g、生地黄 10g、熟地黄 10g、茯苓 10g、独活 10g、甘草 6g。

（3）肝肾阴虚证

主症：腰膝酸软，脱发，眩晕耳鸣，乏力，口燥咽干，视物模糊，或有低热，斑疹鲜红，盗汗，五心烦热，关节肌肉隐痛，月经不调或闭经，舌红，苔少或有剥脱，脉细或细数。

治法：滋养肝肾。

处方：左归丸加减，熟地黄 15g、山药 15g、枸杞 10g、山茱萸 12g、川牛膝、菟丝子 15g、鹿角胶 10g、龟胶 10g、墨旱莲 15g、女贞子 15g。

（4）脾肾阳虚证

主症：面部及肢体水肿，面色不华，精神疲惫，肢冷畏寒，腰膝酸软，倦怠乏力，纳呆，小便短少，舌淡胖苔白，脉沉细弱。

治法：补脾益肾，温阳利水。

处方：金匮肾气丸合附子理中汤加减，制附子 10g、黄芪 15g、白术 12g、熟地黄 15g、山茱萸 12g、山药 15g、茯苓 15g、泽泻 15g、怀牛膝 12g、干姜 10g、甘草 6g。

（5）气血亏虚证

主症：神疲乏力，心悸气短，健忘失眠，多梦，面色不华，肢体麻木，月经量少色淡，或闭经，舌淡，苔薄白，脉细弱。

治法：益气养血。

处方：八珍汤加减，党参 15g、白术 10g、茯苓 10g、熟地黄 10g、当归 10g、白芍 10g、川芎 15g、甘草 6g。

（6）水瘀互结证

主症：面浮肢肿，久不消退或反复发作，腰部刺痛或伴有反复尿中隐血，面部有色素沉着，皮肤瘀点、瘀斑，或有关节疼痛，固定不移，入夜尤甚，肢端青紫，甲床暗黑，胸胁刺痛，月经不调，纳差不欲食，口干不欲饮，尿少，舌质暗，有瘀斑，脉弦涩。

治法：活血化瘀，化气利水。

处方：桃红四物汤合五苓散加减，桃仁 10g、红花 6g、熟地黄 10g、当归 10g、白芍 10g、川芎 15g、泽泻 10g、白术 10g、茯苓 10g、猪苓 15g、桂枝 10g、甘草 6g。

2. 针灸治疗

（1）取穴一　风池、间使、华佗夹脊之胸 3、胸 7、胸 11、足三里。

（2）取穴二　大椎、合谷、华佗夹脊之胸 5、胸 9、腰 1、复溜。

3. 中成药

（1）雷公藤多苷片 10～20mg po tid

（2）昆明山海棠片 2～4 片 po tid

【预防及健康指导】

社区防治的主要目标是教育人们正确认识系统性红斑狼疮，教育患者树立战胜疾病的信心，与医生配合，合理、规范地治疗，并给予患者相应安慰、心理治疗，指导患者的衣、食、住、行，合理的体育锻炼。避免诱发、加重系统性红斑狼疮复发的因素。

第八章
血液、造血系统疾病

第一节　贫血

贫血是指外周血单位容积内血红蛋白量（Hb）、红细胞（RBC）数和（或）血细胞比容（Hct）低于相同年龄、性别和地区的正常标准。中医认为本病归属“虚劳”“虚损”“血虚”“血证”“萎黄”等范畴。

贫血在世界各地属常见病，在发展中国家贫血问题尤为突出。我国缺铁性贫血的患病率在6个月至2岁婴幼儿中为33.8%～45.7%，育龄妇女为11.39%，妊娠3个月以上妇女为19.28%，10至17岁青少年为9.84%。巨幼细胞性贫血具有地区性，我国以山西和陕西省等西北地区较多见，患病率可达5.3%。再生障碍性贫血年发病率为0.74/10万人口，各年龄组均可发病，但以青壮年多见，男性发病率略高于女性。

【诊断要点】

（1）皮肤黏膜苍白是贫血最常见的症状，贫血的其他皮肤改变还有干枯无华，弹性及张力降低。

（2）缺铁性贫血时，指甲可呈反甲或匙状甲。

（3）诊断标准　在海平面地区，成年男性血红蛋白＜120g/L，红细胞＜4.5×10^{12}/L及血细胞比容＜0.42；成年女性血红蛋白<110g/L，红细胞<4.0×10^{12}/L，血细胞比容<0.37；孕妇血红蛋白<100g/L，红细胞比容<0.30。男性成人Hb<120g/L，女性（非妊娠）Hb<110g/L，孕妇Hb<100g/L作为诊断标准。

（4）国内划分贫血严重程度的血红蛋白标准如下：Hb≤30g/L为极重度，Hb在31～60g/L为重度，Hb在61～90g/L为中度，Hb>90g/L与低于正常参考值下限之间为轻度。

（5）常见贫血

① 缺铁性贫血　是指体内贮存铁不足，影响血红蛋白合成所引起的一种小细胞低色素性贫血。

② 巨幼细胞性贫血　是由于叶酸和（或）维生素B_{12}缺乏引起的贫血。

③ 再生障碍性贫血　是指由于骨髓功能衰竭，造成全血细胞减少的一种疾病。临床上以红细胞、粒细胞和血小板减少所致的贫血、感染和出血为特征。再生障碍性贫血发生与造血干细胞缺陷、造血微环境缺陷、免疫功能紊乱等有关。

④ 阵发性睡眠性血红蛋白尿　是一种后天获得性红细胞膜缺陷引起的溶血病。临床上以间歇发作的睡眠后血红蛋白尿为特征。

⑤ 溶血性贫血　溶血性贫血是由于红细胞破坏速率增加（寿命缩短），超过骨髓造血的代偿能力而发生的贫血。骨髓有6～8倍的红系造血代偿潜力。

（6）贫血的细胞形态学诊断标准　见表8-1。

表8-1　贫血的细胞形态学分类标准

类型	MCV/fL	MCH/pg	MCHC/%
大细胞性贫血	>100	>32	32～35
正常细胞性贫血	80～100	26～32	32～35
单纯小细胞性贫血	<80	<26	32～35
小细胞低色素性贫血	<80	<26	<32

【西医治疗】

1. 贫血治疗原则

首先强调病因的治疗。尽快纠正出血的原因，才能彻底治愈出血性贫血。诊断为药物性贫血，应立即停药并绝对避免再次用药，则为最有效的措施。缺乏造血原料的贫血，如缺铁性贫血和营养性巨幼细胞性贫血等，应积极补充造血原料，如铁剂、维生素 B_{12} 和叶酸等可获得良好的疗效。免疫抑制药用于自身免疫性溶血性贫血，近期疗效较好。

2. 药物治疗

（1）缺铁性贫血

① 硫酸亚铁 0.3～0.6g po tid

② 右旋糖酐铁 25～50mg po tid

③ 福乃得 1 片 po qd

④ 右旋糖酐铁　首次剂量 50mg 肌内注射，如无明显不良反应，第二次注射 100mg（每日量不宜超过 100mg），每日或隔日一次，直至完成总剂量。

说明：多数患者对口服铁剂耐受良好。少数患者可出现消化道刺激症状，如恶心、烧心、胃肠痉挛及腹泻等，可从小剂量开始，数天后增至全剂量。铁剂与进餐同时或餐后服用可减轻其副作用，但亦减少其吸收。饮茶影响铁的吸收，故不应同时服用。维生素 C 有助于铁吸收，可配伍应用。血红蛋白正常后，仍应继续服用铁剂 3～6 个月，以补足机体铁储备，防止复发。

注射铁剂治疗仅限于不能口服铁剂的患者，其副作用较多且严重，应严格掌握适应证：①不能耐受口服铁剂；②原有消化道疾病，口服铁剂加重病情，如溃疡性结肠炎、胃十二指肠溃疡等；③消化道吸收障碍，如胃十二指肠切除术后、萎缩性胃炎等；④铁丢失（失血）过快，口服铁剂补充不及；⑤因治疗不能维持铁平衡，如血液透析。注射铁剂治疗前应计算总剂量，计算公式为：补铁总剂量（mg）=［150−患者血红蛋白（g/L）］× 体重（kg）×0.33。常用注射铁剂是右旋糖酐铁，深部肌内注射。

（2）巨幼细胞性贫血

① 叶酸 5mg po tid

② 维生素 B_{12} 100μg im qd

说明：如伴有维生素 B_{12} 缺乏，单用叶酸可加重神经系统症状，应同时合用维生素 B_{12} 肌注，2 周后改为每周 2 次，连用 4 周或直至血红蛋白及红细胞恢复正常。大多数患者血常规在 1～2 个月内恢复正常。

（3）再生障碍性贫血

① 丙酸睾丸酮 50～100mg im qd/qod（疗程不短于 4 个月）

② 司坦唑醇（康力龙）2～4mg po id（疗程不短于 4 个月）

③ 抗胸腺细胞球蛋白（ATG）2.5～5.0mg/（kg・d）vdrip（共 5 天）

④ 抗淋巴细胞球蛋白（ALG）10～15mg/（kg・d）vdrip（共 5 天）

⑤ 环孢素 3～6mg/（kg・d），多数患者需要长期维持治疗，维持量 2～5mg/（kg・d），出现疗效后最好能维持治疗 2 年。

⑥ 泼尼松 5～10mg po tid（连用 4～6 周），维持量 10～15mg po qd

说明：雄激素适用于慢性轻中度贫血的患者，对儿童的疗效优于成人。ALG/ATG 应用前先做过敏试验，1mg 置 100mL 生理盐水静滴 1h，如无反应，然后缓慢从大静脉内静滴，全量在 12～18h 内滴完；同时静滴氢化可的松（100～200mg），1/2 剂量在 ALG/ATG 静注前，另 1/2 在静注后，患者最好给予保护性隔离。为预防血清病，宜在第 5 天后口服泼尼松 1mg/（kg・d），第 15 天后减半，第 30 天后停用。疗效要 3 个月后评价。应用环孢素时需检测环孢素浓度，其安全有效血浓度范围为 300～500ng/mL。主要副作用为血肌酐上升，多毛，血压升高，肝功能损害等。

⑦ 异基因骨髓移植　适用于急性或重型再障，且有 HLA 相合供髓者的年轻患者（<40 岁）。50%～70% 的患者移植后可获长期生存。

（4）阵发性睡眠性血红蛋白尿

① 铁剂（见缺铁性贫血）　常规剂量的 1/3～1/10 口服，如有溶血发作，即应停药。

② 碳酸氢钠 0.5g po tid

③ 泼尼松 40～60mg po qd

④ 维生素 E 0.1g po tid

⑤ 达那唑 200～600mg po qd

⑥ 输血　以纠正严重贫血，应输注洗涤红细胞。

说明：长期血红蛋白尿或含铁血黄素尿可造成缺铁。因 PNH 红细胞对铁剂的氧化损伤作用颇为敏感，有诱发溶血之虞，故宜小剂量治疗（常规剂量的 1/3～1/10），如有溶血发作，即应停药。应用雄激素时注意监测肝肾功能及血压变化。

（5）自身免疫性溶血性贫血

① 泼尼松，开始剂量 1～1.5mg/（kg·d），分早、晚两次口服。

② 环磷酰胺 1.5～2mg/（kg·d），分早、晚两次口服。可先与糖皮质激素合用 3 个月，然后停用激素，单纯用免疫抑制剂 6 个月，再逐渐减量停药。

③ 脾切除。

说明：泼尼松治疗有效者 1 周左右血红蛋白上升，每周可升高 20～30g/L。血红蛋白恢复正常后维持原剂量 1 个月，然后逐渐减量。减量速度酌情而定，一般每周 5～10mg，待减至每日 15mg 以下时，需低剂量维持至少 3～6 个月。约 80% 以上的患者糖皮质激素治疗有效。糖皮质激素足剂量治疗 3 周病情无改善者应视为治疗无效。激素治疗无效或维持量每日超过 15mg 者应考虑更换其他疗法。长期应用糖皮质激素副作用包括激素面容、感染倾向、高血压、溃疡病、糖尿病、体液潴留和骨质疏松等。

【转诊指征】

（1）重度贫血患者（Hb≤60g/L）。

（2）再生障碍性贫血患者。

（3）贫血合并血小板＜30×10^9/L。

（4）阵发性睡眠性血红蛋白尿、溶血性贫血患者需输血治疗时。

（5）中度贫血合并心脏病患者。

（6）阵发性睡眠性血红蛋白尿合并血栓形成患者。

（7）急性血管内溶血患者。

（8）原因不明的贫血患者。

【中医治疗】

1. 缺铁性贫血

（1）辨证论治

① 脾气虚证

主症：面色㿠白或萎黄，神疲乏力，纳少便溏，舌质淡、苔薄腻，脉沉细。

治法：益气健脾。

处方：香砂六君子汤合当归补血汤加减，黄芪 15g、白术 12g、茯苓 18g、党参 15g、半夏 9g、当归 12g、鸡内金 12g、神曲 12g、木香 9g、砂仁 6g、甘草 9g。

② 心脾两虚证

主症：面色苍白，倦怠乏力，头晕心悸，失眠，少气懒言，食欲不振，毛发干脱，爪甲脆裂，舌质淡胖、苔薄，脉濡细。

治法：益气养血，健脾安神。

处方：归脾汤或八珍汤加减，党参 15g、黄芪 15g、白术 12g、当归 12g、熟地黄 15g、陈皮 12g、炒酸枣仁 18g、大枣 9g、炙甘草 12g。

③ 脾肾阳虚证

主症：面色萎黄或苍白无华，形寒肢冷，唇甲苍白，周身水肿，甚则有腹水，心悸气短，耳鸣眩晕，大便溏薄或有五更泻，小便清长，男子阳痿，女子闭经，舌质淡或有齿痕，脉沉细。

治法：温补脾肾。

处方：实脾饮合四神丸加减，黄芪 15g、白术 12g、茯苓 18g、附子（先煎）9g、大腹皮 12g、厚朴 9g、补骨脂 12g、菟丝子 12g、鹿角胶（烊化）15g、当归 12g、甘草 9g。

（2）常用中成药

① 小温中丸 1.5～3g po tid

② 伐木丸 1.5g po tid

③ 绛矾丸 1.5～3g po tid

④ 枣矾丸 1 丸 po bid

【预防】

主要针对高发人群，如婴幼儿的合理喂养，妊娠期或哺乳期妇女的铁剂补充。改善饮食结构，多吃动物性食品。铁强化食品在发达国家已普遍采用，国内亦应提倡推行。

2. 巨幼细胞性贫血

（1）辨证论治

① 心脾两虚证

主症：面色苍白，疲乏无力，食少纳呆，腹胀便溏，心悸怔忡，少眠多梦，口干舌痛，舌质干红，少苔或无苔，脉细数。

治法：健脾益气，养心安神。

处方：归脾汤加减，党参15g、黄芪15g、白术12g、炒酸枣仁18g、当归12g、龙眼肉15g、熟地黄12g、白芍12g、五味子12g、甘草9g。

② 气血两虚证

主症：面色苍白，疲乏无力，头晕耳鸣，眼花，心悸，肌肤甲错，头发稀疏，月经失调，经量减少，舌质淡或红，无苔，或镜面舌，脉细数无力。

治法：补气养血。

处方：八珍汤加减，党参15g、黄芪15g、白术12g、当归12g、熟地黄15g、陈皮12g、白芍12g、五味子12g、大枣9g。

③ 脾肾两虚证

主症：头晕耳鸣，心悸气促，腰酸腿软，畏寒肢冷，腹胀便溏，尿频或夜尿增多，下肢麻木不仁，舌质淡，苔薄或无苔，脉沉细。

治法：健脾益肾。

处方：十四味建中汤加减，党参15g、黄芪15g、白术12g、熟地黄15g、白芍12g、麦冬15g、肉桂6g、肉苁蓉15g、半夏9g、甘草9g。

（2）其他疗法

足穴按摩：取肾上腺、肾、输尿管、膀胱、心、脾、大脑、垂体、小肠各反射区进行按摩。

【预防】

加强营养知识的宣传教育，提高群众卫生保健意识，有助于营养性巨幼细胞性贫血的预防。易发人群如婴幼儿和孕妇应注意合理饮食，必要时补充相关维生素。

3. 再生障碍性贫血

（1）辨证论治

① 肾阴虚证

主症：症见心悸、气短、周身乏力、面色苍白无华、唇淡、低热、手脚心热、盗汗、口渴思饮、大便干结，舌质淡，舌尖红，苔薄，脉细数。

治法：滋阴补肾。

处方：大菟丝子饮加减，菟丝子 15g、女贞子 15g、枸杞子 12g、熟地黄 12g、何首乌 12g、山茱萸 12g、墨旱莲 18g、补骨脂 15g。

② 肾阳虚证

主症：症见心悸、气短、周身乏力、面色苍白无华、唇淡，伴有怕冷喜温、手脚冰冷、腰酸、夜尿频、大便溏薄、面浮肢肿、多无出血或轻度出血，舌体胖嫩，舌质淡，苔薄白，脉细无力。

治法：补肾助阳。

处方：桂附八味丸加减，制附子 10g、肉桂 6g、山茱萸 15g、山药 15g、牡丹皮 15g、茯苓 12g、泽泻 10g、淫羊藿 12g、仙茅 12g、补骨脂 15g、菟丝子 12g。

③ 肾阴阳两虚证

主症：阴阳两虚证候兼有者。

治法：滋阴助阳。

处方：右归饮加减，淫羊藿 12g、补骨脂 12g、肉苁蓉 12g、巴戟天 12g、熟地黄 15g、何首乌 15g、枸杞子 12g。

（2）常用中成药

① 再障生血片 4 片 po tid

② 益血生 4 片 po tid

③ 血宁胶囊 4 片 po tid

【预防】

有病因可寻的继发性再障患者应避免对有害因素的继续接触。强化劳动保护法规，提高个人防护意识，减少或杜绝暴露于有害因素的机会。

4. 陈发性睡眠性血红蛋白尿

（1）气血两虚证

主症：面色㿠白或萎黄，气短乏力，头晕心悸，神疲懒言，或巩膜轻度黄染，唇淡，舌体胖，舌质淡，苔白，脉细。

治法：益气养血。

处方：八珍汤或补中益气汤加减，黄芪 20g、党参 10g、白术 10g、当归 10g、熟地黄 10g、茯苓 10g、茵陈 10g、甘草 10g。

（2）脾肾两虚证

主症：面色无华，四肢无力，腰酸腿软，便溏，夜尿频数，纳食不振，畏寒，舌体胖，舌质淡，苔白，脉沉细。

治法：补肾健脾。

处方：十四味建中汤加减，党参 15g、黄芪 15g、白术 12g、熟地黄 15g、白芍 12g、麦冬 15g、肉桂 6g、肉苁蓉 15g、半夏 9g、甘草 9g、补骨脂 10g。

（3）湿热内蕴证

主症：巩膜及皮肤黄染，尿呈茶色或酱油色，便干，倦怠乏力，食少恶心，或有发热，舌质淡，苔黄腻，脉滑数。

治法：清热利湿，佐以益气养血。

处方：茵陈五苓散加减，茵陈 20g、茯苓 10g、猪苓 10g、白术 10g、泽泻 10g、木通 6g、栀子 10g、夏枯草 10g、桂枝 10g、黄芪 20g、当归 10g、甘草 10g。

【预防】

诱发血红蛋白尿的诱因依次为：上呼吸道感染和各种不明原

因的发热、劳累、各种药物（如铁剂、去痛片、磺胺药等），因此应尽量避免以上因素、慎用酸性过高的食物和药物。

5. 自身免疫性溶血性贫血

（1）湿热内蕴证

主症：巩膜及皮肤黄染，尿呈茶色或酱油色，便干，倦怠乏力，头晕、心悸，或有发热，口渴而不思饮，舌质淡，苔黄腻，脉濡数。

治法：清热利湿。

处方：茵陈五苓散加减，茵陈20g、茯苓10g、猪苓10g、白术10g、泽泻10g、木通6g、栀子10g、当归10g、甘草10g。

（2）气血两虚证

主症：面色黄白或萎黄，气短乏力，心悸头晕，自汗，神疲懒言，尿色多清，兼有湿热者白睛可有轻度发黄，唇淡，舌体胖，舌质淡，苔薄白，脉细。

治法：益气养血。

处方：八珍汤加减，黄芪20g、党参10g、白术10g、当归10g、熟地黄10g、茯苓10g、白芍12g、川芎12g、阿胶（烊化）12g、甘草10g。

（3）脾肾两虚证

主症：头晕耳鸣，纳少便溏，腰酸腿软，其阴虚者有五心烦热，舌红少苔，脉细数；阳虚者有怯寒肢冷，舌体胖，边有齿痕，苔白，脉细数。

治法：补益脾肾。

处方：四君子汤合六味地黄丸加减，党参12g、白术12g、茯苓12g、熟地黄12g、山药10g、山茱萸10g。

（4）气滞血瘀证

主症：腹有癥积，推之不移，肋胁作胀，舌质暗，或有瘀斑，脉细。

治法：理气化瘀。

处方：血府逐瘀汤加减，柴胡 12g、枳壳 10g、当归 12g、赤芍 9g、川芎 10g、桃仁 9g、红花 9g、香附 9g、莪术 9g、鳖甲（先煎）15g。

【预防】

冷凝集素病、冷性血红蛋白尿患者应避免受凉，通常的裸露部位也不应忽视。温抗体型自身免疫性溶血性贫血（AIHA）溶血的发作无明显诱因，部分患者的发作与外伤、手术、妊娠、精神刺激等有关，应尽量避免。

第二节　急性白血病

急性白血病是血液系统的一种恶性疾病或称为血癌。中医认为本病属于“急劳”“热劳”“虚劳”“血证”的范畴。

我国白血病发病率为 2.76/10 万。在恶性肿瘤死亡率中，白血病居第 6 位（男性）和第 8 位（女性），在儿童及 35 岁以下成人中则居第 1 位。我国急性白血病比慢性白血病多见（约 5.5∶1），其中急性髓系细胞白血病最多（1.62/10 万），其次为急性淋巴细胞白血病（0.69/10 万），慢性髓系细胞白血病（0.36/10 万），慢性淋巴细胞白血病少见（0.05/10 万）。男性发病率略高于女性（1.81∶1）。成人急性白血病中以急性髓系细胞白血病最多见。儿童中以急性淋巴细胞白血病较多见。慢粒白血病随年龄增长而发病率逐渐升高。

【诊断要点】

（1）大多数患者起病急骤，病情进展快，就诊时可有发热、皮下出血、贫血、胸闷、气短、关节疼痛等临床表现，可见肝、脾、淋巴结肿大，齿龈肿胀、巨舌等体征。

（2）大多数患者白细胞数增多，疾病晚期增多更显著。最高者可超过 $100\times10^9/L$，也有不少患者的白细胞计数在正常水平或减少，低者可 $<1.0\times10^9/L$。

（3）诊断标准　血或骨髓原始粒（或单核）细胞≥20%，可诊断为 AML［急性髓系白血病（AML），也称为急性非淋巴细胞白血病（ANLL）］。

（4）急性白血病分类　可分为急性淋巴细胞白血病及急性非淋巴细胞白血病两型。急性淋巴细胞白血病还可分成 L_1、L_2、L_3 三种亚型，急性非淋巴细胞白血病则分为 M_0、M_1、M_2、M_3、M_4、M_5、M_6、M_7 八种亚型。

【鉴别诊断】

（1）骨髓增生异常综合征　该疾病的 RAEB 及 RAEB-T 型除病态造血外，外周血中有原始细胞和幼稚细胞，全血细胞减少和染色体异常，易与白血病相混淆。但骨髓中原始细胞不到 20%。

（2）类白血病反应　严重的感染可出现类白血病反应，白细胞明显增多。但可找到感染病灶，抗感染治疗有效。一般无贫血和血小板减少。骨髓检查无异常增多的原始细胞，碱性磷酸酶活力显著增高。

（3）再生障碍性贫血及特发性血小板减少性紫癜的血常规与白细胞不增多性白血病可能混淆，但肝、脾、淋巴结不大，骨髓象无异常增多的白血病细胞。

（4）急性粒细胞缺乏症恢复期　在药物或某些感染引起的粒细胞缺乏症的恢复期，骨髓中早幼粒细胞明显增加。但该症多有明确病因，血小板正常，早幼粒细胞中无 Auer 小体。短期内骨髓成熟粒细胞恢复正常。

【西医治疗】

1. 治疗目的和方法

目的是达到完全缓解并延长生存期。所谓完全缓解，即白血病的症状和体征消失，Hb≥100g/L（男）或90g/L（女性及儿童），外周血中性粒细胞≥1.0×10^9/L，血小板≥100×10^9/L，外周血原始细胞及髓外病灶消失，骨髓原始细胞≤5%，红细胞及巨核细胞系列正常。目前主要采用联合化疗治疗白血病，化疗实施的原则为早治、联合、充分、间歇、分阶段。

2. 急性髓系白血病的治疗方案

（1）诱导治疗

① 常规的诱导治疗方案　标准剂量阿糖胞苷（Ara-C）100～200mg/（m^2·d）第1～7d联合去甲氧柔红霉素（IDA）12mg/（m^2·d）第1～3d或柔红霉素（DNR）60～90mg/（m^2·d）第1～3d。

② 含中剂量Ara-C的诱导治疗方案　高三尖杉酯碱（HHT）2mg/（m^2·d）第1～7d，DNR 40mg/（m^2·d）第1～3d，Ara-C前4d为100mg/（m^2·d），第5、6、7天为1 g/（m^2·12h）。

（2）缓解后治疗

① 预后良好组　大剂量Ara-C［3g/（m^2·12h），6个剂量］，3～4个疗程，单药应用。

② 预后中等组

a. 异基因造血干细胞移植。寻找供者期间行1～2个疗程的中大剂量Ara-C为基础的化疗或标准剂量化疗。

b. 中大剂量Ara-C［1.5～3g/（m^2·12h），6个剂量］，3～4个疗程，单药应用。

③ 预后不良组

a. 尽早行异基因造血干细胞移植。寻找供者期间行1～2个疗程的中大剂量Ara-C为基础的化疗或标准剂量化疗。

b. 无条件移植者予中大剂量Ara-C［1.5～3g/（m^2·12h），6个剂量］，3～4个疗程，单药应用。

3. 急性淋巴细胞白血病的治疗方案

（1）Ph阴性-ALL（Ph^--ALL）的治疗

① 诱导治疗　一般以4周方案为基础。年轻成人和非老年

ALL 至少应予长春新碱（VCR）或长春地辛（VDS）、蒽环 / 蒽醌类药物［如柔红霉素（DNR）、去甲氧柔红霉素（IDA）、阿霉素（ADM）、米托蒽醌（MIT）等］、糖皮质激素（如泼尼松（pred）、地塞米松等）为基础的方案（如 VDP、VIP）诱导治疗。推荐采用 VDP 联合环磷酰胺（CTX）和门冬酰胺酶（L-Asp）组成的 VD（C）LP 方案，也可以采用 Hyper-CVAD 方案。

② 缓解后的治疗　一般应给予多疗程的治疗，药物组合包括诱导治疗使用的药物（如长春碱类药物、蒽环类药物、糖皮质激素等）、MTX、Ara-C、6-MP、ASP 等。缓解后治疗可以包括 1~2 个疗程再诱导方案（如 VDLP 方案），MTX 和 Ara-C 为基础的方案各 2～4 个疗程。

③ 维持治疗　6-MP 60～75mg/m^2 每日 1 次，MTX 15～20mg/m^2 每周 1 次。

（2）Ph 阳性 -ALL（Ph^+-ALL）的治疗

① 非老年（年龄 60 岁的患者）Ph+-ALL 的治疗

a. 诱导缓解治疗：诱导化疗和 Ph^--ALL 一样，建议予 VCR 或长春地辛、蒽环 / 蒽醌类药物、糖皮质激素为基础的方案（如 VDP）诱导治疗，可以联合 CTX（组成 VDCP 方案）。一旦融合基因（PCR 方法）或染色体核型 / 荧光原位杂交（FISH）证实为 Ph/BCR-ABL1 阳性 ALL 则进入 Ph^+-ALL 治疗序列。自确诊之日起即可以加用（或酌情于第 8 或 15 天开始）酪氨酸激酶抑制剂（TKI，伊马替尼 400～600 mg/d、达沙替尼 100～140 mg/d）。

b. 缓解后治疗：Ph^+-ALL 的缓解后治疗原则上参考一般 Ph^--ALL 的治疗，应保证 TKI 的用药（TKI 优先推荐持续应用，至维持治疗结束）；无条件应用 TKI 或多种 TKI 不耐受的患者按一般 Ph^--ALL 的方案治疗。

c. 维持治疗：可以应用 TKI 治疗者，用 TKI 为基础的维持治疗，至 CR 后至少 2 年。不能坚持 TKI 治疗者，采用干扰素维持治疗，300 万 U/ 次，隔日 1 次，缓解后至少治疗 2 年。

② 老年 Ph^+-ALL（年龄≥60 岁）的治疗　TKI 优先推荐持续应用，至维持治疗结束。

a. 诱导治疗：TKI+ 糖皮质激素；TKI+ 多药化疗。

b. 缓解后的治疗：继续 TKI+ 糖皮质激素，或 TKI+ 化疗巩固。

c. 维持治疗：参考非老年患者的维持治疗方案进行维持治疗。

【转诊指征】

（1）不明原因发热患者。

（2）不明原因皮下出血或牙龈出血，月经量增多患者。

（3）短期内出现的全身乏力迅速加重患者。

（4）不明原因出现浅表淋巴结肿大患者。

（5）不明原因骨痛患者。

（6）白细胞异常升高或降低，合并贫血、血小板减少患者。

【中医治疗】

1. 辨证论治

（1）气血两虚证

主症：以贫血症状为主，见面色苍白，头晕心悸，疲乏无力，低热，手足心热，自汗，盗汗，舌质淡，脉细数。

治法：益气补血滋阴。

处方：八珍汤加减，黄芪 12g、党参 12g、当归 9g、生地黄 12g、熟地黄 15g、天冬 15g、何首乌 15g、龟甲（先煎）15g、浮小麦 20g、土茯苓 30g、半枝莲 20g。

（2）热毒炽盛证

主症：以发热为主，有或无明显感染灶，伴有贫血，轻度出血，胸骨压痛，周身不适，或肝、脾大，舌苔黄少津，脉数或弦数。

治法：清热解毒。

处方：清瘟败毒散加减，石膏（先煎）30g、生地黄 12g、黄连 9g、栀子 12g、桔梗 9g、黄芩 12g、知母 12g、赤芍 12g、玄参 12g、连翘 12g、牡丹皮 9g、竹叶 9g、甘草 9g。

（3）热入营血证

主症：以出血症状为主，发热轻或重，有皮肤瘀斑，甚至唇舌有血疱、咯血、吐血、便血等。或有淋巴结、肝、脾大，舌苔薄黄，舌质红绛，脉细数。

治法：清热解毒，凉血止血，佐以扶正。

处方：犀角地黄汤加减，水牛角 20g、生地黄 12g、白芍 12g、牡丹皮 12g、栀子 12g、山豆根 9g、白花蛇舌草 18g、半枝莲 15g、墨旱莲 12g、女贞子 15g、黄芪 15g、紫草 12g。

（4）瘀血痰阻证

主症：面色晦暗，皮肤甲错，痛有定处，淋巴结、肝、脾大，伴有低热，贫血，或有轻度出血，舌有瘀斑，脉象涩或弦数。

治法：活血化瘀，消瘀散结。

处方：桃红四物汤加减，桃仁 12g、红花 9g、熟地黄 15g、白芍 12g、川芎 9g、当归 12g、黄芪 12g、夏枯草 12g、川贝 12g。

2. 其他疗法

（1）青黄散（青黛与雄黄按 8∶2 研面混匀）5～6g po tid

（2）六神丸 30 粒 po tid

（3）牛黄解毒片 3～4 片 po tid

（4）当归龙荟丸 6g po bid

【预防及健康指导】

凡是工作中接触电离辐射及有毒化学物质苯类及其衍生物的工作人员，应加强防护措施，认真按工作常规操作，定期进行身体检查，一旦发现血常规异常应积极治疗。生活有节，起居有常，避寒暑，劳逸结合，使机体处于良好状态。所谓“正气存内，邪不可干”。

第三节　慢性粒细胞白血病

慢性粒细胞白血病简称慢粒，是伴有获得性染色体异常的多能干细胞水平上的恶性变而引起的一种细胞株病。中医认为本病归于“虚劳”“癥积”范畴。

慢粒白血病化疗后中位数生存期为39～47个月。5年生存率25%～50%，个别可生存10～20年。流行情况、病因见急性白血病。

【诊断要点】

（1）本病起病缓慢，早期可无症状，因体检或诊治他病时发现。有些患者可有周身乏力、头晕心慌、多汗、食欲缺乏、腹胀等非特异性表现。可伴有发热、出血。

（2）查体可有肝、脾和淋巴结肿大，胸骨压痛。

（3）血常规检查　白细胞数明显增高，常超过$20\times10^9/L$，疾病早期多在$50\times10^9/L$以下，晚期增高明显，可达$100\times10^9/L$以上。

（4）骨髓增生明显至极度活跃，以粒细胞为主。

（5）90%以上的慢粒白血病患者的血细胞中出现Ph染色体即t（9；22）（q34；q11），bcr/abl融合基因。

（6）诊断标准　根据特征性的粒细胞增多；骨髓粒系统的分类计数特点，嗜碱性粒细胞绝对值增加；脾肿大，中性粒细胞碱性磷酸酶积分降低等临床和实验室检查特点，结合存在Ph染色体或存在bcr/abl融合基因，CML的诊断可确定。

（7）慢粒白血病可分为三期，慢性期（稳定期），加速期（活动期）和急变期。

【鉴别诊断】

（1）Ph 染色体阳性的其他白血病　Ph 染色体虽为慢粒白血病标记染色体，但在 2% 急粒、5% 儿童急淋及 20% 成人急淋白血病中也可出现，应注意鉴别。

（2）其他原因引起的脾大　血吸虫病肝病、慢性疟疾、黑热病、肝硬化、脾功能亢进等均有脾大。但各病均有原发病的临床特点，血常规及骨髓象无慢粒白血病的改变，Ph 染色体阴性等。

（3）类白血病反应　类白血病反应常并发于严重感染、恶性肿瘤急性溶血、急性失血、创伤等疾病。白细胞数可达 50×10^9/L。但类白血病反应有各自的病因和临床表现。原发病控制后，类白血病反应亦随之消失。

（4）骨髓纤维化　原发性骨髓纤维化脾大显著，血常规中白细胞增多，并出现幼粒细胞等，可与慢粒白血病混淆。但骨髓纤维化外周血白细胞大多不超过 30×10^9/L，NAP 阳性。此外，幼红细胞持续出现于血中，红细胞形态异常，特别是泪滴状红细胞易见。Ph 染色体阴性。病程较长。

【西医治疗】

1. 新诊断慢性粒细胞白血病慢性期患者的初始治疗

（1）酪氨酸激酶抑制剂（TKI）治疗　酪氨酸激酶抑制剂（TKI）成功用于临床，成为慢性粒细胞白血病治疗的里程碑，慢性粒细胞白血病的治疗进入了分子靶向治疗时代。药物包括伊马替尼 400mg/ 天，尼洛替尼 600mg/ 天（300mg，2 次 / 天），达沙替尼 100mg/ 天。伊马替尼不良反应包括体重增加、疲乏无力、外周及眶周水肿、骨骼肌肉疼痛、恶心等。尼洛替尼不良反应包括血糖升高、脂肪酶升高、延长心电图的 Q-T 间期等。

（2）以干扰素为基础的治疗方案　用于 TKI 耐药、不耐受或暂时无法应用 TKI 治疗的或无法坚持长期使用 TKI 的慢性期患者。

干扰素-α（3～5）×10^6U/d，皮下或肌内注射，每周3～7次。持续用数月至2年不等。

（3）异基因造血干细胞移植（Allo-SCT） 异基因干细胞移植依然是慢性粒细胞白血病治疗的重要手段，尤其是TKI耐药以及进展期患者。在TKI治疗时代移植不再是慢性粒细胞白血病慢性期患者的一线治疗选择，原则上对至少一种二代TKI不耐受或耐药的患者考虑异基因干细胞移植。

2. 加速期治疗

参照患者既往治疗史、基础疾病以及*BCR-ABL*激酶区突变情况选择适合的TKI，病情恢复至慢性期者，可继续TKI治疗，如果患者有合适的造血干细胞供者来源，可考虑行Allo-HSCT。

3. 急变期治疗

参照患者既往治疗史、基础疾病以及*BCR-ABL*激酶区突变情况选择TKI单药或联合化疗提高诱导缓解率，缓解后应尽快行Allo-SCT。

【转诊指征】

（1）慢性粒细胞白血病初诊患者。

（2）慢性粒细胞白血病加速期、急变期患者。

（3）CML患者出现不明原因的发热，贫血和出血加重，或伴骨骼疼痛。

（4）CML患者出现脾进行性肿大。

（5）CML患者出现非药物引起的血小板减少或增加。

【中医治疗】

1. 辨证论治

（1）气滞血瘀证

主症：症见脘腹胀满，肋下有块，软而不坚，固定不移，苔薄脉弦。

治法：行气逐瘀。

处方：膈下逐瘀汤加减，桃仁 12g、红花 9g、当归 12g、莪术 9g、三棱 9g、五灵脂 12g、延胡索 12g、牡丹皮 12g、赤芍 12g、乌药 12g、枳壳 9g、青黛（冲服）9g、甘草 9g。

（2）正虚瘀结证

主症：症见积块坚硬，疼痛不移，神疲倦怠，不思饮食，消瘦脱形，面色微黄或黧黑，自汗盗汗，肌肤甲错，妇女闭经，唇甲少华，舌质淡或紫暗，脉弦细或沉细。

治法：益气养血散瘀。

处方：八珍汤或麦味地黄汤加减，熟地黄 12g、麦冬 12g、五味子 12g、山茱萸 12g、山药 12g、沙参 15g、枸杞子 15g、党参 15g、黄芪 12g、赤芍 12g、青黛（冲）9g。

（3）热毒炽盛证

主症：症见肋下肿块，固定不移，倦怠乏力，形体消瘦，面色晦暗，骨节疼痛，壮热持续，汗出不解，口渴喜冷饮，皮下紫癜，或便血、尿血，烦躁不安，谵语神昏，舌暗，苔灰黄，脉细数。

治法：清热凉血。

处方：犀角地黄汤加减或清营汤加减，水牛角 15g、生地黄 12g、玄参 12g、牡丹皮 12g、赤芍 12g、丹参 12g、淡竹叶 9g、金银花 12g、连翘 12g、黄芩 9g、白花蛇舌草 15g。

2. 中成药

（1）当归龙荟丸 6g po bid

（2）青黄散（青黛雄黄之比为 9∶1，分装胶囊）3～5g po tid

（3）六神丸 30 粒 po tid

（4）梅花点舌丹 30 粒 po tid（温开水送服）

（5）牛黄解毒片 3～4 片 po bid

（6）大黄䗪虫丸 1 丸 po bid～tid（温开水送服）

【预防及健康指导】

目前本病的病因虽然还未明确，但电离辐射及慢性苯中毒已是比较肯定的两个因素，因此对从事放射线工作及接触有毒的化学物品和致癌物质的工作人员，要加强劳动保护，防止和消除环境污染。同时要注意平时的体育锻炼，增强机体免疫能力，戒烟限酒。

第四节　多发性骨髓瘤

多发性骨髓瘤（MM）是浆细胞异常增生的恶性肿瘤。属于中医学的“痹症”“虚劳”及“血证”范畴。

我国骨髓瘤发病率约为 1/10 万，低于西方工业发达国家（约 4/10 万）。发病年龄在 50～60 岁，40 岁以下者较少见，男女之比为 3∶2。

【诊断要点】

1. 临床表现

（1）贫血：多为轻、中度贫血。

（2）骨骼损害：骨痛为主要症状，通常是腰痛、胸痛、下肢痛。活动后加重，休息后减轻。

（3）肾功能损害：肌酐升高、尿蛋白阳性及肾衰竭等。

（4）高钙血症：血生化检查中可见血钙明显升高。

2. 活动性（有症状）多发性骨髓瘤诊断标准

（需满足第 1 条及第 2 条，加上第 3 条中任何 1 项）。

（1）骨髓单克隆浆细胞比例≥10% 和 / 或组织活检证明有浆细胞瘤；

（2）血清和 / 或尿出现单克隆 M 蛋白；

（3）骨髓瘤引起的相关表现。

① 靶器官损害表现（CRAB）

a.［C］校正血清钙＞2.75 mmol/L；

b.［R］肾功能损害（肌酐清除率＜40ml/min或肌酐＞177μmol/L）；

c.［A］贫血（血红蛋白低于正常下限20g/L或＜100 g/L）；

d.［B］溶骨性破坏，通过影像学检查（X线片、CT或PET-CT）显示1处或多处溶骨性病变。

② 无靶器官损害表现，但出现以下1项或多项指标异常（SLiM）

a.［S］骨髓单克隆浆细胞比例＞/60%；

b.［Li］受累/非受累血清游离轻链比≥100；

c.［M］MRI检查出现＞1处5 mm以上局灶性骨质破坏。

3. 分型

依照异常增殖的免疫球蛋白类型分为：IgG型、IgA型、IgD型、IgM型、IgE型、轻链型、双克隆型以及不分泌型。

4.Durie-Salmon（DS）分期

（1）Ⅰ期：满足以下所有条件

① 血红蛋白＞100 g/L；

② 血清钙≤2.65 mmol/L；

③ 骨骼X线片：骨骼结构正常或骨型孤立性浆细胞瘤；

④ 血清骨髓瘤蛋白产生率低：IgG＜50g/L；IgA＜30g/L；本周蛋白＜4g/24h。

（2）Ⅱ期：不符合Ⅰ和Ⅲ期的所有患者。

（3）Ⅲ期：满足以下1个或多个条件。

① 血红蛋白＜85g/L；

② 血清钙＞2.65 mmo/L（11.5mg/dl）；

③ 骨骼检查中溶骨病变大于3处；

④ 血清或尿骨髓瘤蛋白产生率高：IgG＞70g/L；IgA＞50g/L；

本周蛋白＞12g/24 h。

5. 国际分期体系（ISS）

（1）Ⅰ期：β_2 微球蛋白＜3.5mg/L 和白蛋白＞35g/L；

（2）Ⅱ期：不符合Ⅰ和Ⅲ期的所有患者；

（3）Ⅲ期：β_2 微球蛋白＞5.5mg/L。

【鉴别诊断】

（1）反应性浆细胞增多　该症可由慢性炎症、伤寒、系统性红斑狼疮、肝硬化、转移癌等引起。浆细胞一般不超过 15% 且无形态异常，反应性浆细胞的免疫表型为 $CD38^+$、$CD56^-$，与骨髓瘤细胞 $CD38^+$、$CD56^+$ 不同，IgH 基因克隆性重排阴性且不伴有 M 蛋白。

（2）意义未明单克隆球蛋白血症　该症无骨骼病变，骨髓中浆细胞增多不明显，单克隆免疫球蛋白一般少于 10g/L，且历数年而无变化，β_2- 微球蛋白水平正常；本病还应与其他产生 M 蛋白的疾病鉴别，如原发性巨球蛋白血症，重链病，慢性 B 淋巴细胞白血病，B 细胞淋巴瘤，原发性淀粉样变和反应性单克隆球蛋白，后者偶见于慢性肝炎、胶原病等。

（3）本病的骨病变需与骨转移癌、老年性骨质疏松、肾小管酸中毒及甲状旁腺功能亢进症相鉴别。

【西医治疗】

MM 如有 CRAB 或 SLiM 表现，需要启动治疗。如年龄≤65 岁，体能状况好，或虽＞65 岁但全身体能状态评分良好的患者，经有效的诱导治疗后应将自体造血干细胞移植（ASCT）作为首选。拟行 ASCT 的患者，在选择诱导治疗方案时，需避免选择对造血干细胞有毒性的药物，含来那度胺的疗程数应≤4 个疗程，尽可能避免使用烷化剂。拟行 ASCT 的患者，可选择以下诱导治疗方案：

- 硼替佐米 / 地塞米松（Bd）
- 来那度胺 / 地塞米松（Rd）
- 来那度胺 / 硼替佐米 / 地塞米松（RVd）
- 硼替佐米 / 阿霉素 / 地塞米松（PAd）
- 硼替佐米 / 环磷酰胺 / 地塞米松（BCd）
- 硼替佐米 / 沙利度胺 / 地塞米松（BTd）
- 沙利度胺 / 阿霉素 / 地塞米松（TAd）
- 沙利度胺 / 环磷酰胺 / 地塞米松（TCd）
- 来那度胺 / 环磷酰胺 / 地塞米松（RCd）

不适合接受 ASCT 的患者，如诱导方案有效，建议继续使用有效方案至最大疗效，随后进入维持阶段治疗。维持治疗可选择来那度胺、硼替佐米、伊沙佐米、沙利度胺等。

【转诊指征】

（1）不明原因骨痛、消瘦、贫血患者。

（2）不明原因蛋白尿、水肿患者。

（3）多发性骨髓瘤行全身化疗期间。

【中医治疗】

1. 辨证论治

（1）阴虚夹瘀

主症：头晕耳鸣，胸胁腰痛，骨痛剧烈，固定不移，肢体屈伸不利，低热盗汗，五心烦热，口渴咽干，舌暗红或有瘀斑，苔少，脉细数。

治法：滋阴化瘀。

处方：杞菊地黄丸合桃红四物汤加减，熟地黄 12g、山茱萸 12g、山药 15g、牡丹皮 12g、女贞子 12g、桃仁 12g、红花 9g、当归 12g、川芎 12g、赤芍 12g、丹参 12g。

（2）阳虚痰阻

主症：纳呆食少腹胀，神疲倦怠，腰膝酸软，畏寒，肢体麻木，抬举无力，骨痛有包块，面色微黄，水肿，舌淡胖，苔薄白，脉沉滑。

治法：补阳化痰通络。

处方：阳和汤加减，熟地黄 12g、肉桂 9g、鹿角胶（烊化）12g、芥子 12g、牡蛎（先煎）30g、昆布 12g、浙贝 12g、茯苓 18g、泽泻 12g、白术 9g、夏枯草 15g、胆南星 9g、山慈菇 12g。

（3）气血两虚

主症：头晕乏力，腰膝酸软，面色苍白，心悸气短，活动尤甚，舌淡胖，苔薄白或少苔，脉细弱。

治法：益气养血补血。

处方：六味地黄丸合当归补血汤加减，熟地黄 12g、山茱萸 12g、山药 15g、牡丹皮 12g、茯苓 18g、黄芪 15g、当归 12g、太子参 15g、天冬 12g、黄精 12g、玄参 15g。

（4）热毒炽盛

主症：除骨痛及贫血症状外，伴有高热，口干气促，或咳吐黄痰，甚至出血发斑，神昏谵语，躁动不安，舌淡红起芒刺，脉虚大而数。

治法：清热解毒，凉血救阴。

处方：清瘟败毒散加减，生石膏（先煎）30g、知母 12g、金银花 15g、连翘 12g、蒲公英 15g、黄芩 12g、水牛角 12g、牡丹皮 12g、熟地黄 12g、白花蛇舌草 15g、重楼 15g、茜草 12g。

2. 中成药

（1）杞菊地黄口服液　滋肾养肝。每次 1 支 tid，适用于肝肾阴虚为主并伴有头晕目眩患者。

（2）壮骨关节丸　补益肝肾，养血活血，祛风通络。每次 6gbid。适用于骨痛明显或有骨及软组织包块者。

【预防及健康指导】

避免与致癌因素接触，若有接触史者，应定期检查，争取早发现及时治疗。中医认为节制房事，避免情志伤害，可减缓肾精衰减，预防此病。日常护理应注意鼓励患者适当活动，以减少骨骼脱钙，若有骨折发生，要防止压疮。

第五节 特发性血小板减少性紫癜

特发性血小板减少性紫癜（ITP）是以出血及外周血小板减少，骨髓中巨核细胞数正常或增多并伴有成熟障碍为主要表现的常见出血性疾病。本病归属于中医“吐血”“呕血”“便血”“尿血”“崩漏”等范畴。

ITP 的人群发病率估计约为 1/10000，女、男比例为（2～3）∶1。临床上分为急性型和慢性型。慢性型多见于成人。

【诊断要点】

（1）起病突然，大多在出血症状发作前 1～3 周有感染病史。

（2）ITP 的出血常常是紫癜性，表现为皮肤黏膜瘀点、瘀斑。

（3）一般不伴有贫血，ITP 患者无脾大。

（4）诊断标准

① 多次化验检查示血小板计数减少。

② 脾脏不增大或仅轻度增大。

③ 骨髓检查巨核细胞数增多或正常，有成熟障碍。

④ 以下五点中应具备任何一点：泼尼松治疗有效；脾切除治疗有效；PAIg 阳性；PAC3 阳性；血小板生存时间缩短。

⑤ 排除继发性血小板减少症。

【鉴别诊断】

（1）过敏性紫癜　此病属于变态反应性毛细血管炎，因此血小板计数正常，其紫癜与ITP不同之处在于高出皮肤并伴瘙痒。

（2）自身免疫性疾病　如系统性红斑狼疮、类风湿关节炎、甲状腺功能亢进症、慢性肝炎等均可以血小板减少性紫癜为首发症状，经过一段演变过程才显现出原发病特点。可通过免疫学检查如抗核抗体、类风湿因子、补体及肝功能、甲状腺功能检查而鉴别。

（3）血小板分布异常　如脾功能亢进、骨髓纤维化、肝硬化等所致脾大，可使血小板在肝脏、脾脏滞留，鉴别要点是明显肝脾大，外周血白细胞计数可减少。

（4）血栓性血小板减少性紫癜　临床特征为：微血管病性溶血性贫血、血小板减少性紫癜、神经系统症状。任何年龄均可发病，起病急，有发热、出血症状及神经系统症状，如意识障碍、半身麻木、失语、抽搐等，肾脏病变表现为蛋白尿、血尿，可发生黄疸，有不同程度的贫血。

【西医治疗】

1. 治疗策略

治疗上应结合患者的年龄、血小板减少的程度、出血的程度及预期的自然病情予以综合考虑。出血严重，血小板计数$<10\times10^9$/L甚或$<5\times10^9$/L者，应入院接受治疗。对于危及生命的严重出血，如颅内出血，应迅速予以糖皮质激素，静脉内输入免疫球蛋白，输入血小板作为一线治疗。甚至紧急脾切除也可作为一线治疗措施。禁用血小板功能拮抗药，有效地控制高血压以及避免创伤等。

2. 药物治疗

（1）糖皮质激素 30～60mg po qd

说明：泼尼松为成人ITP治疗的一线药物。对治疗有反应的患者血小板计数在用药1周后可见上升，2～4周达到峰值水平。待血小板数量恢复正常或接近正常，可逐渐减量，小剂量（5～10mg/d）维持3～6个月。出血严重者，可短时期内使用地塞米松或甲泼尼龙静脉滴注。激素治疗ITP的反应率为60%～90%，取决于治疗强度、期限和所界定的反应标准。

（2）免疫抑制药治疗

① 环磷酰胺1.5～3mg/（kg・d）po

说明：疗程需要3～6周，为保持持续缓解，需持续给药，出现疗效后渐减量，维持4～6周，或400～600mg/d静脉注射，每3～4周一次。

② 长春新碱1～2mg
0.9%氯化钠注射液500mL / iv drip qw（给药后1周内可有血小板升高，持续时间较短，4～6周为一疗程）

③ 硫唑嘌呤100～200mg/d po（3～6周为一疗程，随后以25～50mg/d维持8～12周）

④ 环孢素250～500mg/d po（3～6周为一疗程，维持量50～100mg/d，可持续半年以上）（主要用于难治性ITP的治疗）

（3）高剂量免疫球蛋白0.4g/（kg・d）连用5天（起效时间5～10天）

说明：高剂量球蛋白适用于以下情况。

① 危重型ITP，广泛的黏膜出血、脑出血或其他致命性出血可能；

② 难治性ITP，泼尼松和切脾治疗无效者；

③ 不宜用糖皮质激素治疗的ITP，如孕妇、糖尿病、溃疡病、高血压、结核病等；

④ 需迅速提升血小板的ITP患者，如急诊手术、分娩等。

3.ITP 的急症治疗

① 高剂量免疫球蛋白 1.0g/（kg·d）2～3 天。

② 甲泼尼龙 1g/d iv drip 3 天。

③ 可以用浓缩血小板输注。

说明：ITP 急症不应在社区治疗，应在局部止血后转送到上一级医院进行处理。甲泼尼龙应用时应观察血糖及血压变化。

【转诊指征】

（1）血小板计数＜20×10^9/L。

（2）有头面部、眼底出血或口腔血疱者。

（3）出现头痛、头晕、恶心，有可疑颅内出血者。

【中医治疗】

1. 辨证论治

（1）血热妄行

主症：起病急，紫癜色鲜红而密集，伴见鼻衄、齿衄，便血，尿血，出血量多而色鲜红，舌红，苔黄或黄腻，脉数有力，亦可伴有畏寒、发热、咽痛等外感症。

治法：清热解毒，凉血止血。

处方：犀角地黄汤加减，水牛角 30g、生大黄（后入）10g、生地黄 20g、牡丹皮 20g、赤芍 10g、白茅根 30g、板蓝根 30g、土大黄 10g、绵马贯众 10g、车前子（包煎）10g。

（2）气血两虚

主症：起病较缓，紫癜色淡红而稀疏，时隐时现，月经量少延后，龈衄多见，色浅而渗渗不止，伴见头晕、乏力、心悸、气短、自汗，活动后诸症加重，舌淡、苔白，脉沉细无力。

治法：益气健脾，摄血止血。

处方：归脾汤加减，炙黄芪 30g、党参 20g、炒白术 10g、茯苓 10g、龙眼肉 10g、酸枣仁 10g、炙甘草 10g、当归 10g、木香 10g、山药 10g、白芍 10g、阿胶（烊化）15g。

（3）脾肾阳虚

主症：紫癜色淡红而稀疏，时隐时现，月经延后，龈衄多见，出血量少，色浅而渗渗不止，畏寒怕冷，面色皖白，可伴头晕乏力心悸，气短、自汗，或见腹胀、便溏、水肿、腰膝酸软等症，舌体胖大有齿痕，苔白，脉沉迟。

治法：温补脾肾，填精补血。

处方：右归丸加减，熟地黄 20g、山药 10g、山茱萸 10g、枸杞子 20g、鹿角胶 10g、菟丝子 20g、杜仲 10g、当归 10g。

（4）肝肾阴虚

主症：紫癜暗红色，下肢多见，月经提前，鼻衄、齿衄、便血、尿血，血量多色暗红势猛，可伴见口干，手足心热、盗汗、头晕目眩、耳鸣、腰酸腿软、多梦等，舌红绛少苔或无苔，脉细数或弦细数。

治法：滋阴清热，凉血止血。

处方：知柏地黄丸和二至丸加减，熟地黄 15g、生地黄 15g、山茱萸 30g、山药 30g、泽泻 20g、牡丹皮 20g、炙茯苓 20g、知母 10g、黄柏 10g、墨旱莲 20g、女贞子 20g、丹参 20g、白芍 20g、当归 10g、补骨脂 10g。

（5）阴阳两虚

主症：病势急，出血广泛且严重，可见畏寒、便溏及五心烦热、盗汗等阴虚及阳虚症状，多表现为上热下寒，舌红少苔或无苔，脉沉细。

治法：宁络止血，固脱收敛。

处方：先以十灰散加减止血以治标，后以知柏地黄汤和十全大补汤加减治本。

① 十灰散加减方为：大蓟 10g、小蓟 10g、侧柏叶 10g、茜草 10g、白茅根 20g、荷叶 20g、棕榈皮 10g、赤石脂 15g、五味子 10g、生牡蛎（先煎）20g、金樱子 10g、补骨脂 10g、女贞子

20g、墨旱莲 20g、生大黄 10g。

② 知柏地黄汤和十全大补汤加减方为：知母 10g、黄柏 15g、生地黄 30g、熟地黄 30g、山茱萸 20g、山药 10g、党参 20g、白术 10g、茯苓 10g、当归 10g、白芍 10g、炙甘草 10g、炙黄芪 10g、肉桂 6g、锁阳 15g、补骨脂 10g、女贞子 20g、墨旱莲 20g。

2. 其他疗法

（1）中成药

① 知柏地黄丸 1 丸 po bid（适用于肝肾阴虚患者）

② 乌鸡白凤丸 1 丸 po bid（适用于气血两虚患者）

③ 人参归脾丸 1 丸 po bid（适用于气血两虚患者）

④ 金匮肾气丸 1 丸 po bid（适用于脾肾阳虚患者）

（2）单方验方

① 江南卷柏片 40mg/kg po tid（适用于慢性 ITP 患者疗程 3 个月）

② 氨肽素（为猪蹄提取物）1g po tid（适用于气血两虚患者）

【预防及健康指导】

急性 ITP 多发生于儿童，与病毒感染有关，故预防病毒感染是防止发病及病情恶化的关键。慢性 ITP 患者应避免过劳和外感，防止病情加重。发病期间应卧床休息，密切观察，避免外伤，进食易消化食物。

第六节　过敏性紫癜

过敏性紫癜又称出血性毛细血管中毒症，是一种常见的毛细血管变态反应性疾病。属于中医学“血症”“斑疹”范畴，又与“葡萄疫”“肌衄”相似。

本病多见于青少年，男性发病略多于女性，春、秋季发病较多。本病发病与感染、食物过敏、药物（如抗生素类、解热止痛药）、花粉、虫咬等有关。

【诊断要点】

1. 诊断要点

（1）多有感染、食物、药物、花粉、虫咬、疫苗接种等病史。

（2）有典型特征性皮肤紫癜，结合关节、胃肠或肾脏症状以及反复发作史。

（3）全血白细胞及嗜酸性粒细胞增高，出血严重时，红细胞及血红蛋白降低。

（4）血沉增快，CPR 可呈阳性，血清 IgA 增高。

（5）有肾损害时，可见血尿及蛋白尿。

2. 诊断标准

（1）发病前 1～3 周有低热、咽痛、全身乏力或上呼吸道感染史。

（2）典型四肢皮肤紫癜，可伴腹痛、关节肿痛及血尿。

（3）血小板计数、功能及凝血相关检查正常。

（4）排除其他原因所致的血管炎及紫癜。

3. 临床表现及分型

（1）单纯型（紫癜型）　为最常见的类型。主要表现为皮肤紫癜，多在前驱症状 2～3 天后出现，局限于四肢，尤其是下肢伸侧及臀部，躯干很少受累及。

（2）腹型（Henoch 型）　除皮肤紫癜外，因消化道黏膜及腹膜脏层毛细血管受累而产生一系列消化道症状及体征，如恶心、呕吐、呕血、腹泻及黏液便、便血等。

（3）关节型（Schönlein 型）　除皮肤紫癜外，因关节部位血管受累出现关节肿胀、疼痛、压痛及功能障碍等表现。多发生于膝、踝、肘、腕等大关节，呈游走性、反复性发作，经数日而愈，不遗留关节畸形，易误诊为风湿性关节炎。

（4）肾型　病情最为严重，发生率可达 12%～40%。在皮肤紫癜的基础上，因肾小球毛细血管袢炎症反应而出现血尿、蛋白尿及管型尿，偶见水肿、高血压及肾衰竭等表现，个别严重病例死于尿毒症。

（5）混合型　皮肤紫癜合并上述两种以上临床表现。

【鉴别诊断】

（1）单纯皮肤型与血小板减少性紫癜相鉴别　后者主要为皮肤黏膜出血，不规则分布，无关节炎、肾炎等症状（结缔组织病所致者除外），出血时间延长，血块收缩不佳，血小板计数减少，骨髓中巨核细胞异常。

（2）关节型与风湿热相鉴别　若关节肿痛发生在紫癜之前并伴有发热，需与风湿热相鉴别。后者在关节症状出现前后常有环状红斑或皮下结节、血沉增快，抗 O 多阳性。

（3）腹型应与急性阑尾炎、坏死性小肠炎相鉴别　急性阑尾炎的腹痛为麦氏点持续性疼痛，进行性加重，局部有肌紧张、压痛及反跳痛。外周血白细胞及中性粒细胞增高。坏死性小肠炎患者全身中毒症状重，呈持续性腹痛阵发性加重，伴有压痛及反跳痛，甚至出现休克。

（4）肾型需与急性肾小球肾炎、狼疮性肾炎相鉴别　由于本病的特殊临床表现及绝大多数实验室检查正常，鉴别一般无困难。

【西医治疗】

1. 治疗的目标和方法

消除致病因素，预防及减轻肾脏并发症、减少心肌炎、胸膜炎、肠套叠等合并症。

2. 药物治疗处方

（1）抗组胺药

① 氯苯那敏 4mg po tid

② 阿司咪唑 3mg po bid

③ 10% 葡萄糖酸钙 20mL iv drip（慢）

（2）改善血管通透性药物

① 曲克芦丁 0.2g po tid

② 维生素 C 3g po tid

③ 5% 葡萄糖注射液 500mL iv drip（持续用药 5～7 日）

（3）糖皮质激素

① 泼尼松 30mg/d 顿服或分两次服用

② 地塞米松 10mg
0.9% 氯化钠注射液 500mL ／ iv drip qd

说明： 糖皮质激素有抑制抗原抗体反应、减轻炎症渗出、改善血管通透性等作用，故对减少出血和减轻症状有效，对关节症状及腹痛的部分患者有一定疗效，但对皮肤紫癜与肾炎疗效不明显。糖皮质激素疗程一般不超过 30 天，肾型者可酌情延长。

（4）免疫抑制药

① 硫唑嘌呤 2.5mg/（kg · d）po（连续 4～6 个月）

② 环孢素 2.5mg/（kg · d）po（连续 3～6 个月）

【转诊指征】

（1）过敏性紫癜有肾脏损害，如蛋白尿、水肿、尿少者。

（2）腹型过敏性紫癜。

（3）过敏性紫癜合并消化道出血者。

（4）过敏性紫癜合并神经系统并发症者。

【中医治疗】

1. 辨证论治

（1）热伤血络

主症：紫癜色红或红紫，皮肤瘙痒或起风团，身热面赤，五心烦热，咽喉肿痛，口渴，溲赤便干，尿血，舌质红或红绛，苔薄黄，脉数。

治法：清热解毒，凉血祛风。

处方：银翘散合犀角地黄汤加减，金银花 12g、连翘 9g、牛蒡子 9g、蝉蜕 12g、地肤子 12g、水牛角 12g、生地黄 12g、牡丹皮 9g、赤芍 12g、紫草 9g、茜草 12g、黄芩 9g、甘草 9g。

（2）瘀血阻络

主症：紫癜色紫暗或紫红，关节痛或腹痛，面及下眼睑青暗，皮肤粗糙，白睛紫红色有血丝，咽干，舌体暗或有瘀斑，苔薄白或薄黄，脉涩或弦。

治法：活血化瘀，解毒祛风。

处方：桃红四物汤加减，桃仁 12g、红花 9g、当归 12g、生地黄 12g、赤芍 12g、川芎 9g、丹参 12g、紫草 12g、黄芩 9g、蒲公英 9g、防风 12g、甘草 9g。

（3）气血亏虚

主症：紫癜反复，迁延不愈，紫癜隐约散在，色较淡，劳累后加重，神疲倦怠，心悸气短，蛋白尿，舌质淡，苔薄白或少苔，脉细。

治法：补气养血，佐以凉血解毒。

处方：八珍汤加减，党参 12g、白术 12g、茯苓 15g、当归 9g、川芎 12g、生地黄 9g、赤芍 12g、仙鹤草 15、益母草 12g、白茅根 12g、紫草 12g。

2. 针灸治疗

主穴取曲池、足三里；配穴取合谷、血海。有腹痛者加三阴交、太冲、内关。

【预防及健康指导】

经常参加体育锻炼，增强体质，预防感冒，积极清除感染灶，禁用与本病发生有关的食品级药物。患病期间减少活动，食用易消化食物，对紫癜的消退和消化道症状的改善有益。

第九章
肿瘤

第一节　肿瘤的预防与诊治

肿瘤是机体在各种致瘤因素作用下，局部组织的细胞异常增生而形成的新生物，常表现为局部肿块。

【预防】

恶性肿瘤的流行是一个全球性的公共卫生问题。随着人类对“癌症”这一顽疾认识的不断深化，人们逐渐意识到预防是抗击癌症最有效的武器。许多科学研究及有效控制活动表明，癌症是可防可治的，其中约 1/3 可以预防，1/3 如能早期诊治，则可能治愈。合理而有效的姑息治疗可使剩余 1/3 癌症患者的生活质量得到改善。传统的健康观点需要不断更新和完善。个人、家庭及社区比以往更有责任帮助自己和他人防患疾病，改善生活方式和环境以促进健康。只有将肿瘤预防与控制纳入人们日常生活及工作的各个环节，才能真正起到防癌、抗癌作用。癌症预防的目标就是降低发生率和死亡率。肿瘤预防和控制是一个从认识到行动的复杂过程，各种肿瘤防控措施的形成、规划和实施，受到社会、经济、人的行为等多种因素的影响，为了达到这一目标，要获得预期的肿瘤防控效果，肿瘤的三级预防缺一不可。

1. 一级预防

即病因预防。其目标是防止癌症的发生。包括根本性预防措施、针对社会和环境的预防措施、针对个体和人群的预防措施。针对化学、物理、生物等具体致癌、促癌因素和体内外致病条件，采取预防措施，消除致癌因素，并针对个体，采取改善饮食、控烟限酒、控制体重、增加运动等生活方式干预，降低个体癌症风险。措施是搞清病因，提高机体防癌能力，防患于未然。

（1）改变不良生活方式和行为

① 戒烟　烟草是目前为止确认的导致肿瘤发生和死亡的最主要原因。烟草燃烧时的烟雾中含有超过 60 多种化合物对人体或者实验动物致癌，绝大多数致癌发生或促进癌症发展，吸烟有百害而无一利，可引发肺癌已成定论，全世界每年新增肺癌患者 200 多万，吸烟者患肺癌的风险比不吸烟者高 20 倍。吸烟易致肺癌、唇癌、口腔癌、喉癌、食管癌、胃癌、膀胱癌、胰腺癌、肾癌，并与乳腺癌、宫颈癌有关。全球每 10 个人死亡中，就有 1 个人是由于烟草而死亡的。其经济代价也是巨大的，卫生保健费用及生产力损失合计超过 1.4 万亿美元。

② 合理饮食　35%～50% 的癌症与饮食有关，食物烹调时产生的热裂解产物、霉变、腌制食物、污水、环芳烃类化合物、亚硝胺等均能致癌，65% 以上胃肠道癌症与饮水污染、食物制作不当、饮酒相关。因此饮食应合理，少吃含脂肪的食物，多食富含维生素及矿物质的高营养食物；多吃新鲜蔬菜，不吃霉变食物；改变嗜盐及煎炸、熏烫的饮食习惯；控制体重，严格控制食物中的添加剂成分。如有条件的话，除特殊情况之外，所有肿瘤患者都需要遵循膳食、健康体重和身体活动的建议，接受专业人员提供的营养照顾。

③ 职业防护　现已知与职业有关的致癌物质大约有 30 余种，如接触石棉、放射线、芥子气、砷化物、铬化物等可引起肺癌，

长期接触镉可致前列腺癌等。故接触致癌物的从业人员要加强健康教育，下班后洗澡，不要在工作现场吸烟、吃饭，减少致癌物的污染；改革生产工艺，减少职工在致癌物中暴露和接触时间，提高生产自动化、机械化、密闭化的程度；定期对从业人员进行体格检查，对已知的致癌物试用感染药物进行预防；严格执行国家职保和环保法规，防止“三废”进一步污染。与个人生活方式不同的是，这些环境致癌因子的暴露有一部分无法通过个人的行为改变而改变，或仅通过个人行为的改变不足以有效降低其暴露，需要通过出台和施行相关的政策和法律法规降低致癌物质的暴露，达到降低发病率的效果。

（2）做好疫苗接种　大约 16% 的人类肿瘤是由感染引起的，且可以通过有效的预防干预得以控制。肝炎病毒与肝癌相关，EB 病毒与鼻咽癌、淋巴瘤相关，幽门螺杆菌与胃癌相关，HPV 与宫颈癌相关，HTLV 与 T 淋巴细胞白血病相关，应避免感染并接种相应疫苗。

（3）减少辐射机会　γ 线、紫外线、红外线、微波、无线电波等通过辐射能影响人体基因表达，引发基因突变，有激活潜伏致癌基因等可能，应尽量避免。

（4）注意肿瘤的遗传倾向　遗传因素在肿瘤的发生中有重要作用，从细胞水平上看，恶性肿瘤是一类遗传病，但遗传下去的并非肿瘤本身，而是对肿瘤的易感性。有某些肿瘤家族史者应加强查体。

2. 二级预防

即临床前期预防。主要对高危人群的筛检普查及健康体检，以筛检癌前病变或早期癌症病例，做到早发现、早诊断、早治疗。早期发现是医生到人群中去普查或筛检高危人群，采取重点项目检查及自我检查等实现，寻找可疑患者。早期诊断是对可疑患者的进一步确认（包括对求诊者的确认）。早期治疗是对确诊患者采取“积极、规范、综合”的治疗措施。这是一条防患于开端的措施，即肿瘤刚开始发生时，尽早筛检出来予以治疗，以收到事半功倍的作用。

（1）识别肿瘤的高危人群　指的是人群中某一部分人由于遗传、感染、生活方式、环境职业暴露等或是发生了某些症状，其发生恶性肿瘤的风险比普通人群高数倍至数十倍。应改善生活方式、减少环境暴露，同时注意自身的症状体征，如有异常及时就诊，并做好每年体检，做到无病防病，有病早治。

（2）肿瘤的早期检测　恶性肿瘤的发生需要经历多个阶段，从正常细胞发展为细胞增生，到不典型增生及过度不典型增生，再发展为早期癌，称为浸润癌和转移癌。这是一个漫长的过程，在此过程中通过筛查和早期诊断即可发现早期肿瘤或癌前病变，然后通过有计划的治疗提高治愈率，降低死亡率和发病率。

3. 三级预防

即临床预防，对已患癌症者采取及时有效的治疗措施，延缓病情恶化，减少其并发症及减轻由癌症引起的疼痛，以挽救劳动力，提高生存率、康复率。为已经丧失劳动力或残疾的患者提供适宜的康复场所，及时做好功能恢复、心理康复。总之对癌症患者应该从生理、心理等各方面予以关怀。医务人员对治疗后患者进行定期随访、复查，指导他们的饮食、卫生、劳动、生活，劝阻吸烟、酗酒，纠正不良生活饮食习惯，对他们的各方面的问题给予咨询，及时给予必要的治疗，以提高他们的生存质量，延长生存时间。

癌症三级预防的任务是采取多学科综合诊断和治疗，正确选择合理乃至最佳诊疗方案，以尽早控制癌症，减少症状，恢复功能，提高生活质量，延长生存。三者缺一不可，相互联系，相互补充，构成预防肿瘤的长城。

【诊治】

接诊医生要对病史、症状、体征进行细致分析，严格并规范做体格检查，以进一步选择合理检查手段明确诊断，规范治疗。

1. 诊断

（1）重视临床表现及体征　任何肿瘤在其发生发展过程中均会出现相应的表现，宜仔细甄别，及早发现肿瘤信号。归纳起来可有以下表现。

① 体表或机体表浅部位可触及的肿块逐渐增大；

② 持续性消化异常，或进食后上腹部有饱胀感；

③ 吞咽食物时有胸骨后不适感或哽噎感；持续性咳嗽，痰中带血；

④ 耳鸣、听力减退、鼻衄、鼻咽分泌物带血；

⑤ 月经期外或绝经期后的不规则阴道出血，特别是接触性出血；

⑥ 大便隐血阳性、便血、尿血；

⑦ 久治不愈的溃疡；

⑧ 黑痣、疣短期内增大、色泽加深、脱毛、痒、破溃等；

⑨ 原因不明的体重减轻；

⑩ 单侧持续加重的头痛、呕吐和视觉障碍，特别是原因不明的复视；

⑪ 耳鸣、听力下降、回吸性咳痰带血、颈部肿块；

⑫ 原因不明的口腔出血、口咽部不适、异物感或口腔疼痛；

⑬ 无痛性持续加重的黄疸；

⑭ 乳头溢液，特别是血性液体；

⑮ 男性乳房增生长大；

⑯ 原因不明的疲乏、贫血和发热；

⑰ 原因不明的全身性疼痛、骨关节疼痛。

（2）辅助检查　脱落细胞学检查、组织病理学检查、生物标记物检测、影像学技术如 X 线、CT、MRI、超声、放射免疫技术检查、内镜等。

2. 治疗

恶性肿瘤包括的疾病比较多，它们具有各自不同的发病部位、解剖范围、病理类型、临床病程及预后，治疗方法多样。目前常用的有效的治疗手段有手术治疗、放射治疗、化疗、内分泌治疗、中医中药治疗、心理治疗等。

（1）外科手术治疗　手术切除是治疗肿瘤最早也是最重要的治疗方法，至今仍在肿瘤治疗中居主导地位。主要用于肿瘤局部切除，但对于肿瘤的局部进展及隐匿的转移灶则具有局限性。目前在医学水平较高的国家，已有 50% 左右的实体瘤达到了治愈水平，其中主要依赖手术的就占 4/5。可见手术治疗在实体瘤治疗中的地位。

（2）放射治疗　它是利用放射性物质通过放射线的电离辐射杀伤癌细胞来达到治疗目的，目前在国内用得最多的是钴 -60 和直线加速器两种装置。目前放疗的应用主要有以下三种情况。

① 根治性放射治疗　基于原发肿瘤的位置以及肿瘤细胞是否对放射线敏感，以放疗为主要治疗手段，通过放疗消除肿瘤，如早中期的鼻咽癌、声带癌、舌癌、皮肤癌、视网膜母细胞瘤、前列腺癌、宫颈癌、精原细胞癌等。

② 姑息性放射治疗　对于不能根治的晚期肿瘤患者，针对原发或转移病灶进行放疗，以达到减轻痛苦、改善症状、提高生活质量的目的。

③ 综合治疗方法　放疗作为重要的手段，已成为综合治疗的措施之一，可配合其他治疗方法增强疗效。如根据放疗与手术的配合时机，分为辅助放疗和新辅助放疗。如乳腺癌、食管鳞癌、直肠癌等患者做不做放疗，对预后大有影响。有些肿瘤，如胃肠

道肿瘤、肝癌、胰腺癌等，放疗的疗效虽不够理想，但仍有一定的效果。

（3）化学治疗　化疗是采用化学合成药物来杀伤肿瘤细胞。目前化疗药物的品种多样，疗效较前显著提高，且在用药的方式方法、降低化疗不良反应、化疗药物增效等方面都有了长足的发展。几乎所有的恶性肿瘤均可进行化学治疗，治疗效果与疾病类型关系很大，也与每个人的反应有关。根据目前化疗的目的可分为以下三大类。

① 第一类　根治性化疗，即单用化疗就可望完全杀灭肿瘤细胞，使患者获得治愈，化疗是主要的治疗手段，如绒毛膜上皮细胞癌、急性淋巴细胞白血病、霍奇金淋巴瘤、生殖细胞瘤等。

② 第二类　姑息性化疗，即对于化疗无法达到根治的进展期或复发转移性肿瘤，以延长生存期、提高生活质量、减轻痛苦为目的的化疗。化疗是综合治疗方案中的主力，如恶性淋巴瘤、小细胞性肺癌、多发性骨髓瘤、乳腺癌等。

③ 第三类　（新）辅助化疗，即恶性肿瘤在局部有效治疗前或后给予的化疗，化疗对消灭亚临床微小转移灶、防止复发、使局部肿瘤退缩降期有一定作用，如胃癌、结直肠癌、胰腺癌等。

（4）免疫治疗　又称生物治疗，是肿瘤的第四种治疗模式。人体发生恶性肿瘤是内因和外因共同作用的结果。外因即各种致癌因子，内因主要是机体免疫功能的下降。如果提高患者的免疫功能，就能缓解肿瘤的生长速度，偶尔还会使其自行消退，使治疗取得事半功倍的效果。目前临床上用得较多的是一些生物反应修饰剂，主要的产品有干扰素、白介素Ⅱ、肿瘤坏死因子、LAK细胞等。目前临床应用最广的是免疫检查点抑制剂，通过抑制免疫检查点活性，重新激活T细胞对肿瘤的免疫应答，从而起到抗肿瘤作用，是20世纪以来抗肿瘤治疗领域重要的突破之一。

（5）分子靶向治疗　靶向治疗是在细胞分子水平上，针对已经明确的致癌位点、驱动基因来设计相应的药物，药物会特异地选择致癌位点结合发生作用，使肿瘤细胞特异性死亡。目前靶向治疗和基因治疗已广泛应用于临床，但该治疗还不是根治性方法，仍有它的局限性。

（6）介入治疗 即基于医学影像设备和精准的导引技术对肿瘤进行根治性或姑息性的治疗技术。因其具有不开刀、微创性、定位准确、疗效确切、术后恢复快、效果好的特点，在肿瘤多学科综合治疗中的地位日益凸显，最明显地体现在肝癌的综合治疗中，对无法切除的大肝癌，经各种方式的介入治疗争取肿瘤缩小后再进行手术切除。

（7）中医中药治疗 中医中药是我国传统的治疗方法，它源远流长，有着深厚的群众基础。中医肿瘤治疗学以中医学的基本理论为基础，强调肿瘤患者整体、辩证、功能和预防治疗，它在肿瘤治疗方面也有一定的作用，除对化疗、放疗具有显著的增效减毒作用外，对肿瘤患者也有良好的免疫调节作用，对肿瘤切除后的抗复发、抗转移作用。因此，常用来弥补西医之不足。

（8）综合治疗 用局部或区域的手术或放射来治疗肿瘤，即使在确诊时或治疗时完全没有微小转移瘤的证据，日后依然会有50% 以上的患者发生远处转移，对怀疑有微小转移病灶的患者，除原来的手术（或放疗）外再给予进一步治疗，在某些肿瘤中已证实可提高治愈率，因此需采用综合治疗的方法，来解决临床肿瘤治疗中所遇到的全部问题。应根据患者的全身状况、肿瘤的病理类型、分化程度、侵犯范围（病期）和发展趋向，有计划地、合理地应用现有的治疗手段，以提高肿瘤的治愈率。如实体肿瘤手术前后加用化疗或放疗。术前放疗、化疗可使肿瘤缩小，易于切除，术后加用放疗、化疗，可防止肿瘤复发。放疗加化疗可协同增效，再加免疫治疗或中医药调理，更可增加机体免疫力，提高治疗效果。

第二节 全科医生对肿瘤的防治

癌症迄今仍是一个令人恐惧的词语，尽管人类长期以来在抗癌斗争中投入了大量的人力、物力、财力，但癌症病例还在不断增加。多年来的临床实践证明，只要能做到“三早”——早发现、早诊断、早治疗，癌症和其他疾病一样，绝大部分患者是可以治愈的。全科医生面向社区，能主动提供以患者为中心、家庭为单位、社区为范围、预防为导向的连续性、协调性、整体性、个体化、人性化、防治保康一体化的医疗保健服务。可以说是抗击肿瘤的第一道防线，能够给予居民生活指导、康复医疗、心理疏导、随访等服务。

【生活指导】

全科医师在肿瘤防治过程中，生活指导方面可以概括为衣、食、住、行、查五个部分。

1. 衣

有些衣物特别是色艳味浓的衣物，染料中存在有毒的、能致癌的芳香胺类化合物，这些有害成分能被皮肤吸收，对人体造成损害。其中联苯胺的致癌毒性最强，它潜伏期可达20年，能致膀胱癌、输尿管癌和肾癌；衣服干洗时用到的四氯乙烯对人体神经系统有损害，长时间接触可能诱发肾癌；油漆加工、纺织、橡胶等从业人员长期穿工作服易接触残留在衣服上的溶剂、树脂等物质，易诱发膀胱癌。因而买衣服最好选购如棉、丝、麻等天然纤维；尽量不要买颜色浓艳及有刺激性气味的衣服；新买的衣服一定要洗过、浸泡过才能穿；干洗衣服晾一段时间再穿；特殊职业人群尽量使皮肤不与工作服直接接触。

2. 食

癌症的发病因素中，饮食习惯不良是重要一项，对于癌症的复发亦起重要作用。所以，防癌及癌症患者要纠正不良的饮食习惯，可从以下方面做起。

（1）绝对戒烟，适量饮酒，饮酒最好为红酒，酒量男性每日小于 25g 乙醇，女性每日小于 15g 乙醇。平素应多饮绿茶。

（2）少吃高脂肪及动物食物，如猪肉、羊肉、牛肉每日要小于 500g，不吃加工的肉类如腊肉、火腿等，多吃营养丰富，富含维生素 A、维生素 C 及矿物质的食品。

（3）多吃新鲜果蔬，不吃霉变食物，食物应昼夜保持新鲜，剩饭剩菜最好不吃。

（4）改变嗜食油炸、火烤、烟熏及盐腌的食物的习惯，特别是烤煳、焦化的食品更不能吃。

（5）少吃精米、精面，多吃五谷杂粮等粗纤维食物。

（6）常吃富有营养的干果、种子类食物，如葵花子、西瓜子、花生、杏干等，这些食物含有多种维生素、各种矿物质，并富含纤维素、蛋白质和非饱和脂肪酸等。

（7）不饮污水，饮用自来水或深井水。每天盐摄入量控制在 6g 以下。

（8）积极控制体重，保持大便通畅。

（9）癌症患者饮食要定时、定量、少食多餐。要有计划地摄取足够的热量和营养，其中热量和蛋白质要比正常人酌情增加 20% 左右，以维持正常体重。

3. 住

人生大半是在居室度过，如果装修材料不合格，会诱发白血病等血液系统肿瘤。如大面积使用花岗岩、大理石等材料，其放射的氡粒子被人体吸收，会造成细胞变异，导致肺癌；油性漆通常以苯、甲醛、甲苯、二甲苯等有机溶液作为稀释剂，挥发时会散发出刺鼻的气味，对人体有害。厨房中高温油烟产生的有毒烟雾会损伤呼吸系统，二手烟中包括 40 多种有毒物质，均能诱发肺癌。所以应使用环保材料装修居室，尽量简单；多用水性漆；厨房抽油烟机的装修要合理，通风透气。提倡吸烟者戒烟，女性也要避免吸入二手烟。

4. 行

生命在于运动，现在人们体力劳动量减少，久坐时间延长，致肥胖及内分泌紊乱，易诱发乳腺癌、胰腺癌、肠癌。所以建议人们少坐车、少坐电脑前，多走路、多做有氧运动，加强体育锻炼，每天至少活动30min。保持正常体重。

5. 查

即查体，任何人应重视，警惕肿瘤的发生或复发。全科医师应根据体检人年龄制定相应的合理的体检项目。如20岁以上女性在开始性生活2年后，最好每年进行一次巴氏涂片以筛查宫颈癌；30岁以后的女性要注意检查乳腺，首先是月经结束后7～10天进行自检，发现问题进行B超检查和X线检查；40岁以后人群必须每年体检一次，中老年人尤其是吸烟者，应每年进行一次螺旋CT筛查。此外，还应对胃癌进行筛查，包括胃蛋白酶检查、幽门螺杆菌检查、胃钡餐透视检查等。50岁以上人群有结直肠息肉、结肠癌家族史、腹泻、便秘、便血史的人最好做直肠指检或行CT、结肠镜检查。50岁以上的男性应在体检中增加一项前列腺特异抗原检查，以便及早发现前列腺癌。对于癌症患者要定期复查，及早发现转移灶以行相应治疗。

【心理疏导】

医学研究已证实，人的良好情绪有助于保持免疫及内分泌功能的良好状态，有利于预防肿瘤的发生，更有利于肿瘤患者的康复。所以，对健康人及肿瘤患者进行心理疏导有重要意义。

（1）随着自然科学的飞速发展和信息时代的到来，我们所处的社会发生了前所未有的变化。对于各个阶层的人来说，生活和工作的压力加剧，未来无法预期，有很多问题，比如说工作、婚姻、生活等多种矛盾交织在一起，导致人们内心的冲突增加，心理问题凸显。众所周知，心理健康和生理健康是互相联系、互相影响的，如果一个人性格孤僻，心理长期处于一种抑郁状态，就会影响内激素分泌，使人的抵抗力降低，疾病就会乘虚而入，当然也为癌症的发生埋下伏笔。一个原本身体健康的人，如果老是怀疑自己得了什么疾病，就会整天郁郁寡欢，最后真的一病不起。所以应加强心理调适，胸怀开阔，凡事不斤斤计较，并且多学习了解常见病的预防、保健知识，加强体育锻炼，远离癌症。

（2）研究表明，恶性肿瘤的发生、发展、治疗效果以及康复均与情绪、性格变化密切相关，肿瘤患者与家庭承受着来自疾病本身和社会等多方面的沉重压力，心理变化较大，如能及时进行心理疏导，对治疗、康复都有巨大帮助。

① 肿瘤患者多为中老年人，当他们得知自己患了癌症后，会产生恐惧情绪，亦有后顾之忧，求生愿望非常强烈，因此应从多方面给予照顾，耐心细致地与其沟通，讲述能使其心情愉快的事情，使之从痛苦中挣脱出来，且交谈时要亲切大方，举止文雅端庄。临床操作要熟练，动作轻柔，以娴熟的医疗行为赢得患者信赖，帮助其消除恐惧和疑虑。另一方面可让治疗效果较好的患者现身说法，从心理上使他们得到安慰。

② 部分患者存在“癌症为绝症”的错误理解，对治疗丧失信心，拒绝接受治疗。针对此种情况，医护人员宜从尊重他们的角度出发，从侧面加以劝导说服，稳定情绪，并向患者耐心宣传解释肿瘤方面的知识，引导其思想向正确的方向转变，使患者对治疗产生正确的认识，逐步以科学冷静的态度配合治疗。

③ 对患者家属进行医疗护理上必要知识的宣传指导，交代在治疗肿瘤过程中可能出现的不良反应及疾病发展的后果，使他们有一定的思想准备。说服家属要理解患者的心理，合理安排、调

剂生活所需，加强营养，使患者感到家庭和亲人的温暖，避免造成情绪波动，配合医护人员做好治疗工作，为疾病的恢复奠定良好的基础。

【康复医疗】

肿瘤的康复医疗是指帮助肿瘤患者在生理和解剖受损、环境受限、期望和生活计划改变的情况下，对其进行治疗和训练等康复医疗措施，以改善或消除肿瘤本身的不适症状和治疗时出现的并发症、机体功能变化及心理障碍，延缓病情发展，预防肿瘤的复发及转移，延长肿瘤患者生存期，提高生活质量，帮助他们最大限度地恢复生活自理与劳动能力，适应周围环境，参与社会生活。

1. 康复医疗的意义

（1）可以改善肿瘤患者的精神状态　不良心理因素与肿瘤的发生、发展有密切的关系。肿瘤患者都存在不同程度的心理障碍。采取综合性的康复医疗措施，不仅可以改善肿瘤患者的症状，还可以改善、消除患者的心理创伤，使患者更加配合各种治疗，提高其抗病能力。

（2）可以促进肿瘤术后患者的健康恢复　早期肿瘤采用手术切除是最常用的治疗手段，手术后出现的组织器官、肢体的残缺功能障碍，只有通过运动疗法、物理疗法、中草药疗法、装配假肢等措施，才能得到有效恢复。同时，手术后的疲倦、乏力、纳少等不适症状及营养不良，也都需要通过中草药疗法、饮食疗法等才能得到改善。

（3）是肿瘤放疗、化疗患者最有效的安全保障　肿瘤放疗、化疗严重的不良反应是人所周知的，其中放射性损伤、骨髓抑制、消化道功能障碍是最突出表现。可予中医药减轻放疗、化疗的不良反应，提高完成率，改善生活治疗，延长生存期。

（4）可以改善肿瘤的常见合并症　肿瘤患者在治疗过程中会出现各种合并症，例如局部出血、感染，术后局部组织粘连，长期卧床发生的压疮、坠积性肺炎、泌尿系感染等。对此，综合性的康复医疗措施往往是有效的治疗途径。

（5）可使肿瘤患者得到有效的长期治疗　肿瘤是一种慢性疾病，采取综合性的康复医疗措施，可以使患者在疾病长期发展过程中的每一个阶段都得到有效的治疗，延缓病程的发展，减少复发，防止转移。

（6）可以减轻患者和社会的经济负担　综合性康复医疗措施中的气功疗法、运动疗法、饮食疗法、针灸疗法等，都具有不花钱或者少花钱而提高机体抗病能力、促进身体状况改善等优点，对于减轻个人和社会的经济负担具有重要意义。

2. 康复措施

中国传统康复医学历史悠久，两千多年前的中医经典著作《黄帝内经》在论述瘫痪、麻木、肌肉挛缩等病症的治疗时，已经应用针灸、导引（气功、医疗体操）、按摩、熨（热疗）等进行功能恢复。现代康复医学中心理疗法、运动疗法、物理疗法等得到广泛应用。目前常用于肿瘤康复的医疗措施主要有以下方面。

（1）心理治疗　对肿瘤患者进行心理疏导，消除其恐惧心理，从而正确面对现实，发挥其主观能动性，积极配合治疗，提高治疗效果。

（2）饮食治疗　要遵循充足能量、适宜蛋白质、适量脂肪、丰富维生素与矿物质的原则。能量补充应能满足个体需要，过多易导致患者肥胖，且多种肿瘤的发生都与摄入能量过高有关，过少又易引起或加重营养不良甚至恶病质；蛋白质摄入量比健康成人略高，为1.5～2.0g/（kg·d），并保证优质蛋白质比例超过50%，同时应监测肝肾功能，及时调整蛋白质比例。如出现肾功能损伤应减少蛋白质类食物的摄入量；肝功能障碍则减少动物蛋白质，适量增加豆类蛋白质；肺纤维化时应适当减少主食摄入量。应选取维生素、矿物质丰富的食物，以保证充足的抗氧化营养素，提高和增强人体免疫力；为补充体内消耗，除每日三餐外，可于两餐之间增加点心或标准配方的营养制剂，以纠正机体代谢紊乱；对食欲减退者，给予细碎食物，少吃多餐，进餐时避免汤水，以增加食物摄入，必要时可予孕激素以刺激食欲；烹调方法应选炖、蒸、拌，忌煎、炸、熏方法。

（3）中医、中药治疗　中医治疗方法种类繁多，传统的辨证论治汤药、中成药、静脉点滴抗癌药、外用中药、针灸、气功、中医五行音乐治疗等等，应用正确，可以明显减轻临床症状，调整体内阴阳平衡，调动机体内部的正气，达到扶正祛邪、减毒增效目的。

（4）运动治疗　医疗体操是应用人体各种功能运动来防治疾病并促进康复的一种体动。这类运动锻炼的特点是可以灵活地把运动分解成各种基本动作，选择身体某一部分来进行功能锻炼，因此能因病而异地进行康复治疗。这对于肿瘤切除术以后的康复治疗具有特别重要的意义。主要包括主动运动、助力运动、被动运动、矫正运动、抗力运动、呼吸运动等。

【复查随访】

恶性肿瘤的生物学特性具有局部复发和全身转移性，所以对它的治疗是长期的、艰巨的。因此，对肿瘤的任何一种治疗后，不能以患者顺利结束治疗和症状改善而宣告结束，肿瘤患者还应进行定期复查和随访。

1. 复查及随访的意义

（1）早期发现复发或转移　肿瘤是一种全身性疾病，经过了局部的手术和放疗以及全身性的化疗等手段，肿瘤得到一定控制，但是某些部位可能已潜伏着未被发现的病灶和微转移灶。当机体免疫力降低或肿瘤细胞增殖旺盛时，出现局部复发和远处转移。定期复查随访可及时发现这些情况，及早处理。

（2）监测肿瘤治疗后的并发症　现有的抗肿瘤方法都有一定的、延迟出现的副作用。手术可能会导致肿瘤种植性转移、局部器官功能障碍和其他并发症。化疗或放疗可能会导致长时间的骨髓抑制等，若不及时处理，可能会出现感染、贫血和出血等情况。化疗还可能导致肝、肾功能损害，若不及时纠正，可能出现肝、肾功能不全甚至衰竭。放疗可能导致局部组织和器官功能受限，肺部放疗可能会导致肺纤维化，脑部放疗可能会导致脑组织坏死，而这些情况通常出现在半年以后。

（3）保持治疗连续性　患者在接受完手术、放疗和化疗后，仍可以接受一些后续的辅助性治疗。如乳腺癌患者应该根据雌激素受体、孕激素受体和月经情况，决定是否接受内分泌治疗；大部分患者均可以视病情恢复的状况接受中药治疗或生物治疗；部分患者可以接受必要的康复治疗和心理治疗。

（4）观察疗效，总结经验，改进治疗方案　同样的肿瘤，不同治疗策略，效果亦有差异，只有通过对所病例进行跟踪观察，才能比较各种治疗方案的优劣，分析研究得失，总结经验，以便指导对更多患者的治疗。因此，肿瘤患者通过定期复查来接受医生随访，不仅有利于自己的进一步康复，也是对医学科学的一种贡献。

（5）通过随访给予患者及家属心理疏导、精神支持　许多家庭经历漫长的治疗后，在精神、心理、经济上都难以承受，甚至产生厌烦、轻生、遗弃等想法，这对患者的康复很不利，此时应对患者及家属进行心理调教，助于肿瘤治疗效果的最大化。

2. 复查随访内容

（1）时间　复查随访有一定的制度，患者在接到医院的信函或电话后，尽量按照医院的要求进行一系列检查并如实地回复目前状况。一般随访为在恶性肿瘤治疗后最初 2 年内，每 3 个月至少复查一次，以后每半年复查一次，第 3 年和以后，每半年或一年复查 1 次，超过 5 年后每年复查一次直至终生。肿瘤切除后有无局部和区域淋巴结复发情况，如乳腺癌术后检查胸壁、腋窝淋巴结和锁骨上淋巴结情况。

（2）项目　根据不同肿瘤而有所不同，主要包括三大常规、肿瘤标志物、胸片、B 超、肺脑部 CT、生化、胃镜等。

（3）患者在遇到以下情况时应随时复查，别拘泥于定期复查及随访。

① 持续的疼痛，尤其总是在同一部位出现的疼痛。

② 局部肿块和肿胀。

③ 难以解释的恶心、呕吐、食欲缺乏、腹泻或便秘等。

④ 不明原因的体重下降。

⑤ 持续的发热或咳嗽。

⑥ 异乎寻常的皮疹或出血。

⑦ 既往曾经出现过的任何症状和体征。

⑧ 医生或护士曾提醒过的任何症状和体征。

第三节　肿瘤镇痛

疼痛是一种与实际或潜在组织损伤相关，或类似的不愉快的感觉和情感体验。

《2023 年世界卫生组织报告》指出非传染性慢病（NCDs）造成了全球范围内最高的疾病负担，作为四种主要慢病之一的癌症，造成的死亡人数位居第 2 位。由于癌症患者就诊时已属于中晚期，疼痛症状极为常见，其发生率占晚期癌症患者 70% 以上，其中 30% 会出现严重的剧烈疼痛，直接影响患者的生活质量。国际癌症研究机构（IARC）发布的2020年全球最新癌症数据：2020年全球新发癌症病例1929万例，且发病率还在不断上升。可以说癌症疼痛是一个世界性的普遍问题。

【分类】

（1）由癌症直接引起　约占78.6%，包括原发肿瘤和继发转移瘤所致压迫及软组织损害等。

（2）与癌症相关的疼痛　占6.0%，如癌症引起的带状疱疹后的疼痛，癌症非特异表现的骨关节疼痛。癌症心理伤害引起的疼痛阈值降低和大脑对疼痛刺激的敏感性增强从而对疼痛易感或使轻度疼痛加重等。

（3）由癌症治疗引起的疼痛　约占8.2%，如手术或手术后并发症可引起疼痛，化疗药物注射引起的静脉炎，胸、腹腔化疗产生的包裹粘连、增厚或牵拉引起的疼痛，放疗导致的黏膜损伤和软组织增厚，纤维化及瘢痕形成等也可引起疼痛。

（4）与癌症无关的疼痛　占7.2%。主要与癌症患者伴发病有关，如患有痛风、椎间盘突出、关节炎、风湿痛、骨质疏松症等所引起。

【临床评估】

1. 疼痛程度评估方法

（1）VRS法　根据患者主诉将疼痛分5级：

① Ⅰ为无痛；

② Ⅱ为轻度，虽有痛感，但可忍受，睡眠不受干扰，能正常生活；

③ Ⅲ为中度，疼痛明显，不能忍受，要求止痛，睡眠受干扰；

④ Ⅳ为重度，剧烈疼痛可伴有植物神经功能紊乱表现和被动体位，睡眠严重受干扰；

⑤ V为极度，患者所能想象的最严重疼痛。

（2）NRS法　将用0～10的数字代表不同程度的疼痛，0为无痛，10为极度痛，让患者圈出一个最能代表自己疼痛程度的数字。并将记分大致分为三级：

① 1～3为轻度疼痛，

② 4～6为中度疼痛，

③ 7～10为重度疼痛。

2. 疗效评判标准

（1）完全缓解（CR）　治疗后完全无痛。

（2）部分缓解（PR）　疼痛较给药前明显减轻，睡眠基本不受影响，能正常生活。

（3）轻度缓解（MR）　疼痛较前减轻，但仍明显，睡眠受干扰。

（4）无效（NR）　与治疗前相比无减轻。

【治疗策略】

1. 综合治疗

由于癌性疼痛具有复杂性，因而需要综合处理。包括：

（1）抗肿瘤治疗　手术、放疗、化疗。

（2）骨转移灶的治疗　同位素治疗、双磷酸盐应用。

（3）精神安慰和解释。

（4）药物治疗　WHO的三阶梯癌痛治疗方案能使90%以上的患者的疼痛得到很好的控制。

2. 治疗原则

从无创性和低危性方法开始，后考虑有创性和高危性方法。对处于早期、正接受积极治疗的患者，目的是使疼痛充分缓解、患者能耐受抗癌治疗所需要的各种诊疗措施，提高抗癌效果；对于晚期患者，目的是充分缓解疼痛，提高生活质量并达到相对无痛苦的死亡。

3. 治疗目标

最先以增加无痛睡眠时间为目标，其次以解除休息时疼痛为目标，最后以解除站立或活动时疼痛为目标。

4. 三阶梯镇痛法

是指根据轻、中、重不同程度的疼痛，单独和（或）联合应用非甾体抗炎药、弱阿片类药、强阿片类药，配合其他必要的辅助药来处理癌性疼痛（表 9-1）。在综合治疗中，药物镇痛是主要手段，应用合理，可使 90% 以上的疼痛得到很好的控制。

表 9-1　三阶梯治疗方案

阶梯	方案	代表药物
轻度疼痛	非阿片类 + 辅助药	意施丁（吲哚美辛控释片）
中度疼痛	弱阿片类 + 非阿片类 + 辅助药	奇曼丁（曲马多缓释片）
重度疼痛	强阿片类 + 非阿片类 + 辅助药	美施康定

5. 三阶梯镇痛法的指导原则

（1）按阶梯给药　指止痛药物选择应根据疼痛程度由弱到强的顺序逐级提高。辅助用药是针对有特殊适应证的患者，如特殊性神经痛或有心理情绪障碍、精神症状者均可加用。

（2）口服给药　指尽可能采用口服给药途径。若患者不能口服，则选用直肠或经皮的无创伤性给药途径。只有在以上方法不适合或无效时，再考虑肠道外给药途径。口服简单，无创，可增加患者的独立性。阿片类止痛药口服给药时，因其吸收慢，峰值较低，不易产生药物依赖性。

（3）按时给药　即按照规定的间隔时间给药，而不是按需给药（患者疼痛时才给药），以保证疼痛缓解连续性。

（4）个体化原则　即应注重具体患者实际疗效，止痛药剂量应根据患者需要由小到大逐步增加直至患者疼痛感觉被解除为止，而不应对药量限制过严，导致用量不足。

（5）注意具体细节　严密观察患者用药后的变化，及时处理各类药物的副作用，观察评定药物疗效，及时调整药物剂量，使患者获得最佳疗效且不良反应最小。

【三阶梯止痛药物】

1. 第一阶梯——轻度疼痛

给予非阿片类（解热镇痛类药物，又称非甾体抗炎药），以阿司匹林为代表，可选用的药有对乙酰氨基酚（扑热息痛）、布洛芬、吲哚美辛（消炎痛）、百服宁、萘普生和双氯芬酸等。此类药物属于非麻醉性镇痛药物，可以缓解周围性疼痛（表 9-2）。

表 9-2　用于轻度癌性疼痛药物

种类	药物	推荐剂量	用法（口服）	不良反应
代表药物	阿司匹林	每次 250mg	q4～6h	胃肠功能紊乱、便血
主要药物	对乙酰氨基酚控释片	每次 1300mg	q8h	胃肠道反应、肝毒性
	吲哚美辛控释片	每次 25mg	q12h	胃肠道反应、中枢神经副作用
	双氯芬酸钠缓释片	每次 100mg	q12h	胃肠道及血液系统不良反应
可选药物	布洛芬、萘普生、百服宁	—	—	—

2. 第二阶梯——中度疼痛

给予弱阿片类，其中绝大多数属于麻醉性镇痛药物。弱阿片类药物也存在天花板效应。以可待因为代表，常用药物有布桂嗪、曲马多、丙氧氨酚（达宁）等（表 9-3）。

表 9-3　用于中度癌性疼痛药物

<table>
<tr><th>种类</th><th>药物</th><th>推荐剂量</th><th>用法</th><th>不良反应</th></tr>
<tr><td>代表药物</td><td>可待因</td><td>30～60mg</td><td>po，q4～6h</td><td>便秘</td></tr>
<tr><td rowspan="6">主要药物</td><td>氨酚待因片</td><td>1～2 片</td><td>po，q4～6h</td><td>便秘、肝损害、头晕、恶心</td></tr>
<tr><td>氨酚待因Ⅱ号</td><td>1～2 片</td><td>po，q4～6h</td><td>头晕、恶心、思睡</td></tr>
<tr><td rowspan="2">布桂嗪</td><td>30～90mg</td><td>po，q4～6h</td><td rowspan="2">恶心、头晕、困倦</td></tr>
<tr><td>100mg</td><td>im，q6～8h</td></tr>
<tr><td rowspan="2">曲马多</td><td>50～100mg</td><td>po，q4～6h</td><td rowspan="2">头晕、纳差、恶心、多汗、心悸</td></tr>
<tr><td>100～200mg</td><td>im，q6～8h</td></tr>
<tr><td>可选药物</td><td colspan="4">丙氧氨酚片、泰诺因、双可因等</td></tr>
</table>

3. 第三阶梯——重度疼痛

给予强阿片类药物，该类属于中枢麻醉性镇痛药物。强阿片类药物无天花板效应，但可产生耐受，需适当增加剂量以克服耐受现象。此阶梯常用药物为吗啡，其缓释或控释剂型已是目前治疗癌痛的最优越的药物（表 9-4）。

表 9-4　用于重度癌性疼痛药物

<table>
<tr><th>种类</th><th>药物</th><th>推荐剂量</th><th>用法</th><th>不良反应</th></tr>
<tr><td>代表药物</td><td>吗啡缓释片</td><td>30mg（个体差异大，应随症调整）</td><td>po，q12h</td><td>便秘、恶心、呕吐、呼吸抑制</td></tr>
<tr><td rowspan="2">主要药物</td><td>哌替啶</td><td>首次
50～100mg</td><td>im</td><td>恶心、呕吐、呼吸抑制</td></tr>
<tr><td>透皮芬太尼贴剂</td><td>—</td><td>—</td><td>中枢神经中毒症状</td></tr>
<tr><td>可选药物</td><td colspan="4">美沙酮、安侬痛、丁丙诺啡等</td></tr>
</table>

4. 辅助镇痛药

主要以三种方式用于癌性疼痛：①特殊类型疼痛；②缓解癌

痛患者伴发的其他症状；③增加镇痛药效果并减轻毒副作用（表9-5）。

表 9-5　辅助药物的种类及作用特点

	药物种类	作用	抗忧郁	抗焦虑	肌松	止吐	抗癫痫
解痉药	酰胺咪嗪	+[①]	—	-	-	-	-
	苯妥英钠	+[①]	—	-	-	-	-
精神药	奋乃静	-	-	+	-	+	-
	氯丙嗪	-	-	+	(+)	+	-
	地西泮	-	-	+	+	-	-
	阿米替林	+[②]	+	±	—	—	—
皮质激素	泼尼松	+[③]	(+)	-	-	-	-
	地塞米松	+[③]	(+)	-	-	-	-

① 通常对针刺样疼痛有效。

② 通常对伴有感觉异常的疼痛如浅表性灼痛有效。

③ 通常对神经受压、脊髓压迫及颅内压升高所致疼痛有效。

注：+有效，-无效，(+) 可能有效。

5. 哌替啶应用

哌替啶止痛作用短暂，作用弱，仅为吗啡的 1/3～1/4，可维持 2.5～3.5h。代谢产物去甲哌替啶半衰期长（3～18h），毒性很大，易蓄积造成中枢激惹性中毒，会产生幻觉，易成瘾，肌注不符合三阶梯止痛原则。

6. 第三阶梯药物调整

在三阶梯镇痛中，一、二阶梯的药物有“天花板效应”没必要调整剂量。对阿片类药物的剂量调整应遵循 TIME 原则：Titre，一般 10～30mg 美施康定（吗啡缓释片）开始，每 24h 调整一次。Increase，若疼痛无缓解，按 30%～50% 递增。Manage，突破性的疼痛用速释吗啡处理，剂量为 12h 美施康定剂量的 1/4～1/3。

Elevate：当达不到 12h 镇痛时，应考虑增加下一次美施康定的剂量。

7. 阿片类药物的副作用处理

（1）便秘　所有的阿片类药物都有这个特点，且不能耐受，缓解便秘有助于减轻患者的恶心呕吐症状。预防方法为多饮水，多食含纤维素的食物；用缓泻药，如番泻叶片 2 片每日一次。

（2）恶心呕吐　一般 1 周内都能耐受。轻度症状用甲氧氯普胺、氯丙嗪，重度症状用恩丹西酮、格拉司琼。

（3）呼吸抑制　用口服吗啡一般不会出现呼吸抑制，一旦出现应建立通畅呼吸道；呼吸复苏，使用阿片拮抗药纳洛酮 0.4mg+10mL 生理盐水，静脉缓慢推注，必要时每 2min 增加 0.1mg。

（4）尿潴留　发生率一般低于 5%，如果同时服用三环类镇静药或接受过腰椎麻醉的患者，尿潴留的发生率会增加到 20%～30%。可给予水诱导法、会阴部冲灌热水法或膀胱区轻按摩诱导法排尿，必要时导尿。

【其他镇痛方法】

（1）神经阻滞止痛　适用于有明确区域性疼痛患者的姑息治疗。一般先用短效局麻药进行神经阻滞，待疗效明确后再改用破坏神经药物如酚（石炭酚）、无水乙醇等或冷冻，使神经组织脱髓鞘、变性或毁损，让痛觉传导中断而使疼痛消失。神经阻滞有局部浸润阻滞、体神经干（丛）阻滞、交感神经阻滞和硬膜外阻滞等疗法。

（2）硬膜外留置导管阻滞术　在脊柱取和疼痛相符的神经节段间隙行硬膜外穿刺，将硬膜外导管导入，暴露部位置于皮下后穿出皮肤，接头处与 1mL 注射器外接，注射镇痛剂。导管一般 2 周更换一次。

【癌症镇痛注意问题】

1. 何时镇痛治疗

对疼痛患者应果断镇痛，不要让患者忍受本可控制而由于人为原因得不到控制的精神和肉体上的痛苦。只要选择理想的药物并正确地使用，80% 以上的疼痛患者都可以享受无痛的生活。所以，疼痛必须得到治疗，而且要规范化治疗。

2. 给药途径问题

绝大多数癌性疼痛可口服药物止痛，对不能口服患者，可采用黏膜 / 舌下、喷雾剂或经皮给药，疗效与口服相近，在上述途径均不能应用时，才考虑直肠给药，皮下或静脉连续给药也是常用的替代方法。总之医生要尽量选择“无创”的给药途径。特别是那些由于疾病本身或者由于治疗引起的无法口服的患者，更应该选择其他的给药方式。

3. 耐受性的防止和处理

解决或减少药物耐受性的方法有：坚持 WHO 大力提倡的药物镇痛治疗的四个原则：

（1）尽可能综合应用辅助药，加强止痛效果；

（2）交替应用不同类型的镇痛药；

（3）疼痛减轻后，药物剂量可在数日后下调，用药时间可适当延长；

（4）配合其他止痛方法和给药途径。

4. 正确理解三阶梯镇痛

疼痛评估是规范化用药的前提和基础，要根据患者疼痛的强度选择理想的药物，而不是机械地从一阶梯开始用药，让患者忍受疼痛的折磨。所以，对待任何疼痛的患者，首先要对他进行疼痛强度的评估和疼痛原因的分析，然后选择理想的药物。

5. 正确认识镇痛药给药时间

按时给药是一条不容违反的原则。即按照不同药物规定的间隔时间给药，如每隔 12h 一次，无论给药当时患者是否发作疼痛，而不是按需给药，这样可保证疼痛连续缓解。

第四节　原发性支气管肺癌

原发性支气管肺癌是指起源于支气管黏膜或腺体的恶性上皮性肿瘤，简称肺癌。从病理和治疗角度，肺癌大致可以分为非小细胞肺癌（NSCLC）和小细胞肺癌（SCLC）两大类，其中非小细胞肺癌占 80%～85%，其余为小细胞肺癌。中医认为本病归属于“肺积”“息贲”“肺痈”“劳咳”等范畴。

肺癌在我国居恶性肿瘤发病与死亡之首，严重危害到人民生命健康。近年来仍有约 75% 的患者在诊断时处于肺癌晚期，错过了最佳根治性手术治疗时机。早期诊断可显著提高肺癌患者预后生存。

肺癌的发生主要与以下危险因素相关：吸烟、被动吸烟、室内外环境污染、长期接触砷、铬、石棉、镍、镉、铍、二氧化硅、柴油和汽油废气及煤焦油等，或接触放射性物质如铀和镭等职业致癌物质、既往恶性肿瘤病史、一级亲属肺癌家族史、慢性阻塞性肺病、肺纤维化、肺结核等慢性肺部疾病及其他危险因素。

【诊断要点】

1. 临床表现

呼吸道症状为主要表现，但全身症状可出现于局部症状之前。

（1）咳嗽　常为肺癌的首要症状，多为无痰或少痰的刺激性干咳，亦可出现高调金属音性咳嗽或呛咳。

（2）咯血或血痰　为间断性反复少量血痰，血多于痰，色鲜红，偶可见大咯血。

（3）胸痛　早期多为不定时胸闷或钝痛，痛无定处。周围型肺癌可出现胁痛、肩背痛、上肢痛等症状。

（4）气短　有时肿瘤并不大，患者亦会出现气短、气促等症状，当大支气管被压迫或弥漫性肺泡癌、胸腔积液、心包积液时更为明显。

（5）还可出现类癌综合征、库欣综合征、低血糖、高钙血症等肺癌兼症的症状。

2. 辅助检查

（1）肺癌影像学检查　X 线检查是诊断肺癌的重要方法之一，CT 及 MRI 使肺癌的定位、定性及分期诊断得到很大提高。

（2）痰液脱落细胞学检查　包括痰液、纤支镜灌洗物、刷检物及各种穿刺物的细胞学检查。3 次以上的系列痰标本可使中央型肺癌的诊断率提高到 80%，周围型肺癌诊断率达 50%。

（3）纤维支气管镜检查　此为诊断肺癌的重要手段，任何可疑肺癌患者，均应行此检查，其可窥测肿瘤的部位及范围，并可直接取组织做病理学检查。

（4）针吸细胞学检查　可经皮或经纤支镜对肿大淋巴结、肺部肿块等行针吸细胞学检查，此检查还可在超声、X 线或 CT 引导下进行。

（5）核医学检查　某些核素在正常及非肿瘤部位浓聚较少，可由此来鉴别肿瘤的良恶性，假阳性可达 35%。PET 扫描对肺癌敏感性可达 95%，特异性 90%。

（6）血清学检查　神经特异性烯醇化酶（NSE）可作为小细胞肺癌的血清标志物，其阳性率 40%～100%，敏感性 70%；癌胚抗原（CEA）在肺腺癌中阳性率 60%～80%，可反应病情变化；鳞癌相关抗原（SCC-Ag）对鳞癌诊断及鉴别诊断亦有帮助。

3. 诊断标准

临床上有刺激性咳嗽、咳痰、胸痛和（或）气短等表现，细胞学或病理检查证实，排除肺转移者，即可确诊。

4. 肺癌 TNM 分期。

（1）T 分期（原发肿瘤）

T_X：未发现原发肿瘤，或者通过痰细胞学或支气管灌洗发现癌细胞，但影像学及支气管镜无法发现。

T_0：无原发肿瘤的证据。

T_{is}：原位癌。

T_1：肿瘤最大径≤3cm，周围包绕肺组织及脏层胸膜，支气管镜见肿瘤侵及叶支气管，未侵及主支气管。

T_{1mi}：微小浸润性腺癌。

T_{1a}：肿瘤最大径≤1cm。

T_{1b}：肿瘤 1cm＜最大径≤2cm。

T_{1c}：肿瘤 2cm＜最大径≤3cm。

T_2：肿瘤 3cm＜最大径≤5cm；或者肿瘤侵犯主支气管（不常见的表浅扩散型肿瘤，不论体积大小，侵犯限于支气管壁时，虽可能侵犯主支气管，仍为 T_1），但未侵及隆突；侵及脏层胸膜；有阻塞性肺炎或者部分或全肺肺不张。符合以上任何 1 个条件即归为 T_2。

T_{2a}：肿瘤 3cm＜最大径≤4cm。

T_{2b}：肿瘤 4cm＜最大径≤5cm。

T_3：肿瘤 5cm＜最大径≤7cm。或任何大小肿瘤直接侵犯以下任何 1 个器官，包括：胸壁（包含肺上沟瘤）、膈神经、心包；同一肺叶出现孤立性癌结节。符合以上任何 1 个条件即归为 T_3。

T_4：肿瘤最大径＞7cm；无论大小，侵及以下任何 1 个器官，包括：纵隔、心脏、大血管、隆突、喉返神经、主气管、食管、椎体、膈肌；同侧不同肺叶内孤立癌结节。

（2）区域淋巴结（N）

N_X：区域淋巴结无法评估。

N_0：无区域淋巴结转移。

N_1：同侧支气管周围及（或）同侧肺门淋巴结以及肺内淋巴结有转移，包括直接侵犯而累及的。

N_2：同侧纵隔内及（或）隆突下淋巴结转移。

N_3：对侧纵隔、对侧肺门、同侧或对侧前斜角肌及锁骨上淋巴结转移。

（3）远处转移（M）

M_X：远处转移不能被判定。

M_{1a}：局限于胸腔内，对侧肺内癌结节；胸膜或心包结节；或恶性胸膜（心包）渗出液。

M_{1b}：超出胸腔的远处单器官单灶转移（包括单个非区域淋巴结转移）。

M_{1c}：超出胸腔的远处单器官多灶转移 / 多器官转移。

（4）临床分期

隐匿性癌：$T_{is}N_0M_0$。

$Ⅰ_{A1}$ 期：$T_{1a(mis)}N_0M_0$，$T_{1a}N_0M_0$。

$Ⅰ_{A2}$ 期：$T_{1b}N_0M_0$。

$Ⅰ_{A3}$ 期：$T_{1c}N_0M_0$。

$Ⅰ_B$ 期：$T_{2a}N_0M_0$。

$Ⅱ_A$ 期：$T_{2b}N_0M_0$。

$Ⅱ_B$ 期：$T_{1a\sim c}N_1M_0$，$T_{2a}N_1M_0$，$T_{2b}N_1M_0$，$T_3N_0M_0$。

$Ⅲ_A$ 期：$T_{1a\sim c}N_2M_0$，$T_{2a\sim b}N_2M_0$，$T_3N_1M_0$，$T_4N_0M_0$，$T_4N_1M_0$。

$Ⅲ_B$ 期：$T_{1a\sim c}N_3M_0$，$T_{2a\sim b}N_3M_0$，$T_3N_2M_0$，$T_4N_2M_0$。

$Ⅲ_C$ 期：$T_3N_3M_0$，$T_4N_3M_0$。

$Ⅳ_A$ 期：任何 T、任何 N、M_{1a}，任何 T、任何 N、M_{1b}。

$Ⅳ_B$ 期：任何 T、任何 N、M_{1c}。

5. 美国东部肿瘤协作组（ECOG）功能状态（PS）评分

0分：活动能力完全正常，与发病前活动能力无任何差异。

1分：能自由走动及从事轻体力活动，包括一般家务或办公室工作，但不能从事较重的体力活动。

2分：能自由走动及生活自理，但已丧失工作能力，日间不少于一半时间可以起床活动。

3分：生活仅能部分自理，日间50%以上时间卧床或坐轮椅。

4分：卧床不起，生活不能自理。

5分：死亡。

【鉴别诊断】

（1）肺结核　肺结核球应与周围型肺癌相鉴别，肺结核球多见于年轻患者，病灶多见于结核好发部位，一般无症状，病灶边界清楚，密度高，可有包膜，有时含钙化灶，周围有纤维结节状病灶，多年不变；肺门淋巴结结核易与中央型肺癌混淆，前者多见于儿童、青年，多半有发热、盗汗等结核中毒症状，结核菌素试验常为阳性，抗结核治疗有效；粟粒型结核应与弥漫型细支气管肺泡癌鉴别，前者好发于年轻患者，有发热、盗汗等结核中毒症状，呼吸道症状不明显，纤支镜肺活检可鉴别。

（2）肺炎　约1/4的早期肺癌以肺炎形式表现，需与一般肺炎鉴别。若起病缓慢，无毒性症状，抗感染治疗后炎症吸收缓慢，或同一部位反复发生肺炎，应警惕肺癌。

（3）肺脓肿　肺脓肿一般起病急，中毒症状严重，多伴有寒战、高热/咳嗽、咳吐大量脓臭痰等症，肺部X线示大片炎性阴影，空洞内常见较深液平。

（4）纵隔淋巴瘤　与中心型肺癌易混淆，本病常为双侧性，可有发热等全身症状，但支气管刺激症状不明显，痰脱落细胞检查阴性。

【西医治疗】

1. 治疗目标和策略

肺癌的治疗应当根据患者的机体状况、肿瘤的病理组织学类型和分子分型、侵及范围和发展趋向采取多学科综合治疗的模式，有计划、合理地应用手术、放疗、化疗、分子靶向治疗和免疫治疗等手段，以期达到最大程度地延长患者的生存时间、提高生存率、控制肿瘤进展和改善患者的生活质量。

外科手术根治性切除是Ⅰ、Ⅱ期 NSCLC 的推荐优选局部治疗方式。Ⅲ A 期和少部分Ⅲ B 期 NSCLC 可切除者，治疗模式为以外科为主的综合治疗；Ⅲ A 期和少部分Ⅲ B 期 NSCLC 不可切除者，治疗以根治性同步放化疗为主；Ⅲ C 期和绝大部分Ⅲ B 期 NSCLC 治疗以根治性同步放化疗为主要治疗模式。Ⅳ期 NSCLC 在明确患者 NSCLC 病理类型（鳞或非鳞）和驱动基因突变状态并进行 ECOG 功能状态评分的基础上，选择适合患者的全身治疗方案。

2. 外科治疗

解剖性肺切除仍是标准术式，是早中期肺癌的主要治疗手段，也是目前临床治愈肺癌的重要方法。完整彻底切除是保证手术根治性、分期准确性、加强局控和长期生存的关键。

3. 药物治疗

肺癌的药物治疗包括化疗、分子靶向治疗以及免疫治疗。化疗分为新辅助化疗、辅助化疗、姑息化疗，应当严格掌握临床适应证，并在肿瘤内科医师的指导下施行。

（1）Ⅳ期 NSCLC 患者的一线治疗

① 非鳞状细胞癌驱动基因阳性且不伴有耐药基因突变患者的治疗

a.EGFR 敏感基因突变的患者：推荐使用 EGFR-TKI，可选择奥希替尼、阿美替尼、伏美替尼、吉非替尼、厄洛替尼、埃克替尼、阿法替尼。

b.ALK 融合基因阳性的患者：可选择洛拉替尼、恩沙替尼、阿来替尼、塞瑞替尼、布格替尼、克唑替尼。

② 非鳞状细胞癌驱动基因阴性患者的治疗：对于 PD-L1 表达阳性（≥1%）的患者可单药使用帕博利珠单抗，但 PD-L1 高表达（≥50%）的患者获益更明显。

a.PS 评分 0～1 分的患者：推荐培美曲塞 + 铂类 + 帕博利珠单抗化疗。也可使用含铂两药联合的方案化疗，化疗 4～6 个周期，铂类可选择卡铂或顺铂、洛铂，与铂类联合使用的药物包括培美曲塞、紫杉醇、紫杉醇脂质体、紫杉醇聚合物胶束、吉西他滨或多西他赛。对不适合铂类药物治疗的患者，可考虑非铂类两药联合方案化疗，包括吉西他滨联合长春瑞滨或吉西他滨联合多西他赛。

b.PS 评分 2 分的患者：推荐单药治疗。与最佳支持治疗相比，单药化疗可以延长患者生存时间并提高生活质量。可选的单药包括吉西他滨、长春瑞滨、紫杉醇、多西他赛、培美曲塞。

c.PS 评分 3～4 分的患者：不建议使用细胞毒类药物化疗。此类患者一般不能从化疗中获益，建议采用最佳支持治疗或参加临床试验。

③ 鳞状细胞癌驱动基因阴性患者的治疗：对于 PD-L1 表达阳性（≥1%）的患者可单药使用帕博利珠单抗，但 PD-L1 高表达（≥50%）的患者获益更明显。

a.PS 评分 0～1 分的患者：推荐紫杉醇 + 卡铂 + 帕博利珠单抗化疗，或紫杉醇 + 卡铂 + 替雷利珠单抗，或紫杉醇 + 卡铂 + 卡瑞利珠单抗。

b.PS 评分 2 分的患者：推荐单药化疗。与最佳支持治疗相比，单药化疗可以延长生存时间并提高生活质量，可选的单药包括吉西他滨、长春瑞滨、紫杉醇、多西他赛。

c.PS 评分 3～4 分的患者：建议采用最佳支持治疗或参加临床试验。

④ 鳞状细胞癌驱动基因阳性患者的治疗：参照非鳞状细胞癌驱动基因阳性患者治疗方法。

（2）无症状或无脑转移的广泛期 SCLC 患者的一线治疗

① PS 评分 0～2 分患者：推荐依托泊苷 + 卡铂 + 阿替利珠单抗、依托泊苷 + 铂类 + 度伐利尤单抗，或依托泊苷 + 铂类 + 阿得贝利单抗，或依托泊苷 + 铂类 + 斯鲁利单抗，或依托泊苷 + 铂类化疗。

② PS 评分 3～4 分（由 SCLC 所致）：推荐化疗，方案包括 EP 方案（依托泊苷 + 顺铂）、EC 方案（依托泊苷 + 卡铂）、IP 方案（伊立替康 + 顺铂）、IC 方案（伊立替康 + 卡铂）。

4. 放射治疗

肺癌放疗包括根治性放疗、姑息放疗、辅助放疗和预防性放疗等。根治性放疗适用于因医源性或（和）个人因素不能手术的早期 NSCLC、不可切除的局部晚期 NSCLC 和局限期 SCLC。姑息性放疗适用于对晚期肺癌原发灶和转移灶的减症治疗。辅助放疗适用于术前放疗、术后放疗切缘阳性（R1 和 R2）的患者。

【转诊指征】

（1）不明原因的反复咳嗽、发热，抗感染治疗效果差者。

（2）可疑肺癌，需要明确诊断的患者。

（3）确诊肺癌，需手术和（或）放化疗患者。

【中医治疗】

1. 辨证论治

（1）气血瘀滞

主症：咳嗽不畅，胸闷气憋，胸痛有定处，或痰血暗红，口唇紫暗，舌暗或有瘀斑，苔薄，脉细弦或细涩。

治法：活血化瘀，行气化滞。

处方：桃红四物汤加减，桃仁 10g、红花 10g、牡丹皮 10g、香附 10g、延胡索 10g、生地黄 10g、白芍 10g、当归 12g、川芎 10g、薏苡仁 20g、浙贝母 15g。

（2）痰湿蕴肺

主症：咳嗽痰多，痰质黏稠，痰白或黄白相兼，胸闷气短，纳呆便溏，神疲乏力，舌质暗，苔白腻或黄厚腻，脉弦滑。

治法：行气祛痰，健脾燥湿。

处方：二陈汤加减，陈皮 12g、制半夏 10g、白术 12g、茯苓 15g、苍术 9g、黄芪 20g、甘草 6g、薏苡仁 20g。

（3）阴虚痰热

主症：咳嗽无痰或少痰，或痰中带血，或咯血不止，胸闷气憋，心烦眠差，低热盗汗，头晕耳鸣，尿赤便结，舌质红绛，苔花剥或无苔，脉细数或数大。

治法：滋肾清肺，化痰散结。

处方：沙参麦冬汤合清金化痰汤加减，沙参 30g、麦冬 15g、桑叶 10g、桔梗 10g、浙贝母 15g、生地黄 20g、猪苓 15g、鳖甲 30g、夏枯草 150g、仙鹤草 30g、甘草 6g、瓜蒌 15g。

（4）气阴两虚

主症：咳嗽无痰或少痰，咳声低微，或痰中带血，气短喘促，神疲乏力，颜面萎黄暗淡，形瘦恶风，口干少饮，自汗或盗汗，舌质红或淡，无苔或苔白干，脉细弱。

治法：益气养阴，扶正除积。

处方：生脉饮加减，西洋参 10g、麦冬 15g、党参 30g、沙参 20g、五味子 10g、生地黄 10g、百合 30g、桔梗 10g、浙贝母 15g、薏苡仁 30g、仙鹤草 15g。

2. 外治法

（1）肺癌疼痛　可用蟾酥膏，由蟾酥、生川乌、重楼、红花、莪术、冰片组成，痛处外贴，每 6h1 次。

（2）肺癌胸腔积液　天南星、白芥子、附子、葶苈子、延胡索、败酱草、黄芪、薏苡仁等研为细末后用黄酒或蜂蜜调敷于胸腔积液体表部位中心，每日 1 次，每次 2h。

3. 中成药

（1）西黄丸 3g bid（饭后服用）

（2）小金丹 3g bid（饭后服用）

（3）康莱特软胶囊 6 粒 po qid

（4）参一胶囊 2 粒 po bid（2 个月一疗程）

【预防及健康指导】

肺癌尚无确切的方法可以预防，然而加强体育锻炼，增强体质，改变不良生活方式及习惯，避免致癌因素的长期刺激，可以降低其发病率。目前世界公认戒烟及防止电离辐射尤为重要，此外，起居有时、饮食有节、保持心情舒畅对于肺癌的防治亦作用突出。对于长期吸烟者除积极戒烟外，要重视体检，做到早发现、早诊断、早治疗。

第五节　食管癌

食管癌是指发生于食管黏膜上皮的恶性肿瘤。中医归属于“噎膈”范畴。

我国食管癌以鳞状细胞癌为主，占 90% 以上。吸烟和重度饮酒是引起食管癌的重要因素。在我国食管癌高发区，主要致癌危险因素是致癌性亚硝胺及其前体物和某些真菌及其毒素。我国食管癌高发区主要集中在太行山脉附近区域（河南、河北、山西、山东泰安、山东济宁、山东菏泽），以及安徽、江苏苏北、四川南充、四川盐亭、广东汕头、福建闽南等地区。食管癌的高危人群指居住生活在食管癌高发区，年龄在45岁以上，有直系家属食管癌或消化道恶性肿瘤病史或其他恶性肿瘤病史，有食管癌的癌前疾病或癌前病变者也是食管癌的高危人群。

【诊断要点】

1. 临床症状

（1）早期症状　症状一般较轻，持续时间较短，反复出现，时轻时重，多为胸骨后不适、烧灼感或疼痛，食管异物感或吞咽梗阻感。或下段癌还可出现剑突下或上腹部不适、呃逆、嗳气。

（2）后期症状

① 吞咽困难　是食管癌的典型症状，且进行性加重，其严重程度与食管癌的病理类型有关，缩窄型和髓质型较为严重。

② 反流　当肿瘤增生造成食管梗阻时，可出现呕吐黏液、食物、血液等。反流还可引起呛咳，甚至吸入性肺炎。

③ 疼痛　当胸骨后或背部肩胛区持续性疼痛提示食管癌向外浸润引发周围炎症。下胸段或贲门部肿瘤引起上腹部疼痛。

④ 其他　肿瘤侵犯其他器官可出现相应症状，如呕血、声音嘶哑、呃逆、气急、呛咳等。

（3）体征　早期体征不明显，晚期可出现消瘦、贫血、营养不良、失水和恶病质。腹腔转移时可出现腹水。

2. 辅助检查

（1）食管钡餐检查　食管蠕动停顿或逆蠕动，管壁局部僵硬不能充分扩张，食管黏膜紊乱、中断和破坏，食管管腔狭窄，不规则充盈缺损、溃疡或瘘管形成等均为食管癌的重要征象。

（2）食管CT检查　CT检查可清晰显示食管与邻近纵隔器官的关系。其可充分显示食管癌病灶大小、肿瘤外侵范围及程度，还有助于确定手术方式、制订放疗计划等。

（3）脱落细胞学检查　此项检查准确率可达90%以上，是食管癌普查的重要手段。

（4）内镜检查　可直接观察肿瘤大小、形态、部位、范围和组织及细胞刷检查，是最可靠的食管癌诊断方法。

3. 诊断标准

患者有胸骨后不适、烧灼感或疼痛，食管异物感或吞咽梗阻感，影像学或病理学证实，可诊断。

【鉴别诊断】

（1）食管贲门失弛缓症　吞咽困难也是本病的明显症状之一，但其达到一定程度后即不再加重，情绪波动可诱发症状发作，食管钡餐可见食管下端光滑的漏斗状或鸟嘴状狭窄。食管测压对本病诊断有重要价值。

（2）食管良性狭窄　可由误服腐蚀剂、食管烫伤、异物损伤、慢性溃疡的瘢痕引起，内镜直视下活检可明确诊断。

（3）食管良性肿瘤　主要为少见的平滑肌瘤。吞咽困难较轻，进展慢，病程长，食管钡餐、内镜活检可助诊断。

（4）癔症球　又称“梅核气”，多见于青年女性，时有咽部异物感，但对进食无妨碍，其发病常与精神因素有关。

【西医治疗】

1. 治疗原则和目的

建议采取个体化综合治疗的原则，即根据患者的机体状况，肿瘤的病理类型、侵犯范围（病期）和发展趋向，有计划地、合理地应用现有的治疗手段，以期最大幅度地根治、控制肿瘤和提高治愈率，改善患者的生活质量。

2. 外科治疗

外科手术治疗是食管癌的主要根治性手段之一，在早期阶段外科手术治疗可以达到根治的目的，在中晚期阶段，通过以手术为主的综合治疗可以使其中一部分患者达到根治，其他患者生命得以延长。

3. 放射治疗

放射治疗是食管癌综合治疗的重要组成部分。对于中、晚期的可手术、不可手术或拒绝手术的食管癌，术前同步放化疗联合手术或根治性同步放化疗是重要的治疗原则。

4. 药物治疗

对于晚期食管癌和食管胃交界部癌（包括鳞癌和腺癌）的患者，一线治疗可在顺铂＋氟尿嘧啶化疗方案的基础上联合帕博利珠单抗；对于晚期食管胃交界部腺癌患者，一线治疗可在奥沙利铂＋氟尿嘧啶类药物的基础上联合纳武利尤单抗；对于晚期食管鳞癌患者，一线治疗可在紫杉醇＋顺铂化疗的基础上联合卡瑞利珠单抗。

5. 内镜治疗

对于无淋巴结转移的早期食管癌推荐行内镜下食管黏膜切除术。

【中医治疗】

1. 辨证论治

（1）痰气交阻

主症：吞咽梗阻，胸膈满闷，时有隐痛，情志舒畅可减轻，精神抑郁则加重，嗳气呃逆，呕吐痰涎，口干咽燥，大便艰涩，舌红苔薄腻，脉弦滑。

治法：开郁化痰，润燥降气。

处方：启膈散加减，丹参 15g、郁金 15g、砂仁 6g、沙参 15g、浙贝母 15g、茯苓 10g、瓜蒌 15g、柴胡 10g、枳壳 10g、玄参 15g、半夏 6g、陈皮 10g、山豆根 10g。

（2）瘀血内结

主症：吞咽困难，胸膈疼痛，食不得下，甚则饮食难下，食入即吐，吐物如豆汁，面色暗黑，肌肤甲错，形体消瘦，大便燥结，小便黄赤，舌质暗红或有瘀斑，脉细涩或细滑。

治法：破结行瘀，滋阴养血。

处方：通幽汤加减，桃仁10g、红花10g、当归10g、生地黄10g、枳壳10g、熟地黄10g、槟榔10g、赤芍15g、桔梗10g、柴胡10g、瓜蒌15g、浙贝母15g、川芎10g。

（3）津亏热结

主症：吞咽梗涩而痛，水饮可下，食物难进，食后复出，形体消瘦，肌肤枯黄，五心烦热，潮热盗汗，大便秘结，渴欲饮冷，舌干红少苔或有裂纹，脉弦细数。

治法：滋养津液，泻热散结。

处方：沙参麦冬汤加减，沙参15g、麦冬15g、玉竹10g、桑叶15g、生地黄20g、当归10g、石斛15g、黄连10g、栀子6g。

（4）气虚阳微

主症：长期吞咽受阻，饮食不下，面色㿠白，精神疲惫，形寒气短，面浮肢肿，泛吐清涎，腹胀便溏，舌淡苔白，脉细弱。

治法：温补脾肾，益气回阳。

处方：当归补血汤加减，黄芪30g、当归10g、干姜10g、党参20g、白术10g、熟地黄15g、白芍15g、桂枝10g、半夏10g、陈皮10g、山药30g、山茱萸15g。

2. 中成药

（1）西黄丸3g po bid

（2）平消片4～8片po tid

（3）六味地黄丸9g po bid（尤其是阴虚内热型患者）

3. 外治法

（1）通关散　研细末调为糊状，每次适量，徐徐吞服。

（2）金仙膏　外敷患处或选穴外贴。

【预防及健康指导】

针对食管癌的常见病因，积极进行健康教育和知识宣传，普及防癌常识，懂得早期发现、早期诊断、早期治疗的重要性，做好普查和自我检查。生活中要加强粮食保管，防止霉变；少食腌制食品，改良水质，减少饮水中亚硝酸盐含量，多食用新鲜蔬菜水果，增加对维生素 C 的摄入；不吃过热、过烫食物；不吸烟、不饮烈性酒。

第六节　肝癌

肝癌是指原发于肝细胞或肝内小胆管上皮细胞的恶性肿瘤。中医归属于“臌胀”“癥瘕”“积聚”“黄疸”范畴。

原发性肝癌是最常见的恶性肿瘤之一，死亡率在恶性肿瘤中居第二位，仅次于肺癌。我国的发病率为欧美的 5～10 倍，每年约有 11 万人死于肝癌，约占全世界肝癌死亡人数的 45%。肝癌发病源于多种发病因素的协同作用，癌变的过程涉及多阶段及多基因功能改变和相互作用。目前研究表明病因主要为乙型肝炎病毒和丙型肝炎病毒感染、黄曲霉毒素或水源污染、农药、亚硝胺、饮酒等。

【诊断要点】

1. 临床表现

（1）症状　肝区疼痛为主要定位症状，性质多为胀痛或钝痛，肿瘤接近表面，增长迅速则疼痛明显，肿瘤接近膈面则可肩背疼痛。还可出现发热、乏力、恶心、呕吐、腹泻、纳差、消瘦等表现。

（2）体征　可见肝脾肿大、肝脏质硬有结节、腹水、肝区血管杂音、黄疸等。

（3）影像学检查　肝脏 B 超、CT、MRI、肝脏血管造影等提示肝内有明确的实质性占位病变，排除肝血管瘤和转移性肝癌。

2. 诊断标准

（1）经手术切除、病理证实为肝癌，或肝外组织的组织学检查证实为肝癌。

（2）无病理组织学和 / 或细胞学证据时：

① 若肿瘤直径≤2cm 时，至少要有两种检查显示动脉期明显强化，门脉期强化下降的“快进快出”的肝癌典型特征，再结合病史和血清学检查（肿瘤标志物和肝炎标志物等），可以做出肝癌的临床诊断；

② 若瘤直径＞2cm 时，至少要有一种检查显示“快进快出”的肝癌典型特征，再结合病史和血清学检查，可以做出肝癌的临床诊断。

（3）有肝癌临床表现加上肯定的远处转移灶（如肺、骨、淋巴结等）或肉眼可见的血性腹水或腹水中找到癌细胞。

3. 肝癌并发症

常出现于肝癌晚期，可有肝性脑病、消化道出血、肝癌结节破裂出血、血性胸腹水、继发感染、肝肾综合征等。

【鉴别诊断】

（1）肝硬化　原发性肝癌常发生于肝硬化基础上，两者鉴别有一定困难，肝硬化病情发展缓慢、反复，肝功能损害显著，血 AFP 阳性多提示有癌变，但肝硬化也存在 AFP 升高，多为一过性，与转氨酶变化一致。

（2）肝脓肿　临床表现为发热、肝区疼痛和压痛，血白细胞及中性粒细胞升高，反复多次 B 超检查可发现液性暗区，四周多有较厚的炎性反应区，CT 也有类似表现。

（3）肝海绵状血管瘤　多无肝病背景，AFP 阴性，超声表现为高回声，呈网格状结构，CT 或 MRI 增强扫描，在动脉期呈边缘向中心逐步扩散的增强，在门脉期仍为高密度或高信号。

【西医治疗】

1. 治疗的目标和策略

原发性肝癌早期治疗目标为根治，中晚期不能根治时，则使之改善生活质量、延长生存期。早期患者，尤其是小肝癌阶段，进行外科手术是最有效的手段，若患者不能耐受手术或不愿手术，可选择放射治疗或射频消融、微波消融等方式治疗，亦可以获得类似手术的效果。

2. 手术治疗

（1）肝切除术：肝脏储备功能良好的 Ⅰa 期、Ⅰb 期和Ⅱa 期肝癌是手术切除的首选适应证。所有病人术后需要接受密切随访。一旦发现肿瘤复发，根据复发肿瘤的特征，可以选择再次手术切除、局部消融、TACE、放射治疗或全身治疗等，延长病人生存时间。

（2）肝移植：肝移植是肝癌根治性治疗手段之一，尤其适用于肝功能失代偿、不适合手术切除及局部消融的早期肝癌病人。

3. 消融治疗

主要包括射频消融（RFA）、微波消融（MWA）、无水乙醇注射治疗（PEI）、冷冻治疗、高强度超声聚焦消融（HIFU）、激光消融、不可逆电穿孔（IRE）等。目前消融治疗已经被认为是手术切除之外治疗小肝癌的根治性治疗方式。消融治疗主要适用于Ⅰa 期及部分Ⅰb 期肝癌（即单个肿瘤、直径≤5cm；或 2～3 个肿瘤、最大直径≤3cm）；无血管、胆管和邻近器官侵犯以及远处转移，肝功能 Child-Pugh A/B 级者，可以获得根治性的治疗效果。

4. 经动脉介入治疗

经动脉化疗栓塞术（TACE）是肝癌非手术治疗的最常用方法之一。常规 TACE 以带有化疗药物的碘化油乳剂为主，联合明胶海绵颗粒、空白微球和聚乙烯醇等颗粒型栓塞剂可进一步提高疗效。

【转诊指征】

（1）有乙肝或丙肝或长期大量饮酒病史，肝功能反复异常，AFP 持续不降患者。

（2）既往肝病史，无明显黄疸但 GGT、ALP 显著升高患者。

（3）既往肝病史，影像学检查示肝内实性占位患者。

（4）肝癌出现肝性脑病、上消化道出血、大量胸腹水等并发症的患者。

（5）肝癌经外科手术治疗复发患者。

【中医治疗】

1. 辨证论治

（1）气滞血瘀

主症：右胁肋部肿块，疼痛，痛引肩背，入夜更甚，脘腹胀闷，胸闷不舒，纳呆食少，倦怠乏力，大便溏结不调，舌质紫暗有瘀点瘀斑，苔薄腻，脉沉细或弦涩。

治法：行气活血，化瘀消积。

处方：复元活血汤加减，柴胡 10g、陈皮 10g、枳壳 10g、香附 10g、川芎 10g、茯苓 10g、郁金 15g、丹参 10g、白术 10g、甘草 6g。

（2）湿热聚毒

主症：心烦易怒，身目黄染，口干口苦，食少，腹胀满，胁肋刺痛，小便黄赤，大便干结，舌质紫暗，苔黄腻，脉弦滑或弦数。

治法：清热利胆，泻火解毒。

处方：茵陈蒿汤加减，茵陈 10g、栀子 10g、大黄 10g、生地黄 10g、厚朴 10g、半枝莲 10g、玄参 10g、赤芍 15g、黄芩 10g、甘草 6g。

（3）肝肾阴亏

主症：胁肋疼痛，臌胀肢肿，四肢柴瘦，五心烦热，头晕目眩，纳呆食少，青筋暴露，甚则呕血、便血、皮下出血，溺短便数，甚则神昏，舌光红绛，脉细数无力或脉如雀啄。

治法：养血柔肝，凉血解毒。

处方：沙参麦冬汤和一贯煎加减，沙参 15g、麦冬 15g、玉竹 10g、白芍 10g、生地黄 20g、当归 10g、牡丹皮 15g、半枝莲 10g、五味子 15g。

2. 中成药

（1）大黄䗪虫丸 3～6g po tid

（2）消癥益肝片 6～8 片 po tid

（3）莲花片 6 片 po tid

（4）中药复方新制剂。

（5）亚砷酸注射液 10mg iv drip（4 周为一疗程，间隔 2 周重复用药）

（6）艾迪注射液 50～100mL iv drip（2 周为一疗程）

（7）华蟾素注射液 10～20mL iv drip qd（4 周为一疗程）或 2～4mL im bid（4 周为一疗程）

【预防及健康指导】

乙肝病毒、饮酒、黄曲霉毒素污染等是导致肝癌发生的最重要的病因，平素应注重体检，避免致病因素的侵害，乙肝患者应定期复查，必要时行抗病毒治疗，酒精性肝炎患者宜戒酒。肝癌患者平素饮食宜清淡，避免辛辣刺激及坚硬粗糙食物，避免上消化道出血，有肝性脑病倾向者应低蛋白饮食。平素应加强心理调摄，舒畅心情。

第七节　宫颈癌

宫颈癌是指原发于子宫颈的恶性肿瘤。中医归属于“带下”“无色带下”“崩漏”“癥瘕”范畴。

宫颈癌是全球妇女中仅次于乳腺癌的第二位最常见的恶性肿瘤。在发展中国家较常见，我国是宫颈癌的高发国家之一，据2020年资料统计，我国年新发病例约10.97万例，死亡病例5.9万例。目前认为是多因素协同综合作用的结果，高危型人乳头瘤病毒（HPV）持续感染是宫颈癌及癌前病变发生的必要因素，其他高危因素有过早开始性生活，多个性伴侣或丈夫有多个性伴侣，经期卫生不良，经期延长，早婚、早育，性传播疾病导致的炎症对宫颈的长期刺激，吸烟，长期服用口服避孕药等。

【诊断要点】

（1）临床表现　较典型的症状有接触性阴道出血、白带增多，早期症状不明显，晚期可出现转移的相应症状。

（2）妇科检查　可行双合诊、三合诊等检查，可见宫颈光滑或糜烂，病灶呈菜花状、结节状，溃疡或空洞形成，宫体可增大、固定；侵及阴道可见组织增厚、质硬、缺乏弹性等。

（3）辅助检查　子宫颈细胞学检查为国内外首选的筛查方法，早期诊断的阳性率约90%，目前主张同时刮取宫颈和宫颈管细胞的双份涂片法及重复多次涂片提高阳性率；碘试验可提示活检部位；阴道镜检查可发现无症状或肉眼看不见的早期癌病及癌前病变，与细胞学合用阳性率可达98%～99.4%。组织学检查为诊断宫颈癌的最后确诊依据。

（4）诊断标准　患者出现阴道不规则出血、白带增多等表现，结合子宫颈细胞学或组织病理学可以确诊。

【鉴别诊断】

（1）宫颈柱状上皮异位　可有月经间期出血或接触性出血，阴道分泌物增多，检查时宫颈外口周围有鲜红色小颗粒，擦拭后也可以出血，故难以与早期宫颈癌鉴别。可做宫颈脱落细胞学检查或活体组织检查以明确诊断。

（2）子宫内膜癌　有阴道不规则出血，阴道分泌物增多。子宫内膜癌累及宫颈时，检查时颈管内可见到有癌组织堵塞，确诊需做分段刮宫送病理检查。

（3）子宫黏膜下肌瘤或内膜息肉　多表现月经过多或经期延长，或出血同时可伴有阴道排液或血性分泌物，通过探查宫腔、分段刮宫、子宫碘油造影或宫腔镜检查可做出鉴别诊断。

（4）原发性输卵管癌　阴道排液、阴道流血和下腹痛，阴道涂片可能找到癌细胞。而输卵管癌宫内膜活检阴性，宫旁可扪及肿物。如包块小而触诊不及者，可通过腹腔镜检查确诊。

（5）功能失调性子宫出血　围绝经期常发生月经紊乱，尤其子宫出血较频发者，不论子宫大小是否正常，必须首先做诊刮，明确性质后再进行治疗。

【西医治疗】

1. 治疗的目标和策略

宫颈癌早期发现、早期规范治疗预后较好，晚期经综合治疗亦可提高生活质量，延长生存期。目前在考虑病变程度、生育要求、预后因素以及医生的手术熟练程度基础上，一般选择特异的个体化治疗。

2. 外科治疗

手术治疗主要应用于早期宫颈癌。手术包括子宫切除与淋巴结切除两部分。

3. 放射治疗

适用于各期宫颈癌。放疗包括体外照射和近距离放疗及二者联合应用。早期宫颈癌患者手术后病理学检查发现高危因素（手术切缘不净、宫旁受侵、淋巴结转移等）或中危因素（术中 / 后如发现肿瘤大、深部间质受侵和 / 或脉管间隙受侵）时需补充术后辅助放疗。

4. 化学治疗

化疗主要应用于放疗时单药或联合化疗进行放疗增敏，即同步放化疗。另外，还有术前的新辅助化疗以及晚期远处转移、复发患者的姑息治疗等。治疗宫颈癌的有效药有顺铂、紫杉醇、5-氟尿嘧啶、异环磷酰胺、吉西他滨、拓扑替康等。

【转诊指征】

（1）反复非经期阴道出血患者。

（2）已明确宫颈癌，需行手术或放化疗患者。

（3）宫颈癌术后复发、转移患者。

【中医治疗】

1. 辨证论治

（1）肝郁气滞

主症：胸胁胀满，心烦易怒，少腹胀痛，口苦咽干，小便黄赤，大便干结，可伴有接触性出血，色红无块，带下色黄。舌红、苔薄白，脉弦。

治法：疏肝理气，凉血解毒。

处方：逍遥散加减，柴胡 10g、当归 10g、白术 15g、茯苓 20g、黄芩 10g、牡丹皮 10g、栀子 10g、香附 6g、炙甘草 6g。

（2）湿热瘀毒

主症：带下赤白或赤色，或如米泔，气味腥臭，阴道流血量多色暗红，少腹坠痛，腰胁隐痛或刺痛，小便短赤，大便秘结，舌红苔黄厚或黄腻，脉弦数或滑数。

治法：清热利湿，解毒化瘀。

处方：龙胆泻肝汤加减，龙胆草 10g、黄芩 12g、栀子 10g、泽泻 15g、车前子（包煎）12g、夏枯草 10g、生地黄 15g、丹参 15g、茯苓 15g、柴胡 9g、仙鹤草 10g、生牡蛎（先煎）30g、生地黄 15g、川牛膝 15g。

（3）肝肾阴虚

主症：头晕耳鸣，目眩咽干，腰膝酸软，手足心热，夜眠不安，尿赤便干，阴道流血量多，带下色黄或如块状，舌红苔少，脉弦细。

治法：滋养肝肾，解毒育阴。

处方：知柏地黄丸加减，熟地黄 20g、山茱萸 15g、山药 20g、泽泻 15g、牡丹皮 12g、茯苓 25g、知母 15g、黄柏 12g、生地黄 15g、女贞子 15g、赤芍 15g、甘草 6g。

（4）脾肾阳虚

主症：神疲乏力，腰膝酸软，小腹坠胀，纳呆倦怠，白带清稀量多，阴道流血量多色浅，大便先干后溏，舌质胖苔白，脉细弱。

治法：健脾温肾，补中益气。

处方：右归丸加减，生地黄 15g、熟地黄 24g、山药 20g、山茱萸 12g、枸杞子 12g、肉桂 3g、菟丝子 6g、鹿角胶（烊化）12g、杜仲 15g、制附子 9g、甘草 6g。

2. 中成药

（1）桂枝茯苓丸 1～2 丸 po bid

（2）化癥回生丹 30 粒 po bid

【预防及健康指导】

宫颈癌的发生主要由 HPV 感染引起。因此，有效的一级预防和筛查是预防浸润性宫颈癌的重要策略。要提升 HPV 疫苗的接种率，加强 HPV 病毒相关筛查，应教育女性避免过早性生活、不洁性行为、多性伴侣，提倡健康生活方式。

第八节　乳腺癌

乳腺癌大多是来自于上皮细胞的恶性肿瘤。中医认为本病归属“乳岩”范畴。

乳腺癌是妇女中最常见的恶性肿瘤，全球每年约有 120 万妇女罹患乳腺癌，50 万人死于该病。发病年龄上，30 岁内少见，45～50 岁发病率较高，绝经后发病率继续上升，到 70 岁达到最高峰。本病病因尚未明确，多数人认为其发生与月经初潮、绝经年龄、初次生育年龄、哺乳及家族史有关，长期服用雌激素、高脂肪膳食、绝经后妇女体重增加、电离辐射等亦增加本病发生。

【诊断要点】

1. 临床表现

（1）乳房肿块　一般为单发，质地硬，可活动，增长较快，如侵及胸肌或胸壁则活动差或固定。

（2）皮肤橘皮样改变、乳头内陷，为癌侵及皮肤和乳头的表现。

（3）乳头溢液　可为血性或浆液性，可涂片做细胞学检查。

（4）区域淋巴结转移　常见为腋窝及锁骨上淋巴结肿大，质硬、活动、融合或固定。

（5）血性转移　多见于肺、肝、骨等。

（6）炎性乳腺炎　乳房皮肤炎性改变，皮肤颜色由浅红到深红，伴有皮肤水肿、增厚、皮温高等。

2. 乳腺癌的临床严重征象

肿瘤与胸壁固定；腋窝淋巴结固定；乳房皮肤水肿；皮肤溃疡；腋窝淋巴结＞2.5cm。

3. 诊断检查方法

① X 线检查　可见密度增高、边缘不规则，有时中心可见钙化，钙化点超过 10 个恶性可能性大。

② B 超检查　可见不规则的低回声团，准确率 80%～85%。

③ 乳头分泌物细胞学检查。

④ 肿块穿刺活检。

⑤ 切除或切取活检　疑为乳腺癌时，宜先行肿块整体切除，做快速病理，确诊后做扩大手术。

⑥ 钼靶 X 线检查　可根据肿块密度及与周围组织对比确诊。

⑦ 肿瘤标志物　CA-153 和 CEA 增高与乳腺癌有一定相关性。

4. 诊断标准

患者出现不明原因乳腺肿块，进行性增大，或伴有皮肤橘皮样改变、溢液等临床表现，经影像学、细胞学或病理学证实，可以确诊。

【鉴别诊断】

（1）乳腺纤维腺瘤　多见于青年妇女，肿块多位于乳腺外上象限，圆形或扁圆形，一般在 3cm 以内。单发或多发，质坚韧，表面光滑或结节状，分界清楚，无粘连，触之有滑动感。肿块无痛，生长缓慢，但在妊娠时增大较快。

（2）乳腺增生　发病年龄多为 20～40 岁，主要表现为乳腺组织增厚，稍晚则可触到大小不等的结节，与皮肤和乳腺后方均无粘连。好发生在乳腺外上象限，多为双侧。患者多伴有不同程度的疼痛，月经前明显，月经来潮后即可缓解或解除。

（3）乳腺结核　患者多为中青年妇女，多数有结核病史，或有其他部位的结核，抗结核药物治疗有效；肿块时大时小，局部可有发红、破溃，部分囊肿有囊性感，肿块针吸可见有干酪样组织，有稀薄的脓液；可有乳头溢液，涂片可见有结核分支杆菌。

（4）急性乳腺炎　常见于分泌性乳房，特别是初产后3～4周，乳腺局部红、肿、热、痛，可有周围淋巴结肿大；当形成脓肿时，肿块软化有波动感。同时感全身不适，寒战、高热。X线表现为界限模糊的片状致密影，皮肤增厚，皮下脂肪显示紊乱，有较多的血管和淋巴管阴影，并出现索条状结缔组织模糊影，有时可伴有泥沙样钙化灶。

【西医治疗】

1. 治疗原则

采用综合治疗的原则，根据肿瘤的生物学行为和患者的身体状况，联合运用多种治疗手段，兼顾局部治疗和全身治疗，以期提高疗效和改善患者的生活质量。

2. 手术治疗

乳腺癌手术范围包括乳腺和腋窝淋巴结两部分。乳腺手术有肿瘤扩大切除和全乳切除。腋窝淋巴结可行前哨淋巴结活检和腋窝淋巴结清扫。选择手术术式应综合考虑肿瘤的临床分期和患者的身体状况。

3. 放射治疗

原则上，所有接受保乳手术的患者均需接受放射治疗。对年龄＞70岁、乳腺肿瘤≤2cm、无淋巴结转移、ER阳性、能接受规范内分泌治疗的女性患者，可以考虑保乳术后放疗。

4. 化疗

（1）术后辅助化疗常用方案：以蒽环类为主的方案，如AC（多柔比星/环磷酰胺），EC（表柔比星/环磷酰胺）。蒽环类与紫杉类联合方案，例如TAC（T：多西他赛）。蒽环类与紫杉类序贯方案，例如 AC →紫杉醇（每周 1 次），AC →多西他赛（每 3 周 1 次），剂量密集型 AC 续贯紫杉醇（每 2 周 1 次），剂量密集型 AC 续贯紫杉醇（每周 1 次）。

（2）晚期乳腺癌化疗：常用的化疗药物包括蒽环类、紫杉类、长春瑞滨、卡培他滨、吉西他滨、铂类等。

5. 内分泌治疗

（1）辅助内分泌治疗：激素受体 ER 和 / 或 PR 阳性的浸润性乳腺癌患者，皆应接受术后辅助内分泌治疗。绝经前患者辅助内分泌治疗首选他莫昔芬。绝经后患者优先选择第三代芳香化酶抑制剂。

（2）晚期乳腺癌的内分泌治疗：绝经后患者的内分泌治疗推荐芳香化酶抑制剂，包括非甾体类（阿那曲唑和来曲唑）、甾体类（依西美坦）、ER 调变剂（他莫昔芬和托瑞米芬）、ER 下调剂（氟维司群）、孕酮类药物（甲地孕酮）、雄激素（氟甲睾酮）及大剂量雌激素（乙炔基雌二醇）。绝经前患者内分泌治疗推荐在卵巢功能抑制基础上，可参照绝经后乳腺癌处理。未行卵巢功能抑制的，可考虑 ER 调变剂（他莫昔芬和托瑞米芬）、孕酮类药物（甲地孕酮）、雄激素（氟甲睾酮）及大剂量雌激素（乙炔基雌二醇）

【转诊指征】

（1）乳腺肿块，质硬、与胸壁粘连、生长迅速患者。

（2）乳房皮肤呈橘皮样改变或伴有乳头溢液患者。

（3）哺乳期乳房红肿、热痛或溃烂患者。

（4）腺癌复发、转移患者。

【中医治疗】

1. 辨证论治

（1）冲任失调

主症：乳房内肿块，质地坚硬，粘连，表面不光滑，五心烦热，午后潮热、盗汗，口干，腰膝酸软，月经不调，苔少有裂纹，舌质红，脉细或细数无力。

治法：滋阴降火，软坚解毒。

处方：知柏地黄丸加减，生地黄 20g、山茱萸 9g、知母 9g、莪术 15g、白花蛇舌草 30g、川牛膝 15g、玄参 20g、鳖甲（先煎）30g、鸡内金 15g、炙甘草 6g、石见穿 30g。

（2）肝郁气滞

主症：乳房肿块初起胀痛，引及两胁作痛，情绪抑郁或急躁，心烦易怒，口苦咽干，头晕目眩，苔薄白或薄黄，舌质稍暗，脉弦滑。

治法：疏肝理气，化痰散结。

处方：逍遥散加减，当归 10g、芍药 15g、柴胡 15g、生白术 9g、夏枯草 10g、郁金 12g、香附 9g、橘皮 10g、枳实 12g、重楼 15g、山楂 15g、茯苓 15g、王不留行 15g。

（3）热毒瘀结

主症：乳房肿块增长迅速，红肿热痛，甚者出现肿块溃烂翻花，可流出脓液或血水，恶臭，大便秘结，或周身发热，舌质暗红，脉弦数。

治法：清热解毒，化瘀消肿。

处方：桃红四物汤合五味消毒饮加减，金银花 30g、蒲公英 30g、桃仁 10g、赤芍 15g、野菊花 15g、夏枯草 20g、玄参 15g、生地黄 15g、柴胡 10g、薏苡仁 15g、酒大黄 10g、皂角刺 15g、丹参 15g。

（4）气血两虚

主症：乳中结块，与胸壁粘连，推之不动，乳房遍生结节，头晕目眩，面色㿠白，神疲气短，失眠健忘，纳食不香，舌淡或淡胖，苔少，脉虚弱。

治法：益气养血，解毒散结。

处方：补中益气汤加减，黄芪 30g、党参 15g、白术 10g、茯苓 15g、当归 10g、白芍 15g、女贞子 15g、阿胶（烊化）9g、薏苡仁 30g、重楼 15g、橘皮 10g、川芎 10g、山药 15g。

2. 中成药

（1）平消胶囊 6 粒 po tid

（2）康赛迪 3 粒 po tid

【预防及健康指导】

40 岁以上妇女应多做自我检查，也可定期到医院检查，做到早发现、早诊断、早治疗。对于乳腺癌患者，要让其充分认识乳腺癌并非绝症，是可以治愈的。社区卫生工作者当定期随访，尽早发现有无复发或转移病灶，做到及早发现，及时采取相应的治疗措施。

第十章
神经系统疾病

第一节　特发性面神经炎

特发性面神经炎或称 Bell 麻痹（Bell palsy），是因茎乳孔内面神经非特异性炎症所致的周围性面神经麻痹。中医应归属于“口噼”范畴。

其主要由疱疹病毒引起，病情的预后取决于严重程度及处理的是否适当，约 75% 的病例在 1～3 个月内恢复，年轻患者预后良好。

【诊断要点】

（1）本病为急性起病，数小时至数天内瘫痪症状达到高峰。

（2）临床表现　主要为病侧面部表情肌瘫痪，额纹消失、眼裂扩大、鼻唇沟变浅、口角下垂、面部被牵向健侧。病侧不能作皱额、蹙眉、闭目、露齿、鼓气和吹口哨等动作。闭目时瘫痪侧眼球转向上外方，露出角膜下的白色巩膜，称 Bell 现象。

（3）排除中枢性病变引起的表情肌瘫痪。

【鉴别诊断】

（1）吉兰 - 巴雷综合征　有周围性面神经麻痹，但常为双侧性，其典型的临床表现有前驱感染病史，对称性的肢体运动和感觉障碍，四肢下运动神经元性瘫痪，及脑脊液中有蛋白质增加而细胞数不增加的蛋白细胞分离现象。

（2）中枢性面瘫　病因多为大脑半球肿瘤或脑血管病等；仅面部眼裂以下表情肌瘫痪，并常伴对侧偏瘫，肌电图检查面神经传导速度无异常。

（3）糖尿病性神经病变　常伴其他脑神经麻痹，以动眼、外展及面神经麻痹居多，可单独发生。

【西医治疗】

1. 一般治疗

注意休息，保持室内空气新鲜，可以戴眼镜、眼罩以保护角膜。

2. 药物治疗

（1）糖皮质激素

① 地塞米松 10～15mg / 0.9% 氯化钠注射液 100mL　iv drip qd（7～10 天）

② 泼尼松 30～60mg po qd（顿服）（连用 5 天，之后 5 天内逐渐减量至停用）

说明：本病急性期（发病后 1～2 周内）应用糖皮质激素，可减轻神经水肿，改善局部循环，减少神经受压，故可提高面神经炎的治愈率和减少后遗症。

（2）抗病毒治疗

① 阿昔洛韦 0.2～0.4g po tid

② 伐昔洛韦 0.5～1.0g po tid

（3）B 族维生素

① 维生素 B_1 注射液 100mg im qd

② 维生素 B_{12} 注射液 500μg im qd

③ 甲钴胺片 500μg po tid

说明：B族维生素药物可促进受损的面神经髓鞘恢复。

3. 理疗及针刺治疗

茎乳突附近给予热敷，或红外线照射或短波透热疗法。针灸宜在发病1周后进行。

4. 物理治疗

病人自己对镜用手按摩瘫痪面肌，每日数次，每次5～10min。当神经功能开始恢复后，病人可对镜练习瘫痪的各单个面肌的随意运动。

【转诊指征】

急性发病或合并其他疾病，如脑炎、脑缺血、脑梗死等。

【中医治疗】

1. 辨证论治

（1）风寒袭络证

主症：口眼歪斜，面肌不仁，或伴恶寒发热，无汗，舌质淡，苔薄白，脉浮或浮紧。

治法：祛风散寒，通络和营。

处方：麻黄附子细辛汤加味，麻黄10g、制附子6g、细辛3g、白术20g、羌活15g、葛根20g。胆南星10g、白芥子10g、防风10g、甘草10g。

（2）风热袭络证

主症：突然口眼歪斜，口角流涎，眼睑闭合不全，伴口苦咽干、肌肉酸痛，舌边尖红，苔薄黄，脉浮数。

治法：祛风清热，活血通络。

处方：大秦艽汤加减，秦艽15g、羌活15g、黄芩15g、当归20g、赤芍10g、党参20g、川芎15g、川牛膝15g、生地黄20g、细辛3g、羌活10g、桑叶10g、蝉蜕6g、夏枯草15g、栀子10g、胆南星10g。

（3）风痰阻络证

主症：突然口眼歪斜，口角流涎，眼睑闭合不全，伴胸闷恶心、苔白腻，脉浮滑。

治法：祛风化痰，通络止痉。

处方：牵正散加味，白附子6g、僵蚕6g、全蝎5g、地龙15g、桃仁20g、鸡血藤30g、芍药20g。

（4）气虚血瘀证

主症：口眼歪斜逐渐恢复，但面肌不时痉挛，短气、面色㿠白，舌暗或有瘀点，苔薄白，脉虚大。

治法：益气活血，通络止痛。

处方：补阳还五汤加减，黄芪30g、当归15g、牛膝15g、赤芍10g、川芎15g、地龙15g、红花10g、桔梗10g、桃仁10g、半夏10g、胆南星10g、细辛3g。

2. 针灸治疗

（1）体针或电针　主穴为太阳、阳白、地仓、颊车、翳风、合谷。

（2）穴位注射　维生素 B_1 注射液或维生素 B_{12} 注射液0.5mL，选以上穴位注射，隔日1次。

（3）理疗　于茎乳突孔附近给予热敷，或红外线照射或短波透热疗法。

【预防与健康指导】

治疗期间，注意避免再度发生感染，局部保暖，忌风寒。

第二节　偏头痛

偏头痛是一组常见的头痛类型，是反复发作的头痛疾病，为发作性神经血管功能障碍。中医亦称“偏头痛”或“偏头风”。

50%～80% 患者有阳性家族史。成人患病率为 7.7%～18.7%，常始于青春期，以女性多见，女性为男性的 2～3 倍。发作多在经前期或经期，围绝经期后逐渐减轻或消失，约 60% 生育期的女患者在妊娠期偏头痛发作停止，分娩后可复发。研究显示，偏头痛患者比平常人更容易发生大脑局部损伤，进而引发脑卒中。

【诊断标准】

主要依据家族史、典型的临床特征以及通过辅助检查如头颅 CT、MRI、MRA 等排除其他疾病后做出诊断。

1. 无先兆的普通型偏头痛诊断标准

（1）符合（2）～（4）项特征的至少 5 次发作。

（2）头痛发作（未经治疗或治疗无效）持续 4～72h。

（3）至少有下列中的 2 项头痛特征：

① 单侧性；

② 搏动性；

③ 中或重度疼痛；

④ 常规体力活动（如步行或上楼）会加重头痛，或头痛导致患者回避常规体力活动。

（4）发作期间有至少 1 项以下表现：

① 恶心和（或）呕吐；

② 畏光和畏声。

（5）不能归因于其他疾病。

2. 伴典型先兆的偏头痛性头痛的诊断标准

（1）发作次数＞2 次，且符合下述第（2）项。

（2）一种或一种以上完全可逆的先兆症状：

① 视觉症状。

② 感觉症状

③ 言语和（或）语言症状。

④ 运动症状。

⑤ 脑干症状。

⑥ 视网膜症状。

（3）以下 4 种特征中至少具备两种：

① 至少有一种先兆症状逐渐扩散≥5 分钟，和（或）2 种或 2 种以上症状接连出现。

② 各种先兆症状单独出现持续 5～60min。

③ 至少一种先兆症状是单侧的。

④ 先兆伴随头痛出现，或在其后 60min 之内出现头痛。

（4）不能更好地符合 ICHD-3 其他诊断，并排除短暂性脑缺血发作。

【鉴别诊断】

（1）丛集性头痛　为另一种类型的血管神经性头痛。头痛发作极迅猛，20min 达高峰，12h 内可完全缓解。强烈钻痛多局限于一侧眶部，痛侧结膜充血、流泪、鼻塞，有时有畏光和恶心。常于夜间定时痛醒。24h 内发作 1～3 次。一般是 1 周内一次接一次成串发作。

（2）紧张型头痛　以往称为肌收缩性头痛、神经性头痛、功能性头痛，是慢性头痛中最常见的一种。主要分为原发性与继发性两种类型，前者主要是由于精神因素或职业的特殊头位而引起头颈部肌肉持久性收缩所致，而后者是在头颅、五官、颈椎等疾病的基础上发生的。头痛部位大多数位于双颞侧、额顶、枕部和（或）全头部，可扩散至颈、肩、背部。头痛性质呈压迫、束带感、麻木、胀痛和钝痛。虽有时可影响日常生活，但很少因疼痛而卧床不起。头痛可呈发作性或持续性。可伴随焦虑、失眠，很少伴恶心、呕吐、畏光和畏声等。在紧张、焦虑、烦躁和失眠等情况下头痛可加重。体检时无阳性体征，偶可见头颈及肩背部肌肉僵硬。

（3）高血压头痛　表现为搏动性头痛，但患者年龄往往偏大，测定血压有助于诊断。

（4）癫痫　其临床表现与偏头痛基本一致，但前者脑电图不正常，止痛药无效，抗癫痫药效果显著。

【西医治疗】

1. 预防用药

（1）赛庚啶片 2～4mg po bid/qid

（2）普萘洛尔片 20～40mg po tid

说明：可在头痛发作先兆期或早期口服药物预防发作。赛庚啶是哌啶类组胺受体拮抗药，普萘洛尔抗偏头痛机制尚不明确。

2. 发作期用药

（1）布洛芬 200～400mg po qd

（2）对乙酰氨基酚片 0.5g po bid

（3）双氯芬酸钠 75mg po qd

说明：对乙酰氨基酚具有较好的镇痛作用。

3. 严重偏头痛用药

（1）舒马普坦　6mg 皮下注射，10min 起效。

（2）佐米曲普坦　2.5～5mg 口服或口服崩解，60min 起效，2h 后可重复给药。

【转诊指征】

剧烈头痛伴有恶心、呕吐不能控制者，伴有冠心病、高血压等疾病不宜在社区处理者。

【中医治疗】

1. 辨证论治

（1）外感头痛

① 风寒头痛

主症：头痛时作，连及项背，呈掣痛样，时有拘急收紧感，常伴恶风畏寒，遇风尤剧，头痛喜裹，口不渴，舌质淡，苔薄白，脉浮或浮紧。

治法：疏风散寒，通络止痛。

处方：川芎茶调散加减，川芎 15g、白芷 10g、羌活 10g、细辛 3g、防风 10g、薄荷 6g、荆芥 10g、甘草 10g、麻黄 6g。

② 风热头痛

主症：头痛而胀，甚则头胀如裂，发热或恶风，面红目赤，口渴喜饮，便秘尿赤，舌尖红，苔薄黄，脉浮数。

治法：疏风清热和络。

处方：芎芷石膏汤加减，川芎 15g、白芷 10g、石膏 30g、菊花 12g、藁本 6g、羌活 6g。

③ 风湿头痛

主症：头痛如裹，肢体困重，胸闷纳呆，小便不利，大便或溏；舌淡苔白腻，脉濡。

治法：祛风胜湿通窍。

处方：羌活胜湿汤加减，羌活 12g、独活 12g、川芎 3g、防风 6g、蔓荆子 4g、藁本 6g、甘草 6g。

（2）内伤头痛

① 肝阳头痛

主症：常因情志过激诱发，一侧尤甚或两侧跳痛，伴头晕目眩，颜面潮红，心烦易怒，胁痛，口干口苦，尿赤便秘，舌红苔薄黄，脉弦数。

治法：平肝潜阳，息风止痛。

处方：天麻钩藤饮加减，天麻 10g、钩藤（后下）15g、石决明（先煎）30g、牛膝 15g、桑寄生 15g、黄芩 10g、栀子 10g、首乌藤 15g、益母草 10g。

② 血虚头痛

主症：多见缓解期，头痛隐隐，反复发作，遇劳加重，心悸怔忡，多梦神疲，面色少华，舌质淡，苔薄白，脉沉细或细弱。

治法：滋阴养血。

处方：加味四物汤加减，生地黄 12g、当归 10g、白芍 15g、川芎 10g、蔓荆子 6g、菊花 12g、炙甘草 10g。

③ 气虚头痛

主症：头痛隐隐，时发时止，遇劳则加重，纳食减少，倦怠乏力，气短自汗，舌质淡，苔薄白，脉细弱。

治法：益气升清。

处方：益气聪明汤加减，黄芪 15g、人参 15g、升麻 9g、葛根 9g、蔓荆子 4.5g、白芍 3g、黄柏 3g、甘草 15g。

④ 痰浊头痛

主症：头痛昏蒙沉重，头重如裹，胸脘满闷，纳呆恶心，呕吐痰涎，舌淡，苔白腻，脉滑或弦滑。

治法：息风化痰，通络止痛。

处方：半夏白术天麻汤加减，半夏 10g、天麻 10g、茯苓 20g、白术 10g、橘红 9g、白蒺藜 15g、川芎 10g、蔓荆子 10g、胆南星 10g、甘草 6g、生姜 1 片、大枣 2 枚。

⑤ 肾虚头痛

主症：头痛且空，眩晕耳鸣，腰膝酸软，神疲乏力，少寐健忘，遗精带下，舌红少苔，脉细无力。

治法：补肾填精。

处方：大补元煎加减，人参 10g、山药 15g、熟地黄 15g、杜仲 15g、枸杞子 15g、当归 15g、山茱萸 15g、甘草 6g。

⑥ 瘀血头痛

主症：发病日久，头痛反复，痛如针刺，或左或右，痛处固定不移，或有头部外伤史，舌质紫暗，可见瘀斑、瘀点，苔薄白，脉细或细涩。

治法：活血化瘀，通窍止痛。

处方：通窍活血汤加减，当归 15g、赤芍 10g、桃仁 10g、红花 10g、川芎 9g、麝香 0.15g、老葱 6g、大枣 5g、酒 250g。

2. 针刺

（1）体针　风池、太阳、百会、列缺、合谷、内关、外关、太冲、太溪、足三里、关元、中脘。

（2）耳针　取额、颞、枕、皮质下、肝阳、神门。

3. 中成药

（1）天麻钩藤颗粒 10g po tid

（2）养血清脑颗粒 1 包 po tid

（3）正天丸 1 包 po tid

【预防与健康指导】

要预防偏头痛的发作，首先消除或减少偏头疼的诱因，如避免情绪紧张，避免服用血管扩张药等药物，避免饮用红酒和进食含奶酪的食物，避免咖啡、巧克力、熏鱼等。

第三节　三叉神经痛

三叉神经痛是三叉神经分布区内反复发作的阵发性、短暂、剧烈疼痛而不伴三叉神经功能破坏的症状，中医称“面风痛”或“面痛”。

多数三叉神经痛于 40 岁以后起病，多发生于中老年人，女性尤多，其发病右侧多于左侧。

【诊断要点】

（1）多发于 40 岁以上的中老年人，女性多于男性。

（2）反复发作性的三叉神经分布区剧痛，多为一侧发病，以上颌神经支（Ⅱ支）和下颌神经支（Ⅲ支）为多见。

（3）发病前无先兆，突然发生剧烈疼痛，每次持续时间短暂，数秒或 1～2min。

（4）可伴有球结膜充血、流泪、流涎、面部潮红等表现。

（5）发作期间面部的机械刺激，如说话、进食、洗脸、剃须、刷牙、打呵欠，甚至微风拂面皆可诱发疼痛。

（6）疼痛剧烈者可伴有同侧面部肌肉的反射性抽搐，所以又称“痛性抽搐”。

【鉴别诊断】

（1）牙痛　各种牙痛与本病易混淆。但牙痛为持续性钝痛，多局限于牙龈部，口腔科检查即可鉴别。

（2）丛集性头痛　为一种血管神经性头痛。头痛发作极迅猛，20min 达高峰，12h 内可完全缓解。强烈钻痛多局限于一侧眶部，痛侧结膜充血、流泪、鼻塞，有时有畏光和恶心。常于夜间定时痛醒。24h 内发作 1～3 次。一般是 1 周内一次接一次成串发作。

（3）继发性三叉神经痛　疼痛为持续性，伴患侧面部感觉减退、角膜反射迟钝等，常合并其他脑神经损害症状。常见于多发性硬化、延髓空洞症、原发性或转移性颅底肿瘤等。

【西医治疗】

1. 治疗目的和策略

治疗原则以止痛为目的，药物治疗为主，无效时可用神经阻滞疗法或手术治疗。

2. 药物治疗

（1）卡马西平 100mg po bid

（2）苯妥英钠 100mg po tid

（3）加巴喷丁 100mg po tid

说明：卡马西平是治疗三叉神经痛首选药物，副作用有嗜睡、口干、恶心、消化不良等。

3. 其他治疗

包括神经阻滞疗法、半月神经节射频热凝治疗及手术治疗。

【中医治疗】

参见“偏头痛”。

【转诊指征】

疼痛特别剧烈，发作特别频繁者，伴有高血压、冠心病或其他严重疾病者。

【预防与健康指导】

注意避免风寒、风热的侵袭，保持良好心态，劳逸有度，起居规律，避免过劳或忧思恼怒刺激，增强体质。对于长期精神紧张者宜给予心理治疗、预防。

第四节　脑血栓形成

脑血栓形成又称动脉粥样硬化性血栓性脑梗死，是脑梗死最常见的类型，在脑动脉粥样硬化等原因引起的血管壁病变的基础上，管腔狭窄、闭塞和血栓形成，造成局部脑组织因血液供应中断而发生缺血、缺氧性坏死，引起相应的神经系统症状和体征。

本病急性期病死率为5%～15%，存活患者中致残率约为50%。影响本病预后的因素较多，最重要的是神经功能缺损的严重程度，其他还包括患者年龄及脑血栓形成的病因等。中医属于“中风”范畴。

【诊断要点】

1. 临床表现

中老年患者多见，病前有脑梗死的危险因素，如高血压、糖尿病、冠心病及血脂异常等。部分病例在发病前可有TIA发作。临床表现取决于梗死灶的大小和部位，主要为局灶性神经功能缺损的症状和体征，如偏瘫、偏身感觉障碍、失语、共济失调等，部分可有头痛、呕吐、昏迷等全脑症状。患者一般意识清楚，在发生基底动脉闭塞或大面积脑梗死时，病情严重，出现意识障碍，甚至有脑疝形成，最终导致死亡。

2. 辅助检查

（1）血液化验及心电图检查　血液化验包括血常规、凝血功能、血糖、血脂、肾功能及血电解质等。这些检查有利于发现脑梗死的危险因素。

（2）头颅 CT　对于急性卒中患者，头颅 CT 平扫是最常用的检查，它对于发病早期脑梗死与脑出血的识别很重要。CT 对急性期的小梗死灶不敏感，特别是脑干和小脑的小梗死灶更难检出。

（3）MRI　脑梗死发病数小时后，即可显示 T_1 低信号，T_2 高信号的病变区域。与 CT 相比，MRI 可以发现脑干、小脑梗死及小灶梗死。

（4）经颅多普勒（TCD）及颈动脉超声检查　通过 TCD 可发现颅内大动脉狭窄、闭塞，评估侧支循环的情况，进行微栓子监测，在血管造影前评估脑血液循环状况。

3. 临床分型

（1）完全前循环脑梗死（TACI）　表现为三联征，即完全大脑中动脉（MCA）综合征的表现，大脑较高级神经活动障碍（意识障碍、失语、失算、空间定向力障碍等）；同向偏盲；对侧三个部位（面、上肢与下肢）较严重的运动和（或）感觉障碍。多为 MCA 近段主干，少数为颈内动脉虹吸段闭塞引起的大片脑梗死。

（2）部分前循环脑梗死（PACI）　有以上三联征中的两个，或只有高级神经活动障碍，或感觉运动缺损较 TACI 局限。提示是 MCA 远段主干、各级分支或大脑前动脉（ACA）及分支闭塞引起的中、小梗死。

（3）后循环脑梗死（POCI）　表现为各种不同程度的椎基底动脉综合征：可表现为同侧脑神经瘫痪及对侧感觉运动障碍；双

侧感觉运动障碍；双眼协同活动及小脑功能障碍，无长束征或视野缺损等。为椎基底动脉及分支闭塞引起的大小不等的脑干、小脑梗死。

（4）腔隙性脑梗死（LACI） 表现为腔隙综合征，如纯运动性轻偏瘫、纯感觉性脑卒中、共济失调性轻偏瘫、手笨拙构音不良综合征等。大多是基底节或脑桥小穿通支病变引起的小腔隙梗死灶。

【鉴别诊断】

常见脑血管病鉴别诊断见表10-1。

表10-1　常见脑血管病鉴别诊断

鉴别点	缺血性脑血管病		出血性脑血管病	
	脑血栓形成	脑栓塞	脑出血	蛛网膜下腔出血
发病年龄	老年人多见	青壮年多见	中老年多见	各年龄组均见，青壮年多见
常见病因	动脉粥样硬化	各种心脏病	高血压及动脉硬化	动脉瘤、血管畸形
TIA病史	较多见	少见	少见	无
起病时状态	多在静态时	不定，多由静态到动态时	多在动态时	多在动态时
起病缓急	较缓（以时、日计）	最急（以秒、分计）	急（以分、时计）	急骤（以分计）
意识障碍	无或轻度	少见，短暂	多见，持续	少见，短暂
头痛	多无	少有	多有	剧烈
呕吐	少见	少见	多见	最多见
血压	正常或增高	多正常	明显增高	正常或增高
瞳孔	多正常	多正常	患侧有时大	多正常
眼底	动脉硬化	可见动脉栓塞	动脉硬化，可见视网膜出血	可见玻璃体膜下出血
偏瘫	多见	多见	多见	无

续表

鉴别点	缺血性脑血管病		出血性脑血管病	
	脑血栓形成	脑栓塞	脑出血	蛛网膜下腔出血
脑膜刺激征	无	无	可有	明显
脑脊液	多正常	多正常	压力增高，含血	压力增高、血性
CT 检查	脑内低密度灶	脑内低密度灶	脑内高密度灶	蛛网膜下腔高密度影

【西医治疗】

1. 一般治疗

（1）保持呼吸道通畅及吸氧　气道功能严重障碍者应给予气道支持（气管插管或切开）及辅助呼吸，合并低氧血症患者（SpO_2 低于 95% 或血气分析提示缺氧）应给予吸氧。

（2）调控血压

① 高血压　约 70% 的缺血性卒中患者急性期血压升高，原因主要包括疼痛、恶心、呕吐、颅内压增高、躁动、焦虑、卒中后应激状态、病前存在高血压等。目前关于卒中后早期是否应该立即降压、降压目标值、卒中后何时开始恢复原用降压药及降压药物的选择等问题尚缺乏可靠研究证据。关于调控血压的推荐意见：准备溶栓者，血压应控制在收缩压＜185mmHg，舒张压＜110mmHg；缺血性脑卒中后 24h 内血压升高的患者应谨慎处理，应先处理紧张焦虑、疼痛、恶心呕吐及颅内压增高等情况。血压持续升高收缩压＞200mmHg 或舒张压＞110mmHg，或伴有严重心功能不全、主动脉夹层、高血压脑病者，可予缓慢降压治疗，并严密观察血压变化；有高血压病史且正在服用降压药者，如病情平稳，可在卒中 24h 后开始恢复使用降压药物。

② 低血压　卒中患者低血压可能的原因有主动脉夹层、血容量减少以及心输出量减少等，应积极查明原因，给予相应处理，

必要时采用扩容升压措施。

（3）控制血糖 当患者血糖增高并超过 11.1mmol/L 时，应给予胰岛素治疗，将血糖控制在 7.8～10.0mmol/L；当发生低血糖时，可给予葡萄糖口服或注射治疗，严重低血糖时应首先给予 50% 葡萄糖 20～40mL 静脉注射。

（4）降颅压治疗 严重脑水肿和颅内压增高是急性重症脑梗死的常见并发症，是造成死亡的主要原因之一。常用的降颅压药物为甘露醇、呋塞米和甘油果糖。20% 甘露醇的常用剂量为 125～250mL，每 4～6 小时使用一次；呋塞米（10～20mg，每 2～8h 1 次）有助于维持渗透压梯度；其他可用白蛋白佐治，但价格昂贵。甘油果糖也是一种高渗溶液，常用 250～500mL 静脉滴注，每日 1～2 次。

（5）吞咽困难 吞咽困难治疗的目的是预防吸入性肺炎，避免因饮食摄取不足导致的液体缺失和营养不良，以及重建吞咽功能。吞咽困难短期内不能恢复者早期可通过鼻饲管进食，持续时间长者经本人或家属同意可行胃造口（PEG）管饲补充营养。

（6）发热、感染 发热主要源于下丘脑体温调节中枢受损或并发感染。中枢性高热的患者，应以物理降温为主（冰帽、冰毯或酒精擦浴）。脑卒中患者急性期容易发生呼吸道、泌尿系感染，是导致病情加重的重要原因。约 5.6% 卒中患者合并肺炎，早期识别和处理吞咽问题和误吸，对预防吸入性肺炎作用显著。患者平卧位时头应偏向一侧，以防止舌后坠和分泌物阻塞呼吸道，经常变换体位，定时翻身和拍背，加强康复活动，是防治肺炎的重要措施。尿路感染主要继发于因尿失禁或尿潴留留置导尿管的患者，其中约 5% 出现败血症，与卒中预后不良有关。疑有肺炎、泌尿系感染的发热患者应给予抗生素治疗，但不推荐预防性使用抗生素。

（7）上消化道出血 是由于胃、十二指肠黏膜出血性糜烂和急性溃疡所致。上消化道出血的处理包括：

① 胃内灌洗　冰生理盐水100～200mL，其中50～100mL加入去甲肾上腺素1～2mg口服；仍不能止血者，将另外的50～100mL冰生理盐水加入凝血酶1000～2000U口服。对有意识障碍或吞咽困难患者，可给予鼻饲导管内注入。

② 静脉应用生长抑素及质子泵抑制剂。

③ 防治休克　如有循环衰竭表现，应给予补液，必要时可输血液制品。

上述多种治疗无效情况下，仍有顽固性大量出血，可在胃镜下进行高频电凝止血或考虑手术止血。

（8）水电解质紊乱　脑卒中患者应常规进行水电解质检测，对有意识障碍和进行脱水治疗的患者，尤其应注意水盐平衡，出现水电解质紊乱时应积极纠正。对低钠血症的患者应根据病因分别治疗，注意纠正低钠血症的速度不宜过快，以免引起脑桥中央髓鞘溶解症。对高钠血症的患者应限制钠的摄入，严重的可给予5%的葡萄糖溶液静滴，纠正高钠血症不宜过快，以免引起脑水肿。

（9）心脏损伤　脑卒中合并的心脏损伤包括急性心肌缺血、心肌梗死、心律失常及心力衰竭等，也是急性脑血管病的主要死亡原因之一。发病早期应密切观察心脏情况，必要时进行动态心电监测及心肌酶谱检查，及时发现心脏损伤，给予治疗。

（10）癫痫　缺血性脑卒中后癫痫的早期发生率为2%～33%，晚期发生率为3%～67%。有癫痫发作时给予抗癫痫治疗。孤立发作一次或急性期痫性发作控制后，不建议长期使用抗癫痫药，卒中后2～3个月再发的癫痫，建议按癫痫常规治疗进行长期药物治疗。

（11）深静脉血栓形成和肺栓塞　深静脉血栓形成（DVT）的危险因素包括静脉血液淤滞、静脉系统内皮损伤和血液高凝状态。

瘫痪重及年老者发生DVT的比例更高，症状性DVT发生率为2%。DVT最重要的并发症为肺栓塞（PE）。为减少DVT和PE发生，卒中后应鼓励患者尽早活动、抬高下肢；尽量避免下肢（尤其是瘫痪侧）静脉输液。对于发生DVT及PE风险高且无禁忌者，可给予皮下注射低分子肝素治疗，有抗凝禁忌者给予阿司匹林治疗。

2. 溶栓治疗

梗死组织周边存在半暗带是缺血性卒中现代治疗的基础。即使是脑梗死早期，病变中心部位已经是不可逆性损害，但是及时恢复血流和改善组织代谢就可以抢救梗死周围仅有功能改变的半暗带组织，避免形成坏死。溶栓治疗是目前最重要的恢复血流措施，重组组织型纤溶酶原激活剂（rt-PA）和尿激酶（UK）是我国目前使用的主要溶栓药物。目前认为有效抢救半暗带组织的时间窗为：使用rt-PA溶栓应是在4.5h内或使用尿激酶溶栓应在6h内。

溶栓药物治疗方法：

① 尿激酶　100万～150万U，溶于生理盐水100～200mL中，持续静滴30min，用药期间应严密监护患者。

② rt-PA　剂量为0.9mg/kg（最大剂量为90mg）静脉滴注，其中10%在最初1min内静脉推注，其余持续滴注1个h，用药期间及用药24h内应严密监护患者。

说明：溶栓治疗的时机是影响疗效的关键，并应严格掌握适应证和禁忌证。

（1）适应证　①年龄18～80岁；②发病4.5h内（rt-PA）或6h内（尿激酶）以内；③脑功能损害的体征持续存在超过1h，且比较严重；④脑CT已排除颅内出血，且无早期大面积脑梗死影像学改变；⑤患者或家属签署知情同意书。

（2）禁忌证　①既往有颅内出血，包括可疑蛛网膜下腔出血；近3个月有头颅外伤史；近3周内有胃肠或泌尿系统出血；近2周内进行过大的外科手术；近1周内有不可压迫部位的动脉穿刺；

②近3个月有脑梗死或心肌梗死史，但不包括陈旧小腔梗死而未遗留神经功能体征；③严重心、肾、肝功能不全或严重糖尿病者；④体检发现有活动性出血或外伤（如骨折）的证据；⑤已口服抗凝药，且INR＞1.5；48h内接受过肝素治疗（APTT超出正常范围）；⑥血小板计数＜100×10^9/L，血糖＜2.7mmol/L；⑦血压，收缩压＞180mmHg或舒张压＞100mmHg；⑧妊娠；⑨不合作。

3. 抗血小板聚、抗凝治疗

低分子肝素钠4000～5000U ih q12h

说明： 抗血小板、抗凝治疗对已经形成的血栓没有直接溶栓作用，但用于溶栓后的辅助治疗，抗凝治疗适用于进展性卒中，尤其是椎基底动脉血栓形成。

4. 脑保护治疗

① 胞二磷胆碱 0.5g
   0.9% 氯化钠注射液 100～250mL / iv drip qd

② 脑蛋白水解物 60～180mg
   0.9% 氯化钠注射液 100～250mL / iv drip qd

③ 依达拉奉 30mg
   0.9% 氯化钠注射液 50mL / iv drip bid

说明： 胞二磷胆碱慎用于癫痫、低血压、脑出血、脑水肿等患者。脑蛋白水解物是脑功能改善药，改善脑能量代谢，改善记忆。依达拉奉能清除自由基，对脑梗死急性期患者，本药可抑制梗死周围局部脑血流量减少。

5. 降颅压治疗

（1）20% 甘露醇 125mL iv drip q6～8h

（2）甘油果糖 250mL iv drip q8～12h

（3）呋塞米注射液 20mg iv drip q6～8h

说明： 大面积脑梗死时有明显的颅内压升高，应进行脱水降颅内压治疗。

6. 其他治疗

丁基苯酞、扩容治疗、人尿激肽原酶、介入治疗、绿色通道和卒中单元（SU）综合治疗等。

7. 恢复期治疗

（1）康复治疗　应尽早进行康复治疗。只要患者意识清楚，生命体征平稳，病情不再进展，48h后即可进行。康复的目标是减轻脑卒中引起的功能缺损，提高患者的生活质量。

（2）脑血管病的二级预防　积极处理各项可进行干预的脑卒中危险因素，应用抗血小板聚集药物，降低脑卒中复发的危险性。

【转诊指征】

急性发病者；脑血栓形成进展阶段病情不稳定者；伴有严重高血压、冠心病的患者。

【中医治疗】

1. 辨证论治

（1）中经络

① 风痰阻络证

主症：半身不遂，口舌歪斜，言语不清，偏身麻木，头晕目眩，痰多而黏，舌质暗淡，苔薄白或白腻，脉弦滑。见于急性期。

治法：息风化痰，活血通络。

处方：半夏白术天麻汤加减，制半夏10g、白术10g、天麻12g、橘红6g、茯苓10g、甘草6g、生姜1片、大枣2枚。

② 痰热腑实证（多见于急性期）

主症：半身不遂，口舌歪斜，言语不清，或言语謇涩，偏身麻木，腹胀，大便干结，头晕目眩，痰多，舌质暗红或暗淡，苔黄或黄腻，脉弦滑或兼数。

治法：清热化痰，通腑泻浊。

处方：星蒌承气汤加减，瓜蒌30g、胆南星10g、生大黄（后下）9g、芒硝（冲服）9g。

③ 风阳上扰证

主症：半身不遂、口舌歪斜，言语謇涩或不语，偏身麻木，眩晕头痛，面红目赤，口苦咽干，心烦易怒，尿赤便干，舌质红绛，舌红少苔，或苔黄，脉弦数。

治法：清肝泻火，息风潜阳。

处方：天麻钩藤饮加减，天麻 10g、钩藤 15g、生石决明 10g、栀子 15g、黄芩 10g、牛膝 10g、杜仲 10g、桑寄生 15g、首乌藤 10g、茯神 10g、益母草 10g。

④ 气虚血瘀证

主症：半身不遂，口舌歪斜，言语不清，或謇涩或不语，偏身麻木，面色㿠白，气短乏力，口角流涎，自汗，心悸便溏，手足或偏身肿胀，舌质淡暗或瘀斑，舌苔薄白或腻，脉沉细，脉细缓或细弦，多见恢复期和后遗症期。

治法：益气扶正，活血化瘀。

处方：补阳还五汤加减，黄芪 30g、桃仁 9g、当归尾 10g、红花 10g、赤芍 15g、地龙 10g、川芎 10g。

⑤ 阴虚风动证

主症：半身不遂，一侧手足沉重麻木，口舌歪斜，舌强语謇，平素头晕头痛，耳鸣目眩，双目干涩，腰酸腿软，急躁易怒，少眠多梦，舌质红绛或暗红，少苔或无苔，脉细弦或细弦数。

治法：滋养肝肾，潜阳息风。

代表方：镇肝息风汤加减，生龙骨 15g、生牡蛎 15g、代赭石 30g、白芍 15g、天冬 15g、玄参 15g、龟甲 15g、怀牛膝 30g、川楝子 6g、茵陈 6g、麦芽 6g、甘草 4.5g。

（2）中脏腑

① 阳闭（多见于急性期）

主症：突然昏仆，不省人事；牙关紧闭，口噤不开，两手握固，大小便闭，肢体强痉，兼有面赤身热，气粗口臭，躁扰不宁，舌苔黄腻，脉弦滑而数。

治法：清热化痰，醒脑开窍。

处方：羚羊角汤合用安宫牛黄丸加减，水牛角（先煎，代羚羊角）15g、菊花 6g、生地黄 18g、白芍 3g、夏枯草 9g、蝉衣 3g、柴胡 3g、薄荷 3g、生石决明 24g、龟甲 24g、丹皮 9g、大枣 10 枚，合用安宫牛黄丸。

② 阴闭

主症：突然昏倒，不省人事；牙关紧闭，口噤不开，两手握固，大小便闭，肢体强痉，面白唇暗，四肢不温，静卧不烦，舌质暗，苔白腻，脉沉滑。

治法：温阳化痰，醒神开窍。

处方：涤痰汤合用苏合香丸加减，制半夏 10g、橘红 10g、枳实 10g、胆南星 10g、茯苓 15g、石菖蒲 10g、竹茹 10g、远志 10g、丹参 15g、甘草 9g、人参 6g、甘草 3g、生姜 5 片、合用苏合香丸。

③ 脱证

主症：突然昏仆，不省人事，目合口张，鼻鼾息微，手撒遗尿；汗多不止，四肢冰冷；舌痿，脉微欲绝。

治法：回阳固脱。

处方：参附汤加减，人参 12g、附子 9g、生姜 10片。

2. 中成药

（1）血栓通注射液 0.5g
0.9% 氯化钠注射液 250ml ／ iv drip qd

（2）丹红注射液 20mL
0.9% 氯化钠注射液 250ml ／ iv drip qd

（3）舒血宁注射液 20ml
0.9% 氯化钠注射液 250ml ／ iv drip qd

说明：中医中药在辨证论治指导下施治于缺血性脑卒中患者，对于治疗患者中枢性高热、便秘、应激性溃疡等有确切疗效。

（4）脑心通胶囊 2 粒 po tid

（5）脑脉泰胶囊 2 粒 po tid

（6）安宫牛黄丸 1 粒 po qd

3. 针灸推拿治疗

（1）针灸

① 中经络者上肢取曲池、外关、合谷、内关，下肢取环跳、承扶、风市、足三里、血海、委中、阳陵泉、太冲等。吞咽困难加风池、完骨、天柱、天容；言语不利者加廉泉、金津、玉液、哑门。

② 中脏腑者脱证取关元、足三里、神阙；闭证取水沟、十二井、太冲、丰隆、劳宫等。

（2）推拿

① 半身不遂者取天宗、肝俞、胆俞、膈俞、肾俞、环跳、阳陵泉、委中、承山、膝眼、解溪、尺泽、手三里、合谷等。

② 肩手综合征取合谷、曲池、缺盆、肩贞、肩井、天宗等。

【预防与健康指导】

良好的饮食习惯，适当参加体育锻炼。保持情绪稳定。积极治疗危险因素。

附　脑栓塞

脑栓塞是指血液中的各种栓子（如心脏内的附壁血栓、动脉粥样硬化的斑块、脂肪、肿瘤细胞、纤维软骨或空气等）随血流进入脑动脉阻塞血管，当侧支循环不能代偿时，引起该动脉供血区脑组织缺血性坏死，出现局灶性神经功能缺损。如果引起脑栓塞的栓子来自于心脏，则称为心源性脑栓塞。本病属“中风”

范畴。

脑栓塞常发生于颈内动脉系统，约占 4/5；椎基底动脉系统相对少见，约占 1/5。脑栓塞约占缺血性脑卒中的 15%～20%。心源性脑栓塞最多见，常见于心房颤动、心脏瓣膜病、感染性心内膜炎、心肌梗死、心肌病、心脏手术、先天性心脏病等疾病。

非心源性栓子多来源于主动脉弓和颅外动脉（颈动脉和椎动脉）的动脉粥样硬化性病变、骨折或手术时脂肪栓和气栓等，少数病例栓子的来源不明。脑栓塞合并出血性梗死（点状渗血）发生率约 30%。某些炎症栓子可能引起脑脓肿、脑炎及局灶脑动脉炎等。

【诊断要点】

1. 临床表现

任何年龄均可发病，多有心房颤动或风湿性心脏病等病史。一般发病无明显诱因，也很少有前驱症状。心源性脑栓塞是起病速度最快的一类脑卒中，症状常在数秒或数分钟之内达到高峰，多为完全性卒中。偶尔病情在数小时内逐渐进展，症状加重，可能是脑栓塞后有逆行性的血栓形成。

起病后多数患者有意识障碍，但持续时间常较短。当颅内大动脉或椎 - 基底动脉栓塞时，脑水肿导致颅内压增高，短时间内患者出现昏迷。心源性脑栓塞造成急性脑血液循环障碍，引起癫痫发作，其发生率高于大动脉粥样硬化性脑梗死。发生于颈内动脉系统的脑栓塞约占 80%，发生于椎 - 基底动脉系统的脑栓塞约占 20%。临床症状取决于栓塞的血管及阻塞的位置，表现为局灶性神经功能缺损。大约 30% 的脑栓塞为出血性梗死，可出现意识障碍突然加重或肢体瘫痪加重，应注意识别。

患者可有心房颤动、风湿性心内膜炎、心肌梗死等疾病的表现，或有心脏手术及介入性治疗等病史。部分患者有皮肤、黏膜栓塞或其他脏器栓塞的表现。

2. 辅助检查

头颅CT可显示缺血性梗死或出血性梗死改变。脑脊液正常。血管造影可发现狭窄或闭塞的动脉。对脑干梗死，CT显示不佳，可行MRI检查。脑血管造影可显示血栓形成的部位、程度及侧支循环情况。经颅多普勒超声检查、脑局部血流量测定均可发现异常。

【鉴别诊断】

参照“脑血栓形成”。

【西医治疗】

1. 一般治疗

参照脑血栓形成。大面积脑梗死易发生脑疝，应积极脱水、降颅压治疗，必要时需行大颅瓣切除减压术。房颤的患者可用抗心律失常药物治疗。

2. 抗凝治疗

（1）低分子肝素钠5000U ih q12h

（2）华法林6～12mg iv drip qd（3～5天后改为2～6mg维持）

说明：使用华法林必须定期检查凝血功能，检测凝血酶原时间（PT）为国际标准化比值（INR）3.0～4.0，用药4～6周逐渐减量停药。消化道溃疡病或严重高血压为禁忌证。

【转诊指征】

急性发生大面积脑梗死，有明确手术指征急需手术者，意识不清、生命体征不稳定者。

【中医治疗】

参照“脑血栓形成”。

【预防与健康指导】

良好的饮食习惯，适当参加体育锻炼。保持情绪稳定。积极治疗危险因素。如栓子来源不能消除，10%～20% 的脑栓塞患者可在病后 10 天内再发，再发病死率高。

第五节　脑出血

脑出血（ICH）是指原发性非外伤性脑实质内出血，也称自发性脑出血。本病属中医“中风”范畴。

本病发病率为 60～80 人 /（10 万・年），占急性脑血管病的 20%～30%。急性期病死率为 30%～40%，是急性脑血管病中死亡率最高的。脑出血中，大脑半球出血约占 80%，脑干和小脑出血约占 20%。中老年人是脑出血发生的主要人群，以 40～70 岁为最主要的发病年龄，脑出血的原因主要与脑血管的病变、硬化有关。血管的病变与高血脂、糖尿病、高血压、血管的老化、吸烟等密切相关。

【诊断要点】

1. 诊断要点

50 岁以上，中老年患者，有长期高血压病史，活动中或情绪激动时起病，发病突然，血压常明显升高，出现头痛、恶心、呕吐等颅内压升高表现，有偏瘫、失语等局灶性神经功能缺损症状和脑膜刺激征，可伴有意识障碍，应高度怀疑脑出血。头部 CT 有助于明确诊断。

2. 各部位出血的临床诊断要点

（1）壳核出血　是最常见的脑出血，占 50%～60%，主要由豆纹动脉尤其是其外侧支破裂引起。血肿常向内扩展波及内囊。临床表现取决于血肿部位和血肿量。损伤内囊常引起对侧偏瘫、对侧偏身感觉障碍和同向性偏盲。还可表现有双眼向病灶侧凝视，优势半球受累可有失语。出血量大时患者很快出现昏迷，病情在数小时内迅速恶化。出血量较小则可表现为纯运动或纯感觉障碍，仅凭临床表现无法与脑梗死区分。

（2）丘脑出血　约占20%。主要诊断要点为：丘脑性感觉障碍，对侧半身深浅感觉减退，感觉过敏或自发性疼痛；运动障碍，出血侵及内囊可出现对侧肢体瘫痪，多为下肢重于上肢；丘脑性失语，言语缓慢而不清、重复言语、发音困难、复述差，朗读正常；丘脑性痴呆，记忆力减退、计算力下降、情感障碍、人格改变；眼球运动障碍，眼球向上注视麻痹，常向内下方凝视。

（3）脑干出血　约占10%，绝大多数为脑桥出血，偶见中脑出血，延髓出血极为罕见。

① 中脑出血　突然出现复视、眼睑下垂；一侧或两侧瞳孔扩大、眼球不同轴、水平或垂直眼震、同侧肢体共济失调，也可表现为Weber或Benedikt综合征；严重者很快出现意识障碍、去大脑强直。

② 脑桥出血　突然头痛、呕吐、眩晕、复视、眼球不同轴、交叉性瘫痪或偏瘫、四肢瘫等。出血量较大时，患者很快进入意识障碍、针尖样瞳孔、去大脑强直、呼吸障碍，多迅速死亡，并可伴有高热、大汗、应激性溃疡等；出血量较少时可表现为一些典型的综合征，如Foville、Millard-Gubler和闭锁综合征等。

③ 延髓出血　突然意识障碍，血压下降，呼吸节律不规则，心律紊乱，继而死亡；轻者可表现为不典型的Wallenberg综合征。

（4）小脑出血　约占10%。最常见的出血动脉为小脑上动脉的分支，病变多累及小脑齿状核，发病突然，眩晕和共济失调明显，可伴有频繁呕吐及后头部疼痛等。当出血量不大时，主要表现为小脑症状，如眼球震颤、病变侧共济失调、站立和行走不稳、肌张力降低及颈项强直、构音障碍和吟诗样语言，无偏瘫。出血量增加时，还可表现有脑桥受压体征，如展神经麻痹、侧视麻痹、周围性面瘫、吞咽困难及出现肢体瘫痪和（或）锥体束征等。大量小脑出血，尤其是蚓部出血时，患者很快进入昏迷，双侧瞳孔缩小呈针尖样，呼吸节律不规则，有去脑强直发作，最后致枕骨大孔疝而死亡。

（5）脑叶出血　占5%～10%。

① 额叶出血　前额痛、呕吐、痫性发作较多见；对侧偏瘫、精神障碍；优势半球出血时可出现运动性失语。

② 顶叶出血　偏瘫较轻，偏侧感觉障碍显著；对侧下象限盲；优势半球出血时可出现混合性失语。

③ 颞叶出血　表现为对侧中枢性面舌瘫及上肢为主的瘫痪；对侧上象限盲；优势半球出血时可出现感觉性失语或混合性失语；可有颞叶癫痫、幻嗅、幻视。

④ 枕叶出血　对侧同向性偏盲，并有黄斑回避现象，可有一过性黑矇和视物变形；多无肢体瘫痪。

（6）脑室出血　占3%～5%。主要诊断要点为：

① 突然头痛、呕吐，迅速进入昏迷或昏迷逐渐加深；

② 双侧瞳孔缩小，四肢肌张力增高，病理反射阳性，早期出现去大脑强直，脑膜刺激征阳性；

③ 常出现丘脑下部受损的症状及体征，如上消化道出血、中枢性高热、大汗、应激性溃疡、急性肺水肿、血糖增高、尿崩症等；

④ 脑脊液压力增高，呈血性；

⑤ 轻者仅表现为头痛、呕吐、脑膜刺激征阳性，无局限性神经体征；

⑥ 临床上易误诊为蛛网膜下腔出血，需通过头颅CT扫描来确定诊断。

【辅助检查】

（1）头颅 CT　是确诊脑出血的首选检查。

（2）头颅 MRI　对幕上出血的诊断价值不如 CT，对幕下出血的检出率优于 CT。

（3）脑血管造影及增强 CT、MRA、CTA 和 DSA 等可显示脑血管的位置、形态及分布等，并易于发现脑动脉瘤、脑血管畸形及 moyamoya 病等脑出血病因。

【鉴别诊断】

与脑血栓相鉴别：脑血栓多在安静状态下发病，常在睡醒时出现症状，病情进展缓慢，偏瘫症状在数小时到数天内越来越明显，意识常保持清晰。脑出血多因情绪激动、精神紧张、使劲儿排便、用力举重物等，促使血压骤升而突然发病，患者突然感到头痛，并伴有恶心、呕吐，病情往往在数分钟至数十分钟内发展到高潮，随即发生偏瘫和意识模糊或昏迷，昏迷时患者呼吸深沉，带有鼾声。有的患者临床表现介于两者之间，仅靠临床表现难以鉴别，此时则需要做腰椎穿刺检查，必要时还可以做 CT 检查。

【西医治疗】

1. 急性期治疗

（1）一般治疗　安静休息，一般应卧床休息 2～4 周。进行体温、血压、呼吸和心电监护，注意维持水电解质平衡，加强营养。保持呼吸道通畅，昏迷患者应将头歪向一侧，以利于口腔、气道分泌物及呕吐物流出，并可防止舌根后坠阻塞气道，随时吸出口腔分泌物和呕吐物，必要时行气管切开。昏迷或有吞咽困难者在发病后 2～3 天应鼻饲饮食。过度烦躁者可适量应用镇静药，便秘患者可选用缓泻药。留置导尿患者应进行膀胱冲洗。加强皮肤护理，定期翻身，预防压疮。

（2）降低颅内压

① 20% 甘露醇 125mL iv drip q 6～8h

② 甘油果糖 250mL iv drip bid

③ 呋塞米注射液 20mg iv drip q8～12h

④ 20% 人血白蛋白 50～100mL iv drip qd

说明：脑出血水肿高峰期为发病后的 3～5 天，应用上述药物其主要目的是减轻脑水肿，降低颅内压，防止脑疝形成。

（3）调控血压

① 缬沙坦 80mg po qd

② 硝苯地平缓释片 10mg po bid

说明：应在脱水、降颅压治疗的基础上，根据血压水平进行调控。若收缩压≥200mmHg 和（或）舒张压≥110mmHg 应降压治疗，若收缩压＜180mmHg 和（或）舒张压＜105mmHg 不必使用降压药。使血压维持在略高于发病前水平，并且降压幅度不宜过大，防止因血压下降过快而造成脑的低灌注，加重脑损害，并应避免使用强抗高血压药，如利血平等。

（4）亚低温治疗　亚低温治疗是辅助治疗脑出血的一种方法，能够减轻脑水肿，减少自由基产生，促进神经功能缺损恢复，改善患者预后，且无不良反应，安全有效。局部亚低温治疗实施越早，效果越好，建议在脑出血发病 6h 内给予低温治疗，治疗时间应至少持续 48～72h。

2. 外科治疗

主要目的是清除血肿、降低颅内压、挽救生命，其次是尽可能早期减少血肿对周围脑组织的压迫，降低致残率。同时可以针对脑出血的病因，如脑动静脉畸形、脑动脉瘤等进行治疗。主要方法有：去骨瓣减压术、小骨窗开颅血肿清除术、钻孔穿刺血肿抽吸术、内镜血肿清除术、微创血肿清除术和脑室穿刺引流术等。

3. 康复治疗

早期将患肢置于功能位，如病情允许，危险期过后，应及早进行肢体功能、言语障碍及心理的康复治疗。

【转诊指征】

急性发病，脑出血量较大，有明确手术指征急需手术者，意识不清、生命指征不稳定者。

【中医治疗】

参照“脑血栓形成”。

【预防与健康指导】

积极控制高血压是预防脑出血的关键，应坚持口服抗高血压药物，将血压控制在较理想的水平。有高血压的中老年患者，要注意劳逸结合，不宜过劳，生活要有规律，避免过度情绪波动。有高血压的中老年患者应进低脂、低盐饮食，忌食肥甘厚味和刺激性食物。

第六节　蛛网膜下腔出血

蛛网膜下腔出血（SAH）是指脑底部或脑表面血管破裂后，血液流入蛛网膜下腔引起相应临床症状的一种脑卒中，又称为原发性蛛网膜下腔出血。继发性蛛网膜下腔出血指脑实质内出血、脑室出血、硬膜外或硬膜下血管破裂血液流入蛛网膜下腔者。蛛网膜下腔出血最常见的原因是先天性动脉瘤，其次是脑血管畸形和高血压动脉硬化。中医属“真头痛”“中风”范畴。

蛛网膜下腔出血占所有脑卒中的5%～10%，发病率为6～20人/（10万·年）。可见于各年龄段，青壮年更常见，男女均可发病，女性多于男性。约10%患者在接受治疗前死亡，30天内病死率约为 25% 或更高。再出血病死率约为 50%，2 周内再出血率为 20%～25%，6 个月后的年复发率为 2%～4%。动脉瘤性 SAH 较非动脉瘤性 SAH 预后差。

【辅助检查】

（1）头颅 CT　是诊断 SAH 的首选方法，CT 平扫最常表现为基底池弥散性高密度影像。

（2）头颅 MRI　当病后数天 CT 的敏感性降低时，MRI 可发挥较大作用。

（3）脑脊液（CSF）检查　CT 检查已确诊者，腰穿不作为常规检查。

（4）脑血管影像学检查有助于发现颅内动脉瘤和发育异常的血管。

① 脑血管造影（DSA）　是确诊 SAH 病因特别是颅内动脉瘤最有价值的方法。

② CT 血管成像（CTA）和 MR 血管成像（MRA）　是无创性的脑血管显影方法，但敏感性和准确性不如 DSA。

【诊断要点】

SAH 的临床表现主要取决于出血量、积血部位、脑脊液循环受损程度等。

1. 诊断要点

（1）发病形式　多在情绪激动或用力等情况下急骤发病。

（2）主要症状　突然发生的剧烈头痛，持续不能缓解或进行性加重，恶心、呕吐，可有短暂的意识障碍及烦躁、谵妄等精神症状，少数出现癫痫发作。

（3）主要体征　脑膜刺激征明显，眼底可见玻璃体出血，少数可有局灶性神经功能缺损的征象，如轻偏瘫、失语、动眼神经麻痹等。

2. 临床分级

（1）一般采用 Hunt 和 Hess 分级法（表 10-2）对动脉瘤性 SAH 的临床状态进行分级及选择手术时机判断预后。

表 10-2　Hunt 和 Hess 分级法

分类	标准
0 级	未破裂动脉瘤
Ⅰ级	无症状或轻微头痛
Ⅱ级	中～重度头痛、脑膜刺激征、脑神经麻痹
Ⅲ级	嗜睡、意识混浊、轻度局灶神经体征
Ⅳ级	昏迷、中或重度偏瘫、有早期去脑强直或自主神经功能紊乱
Ⅴ级	深昏迷、去大脑强直、濒死状态

（2）根据格拉斯哥昏迷评分（GSC）和有无运动障碍制定的世界神经外科联盟（WFNS）分级（表 10-3）也广泛应用于临床。

表 10-3　WFNS 分级法

分级	GCS 评分	有无运动障碍
Ⅰ级	15	无
Ⅱ级	14～13	无
Ⅲ级	14～13	有局灶症状
Ⅳ级	12～7	有或无
Ⅴ级	6～3	有或无

【鉴别诊断】

（1）与其他脑卒中相鉴别　见脑血栓形成。

（2）与脑膜炎相鉴别　结核性、真菌性、细菌性或病毒性脑膜炎均可出现头痛、呕吐和脑膜刺激征，尤其是 SAH 发病 1～2 周，脑脊液黄变，白细胞增多，因吸收热体温可达 37～38℃，更应与脑膜炎，特别是结核性脑膜炎相鉴别。但脑膜炎发病一般不如 SAH 急骤，头颅 CT 无蛛网膜下腔出血表现等特点。

【西医治疗】

1. 治疗的目的

是防止再出血、血管痉挛及脑积水等并发症，降低病死率和致残率。

2. 一般治疗及对症治疗

包括镇静、止痛、保持气道通畅、维持稳定的呼吸、循环系统功能、保持大便通畅、注意纠正水、电解质紊乱、降低颅内压等。常用脱水药有甘露醇、甘油果糖、速尿等，也可选用白蛋白等。

3. 防止再出血

安静休息：绝对卧床休息 4～6 周，避免用力和情绪刺激。及时应用镇静、镇痛、镇吐、镇咳等药物。

（1）调控血压

① 缬沙坦胶囊 80mg po qd

② 硝苯地平缓释片 10mg po bid

（2）抗纤溶药物

① 6- 氨基己酸 6g
0.9% 氯化钠注射液 250mL ／ iv drip qd

② 氨甲苯酸 0.1～0.3g
0.9% 氯化钠注射液 100mL ／ iv drip bid

说明：为防止动脉瘤周围的血块溶解引起再度出血，可用抗纤维蛋白溶解药，以抑制纤维蛋白溶解原的形成。抗纤溶治疗可降低再出血的发生率，但同时也增加脑缺血性病变或脑梗死的可能性，一般与尼莫地平联合应用。如果无药物禁忌，短期内（＜72h）使用6-氨基己酸或氨甲苯酸可能减少早期再出血的风险。

4. 防治脑动脉痉挛及脑缺血

（1）尼莫地平 0.5μg/（kg·min）
0.9% 氯化钠注射液 250mL ／ iv drip st

说明：能有效地治疗和预防因蛛网膜下腔出血引起的脑血管痉挛所造成的脑组织缺血性损伤，共用 10～14 天，病情稳定后给予口服 20mg bid。注意低血压等副作用。

（2）腰穿放脑脊液或脑脊液置换术早期使用此方法可能利于预防脑血管痉挛，减轻后遗症状，注意有诱发颅内感染、再出血、脑疝等危险。

5. 防治脑积水

（1）20% 甘露醇注射液 125mL iv drip q12h

（2）呋塞米 20mg po q12h

（3）乙酰唑胺 0.25g po tid

说明：乙酰唑胺为碳酸酐酶抑制剂，属磺胺衍生物。

（4）脑室穿刺脑脊液外引流术和脑脊液分流术。

6. 其他治疗

外科手术和血管内介入治疗

【转诊指征】

头痛剧烈不能控制或伴有恶性高血压的患者及时转诊。

【中医治疗】

1. 辨证论治

（1）肝阳暴亢

主症：多有情绪激动等诱因，突发头痛，疼痛剧烈，痛如刀劈，伴有恶心呕吐、烦躁不安，口干口苦，口渴，舌质暗红，或有瘀斑，舌下脉络迂曲，苔黄，脉弦。

治法：平肝潜阳，活血止痛。

处方：镇肝息风汤加减，龙骨（先煎）30g、牡蛎（先煎）

30g、代赭石（先煎）30g、龟甲（先煎）30g、白芍 12g、玄参 15g、天冬 9g、川牛膝 15g、川楝子 9g、茵陈 10g、麦芽 10g、川芎 10g。

（2）肝风上扰，痰蒙清窍

主症：突然发病，头痛剧烈，伴有恶心呕吐、嗜睡或神志昏蒙，项背强直，或肢体抽搐，可伴有头晕谵妄，口苦咽干，舌红苔腻，脉弦滑。

治法：息风化痰，开窍醒神。

处方：羚角钩藤汤合温胆汤加减，羚羊角粉（冲服）0.6g、生地黄 30g、钩藤（后下）15g、菊花 9g、茯苓 15g、白芍 15g、赤芍 15g、竹茹 10g、川牛膝 15g、川芎 10g、牡丹皮 15g、法半夏 10g、陈皮 10g、栀子 10g。

（3）瘀血阻络，痰火扰心

主症：头痛剧烈，恶心呕吐，谵妄，呼吸急促，痰鸣口臭，发热，大便干，小便短赤，舌红，苔黄腻，脉洪大数。

治法：活血化瘀，清化痰热。

处方：通窍活血汤合涤痰汤加减，川芎 10g、桃仁 10g、红花 10g、赤芍 15g、牡丹皮 15g、胆南星 9g、法半夏 10g、橘红 10g、竹茹 10g、石菖蒲 12g、枳实 10g、茯苓 15g。

（4）元气败脱

主症：神昏，肢体瘫软，呼吸微弱或不规则呼吸，目合口开，汗出肢冷，二便自遗，脉微。

治法：回阳救逆。

处方：独参汤或参附汤，红参（单煎）30g、附子（先煎）10g、五味子 12g。

2. 针刺治疗

取内关、人中、昆仑、太冲、列缺、风池等。

【预防与健康指导】

积极控制高血压是预防蛛网膜下腔出血的关键，应坚持口服抗高血压药物，将血压控制在较理想的水平。有高血压的中老年患者，要注意劳逸结合，不宜过劳，生活要有规律，避免过度情绪波动。

第七节　病毒性脑膜炎

病毒性脑膜炎（viral meningitis）是指由各种嗜神经的病毒感染引起的软脑膜及软脊膜急性炎症性疾病。临床以发热、头痛和脑膜刺激征为主要表现。本病病程一般较短，并发症少，多呈良性过程，偶有小规模流行。中医属“温病”范畴。

85%～95% 病毒性脑膜炎由肠道病毒感染，包括脊髓灰质炎病毒、柯萨奇病毒 A 和 B、埃可病毒等，其次为流行性腮腺炎病毒、疱疹病毒和腺病毒感染，疱疹性病毒包括单纯疱疹病毒及水痘带状疱疹病毒。病程呈良性，多在 2 周以内，一般不超过 3 周，有自限性，预后较好。

【诊断要点】

（1）急性或亚急性起病。

（2）病毒感染的全身症状和脑膜刺激症状，如发热、头痛、颈项强直等。

（3）脑脊液淋巴细胞轻度增高，糖、氯化物含量正常。

（4）确诊需脑脊液病原学检查。

【辅助检查】

（1）脑脊液检查　脑脊液压力正常或轻至中度增高，外观无色透明，白细胞正常或轻度增高，一般在 100×10^6/L 以下，早期以多形核细胞为主，8～48h 后以淋巴细胞为主；蛋白含量正常或轻度增高，糖和氯化物含量正常。

（2）头颅 CT 或 MRI 平扫一般没有阳性发现，部分患者头颅 MRI 增强扫描可见软脑膜细线样强化。

（3）病原学检测

① 病毒抗体检测　急性期和恢复期病毒抗体检测有助于明确感染的病毒种属，但由于病毒抗体可以长时间存在，血清抗体阳性本身并不能诊断，仅比较急性期与恢复期抗体 IgM 或 IgG 滴度有明显增高（大于 4 倍）有意义；

② 脑脊液病毒培养　可确诊该病，但平均培养时间需 3.7～8.2 天，耗时较长，临床指导价值滞后；

③ 多聚酶链式反应（PCR）　其敏感性及特异性均高于脑脊液病毒培养，且耗时较短，临床诊断意义较大。

【鉴别诊断】

颅内其他病原感染：主要根据脑脊液外观、常规、生化和病原学检查，与化脓性、结核性、隐球性脑膜炎进行鉴别（表 10-4）。

表 10-4　病毒性、化脓性、结核性及隐球菌性脑膜炎的脑脊液鉴别

鉴别点	压力 /kPa	白细胞及细胞学检查 /（$\times10^6$/L）	蛋白 /（g/L）	糖含量 /（mmol/L）	氯含量 /（mmol/L）	其他
病毒性脑膜炎	正常或稍高	白细胞数正常或轻度升高，淋巴细胞为主	多＜1	正常或稍有降低	大多正常	细菌培养（－），涂片（－）

续表

鉴别点	压力/kPa	白细胞及细胞学检查/（$\times 10^6$/L）	蛋白/（g/L）	糖含量/（mmol/L）	氯含量/（mmol/L）	其他
结核性脑膜炎	增高1.96～4.9	白细胞多在25～100，少数＞500，早期中性细胞为主，后期淋巴细胞为主	多在1～2，如有阻塞可更高	晚期降低，＜2.75	明显降低	涂片可（+）
化脓性脑膜炎	多升高一般2.94	＞1000，高者可达2000，早期中性细胞为主，晚期单核细胞为主	1～5，可＞10	极低或消失	大多正常	涂片或培养（+）
隐球菌性脑膜炎	压力正常或增高	多在100左右，淋巴细胞为主	＜2	多降低	多降低	涂片隐球菌（+）

【西医治疗】

1. 抗病毒治疗

阿昔洛韦 500mg
0.9% 氯化钠注射液 100mL / iv drip q12h/q8h

说明：本品是治疗本病的首选药物，可透过血脑屏障，毒性较低，当临床提示病毒性脑膜炎而不能排除病毒性脑膜炎时，即应给予阿昔洛韦治疗，而不应等待病毒学结果而延误用药。一般连用 10～21 天。常见不良反应有贫血、血小板减少性紫癜、头痛、恶心、呕吐等。

2. 对症支持治疗

对症治疗：如颅内压增高引起的头痛可适当给予脱水药物治疗，必要时可加用止痛药。支持治疗：主要是加强营养、维持水电解质平衡等。

【转诊指征】

发病急骤，高热不退，神志障碍，生命体征不平稳。

【中医治疗】

1. 辨证论治

（1）邪犯卫分

主症：发热，微恶风寒，咳嗽，头痛项强，全身酸楚，口渴咽痛，口干，舌质红，苔薄黄，脉浮数。

治法：辛凉解表，清气泄热。

处方：银翘散加减，连翘 30g、金银花 30g、桔梗 18g、薄荷 18g、竹叶 12g、生甘草 15g、荆芥穗 12g、淡豆豉 15g、牛蒡子 18g。

（2）气营两燔

主症：高热，头痛剧烈，呕吐频繁，颈项强直，烦躁不安，或嗜睡，甚则神昏谵语，抽搐，舌质红绛苔少，脉细数。

治法：清气泄热，凉营解毒。

处方：白虎汤合清营汤加减，生石膏（先煎）30g、生地黄 30g、金银花 30g、大青叶 30g、板蓝根 30g、水牛角（先煎）20g、知母 20g、连翘 10g、玄参 20g、丹参 30g、石菖蒲 10g、竹叶 10g。

（3）热闭心包

主症：高热，头痛，呕吐剧烈，时有抽搐，角弓反张，神昏不识人，呼吸不匀，舌质红绛，苔黄，脉迟。

治法：清营凉血，息风开窍。

处方：清瘟败毒饮加减，生石膏 30g、生地黄 30g、犀角粉（分冲）1g、黄连 6g、炒栀子 12g、桔梗 10g、黄芩 12g、知母 12g、玄参 12g、麦冬 12g、竹叶卷心 10g、葛根 30g、竹茹 10g、九节菖蒲 12g。

2. 中成药

（1）安宫牛黄丸 1 丸 po prn

（2）甘露消毒丹 6g po tid

（3）牛黄清心丸 2 丸 po bid

（4）紫雪丹 3g po bid

（5）醒脑静注射液 10～20mL / iv drip qd
5% 葡萄糖注射液 250mL

3. 针灸疗法

（1）主穴　大椎、风池、风府、曲池、内关、合谷。

（2）手法　毫针刺，留针 30min。

（3）加减　热甚者，加十宣放血；惊厥者，加大陵、太冲；痰蒙清窍者，丰隆、足三里；神昏者，加人中、涌泉，强刺激，泻法；呕吐者，加内关、中脘、足三里、内庭；躁动者，加阳陵泉、侠溪、百会。

【预后与预防】

本病为自限性疾病，患者通常在 1～2 周内痊愈，一般不留后遗症。50% 患者于恢复期后可出现反复发作的头痛症状，并可持续数周甚至数月方消失。极少数患者可迁延不愈，反复发作甚至死亡。

第八节　急性脊髓炎

急性脊髓炎（acute myelitis）是指各种感染后变态反应引起的急性横贯性脊髓炎性病变，又称急性横贯性脊髓炎，是临床上最常见的一种脊髓炎。中医归属于“痿病”范畴。

本病可见于任何年龄，但以青壮年多见。男女发病率无明显差异。发病前 1～4 周常有上呼吸道感染、消化道感染症状或预防接种史。外伤、劳累、受凉等为发病诱因。病变可累及脊髓的任何节段，但以胸髓（T_3～T_5）最为常见，其原因为该处的血液供应不如别处丰富，易于受累；其次为颈髓和腰髓。

【诊断要点】

脊髓横贯性损害的临床表现如下：

（1）年龄与性别任何年龄均可发病，青壮年居多，无性别差异，无季节性，秋冬季和冬春季较多。

（2）前驱病史与诱因　约半数患者病前1～2周内有上呼吸道感染或胃肠道感染的病史，或有疫苗接种史。受凉、劳累、外伤等常为发病诱因。

（3）急性起病，迅速出现脊髓横贯性损害症状。

① 感觉障碍　脊髓受损平面以下一切感觉消失。在感觉缺失平面的上缘可有感觉过敏或束带感；轻症患者感觉平面可不明显。随病情恢复，感觉平面逐步下降，但较运动功能的恢复慢且差。

② 运动障碍　受损平面以下肌肉瘫痪、通常截瘫。早期由于锥体束对脊髓前角细胞的易化作用丧失，故可出现脊髓休克期，呈迟缓性瘫痪，此期一般2～4周，休克期过后便发生痉挛性截瘫。

③ 自主神经功能障碍　又称二便障碍，主要是早期多为尿潴留，晚期尿失禁，大便潴留或便秘。

（4）部分病例起病急骤，感觉障碍平面常于1～2天内甚至数小时内上升至高颈髓，瘫痪也由下肢迅速波及上肢和呼吸肌，出现吞咽困难、构音不清、呼吸肌麻痹而死亡。临床上称上升性脊髓炎。

（5）脑脊液检查和MRI检查

① 脑脊液压力正常，外观无色透明，细胞数和蛋白含量正常或轻度增高，以淋巴细胞为主，糖、氯化物正常。

② MRI 显示病变部脊髓增粗，病变节段髓内多发片状或较弥散的 T_2 高信号，强度不均，可有融合。部分病例可始终无异常。

【辅助检查】

（1）周围血常规　急性期周围血白细胞计数正常或轻度升高。

（2）脑脊液　腰椎穿刺压力一般正常，个别急性期脊髓水肿严重可有升高；白细胞数可正常，也可增高至（20～200）$\times10^6$/L，以淋巴细胞为主；蛋白含量可轻度增高，多为 0.5～1.2g/L；糖与氯化物含量正常。

（3）影像学检查

① CT　可除外继发性脊髓病，如脊柱病变性脊髓病、脊髓肿瘤等，对脊髓炎本身诊断意义不大。

② MRI　脊髓磁共振成像是早期能够显示急性脊髓炎的影像学检查手段。主要表现为急性期受累脊髓节段水肿、增粗；受累脊髓内显示斑片状长 T_1、T_2 异常信号；病变严重者晚期可出现病变区脊髓萎缩。

【鉴别诊断】

（1）视神经脊髓炎　为多发性硬化的一种特殊类型，除有脊髓炎的症状外，还有视力下降或 VEP 异常，视神经病变可出现在脊髓症状之前、同时或之后。

（2）脊髓血管病

① 缺血性　脊髓前动脉闭塞综合征容易和急性脊髓炎相混淆，病变水平相应部位出现根痛、短时间内出现截瘫、痛温觉缺失、尿便障碍，但深感觉保留。

② 出血性　脊髓出血少见，多由外伤或脊髓血管畸形引起，起病急骤伴有剧烈背痛，肢体瘫痪和尿便潴留。可呈血性脑脊液，MRI 检查有助于诊断。

（3）急性脊髓压迫症　脊柱结核或转移癌，造成椎体破坏，突然塌陷而压迫脊髓，出现急性横贯性损害。脊柱影像学检查可见椎体破坏、椎间隙变窄或椎体寒性脓肿等改变，转移癌除脊柱影像学检查外可做全身骨扫描。

（4）急性硬脊膜外脓肿　临床表现与急性脊髓炎相似，但有化脓性病灶及感染病史，病变部位有压痛，椎管有梗阻现象，外周血及脑脊液白细胞增高，脑脊液蛋白含量明显升高，CT、MRI可帮助诊断。

（5）急性炎症性脱髓鞘性多发性神经病（吉兰巴雷综合征）　肢体呈弛缓性瘫痪，末梢型感觉障碍，可伴脑神经损害，括约肌功能障碍少见，即使出现一般也在急性期数天至1周内恢复。

【西医治疗】

1. 药物治疗

（1）糖皮质激素

① 甲泼尼龙 500～1000mg
   0.9% 氯化钠注射液 100mL　／ iv drip qd（连用 3～5 天）

② 地塞米松 10～20mg
   0.9% 氯化钠注射液 100mL　／ iv drip qd（7～14 天）

说明：急性期，使用甲泼尼龙短程冲击疗法，有可能控制病情进展，也可用地塞米松。使用上述药物后改用泼尼松口服，按每千克体重 1mg 或成人每日剂量 60mg，维持 4～6 周逐渐减量停药。

（2）免疫球蛋白　每日用量 0.4g/kg，静脉滴注，连用 5 天为一疗程。

（3）B 族维生素

① 维生素 B_1 100mg im qd

② 维生素 B_{12} 500μg im qd

（4）抗生素　根据病原学检查和药敏试验结果选用抗生素，

及时治疗呼吸道和泌尿系感染，以免加重病情。

（5）其他　在急性期可选用血管扩张药，如烟酸、尼莫地平。神经营养药，如三磷酸腺苷、胞磷胆碱钠，疗效未确定。双下肢痉挛者可服用巴氯芬5～10mg每日2～3次或盐酸替扎尼定片2～10mg每日2～3次，每日最大量为36mg。

2. 康复治疗

早期应将瘫痪肢体保持功能位，防止肢体、关节痉挛和关节挛缩，促进肌力恢复，并进行被动、主动锻炼和局部肢体按摩。肌力部分恢复时，应鼓励患者主动运动，积极锻炼；针灸、理疗有助于康复。

【转诊指征】

急性上升性脊髓炎及高颈段脊髓炎有呼吸困难者，伴有冠心病等躯体性疾病患者。

【中医治疗】

1. 辨证论治

（1）邪郁肺卫

主证：发热，头痛，咽喉肿痛，热后突然出现肢体无力，肌肤麻木不仁，或见疾病由下向上扩展，四肢瘫痪，甚至舌肌痿弱，呛咳，吞咽困难，小便短涩，大便秘结，舌质红，苔薄黄，脉浮数。

治法：清热润燥，养阴生津。

处方：清燥救肺汤加减，桑叶9g、石膏7.5g、麦冬6g、人参2g、甘草3g、胡麻仁3g、阿胶2g、杏仁2g、枇杷叶3g。

（2）湿热内盛

主证：身热不扬，嗜卧懒言，胸脘痞满，肢体痿弱无力，肌肤麻木不仁，或刺痛、瘙痒，小便不利，甚至癃闭不通，大便秘结，舌质红，苔黄，脉滑数。

治法：清热利湿，通经活络。

处方：二妙丸加减，黄柏 10g、苍术 10g。

（3）气虚血滞

主证：肢体瘫痪，痿软不用，面色萎黄，神疲乏力，遗尿或小便不通，舌质淡，苔薄白，脉细涩。

治法：益气养血，活血通络。

处方：圣愈汤合补阳还五汤加减，熟地黄 15g、白芍 15g、川芎 15g、党参 15g、黄芪 20g、当归 12g、赤芍 15g、地龙 5g、红花 10g、桃仁 10g。

（4）肝肾阴虚

主证：肢体瘫痪，肌肉萎缩，屈曲拘挛，肌肤干燥，麻木不仁，或见遗尿，伴头晕耳鸣，潮热盗汗，舌质红，少苔，脉细数。

治法：补益肝肾，强筋壮骨。

处方：虎潜丸加减，熟地黄 6g、龟甲 12g、虎骨（用狗骨代）、白芍 6g、知母 6g、黄柏 20g、锁阳 5g、陈皮 6g、干姜 5g。

（5）脾胃虚弱

主症：起病缓慢，肢体软弱无力逐渐加重，神疲肢倦，肌肉萎缩，少气懒言，纳呆便溏，面色萎黄无华，面浮；舌淡苔薄白，脉细弱。

治法：补中益气，健脾升清。

处方：参苓白术散加减，莲子肉 9g、薏苡仁 9g、砂仁 6g、桔梗 6g、白扁豆 12g、茯苓 15g、人参 15g、甘草 10g、白术 15g、山药 15g。

2. 针刺治疗

（1）上肢瘫痪取大椎、肩俞、曲池、外关、颈 5～7 夹脊穴。

（2）下肢瘫痪取命门、环跳、秩边、足三里、阴陵泉、委中、腰 1～5 夹脊穴。

（3）小便不通取关元、气海、阴陵泉、三阴交。

（4）病初行泻法，不留针或少留针，每日 1 次。病久体弱者行平补平泻法，留针 15～20min，隔日 1 次，14～20 次为 1 疗程。

3. 中成药

（1）补中益气丸 10g po tid（适用于脾胃虚弱者）

（2）健步虎潜丸 1 丸 po bid（适用于肝肾亏虚者）

【预后和预防保健】

急性脊髓炎，如无严重的并发症，经恰当治疗，通常多数在 3～6 个月内可治愈。如发生压疮、肺部或泌尿系感染等并发症，则往往影响病情恢复，或留有不同程度的后遗症，应积极康复。

第九节　癫痫

癫痫是一组由不同病因所引起，脑部神经元高度同步化，且常具自限性的异常放电所导致，以发作性、短暂性、重复性及通常为刻板性的中枢神经系统功能失常为特征的综合征。癫痫在临床上分为原发性和继发性两种。中医归属于“痫证”范畴。

癫痫是一种常见病，可见于各个年龄组，青少年和老年是癫痫发病的两个高峰年龄段。国内流行病学调查显示其患病率为 5‰，全国约有 600 万～700 万患者。未经治疗的癫痫患者，5 年自发缓解率在 25% 以上，最终缓解率约为 39%。80% 左右的患者用目前抗癫痫药能完全控制发作，正规减量后，50% 以上患者终生不再发病。

【诊断要点】

癫痫诊断需遵循三步原则。

1. 确定是否为癫痫

癫痫的两个特征是癫痫的临床发作症状和脑电图上的痫样放电，病史是诊断癫痫的主要依据。

（1）发作是否具有癫痫发作的共性。

（2）发作表现是否具有不同发作类型的特征，如全身强直阵挛性发作的特征是意识丧失、全身抽搐，如仅有全身抽搐而无意识丧失则需考虑假性发作或低钙性抽搐，不支持癫痫的诊断；失神发作的特征是突然发生、突然终止的意识丧失，一般不出现跌倒，如意识丧失时伴有跌倒，则晕厥的可能性比失神发作的可能性大；自动症的特征是伴有意识障碍的、看似有目的而实际无目的的异常行为，如发作后能复述发作的细节也不支持自动症的诊断。

（3）当患者的发作具有癫痫的共性和不同类型发作的特征时，需进行脑电图检查以寻找诊断的佐证，同时尚需除外其他非癫痫性发作性疾病。

2. 明确癫痫发作的类型及是否为癫痫综合征

在肯定是癫痫后还需仔细区别癫痫发作的类型及明确是否为癫痫综合征。癫痫发作类型是一种由独特病理生理机制和解剖基础所决定的发作性事件，不同类型的癫痫治疗方法亦不同，发作类型诊断错误，可能导致药物治疗的失败。如将失神发作诊断为自动症选用卡马西平治疗就可能加重病情。癫痫综合征则是由一组体征和症状组成的特定癫痫现象，它所涉及的不仅仅是发作类型，还包含着特殊的病因、病理、预后、转归，选择药物时也与其他癫痫不同，需仔细鉴别。

3. 确定癫痫的病因

如继发性癫痫，尚需确定癫痫的病因。为探讨脑部疾病的性质，可考虑进行头颅 CT、MRI、理化检验、同位素脑扫描或脑血管造影等检查。由于 MRI 或 CT 更敏感，因而高度怀疑是继发性癫痫者，尤其是有局灶性神经系统定位体征的难治性癫痫应该首先考虑进行 MRI 检查。

【鉴别诊断】

与假性癫痫发作、晕厥、偏头痛、发作性睡病、短暂性脑缺血发作、低血糖等鉴别。

【西医治疗】

1. 病因治疗

有明确病因者应首先进行病因治疗，如颅内肿瘤，需用手术方法切除新生物；寄生虫感染，则需用抗寄生虫的方法进行治疗。

2. 药物治疗

（1）癫痫发作间期的药物治疗　发作间期的药物治疗应遵循以下基本原则：一般，半年内发作 2 次以上者，一经诊断明确，就应用药；抗癫痫药物的选择依据癫痫发作和癫痫综合征的类型、不良反应大小、药物来源、价格等来决定。

（2）常用抗癫痫药物

① 卡马西平　用起始剂量应为 2～3g/（kg·d），1 周后渐增加至治疗剂量；

② 苯妥英钠　0.2g/d，可一次顿服；

③ 丙戊酸　成人 600～1800mg/d，儿童 10～40mg/（kg·d）；

④ 苯巴比妥　30～250g/d，分 2～3 次服用；

⑤ 乙琥胺　500mg/d，分 3 次服用。

说明：卡马西平适用于强直阵挛性发作、部分性癫痫，在治疗范围内无镇静副作用，可每日 2 次给药。苯妥英钠适用于强直阵挛性发作、部分性发作和癫痫状态，可日给药 1 次。丙戊酸适用于原发性全身性发作、强直阵挛性发作、失神发作、肌阵挛、失张力性发作、部分性发作，是广谱抗癫痫药。苯巴比妥适用于强直阵挛性、部分性发作、新生儿癫痫以及高热惊厥。乙琥胺适用于失神发作，耐受性好，药物相互作用小。

各药从小剂量开始，逐渐增加，达到既能有效控制发作，又没有明显副作用时为止。单一用药治疗是应遵守的基本原则，如治疗无效，可换用另一种单药，但换药期间应有 5～7 天的过渡期。一般说来，全身强直阵挛性发作、强直性发作、阵挛性发作完全控制 4～5 年后，失神发作停止半年后可考虑停药。但停药前应有一个缓慢减量的过程，一般不少于 1～1.5 年。

（3）强直阵挛性癫痫状态、强直性癫痫状态

① 地西泮注射液：先用地西泮 10～20mg 静脉注射，每分钟不超过 2mg，如有效，再将 60～100mg 地西泮溶于 5% 葡萄糖生理盐水中，于 12h 内缓慢静脉滴注。

② 地西泮加苯妥英钠：首先用地西泮 10～20mg 静脉注射取得疗效后，再用苯妥英钠 0.3～0.6g 加入生理盐水 500ml 中静脉滴注，速度不超过 50mg/min。用药中如出现血压降低或心律不齐时需减缓静滴速度或停药。

③ 10% 水合氯醛 20～30mL 加等量植物油保留灌肠 q8～12h。

④ 副醛 8～10mL 加植物油稀释后保留灌肠。

说明：地西泮静脉注射起效时间为 1～3min，血药浓度达峰时间为 0.25h。苯妥英钠为长效巴比妥类药物。

【转诊指征】

癫痫初发需要明确病因者；大发作症状难以在短时间控制的患者；伴有冠心病等躯体性疾病患者；需要外科等其他治疗者。

【中医治疗】

1. 辨证论治

（1）阳痫

主症：猝然昏仆，目睛上视，口吐白沫，手足抽搐，喉中痰鸣，移时苏醒，发作前多有眩晕、头昏、胸闷乏力、心情不悦、舌质淡，苔白腻。脉滑。

治法：急以开窍醒神，继以泻热涤痰息风。

处方：黄连解毒汤合定痫丸加减。黄芩 9g、黄连 6g、黄柏 6g、栀子 9g、天麻 10g、川贝（冲服）3g、法半夏 10g、胆南星 9g、全蝎 6g、僵蚕 10g、远志 10g、石决明（先煎）30g、鲜竹沥 10mL。

（2）阴痫

主症：突然昏仆，不省人事，面色晦暗青灰而黄，手足清冷，双眼半开半合，肢体拘急，或抽搐时作，口吐涎沫，一般口不啼叫，或声音微小，醒后周身疲乏，或如常人；或仅表现为一过性呆木无知，不闻不见，不动不语，数秒至数分钟即可恢复，恢复后对上述症状全然不知，多则一日数次或十数次发作；平素多见神疲乏力，恶心泛呕，胸闷咳痰，纳差便溏等症；舌质淡，苔白腻，脉多沉细或沉迟。

治法：急以开窍醒神，继以温化痰涎，顺气定痫。

处方：五生饮合二陈汤加减。生南星 10g、半夏 10g、生白附子 5g、川乌 5g、黑豆 10g、橘红各 15g、茯苓 9g、甘草 5g、生姜 5g、乌梅 1 枚。

（3）瘀阻脑络

主症：猝然昏仆，抽搐，或单以口角、眼角、肢体抽搐，口唇青紫，舌质暗或瘀点，脉弦或涩。

治法：活血化瘀，息风通络。

处方：通窍活血汤加减，麝香 0.3g、桃仁 15g、红花 15g、赤芍 5g、川芎 5g、老葱 3 根、红枣 330g、鲜姜 15g、黄酒 250g。

（4）心脾两虚

主症：久发不愈，猝然昏仆，四肢抽搐无力，伴面色苍白、口吐白沫、口噤目闭，二便自遗，舌质淡，苔白，脉弱。

治法：补益气血，健脾宁心。

处方：六君子汤和归脾汤加减，党参15g、黄芪15g、白术12g、茯苓10g、陈皮10g、半夏10g、当归12g、炒酸枣仁15g、远志10g、五味子10g、龙骨（先煎）20g、牡蛎（先煎）20g、炙甘草6g。

（5）肝肾阴虚

主症：猝然昏仆，或失神发作，伴四肢逆冷，抽搐，手足蠕动，健忘失眠，腰膝酸软，舌质红，少苔或无苔，脉弦细数。

治法：滋阴补肾，养阴柔肝。

处方：大补元煎加减，熟地黄30g、山茱萸10g、枸杞子10g、当归15g、杜仲12g、山药15g、党参12g、鹿角胶（烊化）10g、全蝎6g、牡蛎（先煎）30g。

2. 针灸治疗

（1）体针　取长强、鸠尾、阳陵泉、筋缩、本神、风池、太冲、丰隆、足三里、内关等。

（2）耳针　取胃、脑、神门、心等。

3. 中成药

（1）癫痫宁片2片 po tid

（2）羚羊角胶囊0.6g po qd

（3）牛黄清心丸1丸 po qd

【预防与健康指导】

降低产伤和预防脑外伤，降低脑部疾病、感染性疾病（尤其在婴幼儿），以及降低中风等疾病的发病率，可以降低癫痫的发病率。发作频繁的宜长期服用抗痫药物。原发性癫痫与遗传有关，其有关的亲属中可有致病基因携带，且属于多基因遗传现象。因此癫痫患者应避免近亲结婚，预防子代发病。

第十节　帕金森病

帕金森病（PD）又称震颤麻痹，是一种中老年人常见的神经系统变性疾病，临床上以静止性震颤、运动迟缓、肌强直和姿势平衡障碍为主要特征。目前普遍认为，帕金森病并非单一因素所致，多种因素可能参与其中。疾病晚期，由于严重的肌强直、全身僵硬终至卧床不动。中医归属于“颤证”“颤振”“振掉”“内风”“痉病”等病证。

本病多见于60岁以后，40岁以前相对少见，平均年龄约55岁。男性略多于女性。隐匿起病，缓慢发展。生存期5～20年。目前尚无根本性治疗方法，若能得到及时诊断和正确治疗，多数患者发病数年内仍能继续工作或生活质量较好，仅少数迅速致残。

【诊断要点】

（1）中老年发病，缓慢进行性病程。

（2）四项主症（静止性震颤、肌强直、运动迟缓、姿势步态障碍）中至少具备两项，前两项至少具备其中之一；症状不对称。

（3）左旋多巴治疗有效。

（4）患者无眼外肌麻痹、小脑体征、直立性低血压、锥体系损害和肌萎缩等。临床诊断与死后病理证实符合率为75%～80%。

【鉴别诊断】

本病需与其他原因导致的帕金森综合征鉴别。

（1）继发性帕金森综合征　共同特点是都有明确的病因，如感染、药物、中毒、脑动脉硬化、外伤等，相关的病史结合不同疾病的临床特征是鉴别诊断的关键。

（2）伴发于其他神经变性疾病的帕金森综合征　不少神经变性疾病具有帕金森综合征表现。这些神经变性疾病各有其特点，有些有遗传性，有些为散发性，除程度不一的帕金森病表现外，还有其他征象，如不自主运动、垂直性眼球凝视障碍等。

（3）其他 PD 早期患者尚需鉴别下列疾病　临床较常见的原发性震颤，1/3 有家族史，各年龄段均可发病，姿势性或动作性震颤为唯一表现，无肌强直和行动退缓，饮酒或用普萘洛尔后震颤可显著减轻。

【西医治疗】

1. 一般治疗

对改善帕金森症状有一定作用，通过对患者进行语言、进食、走路及各种日常生活的训练和指导可改善患者生活质量。晚期卧床者应该加强护理，减少并发症的发生。康复治疗包括语音及语调锻炼，面部肌肉的锻炼，手部、四肢及躯干的锻炼，松弛呼吸肌的锻炼，步态平衡的锻炼及姿势恢复锻炼等。

2. 药物治疗

（1）抗胆碱药

① 苯海索（安坦）1～2mg po tid

说明：主要适用于有震颤的患者，而对无震颤的患者不推荐应用。

② 丙环定（开马君）2.5～5mg po tid

说明：本类药物适用于震颤突出且年龄较轻的患者，对运动迟缓效差。青光眼和前列腺增生症禁用。

（2）金刚烷胺 50～100mg po bid～tid（末次应在下午 4 时前服用）

说明：对少动、强直、震颤均有改善作用。适用于轻症患者，可单独使用，但疗效维持不过数月。癫痫患者慎用。哺乳期妇女禁用。

（3）多巴胺替代疗法

① 美多巴（多巴丝肼）　初始用量 62.5～125mg，2～3 次 /

日，根据病情而渐增剂量至疗效满意和不出现不良反应为止，宜餐前1小时或餐后一个半小时服药。

② 息宁 1/4 片 po tid

说明：多巴胺替代疗法可补充黑质纹状体内多巴胺的不足，是帕金森病最重要的治疗方法。左旋多巴治疗可改善帕金森病患者的所有临床症状。青光眼、前列腺增生症、精神分裂患者禁用。

（4）多巴胺受体激动药

① 溴隐亭 2.5～5mg po tid

说明：常见不良反应多发生于治疗开始阶段，持续用药后产生的不良反应则与药物的用量有关。常见症状性低血压、直立性低血压、恶心、唾液分泌减少等。

② 普拉克索 0.125mg po tid

（5）单胺氧化酶 B 抑制药

① 司来吉兰 2.5～5mg po bid

说明：司来吉兰可阻止多巴胺降解，增加脑内多巴胺含量，与复方左旋多巴合用有协同作用，可减少 1/4 的左旋多巴的用量，能延缓“开关”现象的出现。

② 雷沙吉兰 1mg po qd，早晨服用

3. 其他治疗

主要是外科手术治疗、中医、康复及心理治疗等。

【转诊指征】

初发患者需要明确诊断者；伴有意识障碍者；随意动作幅度较大，生活不能自理者。

【中医治疗】

1. 辨证论治

（1）痰热风动证

主症：头摇不止，肢麻震颤，手不能持物，头晕目眩，胸脘

痞闷，口苦，呕吐痰涎，舌体胖大，舌质红，苔黄腻，脉弦滑。

治法：清热化痰，平肝息风。

处方：涤痰汤合羚羊角汤加减，制半夏10g、陈皮10g、枳实10g、胆南星10g、茯苓15g、石菖蒲10g、竹茹10g、远志10g、丹参15g、甘草9g、水牛角20g、钩藤（后入）15g、生地黄15g、白芍12g。

（2）风阳内动

主症：肢体颤动，程度较高，不能自制，眩晕耳鸣，面赤烦躁，伴有肢体麻木，口苦口干，语言迟缓不清，流涎，尿赤，大便干，舌质红，苔黄，脉弦。

治法：镇肝息风，舒筋止颤。

处方：天麻钩藤饮和镇肝息风汤加减，天麻10g、钩藤（后入）15g、石决明（先煎）30g、龙骨（先煎）30g、代赭石（先煎）30g、白芍12g、玄参15g、天冬9g、川牛膝15g、川楝子9g、茵陈10g、麦芽10g、川芎10g。

（3）气血亏虚

主症：头摇肢颤，面色发白，表情淡漠，神疲乏力，气短，心悸健忘，眩晕，纳呆，舌体胖大，舌质淡红，苔薄白，脉沉无力或沉细弱。

治法：益气补血，濡养筋脉。

处方：人参养荣汤加减，熟地黄30g、当归12g、白芍15g、党参15g、白术10g、黄芪20g、茯苓12g、陈皮10g、炙甘草10g、肉桂6g、天麻10g、钩藤（后下）15g、珍珠母（先煎）30g、五味子10g、远志10g。

（4）髓海不足

主症：头摇肢颤，持物不稳，腰膝酸软，失眠心烦，头晕，耳鸣，善忘，舌质红，苔薄白，或红绛无苔，脉细数。

治法：填精补髓，育阴息风。

处方：龟鹿二仙膏合大定风珠加减，鹿角10g、龟板（先煎）30g、鳖甲（先煎）30g、钩藤15g、阿胶（烊化）10g、党参15g、枸杞子15g、熟地黄20g、白芍12g、麦冬20g、茯苓12g、甘草6g。

（5）阳气虚衰

主症：头摇肢颤，筋脉拘挛，畏寒肢冷，四肢麻木，心悸懒言，动则气短，自汗，小便清长或自遗，大便溏；舌质淡，舌苔薄白，脉沉迟无力。

治法：补肾助阳，温煦筋脉。

代表方：地黄饮子，熟地黄18g、巴戟9g、山茱萸9g、石斛9g、肉苁蓉9g、炮附子6g、五味子6g、肉桂6g、茯苓6g、麦冬6g、菖蒲6g、远志6g。

2. 针灸治疗

取穴：风府、风池、百会、太阳、印堂、合谷、太冲、太溪等。

【预防与健康指导】

起居有时，劳逸结合，早期可适当参加一些体育活动。注意安全防护。防治并发症发生。

第十一节　肝豆状核变性

肝豆状核变性是一种常染色体隐性遗传的铜代谢障碍性疾病，以铜代谢障碍引起的肝硬化、基底节损害为主的脑变性疾病，由Wilson在1912年首先描述，故又称为Wilson病（WD）。临床上表现为进行性加重的锥体外系症状、肝硬化、精神症状、肾损害及角膜色素环（K-F环）等。

本病的患病率各国报道不一，一般在（0.5～3）/10万，欧美国家罕见，但在意大利南部和西西里岛、罗马尼亚某些地区、日本的某些小岛、东欧犹太人及我国的患病率较高。致病基因携带者约为1/90。本病在我国较多见。WD好发于青少年，男性比女性稍多，如不恰当治疗将会致残甚至死亡。

【诊断要点】

1. 起病年龄

多在5～35岁，少数可迟至成年后期，男稍多于女。以肝脏症状起病者平均年龄约11岁，以神经症状起病者平均年龄约19岁。

2. 临床表现

（1）神经症状　主要表现为面部怪异表情，构音障碍，肢体意向性、姿势性或静止性震颤，肌强直，运动迟缓，舞蹈样及手足徐动样动作，肌张力障碍等。小脑损害导致共济失调和语言障碍，锥体系损害出现腱反射亢进、病理反射和假性延髓性麻痹等，下丘脑损害产生肥胖、持续高热及高血压，少数患者可有癫痫发作病情常缓慢发展，可有阶段性缓解或加重，亦有进展迅速者，特别是年轻患者。

（2）精神症状　主要表现为情感障碍和行为异常，如淡漠、抑郁、欣快、兴奋躁动、动作幼稚或怪异、攻击行为、生活懒散等，少数可有各种幻觉、妄想、强笑或傻笑、人格改变等。也有表现为记忆力减退、智能障碍、反应迟钝等。

（3）肝脏症状　约80%患者发生肝脏受损。大多数表现为非特异性慢性肝病症状群，如倦怠、无力、食欲缺乏、肝区疼痛、肝大或缩小、脾大及脾功能亢进、黄疸、腹水、蜘蛛痣、食道静脉曲张破裂出血及肝性脑病等。10%～30%的患者发生慢性活动性肝炎，少数患者呈现无症状性肝大、脾大，或仅转氨酶持续升高。因肝损害还可使体内激素代谢异常，导致内分泌紊乱，出现青春期延迟、月经不调或闭经，男性乳房发育等。极少数患者以急性肝衰竭和急性溶血性贫血起病，多于短期内死亡。

（4）眼部异常　K-F 环是本病最重要的体征，见于 95%～98% 患者，绝大多数为双眼，个别为单眼。大多在出现神经系统受损征象时就可发现此环，位于角膜与巩膜交界处，在角膜的内表面上，呈绿褐色或金褐色，宽约 1.3mm，光线斜照角膜时看得最清楚，但早期常需用裂隙灯检查方可发现，少数患者可出现晶体浑浊、暗适应下降及瞳孔对光反应迟钝等。

（5）其他　大部分患者有皮肤色素沉着，尤以面部及双小腿伸侧明显。铜离子在近端肾小管和肾小球沉积，造成肾小管重吸收障碍，出现肾性糖尿、蛋白尿、氨基酸尿等；少数患者可发生肾小管性酸中毒，尚有肌无力、肌萎缩、骨质疏松、骨和软骨变性等。

3. 铜生化指标

（1）血清铜蓝蛋白（CP）＜200mg/L。

（2）24h 尿铜≥100μg。

（3）肝铜＞250μg/g。

4. 肝肾功能以肝损害为主要表现

可出现不同程度的肝功能异常，如血清总蛋白降低、γ- 球蛋白增高等；以肾功能损害为主者可出现尿素氮、肌酐增高及蛋白尿等。

5. 影像学检查

CT 可见双侧豆状核低密度，大脑皮质萎缩；MRI 可见 T_1 相低信号和 T_2 相高信号，大脑皮质萎缩。约 96% 患者骨关节 X 线平片可见骨质疏松、骨关节炎或骨软化等。

【鉴别诊断】

本病临床表现复杂多样，鉴别诊断上应从肝脏及神经系统两个方面的主要征象考虑，须重点鉴别的疾病有急（慢）性肝炎、肝硬化、小舞蹈病、亨廷顿病、原发性肌张力障碍、帕金森病和精神病（如精神分裂症、躁狂症、抑郁症）等。

【西医治疗】

治疗的基本原则是低铜饮食、用药物减少铜的吸收和增加铜的排出；治疗越早越好，对症状前期患者也需及早进行。

1. 一般治疗

避免进食含铜量高的食物，如坚果类、巧克力、豌豆、蚕豆、玉米、香菇、贝壳类、螺类和蜜糖、各种动物肝和血等。此外，高氨基酸、高蛋白饮食能促进尿铜的排泄。

2. 药物治疗

（1）D- 青霉胺片　成人 1～1.5g/ 日，儿童为每日 20mg/kg，分 3 次口服。

说明：D- 青霉胺（PCA）是本病的首选药物，成人量 1～1.5 g/d，需长期甚或终生用药。当患者首次使用时应做青霉胺皮试，阴性者才能使用。本病需长期甚至终生服药，应注意补充足量维生素 B_6。

（2）二巯基丙环酸注射液 25mg
5% 葡萄糖注射液 500mL　/ iv drip qd

说明：二巯基丙环酸（DMPS）6 天一疗程，2 个疗程之间休息 1～2 天，连续注射 6～10 个疗程。不良反应主要是食欲减退及轻度恶心、呕吐。可用于轻、中、重度肝损害和有神经精神症状的肝豆状核病患者。

3. 对症治疗

如有肌强直及震颤者可用金刚烷胺或 / 和苯海索，症状明显者可用复方左旋多巴。依据精神症状酌情选用抗精神病药、抗抑郁药、促智药（智力减退者）。无论有无肝损害均需护肝治疗，可选用葡醛内酯、肌苷、维生素 C 等。

4. 手术治疗

包括脾切除和肝移植。脾切除适用于严重脾功能亢进患者，因长期白细胞和血小板显著减少，经常出血或/和感染；又因青霉胺也有降低白细胞和血小板的副作用，患者不能用青霉胺或仅能用小剂量达不到疗效，经各种治疗无效的严重病例可考虑肝移植。

【转诊指征】

对怀疑为该病患者建议转到有相应检查手段及相关药物的医院诊治。

【中医治疗】

1. 辨证论治

（1）肝胆湿热

主症：周身黄染、小便黄、胸闷乏力，纳呆腹胀，口苦胁痛，舌质红，苔黄，脉弦。

治法：清利肝胆。

处方：茵陈蒿汤，茵陈 18g、栀子 12g、大黄 6g。

（2）蕴毒发黄

主症：身黄较重，胁痛胸闷，纳呆，腹胀，躁动不安，甚或神昏谵语，或衄血，皮下出血等，舌质红，苔燥或干，脉弦。

治法：清热解毒，凉血开窍。

方药：千金犀角散，犀角 500g、黄连 6g、栀子 10g、升麻 6g、茵陈 15g、生地黄 15g、玄参 10g、石斛 6g、牡丹皮 8g。

（3）肝肾亏虚，风阳内动

主症：头晕、肢体摇动，性情怪异，手足乏力，动作缓慢，言语欠利，腰膝酸软，口干，舌质淡红，苔薄白，脉沉弦细。

治法：补养肝肾，息风止颤。

处方：六味地黄丸合天麻钩藤饮，熟地黄 24g、山茱萸 12g、山药 12g、泽泻 9g、牡丹皮 9g、茯苓 9g、天麻 9g、钩藤 12g、生决明 18g。

2. 中成药

（1）六味地黄丸 9g po tid

（2）八珍丸 3g po tid

（3）人参再造丸 1 粒 po qd

3. 针灸疗法

（1）主穴　百会、合谷、后溪、足三里、三阴交、太溪。

（2）手法　直刺，留针 30min。

【预防和健康指导】

WD 也是至今少数几种可治的神经遗传病之一，关键是早发现、早诊断、早治疗。注意饮食，有并发症时按并发症护理。

第十二节　周期性麻痹

周期性麻痹是一组反复发作的、以骨骼肌弛缓性瘫痪为特征的一组疾病，发作时多伴有血清 K^+ 含量的改变。依血清 K^+ 变化情况，临床上将本病分为三型：低钾型、高钾型和正常血钾型。其中以低钾型最多见。根据本病以肌无力为主要临床特点，与中医学的“痿证”相似。

部分病例与甲状腺功能亢进有关，称为甲亢性周期性麻痹。低血钾型周期性麻痹可发生于任何年龄，以 20～40 岁多见，男性多于女性。高血钾型和正常血钾型周期性麻痹在我国少见，而欧美国家较多，男性多见。

【诊断要点】

（1）疲劳、饱餐、寒冷、酗酒和精神刺激等是常见的发作诱因。发病前可有肢体疼痛、感觉异常、口渴、多汗、少尿、潮红、嗜睡、恶心等。

（2）常于夜间睡眠或清晨起床时，出现对称性肢体无力或完全瘫痪，且下肢重于上肢、近端重于远端；少数可从下肢逐渐累及上肢，数小时至 1～2 天内达高峰。少数可伴有肢体酸胀、针刺感。

（3）在发病期，主要体征为肢体不同程度的瘫痪，肌张力低下，腱反射减弱或消失，但无病理反射。一般没有意识、呼吸、眼球、吞咽、咀嚼和发音障碍，也无大小便障碍。

（4）发作时查血钾异常。低钾型血钾低于 3.5mmol/L，可低至 1～2mmol/L；心电图可呈典型低钾型改变，出现 U 波，P-R 间期减小、Q-T 间期延长，ST 段下降，QRS 波增宽等。

【鉴别诊断】

（1）周期性瘫痪不同类型之间的鉴别　低、高、正常这三种周期性麻痹区别在于血清钾浓度，此外，各自存在特殊的临床表现。低血钾型周期型麻痹起病较快，恢复亦较快，四肢呈迟缓性瘫痪，无呼吸肌麻痹及脑神经受损，无感觉障碍及神经根刺激症，脑脊液检查正常，查血钾低，补钾治疗有效，既往有反复发作史。

（2）吉兰—巴雷综合征　吉兰—巴雷综合征多有病前感染史及自身免疫反应，急性或亚急性起病，进展不超过 4 周，可有不同程度的呼吸肌麻痹及脑神经损伤，脑脊液检查示蛋白细胞分离，电生理检查早期 F 波或 H 反射延迟，血钾检查结果正常，无既往反复发作病史。

（3）重症肌无力　本病症状也呈波动性，晨轻暮重，病态疲劳。疲劳试验及新斯的明试验阳性。血清钾正常，重复神经电刺激检查异常可资鉴别。

（4）与其他疾病如原发性醛固酮增多症、肾小管酸中毒及应用皮质类固醇、噻嗪类利尿药等鉴别，还要与胃肠道疾病引起钾离子大量丧失、癔病性瘫痪鉴别。

【西医治疗】

1. 治疗原则

去除诱因，调整血钾，低钾者补钾，高钾者补钙，正常血钾者补钠。

2. 药物治疗

（1）低血钾型周期性麻痹

① 10% 氯化钾 20～50mL po st

② 10% 氯化钾 10～15mL
　0.9% 氯化钠注射液 500mL ／ iv drip qd

说明：24h 内再分次口服，一日总量为 10g；症状较重时，直接静脉滴注氯化钾溶液以纠正低血钾状态。发作频繁的患者在发作间期，可给予长期口服钾盐 1g，每日 3 次。

（2）高血钾型周期性麻痹

10% 葡萄糖酸钙 10～20mL iv

说明：发作轻者通常无需治疗，较严重者可静脉注射或 10% 葡萄糖 500ml 加胰岛素 10～20U 静脉滴注以降低血钾，也可用呋塞米。

（3）正常血钾型周期性麻痹

① 大量生理盐水静脉滴入；

② 10% 葡萄糖酸钙 10ml，每日 2 次静脉注射，或钙片每天 0.6～1.2g，分 1～2 次口服；

③ 每天服食盐 10～15g，必要时用 0.9% 氯化钠注射液静脉点滴。

（4）乙酰唑胺 25mg po qid

或　螺内酯 20mg po bid

说明：预防发作口服。

【转诊指征】

有呼吸麻痹者，心律失常或血压异常升高者。

【中医治疗】

1. 辩证论治

（1）肺热津伤

主症：发病急，病起发热，或热后突然出现肢体软弱无力，可较快发生肌肉瘦削，皮肤干燥，心烦口渴，咳呛少痰，咽干不利，小便黄赤或热痛，大便干燥；舌质红，苔黄，脉细数。

治法：清热润燥，养阴生津。

处方：清燥救肺汤加减，桑叶 9g、煅石膏 7.5g、甘草 3g、人参 2g、胡麻仁 3g、阿胶 2.5g、麦冬 3.5g、杏仁 2g、枇杷叶 3g。

（2）湿热浸淫

主症：起病较缓，逐渐出现肢体困重，痿软无力，尤以下肢或两足痿弱为甚，兼见微肿，手足麻木，扪及微热，喜凉恶热，或有发热，胸脘痞闷，小便赤涩热痛；舌质红，舌苔黄腻，脉濡数或滑数。

治法：清热利湿，通利经脉。

处方：二妙丸加减，黄柏 15g、苍术 15g。

（3）脾胃虚弱

主症：起病缓慢，肢体软弱无力逐渐加重，神疲肢倦，肌肉萎缩，少气懒言，纳呆便溏，面色萎黄无华，面浮；舌淡苔薄白，脉细。

治法：补中益气，健脾升清。

处方：参苓白术散。莲子肉 9g、薏苡仁 9g、砂仁 6g、桔梗 6g、白扁豆 12g、茯苓 15g、人参 15g、甘草 10g、白术 15g、山药 15g。

（4）肝肾亏损

主症：起病缓慢，渐见肢体痿软无力，尤以下肢明显，腰膝酸软，不能久立，甚至步履全废，腿胫大肉渐脱，或伴有眩晕耳鸣，舌咽干燥，遗精或遗尿，或妇女月经不调；舌红少苔，脉细数。

治法：补益肝肾，滋阴清热。

处方：虎潜丸加减，熟地黄30g、龟甲12g、虎骨（用狗骨代）15g、白芍30g、知母30g、黄柏45g、锁阳20g、陈皮30g、干姜15g。

（5）脉络瘀阻

主症：久病体虚，四肢痿弱，肌肉瘦削，手足麻木不仁，四肢青筋显露，可伴有肌肉活动时隐痛不适，舌痿不能伸缩，舌质暗淡或有瘀点瘀斑，脉细涩。

治法：益气养营，活血行瘀。

处方：圣愈汤合补阳还五汤加减，熟地黄15g、白芍15g、党参10g、黄芪20g、当归尾6g、赤芍5g、地龙3g、川芎3g、红花3g、桃仁3g。

2. 中成药

（1）人参归脾丸1丸 po bid

（2）人参养荣丸1丸 po bid

3. 针灸疗法

（1）主穴　脾俞、肾俞、大肠俞、环跳、悬钟。

（2）备穴　足三里、大椎、三阴交。

（3）根据瘫痪范围选用首选穴及备用穴各2～3穴，针刺或电针20～30min，每日1～2次，10次为1疗程。

【预防及健康指导】

应避免各种诱因，平时少食多餐，忌浓缩高碳水化合物饮食，并限制钠盐。甲亢性周期性麻痹应积极治疗甲亢，可预防发作。

第十三节　失眠症

失眠症是由入睡和（或）睡眠维持困难所致的睡眠质量或数量达不到正常生理需求而影响白天社会功能的一种主观体验，是最常见的夜间睡眠障碍，又称入睡和维持睡眠障碍。临床表现为入睡困难、睡眠表浅、频繁觉醒、多梦和早醒等。本病归属于中医学的“不寐”“卧不安”“少寐”等范畴。

失眠是最常见的睡眠问题，全球约 30% 的人群有睡眠困难，约 10% 为慢性失眠（入睡或保持睡眠困难）。失眠症的患病率很高，欧美等国家患病率在 20%～30%，2002 年全球 10 个国家失眠流行病学研究结果显示 45.4% 的人在过去的 1 个月中曾经历过不同程度的失眠，我国失眠发病率达 40%。失眠的原因包括躯体（如关节痛、肌痛、心悸、气短、咳嗽等躯体症状）、生理（时差、高温、低温、噪声等）、心理（焦虑、抑郁）、精神（精神分裂症、反应性精神病等）及药物性（苯丙胺、哌醋甲酯）等。

【诊断要点】

失眠的诊断必须符合以下条件。

（1）存在以下症状之一：入睡困难、睡眠维持障碍、早醒、睡眠质量下降或日常睡眠晨醒后无恢复感。

（2）在有条件睡眠且环境适合睡眠的情况下仍然出现上述症状。

（3）患者主诉至少下述一种与睡眠相关的日间功能损害：

① 疲劳或全身不适；

② 注意力、注意维持能力或记忆力减退；

③ 学习、工作和（或）社交能力下降；

④ 情绪波动或易激惹；

⑤ 日间思睡；

⑥ 兴趣、精力减退；

⑦ 工作或驾驶过程错误倾向增加；

⑧ 紧张、头痛、头晕，或与睡眠缺失有关的其他躯体症状；

⑨ 对睡眠过度关注。

【鉴别诊断】

（1）精神疾病引起的失眠　各种神经症和精神病都可以引起失眠现象，表现形式多样，既可以是入睡困难，也可以是多梦易醒或早醒。既可在疾病的早期出现也可在康复期出现，因此极易造成误诊。而且长期未愈的失眠症患者也多会产生焦虑、抑郁和类神经衰弱症状，因此详细的问诊和精神检查非常重要。其中原发精神疾病的表现为诊断依据，如分裂症有幻觉妄想，抑郁症有三低症状，躁狂症有三高症状，强迫症有强迫思维或行为等，且占主导地位，失眠虽然是最常见的甚至是唯一的主诉，但仍非主导症状。而失眠继发产生的神经衰弱、焦虑症和抑郁症症状，失眠是原发和主导症状。

（2）躯体疾病引起的失眠　许多躯体疾病能造成机体神经调节系统功能紊乱，大脑兴奋和抑制失调，破坏了正常的睡眠节律而引起失眠，常见的病因有：

① 感染和中毒性疾病　如流行性感冒、肺炎、肝炎、食物中毒、有机磷农药中毒等；

② 内分泌和代谢障碍性疾病　如甲状腺功能亢进症、库欣综合征、垂体瘤、绝经综合征、糖尿病等；

③ 心血管疾病　如心律失常、充血性心力衰竭、冠心病、高血压、心肌病等；

④ 呼吸系统疾病　如慢性阻塞性肺病、哮喘、气胸、肺

癌等；

⑤ 消化系统疾病　如消化性溃疡病、慢性腹泻、肝癌等；

⑥ 其他全身性疾病　如类风湿病、肝肾功能损害、食物过敏等。

【西医治疗】

1. 一般治疗

（1）要睡眠卫生教育和心理行为治疗　首先让患者了解一些睡眠卫生知识，消除失眠带来的恐惧，养成良好的睡眠习惯。慢性失眠患者，在应用药物的同时应辅以心理行为治疗，针对失眠的有效心理行为治疗方法主要是认知行为治疗（CBT-I）。

（2）其他非药物治疗　包括饮食疗法、芳香疗法、按摩、顺势疗法等，但缺乏循证医学支持。

2. 药物治疗

（1）苯二氮䓬受体激动药

① 三唑仑 0.25mg po qn

② 咪达唑仑 0.75～15mg po qn

说明：以上为短效催眠类（半衰期＜6h），主要用于入睡困难和醒后难睡眠者。

③ 阿普唑仑 0.4～0.8mg po qn

④ 艾司唑仑 1～2mg po qn

说明：以上为中效催眠类（半衰期 6～24h），主要用于浅睡眠、易醒和晨起需要保持清醒头脑者。

⑤ 地西泮 2.5～5mg po qn

⑥ 氯硝西泮 2～4mg po qn

说明：以上为长效睡眠类（半衰期超过 24h），主要用于睡眠维持困难、早醒。本类药物起效慢，有抑制呼吸和次日头昏、无力等“宿醉”反应，使用后要加强临床监察，以防意外事件发生。

服用上述三类药物期间避免饮酒、开车、做机械工作等，以免发生意外。禁忌或慎用者有孕妇、哺乳期妇女及过敏者、重症肌无力、青光眼、白细胞减少、严重慢性阻塞性肺部疾病、肝肾功能不全、心脏传导阻滞、抑郁症、婴幼儿和儿童等。

（2）非苯二氮䓬类

① 唑吡坦 5～10mg po qn

② 佐匹克隆 7.5mg po qn

③ 右佐匹克隆 3mg po qn

说明：本类药物为新型催眠药，半衰期 2～4h，起效快，为一线治疗失眠症的药物，主要作用为镇静催眠。服用此类药物后可明显改善异常睡眠结构，治疗剂量内不产生次晨宿醉症状、药物依赖、停药反弹及戒断综合征。但不能与其他中枢抑制药，尤其是乙醇合用。有严重呼吸功能不全、睡眠呼吸暂停综合征、肝性脑病、重症肌无力者，孕妇、哺乳期妇女、15 岁以下少年儿童属禁用之列。

（3）抗抑郁类药物

① 氟西汀 20～40mg po qd（早餐后）

② 帕罗西汀 20～60mg po qd

说明：以上为选择性 5-HT 再摄取抑制药（SSRI），改善抑郁或焦虑症状，促进正常睡眠。

③ 丙米嗪 25mg po qd～tid

说明：三环类抗抑郁药物，开始时每次 25mg 每日 3 次，逐渐增至每次 50mg 每日 3～4 次，严重者最高可达 75～100mg 每次。丙米嗪对内源性抑郁症、围绝经期抑郁症效果较好，对伴有焦虑、紧张、情绪低落的抑郁症更为显著。

④ 其他抗抑郁药物　小剂量米氮平（15～30mg/d）、拉法辛和度洛西汀，通过治疗抑郁和焦虑状态而改善失眠，能缓解失眠症状；小剂量曲唑酮（25～100mg/d）具有镇静效果，可以用于治

疗失眠和催眠药。

【转诊指征】

合并有精神疾病及严重躯体疾病，难以控制者。

【中医治疗】

1. 辨证论治

（1）心脾两虚

主症：多梦易醒，心悸健忘，头晕目眩，神疲乏力，饮食无味，面色少华，或脘闷纳呆。舌质淡，苔薄白，或苔滑腻；脉细弱，或濡滑。

治法：补益心脾，益气养血。

处方：归脾汤，黄芪 30g、党参 20g、白术 10g、当归 10g、炙甘草 5g、茯神 10g、远志 10g、木香 10g、龙眼肉 10g、生姜 5g、大枣 10g。

（2）心肾不交

主症：心烦不寐，心悸不安，头晕耳鸣，健忘，腰酸梦遗，五心烦热，口干津少。舌质红，少苔或无苔；脉细数。

治法：滋阴降火，交通心肾。

处方：六味地黄丸合交泰丸加减，熟地黄 24g、山茱萸 12g、山药 12g、泽泻 9g、牡丹皮 9g、茯苓 9g、黄连 15g、肉桂 1.5g。

（3）心胆气虚

主症：不寐多梦，易于惊醒，胆怯恐惧，遇事易惊，心悸气短，倦怠，小便清长，或虚烦不寐，形体消瘦，面色㿠白，易疲劳，或不寐心悸，虚烦不安，头目眩晕，口干咽燥。舌质淡，苔薄白或舌红；脉弦细，或弦弱。

治法：益气镇惊，安神定志。

处方：安神定志丸合酸枣仁汤加减，远志 6g、石菖蒲 5g、茯神 15g、茯苓 15g、朱砂（冲服）2g、龙齿（先煎）25g、党参

9g、酸枣仁15g、甘草3g、知母6g、川芎6g。

（4）痰热内扰

主症：不寐头重，痰多胸闷，心烦，呕恶嗳气，口苦，目眩，或大便秘结，彻夜不寐。舌质红，苔黄腻，脉滑数。

治法：清热化痰，和中安神。

处方：温胆汤加减，半夏10g、竹茹10g、枳实10g、陈皮10g、茯苓10g、甘草5g、生姜5g、大枣10g。

（5）肝郁化火

主症：不寐，急躁易怒，严重者彻夜不寐，胸闷胁痛，口渴喜饮，不思饮食，口苦而干，目赤耳鸣，小便黄赤，或头晕目眩，头痛欲裂，大便秘结。舌质红，苔黄，或苔黄燥；脉弦数，或脉弦滑数。

治法：清肝泻火，佐以安神。

处方：龙胆泻肝汤加减，龙胆10g、栀子10g、黄芩10g、木通10g、泽泻12g、车前子9g、柴胡10g、当归8g、生地黄20g、甘草6g。

2. 针灸治疗

取穴：百会、太阳、印堂、合谷、失眠、太冲、太溪等。平补平泻法或泻实补虚法，留针25～30min，7次为1个疗程

3. 中成药

（1）舒眠胶囊3粒 po bid（适用于肝郁化火的不寐）

（2）枣仁安神颗粒1袋 po qn（适用于心虚胆怯的不寐）

（3）人参归脾丸60丸 po bid（适用于心脾两虚的不寐）

（4）天王补心丸8丸 po tid（适用于阴虚火旺的不寐）

【预防与健康指导】

起居有时，劳逸结合，建立良好的睡眠习惯，保持规律的作息时间。睡觉前数小时避免使用兴奋性物质（咖啡、浓茶或吸烟

等），睡前不要饮酒，酒精可干扰睡眠；睡前不要大吃大喝或进食不易消化的食物；睡前至少 1h 内不做容易引起兴奋的脑力活动或观看容易引起兴奋的书籍和影视节目；卧室环境应安静、舒适，光线及温度适宜。

第十一章
传染病

第一节　流行性感冒

流行性感冒（简称流感）是由流感病毒所引起的急性呼吸道传染病。中医称之为“时行感冒”，为时令疫疠之邪从口鼻而入，侵犯肺卫所致。

起病急骤，病情一般较普通感冒重，通过咳嗽、喷嚏以空气引起传播和流行。以甲型流感对人群威胁性最大。

【诊断要点】

1. 流行特点

突然发病，迅速蔓延，发病率高。

2. 临床表现

（1）全身中毒症状明显，有高热、寒战、肌肉酸痛、头痛乏力，或伴有痰和胸痛。

（2）胃肠型有恶心呕吐、腹泻等症状，但发病急，恢复快，而伴有呼吸道症状。

（3）肺炎型可发热，剧咳或阵咳，呼吸急促、发绀，痰黏稠或痰中带血。

（4）中枢神经型常有严重头痛、呕吐，甚或谵妄昏迷，儿童可出现抽搐、脑膜刺激征。

3. 实验室检查

（1）血常规　白细胞计数正常或减少，淋巴细胞增高，若合并细菌感染，白细胞总数及中性粒细胞上升。

（2）血清学检查　血凝抑制试验、补体结合试验或酶联免疫吸附试验，效价升高4倍以上为阳性，可作回顾性诊断。

（3）病毒分离　急性期患者的咽漱液或鼻咽拭子进行化验可分离出流感病毒，是确诊的重要依据。

【鉴别诊断】

（1）普通感冒　有季节性，冬春多发，散在发生，无明显全身中毒症状，鼻炎症状特别明显，数日可自愈，病原体主要为鼻病毒。

（2）腺病毒感染　症状极难与流感区别，但一般认为腺病毒感染引起的发热较轻，起病较缓，咽痛及喉炎较显著。明显的眼结膜及颈淋巴结肿大，有利于腺病毒感染的诊断。

（3）腺病毒性肺炎　肺炎型流感与腺病毒性肺炎不易区别，主要根据病原学及血清学检查鉴别。

（4）流行性脑脊髓膜炎　中枢神经型流感与流行性脑脊髓膜炎早期很相似，但流行性脑脊髓膜炎有明显季节性，儿童多见，并有剧烈头痛、脑膜刺激征和瘀斑、口唇疱疹都与流感可区别。瘀斑涂片可找到脑膜炎奈瑟菌。

【西医治疗】

1. 一般治疗

患者应隔离，发热期卧床休息，多饮水，进易于消化饮食。

2. 预防合并细菌感染

复方磺胺甲噁唑（复方新诺明）2片 po bid

3. 高热降温

（1）物理降温　25%～50%乙醇擦浴，将纱布或柔软的小毛巾用酒精蘸湿，拧至半干轻轻擦拭患者的颈部、胸部、腋下、四肢和手脚心。1h 后测体温。

（2）药物降温　复方阿司匹林（APC）0.5g po tid

4. 止咳

（1）枸橼酸喷托维林（咳必清）25mg po tid

（2）川贝止咳糖浆 25mL po q6h

说明：目前抗病毒药物疗效并不十分确定，且多不具广谱作用，所以特效药物不多，还可能有一定不良反应。治疗中多以对症用药为主。

【转诊指征】

胃肠型、肺炎型、中枢神经型应转诊。

【中医治疗】

1. 辨证论治

（1）风寒证

主症：发热恶寒，头痛无汗，口不渴，全身酸痛，鼻塞声重，咳嗽喷嚏。苔薄白，脉浮紧。

治法：辛温解表，宣肺散寒。

处方：荆防败毒散加减，荆芥 10g、防风 10g、茯苓 10g、柴胡 10g、薄荷 5g、川芎 6g、前胡 10g、桔梗 6g、陈皮 6g、甘草 6g。

（2）风热证

主症：发热，不恶寒或微恶风寒，汗出，口渴欲饮。头痛，咽喉肿痛，咳痰黄稠。苔薄黄，脉浮数。

治法：辛温解表，清肺透热。

处方：银翘散加减，金银花 10g、连翘 10g、荆芥 10g、薄荷 5g、芦根 15g、牛蒡子 10g、竹叶 6g、菊花 10g、板蓝根 10g、甘草 6g。

（3）湿热证

主症：发热，头痛而重，胀痛如裹，肢体困倦，胸闷泛恶，腹胀腹泻。苔腻，脉滑数或浮数。

治法：芳香透表，清热化湿。

处方：风热夹湿用藿香正气散加减，藿香10g、厚朴10g、陈皮6g、茯苓10g、紫苏梗10g、佩兰10g、大腹皮10g、白芷10g、大豆卷10g、甘草6g。

（4）邪热犯肺

主症：发热，热势不退，咳嗽痰多，色黄，或有热腥味，胸痛，呼吸困难，面赤，舌红，苔黄，脉滑数。

治法：清热解毒，止咳。

处方：清金化痰汤加减，黄芩10g、栀子10g、知母10g、桑白皮10g、茯苓10g、川贝（冲服）2g、瓜蒌10g、桔梗10g、陈皮10g、甘草6g。

2. 中成药治疗

（1）双黄连口服液 20mL po tid

（2）藿香正气水 10mL po tid

（3）荆防冲剂 15g po tid

3. 针灸治疗

高热，针合谷、风池、曲池、大椎；剧烈咳嗽，针天突、列缺。

【预防及健康指导】

增强体质，防止感冒，改善劳动卫生环境，防止空气污染，做好个人防护，避免接触诱发因素和吸入过敏原。群众性的体育活动和体操、气功，对提高人群免疫力也有良效，值得推广。若常自汗出者，必要时可予玉屏风散服用。

第二节　流行性腮腺炎

流行性腮腺炎是由腮腺炎病毒侵犯腮腺引起的急性呼吸传染病，中医属于“痄腮”范畴。

在大流行时30%～40%患者仅有上呼吸道感染的亚临床感染，是重要传染源。本病毒在唾液中通过飞沫传播（唾液及污染的衣服亦可传染）其传染力较麻疹、水痘为弱。其易感性随年龄的增加而下降。病后可有持久免疫力。

【诊断要点】

1. 疑似病例

发热，畏寒，疲倦，食欲缺乏，1～2日后单侧或双侧非化脓性腮腺肿痛或其他唾液腺肿痛。

2. 确诊病例

（1）腮腺肿痛或其他唾液腺肿痛与压痛，吃酸性食物时胀痛更为明显。腮腺管口可见红肿。白细胞计数正常或稍低，后期淋巴细胞增加。

（2）发病前1～4周与腮腺炎患者有密切接触史。

临床诊断：疑似病例加（1）参考（2）项。

【鉴别诊断】

（1）化脓性腮腺炎　常为一侧性，局部红肿压痛明显，肿块局限，晚期有波动感，腮腺管口红肿可挤出脓液。

（2）颈部及耳前淋巴结炎　病灶肿大不以耳垂为中心，局限于颈部或耳前区，为核状体较硬，边缘清楚，压痛明显，表浅者可活动。

（3）其他病毒所引起的腮腺炎　如单纯疱疹病毒、副流感病毒3型、柯萨奇病毒A组和B组、甲型流感病毒等均可引起腮腺炎。确诊需借助于血清学检查及病毒学分离。

【西医治疗】

1. 一般护理

隔离患者使之卧床休息直至腮腺肿胀完全消退。注意口腔清洁，饮食以流质或软食为宜，避免酸性食物，保证液体摄入量。

2. 外用药物

（1）紫金锭醋调外涂一日数次。

（2）青黛散醋调外涂一日数次。

3. 抗病毒治疗

利巴韦林注射液 0.5g
5% 葡萄糖注射液 250mL ／ iv drip qd（疗程 5～7 天）

说明： 利巴韦林为合成的核苷类抗病毒药。不良反应较少，且多为可逆性。

4. 肾上腺皮质激素

地塞米松注射液 10mg
5% 葡萄糖注射液 100mL ／ iv drip qd（疗程 5～7 天）

说明： 不能作常规治疗，对重症或并发脑膜脑炎、心肌炎患者，可使用激素治疗。

5. 高热治疗

复方阿司匹林（APC）0.5g po tid

【转诊指征】

患者有神经系统、生殖系统并发症，并发胰腺炎、肾炎、心肌炎时需转诊。

【中医治疗】

1. 辨证论治

（1）邪犯少阳

主症：轻微发热恶寒，一侧或两侧耳下腮部漫肿疼痛，咀嚼不便，或有头痛，咽红，纳少，舌质红，舌苔薄白或淡黄，脉浮数。

治法：疏风清热，散结消肿。

处方：柴胡葛根汤加减（儿童用量酌减），柴胡 9g、天花粉 12g、葛根 10g、黄芩 9g、桔梗 10g、连翘 12g、牛蒡子 10g、石膏 20g、甘草 6g、升麻 6g。

（2）热毒壅盛

主症：高热，一侧或两侧耳下腮部肿胀疼痛，坚硬拒按，张口咀嚼困难，或有烦躁不安，口渴欲饮，头痛，咽红肿痛，颌下肿块胀痛，纳少，大便秘结，尿少而黄，舌红苔黄，脉象滑数。

治法：清热解毒，软坚散结。

处方：普济消毒饮加减，柴胡 6g、升麻 9g、连翘 12g、薄荷 6g、僵蚕 9g、牛蒡子 9g、板蓝根 15g、马勃 9g、黄芩 12g、桔梗 9g、丹参 15g。

（3）邪陷心肝

主症：高热不退，耳下腮部肿痛，坚硬拒按，神昏嗜睡，头痛项强，呕吐，四肢抽搐，舌红，苔黄，脉弦数。

治法：清热解毒，息风开窍。

处方：清瘟败毒饮加减，生石膏 30g、生地黄 18g、水牛角 20g、川黄连 12g、生栀子 10g、桔梗 6g、黄芩 10g、知母 10g、赤芍 10g、玄参 9g、连翘 6g、竹叶 3g、甘草 6g、牡丹皮 9g。

（4）毒窜睾腹

主症：腮部肿胀消退后，一侧或双侧睾丸肿胀疼痛，或少腹疼痛，痛时拒按，舌红，苔黄，脉数。

治法：清肝泻火，活血止痛。

处方：龙胆泻肝汤加减，龙胆 6g、黄芩 9g、栀子 9g、泽泻 12g、木通 9g、车前子 9g、当归 8g、生地黄 20g、柴胡 10g、生甘草 6g。

2. 针灸治疗

（1）风热上扰证

主穴：翳风、颊车、合谷、外关、风池。

配穴：咽红肿痛者，配少商、商阳。

（2）邪毒炽盛证

主穴：大椎、曲池、中渚、足临泣、颊车、翳风。

配穴：头痛甚者配风池、头维，腮腺肿甚者配少商。

3. 中成药

连花清瘟胶囊 2 粒 po tid

【预防及健康指导】

及早隔离患者直到腮腺肿完全消退为止，对可疑患者立即暂时隔离。接种流行性腮腺炎减毒活疫苗。

第三节　病毒性肝炎

病毒性肝炎是指由多种肝炎病毒所致的、以肝脏炎症和坏死病变为主的一组全身性传染病。中医认为根据症状不同归属“胁痛”“黄疸”等范畴。

根据病原学分类分为甲、乙、丙、丁、戊五型。其他病毒如 EB 病毒、巨细胞病毒、单纯疱疹病毒、风疹病毒等虽也能引起肝炎，但各有其临床特点，均不包括在本病范围之内。

【诊断要点】

1. 五型病毒性肝炎的特点

见表 11-1。

表 11-1　五型病毒性肝炎的特点

项目	甲型肝炎	乙型肝炎	丙型肝炎	丁型肝炎	戊型肝炎
病毒类型	RNA	DNA	RNA	RNA	RNA
主要传播途径	粪—口	血液、母婴	血液	血液	粪—口
流行特点	散发、暴发	散发	散发	散发	暴发、散发

续表

项目	甲型肝炎	乙型肝炎	丙型肝炎	丁型肝炎	戊型肝炎
多发年龄	儿童	成人、儿童	成人、儿童	成人、儿童	青壮年
慢性化	无	3%～10%	40%～70%	2%～70%	无
预防措施	水粪管理、个人卫生、饮食卫生、疫苗	疫苗为主，控制医源性传播为辅	预防血液及血制品传播	同乙型肝炎	同甲型肝炎

2. 病毒性肝炎诊断依据

（1）甲型肝炎　急性肝炎患者血清抗 -HAV-IgM 阳性，可确诊为 HAV 近期感染。在慢性乙型肝炎或自身免疫性肝病患者血清中检测抗 -HAV-IgM 阳性时，应慎重判断 HAV 重叠感染，需排除类风湿因子（RF）及其他原因引起的假阳性。

（2）乙型肝炎

① 有以下任何一项阳性可诊断为现症 HBV 感染。

a. 血清 HBsAg 阳性；

b. 血清 HBV-DNA 阳性，或 HBV-DNA 聚合酶阳性；

c. 血清抗 -HBc-IgM 阳性；

d. 肝内 HBcAg 和（或）HBsAg 阳性，或 HBV-DNA 阳性。

② 急性乙型肝炎诊断　需与慢性乙型肝炎急性发作鉴别，可参考下列动态指标：

a.HBsAg 滴度由高到低，消失后抗 -HBs 转阳；

b. 急性期抗 -HBc-IgM 滴度高，而抗 -HBc-IgG 阴性或低水平。

③ 慢性乙型肝炎诊断　临床符合慢性肝炎，并有一种以上现症 HBV 感染标志阳性。

④ 慢性 HBsAg 携带者诊断　无任何临床症状和体征，肝功能正常，HBsAg 持续阳性 6 个月以上者。

（3）丙型肝炎

① 急性丙型肝炎诊断　急性肝炎患者，血清或肝内 HCV-

RNA 阳性；或抗 -HCV 阳性，但无其他型肝炎病毒的急性感染标志。

② 慢性丙型肝炎诊断　临床符合慢性肝炎，血清抗 -HCV 阳性，或血清和 / 或肝内 HCV-RNA 阳性。

（4）丁型肝炎　HDV 为缺陷病毒，依赖 HBsAg 才能复制，可表现为 HDV 和 HBV 同时或重叠感染。

（5）戊型肝炎　急性肝炎患者血清抗 -HEV 阳转或滴度由低到高，或抗 -HEV 阳性＞1∶20 或斑点杂交法或 PCR 检测血清和（或）粪便 HEV-RNA 阳性。

【西医治疗】

1. 一般治疗

（1）休息　急性肝炎的早期应住院或就地隔离治疗休息。慢性肝炎适当休息，病情好转后应注意动静结合，恢复期逐渐增加活动，但要避免过劳，以利康复。

（2）饮食　急性肝炎患者食欲缺乏，应进易消化、维生素含量丰富的食物。慢性肝炎患者宜高蛋白饮食，但不要摄食过多，以防发生脂肪肝等。肝炎患者禁止饮酒。

2. 急性病毒性肝炎的治疗

（1）甲型与戊型一般不变慢性，主要是支持疗法和对症治疗。

（2）乙型应区别是真正的急性乙肝还是慢性乙肝急性发作，前者处理同甲型，后者按慢性乙肝治疗（特别是抗病毒）。

（3）丙型部分病例早期诊断尚有困难，可疑者按甲肝处理，6 个月未愈者按慢性丙肝处理。

3. 慢性病毒性肝炎的治疗原则

应根据患者的具体情况采取抗病毒、调整免疫、保护肝细胞、防止纤维化、改善肝功能、改善微循环等治疗。重型肝炎的治疗原则：应加强护理，进行监护，密切观察病情；采取阻断肝细胞继续坏死、促进肝细胞再生，改善肝脏微循环；预防和治疗各种并发症（如肝性脑病、脑水肿、大出血、肾功能不全、继发感染、电解质紊乱、腹水、低血糖）等综合措施并加强支持治疗。

4. 药物治疗

（1）抗病毒治疗

① 恩替卡韦 0.5mg po qd

② 富马酸丙酚替诺福韦 25mg po qd

③ 阿德福韦酯 10mg po qd

④ 干扰素　普通干扰素 -α 每次 5MU，每周 3 次或隔日 1 次。PEG-IFN-α-2a180mg 每周 1 次，皮下注射。PEG-IFN-α-2b（按每千克体重 0.5～1mg/kg），每周 1 次，皮下注射。

（2）保肝降酶治疗

① 甘草酸二铵 150mg po tid

② 甘草甜素 150mg po bid

③ 双环醇 25～50mg po tid

④ 齐墩果酸 40～60mg po tid

⑤ 利肝隆 70mg po tid

⑥ 益肝灵 77mg po tid

⑦ 硫普罗宁 200mg po tid

（3）退黄治疗

① 胆维他 25mg po tid

② 熊去氧胆酸 250mg po tid

（4）调节免疫药物治疗

① 胸腺肽 α 11.6mg ih biw

② 胸腺五肽 1mg im qd/bid

（5）抗纤维化药物治疗

秋水仙碱 0.5～1mg po 分次长期服用

说明：慢性乙肝、丙肝抗病毒药物有严格的适应证、疗程及疗效评价标准，需定期检测并调整治疗。干扰素-α的不良反应：治疗初期常见感冒样综合征，多在注射后2～4h出现，有发热、寒战、乏力、肝痛、背痛和消化系统症状，如恶心、食欲缺乏、腹泻及呕吐。治疗2～3次后逐渐减轻。此外有骨髓抑制、神经系统症状等。甘草酸二铵可出现水肿、血压升高等。

【转诊指征】

（1）重型肝炎。

（2）出现重度黄疸、腹水等严重并发症。

【中医治疗】

1. 辨证论治

（1）肝胆湿热型

主症：胁痛腹胀，食欲不振，口苦黏腻，或有低热，尿黄，肢体困倦。或见目黄、肤黄、小便黄，舌质红，苔薄黄或黄腻，脉浮数或滑数。

治法：清泻肝胆湿热，升清降浊。

处方：二金汤加味，茵陈24g、连翘9g、海金砂12g、荷梗12g、鸡内金9g、郁金9g、通草6g、薏苡仁30g、胡黄连9g、竹叶9g、蒲公英15g、栀子9g、甘草3g。

（2）肝气淤滞型

主症：两胁胀痛，嗳气腹胀，烦躁易怒，大便不畅，每因情志刺激而加重，舌淡苔薄白，脉弦。

治法：疏肝解郁，理气调中。

处方：柴胡疏肝散加减，柴胡12g、白芍9g、木香6g、青皮9g、陈皮9g、枳壳9g、佛手9g、川芎6g、香附15g。

（3）肝郁脾虚型

主症：胁痛腹胀，胃呆纳少，腹胀便溏，肢体困重无力，甚或疲惫酸楚，或有面部及下肢水肿，小便清长，舌淡苔薄白，脉沉缓。

治法：疏肝健脾，培土益中。

处方：柴芍六君子汤加减，柴胡 9g、白芍 12g、党参 9g、云苓 15g、苍白术各 15g、薏苡仁 30g、青陈皮各 9g、木香 6g、砂仁 9g、甘草 6g、大枣 5 枚。

（4）气滞血淤型

主症：两胁痛著，烦躁易怒，面色晦暗，口唇色绛，舌下青筋暴露，面有赤痕爪缕，或有齿衄、鼻衄、妇女有月经不调等。形体消瘦，乏力少神，舌质暗，脉弦数或沉涩。

治法：疏肝化瘀，活血软坚。

处方：疏肝化瘀汤加减，柴胡 12g、白芍 12g、马鞭草 30g、三棱 9g、莪术 9g、龙胆 6g、大黄 6g、生牡蛎 30g、鳖甲 30g、射干 9g、大枣 5 枚。

2. 耳穴

（1）肝郁脾虚型　肝、脾、胃、三焦、肝炎点、大肠。

（2）气滞血瘀型　交感、内分泌、脾、肾、肝、三焦。

（3）胃纳不佳加脾、胃；便秘加便秘点、大肠；口干口苦加胆、小肠；腹泻加大肠、小肠。

3. 中成药

（1）护肝宁 5 片 po tid

（2）茵栀黄颗粒 1～2 包 po tid

（3）和络舒肝胶囊 5 粒 po tid

（4）复方鳖甲软肝片 4 片 po tid

【预防及健康指导】

从流行病学及预防措施来看，5 种病毒性肝炎基本上可分为两大类。一类是甲肝和戊肝，都是通过粪—口传播，因此其预防措施也基本上一样。另一类是乙肝、丙肝、丁肝，都主要是通过血液传播，在预防措施方面，由于乙肝已有效果可靠的疫苗，故应以预防接种为主，而丙肝只能通过阻止血液及血制品的传播来预防。

第四节　肺结核

结核病是由结核分枝杆菌引起的慢性传染病，可累及全身多个脏器，若结核分枝杆菌侵袭肺脏并引起发病则为肺结核。中医多按“肺痨”治疗。

人体感染结核分枝杆菌后不一定发病，仅于免疫力低时方始发病。临床上多呈慢性过程，我国结核病总的疫情虽有下降，但由于人口众多，各地区控制疫情不均衡，它仍为当前一个重要的公共卫生问题。

【诊断要点】

（1）起病多缓慢，有低热、乏力、体重减轻、盗汗等全身症状。病变急剧进展时可有高热。妇女可有月经失调或闭经。

（2）咳嗽、咯血、胸痛　一般为干咳，或咳少许黏痰，约三分之一患者有不同程度咯血；病变波及胸壁时可引起相应部位胸部疼痛，并随呼吸和咳嗽而加剧。

（3）早期病变范围较小或病变位于肺组织深部时可无异常体征。若病变范围较大，可在锁骨上下、肩胛间区于咳嗽后闻及湿啰音。

（4）X 线检查　肺结核病灶一般在肺的上部，单侧或双侧，偶可见于中下肺部。X 线表现因各型不同而有浸润性病灶、纤维钙化的硬结节病灶、干酪性病灶和空洞征象。胸部 CT 对于发现微小或隐匿性病变，了解病变范围及病变鉴别等方面均有帮助。

（5）结核菌检查　痰中找到结核分支杆菌是确诊肺结核的主

要依据。痰菌阳性说明病灶是开放性的。检查方法有直接涂片、集菌法、荧光显微镜检查、培养和动物接种。

（6）肺结核可分为 5 型。

① Ⅰ型，原发型肺结核；

② Ⅱ型，血行播散型肺结核；

③ Ⅲ型，浸润型肺结核；

④ Ⅳ型，慢性纤维空洞型肺结核；

⑤ Ⅴ型，结核性胸膜炎。

上述诊断要点中，主要根据临床表现、胸部 X 线检查及痰检找到结核菌，可以确诊。

【鉴别诊断】

（1）肺癌　中央型肺癌常有痰中带血，肺门附近有阴影，与肺门淋巴结结核相似。周围型肺癌呈球形、分叶状块影，有时与结核球需要鉴别。肺癌多发生在 40 岁以上男性，有刺激性咳嗽、明显胸痛和进行性消瘦。X 线等影像学检查进一步鉴别。

（2）肺炎　在 X 线上有肺部炎症征象，与早期浸润型肺结核相似，在有效抗生素治疗下，肺部炎症一般可在 3 周左右完全消失。

（3）肺脓肿　浸润型肺结核伴空洞需与肺脓肿相鉴别。肺脓肿起病较急，发热高，脓痰多，痰中无结核菌，但有多种其他细菌，血白细胞总数及中性粒细胞增多，抗生素治疗有效。

（4）慢性支气管炎　老年慢性支气管炎症状酷似慢性纤维空洞型肺结核，但前者 X 线检查仅见肺纹理加深或正常；后者 X 线则显示结核病灶，痰结核菌阳性。

（5）支气管扩张症　有慢性咳嗽、咳痰和反复咯血史，须与慢性纤维空洞型肺结核相鉴别。但支气管扩张症痰结核菌阴性，X 线平片多无异常发现或仅见局部肺纹理增粗或卷发状阴影，支气管造影检查可以确诊。

【西医治疗】

治疗原则为早期、规则、全程、适量、联合五项原则。应由结核病专业医生制订化疗方案。

（1）初治痰涂片阳性肺结核常用方案（下列药物联合用药）

异烟肼（H）0.3g po qd

利福平（R）0.45g po qd

吡嗪酰胺（Z）0.5g po tid

乙胺丁醇（E）0.75g po qd

链霉素注射液（S）0.75g im qd

说明：2个月强化治疗用，4个月巩固治疗。抗结核药物使用需要注意其副作用。异烟肼的副作用有肝毒性反应、末梢神经炎、中枢神经系统症状；利福平副作用包括肝毒性反应、过敏反应、胃肠道反应；乙胺丁醇副作用较少，主要为视神经损害，其他偶见副作用包括胃肠道不适、肝功能损害、白细胞降低和皮疹等；吡嗪酰胺主要副作用为肝毒性及胃肠道反应、关节痛伴血清尿酸增高；链霉素最常见的副作用为第Ⅷ对脑神经损害、肾功能损害、过敏反应。

（2）初治痰涂片阴性肺结核常用方案（下列药物联合用药）

异烟肼（H）0.3g po qd

利福平（R）0.45g po qd

乙胺丁醇（E）0.75g po qd

说明：2个月强化治疗，4个月巩固治疗。

【转诊指征】

按我国相关法律要求，各级医疗卫生单位发现肺结核患者或疑似患者时，应及时向当地卫生保健机构报告，并将患者转至结核病防治机构进行统一检查，督导化疗与管理。

【中医治疗】

1. 辨证论治

（1）肺阴亏损证

主症：干咳，或痰中有血丝，或胸部隐痛，手足心热，皮肤干灼，口咽干燥，盗汗，舌边尖红，无苔或少苔，脉细或细数。

治法：滋阴润肺。

处方：月华丸加减，沙参 12g、麦冬 10g、天冬 10g、生地黄 10g、熟地黄 8g、阿胶（烊化）6g、山药 10g、茯苓 10g、桑叶 8g、菊花 8g、百部 8g、川贝 10g、三七 6g。

（2）阴虚火旺证

主症：咳嗽气急，痰少黏稠或少量黄痰，时时咯血，血色鲜红，低热或午后超热，五心烦热，骨蒸颧红，盗汗量多，心烦失眠，或见男子梦遗失精，女子月经不调，形体日渐消瘦，舌红绛而干，无苔或剥苔，脉细数。

治法：滋阴降火。

处方：百合固金汤合秦艽鳖甲散加减，熟地黄 10g、百合 10g、麦冬 10g、川贝 10g、当归 8g、白芍 10g、玄参 10g、桔梗 8g、秦艽 12g、青蒿 15g、柴胡 10g、地骨皮 12g、鳖甲 10g、知母 8g、乌梅 6g、甘草 6g。

（3）气阴耗伤证

主症：咳嗽无力，气短声低，咳痰清稀色白量多，偶或带血，或咯血，血色淡红，午后潮热，伴有畏风怕冷，自汗盗汗，纳少神疲，便溏，面色㿠白，舌质淡，边有齿印，苔薄，脉细弱而散。

治法：益气养阴。

处方：保真汤加减，党参 15g、黄芪 12g、白术 10g、茯苓 10g、麦冬 10g、天冬 10g、生地黄 10g、五味子 6g、当归 8g、白芍 10g、陈皮 8g、知母 10g、黄柏 10g、地骨皮 10g、厚朴 8g、莲须10g、生姜8g、红枣8g、甘草6g。

（4）阴阳两虚证

主症：咳喘气短，动则尤甚，咳痰色白，或夹血丝，血色暗淡，自汗盗汗，声嘶或失音，面浮肢肿，心慌，唇紫肢冷，形寒或见五更泄泻，口舌糜，大肉尽脱，男子滑精、阳痿，女子经少、经闭，舌质淡隐紫少津，脉微细而数，或虚大无力。

治法：滋阴补阳。

处方：补天大造丸加减，党参15g、黄芪12g、白术10g、茯苓10g、枸杞10g、熟地黄10g、白芍10g、龟甲胶（烊化）6g、紫河车10g、当归10g、酸枣仁8g、远志10g。

2. 针刺治疗

取支沟、阳陵泉、肺俞、阳陵泉、水分、期门等。

3. 中成药

（1）养阴清肺膏10mL冲服tid（用于肺结核阴虚咳嗽）

（2）白及粉3g冲服tid（治疗肺结核痰带血丝）

（3）内消瘰疬丸6粒po tid

【预防及健康指导】

关键是早期发现和彻底治愈结核病患者，尤其是排菌的肺结核病患者。排菌的结核病患者在咳嗽或打喷嚏时应注意用二层餐巾纸遮住口鼻，然后将餐巾纸放入袋中，直接焚毁或将痰液咳入带盖的容器内与等量的1%消毒灵浸泡1h（或5%～12%甲酚皂溶液浸泡2h后再弃去）。接触痰液后用流动水清洗双手。患者用过的衣物、寝具、书籍等可采取在烈日下暴晒2～3h等方法进行杀菌处理。加强营养，多食高热量、高蛋白、富含维生素饮食，如：牛奶、鸡蛋、鱼、瘦肉、新鲜蔬菜、水果等，增强机体抵抗力。养成良好的生活习惯，规律作息，戒烟限酒，保持良好的心态，乐观的情绪均有利于防病。

第十二章 理化因素所致疾病

第一节 中暑

中暑是人体在暑热天气、湿度大和无风的环境条件下而发生的体温调节功能障碍、水电解质及酸碱平衡紊乱、心血管和中枢神经系统功能失调的一组疾病。中医属“暑证”范畴。

【诊断要点】

1. 临床表现

（1）发热、乏力、皮肤灼热、头晕、恶心、呕吐、胸闷。

（2）烦躁不安、脉搏细速、血压下降。

（3）重症病例可有头痛剧烈、昏厥、昏迷、痉挛。

2. 临床分类

（1）先兆中暑　高温环境下出现大汗、口渴、无力、头晕、眼花、耳鸣、恶心、心悸、注意力不集中、四肢发麻等，体温不超过 38℃。

（2）轻度中暑　上述症状加重，体温在 38℃以上，面色潮红或苍白，大汗，皮肤湿冷，脉搏细弱，心率快，血压下降等呼吸及循环衰竭的症状及体征。

（3）重度中暑　包括热痉挛、热衰竭和热射病三种类型。

① 热痉挛　多见于健康青壮年。表现为在高温环境下进行训

练时，训练过程中或训练后出现短暂性、间歇发作的肌肉抽动，一般持续时间约3min。患者常无明显的体温升高，可能与在大量出汗的情况下，只补充水分、不补充盐分，体内大量缺钠或者过度通气有关。

② 热衰竭　多见于老年人、儿童和慢性疾病的人群。患者出现以血容量不足为特征的一组临床综合征，表现为多汗、疲劳、乏力、眩晕、头痛、判断力下降、恶心和呕吐等。此时患者体温升高，无明显神经系统损伤表现。如不能及时诊治可发展为热射病。

③ 热射病　分为劳力型热射病和非劳力型热射病两类。

a. 劳力性热射病　多见于健康年轻人，表现为长时间暴露于高温、高湿、无风的环境中，进行高强度训练或重体力劳动一段时间后，出现发热、头痛或忽然晕倒、神志不清等。继而体温迅速升高，达40℃以上，出现谵妄、嗜睡和昏迷。患者可伴有横纹肌溶解、急性肾衰竭、急性肝损害、弥散性血管内凝血（DIC）等多脏器功能衰竭等表现，病情恶化快，病死率极高。

b. 非劳力性热射病　常发生于年老、体弱（小孩）和慢病人群，一般发病较慢。刚开始症状不容易发现，1～2天后症状加重，出现神志模糊、谵妄、昏迷等。患者体温高可达40～42℃，直肠温度最高可达46℃，可有心衰、肾衰等表现。

【鉴别诊断】

（1）脑炎　全身毒血症状有发热、头痛、身痛、恶心、呕吐、乏力。少数有出血疹及心肌炎表现。热程为7～10天。神经系统症状如意识障碍、脑膜刺激征等。

（2）脑膜炎　多有中耳炎病史及脑膜炎体征、腰穿脑脊液化验，一般诊断不难。

（3）脑血管意外　多伴有偏瘫、失语等症状。

（4）甲状腺危象　突出表现为发热，高热是甲状腺危象的特征之一，心动过速，与体温升高不成比例，常伴有严重的神经、循环、消化系统功能紊乱。

（5）伤寒　有发热、精神淡漠、相对缓脉、皮疹等特征表现。

【西医治疗】

1. 降温治疗

对于先兆和轻症中暑，立即离开高温环境，移至阴凉处或空调室中，给予含盐清凉饮料。对于热射病高热患者，降温速度决定预后，应在 30min 内使核心温度降至 39.0℃以下。2h 内降至 38.5℃以下，全身降温持续到临床症状改善或直肠温度维持在 37～38.5℃。可采用冰水擦浴、空调、冰帽、冰毯、血液滤过、4℃冰盐水静脉滴注、胃注或灌肠等方式降温。

2. 急救药物

（1）氯丙嗪 25～50mg
0.9% 氯化钠注射液 500mL　/ iv drip st

说明：药物降温首选氯丙嗪，用药过程中应监测血压，待肛温降至 38℃应停用。

（2）20% 甘露醇 150mL iv drip q8h（快速静点）

说明：用于昏迷，颅内压增高者。

（3）5% 葡萄糖氯化钠注射液 500mL
维生素 C 2.0g
维生素 B_6 0.2g
10% 氯化钾 10mL　/ iv drip qd

说明：维持水、电解质平衡等。

（4）10% 葡萄糖酸钙 10mL iv st

说明：用于热痉挛者。

3. 并发症处理

昏迷者应进行气管内插管，保持呼吸道通畅，防止误吸。颅内压增高者常规静脉输注甘露醇。癫痫发作者，静脉输注地西泮。低血压应静脉输注生理盐水或乳酸林格液恢复血容量，提高血压。休克时也可静脉滴注去甲肾上腺素提高血压，但该药物可使血管收缩，影响皮肤散热，使用时权衡利弊。勿用血管收缩药，以免影响皮肤散热。心律失常、心力衰竭和代谢性酸中毒应予对症治疗。心力衰竭合并肾衰竭伴有高血钾时，慎用洋地黄。肝衰竭合并肾衰竭为保证肾血流灌注，可静脉输注甘露醇。发生急性肾衰竭时，可行血液透析或腹膜透析治疗。应用 H_2 受体拮抗药或质子泵抑制药预防上消化道出血。肝衰竭者可行肝移植。发生弥散性血管内凝血时应用肝素，必要时加用抗纤维蛋白溶解药物。

【转诊指征】

（1）高热但病史不明确者，不能排除其他疾病。

（2）烦躁不安、脉搏细速、血压下降、头痛剧烈、昏厥、昏迷、痉挛等重症病例。

【中医治疗】

1. 辨证论治

（1）伤暑轻证

主证：身热、烦渴、头晕、乏力或有恶心、微汗、小便不利、舌尖红、苔薄白、脉濡或略数。

治法：辛凉清解，芳化渗湿。

处方：新加香薷饮，香薷 9g、金银花 15g、连翘 10g、竹叶 8g、生石膏（先煎）20g、藿香 10g、佩兰 10g、六一散 15g。

（2）中暑重证

主证：高热、汗多、渴喜凉饮、头痛、尿赤、甚者昏迷或猝然晕倒，舌质红、苔白或微黄少津、脉洪数或细数。

治法：清热益气养阴。

处方：竹叶石膏汤加减，竹叶 10g、生石膏（先煎）30g、党参 15g、麦冬 10g、知母 12g、甘草 6g。

（3）暑伤津气

主证：身热、头痛、烦渴引饮，自汗、乏力倦怠、脉虚无力。

治法：清暑益气。

处方：王氏清暑益气汤加减，西洋参 10g（或北沙参 30g）、石斛 10g、麦冬 8g、黄连 3g、竹叶 10g、荷梗 10g、知母 10g、生甘草 5g、西瓜翠衣 12g。

（4）津气欲脱

主证：身热渐退或已退，头晕心慌，面色苍白、汗出不止、脉细或散大。

治法：益气敛津固脱。

处方：生脉散加减，人参（另煎）10g、麦冬 10g、五味子 8g、生龙骨（先煎）20g、生牡蛎（先煎）20g、生甘草 6g。

2. 外治法

（1）刮痧　酒精消毒后，用一枚一元的硬币或光滑的汤匙柄做工具，有专门的刮痧板更好，蘸香油或花生油在清洁的后颈部两侧、脊柱两侧、两肘、头骨上下等处刮。

（2）刺血

① 取穴　十宣、曲泽、大椎、委中、金津、玉液。

② 操作方法　常规消毒后，以三棱针点刺放血，或大椎加拔罐。

（3）穴位按摩

轻症中暑，可取足三里、大椎、曲池、合谷、内关五穴。

3. 中成药

（1）藿香正气丸 6g po bid

（2）十滴水 2mL po bid

（3）安宫牛黄丸 1 丸 po st

【预防及健康指导】

暑热季节要加强防暑卫生宣传教育。暑热季节要改善劳动及工作条件。在高温环境中停留 2～3 周时，应饮用含钾、镁和钙盐的防暑饮料。炎热天气应穿宽松透气的浅色服装，避免穿着紧身绝缘服装。中暑恢复后数周内，应避免室外剧烈活动和暴露在阳光里。

第二节　溺水

人浸没于水或其他液体后液体充塞呼吸道及肺泡或反射性引起喉痉挛发生窒息和缺氧，处于临床死亡［呼吸和（或）心搏停止)］状态称为淹溺。

淹溺是世界上最常见的意外死亡原因之一。在我国，淹溺是伤害死亡的第三位原因。根据浸没的介质不同，分为淡水淹溺和海水淹溺。约 90% 淹溺者发生于淡水，其中 50% 发生在游泳池。大多数淹溺者猝死的原因是严重心律失常。冰水淹没迅速致死原因常为寒冷刺激迷走神经，引起心动过缓或心搏停止和神志丧失。

【诊断要点】

（1）症状　近乎淹溺者可有头痛或视觉障碍、剧烈咳嗽、胸痛、呼吸困难和咳粉红色泡沫样痰。溺入海水者，口渴感明显，最初数小时可有寒战和发热。

（2）体征　淹溺者口腔和鼻腔内充满泡沫或泥污、皮肤发绀、颜面肿胀、球结膜充血和肌张力增加；精神和神志状态改变包括烦躁不安、抽搐、昏睡和昏迷；呼吸表浅、急促或停止，肺部可闻及干湿啰音；心律失常、心音微弱或心搏停止；腹部膨隆，四肢厥冷。跳水或潜水发生淹溺者可伴有头部或颈椎损伤。

【西医治疗】

1. 现场抢救

（1）迅速将患者营救出水，立即清除其口、鼻内的淤泥、杂草及呕吐物，有义齿者也应取出，松解束紧的内衣、胸罩、腰带。

（2）根据具体情况进行倒水处理，利用头低脚高的体位将呼吸道及消化道内水液倒出，如出现心跳呼吸骤停，立即停止倒水，并行心肺复苏术。

（3）人工呼吸与胸外心脏按压必须同时进行，两者都是溺水抢救工作中最重要的措施。

（4）急救药物的应用　心跳停止者，静脉注射肾上腺素、尼可刹米等。

（5）自动呼吸恢复后，可活动四肢，并做向心的四肢按摩，促进血液循环的恢复，苏醒后可给予热茶、热酒或甜姜。

2. 恢复期处理

溺水时间较长，特别是曾经出现呼吸心跳停止者，呼吸心跳恢复后，恢复期的处理十分重要。重点注意以下几方面。

（1）静卧，密切观察呼吸、心跳情况，注意血压的变化。

（2）纠正低氧血症，防治肺水肿　及时采取加压吸氧，并应用除泡剂，按情况静脉注射氨茶碱、毛花苷 C 等药物。

（3）防治脑水肿　一般首选甘露醇，或用地塞米松。

（4）抗感染治疗　原则上经验性选用抗生素治疗。

（5）纠正水、电解质平衡紊乱　病情严重者，如为淡水淹溺，可静脉输入 3% 氯化钠注射液；海水淹溺者，可静滴 5% 葡萄糖注射液。有低钾血症或低钙血症者，也应作相应的处理。

（6）低温疗法　对降低脑组织耗氧量，保护脑组织有一定作用。

3. 药物处方

（1）肾上腺素 1～3mg iv

（2）尼可刹米 0.375g iv

（3）20% 甘露醇 150mL iv drip q8h（快速静点）

（4）5% 葡萄糖氯化钠注射液 500mL ／ iv drip qd
维生素 C 2.0g
维生素 B_6 0.2g
10% 氯化钾 10mL

（5）地塞米松 5～10mg iv drip

（6）10% 葡萄糖酸钙 20mL iv（缓慢）

（7）胞二磷胆碱 0.75g ／ iv drip
5% 葡萄糖注射液 250mL

【转诊指征】

（1）对于呼吸、脉搏正常的溺水者，经过“倒水”仍有咳嗽、发热时应送医院治疗。

（2）有意识障碍者及时转至医院救治。

【中医治疗】

针刺治疗，主穴可选用内关、人中、尺泽、关元等。

【预防及健康教育】

对从事水上作业者应进行严格健康检查。有慢性或潜在疾病者不宜从事水上工作或运动。经常进行游泳、水上自救互救知识和技能训练；水上作业者应备有救生器材。避免在情况复杂的自然水域游泳，或在浅水区潜泳或跳水。下水前要做好充分准备活动。在水温较低的水域游泳易引起腿脚抽搐，促发淹溺。

第三节　一氧化碳中毒

吸入大量一氧化碳后，形成碳氧血红蛋白（HbCO），使氧合血红蛋白（HbO_2）解离曲线左移，导致组织缺氧而产生急性中毒。

一氧化碳与血红蛋白的亲合力比氧与血红蛋白的亲合力高200～300倍，所以一氧化碳极易与血红蛋白结合，形成碳氧血红蛋白，使血红蛋白丧失携氧的能力和作用，造成组织窒息。HbCO的形成和组织缺氧，一直被认为是一氧化碳毒性的主要机制。此外，近年来有关一氧化碳中毒机制还包括：

① 一氧化碳抑制线粒体功能，引起神经兴奋性毒性、酸中毒、离子失衡和去极化、氧化应激及凋亡等，导致缺血缺氧性脑损伤；

② 过量的一氧化碳激活血小板，促使中性粒细胞活化、粘附和脱颗粒，诱导机体产生免疫炎症反应；

③ 急性一氧化碳中毒（ACOP）后，髓鞘相关蛋白和丙二醛之间形成复合物，诱导自身免疫级联反应，破坏髓鞘，后期出现一氧化碳中毒迟发性脑病或遗留神经系统后遗症；

④ 一氧化碳与心脏和骨骼肌中的肌红蛋白结合，造成直接损害。

【诊断要点】

1. ACOP累及神经系统、心血管系统、呼吸系统等的临床表现

神经系统症状主要有头昏、头晕、嗜睡、昏迷等。心血管系统可出现心率和（或）心律异常，心电图有时提示“急性冠脉综合征”表现。呼吸系统症状常表现为呼吸困难、气道分泌物增多、肺水肿征象等。泌尿系统症状可表现为尿少、酱油色尿及肾脏衰竭等。

ACOP按症状轻重分为：

（1）轻度中毒　轻症患者HbCO在10%～30%。主要感觉头沉、头晕、耳鸣、恶心、呕吐，双颞部为主的搏动性头痛，是一氧化碳中毒的重要症状。

（2）中度中毒　中度患者 HbCO 浓度在 30%～50%。除上述症状以外，有面色潮红，口唇呈樱桃红色，脉快、多汗、全身肌张力增高，肌肉震颤、步态不稳，大多数患者有轻度意识障碍如烦躁、谵妄、浅昏迷等。

（3）重度中毒　重症患者血内 HbCO 浓度超过 50%。患者呈中度、重度昏迷。面色发红，呼吸深快有鼾音，口周有呕吐物或白色或血性泡沫，脉搏快，神志不清，压眶反射、角膜反射随昏迷加深而减弱或消失。双肺大量水泡音。四肢肌张力增强，多伴有阵挛性强直性痉挛。四肢腱反射活跃或亢进，腹壁反射、提睾反射消失，可引出双侧病理征。大便失禁，尿潴留多于尿失禁。

上述判断方法可为临床诊断和评估提供指导。但在实际工作中，常见 ACOP 患者的临床表现与血液 COHb 水平不一致，迟发性脑病发生率与血液 COHb 数值和昏迷程度也不一致，即 COHb 测定数值较低的 ACOP 患者也可能发生迟发性脑病，部分 COHb 测定数值较高的 ACOP 患者则未发生迟发性脑病。血气分析中的乳酸水平作为反映组织细胞缺氧的重要指标，对于 ACOP 严重程度的判定也具有一定意义。

2. 急性一氧化碳中毒迟发脑病

急性一氧化碳中毒患者在意识障碍恢复后，经过 2～60 天的“假愈期”，可出现下列临床表现之一。

（1）精神意识障碍　呈现痴呆木僵、谵妄状态或去皮质状态。

（2）锥体外系神经障碍　由于基底神经节和苍白球损害出现震颤麻痹综合征（表情淡漠、四肢肌张力增强、静止性震颤、前冲步态）。

（3）锥体系神经损害　如偏瘫、病理反射阳性或小便失禁等。

（4）大脑皮质局灶性功能障碍　如失语、失明、不能站立及继发性癫痫。

（5）脑神经及周围神经损害　如视神经萎缩、听神经损害及周围神经病变等。

3. 诊断标准

（1）有一氧化碳的接触史。

（2）典型的临床表现。

（3）集体发病。

（4）碳氧血红蛋白阳性。

【鉴别诊断】

急性一氧化碳中毒应与脑血管意外、脑震荡、脑膜炎、糖尿病酮症酸中毒以及其他中毒引起的昏迷相鉴别。血液碳氧血红蛋白（HbCO）测定是有价值的诊断指标。

【西医治疗】

1. 现场处置

进入中毒现场迅速打开门窗进行通风、换气，断绝煤气来源，迅速抢出患者，安放在空气清新地方。轻症患者予以呼吸新鲜空气，患者可迅速恢复。重症患者采取平卧位，解开衣扣，松开腰带，保持呼吸道通畅，注意保暖，如有呕吐，采取侧卧位，防止呕吐物误吸导致窒息。如呼吸、心跳已停止应立刻进行体外心脏按压和口对口人工呼吸。立刻送医院继续行高压氧综合治疗。

2. 紧急处理

（1）吸氧　可根据条件选用鼻导管吸氧、鼻塞式吸氧、面罩吸氧或经面罩持续气道正压吸氧。持续吸氧直至症状完全消失。

（2）高压氧治疗　急性一氧化碳中毒早期应用高压氧治疗的有效率可达 95% 以上。高压氧治疗不仅可以缩短病程，降低死亡率，而且可以减少或防止迟发性脑病的发生。

（3）防治脑水肿　20% 甘露醇 125～250mL 静脉快速滴注，每 6～8h1 次，也可注射呋塞米利尿，每次 20～60mg，好转后减量。如有频繁抽搐，可用地西泮 10～20mg 静注，抽搐停止后再静滴苯妥英钠 0.5～1g，可在 4～6h 内重复应用。

（4）促进脑细胞功能恢复　可选用三磷腺苷 20～40mg、辅酶 A100U、细胞色素 C30～60mg、维生素 C0.5g、胞二磷胆碱 400～600mg 等药物加入葡萄糖注射液中每日静滴。

（5）防治迟发性脑病　多选用血管扩张药，如川芎嗪注射液 80mg 溶于液体中静滴。

3. 常用药物处方

（1）20% 甘露醇 125～250mL iv drip q6～8h

（2）呋塞米注射液 20～60mg iv bid

（3）地西泮注射液 10～20mg iv qd

（4）苯妥英钠注射液 0.1g im q8h

（5）5% 葡萄糖注射液 500mL
三磷腺苷 20～40mg
辅酶 A 100U
细胞色素 C 30～60mg
维生素 C 0.5g
10% 氯化钾 10mL　/　iv drip qd

（6）胞二磷胆碱 0.5g
5% 葡萄糖注射液 250mL　/　iv drip qd

【转诊指征】

中重度中毒有意识障碍或昏迷及时转诊。

【中医治疗】

1. 火毒上扰

主症：头痛头晕，恶心呕吐，烦躁多汗，神疲乏力，甚至昏迷抽搐，舌红，脉数。主要见于轻度至中度中毒。

治法：解毒泻火，开窍醒神。

处方：龙胆泻肝汤加减，龙胆 12g、黄芩 10g、栀子 10g、柴胡 9g、当归 10g、生地黄 20g、车前子（包煎）12g、泽泻 10g、木通 6g、生甘草 6g。

2. 肝风内动

主症：神志不清，肌肉颤动，或抽搐，或强直，舌红，脉弦数或弦细。

治法：平肝息风。

处方：镇肝息风汤加减，牛膝 30g、生赭石（先煎）30g、生龙骨（先煎）20g、生牡蛎（先煎）20g、白芍 15g、玄参 15g、川楝子 6g、钩藤 12g、甘草 6g。

3. 阴竭阳脱

主症：不省人事，面色由红变为苍白，大汗淋漓，二便失禁，气短息微，脉微欲绝。主要见于重度中毒的危重证候。

治法：回阳固脱，益气敛阴。

处方：参附汤、四逆汤或生脉散加减，人参（另煎）30g、附子 10g、干姜 10g、麦冬 20g、五味子 9g。

4. 肝肾阴虚

主症：腰膝酸软，四肢麻木，或四肢软瘫不用，舌红，脉细数。此多为疾病后期表现。

治法：滋补肝肾。

处方：一贯煎加减，沙参 10g、麦冬 10g、当归 10g、生地黄 20g、枸杞子 12g、川楝子 6g。

5. 气虚血瘀

主症：头痛肢痛或肢麻，四肢不用，唇甲青紫，舌紫暗有瘀斑，脉细涩。此型为一氧化碳中毒后遗症表现。

治法：补气活血。

处方：补阳还五汤加减，生黄芪 30g、当归尾 10g、赤芍 10g、地龙 6g、川芎 10g、红花 6g、桃仁 6g。

【预防及健康指导】

加强有关预防煤气中毒知识及注意事项宣传。应定期进行煤气中毒患者现场抢救方法的演习。冬季取暖时应宣传如何预防煤气中毒；并组织基层检查，对外地寄居人员应作为安全检查的重点对象。

第四节　酒精中毒

急性酒精中毒是指由于短时间摄入大量酒精或含酒精饮料后出现的中枢神经系统功能紊乱状态，多表现为行为和意识异常，严重者损伤脏器功能，导致呼吸循环衰竭，进而危及生命，也称为急性乙醇中毒。

【诊断要点】

1. 急性中毒

（1）轻度（单纯性醉酒）　仅有情绪、语言兴奋状态的神经系统表现，如语无伦次但不具备攻击行为，能行走，但有轻度运动不协调，嗜睡能被唤醒，简单对答基本正确，神经反射正常存在。

（2）中度　具备下列之一者为中度酒精中毒。

① 处于昏睡或昏迷状态或 Glasgow 昏迷评分大于 5 分小于等于 8 分；

② 具有经语言或心理疏导不能缓解的躁狂或攻击行为；

③ 意识不清伴神经反射减弱的严重共济失调状态；

④ 具有错幻觉或惊厥发作；

⑤ 血液生化检测有以下代谢紊乱的表现之一者，如酸中毒、低血钾、低血糖；

⑥ 在轻度中毒基础上并发脏器功能明显受损表现，如与酒精中毒有关的心律失常（频发早搏、心房纤颤或房扑等），心肌损伤表现（ST-T 异常、心肌酶学 2 倍以上升高）或上消化道出血、胰

腺炎等。

（3）重度　具备下列之一者为重度酒精中毒。

① 昏迷状态 Glasgow 评分等于小于 5 分；

② 出现微循环灌注不足表现，如脸色苍白，皮肤湿冷，口唇微紫，心搏加快，脉搏细弱或不能触及，血压代偿性升高或下降（低于 90/60mmHg 或收缩压较基础血压下降 30mmHg 以上），昏迷伴有失代偿期临床表现的休克时也称为极重度；

③ 出现代谢紊乱的严重表现，如酸中毒（pH≤7.2）、低血钾（血清钾≤2.5mmol/L）、低血糖（血糖≤2.5mmol/L）之一者；

④ 出现重要脏器如心、肝、肾、肺等急性功能不全表现。

中毒程度分级以临床表现为主，血中乙醇浓度可供参考。

2. 戒断综合征

长期酗酒者在突然停止饮酒或减少酒量后，可发生下列四种不同类型戒断综合征的反应。

（1）单纯性戒断反应　在减少饮酒后 6～24h 发病。出现震颤、焦虑不安、兴奋、失眠、心动过速、血压升高、大量出汗、恶心、呕吐。多在 2～5 天内缓解自愈。

（2）酒精性幻觉反应　患者意识清晰，定向力完整。幻觉以幻听为主，也可见幻视、错觉及视物变形。多为被害妄想，一般可持续 3～4 周后缓解。

（3）戒断性惊厥反应　往往与单纯性戒断反应同时发生，也可在其后发生癫痫大发作。多数只发作 1～2 次，每次数分钟。也可数日内多次发作。

（4）震颤谵妄反应　在停止饮酒 24～72h 后，也可在 7～10h 后发生。患者精神错乱，全身肌肉出现粗大震颤。可有大量出汗、心动过速、血压升高等交感神经兴奋的表现。

3. 慢性中毒

长期酗酒可引起渐进性多器官系统损害，包括酒精性肝病、酒精性心肌病、代谢性疾病和营养性疾病、男性性功能低下、女性宫内死胎率增加。胎儿酒精中毒可出现畸形、发育迟钝、智力低下。

【鉴别诊断】

（1）主要与引起昏迷的疾病相鉴别，如镇静催眠药中毒、一氧化碳中毒、脑血管意外、糖尿病昏迷、颅脑外伤等。

（2）戒断综合征主要与精神病、癫痫、窒息性气体中毒、低血糖症等相鉴别。

【西医治疗】

（1）轻症患者无须治疗。也可 5% 葡萄糖氯化钠注射液 500mL+ 维生素 C2.0g+ 维生素 B_6 0.2g+10% 氯化钾 10mL 静脉滴注，对烦躁不安或过度兴奋者，用地西泮 5～10mg 缓慢静脉推注，昏睡者应用纳洛酮 0.4～0.8mg 缓慢静脉注射，呕吐明显者用甲氧氯普胺 10mg 肌注，呕吐有血丝或咖啡色者用生理盐水 100mL+ 奥美拉唑 40mg 静脉滴注，血压正常者予呋塞米 20mg 静脉注射。

（2）昏迷患者重点是维持生命脏器的功能。

① 维持气道通畅，供氧充足，必要时人工呼吸，气管插管。

② 维持循环功能，注意血压、脉搏，静脉输注 5% 葡萄糖氯化钠注射液。

③ 心电图监测心律失常和心肌损害。

④ 保暖，维持正常体温。

⑤ 维持水、电解质、酸碱平衡，血镁低时补镁。

⑥ 保护大脑功能，应用纳洛酮 0.4～0.8mg 缓慢静脉注射。

（3）严重急性中毒可用血液透析促使体内乙醇排出。

（4）药物处方

① 5% 葡萄糖氯化钠注射液 500mL
维生素 C 2.0g
维生素 B_6 0.2g
10% 氯化钾 10mL
/ iv drip qd

② 地西泮 5～10mg iv（缓慢）

③ 纳洛酮 0.4～0.8mg iv

④ 0.9% 氯化钠注射液 100mL ／ iv drip st
奥美拉唑 40mg

说明：保护胃黏膜。

⑤ 呋塞米 20mg iv

⑥ 维生素 B_1 100mg im qd

说明：用于慢性中毒有神经损害者。

【转诊指征】

（1）生命体征不稳定。

（2）持续昏迷不醒。

（3）呕吐大量咖啡色物质或鲜血。

【预防及健康教育】

开展反对酗酒的宣传教育。早期发现酗酒者应早期戒酒，进行相关并发症的治疗及康复治疗。

第五节　晕动病

晕动病是晕车、晕船、晕机和由于各种原因引起的摇摆、旋转、加速度运动引起的一种疾病。归属中医“眩晕”范畴。

晕动病的发病机制尚未完全明了，主要与影响前庭功能有关。

【诊断要点】

本病常在乘车、航海、飞行和其他运行数分钟至数小时后发生。初时感觉上腹不适，继有恶心、面色苍白、出冷汗，旋即有眩晕、精神抑郁、唾液分泌增多和呕吐。可有血压下降、呼吸深而慢、眼球震颤。严重呕吐引起失水和电解质紊乱。

【鉴别诊断】

（1）内耳眩晕病　突然发作的眩晕，眩晕时可感到四周景物或自身在旋转或摇晃。常伴有恶心呕吐、面色苍白、出汗以及耳鸣、听力减退、眼球震颤等。

（2）前庭神经炎　80%患者在呼吸道或胃肠道感染后，多于晚上睡醒时突然发作眩晕，数小时达到高峰，伴有恶心、呕吐，可持续数天、数周，尔后逐渐恢复正常。

（3）椎基底动脉供血不足　旋转性眩晕，眩晕发作常于2～5min内达高峰，维持2～15min，常伴有共济失调，但多无耳鸣及听力下降。视物模糊、复视，出现黑朦，甚至失明。头痛为常发症状，为跳痛，有时呈炸裂痛，多位于枕部，弯腰或憋气时加重，常伴有神志迟钝，昏厥或跌倒，构语障碍，言语含糊不清，记忆力减退等。

【西医治疗】

1. 非药物治疗

发病时患者宜闭目仰卧。坐位时头部紧靠在固定椅背或物体上，避免较大幅度的摇摆。环境要安静，通风要良好。

2. 药物处方

（1）氢溴酸东莨菪碱 0.3～0.6mg po tid

说明：副作用有口干、嗜睡、视物模糊。青光眼忌服。

（2）茶苯海明（晕海宁、乘晕宁）25～50mg po tid

（3）盐酸甲磺酸倍他司汀 6mg po tid

（4）甲氧氯普胺（胃复安）10mg im st

（5）地西泮注射液 5～10mg iv

说明：止吐药和镇静药可酌情使用。

【转诊指征】

（1）头晕呕吐持续不缓解。

（2）患者意识障碍。

【中医治疗】

针刺取穴。常用穴有太冲、合谷、内关、足三里、三阴交。备用穴有百会、丰隆、听宫、列缺。

【预防及健康指导】

启程前避免饱餐、饮酒、过度疲劳。旅途中应闭目静坐，不要观看旅途两旁移动物体，避免阅读。乘坐轮船时可适时到甲板呼吸新鲜空气。在旅行前 1/2～1h 先服用药物一次剂量，可减轻症状或避免发病。

第六节　蜂类蜇伤

蜂类昆虫是一类有毒的动物，近年来在我国由于蜂蜇造成人员伤亡的事件时有发生，蜂蜇造成的危害问题越来越受人类重视。

【诊断要点】

有明确蜂类蜇伤病史，局部疼痛，或伴有皮肤荨麻疹、喉头水肿、呼吸困难、心率增速、恶心、呕吐、腹痛、腹泻、发热、全身疼痛、头痛、烦躁、肌肉痉挛等。

【西医治疗】

（1）急救措施　被胡蜂蜇伤后应立即拔出蜂刺，挤出毒液，涂抹醋酸或食醋中和毒液，还可涂皮炎平、南通蛇药、七叶一枝花、半边莲、紫花地丁捣烂外敷；蜜蜂蜇伤使用肥皂水或 5% 碳酸氢钠液冲洗伤口。如意识清楚，应补充大量水分。发生过敏者可用 0.1% 肾上腺素 0.5mL 皮下注射或阿司咪唑等抗过敏药物。局部剧痛者，用冰敷或用 0.1% 利多卡因或 0.5%～1% 普鲁卡因局部封闭。

（2）肾上腺皮质激素　使用大剂量泼尼松龙冲击治疗蜂毒所致溶血性贫血有效，对合并消化道出血、腹膜炎和心、肝、肾损伤也是有效安全的。

（3）其他治疗　血液透析，早期透析或预防性血液透析能有效的清除蜂毒的毒性成分及其代谢产物，还能降低急性肺水肿、喉头水肿、过敏性休克及多器官功能衰竭等致死性并发症的发生率。蜂毒免疫治疗对于有蜂蜇伤过敏史的患者是一项有效的治疗方法。

【转诊指征】

（1）全身荨麻疹、胸闷、呼吸困难、心率增速、恶心、呕吐、腹痛、腹泻等。

（2）发热、全身疼痛、头痛、烦躁、肌肉痉挛等。

（3）意识障碍者。

【预防及健康指导】

远离、不要主动攻击蜂类，行走时要注意四周环境，如果有胡蜂出现，要赶快绕道行走。被蜂群攻击，应尽快用衣物包裹暴露部位，可蹲伏不动，不要快速奔跑，更不要反复扑打。尽量穿长袖长裤的衣服上山，可以保护身体，应该戴帽子以避免胡蜂攻击。野外作业人员应随身携带急救药品（如阿司咪唑等）。

第七节　有机磷农药中毒

有机磷农药进入人体，达到中毒量而产生损害的全身性疾病叫有机磷农药中毒（AOPP）。

在我国农村和城镇有机磷农药中毒占急诊中毒的49.1%，居各种中毒之首。在中毒死亡患者中，因有机磷农药中毒致死者占83.6%。

【诊断要点】

1. 诊断要点

（1）有有机磷接触史，发病前 12h 内的接触史有意义，超过 1 天以上无意义。

（2）有典型的中毒症状与体征，如流涎、大汗、瞳孔缩小和肌纤维颤动。

（3）胆碱酯酶活力降低，＜70%。

2. 临床分级

按照有机磷农药中毒的临床表现和胆碱酯酶活力指标，可将其分为轻、中、重三度。

（1）轻度中毒　表现为头昏、头痛、恶心、呕吐、多汗、视物模糊、瞳孔缩小、胆碱酯酶活力为 50%～70%。

（2）中度中毒　除上述症状外，还有肌纤维颤动、瞳孔缩小明显、呼吸困难、流涎、腹痛，胆碱酯酶活力为 50%～30%。

（3）重度中毒　除上述症状外，还出现昏迷、肺水肿、呼吸麻痹、脑水肿，胆碱酯酶活力＜30%。

【西医治疗】

1. 急性有机磷中毒抢救原则

减少毒物吸收、促进体内毒物排泄和应用特效解毒药。

2. 一般处理

（1）立即脱离现场，至空气新鲜处。皮肤污染者，脱去衣物，立即用肥皂水或清水洗清（包括头发和指甲，最少 2～3 遍）。如发生眼污染，可用生理盐水或清水彻底冲洗。

（2）催吐　误服患者神志清楚且能合作时，让患者饮温水 300～500mL，然后自己用手指、压舌板或筷子刺激咽后壁或舌根诱发呕吐。

（3）洗胃　口服有机磷农药中毒患者要尽早接受彻底洗胃，

一般在中毒后 6h 内，最好用洗胃机彻底清洗，在没有洗胃机的情况下，可从胃管注入 300～500mL 清水，反复抽洗胃液，并尽快转送有洗胃机的医院。应特别注意洗胃需与阿托品、胆碱酯酶复能剂等治疗同时实施，紧急时可先用这些药物治疗后洗胃。

（4）导泻　目前主张洗胃后可从胃管注入硫酸钠 20～40g（溶于 200mL 水）或注入 20% 甘露醇 250mL 进行导泻治疗。这可抑制毒物吸收，促进毒物排泄。

3. 特效解毒药

氯解磷定注射液 0.5～1.5g iv drip

说明：使用原则是“早期、足量、足疗程”。轻度中毒时首剂 0.5～0.75g 稀释后缓慢静推，以后需要时 2h 后重复一次。中度中毒时首剂 0.75～1.5g 稀释后缓慢静推，以后 0.5g 稀释后缓慢静推，每 2h 一次，共 3 次。重度中毒时首剂 1.5～2.0g 稀释后缓慢静推，30～60min 根据病情重复首剂的一半，以后 0.5g/ 半小时静脉滴注，6h 如病情显著好转，可停药观察。复能剂应用足量的指标为当毒蕈碱样症状肌颤消失和胆碱酯酶活力为 50%～60% 时可停药，如再次出现上述症状和指征，应该尽快补充用药。但当患者病情危重、注射部位血流缓慢或出现休克时，应采取静脉注射给药，但不宜静脉滴注给药。特别是首次给药应禁用静脉滴注给药，因为这样药物不能在短时内达到有效浓度。

4. 抗胆碱药

阿托品注射液 1～5mg iv drip

说明：阿托品的使用原则为早期、适量、迅速达到“阿托品化”。但足量用药不等于过量用药。阿托品足量的可靠指标为口干、皮肤干燥和心率不低于正常值。

5. 其他解毒药

如碘解磷定、解磷注射液等均可应用。

6. 对症治疗

AOPP 患者主要死因是肺水肿、呼吸肌麻痹、呼吸中枢衰竭。另外，休克、急性脑水肿、中毒性心肌炎、心搏骤停等也是重要死因。因此，对症治疗应重点维持正常心肺功能，保持呼吸道通畅。出现呼吸衰竭时，应立即吸氧、吸痰，必要时行气管插管、人工呼吸。有肺水肿者，使用阿托品的同时可给予糖皮质激素、呋塞米。出现休克时，使用升压药。出现脑水肿时，使用脱水药和糖皮质激素。按心律失常类型及时应用抗心律失常药物。这些治疗的同时维持水电解质、酸碱平衡，并给予保肝、抗生素等内科综合治疗。危重患者可输新鲜血浆治疗，以促进血中毒素排出及胆碱脂酶活力恢复。

【转诊指征】

如接诊有机磷农药中毒患者，不宜社区治疗，及时催吐、注射足量阿托品及氯解磷定后转诊。

【预防及健康指导】

对生产和使用有机磷农药人员要进行宣传普及防治中毒常识；在生产和加工有机磷农药的过程中，严格执行安全生产制度和操作规程；搬运和应用农药时应做好安全防护。对于慢性接触者，定期体检和测定全血胆碱酯酶活力。

第十三章
妇产科疾病

第一节　自然流产

妊娠不足 28 周、胎儿体重不足 1000g 而终止者称流产。流产发生于妊娠 12 周前者称为早期流产，发生在妊娠 12 周至不足 28 周者称晚期流产。中医认为本病归属“滑胎”“胎漏”“胎动不安”范畴。

自然流产的发生率占全部妊娠的 31% 左右，其中 80% 为早期流产。自然流产按发展的不同阶段，分为先兆流产、难免流产、不全流产、完全流产。尚有三种特殊情况：稽留流产、复发性流产、流产合并感染。

其中，先兆流产、复发性流产经治疗，妊娠可继续。其他流产均需行终止妊娠各种处理。

本章节主要述先兆流产、自然流产。

【诊断要点】

1. 症状与体征

主要为停经后出现阴道流血和腹痛，早期流产的全过程为先出现阴道流血，而后出现腹痛。晚期流产的全过程为先出现腹痛（阵发性子宫收缩），后出现阴道流血。可有贫血、发热、血压降低等。先兆流产妇检宫颈口未开，胎膜未破，子宫大小与停经周数相符。

2. 辅助检查

（1）病因检查

① 遗传学检查　胚胎或胎儿染色体异常是早期流产的最常见原因，占 50%～60%，故应行夫妇双方染色体检查，如发现染色体结构异常，如易位、断裂、倒置或缺失，应根据遗传学原理计算子代染色体异常的概率，供患者参考并作抉择。

② 生殖系统检查　通过妇科检查、B 超显像、子宫造影、宫腔镜等了解子宫有无畸形与病变，有无宫颈内口松弛等。

③ 配偶精液检查　了解精子的数目、活动率与活动力、正常与异常形态的比例等。

④ 内分泌学检查　垂体激素（包括 FSH、LH、PRL）、卵巢激素（E2、P、T）测定，结合基础体温测定，还有助于了解黄体功能，此外，甲状腺功能减退、糖尿病血糖控制不良等其他内分泌因素亦可导致流产。

⑤ 病原体检查　宫颈分泌物培养，检测支原体、衣原体、细菌等。对弓形虫、病毒的检查可通过抗体测定（Torch）。

（2）发病后行尿妊娠试验、B 超检查协助明确诊断。动态监测血孕激素、HCG、雌二醇等测定，能协助判断先兆流产预后。

【鉴别诊断】

（1）异位妊娠　除有停经、腹痛、阴道流血外，腹部可有压痛、反跳痛。B 超及血 HCG 动态观察可鉴别。

（2）葡萄胎　妊娠反应重、一般子宫大于妊娠月份，B 超及血 HCG 可帮助诊断。

（3）异常子宫出血　一般无停经史，尿 HCG 阴性，B 超可无异常。

【西医治疗】

本节主要针对可继续妊娠的先兆流产、自然流产展开。

1. 治疗原则

最重要的治疗是针对引起流产的病因进行治疗。

2. 早期流产

（1）黄体酮注射液 20mg im qd

（2）维生素 E 100mg po bid

（3）叶酸 0.4mg po qd

说明：适用于早期先兆流产黄体酮不足者，或原因不明的自然流产妇女，当有怀孕征兆时。自然流产者黄体酮治疗剂量可增加至 40mg。确诊妊娠后继续给药直至妊娠 12 周或超过以往发生流产的月份，并嘱其卧床休息，禁性生活。

3. 甲状腺素

促甲状腺素钠片 25μg po qd

说明：适用于甲状腺功能减退者。

【转诊指征】

因实验室检查条件受限，不能明确自然流产的病因时应转诊。

【中医治疗】

1. 辨证论治

（1）胎漏

① 气虚证

主症：妊娠期间，阴道少量下血，色淡红，质清稀；神疲乏力，少气懒言，面色㿠白；舌淡，苔薄白，脉滑无力。

治法：益气养血，固冲止血。

处方：固下益气汤加减，党参 15g、白术 10g、熟地黄 10g、阿胶（烊化）8g、白芍 10g、炙甘草 6g、砂仁（后下）10g、艾叶炭 12g。

② 血热证

主症：妊娠期间，阴道少量下血，色深红或鲜红，质稠，心烦不安，口燥咽干，手心烦热，或有潮热，小便短黄，大便秘结，舌红，苔黄干，脉滑数。

治法：滋阴清热，养血安胎。

处方：保阴煎加减，生地黄10g、熟地黄15g、白芍10g、党参10g、黄芪10g、杜仲10g、续断10g、黄芩6g、苎麻根10g。

（2）胎动不安

① 肾虚证

主症：妊娠期间，腰酸腹痛，胎动下坠，或伴阴道少量流血，色暗淡，头晕耳鸣，两膝酸软，小便频数，或曾屡有堕胎，舌淡，苔白，脉沉细而滑。

治法：补肾益气，固冲安胎。

处方：寿胎丸加减，菟丝子15g、桑寄生15g、续断10g、阿胶（烊化）8g、党参15g、白术10g。

② 气虚证

主症：妊娠期间，腰酸腹痛，小腹空坠，或阴道少量流血，色淡质稀，精神倦怠，气短懒言，面色㿠白，舌淡，苔薄，脉缓滑。

治法：益气固冲安胎。

处方：举元煎加减，人参15g、黄芪15g、白术10g、升麻8g、续断10g、桑寄生15g、阿胶（烊化）8g、甘草6g。

③ 血虚证

主症：妊娠期间，腰酸腹痛，胎动下坠，阴道少量流血，头晕眼花，心悸失眠，面色萎黄，舌淡，苔少，脉细滑。

治法：补血固冲安胎。

处方：苎根汤加减，苎麻根15g、干地黄15g、当归9g、白芍9g、阿胶（烊化）9g、甘草9g。

④ 血热证

主症：妊娠期间，腰酸腹痛，胎动下坠，或阴道少量流血，血色深红或鲜红，心烦少寐，渴喜冷饮，便秘溲赤，舌红，苔黄，脉滑数。

治法：清热凉血，固冲安胎。

处方：保阴煎加减，生地黄 10g、熟地黄 15g、白芍 10g、党参 10g、黄芪 10g、杜仲 10g、续断 10g、黄芩 6g。

⑤ 外伤证

主症：妊娠期间，跌仆闪挫，或劳力过度，继发腰腹疼痛，胎动下坠，或伴阴道流血，精神倦怠，脉滑无力。

治法：益气养血，固肾安胎。

处方：加味圣愈汤加减，当归 10g、熟地黄 15g、白芍 10g、党参 10g、黄芪 10g、杜仲 10g、续断 10g、砂仁（后下）6g、山药 10g。

⑥ 癥瘕伤胎证

主症：孕后阴道不时少量下血，色红或暗红，胸腹胀满，少腹拘急，甚则腰酸，胎动下坠，皮肤粗糙，口干不欲饮，舌暗红或边尖有瘀斑，苔白，脉沉弦或沉涩。

治法：祛瘀消癥，固冲安胎。

处方：桂枝茯苓丸加减，桂枝 10g、茯苓 10g、赤芍 10g、牡丹皮 10g、桃仁 8g、续断 10g、杜仲 10g。

2. 中成药

（1）保胎丸 9g po bid

（2）保胎灵胶囊 3 粒 po tid

（3）孕康口服液 20ml po tid

（4）滋肾育胎丸 5g po tid

3. 艾灸治疗

主穴取足三里。方法为艾灸。

【预防与健康指导】

自然流产的治疗应以预防为主，重视孕前调治、孕后早治。染色体异常夫妇应于孕前进行遗传咨询，确定是否可以妊娠。在孕前应进行卵巢功能检查、夫妇双方染色体检查与血型鉴定及其丈夫的精液检查，女方尚需进行生殖道检查，包括有无肿瘤、宫腔粘连，并做子宫输卵管造影及宫腔镜检查，以确定子宫有无畸形与病变，有无宫颈内口松弛等。

第二节　妊娠剧吐

少数孕妇早孕反应严重，呕吐频繁，不能进食，导致失水、电解质紊乱及代谢障碍，甚至肝肾功能损害，称为妊娠剧吐。中医认为本病归属“妊娠恶阻”范畴。

至今病因尚不明确。早孕期间恶心、呕吐可能与妊娠引起的内分泌改变有关。临床观察发现精神过度紧张、焦虑、忧虑及生活环境和经济状况较差的孕妇易发生妊娠剧吐，提示此病可能与精神、社会因素有关。

【诊断要点】

1. 临床表现

多见于年轻初孕妇，停经 40 日左右出现早孕反应，初起为晨吐，以后逐渐加重直至频繁呕吐不能进食，呕吐物中有胆汁或咖啡样物质。

维生素 B_1 缺乏可致 Wernicke 综合征，维生素 K 缺乏可致凝血功能障碍等。

2. 辅助检查

（1）尿液检查　测定尿量、尿比重、酮体，注意有无蛋白尿及管型尿。

（2）血液检查　测定红细胞、血红蛋白量、血细胞比容、全血及血浆黏度，以了解有无血液浓缩。动脉血气分析测定 pH 值、二氧化碳结合力等，了解酸碱平衡情况。

【鉴别诊断】

妊娠剧吐主要应与葡萄胎及可能引起呕吐的疾病如肝炎、胃肠炎等相鉴别。

【西医治疗】

1. 一般治疗

轻度呕吐，应给予心理治疗，了解其思想情绪，解除顾虑。或应先禁食 2～3 日，呕吐停止后可试进食。

2. 药物治疗

（1）10% 氯化钾注射液 10mL
维生素 C 2g
维生素 B_6 0.2g　　/ iv drip
5% 葡萄糖氯化钠注射液 500ml

（2）维生素 B_1 100mg im

说明：每日补静滴液体不少于 3000mL，每日尿量至少应达到 1000mL。输液中根据化验结果，明确电解质紊乱情况，酌情加入氯化钾等。合并有代谢性酸中毒者，应根据血二氧化碳结合力值或血气分析结果，静脉滴注碳酸氢钠溶液或乳酸钠。营养不良者可静滴必需氨基酸、脂肪乳。

【转诊指征】

出现以下症状应考虑转诊：①出现黄疸。②出现蛋白尿。③多发性神经炎及神经性体征。④体温持续在 38℃以上，心率持续在 110 次 / 分以上。⑤伴有精神症状。⑥上症持续不改善，考虑终止妊娠者。

【中医治疗】

1. 辨证论治

（1）胃虚证

主症：妊娠早期，恶心呕吐，甚则食入即吐，脘腹胀满，不思饮食，头晕体倦，怠惰思睡，舌淡，苔白，脉缓滑无力。

治法：健胃和中，降逆止呕。

处方：香砂六君子汤加减，党参 15g、白术 15g、茯苓 15g、陈皮 10g、苏梗 10g、砂仁（后下）6g、炙甘草 6g、生姜 3 片。

（2）肝热证

主症：妊娠早期，呕吐酸水或苦水，胸胁满闷，嗳气叹息，头晕目眩，口苦咽干，渴喜冷饮，便秘溲赤，舌红，苔黄燥，脉弦滑数。

治法：清肝和胃，降逆止呕。

处方：加味温胆汤加减，陈皮 10g、茯苓 15g、姜半夏 8g、甘草 6g、枳实 8g、竹茹 10g、黄连 6g、麦冬 8g、芦根 10g、生姜 3 片。

（3）痰滞证

主症：妊娠早期，呕吐痰涎，胸膈满闷，不思饮食，口中淡腻，头晕目眩，心悸气短，舌淡胖，苔白腻，脉滑。

处方：青竹茹汤加减，竹茹 15g、陈皮 10g、茯苓 10g、姜半夏 8g、生姜 3 片。

2. 中成药

（1）香砂养胃丸 9g po bid（用于胃虚证）

（2）左金丸 6g po tid（用于肝胃不和证）

（3）生脉饮口服液 10mL po tid（用于气阴两亏证）。

3. 外治疗法

（1）按压内关穴（手臂内侧，腕上二寸，二筋之间）、足三里

（外膝眼直下三寸，胫骨外缘一横指处），每次 3～5min。

（2）生姜 30g、乌梅 10g，共绞汁擦舌，1 日数次。

（3）丁香 15g、半夏 20g、生姜 30g，前两味研末，生姜煎浓汁，共调成糊状，取适量敷脐部，每日 1 次，连用 3～4 日。

（4）穴位封闭　用维生素 B 注射液于足三里穴位行封闭治疗。

（5）耳穴封闭　用维生素 B 注射液于肾穴、内分泌、交感穴封闭治疗。

【预防与健康指导】

保持情志的安定与舒畅。居室尽量布置得清洁、安静、舒适。避免异味的刺激。呕吐后应立即清除呕吐物，以避免恶性刺激，并用温开水漱口，保持口腔清洁。可采取少吃多餐的方法。平时宜多吃一些西瓜、生梨、甘蔗等水果。呕吐较剧者，可在食前口中含生姜 1 片以达到暂时止呕的目的。

第三节　妊娠期高血压疾病

妊娠期高血压疾病是妊娠与血压升高并存的一组疾病。中医认为该病属“子气”“子肿”“子眩”“子痫”范畴。

1988 年我国 25 省市的流行病学调查，5%～12% 孕妇发生不同程度的妊娠期高血压。本病发生于妊娠 20 周以后，临床表现为高血压、蛋白尿、水肿，严重时出现抽搐、昏迷，甚至母婴死亡。迄今为止，仍为孕产妇及围生儿死亡的重要原因。

【诊断要点】

1. 病史

患者有本病的高危因素，如初产妇、高龄产妇等，可有高血压、心脏病、营养不良、慢性肾炎等病史，及水肿、呕吐、头痛、抽搐等临床表现。

2. 高血压

持续升高的血压，收缩压≥140mmHg和（或）舒张压≥90mmHg。

3. 尿蛋白

尿蛋白的定义是指24h内尿液中蛋白含量≥300mg或相隔6h的两次随机尿液蛋白浓度为30mg/L（定性+）。

4. 水肿

体重异常增加是多数患者的首发症状，孕妇每周体重突然增加≥0.9kg，或每4周增加2.7kg是子痫前期的信号。水肿特点是自踝部逐渐向上延伸的凹陷性水肿，经休息后不缓解。

5. 辅助检查

（1）血液检查　包括全血细胞计数、血红蛋白含量、血细胞比容、血黏度、凝血功能，根据病情轻重可反复检查；肝肾功能测定：肝细胞功能受损可致ALT、AST、升高。

（2）尿液检查　应测尿比重、尿常规，当尿比重≥1.020时说明尿液浓缩，尿蛋白（+）时尿蛋白含量300mg/24h，当尿蛋白（++++）时尿蛋白含量5g/24h。

（3）眼底检查　视网膜小动脉的痉挛程度反映全身小血管痉挛之程度，可反映本病的严重程度。

（4）其他　还有心电图、超声心动图、胎盘功能、胎儿成熟度检查、脑血流图检查等，视病情而定。

6. 妊娠期高血压分类

见表13-1。

表13-1　妊娠期高血压分类

分类	临床表现
1. 妊娠期高血压	妊娠期首次出现BP≥140/90mmHg，并于产后12周恢复正常；尿蛋白（−）；少数患者可伴有上腹部不适或血小板减少。产后方可确诊

续表

分类	临床表现
2. 子痫前期	
① 轻度	妊娠 20 周以后出现 BP≥140/90mmHg；尿蛋白≥0.3g/24h 或随机尿蛋白（+）；可伴有上腹不适、头痛等症状
② 重度	BP≥160/90mmHg；尿蛋白≥2.0g/24h 或随机尿蛋白≥（++）；血清肌酐＞106μmol/L，血小板＜100×10^9/L；血 LDH 升高；血清 ALT 或 AST 升高；持续性头痛或其他脑神经或视觉障碍；持续性上腹不适
3. 子痫	子痫前期孕妇抽搐不能用其他原因解释
4. 慢性高血压并发子痫前期	高血压孕妇妊娠 20 周以前无尿蛋白，若出现尿蛋白≥0.3g/24h；高血压孕妇妊娠 20 周以后突然尿蛋白增加或血压进一步升高或血小板＜100×10^9/L
5. 妊娠合并慢性高血压	妊娠前或妊娠 20 周前舒张压≥90mmHg（除外滋养细胞疾病），妊娠期无明显加重；或妊娠 20 周后首次诊断高血压病持续到产后 12 周后

【鉴别诊断】

（1）妊娠期高血压疾病应与妊娠合并高血压、合并慢性肾炎相鉴别。

（2）妊娠期高血压疾病子痫应注意与癫痫、脑出血、癔症、糖尿病所致的酮症酸中毒或高渗性昏迷等相鉴别。

【西医治疗】

1. 治疗目的

妊娠期高血压疾病治疗的目的是控制病情，延长孕周，尽可能保障母儿安全。

2. 一般治疗

妊娠期高血压保证充分睡眠，休息及睡眠时取左侧卧位。应注意摄入足够的蛋白质、维生素，补足铁和钙剂。全身水肿者应限制食盐。密切监护母儿状态。测体重及血压，复查尿蛋白。定期检测血液、胎儿发育状况和胎盘功能。必要时间断吸氧。

3. 药物治疗

（1）镇静

① 苯巴比妥 30mg po tid

② 地西泮 2.5mg po tid

③ 地西泮注射液 10mg iv drip（慢）

说明：妊娠期或子痫前期高血压精神紧张、焦虑或睡眠欠佳者可给予镇静药。如苯巴比妥 30mg、地西泮 2.5mg，1 日 3 次口服，或 5mg 睡前口服。地西泮对胎儿及新生儿的影响较小。必要时 10mg 肌内注射或静脉缓慢推入（＞2min）。必要时间隔 15min 后重复给药。

（2）冬眠疗法

① 哌替啶 50mg
异丙嗪 25mg
/ im（间隔 12h 可重复使用）

② 10% 葡萄糖 500mL
哌替啶 100mg
氯丙嗪 50mg
异丙嗪 50mg
/ iv drip st

说明：冬眠药物对神经系统有广泛抑制作用，有利于控制子痫抽搐。若估计 6h 内分娩者应慎用。仅应用于硫酸镁治疗效果不佳者。

（3）解痉

① 25% 硫酸镁 20mL
25% 葡萄糖注射液 20mL
/ iv（15～20min）

② 25% 硫酸镁 60mL
5% 葡萄糖注射液 500mL
/ iv drip qd（1～2g/h）

③ 25% 硫酸镁 20mL
2% 利多卡因 2mL
/ im（臀肌深部）qd/bid

说明：应用指征为控制子痫抽搐及防止再抽搐，预防重度子痫前期发展成为子痫，子痫前期临产前用药预防抽搐。硫酸镁可采用肌内注射或静脉给药。用药前及用药过程中均应注意以下事项，定时检查膝反射，膝反射必须存在；呼吸每分钟不少于 16 次；尿量每小时不少于 25mL 或每 24h 不少于 600mL。治疗时需备钙剂作为解毒药。当出现镁中毒时，立即静脉注射 10% 葡萄糖酸钙 10mL。

（4）抗高血压药物

① 肼屈嗪 10～20mg po tid

② 拉贝洛尔 100mg po bid

③ 硝苯地平 10mg po tid

④ 甲基多巴 250mg po tid

说明： 降压的目的是延长孕周或改变围生期结局。对于血压 ≥160/110mmHg 或舒张压 ≥110mmHg 或平均动脉压 ≥140mmHg 者，以及原发性高血压、妊娠前高血压已用抗高血压药者，需应用抗高血压药物。抗高血压药物选择的原则为对胎儿无不良反应，不影响心排血量、肾血浆流量及子宫胎盘灌注量，不致血压急剧下降或下降过低。理想降压至收缩压 140～155mmHg、舒张压 90～105mmHg。

有妊娠期高血压心脏病心力衰竭者，不宜应用肼屈嗪。妊娠早期慎用。不良反应为头痛、心率加快、潮热等。硝苯地平不良反应为心悸、头痛，与硫酸镁有协同作用。甲基多巴不良反应为嗜睡、便秘、口干、心动过缓等。

（5）利尿药物

① 呋塞米 20～40mg
25% 葡萄糖注射液 20mL ／ iv drip qd

② 20% 甘露醇 250mL iv drip q12h

说明： 近年来认为利尿药的应用，可加重血液浓缩和电解质紊乱，不能缓解病情，有时甚至使病情加重。因此，利尿药的使用仅限于全身性水肿、急性心力衰竭、肺水肿、脑水肿、血容量过高且伴有潜在肺水肿者。

4. 适时终止妊娠

（1）终止妊娠的指征

① 先兆子痫孕妇孕 28～34 周病情不稳定，经积极治疗 24～48h 无明显好转者；

② 先兆子痫孕妇，胎龄≥34 周，经治疗好转者；

③ 先兆子痫孕妇，胎龄不足 34 周，胎盘功能检查提示胎盘功能减退，而胎儿成熟度检查提示胎儿已成熟者；

④ 子痫前期患者，孕龄不足 34 周，胎盘功能减退，胎儿尚未成熟者，可用地塞米松促胎肺成熟后终止妊娠；

⑤ 子痫控制后 2h 可考虑终止妊娠；

⑥ 重度子痫，孕＜24 周治疗后病情不稳定，建议终止妊娠。

（2）终止妊娠的方式　无产科剖宫产指征，原则上考虑阴道试产。病情加重则放宽剖宫产指征。

① 引产　适用于宫颈条件较成熟，即宫颈柔软且宫颈管已消失时，行人工破膜后加用缩宫素静脉滴注，或单用缩宫素静脉滴注引产。分娩时，第一产程严密观察产程进展，保持产妇安静；适当缩短第二产程，会阴侧切和（或）胎头吸引、低位产钳助娩；第三产程注意胎盘和胎膜及时完整娩出，防止产后出血。

② 剖宫产　适用于有产科指征者：宫颈条件不成熟，不能在短期经阴道分娩者；引产失败者；胎盘功能明显减退，或已有胎儿窘迫征象者。

（3）延长妊娠的指征

① 孕龄不足 32 周经治疗症状好转，无器官功能障碍或胎儿情况恶化，可考虑延长孕周。

② 孕龄 32～34 周，24h 尿蛋白定量＜5g；轻度胎儿生长受限、胎儿监测指标良好；羊水轻度过少，彩色多普勒超声测量显示无

舒张期脐动脉血反流；重度子痫前期经治疗后血压下降；无症状、仅有实验室检查提示胎儿缺氧经治疗后好转者。

【转诊指征】

（1）经治疗，血压不见好转反而继续升高。

（2）出现持续性头痛、上腹疼痛。

（3）肝功能及酶谱异常，血小板下降，发生溶血。

（4）体重持续上升，水肿加剧。

（5）重度先兆子痫，子痫。

【中医治疗】

1. 辨证论治

（1）肝风内动证

主症：妊娠晚期，或临产时及新产后，头痛眩晕，突然昏仆不知人，两目上视，牙关紧闭，四肢抽搐，腰背反张，时作时止，或良久不醒，手足心热，颧赤息粗，舌红或绛，苔无或花剥，脉弦细而数或弦劲有力。

治法：养阴清热，平肝息风。

处方：羚角钩藤汤加减，羚羊角 6g、钩藤（后下）15g、桑叶 15g、菊花 15g、贝母 15g、竹茹 12g、生地黄 15g、白芍 15g、茯神 10g、甘草 6g。

（2）痰火上扰证

主症：妊娠晚期，或临产时区新产后，头痛胸闷，突然仆倒，两日上视，牙关紧闭，口流涎沫，面浮肢肿，息粗痰鸣，四肢抽搐，腰背反张，时作时止；舌红，苔黄腻，脉弦滑而数。

治法：清热开窍，豁痰息风。

处方：半夏白术天麻汤送服安宫牛黄丸，半夏 8g、天麻 10g、茯苓 10g、橘红 10g、白术 9g、甘草 6g。

2. 中成药

（1）参苓白术丸 4.5g po bid（用于脾阳虚弱证）

（2）金匮肾气丸 4.5g po bid（用于肾阳虚证）

（3）补中益气丸 4.5g po bid（用于脾气虚证）

3. 针灸治疗

（1）脾肾亏虚取足三里、阴陵泉或三阴交等穴，用补法。

（2）各型水肿取脾俞、水分等穴，艾条熏灸。

【预防与保健指导】

实行产前检查，做好孕期保健工作。加强孕期营养及休息；重视诱发因素，治疗原发病，及早处理。

第四节　细菌性阴道病

细菌性阴道病为阴道内正常菌群失调所致的一种混合感染，但临床及病理特征无炎症改变。多由阴道内乳杆菌减少、加德纳菌及厌氧菌等增加引起。中医认为该病属“带下病”范畴。

【诊断要点】

1. 临床表现

（1）症状　阴道分泌物增多，有鱼腥臭味，尤以性交后加重，可伴轻度外阴瘙痒或烧灼感。但 10%～40% 患者可无临床症状。

（2）体征　妇检见阴道黏膜无充血，分泌物灰白色，质均匀，稀薄，黏附于阴道壁，容易拭去。

2. 辅助检查

（1）白带常规找到线索细胞。

（2）阴道分泌物 pH 值＞4.5。

（3）阴道分泌物氨臭味试验阳性。

【鉴别诊断】

本病应与外阴阴道假丝酵母菌病（念珠菌性阴道炎）、滴虫性阴道炎相鉴别。

【西医治疗】

1. 全身用药

（1）甲硝唑片 0.4g po bid（连服 7 日）

（2）替硝唑片 2g po qd（共 3 日）/1g qd（连服 5 日）

（3）克林霉素 0.3g po bid（连服 7 日）

2. 局部用药

（1）甲硝唑制剂 0.2g 阴道涂抹 qn（连用 7 日）

（2）克林霉素软膏 5g 阴道涂抹 qn（连用 7 日）

3. 妊娠期阴道炎症

甲硝唑制剂 0.2 po qn（连用 7 日）

或　克林霉素软膏 5g 阴道涂抹 qn（连用 7 日）

【中医治疗】

1. 辨证论治

（1）脾阳虚证

主症：带下量多，色白或淡黄，质稀薄，或绵绵不断，神疲倦怠，四肢不温，纳少便溏，面色㿠白，舌质淡，苔白腻，脉缓弱。

治法：健脾益气，升阳除湿。

处方：完带汤加减，白术 12g、山药 15g、党参 15g、白芍 12g、苍术 10g、陈皮 19g、荆芥穗 6g、柴胡 6g、车前子（包煎）15g、甘草 6g。

（2）肾阳虚证

主症：带下量多，色白，稀薄如水，淋漓不断，头晕耳鸣，腰痛如折，畏寒肢冷，小腹冷感，小便频数，夜间尤甚，面色晦暗，舌淡润，苔薄白，脉沉细而迟。

治法：温肾助阳，涩精止带。

处方：内补丸加减，鹿茸10g、菟丝子20g、沙苑子10g、黄芪12g、白蒺藜10g、紫菀茸10g、肉桂6g、桑螵蛸10g、肉苁蓉10g、制附子（先煎）6g。

（3）湿热内蕴证

主症：带下量多，色黄或黄白相兼，质稠，心烦易怒，胸胁胀痛口苦干但不欲饮。舌红，苔黄腻，脉弦滑。

治法：疏肝清热，利湿止带。

处方：龙胆泻肝汤加减，龙胆12g、栀子12g、黄芩9g、车前子（包煎）12g、木通6g、泽泻15g、生地黄15g、当归10g、甘草6g、柴胡12g。

（4）湿毒内侵证

主症：带下量多，色黄或黄绿，质稠厚如米泔水样，伴腥臭，小腹胀痛，腰骶酸楚，小便黄赤。或有外阴瘙痒，灼热疼痛。舌红，苔黄糙，脉滑数。

治法：清热泄毒，燥湿止带。

处方：五味消毒饮加减，蒲公英30g、金银花20g、野菊花15g、紫花地丁12g、天葵子12g、猪苓15g、茯苓12g、车前子（包煎）9g、泽泻15g、茵陈12g、赤芍15g、牡丹皮15g、黄柏6g、栀子12g、牛膝15g。

2. 外治法

蛇床子15g、土茯苓20g、黄柏20g、苦参20g、紫花地丁20g、黄连20g，水煎外洗，坐浴或阴道冲洗，1～2次。

【预防及健康指导】

注意个人卫生，锻炼身体，增强体质，及时治疗。加强公共卫生教育，提高公众对生殖道感染的认识及预防感染的重要性。

附　滴虫性阴道炎

滴虫性阴道炎是由阴道毛滴虫引起的阴道炎症，是一种性传播疾病。

传播方式：经性交直接传播；间接传播可经公共浴池、浴盆、浴巾、游泳池、坐式便器、衣物、污染的器械及辅料。

【诊断】

（1）阴道分泌物增多，呈稀薄脓性、黄绿色、泡沫状，有臭味，外阴瘙痒，间或出现灼热、疼痛、性交痛。

（2）阴道黏膜充血，重者有散在出血点，宫颈有出血斑点形成“草莓样”宫颈。阴道分泌物量多，灰黄色、黄白色或黄绿色，泡沫状。

（3）白带常规检查中找到滴虫即可确诊。

【西医治疗】

（1）全身用药　甲硝唑片 2g 单次顿服；或替硝唑片 2g 单次顿服；或甲硝唑片 0.4g bid 连服 7 日。

（2）性伴侣应同时治疗。治愈前避免无保护性交。

（3）妊娠合并滴虫性阴道炎治疗　甲硝唑片 0.4g bid 连服 7 日。

【中医治疗】

参照“细菌性阴道病”。

第五节　子宫颈炎

是指子宫颈因受分娩，宫颈操作的损伤等因素引起的急慢性炎症。急性子宫颈炎主要见于感染性流产、产褥期感染，宫颈损伤或阴道异物并发感染。慢性子宫颈炎，多由急性子宫颈炎未治疗或治疗不彻底转变而来，病原体隐藏于宫颈黏膜内形成慢性炎症。中医认为该病属“带下病”范畴。

【诊断要点】

1. 临床表现

（1）症状　表现为阴道分泌物增多，急性子宫颈炎分泌物呈黏液状、有时呈淡黄色脓性，伴有息肉形成时有血性白带或性交后出血。伴腰、骶部疼痛，盆腔下坠感及痛经。或月经失调，不孕。

（2）体征　急性子宫颈炎见子宫颈充血，水肿，糜烂，有黏液脓性分泌物。慢性炎症宫颈见不同程度的糜烂样改变、充血、水肿、肥大或接触性出血，有时见息肉、裂伤、外翻及宫颈腺囊肿。

2. 辅助检查

（1）白带检查　找滴虫、念珠菌，做衣原体、支原体、淋病奈瑟菌培养。

（2）宫颈细胞学检查　TCT 检查，必要时行宫颈管搔刮术检查是否有恶性病变。

（3）阴道镜检查　以区别炎症或可疑恶变等。

（4）组织病理　可疑病灶行组织活检，以排除恶性肿瘤。

【鉴别诊断】

（1）子宫颈上皮肉瘤样病变　需做液基薄层细胞学涂片（TCT）或宫颈活检、宫颈管搔刮术，必要时做阴道镜检查鉴别。

（2）宫颈癌　根据症状、体征，主要依靠病理活检鉴别。

【西医治疗】

1. 一般治疗

急性子宫颈炎休息，忌阴道灌洗和性生活，保持外阴清洁。

2. 抗生素治疗

（1）头孢曲松钠 250mg im AST（−）

（2）阿奇霉素 1g 单次顿饭

说明：主要是针对急性宫颈炎治疗，针对淋病奈瑟菌或伴衣原体感染的患者。或取宫颈管分泌物做培养及药敏试验，针对病原体，选择相应的抗感染等药物。

3. 局部用药

（1）20%～50% 硝酸银糜烂面及宫颈内口 0.5cm 处涂布，每周 1～3 次。

（2）复方莪术油栓 1 粒睡前塞入阴道 qd。

说明：适用于糜烂较小和炎症浸润较浅的病例。

4. 物理疗法

物理治疗是针对子宫颈呈糜烂样改变、有接触性出血且反复药物治疗无效者。主要方法包括微波、电灼、电烫、冷冻、激光、火烫等。

说明：物理治疗时间选择在月经干净 3～7 天内进行。物理治疗后 4～8 周禁盆浴、性交和阴道冲洗。物理治疗有引起术后出血、宫颈管狭窄、不孕、感染的可能。治疗后需定期复查。

5. 手术治疗

适用于糜烂样改变面积大，伴肥大及累及宫颈管内者或物理治疗效果欠佳者，可采用宫颈电环切术，方便、简单、出血少。未育或有生育要求者原则上禁用。宫颈息肉者行息肉摘除（息肉摘除后需送病理检查）。

【转诊指征】

一般不需入院。合并宫颈息肉较大或者合并内膜息肉、蒂较深较粗者需入院手术。

【中医治疗】

1. 辨证论治

（1）湿热下注证

主症：带下量多，色黄或黄白相兼，质稠，心烦易怒，胸胁胀痛，口苦干但不欲饮。舌红，苔黄腻，脉弦滑。

治法：疏肝清热，利湿止带。

处方：龙胆泻肝汤，龙胆 12g、栀子 12g、黄芩 9g、车前子（包煎）12g、木通 6g、泽泻 15g、生地黄 15g、当归 10g、甘草 6g、柴胡 12g。

（2）湿毒蕴结证

主症：带下量多，色黄或黄绿，质稠厚如米泔水样，伴腥臭，小腹胀痛，腰骶酸楚，小便黄赤。或有外阴瘙痒，灼热疼痛。舌红，苔黄糙，脉滑数。

治法：清热泄毒，燥湿止带。

处方：五味消毒饮加减，蒲公英 30g、金银花 20g、野菊花 15g、紫花地丁 12g、天葵子 12g、猪苓 15g、茯苓 12g、车前子（包煎）9g、泽泻 15g、茵陈 12g、赤芍 15g、牡丹皮 15g、黄柏 6g、栀子 12g、牛膝 15g。

（3）脾虚证

主症：带下色白或淡黄，质黏稠，无味，面色㿠白或萎黄，四肢不温，精神疲倦，纳少便溏，舌淡苔白或腻，脉滑缓。

治法：健脾益气，升阳除湿。

处方：完带汤加减，党参 12g、白术 12g、山药 15g、白芍 12g、苍术 10g、陈皮 19g、荆芥穗 6g、柴胡 6g、车前子（包煎）15g、甘草 6g。

（4）肾阳虚

主症：白带清冷，量多，质稀薄，淋漓不断，腰疼如折，小腹冷痛，小便频数清长，大便溏薄，舌质淡，苔薄白，脉沉迟。

治法：温肾培元，固涩止带。

处方：内补丸，鹿茸（冲服）1.5g、菟丝子 20g、沙苑子 10g、黄芪 15g、肉桂 6g、桑螵蛸 15g、肉苁蓉 12g、制附子 10g、蒺藜 10g、紫菀 12g。

（5）阴虚夹湿

主症：带下量较多，质稍稠，色黄或赤白相兼，有臭味，阴部灼热或痛痒；伴五心烦热，失眠多梦，咽干口燥，头晕耳鸣，腰酸腿软；舌质红，苔薄黄或黄腻，脉细数。

治法：滋阴益肾，清热祛湿。

处方：知柏地黄丸加减，生地黄 15g、山药 10g、山茱萸 10g、泽泻 9g、茯苓 9g、丹参 9g、黄柏 9g、知母 9g、芡实 9g、金樱子 9g。

2. 外治法

野菊花 30g、黄柏 20g、苦参 20g、生百部 20g、枯矾 10g、蛇床子 30g，包煎取汁 400mL，熏洗坐浴，每次 15～20min。

【预防及健康指导】

注意个人卫生，勤换内裤，平时着棉质内裤。保持外阴清洁、干燥。治疗期间禁性生活，物理治疗后禁性生活 2 个月。积极治疗性传播疾病。

第六节　盆腔炎性疾病后遗症

盆腔炎性疾病后遗症常为急性盆腔炎未能彻底治疗，或患者体质较差，病程迁延所致，但亦可无急性炎症病史。中医认为本病归属“带下病”“妇人腹痛”等范畴。

盆腔炎性疾病后遗症包括慢性输卵管炎、输卵管积水、输卵管卵巢炎、输卵管卵巢囊肿、慢性盆腔结缔组织炎，系由外源性病原体和内源性病原体引起，内源性病原体来自寄居于阴道内的菌群，包括需氧菌及厌氧菌，可以仅为需氧菌或仅为厌氧菌感染，但以需氧菌及厌氧菌混合感染多见，据文献报道 70%～80% 盆腔脓肿可培养出厌氧菌。

【诊断要点】

1. 临床表现

（1）不孕　输卵管粘连阻塞可致不孕。盆腔炎性疾病后不孕发生率为 20%～30%。

（2）异位妊娠　盆腔炎性疾病后异位妊娠发生率是正常妇女的 8～10 倍。

（3）慢性盆腔痛　炎症形成的粘连、瘢痕以及盆腔充血，常引起下腹部坠胀、疼痛及腰骶部酸痛，常在劳累、性交后及月经前后加剧。文献报道约 20% 急性盆腔炎发作后遗留慢性盆腔痛。慢性盆腔痛常发生在盆腔炎性疾病急性发作后的 4～8 周。

（4）盆腔炎性疾病反复发作　由于盆腔炎性疾病造成的输卵管组织结构破坏，局部防御功能减退，若患者仍处于同样的高危因素，可造成再次感染导致盆腔炎性疾病反复发作。有盆腔炎性疾病病史者，约 25% 将再次发作。

2. 体征

子宫常呈后位，活动受限或粘连固定。若为输卵管炎，则在子宫一侧或两侧触到增粗的输卵管，呈索条状，并有轻度压痛。若为输卵管积水或卵巢囊肿，则在盆腔一侧或两侧摸到囊性肿物，活动多受限。若为盆腔结缔组织炎时，子宫一侧或两侧有片状增厚、压痛，宫骶韧带增粗、变硬、有压痛。

3. 辅助检查

B 超可见两侧附件增宽、变厚，或有炎性包块。子宫输卵管碘油造影显示输卵管部分或完全堵塞。

4. 诊断

有急性盆腔炎史以及症状和体征者，诊断多无困难，但有时患者症状较多，而无明显盆腔炎病史及阳性体征，此时对慢性盆腔炎的诊断需慎重，以免轻率作出诊断造成患者思想负担。

【鉴别诊断】

（1）子宫内膜异位症　痛经较显著，若能摸到典型结节，有助于诊断。鉴别困难时可行腹腔镜检查。

（2）卵巢囊肿　卵巢囊肿一般以圆形或椭圆形较多，周围无粘连，活动自如。

（3）卵巢癌　卵巢癌为实性包块，B 型超声检查有助于鉴别。

【西医治疗】

1. 一般治疗

解除患者思想顾虑，增强治疗的信心，增加营养，锻炼身体，注意劳逸结合，提高机体抵抗力。

2. 抗生素治疗

（1）头孢替坦 2g，静脉滴注，1 次 /12h；或头孢西丁 2g，静脉滴注，1 次 /6h；或头孢曲松 1g，静脉滴注，1 次 /24h。如所选药物不覆盖厌氧菌，加用甲硝唑 0.5g，静脉滴注，1 次 /12h。为覆盖非典型病原微生物，需加用多西环素 0.1g，口服，1 次 /12h；或米诺环素 0.1g，口服，1 次 /12h。

（2）氧氟沙星 0.4g，静脉滴注，1 次 /12h；或左氧氟沙星 0.5g，静脉滴注，1 次 /d。为覆盖厌氧菌，需加用甲硝唑 0.5g，静脉滴注，1 次 /12h。

（3）氧氟沙星 0.4g，口服，2 次 /d，或左氧氟沙星 0.5g，口服，1 次 /d；加用甲硝唑 0.4g，口服，2 次 /d。

（4）莫西沙星 0.4g，口服，1 次 /d。

说明：静脉给药治疗者应在临床症状改善后继续静脉给药至少 24h，然后转为口服药物治疗，总治疗时间至少持续 14d。如确诊为淋病奈瑟菌感染，首选（1）治疗方案。

3. 其他药物治疗

在某些情况下，抗生素与地塞米松同时应用，口服地塞米松 0.75mg 每日 3 次，停药时注意逐渐减量。

4. 物理疗法

温热的良性刺激可促进盆腔局部血液循环。改善组织的营养状态，提高新陈代谢，以利炎症的吸收和消退。常用的有短波、超短波、离子透入（可加入各种清热解毒类中药）、蜡疗等。

5. 手术治疗

有肿块如输卵管积水或输卵管卵巢囊肿可行手术治疗；存在小的感染灶，反复引起炎症发作者亦宜手术治疗。手术以切除病灶为原则，避免遗留病灶再有复发的机会，年轻女性采用保守性手术为主，年龄大、无生育要求者行单侧附件切除术或子宫全切除术加双侧附件切除术。

【转诊指征】

形成输卵管积水或急性发作形成盆腔积脓、脓肿等情况，需要手术者宜转诊治疗。

【中医治疗】

1. 辨证论治

（1）肾阳虚衰证

主症：小腹冷痛下坠，喜温喜按，腰酸膝软，头晕耳鸣，畏寒肢冷，小便频数，夜尿量多，大便不实。舌质淡，苔白滑，脉沉弱。

治法：温肾助阳，暖宫止痛。

处方：温胞饮加减，人参 9g、白术 30g、巴戟天 30g、补骨脂 6g、杜仲 9g、菟丝子 9g、芡实 9g、山药 9g、肉桂 6g、附子（先煎）1g。

（2）血虚失荣证

主症：小腹隐痛，喜按，头晕眼花，心悸少寐，大便燥结，面色萎黄，舌淡，苔少，脉细。

治法：补血养营，和中止痛。

处方：当归建中汤加减，当归 15g、桂枝 9g、白芍 9g、甘草

6g、生姜 9g、大枣 9g、饴糖 9g。

（3）感染邪毒证

主症：小腹疼痛，或全腹疼痛，拒按，寒热往来，发热恶寒，或持续高热，日晡时热甚，带下最多，臭秽如脓，或带中夹血，心烦口渴，甚则神昏谵语，大便秘结，小便短赤。舌红，苔黄而干，脉弦数。

治法：清热解毒，凉血化瘀。

处方：解毒活血汤加减，连翘 10g、葛根 6g、柴胡 9g、当归 6g、生地黄 15g、赤芍 9g、桃仁 24g、红花 15g、枳壳 3g、甘草 6g、金银花 15g、黄芩 10g。

（4）湿热瘀结证

主症：小腹疼痛拒按，有灼热感，或有积块，伴腰部胀痛，低热起伏，带下量多，黄稠，有臭味，小便短黄，舌红，苔黄腻，脉弦滑而数。

治法：清热除湿，化瘀止痛。

处方：清热调血汤加减，当归 15g、川芎 10g、白芍药 10g、生地黄 9g、黄连 6g、香附 15g、桃仁 10g、红花 9g、延胡索 9g、牡丹皮 9g、蓬莪术 9g、败酱草 10g、薏苡仁 10g、土茯苓 10g。

（5）气滞血瘀证

主症：小腹或少腹胀痛，拒按，胸胁乳房胀痛，脘腹胀满，食欲欠佳，烦躁易怒，时欲太息，舌质紫暗或有瘀点，脉弦涩。

治法：行气活血，化瘀止痛。

处方：牡丹散加减，牡丹皮 15g、桂心 10g、当归 10g、延胡索 9g、莪术 9g、牛膝 9g、赤芍 9g、三棱 9g。

（6）寒湿凝滞证

主症：小腹冷痛，痛处不移，得温痛减，带下量多，色白质稀，形寒肢冷，面色青白，舌淡，苔白腻，脉沉紧。

治法：散寒除湿，化瘀止痛。

处方：少腹逐瘀汤加减，小茴香 1.5g、干姜 3g、元胡 3g、没药 6g、当归 9g、川芎 6g、肉桂 3g、赤芍 6g、生蒲黄 9g、五灵脂 6g、苍术 15g、茯苓 15g。

2. 中药保留灌肠

大血藤 30g、败酱草 20g、丹参 15g、赤芍 10g、延胡索 10g、三棱 10g、莪术 10g。水煎浓缩 100mL，每次 50～100mL 保留灌肠，每日 1 次，14 天为 1 疗程，经期停药。

3. 针灸治疗

取中极、关元、归来、三阴交、足三里、肾俞，每次任选 2～3 穴，隔日 1 次。

【预防与健康指导】

注意个人卫生，锻炼身体，增强体质，及时彻底治疗急性盆腔炎。加强公共卫生教育，提高公众对生殖道感染的认识及预防感染的重要性。及时治疗盆腔炎性疾病，防止后遗症的发生。

第七节　异常子宫出血

异常子宫出血是妇科常见的症状和体征，指与正常月经的周期频率、规律性、经期长度、经期出血量中的任何 1 项不符、源自子宫腔的异常出血。本节内容仅限定于生育期非妊娠妇女，不包括妊娠期、产褥期、青春期前和绝经后出血。既往所称的“功能失调性子宫出血（功血）”，包括“无排卵功血”和“排卵性月经失调”两类，根据中华医学会妇产科学分会内分泌学组 2014 年建议，不再使用“功能失调性子宫出血（功血）”。分为排卵性和无排卵性两类，中医认为本病多属于“崩漏”“月经先期”等范畴。

异常子宫出血可以发生在月经初潮至绝经的任何年龄，50% 患者发生于绝经前期，育龄期妇女占 30%，青春期占 20%。

【诊断要点】

1. 症状与体征

临床上最常见的症状是子宫不规则出血，表现为月经周期紊乱，经期长短不一，经量不定或增多，甚至大量出血。出血期间一般无腹痛或其他不适，出血量多或时间长时常继发贫血，大量出血可导致休克。根据出血的特点，异常子宫出血包括以下几种：

（1）月经过多　周期规则，经期延长（＞7 日）或经量增多（＞80mL）。

（2）子宫不规则过多出血　周期不规则，经期延长，经量过多。

（3）子宫不规则出血　周期不规则，经期延长而经量正常。

（4）月经频发，周期缩短，＜21 日。

2. 体格检查

检查有无贫血、甲减、甲亢、多囊卵巢综合征及出血性疾病的阳性体征。妇科检查应排除阴道、宫颈及子宫病变；注意出血来自宫颈局部还是来自宫颈管内。

3. 辅助检查

全血细胞计数：确定有无贫血及血小板减少。凝血功能检查及尿妊娠试验或血 β-HCG 检测：除外妊娠。盆腔超声了解子宫内膜厚度及回声，以明确有无宫腔占位病变及其他生殖道器质性病变等。基础体温测定（BBT）不仅有助于判断有无排卵，还可提示黄体功能不全（体温升高天数≤11 天）、黄体萎缩不全（高相期体温下降缓慢伴经前出血）。血激素检查：适时测定孕酮水平可确定有无排卵及黄体功能，测定甲状腺素可迅速排除甲状腺功能异常，测定催乳素及其他内分泌激素水平以利于鉴别诊断。诊断性刮宫或宫腔镜下刮宫适用于异常子宫出血病程超过半年或超声子宫内膜厚度＞12mm 或年龄＞40 岁者，首次就诊可考虑采用诊断性刮宫或宫腔镜下刮宫，以了解子宫内膜情况。

【鉴别诊断】

（1）全身系统性疾病

① 血液病　最常见的血液病是血小板减少性紫癜，其他如再生障碍性贫血、白血病等。

② 内分泌代谢性疾病　如甲状腺功能减退、肾上腺皮质功能异常及糖尿病等引起的持续性无排卵。

③ 肝病　影响了雌激素代谢或凝血因子的合成等。

④ 肾功能衰竭透析治疗后、红斑狼疮。

（2）生殖系统疾病

① 妊娠并发症　各种流产、异位妊娠、葡萄胎。

② 肿瘤　子宫肌瘤、宫颈癌、子宫内膜癌或肉瘤、绒毛膜癌、卵巢肿瘤，尤其是分泌雌激素的性索间质瘤，输卵管癌。

③ 炎症　一般或特异性如结核、子宫内膜炎、子宫腺肌病、子宫内膜异位症、子宫内膜息肉。

④ 生殖道创伤、异物。

⑤ 子宫动静脉畸形、子宫内膜血管瘤。

（3）医源性出血　放置避孕环后（尤其是释放铜环），使用激素类避孕药后，包括口服、肌注、埋植，宫颈电烙后，服抗凝血药、水杨酸类及非甾体抗炎药后，性激素服用不当等。

【西医治疗】

1. 无排卵性异常子宫出血的治疗

（1）止血

① 雌孕激素联合用药止血效果优于单一药物。常用口服避孕药，在青春期和生育年龄无排卵性功血常有效。去氧孕烯炔雌醇片（妈富隆）或炔雌醇环丙孕酮片（达因-35），每次1～2片每8～12h1次，血止3日后每3日减1/3量，至每日1片维持至血止21日。

② 雌激素

a. 结合雌激素针剂：25mg 静脉注射，每 4～6h1 次，用 2～3 次，次日给口服结合雌激素，3.75～7.5mg/d，每 3 日减 1/3 量；或 24～48h 与口服避孕药。

b. 结合雌激素片剂：1.25mg po q6h（血止后每 3 日递减 1/3 量，维持量 1.25mg/d）；或戊酸雌二醇片 2mg q4～6h，血止后每 3 日递减 1/3 量，维持量 2mg/d。

说明：也称“子宫内膜修复法”，适用于出血时间长、量多致血红蛋白＜80g/L 的青春期患者。所有雌激素疗法在血红蛋白增加至 80～90g/L 以上后均必须加用孕激素撤退。有血液高凝或血栓性疾病史者禁忌应用大剂量雌激素止血。

③ 孕激素　适用于体内有一定雌激素水平、血红蛋白水平＞80g/L、生命体征稳定者。

a. 黄体酮 20～40mg im qd（应用 5 天左右）

b. 甲羟孕酮 10mg po qd（应用 10 天左右）

说明：适用出血量不多患者。上述药物停药后 2～3 天后子宫内膜规则脱落，约 1 周血止。称为“药物刮宫法”或“子宫内膜脱落法”，自撤退性出血第 5 天开始调经治疗。

c. 炔诺酮（妇康片）5mg po q8h（血止 3 日后每 3 日递减 1/3 量，减至维持量 2.5～5mg/d，服至血止 21 日后停药，停药后 3～7 天出血撤药性出血）

④ 刮宫术　刮宫可迅速止血，并具有诊断价值，可了解内膜病理，除外恶性病变。对于绝经过渡期及病程长的育龄期患者应首先考虑使用刮宫术，对未婚无性生活史青少年除非要除外内膜病变，不轻易做刮宫术，仅适于大量出血且药物治疗无效需立即止血或需检查子宫内膜组织学者。

（2）辅助治疗

① 一般止血药　氨甲环酸（妥塞敏）1g，2～3 次 / 日，或酚

磺乙胺、维生素 K 等。

② 丙酸睾酮　具有对抗雌激素作用，减少盆腔充血和增加子宫张力，可以减少子宫出血量，起协助止血作用。

③ 矫正凝血功能　出血严重时可补充凝血因子，如纤维蛋白原、血小板、新鲜冻干血浆或新鲜血。

④ 矫正贫血　对中重度贫血患者在上述治疗的同时给予铁剂和叶酸治疗，必要时输血。

⑤ 抗感染治疗　出血时间长，贫血严重，抵抗力差，或有合并感染的临床征象时应及时应用抗生素。

（3）诱导排卵及调节周期　采用上述方法达到止血目的后，因病因并未去除，停药后多数复发，需随后采取措施控制周期，防止子宫异常出血再次发生。对要求生育的患者应根据无排卵的病因选择促排卵药物，最常用的是克罗米芬，首次剂量为每日 50mg，从周期第 5 天起，连服 5 天，同时测定基础体温以观察疗效，以后可酌情增加至每天 100～150mg。对于要求避孕的患者可服用各种短效避孕药控制出血。对于未婚青春期或克罗米芬无效者，可周期性用孕激素 7～10 天，使内膜按期规则脱落，从而控制周期，对体内雌激素水平低落者则应用雌孕激素序贯替代治疗控制周期，青春期未婚者亦可服用克罗米芬促排卵，但疗程不宜过长。对绝经过渡期患者可每隔 1～2 个月用孕激素配伍丙酸睾酮使内膜脱落 1 次，若用药后 2 周内无撤退出血，则估计体内雌激素水平已低落，绝经将为时不远，只需观察随诊。若有子宫内膜非典型增生时，应根据病变程度（轻、中、重）、患者年龄、有无生育要求决定治疗方案。病变轻、年轻、有生育要求者可用合成孕激素治疗，疗程一般 3 个月，复查子宫内膜，根据对药物的反应决定停药、继续用药或改为手术治疗。若病变消失，则应改用促排卵药物争取妊娠。病变重、年龄在 40 岁以上、无生育要求者，可手术切除子宫。

① 孕激素　可于撤退性出血第15天起，使用地屈孕酮10～20mg/d×10天，或微粒化孕酮200～300mg/d×10天，或甲羟孕酮4～12mg/d，每日分2～3次，连用10～14天。酌情应用3～6个周期。

② 口服避孕药　可很好地控制周期，尤其适用于有避孕需求的患者。一般在止血用药撤退性出血后，周期性使用口服避孕药3个周期，病情反复者酌情延至6个周期。应用口服避孕药的潜在风险应予注意，有血栓性疾病、心脑血管疾病高危因素及40岁以上吸烟的女性不宜应用。

③ 雌、孕激素序贯法　如孕激素治疗后不出现撤退性出血，考虑是否内源性雌激素水平不足，可用雌、孕激素序贯法。绝经过渡期患者伴有绝经症状且单纯孕激素定期撤退不能缓解者，按2023年版《中国绝经管理与绝经激素治疗指南》处理。

④ 左炔诺孕酮宫内缓释系统（LNG-IUS）：可有效治疗异常子宫出血。原理为在宫腔内局部释放左炔诺孕酮，抑制内膜生长。

（4）手术治疗

对于药物治疗疗效不佳或不宜用药、无生育要求的患者，尤其是不易随访的年龄较大者及病理为癌前期病变或癌变者，应考虑手术治疗。手术方法包括子宫内膜去除术、全子宫切除术。

2. 排卵型功血的治疗

（1）月经过多的治疗

① 药物治疗

a. 止血药　氨甲环酸（妥塞敏）1g，2～3次/日，可减少经量54%。经血量＜200mL者，应用后92%经血量＜80mL。无栓塞增加报道。不良反应有轻度恶心、头晕、头痛等。也可应用酚磺乙胺、维生素K等。

b. 左炔诺孕酮宫内缓释系统（LNG-IUS）　宫腔释放左炔诺孕酮20μg/d，有效期5年。可使经量减少，有20%～30%闭经。副作用少，最初6个月可能有突破性出血。

c. 孕激素内膜萎缩法　详见无排卵型功血治疗。

d. 复方短效口服避孕药　抑制内膜增生，使内膜变薄，减少出血量。

② 手术治疗子宫内膜去除术、子宫切除或子宫动脉栓塞术。

（2）月经周期间出血治疗

建议先对患者进行1～2个周期的观察，测定基础体温，明确出血类型，排除器质性病变，再进行干预。

① 围排卵期出血　对症止血。亦可用复方短效口服避孕药，抑制排卵，控制周期。

② 经前出血（黄体功能不足）　出血前补充孕激素或hCG早卵泡期应用氯米酚促排卵以改善卵泡发育及黄体功能。亦可用复方短效口服避孕药，

③ 月经期长（黄体萎缩不全）周期第5～7天用小剂量雌激素助修复或氯米酚促卵泡正常发育，或前周期黄体期用孕激素促内膜脱落。亦可用复方短效口服避孕药。

注：复方短效口服避孕药尤其适用于有避孕需求的患者。一般周期性使用口服避孕药3个周期，病情反复者酌情延至6个周期。应用口服避孕药的潜在风险应予注意，有血栓性疾病、心脑血管疾病高危因素及40岁以上吸烟的女性不宜应用。

【转诊指征】

月经失调，月经量多继发贫血，有手术指征者需转诊。

【中医治疗】

1. 辨证论治

（1）血热证

① 实热证

主症：经血非时暴下，或淋漓不净又时而增多，色深红或鲜

红，质稠，或有血块，唇红目赤，烦热口渴，或大便干结，小便黄，舌红苔黄，脉滑数。

治法：清热凉血，止血调经。

处方：清热固经汤加减，黄芩 15g、栀子 9g、生地黄 9g、地骨皮 9g、地榆 9g、阿胶（烊化）9g、藕节 9g、棕榈炭 9g、龟甲 20g、牡蛎 20g、生甘草 6g。

② 虚热证

主症：经血非时而下，量少淋漓，血色鲜红而质稠，心烦潮热，小便黄少，或大便干燥，舌质红，苔薄黄，脉细数。

治法：养阴清热，止血调经。

处方：上下相资汤加减，人参 15g、沙参 9g、玄参 9g、麦冬 9g、玉竹 9g、五味子 9g、熟地黄 9g、山茱萸 9g、车前子 9g、牛膝 9g。

（2）肾虚证

① 肾阴虚证

主症：经血非时而下量多或淋漓不净，色鲜红，质稠，头晕耳鸣，腰膝酸软，或心烦，舌质偏红，苔少，脉细数。

治法：滋肾益阴，止血调经。

处方：左归丸合二至丸加减，熟地黄 15g、山药 15g、枸杞子 9g、山茱萸 9g、川牛膝 9g、菟丝子 9g、鹿角胶 9g、龟甲胶 9g、女贞子 9g、墨旱莲 9g。

② 肾阳虚证

主症：经血非时而下，出血量多或淋漓不净，色淡质清，畏寒肢冷，面色晦暗，腰腿酸软，小便清长，舌质淡，苔薄白，脉沉细。

治法：温肾固冲，止血调经。

处方：右归丸加减，附子 5g、肉桂 9g、熟地黄 15g、山药 9g、山茱萸 9g、枸杞子 9g、菟丝子 9g、鹿角胶 9g、当归 9g、杜仲 9g、补骨脂 9g、淫羊藿 9g。

（3）脾虚证

主症：经血非时而下，崩中暴下继而淋漓，血色淡而质薄，气短神疲，面色㿠白，或面浮肢肿，四肢不温，舌质淡，苔薄白，脉弱或沉细。

治法：补气升阳，止血调经。

处方：举元煎合安冲汤加减，黄芪 15g、白术 9g、生地黄 9g、白芍 9g、续断 9g、海螵蛸 9g、茜草 9g、生龙骨（先煎）9g、生牡蛎（先煎）9g、人参 9g、炙甘草 6g、升麻 6g、炮姜炭 9g。

（4）血瘀证

主症：经血非时而下，时下时止，或淋漓不净，色紫黑有块，或有小腹不适，舌质紫暗，苔薄白，脉涩或细弦。

治法：活血化瘀，止血调经。

处方：四草汤加减，鹿衔草 9g、马鞭草 9g、茜草炭 9g、益母草 9g、三七 9g、蒲黄 9g。

2. 中成药

（1）宫血宁　3 片 po tid

（2）葆宫止血颗粒　1 包 po tid

3. 针灸疗法

（1）虚证

取穴：关元、三阴交、肾俞、交信。

配穴：气虚配气海、脾俞、膏肓、足三里；阳虚配气海、命门、复溜；阴虚配然谷、阴谷。

操作：针刺用补法，酌情用灸。

（2）实证

取穴：气海、三阴交、隐白。

配穴：血热配血海、水泉；湿热配中极、阴陵泉；气郁配太冲、支沟、大敦；血瘀配地机、气冲、冲门。

操作：针刺用泻法。

【预防与健康指导】

妇女注意经期保健。保持外阴清洁，调节情志，经期一定要保持情绪稳定、心情舒畅，避免不良刺激，以防月经不调。注意劳逸结合，经期可照常工作、学习，从事一般的体力劳动，可以促进盆腔的血液循环，从而减轻腰背酸痛及下腹不适，但应避免重体力劳动与剧烈运动，因过劳可使盆腔过度充血，引起月经过多、经期延长及腹痛腰酸等；并保证充足睡眠，以保持充沛精力。饮食有节，不可过食生冷，不可过食辛辣香燥伤津食物，减少子宫出血。寒暖适宜，注意气候变化，特别要防止高温日晒、风寒雨淋或涉水、游泳、用冷水洗头洗脚、久坐冷地等。

第八节　痛经

痛经是指经期前后或月经前出现下腹部疼痛、坠胀，伴有腰酸或其他不适，症状严重影响生活和工作。本病中医亦称为“痛经”或“经行腹痛”。

痛经分为原发性和继发性两类。原发性指生殖器官无器质性病变的痛经，占痛经 90% 以上；继发性痛经指由盆腔器质性疾病引起的痛经。本节仅述原发性痛经。

原发性痛经在青春期多见，常在初潮后 1～2 年内发病。

【诊断要点】

1. 临床表现

原发性痛经青春期多见；疼痛多发生在月经来潮后开始，经期第 1 天最剧烈，持续 2～3 天后缓解，疼痛常呈痉挛性，通常位于下腹部耻骨上，可放射至腰骶部和大腿内侧；可伴恶心、呕吐、腹泻、头晕、乏力等症；妇科检查常无异常发现。

2. 诊断与鉴别诊断

根据月经期下腹疼痛，妇科检查无阳性体征，临床可诊断。但需与子宫内膜异位症、子宫腺肌病、盆腔炎性疾病相鉴别。

【西医治疗】

1. 一般治疗

重视心理治疗，避免精神紧张和过度劳累，合理安排工作和生活。疼痛明显时注意保暖，可予局部热敷。

2. 药物治疗

（1）地西泮片 5.0mg po qn

（2）山莨菪碱 10mg im

说明：止痛、镇静、解痉治疗。

（3）布洛芬 200～400mg po tid/qid

说明：选择能抑制组织内前列腺素合成酶的活性，减少前列腺素产生，减轻或抑制子宫肌肉的异常收缩，以起到镇痛的作用。

（4）避孕药 I 号（复方炔诺酮片）1 片 po qn（于月经周期第 5 日开始，连服 22 日）

说明：适用于有避孕要求的痛经患者，口服避孕药可抑制排卵，从而使经血中的前列腺素（PG）浓度降低，因无黄体生成，子宫内膜无分泌期改变，以起到治疗作用。

【转诊指征】

痛经剧烈，药物治疗效果不明显者。

【中医治疗】

1. 辨证论治

（1）气滞血瘀

主症：每于经前一两日或经期小腹胀痛，胀甚于痛，拒按，或伴乳房胀痛、胸胁胀满不适或月经先后无定期，量少，或经行不畅，经色紫暗有块，血块排出后痛减，常伴有烦躁易怒，甚或恶心呕吐，舌紫暗或瘀点，脉弦滑或弦涩。

治法：理气活血，祛瘀止痛。

处方：膈下逐瘀汤加减，当归 9g、川芎 6g、赤芍 12g、桃仁 10g、红花 9g、枳壳 18g、延胡索 9g、五灵脂 10g、牡丹皮 12g、乌药 9g、香附 12g、甘草 6g。

（2）寒凝血瘀

主症：经前或经期小腹冷痛拒按，得热痛减，或经期延后，月经量少，经色瘀暗有块，或畏寒身痛，手足欠温，面色青白，舌暗，苔白润或腻，脉沉紧。

治法：温经散寒，化瘀止痛。

处方：温经汤加减，吴茱萸 3g、小茴香 6g、桂枝 5g、当归 10g、川芎 6g、白芍 12g、干姜 5g、法半夏 10g、香附 15g、乌药 9g、延胡索 10g、甘草 6g。

（3）湿热瘀结

主症：经前或经期小腹疼痛，拒按，有灼热感，或伴腰酸胀痛，或平时即感小腹疼痛、经期加剧，或低热起伏，伴有月经先期、月经过多或经期延长，经色暗红，质稠有块，或平时带下黄稠、阴痒，小便黄短，大便不爽，舌红苔黄腻，脉弦数或滑数。

治法：清热除湿，化瘀止痛。

处方：清热调血汤加减，当归 9g、川芎 6g、白芍 12g、生地黄 15g、黄连 6g、香附 12g、桃仁 9g、红花 10g、莪术 9g、延胡索 12g、牡丹皮 9g、红藤 15g、败酱草 15g、薏苡仁 15g。

（4）气血虚弱

主症：经期或经后 1～2 天，小腹隐隐作痛，喜按，伴见小腹或阴部空坠，经血量少，色淡，质清稀，或月经后期，面色萎黄无华，神疲倦怠，气短懒言，舌淡苔白，脉细弱。

治法：益气养血，调经止痛。

处方：八珍汤加减，当归 12g、川芎 9g、党参 15g、白术 15g、黄芪 15g、生姜 9g、大枣 12g、白芍 12g、甘草 9g、香附

12g。

（5）肝肾不足

主症：经期或经后少腹绵绵作痛，腰部酸胀，经色淡红，量少，质稀薄，或有潮热，或耳鸣，或头晕目眩，舌淡苔薄白或薄黄，脉细弱。

治法：滋养肝肾，和营止痛。

处方：归肾丸加减，杜仲 15g、菟丝子 20g、熟地黄 15g、山茱萸 9g、枸杞子 12g、当归 12g、茯苓 12g、白芍 12g、甘草 6g、香附 12g。

2. 中成药

① 元胡止痛片　3 片 po tid（用于痛经属气滞血瘀证）

② 妇科调经片　2 片 po tid（用于痛经属气滞血瘀证）

3. 针灸治疗

针刺以合谷、三阴交为主穴，留针 15～20min，实证用泻法，虚证用补法。

【预防与健康指导】

妇女注意经期保健。保持外阴清洁，调节情志，经期一定要保持情绪稳定，心情舒畅，避免不良刺激，劳逸结合，经期可照常工作、学习，从事一般的体力劳动，可以促进盆腔的血液循环，从而减轻腰背酸痛及下腹不适，但应避免重体力劳动与剧烈运动，因过劳可使盆腔过度充血，反致加重；并保证充足睡眠，以保持充沛精力。饮食有节，不可过食寒凉之品。寒暖适宜注意气候变化，特别要防止冒雨涉水、游泳或用冷水洗头洗脚、久坐冷地等。经期尚需注意性卫生，尽量避免性生活，以免引发感染。

第九节　绝经综合征

绝经综合征是指妇女在绝经前后出现性激素波动或减少所

致的一系列躯体及精神心理症状。本病归属于“心悸”“失眠”“脏躁”“崩漏”等范畴。

绝经综合征多发生于45～55岁，或有手术或放射线破坏卵巢的病史。一般在绝经过渡期月经紊乱时，这些症状已经开始出现，可持续至绝经后2～3年，仅少数人到绝经5～10年后症状才能减轻或消失。绝经综合征虽然表现为许多症状，但它的本质却是妇女在一生中必然要经历的一个内分泌变化的过程。

【诊断要点】

1. 临床表现

（1）近期症状

① 月经紊乱　绝大多数妇女先出现月经周期紊乱，月经周期缩短或淋漓不止。

② 小部分妇女出现不规则出血，量多，然后逐渐停止。

③ 血管舒缩综合征　潮红、烘热、心悸。

④ 自主神经失调症状　常出现如心悸、眩晕、头痛、失眠、耳鸣等自主神经失调症状。

⑤ 精神神经症状　忧虑、抑郁、烦躁、易激动与失眠。

（2）远期症状

① 泌尿生殖道症状　主要表现为泌尿生殖道萎缩症状，出现阴道干燥、性交困难及反复阴道感染，排尿困难、尿痛、尿急等反复发生的尿路感染。

② 骨质疏松　绝经后妇女雌激素缺乏使骨质吸收增加，导致骨量快速丢失而出现骨质疏松。50岁以上妇女半数以上会发生绝经后骨质疏松，一般发生在绝经后5～10年内，最常发生在椎体。

③ 心血管病变　绝经后妇女动脉硬化、冠心病较绝经前明显增加，可能与雌激素下降有关。

2. 实验室检查

（1）血清 FSH 值及 E_2 值测定　应检查血清 FSH 值及 E_2 值了解卵巢功能。绝经过渡期血清 FSH＞10U/L，提示卵巢储备功能下降。闭经 FSH＞40U/L 且 E_2＜10～20pg/mL，提示卵巢功能衰竭。

（2）抗米勒管激素（AMH）测定　AMH 低至 1.1ng/mL 提示卵巢储备下降；若低于 0.2ng/mL 提示即将绝经；绝经后 AMH 一般测不出来。

【西医治疗】

1. 一般治疗

围绝经期精神神经症状可因神经类型不稳定或精神状态不健全而加剧。应进行心理治疗。必要时选用适量镇静药以助睡眠。老年妇女应坚持锻炼身体，增加日晒时间，摄入足量蛋白质及含钙丰富食物，预防骨质疏松。

（1）艾司唑仑 2.5mg po qn

（2）谷维素 20mg po tid

2. 性激素治疗

（1）雌激素

① 戊酸雌二醇 0.5～2mg po qd

② 结合雌激素 0.3～0.625mg po qd

③ 17 雌二醇经皮贴膜 qw/biw（根据剂型决定）。

④ 尼尔雌醇 1～2mg po biw。

（2）组织选择性雌激素活性调节药

替勃龙 1.25～2.5mg po qd

说明：还用于预防和治疗骨质疏松。

（3）选择性雌激素受体调节药

雷洛昔芬 60mg po qd

说明：同时也可预防和治疗骨质疏松。长期应用有发生静脉血栓的可能。

（4）孕激素制剂

甲羟孕酮 2～6mg po qd

（5）治疗注意事项

① 用药途径

a. 胃肠道外途径　能缓解潮热，防止骨质疏松，能避免肝脏首过效应，对血脂影响较小。

b. 经阴道给药　常用药物有 E_3 栓和 E_2 阴道环及结合雌激素霜。主要用于治疗下泌尿生殖道局部低雌激素症状。

c. 经皮肤给药　包括皮肤贴膜及涂胶，主要药物为 17- 雌二醇，每周使用 1～2 次。可使雌激素水平恒定，方法简便。

② 方案

a. 雌激素 + 周期性孕激素　雌激素每周期应用 21～25 日，后 10～14 日加用孕激素，每周期停用 6～8 日。模拟自然月经周期。适用于年龄较轻的绝经早期妇女。

b. 雌激素 + 连续性孕激素　每日同时口服雌激素加孕激素。不发生撤药性出血，但可发生不规则淋漓出血，常发生在用药 6 个月以内。适用于绝经多年妇女。

c. 单用雌激素治疗　适用于子宫已切除妇女。

③ 用药时间　选择最小剂量且有效的短时间用药。在卵巢功能开始减退并出现相关绝经症状后即可开始应用，治疗期间以 3～5 年为宜，需定期评估，明确受益大于风险方可继续使用。停止雌激素治疗时，一般主张应缓慢减量或间歇用药，逐步停药，防止症状复发。

④ 副作用及危险性

a. 子宫出血　性激素替代治疗时的子宫异常出血多为突破性出血，必须高度重视，查明原因，必要时行诊断性宫刮，排除子宫内膜病变。

b. 性激素副作用

雌激素：剂量过大可引起乳房胀、白带多、头痛、水肿、色素沉着等，应酌情减量，或改用雌三醇。

孕激素：副作用包括抑郁、易怒、乳房痛和水肿，患者常不易耐受。

雄激素：有发生高血脂、动脉粥样硬化、血栓栓塞性疾病危险，大量应用出现体重增加、多毛及痤疮，口服时影响功能。

c. 子宫内膜癌　长期单用雌激素，可使子宫内膜异常增生和子宫内膜癌危险性增加，此种危险性依赖于用药持续时间长短及用药剂量大小。目前对于患者强调孕激素联合使用，能够减低风险。

d. 乳腺癌　应用天然或接近天然的雌孕激素可使增加乳腺癌的发病风险减小，但乳腺癌患者仍是激素补充治疗（HRT）的禁忌证。

e. 卵巢癌　长期使用激素补充治疗，卵巢癌的发病风险可能轻度增加。

f. 糖尿病　激素补充治疗能通过改善胰岛素抵抗而明显降低糖尿病风险。

g. 心血管疾病及血栓性疾病　绝经对心血管疾病的发生有负面影响，激素替代治疗对降低心血管疾病发生有益，但一般不主张激素替代治疗作为心血管疾病的二级预防。没有证据证明天然雌孕激素会增加血栓风险，但对于有血栓疾病者尽量选择经皮给药

3. 非激素类药物

（1）选择性 5- 羟色胺再摄取抑制剂　盐酸帕罗西汀 20mg qd，早上口服，可有效改善血管舒缩症状及神经精神症状。

（2）钙剂　氨基酸螯合钙胶囊 1 粒（含 1g）qd po，可缓解骨质丢失。

（3）维生素 D　适用于围绝经期妇女缺少户外运动者，每日口服 400～500U，与钙剂合用有利于钙的吸收完全。

【转诊指征】

绝经综合征患者出现精神分裂者应转诊。

【中医治疗】

1. 辨证论治

（1）肾阴虚证

主症：经断前后，头晕耳鸣，腰酸腿软，烘热汗出，五心烦热，失眠多梦，口燥咽干，或皮肤瘙痒，月经周期紊乱，量少或多，经色鲜红，舌红，苔少，脉细数。

治法：滋肾益阴，育阴潜阳。

处方：六味地黄丸加减，熟地黄 20g、山药 30g、山茱萸 12g、赤芍 15g、牡丹皮 15g、泽泻 15g、茯苓 12g、生龟甲 10g、生牡蛎（先煎）10g、石决明 15g。

（2）肾阳虚证

主症：经断前后，头晕耳鸣，腰痛如折，腹冷阴坠，形寒肢冷，小便频数或失禁，带下量多，月经不调，量多或少，色淡质稀，精神萎靡，面色晦暗，舌淡，苔白滑，脉沉细而迟。

治法：温肾壮阳，填精养血。

处方：右归丸加减，熟地黄 20g、山药 30g、山茱萸 12g、枸杞子 15g、鹿角胶 15g、菟丝子 20g、杜仲 15g、当归 10g、肉桂 6g、制附子（先煎）6g。

（3）阴阳俱虚

主症：绝经前后，月经紊乱，腰背冷痛，头晕耳鸣，时寒时热，汗出恶风，健忘，面部烘热，舌淡，苔薄白，脉沉细。

治法：调补阴阳。

处方：二仙汤合二至丸加减，仙茅 10g、淫羊藿 10g、巴戟天

10g、当归 10g、白芍 12g、知母 10g、黄柏 9g、女贞子 15g、墨旱莲 15g、菟丝子 20g、何首乌 15g。

2. 针刺法

取穴：肾俞、三阴交、神门、足三里。烦躁易怒者加太冲穴；精神疲乏者加关元穴；心悸失眠者加内关穴；头晕耳鸣者加风池、听会穴；五心烦热者加太溪穴；汗出者加合谷、复溜穴。

3. 耳穴压丸法

取卵巢、肾上腺、交感、子宫、神门等腧穴。

【预防与健康指导】

绝经期女性保持平和心态，做到自我保健可以参考以下几点：平衡心境；积极处理各种人际关系；处世乐观；适当参加体育锻炼和文娱活动；静心养心；定期进行体格检查；保持健康的心理行为方式；饮食合理，补钙。

第十节　子宫肌瘤

子宫肌瘤又称子宫平滑肌瘤，是发生在女性最常见的生殖系统良性肿瘤。主要是平滑肌组织增生所形成。中医认为本病属于“癥瘕”范畴。

根据肌瘤部位分类，可以分为子宫体肌瘤，约占临床的 90%，另外一种是子宫颈肌瘤，这种约占 10%。根据肌瘤与子宫壁的关系，又可分为肌壁间肌瘤、浆膜下肌瘤、黏膜下肌瘤。可单发或多发，70%～80% 多见于 30～50 岁的妇女，以 45 岁最多，20 岁以下少见。

【诊断要点】

1. 症状

多数患者无明显症状，仅于盆腔检查时偶被发现。为最常见月经改变，表现为月经周期缩短、经量增多、经期延长、不规则阴道流血等。下腹包块，表现腹部胀大，下腹扪及肿物，伴有下坠感。白带增多，有时产生大量脓血性排液伴臭味。一般患者无腹痛，常有下腹坠胀、腰背酸痛等，当浆膜下肌瘤蒂扭转时，可出现急性腹痛肌瘤红色变时，腹痛剧烈且伴发热。肌瘤向前或向后生长，可压迫膀胱、尿道或直肠，引起尿频、排尿困难、尿潴留或便秘。当肌瘤向两侧生长，则形成阔韧带肌瘤，其压迫输尿管时，可引起输尿管或肾盂积水；如压迫盆腔血管及淋巴管，可引起下肢水肿。肌瘤压迫输卵管使之扭曲，或使宫腔变形以致妨碍受精卵着床，导致不孕。若患者长期月经过多可导致继发贫血，出现全身乏力、面色苍白、气短、心慌等症状。

2. 妇科检查

发现子宫不规则增大或均匀性增大，如浆膜下肌瘤在子宫表面可扪及单个或数个结节状突起，质硬；黏膜下肌瘤有时可使宫口开大，并通过宫口触到宫腔内肌瘤的下端；如悬垂于阴道内，可看到瘤体并触摸到其蒂部。

3. 辅助检查

B 超检查较为普遍。鉴别肌瘤，准确率可达 93.1%，它可显示子宫增大，形状不规则，肌瘤数目、部位、大小及肌瘤内是否均匀或液化囊变等；以及周围有否压迫其他脏器等表现。宫腔镜检查可诊断黏膜下子宫肌瘤及壁间内突肌瘤。同时可进行腹腔镜检查，或子宫输卵管造影。

【鉴别诊断】

（1）妊娠子宫　子宫肌瘤并发囊性变时，易误诊为妊娠子宫。经 B 型超声检查或 HCG 测定不难确诊。

（2）卵巢肿瘤　实性卵巢肿瘤可能误诊为浆膜下肌瘤；反之，浆膜下肌瘤囊性变也常误诊为卵巢囊肿，当卵巢肿瘤与子宫有粘连时鉴别更为困难，可做B型超声检查，有时需在剖腹探查时方能最后确诊。

（3）子宫腺肌瘤　可有子宫增大、月经增多等。局限型子宫腺肌瘤类似子宫肌壁间肌瘤，质硬。但子宫腺肌病继发性痛经明显，子宫多成均匀增大，较少超过3个月妊娠子宫大小。超声检查及外周血CA125检测有助于诊断。但有时两者可并存。

（4）其他　卵巢子宫内膜异位囊肿、盆腔炎性包块、子宫畸形等。

【西医治疗】

1. 期待疗法

肌瘤较小，无症状，无并发症及无变性，对健康无影响。围绝经期患者，无临床症状，考虑到卵巢功能减退后可能使肌瘤退缩或缩小。以上情况均可采取期待疗法，每3～6个月随访一次。

2. 药物治疗

适用于症状轻、近绝经年龄或全身情况不宜手术者。

（1）促性腺激素释放激素类似物（GnRH-a）

① 亮丙瑞林　成人每4周1次，每次3.75mg，皮下注射。初次给药应从月经周期的1～5天开始。

② 戈舍瑞林　成人每4周1次，每次3.6mg，腹前壁皮下注射。初次给药应从月经周期的1～5天开始。

说明：采用大剂量连续或长期非脉冲式给药。应用指征：缩小肌瘤以利于妊娠；术前控制症状、纠正贫血；术前应用缩小肌瘤，降低手术难度，或使阴式手术成为可能。对近绝经妇女，提前过渡到自然绝经，避免手术。

（2）其他药物

米非司酮 10mg/12.5mg po qd

说明：米非司酮常作为术前用药或提前绝经使用。但不宜长期使用，以防其拮抗糖皮质激素的副作用。甲基睾酮对抗雌激素，使子宫内膜萎缩。

3. 手术治疗

手术适应证：月经过多致继发贫血，药物治疗无效；严重腹痛、性交痛或慢性腹痛、有蒂肌瘤扭转引起的急性腹痛；有膀胱、直肠压迫症状；能确定肌瘤是不孕或反复流产的唯一原因者；肌瘤生长较快，怀疑有恶变。手术可经腹、经阴道或宫腹腔镜下手术。

【转诊指征】

子宫肌瘤有手术指征者应转诊。

【中医治疗】

1. 辨证论治

（1）气滞证

主症：小腹胀满，积块不坚，推之可移，或上或下，痛无定处，舌苔薄白而润，脉沉而弦。

治法：行气导滞，活血消癥。

处方：香棱丸加减，木香 10g、丁香 15g、三棱 25g、枳壳 15g、莪术 25g、青皮 10g、川楝子 15g、小茴香 15g、丹参 20g、香附 15g。

（2）血瘀证

主症：胞中积块坚硬，固定不移，疼痛拒按，伴有面色晦暗，肌肤乏润，月经量多或经期延后，口干不欲饮，舌质红，边有瘀点，脉象沉涩。

治法：活血破瘀，消癥散结。

处方：桂技茯苓丸加减，桂枝 10g、茯苓 15g、牡丹皮 10g、芍药 10g、桃仁 10g、蒲黄（包煎）10g、五灵脂 10g、延胡索 15g、乳香 10g、没药 10g。

（3）痰湿证

主症：下腹部包块，时有作痛，按之柔软，带下较多。偏寒则带下色白质黏腻，形体畏寒，胸脘满闷，小便多，舌苔白腻，舌质暗紫，脉细濡而沉滑。

治法：化痰祛湿，活血消癥。

处方：二陈汤加味，制半夏 10g、陈皮 10g、茯苓 10g、青皮 10g、香附 10g、川芎 15g、三棱 10g、莪术 10g、木香 6g、苍术 10g、甘草 10g。

（4）热毒证

主症：小腹有包块，拒按，小腹或少腹肌腰骶部疼痛，带下量多，色黄或五色杂下，可伴经期提前或延长，经血量多，经前腹痛加重，烦躁易怒，发热口渴，便秘溲黄，舌红，苔黄腻，脉弦滑数。

治法：解毒除湿，破瘀消癥。

处方：银花蕺菜饮加减，金银花 15g、鱼腥草 15g、土茯苓 15g、炒荆芥 10g、甘草 6g、赤芍 12g、牡丹皮 12g、丹参 15g、三棱 10g、莪术 10g、皂角刺 12g。

2. 中成药治疗

（1）桂枝茯苓丸 6g po bid

（2）大黄虫丸 3g po bid

【预防与健康指导】

防止过度疲劳，经期尤需注意休息。保持外阴清洁、干燥，若白带过多，应注意保持外阴清洁。确诊为子宫肌瘤后，应每月到医院检查 1 次。如肌瘤增大缓慢或未曾增大，可半年复查 1 次；如增大明显，则应考虑手术治疗，以免严重出血或压迫腹腔脏器。避免再次妊娠，患子宫肌瘤的妇女在做人工流产后，子宫恢复差，常会引起长时间出血或慢性生殖器炎症。如果月经量过多，要多吃富含铁质的食物，以防缺铁性贫血。

第十一节　不孕症

不孕症是指女性无避孕性生活至少 12 个月而未孕。中医亦称为“不孕症”。

不孕症是一组由多种病因导致的生育障碍状态，是育龄夫妇的生殖健康不良事件。查找不孕原因是诊断的关键。不孕的原因有女方因素、男方因素、不明原因。女方不孕因素主要有盆腔因素及排卵障碍、免疫因素及不明原因。

【检查与诊断要点】

通过男女双方全面检查找出不孕原因是诊断不孕症的关键。

1. 男方诊断

个人相关病史、体格检查、精液常规。初诊建议 2～3 次精液检查。

2. 女方检查

（1）常规检查　病史采集、月经婚育史、体格检查。

（2）特殊检查

① 基础体温测定，大致了解排卵及黄体功能。

② 经阴道 B 超监测卵泡发育　正常月经周期者经期第 8～10 天开始监测，了解子宫大小、内膜厚度和分型，了解卵巢大小、窦卵泡数、优势卵泡直径等。

③ 基础激素水平测定　经期第 2～4 天测定 FSH、LH、E_2、T、PRL 基础水平、甲状腺功能。

④ 免疫方面血液检查　抗心磷脂抗体、抗精子抗体、抗卵巢抗体、抗子宫内膜抗体、抗核抗体等。

⑤ 输卵管通畅度检查　子宫输卵管 X 线造影术；子宫输卵管

超声造影；B 超引导下子宫输卵管通液术。

⑥ 宫腔镜检查　了解宫腔内膜等情况，可行输卵管内口插管行通液术了解输卵管通畅度。

⑦ 腹腔镜检查　了解子宫附件形态、有无粘连并行相关手术。

⑧ 经检查证实有排卵、输卵管通畅、子宫腔正常和男方精液分析正常，则为不明原因性不孕。

【西医治疗】

不孕症与年龄的关系，是不孕症最重要的因素之一。根据情况选择恰当的治疗方案。尽量采用自然、安全、合理的方案。治疗上应针对病因进行治疗。

1. 治疗生殖道器质性病变

（1）输卵管因素不孕　对病变轻，年轻卵巢功能好，不孕年限<3 年者可配合中医药调整或试行期待治疗。根据输卵管梗阻部位的不同，可行腹腔镜下输卵管造口术、整形术或吻合术以达输卵管再通的目的。对较大输卵管积水，主张切除或结扎，行辅助生殖技术。

（2）卵巢肿瘤　处理影响内分泌功能的卵巢肿瘤。

（3）宫腔病变　经宫腔镜处理影响宫腔环境的子宫肌瘤、子宫内膜息肉、子宫中隔、宫腔粘连。

（4）子宫内膜异位症　首诊的，可腹腔镜诊治，酌情术后辅以药物治疗，重症和复发考虑辅助生殖技术。

（5）生殖系统结核　活动期抗结核治疗。多数患者愈后需借辅助生殖技术妊娠。

2. 治疗排卵障碍

（1）氯米芬　经期第 3～5 日，50mg po qd，连服 5 日（最大剂量不超过 150mg/d）。排卵率达 70%～80%。用药周期需经阴超监测卵泡生长，成熟后加 HCG5000U 肌注，36～40h 后多可自发排卵。排卵后予以孕激素行黄体支持。

（2）绒促性素（HCG） 在促排卵周期卵泡成熟后，一次注射 4000～10000U。

（3）尿促性素（HMG） 月经周期第 2～3 日起，每日或隔日肌注 75～150U，经阴道超声监测卵泡直至成熟。成熟后 HCG5000U 肌注促进排卵。排卵后黄体支持。

3. 不明原因性不孕的治疗

缺乏肯定而有效的治疗方法。对年轻、卵巢功能好的夫妇，可期待疗法，但一般不超过 3 年；对卵巢功能减退和年龄大于 30 岁的夫妇，慎选期待疗法，可行人工授精 3～6 个周期诊断性治疗。

4. 辅助生殖技术

包括人工授精、体外受精胚胎移植及其衍生技术。

【转诊指征】

病因明确，需手术或抗结核治疗或行辅助生殖技术助孕的需转诊。

【中医治疗】

1. 辨证论治

（1）肾虚证

① 肾气虚

主症：婚久不孕，月经不调，经量或多或少，头晕耳鸣，腰酸腿软，小便清长，舌质淡，苔薄，脉沉细。

治法：补肾益气，填精益髓。

处方：毓麟珠加减，党参 15g、白术 10g、茯苓 10g、芍药 12g、川芎 10g、炙甘草 10g、当归 10g、熟地黄 12g、菟丝子 20g、鹿角霜 10g、杜仲 10g、川椒 8g。

② 肾阳虚

主症：婚久不孕，月经后期，量少色淡，甚则闭经，平时带下量多，腰痛如折，腹冷肢寒，性欲淡漠，小便频数或不禁，面色晦暗，舌淡，苔薄，脉沉细而迟或沉迟无力。

治法：温肾助阳，化湿固精。

处方：温胞饮加减，巴戟天 10g、补骨脂 12g、菟丝子 20g、肉桂 8g、附子 6g、杜仲 10g、白术 10g、山药 12g、芡实 10g、党参 12g。

③ 肾阴虚

主症：婚久不孕，月经错后，量少色淡，头晕耳鸣，腰酸腿软，眼花心悸，舌质红，苔少，脉细或细数。

治法：滋肾养血，调补冲任。

处方：养精种玉汤加减，熟地黄 15g、当归 10g、白芍 15g、山茱萸 10g。

（2）肝郁证

主症：多年不孕，经期延期，量多少不定，经前乳房胀痛，胸胁不舒，少腹胀痛，精神抑郁，或烦躁易怒，舌红，苔薄，脉弦。

治法：疏肝解郁，理血调经。

处方：开郁种玉汤加减，当归 10g、白芍 15g、白术 10g、茯苓 15g、牡丹皮 10g、香附 10g、花粉 10g。

（3）痰湿证

主症：婚久不孕，形体肥胖，经行延后，甚或闭经，带下量多，色白质粘，头晕心悸，胸闷泛恶，面色㿠白，舌淡胖，苔白腻，脉滑。

治法：燥湿化痰，理气调经。

处方：启宫丸加减，半夏 10g、苍术 12g、香附 10g、茯苓 15g、神曲 10g、陈皮 12g、川芎 10g。

（4）血瘀证

主症：婚久不孕，月经后期，量少或多，色紫夹块，经行腹痛，舌紫暗，或舌边有瘀点，脉弦涩。

治法：活血化瘀，温经止痛。

处方：少腹逐瘀汤加减，小茴香10g、干姜10g、延胡索12g、没药10g、当归10g、川芎10g、肉桂8g、赤芍10g、蒲黄（包煎）10g、五灵脂10g。

2. 中成药

（1）坤灵丸 15 丸 po tid

（2）麒麟丸 6g po bid/tid

说明：坤灵丸用于宫寒血瘀型不孕症。麒麟丸用于肾虚血亏型不孕症。

3. 针灸疗法

（1）肾虚证

主穴：肾俞、志室、气海、复溜、然谷。

手法：补法，留针30min。

（2）肝郁证

主穴：中极、地机、血海、行间、太冲穴。

手法：泻法，留针30min。

（3）痰湿证

主穴：脾俞、三焦俞、中脘、公孙、三阴交、丰隆。

手法：平补平泻，留针30min。

（4）血瘀证

主穴：关元、归来、腰阳关、血海、三阴交。

手法：泻法，留针30min。

【预防与健康指导】

在疾病发生前注意保持健康的生活方式，戒烟、戒毒、不酗酒。肥胖者注意锻炼减轻体重，体质瘦弱者纠正营养不良和贫血。注意外阴清洁卫生，注意性生活卫生，尽量避免生殖器炎症的发生，及时彻底治疗生殖器急性炎症。尽可能减少非意愿妊娠流产次数。生育年龄应及时进行生育情况评估，以早发现、早治疗。

第十四章 儿科疾病

第一节　急性支气管炎

急性支气管炎是婴幼儿时期的常见病，往往继发于上呼吸道感染之后，累及气管，也常为肺炎的早期表现。本病相当于中医学中的“外感咳嗽”。

支气管炎是儿童常见呼吸道疾病，患病率高，一年四季均可发生，冬、春季节达高峰。3 岁以内多见。

【诊断要点】

1. 临床表现

大多先有上呼吸道感染的症状，初始 2 天为干咳，2～3 天后咳嗽加重，呼吸道分泌物增多，痰由白色清稀渐转为黄色黏稠。多伴有发热，婴幼儿症状较重，可伴有呕吐、腹泻等消化道症状。听诊时肺部呼吸音粗糙，也可听到不固定的散在干湿啰音。

2. 诊断标准

（1）咳嗽，干咳或有痰，发热可高可低，可伴食欲缺乏、呕吐或腹泻。

（2）咽部多有充血，肺部呼吸音粗或有粗、中湿啰音，性质及部位易变。

（3）胸部 X 线检查正常或见肺纹理增多。

3. 辅助检查和实验室检查

血常规白细胞总数正常或偏低，由细菌引起或合并细菌感染时可出现白细胞总数升高、中性粒细胞增多，C 反应蛋白增高；X 线胸部摄片多正常，或为肺纹理增粗。

【鉴别诊断】

注意与肺炎早期相鉴别。肺炎早期常有发热、咳嗽、呼吸急促，双肺听诊吸气时可闻及固定细湿啰音或捻发音，胸部 X 线检查可见斑片状阴影。

【西医治疗】

1. 一般治疗

由于病原体多为病毒，一般不采用抗菌药物。对婴幼儿有发热、黄痰、白细胞增多者，或考虑有细菌感染时，可适当选用抗菌药物，系肺炎支原体感染者选用大环内酯类抗生素药物。经常变换体位，多饮水，使呼吸道分泌物易于咳出，为使患儿痰易咳出一般不使用镇咳药。

2. 药物治疗

（1）抗菌药

① 阿莫西林颗粒 20～40mg/kg po tid

② 头孢克洛咀嚼片 20～40mg/kg po bid/tid

③ 注射用头孢呋辛钠 50～100mg/kg iv drip tid/q6h

④ 注射用头孢西丁钠 80～160mg/kg iv drip tid/q6h

说明：用于预防和治疗细菌性感染的药物。

（2）大环内酯类抗生素药物

① 罗红霉素片 2.5～5mg/（kg・次）po bid（连服 5 天）

② 阿奇霉素干混悬剂 10mg/kg po qd（服 3 天停 4 天，连服 3 周）

说明：本类药物的抗菌谱主要为革兰氏阳性菌及某些革兰氏

阴性球菌，包括葡萄球菌、淋球菌、白喉杆菌、百日咳杆菌、产气梭状芽孢杆菌、布氏杆菌、弯曲杆菌、军团菌、钩端螺旋体、肺炎支原体、立克次体和衣原体等。

（3）祛痰药

氨溴索口服液

1～2 岁儿童 2.5mL po bid

2～6 岁儿童 2.5mL po tid

6～12 岁儿童 5mL po bid/tid

12 岁以上儿童 10mL bid

说明：痰是呼吸道炎症的产物，可刺激呼吸道黏膜引起咳嗽，并可加重感染。祛痰药可稀释痰液或液化黏痰，使之易于咳出。

【转诊指征】

（1）患儿高热不退。

（2）或突然面色苍白，呼吸困难加重，四肢冷，或神昏，或抽搐等病情加重。

（3）治疗效果不理想者。

【中医治疗】

1. 辨证论治

（1）风寒咳嗽

主症：咳嗽频作，咳痰稀白，咽痒声重，鼻流清涕，或恶寒无汗，头身疼痛，舌苔薄白，脉浮紧。

治法：疏风散寒，宣肃肺气。

处方：杏苏散加减，杏仁 8g、紫苏叶 6g、前胡 8g、法半夏 6g、桔梗 6g、陈皮 4g、茯苓 8g、枳壳 8g、甘草 6g、生姜 6g、大枣 6g。

（2）风热咳嗽

主症：咳嗽不爽，痰黄量少，不易咯出，鼻流黄涕，或有发热口渴，咽喉疼痛，舌质红，苔薄黄，脉浮数，指纹浮紫。

治法：疏风清热，宣肃肺气。

处方：桑菊饮加减，桑叶 8g、菊花 10g、苦杏仁 8g、连翘 8g、牛蒡子 6g、薄荷（后下）3g、前胡 8g、桔梗 6g、甘草 6g、芦根 10g。

（3）痰热咳嗽

主症：发热无汗，头身困重，胸脘满闷，食欲不振，或呕吐腹泻，或鼻塞流涕，舌质红，苔腻，脉数。

治法：清热泻肺，宣肃肺气。

处方：清金化痰汤加减，黄芩 6g、栀子 8g、桑白皮 8g、瓜蒌仁 8g、浙贝母 8g、麦冬 8g、橘红 8g、茯苓 8g、桔梗 6g、甘草 6g。

（4）痰湿咳嗽

主症：咳嗽痰多，色白清稀，胸闷纳呆，困倦乏力，舌质淡红，苔白滑，脉滑。

治法：燥湿化痰，宣肃肺气。

处方：二陈汤加减，茯苓 8g、陈皮 4g、法半夏 6g、莱菔子 8g、苦杏仁 8g、甘草 6g。

2. 中成药

（1）杏苏止咳冲剂　用于风寒咳嗽。每次 1～3 岁 1/3 袋，4～7 岁 1/2 袋，8～14 岁 1 袋，po，tid。

（2）急支糖浆　用于风热咳嗽。每次 1～3 岁 5mL，4～6 岁 10mL，7～9 岁 15mL，10～14 岁 20mL，po，tid。

（3）橘红痰咳液　用于痰湿咳嗽。每次 1～3 岁 5mL，4～6 岁 10mL，7～9 岁 15mL，10～14 岁 20mL，po，tid。

3. 拔罐疗法

取身柱、风门、肺俞，用三棱针点刺大椎穴位，以微出血为佳，然后用中型火罐拔于穴位上，以侧卧横拔为宜，5～10min 起罐，隔日 1 次。用于外感咳嗽各证型。

【预防及健康指导】

保暖，多喂水，给予清淡、营养充分、均衡易消化吸收的半流质或流质饮食，如稀饭、煮透的面条、鸡蛋羹、新鲜蔬菜、水果汁等。如果是婴幼儿，除拍背外，还应帮助翻身，每 1～2h 一次，使患儿保持半卧位，有利痰液排出。居室要温暖，通风和采光良好，并且空气中要有一定湿度，防止过分干燥。如果家中有吸烟者最好戒烟或去室外吸烟，防止烟害对患儿的不利影响。

第二节　支气管肺炎

肺炎系由不同病原体或其他因素所累及支气管壁和肺泡的炎症，为儿童时期最常见的肺炎。以发热、咳嗽、气促、呼吸困难以及肺部固定湿啰音为共同的临床表现。中医认为本病归属“肺炎喘嗽”范畴。

肺炎是儿科常见病，全年均可发病，以冬春季节较多。在我国，肺炎是我国住院小儿死亡的第一位原因。加强识别重症肺炎临床预警，提高救治率十分重要。

【诊断要点】

1. 临床表现

（1）起病急，多见于冬春季。

（2）有发热、拒食或呕吐、嗜睡或烦躁等全身症状，咳嗽、咳痰、气喘为主要表现，查体呼吸增快、鼻翼扇动、三凹征、口周发青。肺部听诊可闻及细湿啰音或捻发音。部分病例可叩浊音或听到管状呼吸音。

（3）合并症　重症病例可出现心力衰竭、呼吸衰竭、中毒性脑病、中毒性肠麻痹。

2. 实验室检查

（1）血常规 病毒感染时白细胞总数较低，细菌感染时白细胞总数增高。

（2）病原学检查 目前国内大多采用直接或间接免疫荧光法与 ELISA 技术做病毒抗原或抗体快速诊断。

（3）X 线检查 早期见纹理增粗，以后出现小斑片状阴影，以两肺下野、心膈角、中内带区居多，并可伴有肺不张或肺气肿。

【鉴别诊断】

（1）急性支气管炎 以咳嗽为主，一般无发热或仅有低热，肺部呼吸音粗糙或有不固定的干啰音。

（2）肺结核 婴幼儿活动型肺结核的症状及 X 线影像改变与支气管肺炎有相似之处，但肺部啰音常不明显。应根据结核接触史、结核菌素试验、血清解和抗体检测和 X 线胸片随访观察等加以鉴别。

（3）支气管异物吸入 异物可致支气管部分或完全阻塞而致肺气肿或肺不张，易继发感染，引起肺部炎症。但根据异物吸入史，突然出现呛咳以及胸部 X 线检查可予以鉴别。

【西医治疗】

1. 一般治疗及护理

室内空气要流通，温度 18～20℃，相对湿度 60% 为宜。给予营养丰富的饮食，重症患儿进食困难，可给予肠道外营养。经常变换体位，减少肺部淤血，促进炎症吸收。注意隔离，以防交叉感染。

2. 抗感染治疗

（1）原则

① 有效和安全是选择抗菌药物的首要原则。

② 在使用抗菌药物前应采集合适的呼吸道分泌物或血标本进

行细菌培养和药物敏感试验，以便指导治疗；在未获培养结果前，可根据经验选择敏感的药物。

③ 选用的药物在肺组织中应有较高的浓度。

④ 轻症患者口服抗菌药物有效且安全，对重症肺炎或因呕吐等致口服难以吸收者，可考虑胃肠道外抗菌药物治疗。

⑤ 适宜剂量、合理疗程。

⑥ 重症患儿宜静脉联合用药。

（2）根据不同病原体选择抗菌药物

① 肺炎链球菌　青霉素敏感者首选青霉素［20 万 U/（kg・d）］或阿莫西林［50～100mg/（kg・d）］；青霉素耐药者首选头孢曲松、头孢噻肟、万古霉素；青霉素过敏者选用大环内酯类抗生素，如红霉素等。

② 金黄色葡萄球菌　甲氧西林敏感者首选苯唑西林钠 50～100mg/（kg・d）或氯唑西林钠 30～50mg/（kg・d），耐药者选用万古霉素或联用利福平。

③ 流感嗜血杆菌　首选阿莫西林 / 克拉维酸、氨苄西林 / 舒巴坦。

④ 大肠杆菌和肺炎克雷伯菌　不产超广谱 β- 内酰胺酶（ESBLs）菌首选头孢他啶、头孢哌酮；产 ESBLs 菌首选亚胺培南、美罗培南。

⑤ 铜绿假单胞菌肺炎　首选替卡西林 / 克拉维酸。

⑥ 卡他莫拉菌　首选阿莫西林 / 克拉维酸。

⑦ 肺炎支原体和衣原体　首选大环内酯类抗生素，如阿奇霉素［10mg/（kg・d）］、红霉素［30～50mg/（kg・d）］、罗红霉素（每次 2.5～5mg/kg，bid）。

（3）用药时间　一般应持续至体温正常后 5～7 天，症状、体征消失后 3 天停药。病原微生物不同、病情轻重不等、存在菌血症与否等因素均影响肺炎疗程。一般肺炎链球菌肺炎疗程 7～10

天，MP 肺炎、CP 肺炎疗程平均 10～14 天，个别严重者可适当延长。葡萄球菌肺炎在体温正常后 2～3 周可停药，一般总疗程≥6 周。

（4）抗病毒治疗 利巴韦林（病毒唑），可口服或静脉点滴，肌注和静点的剂量为 10～15mg/（kg·d）。

3. 对症治疗

（1）氧疗 有缺氧表现，如烦躁、发绀或动脉血血氧分压＜60mmHg 时需吸氧，一般幼儿可用鼻管，婴幼儿每分钟经湿化的氧气流量为 0.5～1L，氧浓度不超过 40%。新生儿或婴幼儿可用面罩、氧帐、鼻塞给氧，面罩给氧流量为 2～4L/min，氧浓度为 50%～60%。

（2）气道管理 清除鼻痂、鼻腔分泌物和吸痰；气道湿化有利排痰；雾化吸入有利于解除支气管痉挛和水肿。

（3）腹胀的治疗 低钾血症者，应补充钾盐。缺氧中毒性肠麻痹时，应禁食和胃肠减压，亦可使用酚妥拉明，每次 0.3～0.5mg/kg，加 5% 葡萄糖 20mL 静脉滴注，每次最大量≤10mg。

（4）其他 高热患儿可用物理降温；口服对乙酰氨基酚（2～3 岁 160mg；4～5 岁 240mg；6～8 岁 320mg；9～10 岁 400mg）或布洛芬等。若伴烦躁不安可给予氯丙嗪、异丙嗪，每次各 0.5～1mg/kg 肌注，10% 水合氯醛液 0.3～0.5mL/kg（最大不超过 10mL）灌肠，苯巴比妥每次 5mg/kg 肌注。

4. 糖皮质激素

可减少炎症渗出，解除支气管痉挛，改善血管通透性和微循环，降低颅内压。使用指征：①严重喘憋或呼吸衰竭；②全身中毒症状明显；③合并感染中毒性休克；④出现脑水肿；⑤胸腔短期有较大量渗出。可用甲泼尼龙 1～2mg/（kg·d）、琥珀酸氢化可的松 5～10mg/（kg·d）或用地塞米松 0.1～0.3mg/（kg·d）加入瓶中静脉点滴，疗程 3～5 天。

【转诊指征】

（1）患儿高热不退。

（2）或突然面色苍白，呼吸困难加重，四肢冷，拒食或脱水，或神昏，或抽搐等病情加重。

（3）治疗效果不理想者。

【中医治疗】

1. 辨证论治

（1）风寒闭肺

主症：恶寒发热，无汗不渴，咳嗽气促，痰稀色白，舌质淡红，苔薄白，脉浮紧。

治法：辛温开肺，化痰降逆。

处方：三拗汤合葱豉汤加减，炙麻黄 5g、杏仁 8g、甘草 6g、荆芥 8g、淡豆豉 6g、前胡 8g、紫苏叶 6g、桔梗 6g、防风 8g。

（2）风热闭肺

主症：发热重，恶寒轻，咳嗽，痰稠色黄，呼吸急促，咽红，舌质红，苔薄白或薄黄，脉浮数，指纹青紫。

治法：辛凉开肺，降逆化痰。

处方：银翘散合麻杏石甘汤加减，炙麻黄 5g、杏仁 8g、生石膏 20g、甘草 6g、金银花 8g、连翘 8g、薄荷 3g（后下）、莱菔子 8g、鱼腥草 10g、瓜蒌皮 8g。

（3）痰热闭肺

主症：壮热烦躁，喉间痰鸣，痰稠色黄，气促喘憋，鼻翼扇动，或口唇青紫，舌质红，苔黄腻，脉滑数。

治法：清热涤痰，宣肺降逆。

处方：五虎汤合葶苈大枣泻肺汤加减，炙麻黄 5g、杏仁 8g、生石膏 20g、甘草 6g、儿茶 8g、桑白皮 8g、葶苈子 6g、紫苏子 6g、前胡 8g、黄芩 8g、虎杖 6g。

（4）毒热闭肺

主症：高热持续，咳嗽剧烈，气急鼻煽，甚至喘憋，涕泪俱无，鼻孔干燥如煤烟，面赤唇红，烦躁口渴，溲赤便秘，舌质红而干，苔黄而糙，脉滑数。

治法：清热解毒，泻肺开闭。

处方：黄连解毒汤合三拗汤加减，炙麻黄 5g、杏仁 8g、枳壳 8g、黄连 6g、黄芩 8g、栀子 8g、生石膏 20g、知母 8g。

（5）阴虚肺热

主症：病程较长，低热盗汗，咳嗽少痰或无痰，口干口渴，面色潮红，舌质红，苔少或花剥，脉细数，指纹紫。

治法：养阴清热，润肺化痰。

处方：沙参麦冬汤加减，沙参 10g、麦冬 8g、黄精 8g、玉竹 8g、桑叶 8g、白扁豆 8g、天花粉 8g、紫菀 6g、款冬花 6g。

（6）肺脾气虚

主症：低热起伏不定，面色少华，咳嗽无力，痰多，神疲倦怠，动则汗出，纳差便溏，舌质淡，苔薄白或腻，脉细弱无力，指纹淡红。

治法：健脾益气，化痰止咳。

处方：人参五味子汤加减，党参 10g、白术 8g、茯苓 8g、五味子 6g、麦冬 8g、陈皮 4g、法半夏 6g、紫菀 6g、甘草 6g、鸡内金 8g。

2. 中成药

（1）通宣理肺口服液　用于风寒闭肺证。每次 3～7 岁儿童为 8mL，7 岁以上儿童每次 10mL，po，bid 或 tid。

（2）小儿麻甘冲剂　用于风热闭肺证。每次 1 岁以内 1g，1～3 岁 3g，4 岁以上 5g，po，tid。

（3）小儿肺热咳喘口服液　用于痰热闭肺证。每次 5mL，po，bid 或 tid。

（4）养阴清肺口服液　用于阴虚肺热证。每次 6 岁以内 3mL，7～10 岁 5mL，11～14 岁 10mL，po，bid。

（5）玉屏风颗粒　用于肺脾气虚证。每次<1 岁 2g，1～5 岁 2.5～5g，6～14 岁 5g，po，tid，

（6）痰热清注射液　用于风热闭肺证、痰热闭肺证。每次 0.3～0.5mL/kg，最高剂量不超过 20mL，加入 5% 葡萄糖注射液或 0.9% 氯化钠注射液 100～200mL，iv drip，qd，控制滴数在每分钟 30～60 滴。

3. 药物外治

（1）天花粉、黄柏、乳香、没药、樟脑、大黄、生天南星、白芷各等份，共研细末。以温食醋调和成膏状，置于纱布上，贴在胸部两侧中府、屋翳穴，qd～bid，用于支气管肺炎。

（2）肉桂 12g、丁香 16g、制川乌 15g、乳香 15g、没药 15g，当归 30g、红花 30g、赤芍 30g、川芎 30g、透骨草 30g，制成 10% 油膏。敷背部湿啰音显著处，qd，5～7 日为 1 疗程。用于肺部湿啰音持续不消者。病危或心力衰竭时，禁忌用这些刺激疗法。

4. 针灸治疗

主穴：尺泽、孔最、列缺、合谷、肺俞、足三里。

配穴：少商、丰隆、曲池、中脘，用于痰热闭肺证；气海、关元、百会，用于阳气虚脱证。

5. 拔罐疗法

取穴肩胛双侧下部，拔火罐。每次 5～10min/d，5 日为 1 疗程。用于肺炎后期湿啰音久不消失者。拔火罐的作用较强，只可用于较大儿童。

【预防及健康指导】

注意卫生，保持室内空气新鲜。冬春季带儿童外出时防止着凉。加强体育锻炼，增强体质。气候冷暖不调时，随时增减衣服，

感冒流行季节勿去公共场所，防止感受外邪。

第三节　新生儿黄疸

新生儿黄疸指新生儿时期血清胆红素浓度过高，引起巩膜、皮肤、黏膜和组织黄染的现象。当血清胆红素超过 85μmol/L（5mg/dL），则出现肉眼可见的黄疸，未结合胆红素增高是新生儿黄疸最常见的形式。中医认为本病归属“胎黄”范畴。

超过 80% 的新生儿在生后早期可出现皮肤黄染，大多数预后良好。但过高的胆红素可引起胆红素脑病，造成神经系统的永久性损害，留有后遗症，表现为智力低下、脑瘫及核黄疸（包括手足徐动症、眼球向上转动障碍、听觉障碍及牙釉质发育不良），严重者甚至死亡。

【诊断要点】

1. 临床表现

（1）生理性黄疸

① 一般情况良好。

② 足月儿在生后 2～3 天出现皮肤、巩膜黄染，4～5 天达高峰，5～7 天消退，最迟不超过 2 周；早产儿黄疸多于生后 3～5 天出现，5～7 天达高峰，7～9 天消退，最长可延迟到 4 周。

③ 每日血清胆红素升高＜85μmol/L（5mg/dL）或每小时＜0.5mg/dL。

④ 血清总胆红素未超过胆红素曲线的第 95 百分位数，或相应日龄、胎龄及相应危险因素下的光疗干预标准。

（2）病理性黄疸

① 生后不足 24h 内出现的黄疸；

② 血清总胆红素值已达到相应日龄及相应因素下的光疗干

预标准，或超过小时胆红素风险曲线的第 95 百分位数（图 15-1），或血清胆红素每日上升超过＞8μmol/L（5mg/dL）或每小时＞0.5mg/dL；

③ 黄疸持续时间长，足月儿＞2 周，早产儿＞4 周；

④ 黄疸退而复现；

⑤ 血清结合胆红素＞34μmol/L（2mg/dL）。

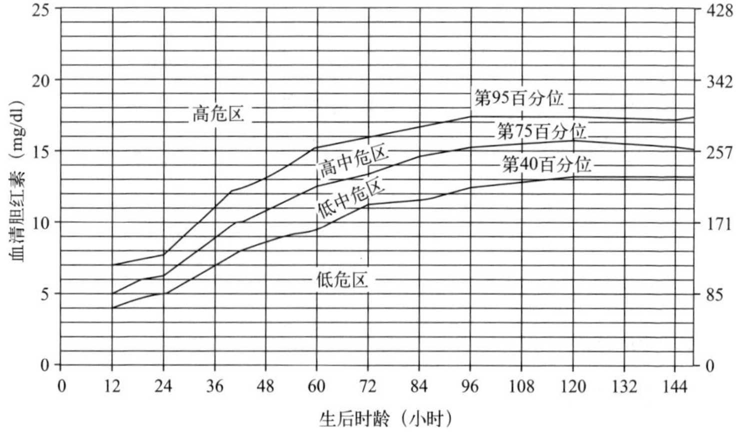

图 15-1 生后时龄风险评估曲线（Bhutain 曲线）

2. 诊断标准

根据 2022 年版美国儿科学会《新生儿高胆红素血症管理指南》，目前高胆红素血症评估根据胎龄、日龄或生后小时龄及是否存在高危险因素来评估和判断其胆红素水平是否安全。高危因素包括：新生儿溶血、头颅血肿、皮下淤血、窒息、缺氧、酸中毒、败血症、高热、低体温、低蛋白血症、低血糖。

【鉴别诊断】

（1）新生儿 ABO 溶血病　两者均可表现为皮肤、巩膜黄染，ABO 溶血患儿皮肤黄染出现早，进展速度快，母亲血型“O”型，患儿血型“A”、“B”型，ABO 溶血病检测可鉴定，故可鉴别。

（2）新生儿肝炎　两者均表现为皮肤黄染，新生儿肝炎黄疸黄色晦暗如烟熏，吃奶差，精神萎靡，大便如陶土样，肝脾多大，转氨酶升高，可鉴别。

【西医治疗】

1. 光照疗法

简称光疗，是降低血清未结合胆红素的简单而有效的方法。

（1）指征　当总胆红素水平增高时，根据胎龄、患儿是否存在高危因素及生后日龄，对照光疗干预列图（图 15-2），当达到光疗标准时即可进行。

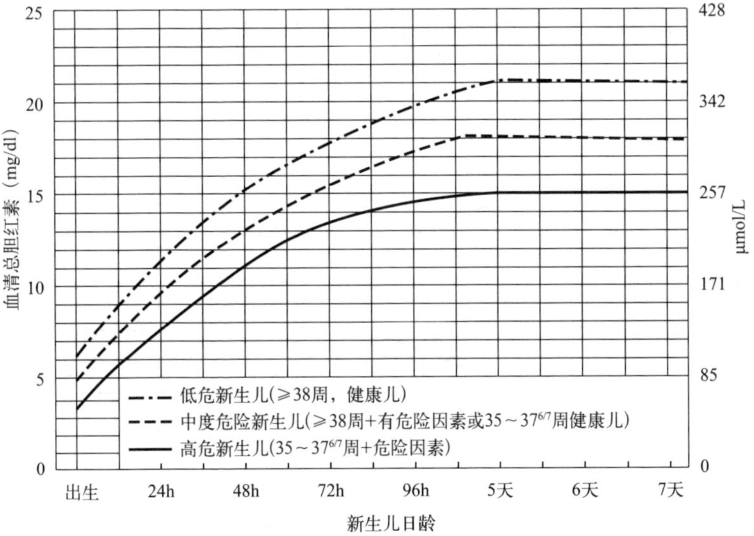

图 15-2　＞35 周新生儿不同胎龄及不同高危因素的生后小时龄光疗标准

（2）原理　在光作用下，未结合胆红素转变成水溶性异构体，直接经胆汁和尿液排出。

2. 换血疗法

（1）作用　换出部分血中游离抗体和致敏红细胞，减轻溶血；

换出血中大量胆红素，预防发生胆红素脑病；纠正贫血，改善携氧，防止心力衰竭。

（2）指征　大部分Rh溶血病和个别严重的ABO溶血病需换血治疗。符合下列条件之一者即应换血：

① 出生胎龄35周以上的早产儿和足月儿可参照图15-3，在准备换血的同时先给予患儿强光疗4～6h，若血清总胆红素（TSB）水平未下降甚至持续上升，或对于免疫性溶血患儿在光疗后经皮胆红素值（TCB）下降幅度未达到2～3mg/dl（34～50μmol/L）立即给予换血；

② 严重溶血，出生时脐血胆红素＞4.5mg/dl（76μmol/L），血红蛋白＜110g/L，伴有水肿、肝脾大和心力衰竭；

③ 已有急性胆红素脑病的临床表现者不论胆红素水平是否达到换血标准、或TSB在准备换血期间已明显下降，都应换血。

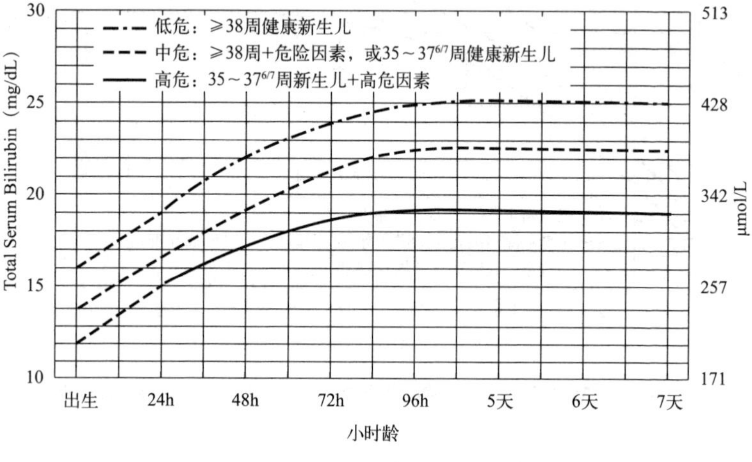

图15-3　胎龄35周以上早产儿以及足月儿换血参考标准

3. 药物治疗

（1）静注人免疫球蛋白2.5g iv drip qd

（2）苯巴比妥钠片 7.5mg po bid

（3）人血白蛋白 3g

5% 葡萄糖注射液 15ml / iv drip qd

说明：免疫球蛋白适用于血型不合引起的同族免疫新生儿溶血病，早期应用临床效果较好。多采用大剂量疗法，1g/kg 于 6～8h 内静脉滴入。肝酶诱导药如苯巴比妥钠（5mg/kg 分 2～3 次口服，共 4～5 日）能诱导 UDP- 葡萄糖醛酸转移酶的生成，从而增加胆红素的结合与排泄，使血清胆红素下降。白蛋白的主要作用是与血中胆红素结合，减少游离的未结合胆红素，减少胆红素脑病的发生。用量为 1g/kg 加葡萄糖注射液 10～20mL 稀释后静脉滴注 6～8h。如无白蛋白可用血浆每次 10～20mL/kg，静脉滴注，每日 1～2 次，同时配合积极光疗措施。

【中医治疗】

1. 辨证论治

（1）湿热郁蒸

主症：面目皮肤发黄，色泽鲜明如橘，哭声响亮，不欲吮乳，口渴唇干，或有发热，大便秘结，小便深黄，舌质红，苔黄腻。

治法：清热利湿。

处方：茵陈蒿汤加味，茵陈 6g、栀子 3g、大黄 3g、泽泻 3g、车前子 3g、金钱草 6g、茯苓 10g。

（2）寒湿阻滞

主症：面目皮肤发黄，色泽晦暗，持久不退，精神萎靡，四肢欠温，纳呆，大便溏薄色灰白，小便短少，舌质淡，苔白腻。

治法：温中化湿。

处方：茵陈理中汤加减，茵陈 6g、干姜 3g、白术 3g、党参 6g、茯苓 10g、厚朴 3g、甘草 3g。

（3）气滞血瘀

主症：面目皮肤发黄，颜色逐渐加深，晦暗无华，右胁下痞块质硬，肚腹膨胀，青筋显露，或见瘀斑、衄血，唇色暗红，舌见瘀点，苔黄。此证关键在于有形淤积的病理变化。

治法：化瘀消积。

处方：血府逐瘀汤加减，柴胡 4g、郁金 5g、枳壳 3g、当归 5g、赤芍 3g、丹参 3g、茵陈 6g、甘草 3g。

（4）胎黄动风

主症：皮肤黄染迅速加重，伴神昏、拒乳、抽搐，舌质红，苔黄腻，此证往往在阳黄基础上发生。

治法：平肝息风，利湿退黄。

处方：羚角钩藤汤加减，茵陈 8g、水牛角 10g、生地黄 3g、钩藤 5g、茯神 10g、白芍 4g、苍术 3g、甘草 3g。

（5）胎黄虚脱

主症：皮肤黄染迅速加重，伴面色苍黄、水肿、气促、神昏、四肢厥冷，舌淡，苔白，此证关键在于阳气虚衰。

治法：大补元气，温阳固脱。

处方：参附汤合生脉散加减，人参（单煎）6g、干姜 3g、附子（先煎）3g、白术 3g、茯苓 10g、五味子 3g、麦冬 3g、茵陈 6g。

2. 中成药

茵栀黄口服液 3～5mL po qd/bid（用于湿热郁蒸证）

3. 滴肠疗法

茵陈 10g、栀子 4g、大黄 3g、黄芩 4g、薏苡仁 10g、郁金 4g。水煎 2 次，浓缩过滤成 25mL，每天 1 次，直肠滴注，连用 7 天，用于湿热郁蒸证。

4. 推拿疗法

胆红素脑病后遗症见肢体瘫痪，肌肉萎缩者可用推拿疗法，每日或隔日 1 次。方法：在瘫痪肢体上以滚法来回滚 5～10min，按揉松弛关节 3～5min，局部可用搓法搓热，并在相应的脊柱部位搓滚 5～10min。

5. 针刺疗法

胆红素脑病后遗症患儿可配合针刺疗法，每天 1 次，补法为主，捻转提插后不留针。

【预防及健康指导】

妊娠期注意饮食卫生，忌酒和辛热之品。不可滥用药物。有肝炎病史的妇女应在治愈后再妊娠，如妊娠后发现有肝炎应及时治疗。既往所生新生儿有重度黄疸和贫血或有死胎史的孕妇及其丈夫均应作 ABO 和 Rh 血型检查，测定血中抗体及其动态变化。这类孕妇可服用中药预防胎黄。避免新生儿口腔黏膜、脐部、臀部和皮肤损伤，防止感染。

第四节　鹅口疮、疱疹性口腔炎

一、鹅口疮

鹅口疮为白色念珠菌感染在口腔黏膜表面形成白色斑膜的疾病。中医亦称之为“鹅口疮”。

鹅口疮多见于新生儿和婴幼儿，营养不良、腹泻、长期使用广谱抗生素或类固醇激素的患儿常有此症，新生儿多由产道感染或因哺乳时污染的奶头和乳具获得感染。

【诊断要点】

鹅口疮表现为口腔黏膜表面覆盖白色乳凝块样小点或小片状物，可逐渐融合成大片，不易擦去，周围无炎症反应，强行剥离后局部黏膜潮红、粗糙，可有溢血。重症则全部口腔均被白色色斑膜覆盖，甚至可蔓延到咽、喉、食管、气管、肺等处，可伴低热、拒食、吞咽困难。

【鉴别诊断】

注意与疱疹性咽峡炎鉴别，后者疱疹主要发生在眼部和软腭，有时见于舌，但不累及齿龈和颊黏膜，可鉴别。

【西医治疗】

1. 一般治疗

讲究卫生，奶瓶、奶嘴及时消毒，防止污染。停止使用不必要广谱抗菌药。饮食上可给予富含维生素 C 和维生素 B_2 的食物。

2. 药物治疗

（1）局部用药

① 制霉菌素鱼肝油混悬溶液（每毫升含制霉菌素 10 万～20 万 U）局部涂擦患处，bid 或 tid。

② 制霉菌素片 50 万 U 碾碎加入 3～5mL 温开水中涂擦口腔患处，tid。

说明：制霉菌素是抗真菌药物，局部应用直接作用于病变部位，可快速抑制白色念珠菌而治愈。

③ 2% 碳酸氢钠溶液，可于进食前后局部涂擦口腔患处。

（2）口服药物

① 枯草杆菌二联活菌颗粒，2 岁以下 1g，po，qd 或 bid；2 岁以上 1～2g，po，qd 或 bid。

② 双歧杆菌乳杆菌三联活菌片，6 个月以下 0.5g，po，bid 或 tid；6 个月 ～3 岁 1g，po，bid 或 tid；3～12 岁 1.5g，po，bid 或

tid。

说明：枯草杆菌二联活菌颗粒为肠道微生态制剂，能纠正菌群失调，抑制真菌生长。

【中医治疗】

1. 辨证论治

（1）心脾积热

主症：口腔黏膜、舌面白屑密布，面赤唇红，尿黄便干，重者烦躁，不愿进食，或有发热，舌质红，苔黄厚，脉滑数或指纹紫滞。

治法：清心泻脾。

处方：清热泻脾散加减，黄芩 5g、栀子 5g、黄连 1g、石膏 15g、生地黄 10g、竹叶 5g、灯心草 3g、甘草 6g。

（2）虚火上炎

主症：口腔黏膜、舌面可见白屑，形体偏瘦，手足心热，盗汗颧红，或有发热，口干烦躁，舌质红，苔少，脉细数或指纹淡紫。

治法：滋阴降火。

处方：知柏地黄丸加减，知母 6g、黄柏 3g、熟地黄 10g、山茱萸 10g、淮山药 12g、茯苓 10g、牡丹皮 5g、泽泻 3g、甘草 6g。

2. 中成药

（1）清热解毒口服液　＜3 岁用 5mL，po，tid；3～6 岁用 10mL，po，bid；＞6 岁用 10mL，po，tid。用于心脾积热证。

（2）知柏地黄丸　3～6 岁 1.5g，po，tid；＞6 岁 3g，po，bid。用于虚火上炎证。

3. 药物外治

（1）冰硼散、青黛散、珠黄散，选用一种。每次适量，涂敷患处，一日三次，用于心脾积热证。

（2）西瓜霜，每次适量，涂敷患处，一日三次。

（3）锡类散，每次适量，涂敷患处，一日二次。

【预防及健康指导】

对于预防鹅口疮，孕妇注意个人卫生，患阴道真菌感染者要及时治愈；注意口腔清洁，婴儿奶具要消毒；避免过烫、过硬或刺激性食物，防止损伤口腔黏膜；注意患儿营养，积极治疗原发病；使用抗生素或肾上腺皮质激素者，尽可能暂停使用。

二、疱疹性口腔炎

疱疹性口腔炎是由单纯疱疹病毒Ⅰ型（HSV-1）引起的以齿龈、两颊、颚、舌体等处出现淡黄色或灰白色溃疡，局部灼热疼痛的一种常见的急性口腔黏膜感染。中医可将其归属为“口疮”范畴。

本病多见于1～3岁的小儿，四季均可发病。

【诊断要点】

1. 临床表现

（1）常有发热，体温可达38～40℃，口腔黏膜出现疱疹，局部疼痛、拒食、流涎、烦躁等。

（2）体征　两颊黏膜、齿龈、颚、舌体等处可见疱疹，疱疹周围有红晕，疱疹破后形成小溃疡，小溃疡相互融合成为大溃疡，表面有黄白色分泌物。

（3）局部淋巴结肿大、压痛，持续2～3周。

（4）本病病程1～2周。

2. 诊断标准

具备以上症状体征即可诊断。

3. 辅助检查和实验室检查

（1）血常规　白细胞总数和中性粒细胞正常或减少，淋巴细胞增高。

（2）患儿的唾液、口腔黏膜疱疹处分泌物中可分离出单纯疱疹病毒。

【鉴别诊断】

（1）疱疹性咽峡炎　本病由柯萨奇 A 组病毒所致，好发于夏秋季。起病急，突发高热、拒食、流涎、咽痛等。查体可见咽充血，咽腭弓、悬雍垂、软腭等处可见 2～4mm 大小不等的疱疹，周围红晕，渐而形成小溃疡。病程为 1 周左右。

（2）溃疡性口腔炎　为细菌感染所致。口腔黏膜充血水肿，可见大小不等的溃疡，其上有灰白色膜覆盖，可拭去。局部疼痛，流涎，不愿进食，多数有发热，颌下、颈部淋巴结肿大。血常规检查示白细胞总数和中性粒细胞增高。

【治疗方法】

1. 一般治疗

保持口腔清洁，多饮水，禁用腐蚀性、酸性、刺激性的药物和食物等。进食宜微温或凉的流质。注意补充维生素。

2. 药物治疗

（1）退热药

① 对乙酰氨基酚 10～15mg/kg（每次＜600mg），po，间隔时间≥4h，每天最多 4 次（最大剂量为 2.4g/d）。用药不超过 3 天。

② 布洛芬 5～10mg/kg（＜400mg/d），po，每 6h1 次，每天最多 4 次。高热者可用退热药。

（2）局部用药

① 2% 利多卡因液，就餐前涂口腔患处。

② 2.5%～5% 金霉素鱼肝油软膏，适量涂口腔患处，bid 或 tid。

说明：利多卡因液用于疼痛剧烈者，可以减轻进餐时的疼痛感。金霉素鱼肝油中的金霉素为抗生素药，不作为常规用药，仅用于继发感染者。

（3）抗感染药

注射用青霉素钠 5 万～10 万 U/（kg•d），重症者可增至 20 万 U/（kg•d），加入 0.9% 氯化钠注射液 50～100mL，iv drip，q8h，AST（–）。

说明：仅用于继发细菌感染者。青霉素钠可发生过敏反应，使用前一定要做皮试。

【中医治疗】

1. 辨证论治

（1）风热乘脾

主症：口腔两颊、上颚、齿龈、口唇可见疱疹、溃疡，溃烂程度重，周围黏膜焮红，疼痛拒食，或有流涎，发热恶风，咽喉肿痛，舌质红，苔薄黄，脉浮数或指纹浮紫。

治法：疏风泻火，清热解毒。

处方：银翘散加减，金银花 8g、连翘 8g、薄荷（后下）3g、牛蒡子 15g、竹叶 5g、黄芩 5g、芦根 8g、柴胡 8g、甘草 6g。

（2）脾胃积热

主症：口腔两颊、上颚、齿龈、口唇可见疱疹、溃疡，溃烂明显，周围黏膜焮红灼热，痛剧拒食，口臭流涎，发热面红，尿黄便结，舌质红，苔黄厚，脉滑数或指纹紫滞。

治法：清热解毒，泻火通腑。

处方：凉膈散加减，黄芩 5g、连翘 8g、栀子 6g、大黄 5g、生石膏 20g、竹叶 5g、淮山药 12g、薄荷（后下）3g、金银花 8g、甘草 6g。

（3）心火上炎

主症：舌、口腔两颊、齿龈、口唇可见疱疹、溃疡，舌部明显，周围黏膜焮红灼热，疼痛拒食，心烦啼哭，或有发热，面红口渴，小便短黄，舌尖红赤，苔薄黄，脉细数或指纹紫。

治法：清心泻火，凉血解毒。

处方：泻心导赤散加减，黄连 2g、生地黄 10g、竹叶 5g、灯心草 3g、白茅根 10g、栀子 6g、黄芩 5g、甘草 6g。

（4）虚火上浮

主症：口腔两颊、上颚、齿龈、口唇溃疡稀少，周围黏膜色红不显，微有疼痛，迁延难愈，反复发作，手足心热，盗汗颧红，神疲口干，大便略干，舌质红，苔少或剥落，脉细数或指纹淡紫。

治法：滋阴降火，引火归元。

处方：六味地黄丸加肉桂，熟地黄 10g、山茱萸 10g、淮山药 15g、茯苓 10g、牡丹皮 6g、泽泻 6g、肉桂 3g、甘草 6g。

2. 中成药

（1）功劳去火片 1～2 片 po tid

（2）黄栀花口服液 5～10mL po tid

（3）小儿化毒散（3 岁以上小儿）0.6g po bid

3. 外治疗法

（1）冰硼散适量混匀涂患处 tid

（2）青黛适量混匀涂患处 tid

（3）西瓜霜喷剂适量混匀涂患处 tid

（4）锡类散适量混匀涂患处 tid

【预防及健康指导】

易在卫生条件差的家庭或者托儿所中感染传播。此病一般是通过直接接触或飞沫感染。注意个人卫生和环境卫生。

第五节　小儿腹泻

是一组由多病原、多因素引起的以大便次数增多和大便性状改变为特点的儿科常见病。中医认为本病归属“泄泻”范畴。

在我国小儿腹泻是居第二位的小儿常见多发病，发病年龄多在6个月～2岁，每年有一两次发病高峰，一为6、7、8月，主要病原是大肠杆菌与痢疾杆菌；二为10、11、12月，称秋季腹泻，主要病原是轮状病毒。本病治疗得当则效果良好，但不及时治疗以致发生严重的水电解质紊乱时可危及小儿生命。

【诊断要点】

（1）病史　有乳食不节、饮食不洁，抗生素应用史。

（2）症状　大便次数增多，每日3～5次，或多达10次以上，色淡黄，或蛋花汤样，或色褐而臭，伴有恶心呕吐、腹痛发热、口渴等。

（3）体征　伴有脱水表现，如体重减轻，精神萎靡或嗜睡，皮肤弹性减低，前囟及眼窝下陷，黏膜干燥，腹部凹陷，尿量少，血压低等。

（4）辅助检查　大便混有黏液，镜检有脂肪球及少量白细胞。细菌性肠炎大便培养阳性，病毒分离及血清学检查可确诊。

【鉴别诊断】

（1）生理性腹泻　多见于6个月以下婴儿，外表虚胖，多有湿疹，生后不久则见腹泻，但除大便次数增多外，无其他不适，食欲好，无明显呕吐，不影响生长发育。大多数增加辅食后腹泻改善。

（2）细菌性痢疾　多有进食不洁食物史，发病急，黏液脓血便，次数多，量少，腹痛、里急后重，全身症状重。大便常规可见大量白细胞、红细胞、脓球及隐血阳性，而大便培养有痢疾杆菌生长即可确诊。

（3）坏死性小肠炎　发病急，解赤豆汤样血水便，呕吐频作，明显腹痛、腹胀，全身中毒症状重如高热、休克等，腹部立位X线片有小肠局限性充气扩张、肠间隙增宽及肠壁积气等表现。

【西医治疗】

1. 急性腹泻病的治疗

（1）预防、纠正脱水　脱水是腹泻病最常见的并发症，也是导致死亡是最重要的原因，因此评估、治疗脱水是治疗腹泻病非常重要的措施。

① 预防脱水　适用于腹泻无脱水征的患儿，可在家治疗。

a. 米汤加盐溶液 20～40mL/kg，4h 内服完，以后随饮，能喝多少给多少。

b. 糖盐水 20～40mL/kg，4h 内服完，以后随饮，能喝多少给多少。

c. 低渗口服补液盐（RO-ORS），每腹泻 1 次则可服一定量的液体（6 个月以下服 50mL；6 个月～2 岁服 100mL；2～10 岁服 150mL；10 岁以上能服多少则服多少，直至腹泻停止）。

说明：

a. 米汤加盐溶液的配制：米汤 500mL+ 细食盐 1.75g（一个啤酒瓶盖的一半），该液体为 1/3 张，且不含双糖，是预防脱水的最佳液体，对大米过敏的不推荐使用。

b. 糖盐水的配制：白开水 500mL+ 蔗糖 10g（2 小勺）+ 细食盐 1.75g，煮沸后服用。

c. 低渗口服补液盐（RO-ORS）：氯化钠 2g/L、无水葡萄糖 13.5g/L、氯化钾 1.5g/L、柠檬酸钠 2.9g/L，总渗透压 245mmol/L，为 1/2 张，服后不仅不易发生高钠血症，而且还可减少便量，缩短病程。

d. 若无 RO-ORS 液，可用 ORS 液，但该液体为 2/3 张，用作预防脱水，张力较高，较易发生高钠血症，故使用时应稀释 1 倍后口服。新生儿慎用。

② 口服补液纠正脱水　适用于轻中度脱水的患儿。

低渗口服补液盐（RO-ORS），用量（mL）= 体重（kg）×（50～75mL），4h 内服完。

说明：对于腹泻病来说，发生脱水者 90% 为轻中度脱水，只要做好口服补液即可及时纠正脱水，无须滥用静脉补液。补液适用于重度脱水的患儿。

③ 纠正酸中毒　适用于中重度代谢性酸中毒。

5% 碳酸氢钠（mL）=（−EB）×0.5× 体重（kg），iv drip，先补半量。

说明：当发生脱水时，极易出现酸中毒，轻度者多可随着补液而恢复，无须补碱。当血气分析中 pH＜7.30 时主张给予补充碱性溶液，如 5% 碳酸氢钠液。

补充 5% 碳酸氢钠液时应注意以下几点：先补给 1/2 的计算量，余下半量待血气分析结果回来后再行调整用量；将 5% 碳酸氢钠液稀释为 1.4% 碳酸氢钠液（等张液）后输入；保证通气功能正常。

④ 纠正低血钾　出现低钾血症时应予补钾。

a.10% 氯化钾口服液 200～300mg/（kg・d）po tid/qid

b.5% 葡萄糖注射液 100mL iv drip

c.10% 氯化钾注射液 2mL iv drip

说明：腹泻病时由于腹泻、呕吐丢失钾过多及进食减少钾摄入不足，极易出现低钾血症，故应及时补钾。轻症能口服时予口服治疗。静脉补钾时需注意以下几点：配成 0.15%～0.2% 的液体静脉点滴（均匀输入），静滴速度切忌过快，不可静脉推注；入院前 6h 内有尿或者补液后有尿者方能开始静脉补钾；每天静脉补钾时间不能少于 8h，一般持续补钾 4～6 天；静脉补充氯化钾的量为 200～300mg/（kg・d），静脉不能补足时则加口服补钾同时进行。

（2）合理用药

① 合理应用抗生素　抗生素仅适用于黏液脓血便患儿。

注射用头孢噻肟钠
50～100mg/（kg・d）　　/　iv drip bid/tid AST（－）
0.9%氯化钠注射液 50mL

说明：腹泻病中70%为急性水样便患儿，一般多为病毒或产肠毒性细菌感染，不需使用抗生素，只需认真做好液体疗法，腹泻多可自愈。仅有30%黏液、脓血便的患儿，多为侵袭性细菌感染，需用抗生素治疗。

② 肠黏膜保护药

蒙脱石散，1岁以下 1g po tid；1～2岁 1～2g po tid；2～3岁 2～3g po tid；3岁以上 3g po tid

说明：蒙脱石散为肠黏膜保护药，能吸附病原、固定毒素然后随大便排出体外，并能加强胃肠黏膜屏障功能，促进肠黏膜修复，临床疗效较好。使用方法为将药溶于30～50mL液体（温水、牛奶或饮料）中口服。首剂量加倍。对急性水样便腹泻（病毒性或产毒素细菌性及迁延性腹泻效果尤佳。

③ 微生态制剂

双歧杆菌乳杆菌三联活菌片，6个月以下：0.5g po bid/tid；6个月～3岁 1g po bid/tid；3～12岁 1.5g po bid/tid。

说明：双歧杆菌、乳杆菌均为肠道益生菌，当腹泻病时肠道正常菌群发生紊乱，故治疗腹泻时补充益生菌，可恢复肠道微生态平衡，重建肠道天然生物屏障保护作用，利于腹泻的康复。

2. 迁延与慢性腹泻病的治疗

（1）预防和治疗脱水以纠正水电解质酸碱平衡的紊乱。

① 无脱水患儿可选用任何一种液体口服以预防脱水。同急性腹泻病的治疗。

② 有脱水时分别按等渗性脱水、低渗性脱水或高渗性脱水治疗，并注意纠正酸中毒与钾、钠、钙、镁的失衡。同急性腹泻病的治疗。

（2）营养治疗

① 母乳喂养的患儿应继续母乳喂养。

② 人工喂养的患儿则应调整饮食，6个月以内的婴儿用牛奶加等量米汤或水稀释，持续喂2天后恢复正常饮食，或进食奶谷类混合物，每天喂6次，以保证充足的热量。6个月以上的婴幼儿，则用平常已习惯的饮食，如添加了熟植物油、肉末或鱼末、蔬菜的稠粥、烂面条等，此时必须要注意量应由少到多，逐渐增加。

③ 糖源性腹泻　可选用豆浆（每100mL鲜豆浆加5～10g葡萄糖）、酸奶或低乳糖奶粉。

④ 过敏性腹泻　换用其他种含蛋白的饮食。

⑤ 静脉营养　适用于少数严重患儿对口服营养物质不能耐受的。

（3）药物治疗

① 抗生素　仅适用于分离出特异病原的感染患儿，并需依据药物敏感试验选用。

② 补充元素锌　同急性腹泻病的治疗。

③ 补充微量元素与维生素　注意补充铁和维生素A、维生素B_1、维生素B_{12}、维生素C及叶酸。

④ 微生态疗法　同急性腹泻病的治疗。

⑤ 肠黏膜保护药　同急性腹泻病的治疗。

【转诊指征】

对病情未好转或出现下列任何一种症状的患儿须及时送医院。

（1）腹泻剧烈，大便次数多或腹泻量大。

（2）不能正常饮食。

（3）频繁呕吐、无法口服给药者。

（4）发热（<3个月的婴儿体温>38℃，3～36个月幼儿体温＞39℃）。

（5）明显口渴，发现脱水体征，如眼窝凹陷、泪少、黏膜干燥或尿量减少，神志改变，如易激惹、淡漠、嗜睡等。

（6）粪便带血。

（7）年龄＜6个月、早产儿，有慢性病史或合并症。

【中医治疗】

1. 辨证论治

（1）伤食泻

主症：大便稀烂酸臭或臭如败卵，夹有奶瓣或食物残渣，日行数次，便前腹痛或吵闹，痛则欲泻，泻后痛减，不思乳食，嗳气呕吐，脘腹胀满拒按，夜寐欠安，舌淡红，苔厚腻或黄垢，脉滑实有力或指纹紫。

治法：消食化滞，运脾止泻。

处方：保和丸加减，山楂10g、神曲10g、麦芽10g、陈皮6g、莱菔子8g、茯苓10g、半夏6g、连翘8g、甘草6g。

（2）风寒泻

主症：大便清稀，夹带泡沫，气味稍臭，腹痛肠鸣，或有恶寒发热，鼻塞清涕，咽痒偶咳，不喜饮水，舌淡，苔薄白，脉浮紧或指纹淡红。

治法：疏风散寒，化湿止泻。

处方：藿香正气散加减，藿香5g、紫苏叶4g、苍术5g、厚朴6g、陈皮6g、半夏6g、茯苓10g、神曲10g、防风6g、甘草6g。

（3）湿热泻

主症：大便黄色水样，或如蛋花汤样，或夹少许黏冻，量多秽臭，泻下急迫，日行十余次，腹痛时作，或有发热，烦躁，纳少呕恶，神倦乏力，口渴引饮，小便短黄，舌质红，苔黄腻，脉滑数或指纹紫。

治法：清热利湿，安肠止泻。

处方：葛根黄芩黄连汤加减，葛根 10g、黄芩 6g、黄连 3g、白头翁 8g、马齿苋 8g、茯苓 10g、神曲 10g、泽泻 6g、薏苡仁 12g、甘草 6g、苍术 6g。

（4）脾虚泻

主症：大便稀溏，色淡不臭，夹有未消化之物，多于食后作泻，时轻时重，反复发作，面色萎黄，形瘦食少，神倦乏力，舌淡，边有齿印，苔白，脉细或缓弱，指纹淡。

治法：健脾益气，助运止泻。

处方：七味白术散加减，党参 8g、茯苓 10g、白术 8g、薏苡仁 12g、桔梗 6g、淮山药 15g、白扁豆 8g、陈皮 6g、神曲 10g、莲子 10g、石榴皮 6g、甘草 6g、苍术 6g。

（5）脾肾阳虚泻

主症：久泻不止，大便清稀，完谷不化，五更作泻，或有脱肛，面白少华，神疲萎靡，睡时露睛，形寒肢冷，舌淡苔白，脉沉细弱或指纹淡。

治法：温肾健脾，固涩止泻。

处方：附子理中汤合四神丸加减，附子 8g、党参 8g、茯苓 10g、白术 8g、炮姜 3g、淮山药 15g、吴茱萸 8g、补骨脂 8g、神曲 10g、肉豆蔻 6g、甘草 6g。

2. 中成药

（1）保和丸 3～6g po bid

（2）藿香正气口服液 5～10mL po tid

（3）葛根芩连微丸 1～2g po qid～tid

说明：保和丸消食导滞，适用于伤食泻；藿香正气口服液散寒化湿和中，适用于风寒泻；葛根芩连微丸清热利湿，适用于湿热泻。

3. 外治疗法

吴茱萸 30g、公丁香 2g、胡椒 5g，共研细末。每次 1～3g 以米醋调合成糊状，放置于 3L 敷料上，贴神厥穴，qd，适用于风寒泻、脾虚泻及脾肾两虚泻。或鬼针草 30g 加水适量浸泡后水煎外洗双足，先熏后泡，bid，适用于各型泄泻。

4. 针灸疗法

（1）针刺法

主穴：足三里、天枢、中脘、脾俞。

手法：实证宜泻法，虚证宜补法。每天 1 次。

（2）灸法

主穴：神厥、足三里、中脘。

手法：温和灸、隔姜灸。灸法适用于脾虚泻和脾肾阳虚泻。

5. 推拿疗法

（1）伤食泻　清板门，清大肠，摩腹，补脾土，逆运内八卦。每天 1 次。

（2）风寒泻　推三关，摩腹，揉脐，揉龟尾，揉外劳宫。每天 1 次。

（3）湿热泻　清大肠，清小肠，退六腑，揉小天心，清补脾土。每天 1 次。

（4）脾虚泻　补脾经，补大肠，推三关，摩腹，推上七节骨，捏脊。每天 1 次。

【预防及健康指导】

鼓励母乳喂养，尤以生后 4～6 个月和第一个夏季避免断奶；人工喂养时要注意饮食卫生和水源清洁，每次喂食前用开水洗烫餐具，每日煮沸消毒一次；母乳和人工喂养都应按时添加辅食，切忌几种辅食同时添加；食欲不振或在发热初期应减少奶和其他食物入量，以水代替，最好用口服补液盐配成饮料口服；夏季炎热时避免过食或食用富于脂肪的食物，婴儿体温调节功能差，夏季要少穿衣服，注意居室通风；患营养不良佝偻病或肠道外感染时，应及时治疗防止并发腹泻；下地玩耍的小儿饭前便后要洗手。尽早接种轮状病毒疫苗。

第六节　维生素 D 缺乏性佝偻病

是由于体内维生素 D 不足，导致钙、磷代谢紊乱和骨骼钙化障碍，造成以骨骼损害为主要表现的全身性、慢性、营养性疾病。本病属中医“五迟”“五软”“鸡胸”等范畴。

维生素 D 缺乏性佝偻病是一种小儿常见病，占总佝偻病 95% 以上，本病系因体内维生素 D 不足引起全身性钙、磷代谢失常以致钙盐不能正常沉着在骨骼的生长部分，最终发生骨骼畸形。佝偻病虽然很少直接危及生命，但因发病缓慢，易被忽视，一旦发生明显症状时，机体的抵抗力低下，易并发肺炎、腹泻、贫血及各种感染性疾病。

【诊断要点】

1. 初期（早期）

多见于 6 个月以内，特别是<3 个月的婴儿，主要表现为非特异性的神经性兴奋性增高症状，如易激惹、烦躁、睡眠不安、夜间惊啼、多汗刺激头皮而摇头、枕秃。一过性血钙下降，血磷降低，血清 25-（OH）D_3 下降，碱性磷酸酶正常或增高。此期骨骼无改变，骨骼 X 线可正常，或钙化带稍模糊。

2. 活动期（激期）骨骼改变

（1）头部

① 颅骨软化　3～6 个月出现，枕后有乒乓球样感觉。

② 方颅　8～9 个月出现。

③ 早期可见囟门加大，重者可延迟至 2～3 岁方闭合。或闭锁月龄延迟。

④ 出牙迟。

（2）胸廓畸形　1 岁左右出现，如肋骨串珠、肋膈沟（赫氏沟）、鸡胸、漏斗胸。

（3）四肢

① 腕踝畸形　6 个月以上出现手镯或足镯。

② 下肢畸形　1 岁后站立行走出现“O”形腿或“X”形腿。

（4）其他　学坐后可引起脊柱后凸或侧弯。

（5）血生化检查　血钙稍降低，血磷明显降低，碱性磷酸酶明显增高。

（6）骨骼 X 线片改变　长骨钙化带消失，干骺端呈毛刷样，杯口状改变；骨骺软骨盘增宽，骨质稀疏，骨皮质变薄，可有骨干弯曲畸形或青枝骨折，骨折可无临床症状。

3. 恢复期

临床症状减轻至消失，精神活泼，肌张力恢复。血钙、磷浓度逐渐恢复，碱性磷酸酶 1～2 个月恢复正常。X 线片表现于 2～3 周后有所改善，出现不规则的钙化线，钙化带致密增厚，骨骺软骨盘<2mm，逐渐恢复正常。

4. 后遗症期

多见于 2 岁以后儿童，临床症状消失，血生化及骨骼 X 线检查正常，仅遗留不同的骨骼畸形。

5. 辅助检查

血中 25-OHD_3 水平下降，1,25-$(OH)_2D_3$ 下降或正常；X 线片不能反映佝偻病的早期状态，但 X 线片所示的佝偻病征象，反映了相应的骨骼组织学病理改变，对佝偻病的诊断客观性较强。

【鉴别诊断】

（1）肾性骨营养障碍　由于先天或者后天原因所致的慢性肾功能障碍，导致钙、磷代谢紊乱，血钙低，血磷高，甲状旁腺继发性功能亢进，骨质普遍脱钙，骨骼呈佝偻病改变。多于幼儿后期症状逐渐明显，形成侏儒状态。

（2）肾小管性酸中毒　为远曲小管泌氢不足，从尿中丢失大量钠、钾、钙，继发甲状旁腺功能亢进，骨质脱钙，出现佝偻病体征。患儿骨骼畸形显著，身材矮小，有代谢性酸中毒、多尿、碱性尿，除血钙低、血鳞低外，血钾亦低，血氨增高，并常有低钾血症。

（3）低血磷抗维生素 D 性佝偻病　主要表现生长迟缓，步态不稳，O 型、X 型腿，骨痛及行走困难，严重者可发生骨折。血钙、血碱性磷酸酶多正常，血磷明显降低，多在 2mg/dl 以下，尿磷增加，24h 尿磷大于 21mg/dl。

（4）范科尼综合征　本病为常染色体隐性遗传。4～6 月龄发病，生长迟缓、软弱无力、食欲差、多尿、脱水、骨骼畸形，代谢性酸中毒，血氯高、血钾低、血磷降低、血钙正常或降低，碱性磷酸酶升高，尿糖阳性但血糖正常，尿氨基酸增高但血氨基酸正常。

（5）抗癫痫药物引起的佝偻病　长期口服抗癫痫药物如苯巴比妥钠、苯妥英钠等，可引起低钙血症。

【西医治疗】

1. 药物治疗

（1）维生素 D 制剂　一般采用口服疗法，剂量为每日 2000～4000U（50～100μg），1 个月后改为每日 400U（10μg）。当重症佝偻病有并发症或无法口服者可大剂量一次肌注维生素 D_3 20 万～30 万 U，1 个月后改为口服预防量。

（2）补充钙剂　补充维生素 D 的同时服用钙剂，每日至少服用元素钙 200mg。

2. 其他疗法

人工紫外线照射法。2 岁后的佝偻病骨畸形者，多为后遗症，不宜用维生素 D 制剂，应考虑矫形疗法，对鸡胸宜采取俯卧位及俯撑或引体向上的活动，加强胸部扩展。治疗轻度“O”或“X”型腿时可按摩相应肌群，如“O”型腿按摩外侧肌群，“X”型腿按摩内侧肌群，可增强肌张力。游泳活动是最好的矫形方法。重度后遗症或影响生理及体形者，于青年期考虑外科矫形手术。

【转诊指征】

严重骨骼畸形患者。

【中医治疗】

1. 辨证论治

（1）肺脾气虚证

主症：形体虚胖，神疲乏力，面色少华，多汗易惊，发稀易落，囟门增大，肌肉松软，大便不实，纳食减少，睡眠不安，易反复感冒，舌淡，苔薄白，脉细无力。

治法：健脾补肺。

处方：人参五味子汤加减，人参 5g、白术 10g、茯苓 10g、五味子 5g、麦冬 5g、黄芪 10g、炙甘草 5g。

（2）脾虚肝旺证

主症：头部多汗，面色少华，发稀枕秃，纳呆食少，坐立、行走无力，夜啼不宁，易惊多惕，甚至抽搐，囟门迟闭，齿生较晚，舌质淡苔薄白。

治法：健脾平肝。

处方：益脾镇惊散加减，人参 5g、白术 10g、茯苓 10g、钩藤 5g、煅龙骨 10g、煅牡蛎 10g、炙甘草 5g、灯心草 3g。

（3）肾精亏损证

主症：面白虚烦，多汗肢软，形瘦神疲，智识不聪，出牙、坐立、行走迟缓，头颅方大，鸡胸龟背，肋骨串珠，肋缘外翻，下肢弯曲，或见漏斗胸等，舌质淡苔少，脉细无力。

治法：补肾填精。

处方：补肾地黄丸加减，熟地黄 10g、菟丝子 10g、山茱萸 6g、山药 10g、茯苓 5g、泽泻 5g、陈皮 5g、牛膝 5g、鹿茸 3g。

2. 中成药

（1）玉屏风口服液 5～10mL po tid（用于肺脾气虚证）

（2）龙牡壮骨冲剂 1/2～1 包 po tid（用于肺脾气虚及脾虚肝旺证）

（3）六味地黄丸 3～6g po tid（用于肾精亏损证）

3. 针灸疗法

（1）主穴　内关、曲池、合谷、承山、太冲。

（2）手法　用泻法，强刺激，每天 1 次，每次留针 30min，或点刺放血。

【预防及健康指导】

预防较好的措施是日光浴，时间为每周需 2h，春夏季出生的孩子满月后就可抱出户外，秋冬季出生的孩子 3 个月也可抱出户外，开始每次外出逗留 10～15min，以后可适当延长时间，如在室内应开窗。正确喂养对预防也有重要意义，提倡母乳喂养，母乳喂养的足月儿自出生后 1 周开始每天补充维生素 D400U，早产儿、低出生体重儿、双胎儿生后 1 周每天补充 800U，3 个月后改预防量，及时添加辅食，断奶后要培养良好的饮食习惯，不挑食、偏食，保证小儿各种营养素的需要。

第七节　脑性瘫痪

脑性瘫痪是指由于各种原因造成的发育期胎儿或婴儿非进行性脑损伤，临床主要表现为持续存在的中枢性运动和姿势发育障碍及活动受限，常伴有感觉、知觉、认知、交流和行为障碍，以及癫痫和继发性肌肉骨骼问题。属于中医“五迟”、“五软”范畴。

全球患病率为1.5‰～4.0‰，我国1-6岁儿童脑瘫患病率为2.46‰。病因复杂，可分为非遗传学因素（产前、产时、产后三大高危因素）和遗传学因素。

【诊断要点】

1. 临床表现

（1）运动障碍持续存在　婴幼儿脑育早期（不成熟期）不能完成相同年龄正常小儿应有的运动发育进程，包括抬头、翻身、坐、爬、站立、独走等粗大运动以及手的精细动作。

（2）肌张力异常　因不同临床类型而异，痉挛型表现为肌张力增高；肌张力低下型则表现为瘫痪肢体松软，但仍可引出腱反射；手足徐动型表现为肌张力不稳定（在兴奋或运动时增高，安静时减低）；共济失调型表现为肌张力偏低。

（3）运动姿势发育异常　受异常肌张力和原始反射延迟消失不同情况的影响，患儿可出现多种肢体异常姿势，并因此影响其正常运动功能的发挥。体格检查中将患儿分别置于俯卧位、仰卧位、坐位、立位，以及由仰卧牵拉成坐位时，即可发现瘫痪肢体的异常姿势和非正常体位。

（4）反射异常　多种原始反射消失延迟或残存，立直反射、平衡反射延迟出现或不出现。痉挛型脑性瘫痪患儿腱反射活跃，可引出踝阵挛和巴宾斯基征阳性（2岁后有意义）。

（5）伴随症状和疾病　作为脑损伤引起的共同表现，约52%的脑性瘫痪患儿可能合并智力低下，45%的患儿伴有癫痫，38%的患儿伴有语言功能障碍，28%的患儿伴有视力障碍，12%的患儿伴有听力障碍。其他如流涎、关节脱位则与脑性瘫痪自身的运动功能障碍相关。

2. 相关检查

（1）直接相关检查　头颅磁共振（敏感度 86%～89%）、CT 检查结果是诊断的有力支持，可帮助病因分析、临床诊断分型和预后分析，头颅神经影像学检查正常不能排除脑瘫的风险和诊断。有脑畸形和不能确定某一特定的结构异常，或疑有遗传代谢病，应考虑遗传病检查。

（2）脑电图　有惊厥病史、可疑惊厥史和新生儿脑梗死必查。可帮助诊断癫痫，推断脑发育情况及新生儿脑梗死情况。

（3）肌电图、脑干听觉诱发电位、眼底检查，智力及语言等相关检查，运动功能和神经发育学评估。

【西医治疗】

1. 治疗原则

（1）早期发现异常、早期干预　婴儿期是运动功能发展的初级阶段，幼儿期是运动模式形成的关键时期，一旦诊断为脑瘫高危儿或脑瘫，应立即进行早期干预，促进正常运动发育，抑制异常运动和姿势，最大限度帮助婴幼儿恢复到最接近正常运动状态。

（2）采取综合治疗手段　除针对运动障碍外，应同时控制其癫痫发作，以阻止脑损伤的加重。对同时存在的语音障碍、关节脱位、听力障碍等也需同时治疗。

（3）医院—社区—家庭康复相结合，以保证患儿得到持之以恒的正常治疗。

2. 主要治疗措施

（1）功能训练

① 体能运动训练　针对各种运动障碍和异常姿势进行物理学手段治疗，目前常用 Vojta 和 Bobath 方法，国内还采用“上田法”。

② 技能训练　重点训练上肢和手的精细运动，提高患儿的独立生活技能。

③ 语言训练　包括听力、发音、语言和咀嚼吞咽功能的协同矫正。

（2）矫形器的应用　功能训练中，配合使用一些支具或辅助器械，有帮助矫正异常姿势、抑制异常反射的功效。

（3）药物及手术治疗　药物治疗主要有：

① 抗癫痫药物；

② 降低肌张力药物　地西泮、巴氯芬口服或鞘内注射；

③ 抑制不自主运动药物　左旋多巴、苯海索；

④ 缓解痉挛药物　A 型肉毒素；

⑤ 改善骨密度和骨质疏松药物　阿仑酸钠、维生素 D 和钙剂；

⑥ 营养神经药物　鼠神经生长因子手术治疗主要用于痉挛型脑性瘫痪，目的是矫正畸形，恢复或改善肌力和肌张力的平衡。

（4）其他　如高压氧、水疗、电疗等，对功能训练起辅助作用。

【中医治疗】

1. 辨证论治

（1）脾弱肝强证

主症：肢体拘挛，肌肉消瘦，烦躁，纳少，舌淡苔少，脉无力，指纹淡或青。

治法：健脾平肝。

处方：六君子汤合舒筋汤加减，党参 10g、白术 8g、茯苓 8g、制半夏 6g、陈皮 6g、羌活 6g、当归 6g、赤芍 6g、海风藤 10g、红枣 10g、姜黄 10g、炙甘草 5g。

（2）脾肾两虚证

主症：头软无力、手无力，不能握拳，下肢痿弱，口唇软而无力，肌肉软而不长，舌淡苔白，脉无力，指纹淡。

治法：健脾补肾。

处方：补中益气汤合补肾地黄丸，黄芪 15g、党参 10g、白术 8g、茯苓 8g、陈皮 6g、柴胡 3g、升麻 3g、当归 6g、熟地黄 15g、山茱萸 8g、山药 8g、泽泻 5g、牡丹皮 5g、鹿角 3g、牛膝 8g、炙甘草 5g。

（3）肝肾亏虚证

主症：肢体拘挛，活动不利，手足徐动或震颤，头小，或语言不利，或失听失明或失聪，舌淡，苔薄白，脉无力，指纹淡。

治法：补益肝肾。

方药：六味地黄丸合虎潜丸，熟地黄 15g、山茱萸 8g、山药 8g、泽泻 5g、茯苓 5g、牡丹皮 5g、炙龟甲 10g、知母 5g、黄柏 5g、陈皮 5g、白芍 6g、锁阳 5g、干姜 5g、炙甘草 5g。

（4）痰瘀阻络证

主症：关节硬直，活动不利，头小，失聪，或抽搐、失神，舌淡暗，苔腻，脉无力，指纹滞。

治法：涤痰化瘀、通窍。

方药：通窍活血汤合二陈汤，桃仁 9g、红花 3g、赤芍 3g、川芎 3g、老葱 3 根（切碎）、鲜姜 10g、（切碎）红枣 10g、陈皮 8g、制半夏 8g、茯苓 6g、甘草 5g。

2. 针灸疗法

（1）体针　颈项软瘫，取天柱、大椎、列缺；上肢瘫，取肩髃、曲池、手三里、三间；下肢瘫，取环跳、足三里、阳陵泉、悬钟；腰部瘫软，取肾俞、腰阳关；剪刀步，取髀关、风市；尖足，取解溪、太白；足内翻，取丘墟、昆仑、承山外 1 寸；足外翻，取商丘、太溪、承山内 1 寸。根据肢体瘫痪部位不同，分别针刺华佗夹脊穴的不同节段。肌力低下患儿，针刺后加艾灸。如并存智力低下，取百会、四神聪、智三针；语言障碍，取通里、廉泉、金津、玉液；流涎，取上廉泉、地仓；吞咽困难，取廉泉、天突。每天1次，每周5天，2～3个月为1疗程。

（2）头针　取运动区、足运感区、语言区。

（3）推拿疗法　采用按、揉、捏、拿、搓等手法。以达到健脾、补肾、平肝以及舒筋活络、舒利关节、益智安神等作用。肌张力高者手法宜轻，肌张力低者手法宜重。推拿过程中应配合按点穴位，头部取百会、四神聪、坎宫、天门、太阳、风府等穴；上肢取肩髃、曲池、手三里、一窝风等穴；下肢取环跳、百虫、膝眼、足三里、承山等穴；双下肢交叉状或剪刀步者，取髀关、风市等穴；尖足者，取解溪、太白等穴；足内翻者，取悬钟、昆仑、飞扬、丘墟等穴；足外翻者，取商丘、太溪、照海、冲阳等穴；肾虚者，补肾经（小指末节罗纹面）、揉按肾俞；脾虚者，补脾经（拇指桡侧缘）、揉按脾俞。每天1次，每周5天，2～3个月为1疗程。

（4）中药外洗法　取黄芪、桂枝、当归、鸡血藤、宽筋藤、伸筋草等药各20g，加清水适量，浸泡中药约30min，武火煎煮，沸后文火续煎15～20min，取药液，倒入浴盆中，待药液温度适当时，浸洗患肢，每次15～20min，每天1次。

（5）中药蒸气浴疗法　取黄芪、桂枝、当归、鸡血藤、宽筋藤、伸筋草、独活、桑寄生、杜仲、牛膝等药各20g，水煎取药液，过滤药液后，加入熏蒸治疗机中药蒸发器中，使之符合蒸气浴水液量调控要求，蒸汽舱温度调控在38～40℃，患儿躺入熏蒸床，每次治疗20～30min，每天治疗1次，每月治疗20～24天，连续2～3个月。

【预防及健康指导】

大力宣传优生优育知识，禁止近亲结婚，婚前、孕期进行健康检查，以避免生育遗传性疾病患儿。孕妇注意养胎、护胎，加强营养，不乱服药物。婴儿应合理喂养，注意防治各种急慢性疾病。

第八节　抽动障碍

抽动障碍是以运动性抽动或发声抽动为临床表现，起病于儿童时期的神经发育障碍性疾病。抽动表现为在运动功能正常情况下发生的不自主、无目的、快速、刻板的肌肉收缩。可归属于中医学“慢惊风”“瘛疭”“肝风”等范畴。

本病发病无季节性，病因不清。起病多在2～21岁，以5～10岁最多见，发病平均年龄约为5岁，8～12岁最严重，男女比例约为（3～5）∶1。常以频繁眨眼为首发症状，可以自行缓解或加重，常见加重因素包括紧张、生气、惊吓、兴奋、疲劳、被人提醒、久看电视或久玩电子游戏、学习负担过重、家庭不良因素等，常见减轻因素包括注意力集中、放松、情绪稳定等。约50%患儿可伴发一种或多种共患病，包括注意缺陷多动障碍、学习障碍、强迫障碍、睡眠障碍、情绪障碍、自伤行为、品行障碍、暴怒发作等。症状可随年龄增长和大脑发育成熟逐渐完善而减轻或缓解，需要在18岁青春期过后评估其预后，总体预后相对良好。

【诊断要点】

1. 抽动的部位及形式

（1）面部　挤眉弄眼、皱襞噘嘴、做怪相、翻白眼。

（2）头颈部　摇头、点头、耸肩、扭脖子、头皮抽动。

（3）肢部　搓手指、甩手、握拳、抖腿垫脚、步态异常。

（4）喉部　怪声吼叫、咳嗽发声、不自主骂人等。

2. 抽动

通常从面部开始，逐渐发展到头、颈、肩部肌肉，最后波及躯干、上下肢，形式多样，呈慢性反复过程，有明显波动性，可受意识的暂时控制。有的还有性格障碍，性情急躁，冲动任性，胆小，注意力不集中，学习成绩不稳定。

3. 根据临床特点和病程长短，DSM-5 将抽动障碍分为：

（1）短暂性抽动障碍　出现单一或复杂运动或发声，病程在 1 年以内；

（2）慢性抽动障碍　出现单一或复杂运动或发声，病程在 1 年以上；

（3）Tourette 综合征，又称抽动秽语综合征：抽动和发声均有发作，可同时或不同时出现，病程在 1 年以上。

以上均为 18 岁以前起病，排除某些药物或内科疾病所致。

4. 实验室检查

多无特殊异常，脑电图正常或非特异性异常。智力测试基本正常。心理测量有助于判别共患病。评估严重程度可采用耶鲁综合抽动严重程度量表（YGTSS）等进行量化评定。

【鉴别诊断】

（1）风湿性舞蹈病　6 岁以后多见，女孩居多，主要表现为四肢较大幅度的无目的而不规则的舞蹈样动作，常伴有肌力及肌张力减低，并可见其他风湿热症状。

（2）肌阵挛型癫痫　表现为某个肌肉或肌群突然、快速、有力的收缩，引起一侧或双侧肢体抽动，抽动时手中物品落地或摔出，可以点头、弯腰或后仰，站立发作时常表现为猛烈摔倒在地。是癫痫发作的一个类型，具有发作性，每次持续时间短，常伴有意识障碍、脑电图异常，抗癫痫治疗有效。

（3）注意力缺陷多动障碍　表现为持续存在且与年龄不相称的注意力不集中、多动、冲动三大核心症状，伴有学习困难、运动与感知功能异常、品行问题、情绪问题、人际关系问题。但智力正常或基本正常为主要临床特征。往往有家族史。注意力缺陷多动障碍也可以与多发性抽动症合并发生。

【西医治疗】

对一些初发和程度较轻的抽动障碍患儿不要过度关注，主要是心理疏导。对于影响到日常生活、学习或社交活动的中重度抽动障碍患儿，治疗原则是药物治疗和心理治疗并重。

1. 药物治疗

（1）常用药物

① 硫必利　多巴胺 D_2 受体阻滞药，起始剂量 50～100mg/d，治疗剂量 150～500mg/d，可有头晕、乏力、嗜睡、胃肠道反应等，少而轻，为一线药物。

② 舒必利　多巴胺 D_2 受体阻滞药，起始剂量 50～100mg/d，治疗剂量 200～400mg/d，有镇静、嗜睡、体重增加、轻度锥体外系反应。为一线药物。

③ 阿立哌唑　多巴胺 D_2 受体阻滞药，起始剂量 1.25～2.5mg/d，治疗剂量 2.5～15mg/d，有头痛、失眠、易激惹、焦虑、嗜睡、胃肠道反应。为一线药物。

④ 可乐定贴片　α_2 受体激动药，起始剂量 1mg/7d，治疗剂量 1～2mg/7d，有神经、头晕、头痛、乏力、口干、易激惹、嗜睡、体位性低血压和心电图 PR 间期延长。为一线药物。只需每周贴耳后、上臂或背部皮肤处，适合儿童使用。每片 2mg，每周换贴 1 次，如出现过敏反应，可更换贴药部位。

（2）药物治疗方案

① 一线药物　首选硫必利。从最低剂量开始，缓慢加量，1～2 周后增加 1 次剂量至治疗量。

② 强化治疗　病情基本控制后，需继续治疗剂量至少 1～3 个月。

③ 维持治疗　强化治疗后病情控制良好，仍需维持治疗 6～12 个月，一般为治疗剂量 1/2～2/3。

④ 停药 经过维持治疗阶段后，若病情完全控制，可逐渐减停药物，减量期至少1～3个月。总疗程为1～2年。若症状再发或加重，则应恢复用药或加大剂量。

⑤ 联合用药 当使用单一药物仅能使部分抽动症状改善，难治型抽动障碍亦需联合用药。

2. 心理干预

（1）行为矫正疗法：当患儿出现面部及肢体抽动时，立即利用对抗反应来加以控制。同时，让患儿认识到抽动的不良性，并对自身的病情有一个比较正确的认识，积极争取改善。

（2）行为转移法：当患儿一旦出现症状时，立即转移患儿的注意力。

（3）心理支持法：向家长讲解多发性抽动症的性质，让家长了解心理治疗的重要性，消除家长对患儿病情的过分焦虑、担心、紧张的心情。注意对患儿的教育方法，建立起良好的信任关系。提高自信心，消除其自卑心理，及时纠正患儿的不良动作和行为。

3. 神经调控治疗

经颅磁刺激、经颅微电流刺激、脑电生物反馈疗法。

【转诊指征】

如共患ADHD、OCD或其他行为障碍时，可转诊至儿童精神/心理科进行综合治疗。

【中医治疗】

1. 辨证论治

（1）气郁化火

主症：烦躁易怒，挤眉眨眼、张口噘嘴、摇头耸肩，发作频繁，抽动有力，口出异声秽语，面红耳赤，大便秘结，小便短赤，舌质红，舌苔黄，脉弦数。

治法：清肝泻火，息风止惊。

处方：清肝达郁汤加减，栀子 6g、菊花 10g、牡丹皮 6g、柴胡 6g、薄荷 6g、白芍 6g、钩藤 8g、蝉蜕 5g、琥珀 6g、茯苓 8g、甘草 6g。

（2）脾虚痰聚

主症：面黄体瘦，精神不振，脾气乖戾，胸闷作咳，喉中声响，皱眉眨眼，嘴角、四肢、腹肌抽动，秽语不由自主，纳少厌食，舌质淡，苔白或腻，脉沉滑或沉缓。

治法：健脾柔肝，行气化痰。

处方：十味温胆汤加减，党参 6g、茯苓 6g、法半夏 5g、陈皮 6g、枳实 5g、远志 8g、酸枣仁 6g、石决明 6g、钩藤 8g、白芍 8g、甘草 6g。

（3）脾虚肝亢

主症：努嘴张口，全身肌肉抽动，喉中有痰，时发怪声，经久不愈，常伴腹部抽动，性情急躁，脾气乖戾，注意力不集中，难于静坐，健忘失眠，纳少厌食，体型多瘦弱或虚胖，面黄乏力，舌质淡红，苔白或腻，脉细弦。

治法：缓肝理脾，息风止痉。

处方：异功散合天麻钩藤饮加减，人参 6g、茯苓 6g、白术 8g、陈皮 6g、半夏 6g、天麻 6g、钩藤 8g、龙骨 8g、珍珠母 6g、甘草 6g。

（4）阴虚风动

主症：形体消瘦，两颧潮红，性情急躁，口出秽语，摇头耸肩，挤眉眨眼，肢体震颤，睡眠不宁，五心烦热，大便干结，舌质红绛，舌苔光剥，脉细数。

治法：滋阴潜阳，柔肝息风。

处方：大定风珠加减，龟甲 10g、生牡蛎 10g、地黄 6g、阿胶 6g、鸡子黄 6g、麦冬 8g、火麻仁 5g、白芍 6g、甘草 5g。

2. 中成药

（1）琥珀抱龙丸　每丸重 1.8g。每服 1 丸，婴儿 1/3 丸，bid。温开水送服。用于脾虚痰聚及痰热者。

（2）杞菊地黄丸　水蜜丸每袋 6g，小蜜丸每袋 9g。用于阴虚风动证。

① 水蜜丸　<3 岁 2g、3～6 岁 4g、>6 岁 6g，bid。温开水送服。

② 小蜜丸　<3 岁 3g、3～6 岁 6g、>6 岁 9g，bid。温开水送服。

3. 推拿疗法

推脾土，捣小天心，揉 5 指节，运内八卦，分阴阳，退上三关，揉涌泉、足三里。每天 1 次，每次 30～40min。

4. 针灸疗法

针刺百会、四神聪、神庭、上星、头维、印堂、曲池、合谷、阳陵泉、三阴交、太冲穴。眨眼和耸鼻者加攒竹、迎香；口角抽动者加地仓、颊车；喉出怪声者加廉泉、列缺。以提插捻转法施以平补平泻，得气后留针 30min。隔日 1 次，1 个月为 1 疗程。

【预防及健康指导】

孕妇应保持心情舒畅，生活规律，营养均衡，避免造成胎儿发育异常的可能因素。注意围产期保健，提倡自然分娩。注意培养儿童良好的生活学习习惯，减轻儿童学习负担和精神压力。

第十五章
常见外科及骨科疾病

第一节　创伤

创伤是指人体受外力影响而造成的身体或组织受到损伤，包括开放性损伤与闭合性损伤，是生活中常见的伤病类型。此外，在精神上受到外部影响而产生的精神疾病也可以叫作精神创伤。常见的伤病类型包括交通伤、坠落伤、机械伤、锐器伤、跌伤、火器伤。严重创伤可引起全身反应，局部表现有伤区疼痛、肿胀、压痛；骨折脱位时有畸形及功能障碍。严重创伤还可能有致命的大出血、休克、窒息及意识障碍。创伤是一种急性的、突发性的情况，常需要紧急处理和医学干预。在急救和医疗中，对创伤的处理需要根据损伤的类型和程度进行相应的诊断和治疗，以最大程度地保护受伤部位，减少并发症并促进康复。

【诊断要点】

创伤诊断是在急救或医疗过程中对受伤患者进行评估和确定损伤程度的关键步骤。主要内容包括：明确损伤的部位、性质、程度、全身性变化及并发症，特别是原发损伤部位相邻或远处内脏器官是否损伤及其程度。本节仅介绍创伤诊断的基本方法。

1. 受伤史

若伤员因昏迷等原因不能自述，应在救治的同时向现场目击者、护送人员或家属了解，并详细记录。主要应了解受伤的经过、症状及既往疾病情况等。

（1）受伤情况　向患者或旁观者询问创伤发生的过程、时间、地点，以及有无慢性病史或过敏史等信息，有助于对创伤的诊断和处理。

（2）伤后表现及其演变过程　不同部位创伤，伤后表现不尽相同。如神经系统损伤，应了解是否有意识丧失、持续时间及肢体瘫痪等；胸部损伤是否有呼吸困难、有无异常呼吸音、咳嗽及咯血等；对腹部创伤应了解最先疼痛的部位，疼痛的程度和性质及疼痛范围扩大等情况。疼痛部位有指示受伤部位或继发损伤的诊断意义。对开放性损伤失血较多者，应询问或估计大致的失血量、失血速度及口渴、小便情况。

（3）伤前情况　注意伤员是否饮酒，这对判断意识情况有重要意义。了解有无其他相关疾病，如高血压史者，应根据原有血压水平评估伤后的血压变化。

2. 体格检查

（1）全身情况的检查　注意呼吸、脉搏、血压、体温等生命体征以及意识状态、面容、体位姿势等。

（2）根据受伤史或某处突出的体征，详细检查。如头部伤需检查头皮、颅骨、瞳孔、耳道、鼻腔、神经反射、肢体运动和肌张力等；胸部损伤应进行全面的胸部体格检查，包括观察胸部的外形、是否有淤血、皮肤挫伤等，检查是否有胸廓畸形或压痛等症状；腹部伤需观察触痛、腹肌紧张、反跳痛、移动性浊音、肝区浊音和肠鸣音等；胸部伤需注意肋骨叩痛、双侧呼吸音是否对称等；四肢伤需检查肢体肿胀、畸形或异常活动、骨擦音或骨异音、肢端脉搏等。

（3）对于开放性损伤，必须仔细观察伤口或创面，注意伤口形状、大小、边缘、深度及污染情况、出血的性状、外露组织、异物存留及伤道位置等。

3. 辅助检查

（1）实验室检查　血常规和血细胞比容可判断失血或感染情况；尿常规可提示泌尿系统损伤和糖尿病。电解质检查可分析水、电解质和酸碱平衡紊乱的情况。

（2）穿刺和导管检查　诊断性穿刺是一种简单、安全的辅助方法，可在处置室内进行。

（3）影像学检查　X 线平片检查对骨折伤员可明确骨折类型和损伤情况，以便制定治疗措施；怀疑胸部和腹腔脏器损伤者，可明确是否有气胸、血气胸、肺病变或腹腔积气等；还可确定伤处某些异物的大小、形状和位置等。对于头部、胸部、腹部等可能存在内部损伤的情况，可以进行 CT 扫描来帮助确定内部损伤的情况。

【西医治疗】

1. 急救

急救的目的是挽救生命，在处理复杂伤情时，应优先解除危及伤员生命的情况，使伤情得到初步控制，然后再进行后续处理，并尽可能稳定伤情，为转送和后续确定性治疗创造条件。必须优先抢救的急症主要包括心跳、呼吸骤停，窒息、大出血、张力性气胸和休克等。常用的急救技术主要有复苏、通气、止血、包扎、固定和护送等。

（1）复苏　心跳、呼吸骤停时，从现场开始行体外心脏按压及口对口人工呼吸；接着在急诊室（车）用呼吸面罩及手法加压给氧或气管插管接呼吸机支持呼吸；在心电监测下电除颤，开胸心脏按压；药物除颤，并兼顾脑复苏。

（2）通气　呼吸道发生阻塞可在很短时间内使伤员窒息死亡，故抢救时必须争分夺秒地解除各种阻塞原因，维持呼吸道的通畅。

（3）对呼吸道阻塞的伤员，必须果断地以最简单、最迅速有效的方式予以通气。常用的方法如下：

① 手指掏出　适用于颌面部伤所致的口腔内呼吸道阻塞。

② 抬起下颌　适用于颅脑伤舌根后坠及伤员深度昏迷而窒息者。

③ 环甲膜穿刺或切开　在情况特别紧急，或上述两项措施不见效而又有一定抢救设备时——急诊室或车，可用粗针头做环甲膜穿刺，对不能满足通气需要者，可用尖刀片做环甲膜切开，然后放入导管，吸出气道内血液和分泌物。

④ 气管插管。

⑤ 气管切开　可彻底解除上呼吸道阻塞和清除下呼吸道分泌物。

（4）止血　动脉出血呈鲜红色，速度快，呈间歇性喷射状；静脉出血多为暗红色，持续涌出；毛细血管损伤多为渗血，呈鲜红色，自伤口缓慢流出。常用的止血方法有指压法、加压包扎法、填塞法和止血带法等。

（5）使用止血带应注意以下事项：

① 适当使用时机　止血带主要用于严重出血的情况，如动脉出血无法通过其他方法止血时。不适用于普通割伤或擦伤。

② 选择合适的材料　止血带可以是宽而柔软的绷带、皮带或专用止血带，确保所选材料不损伤皮肤或损害血管。

③ 正确包扎位置　将止血带绑在出血部位上方，距离出血点约 5cm。如果出血点在肢体上应在心脏方向的一侧绑扎。

④ 不可过紧　绑扎时要适度，不可过紧，以免阻断血液循环。通常可以绑扎到患者感觉有轻微勒痕即可。

⑤ 控制时间　使用止血带的时间应尽量短，一般不超过 1h，每隔 1h 放松 1～2min。过长时间的绑扎会导致组织缺氧和坏死。

⑥ 注意观察　绑扎止血带后，要密切观察患者的病情和肢体

的状况，一旦出现异常，应立即解除止血带。

⑦ 上止血带的伤员必须有显著标志，并注明启用时间。

⑧ 解除止血带　在血液止血后，应及时解除止血带，避免长时间绑扎导致并发症。

（6）包扎　包扎的目的是保护伤口、减少污染、压迫止血、固定骨折、保护关节和敷料并止痛。最常用的材料是绷带、三角巾和四头带。无上述物品时，可就地取材用干净毛巾、包袱布、手绢、衣服等替代。绷带有环形包扎、螺旋反折包扎、8 字形包扎和帽式包扎等。

（7）固定　骨关节损伤时必须固定制动，以减轻疼痛，避免骨折端损伤血管和神经，并有利于防治休克和搬运护送。固定范围一般应包括骨折处远和近端的两个关节，既要牢靠不移，又不可过紧。伤口出血者，应先止血并包扎，然后再固定。开放性骨折固定时，外露的骨折端不要还纳伤口内，以免造成污染扩散。

2. 进一步救治伤员

（1）判断伤情　根据损伤的程度和紧急性，将创伤进行分级，优先处理严重的创伤，可简单地分为以下三类：

① 第一类　致命性创伤，如危及生命的大出血、窒息、开放性或张力性气胸。对这类伤员，只能作短时的紧急复苏，就应手术治疗。

② 第二类　生命体征尚属平稳的伤员，如不会立即影响生命的刺伤、火器伤或胸腹部伤，可观察或复苏 1～2h，争取时间做好交叉配血及必要的检查，并同时作好手术准备。

③ 第三类　潜在性创伤，性质尚未明确，有可能需要手术治疗，应继续密切观察，并做进一步检查。

（2）呼吸支持　维持呼吸道通畅，必要时行气管插管或气管切开。张力性气胸穿刺排气或闭式引流；开放性气胸封闭伤口后行闭式引流。

（3）循环支持　主要是积极抗休克。对循环不稳定或休克伤员应建立一条以上静脉输液通道，必要时可考虑做锁骨下静脉或颈内静脉穿刺，或周围静脉切开插管。对心搏骤停者，应立即胸外心脏按压，药物或电除颤起搏。心脏压塞者应立即行心包穿刺抽血。

（4）镇静止痛和心理治疗　剧烈疼痛可诱发或加重休克，故在不影响病情观察的情况下选用药物镇静止痛。无昏迷和瘫痪的伤员可皮下或肌注哌替啶 75～100mg 或盐酸吗啡 5～10mg 止痛。

（5）防治感染　遵循无菌术操作原则，使用抗菌药物。开放性创伤需预防破伤风，疫苗接种：定期接种破伤风疫苗是预防破伤风的最有效措施，成年人应每 10 年接种一次破伤风疫苗，而对于儿童来说，破伤风疫苗通常包含在常规免疫接种计划中。及时清洁伤口：任何开放性创伤应该立即用温水和肥皂进行清洗。清洗时尽量避免碰触伤口，以免感染。过敏试验为阳性者应脱敏注射；门诊患者注射破伤风抗毒素后，需观察 30min 方可离开。抗菌药在伤后 2～6h 内使用可起预防作用，延迟用药起治疗作用，并需延长持续用药时间。

3. 闭合性创伤的治疗

（1）临床表现　局部疼痛、肿胀、触痛，或有皮肤发红，继而转为皮下青紫瘀斑。

（2）治疗　常用物理疗法，如伤后初期局部可用冷敷，12h 后改用热敷或红外线治疗或包扎制动，还可服用云南白药等。少数挫伤后有血肿形成时，可加压包扎。如浅部挫伤系由强大暴力所致，需检查深部组织器官有无损伤，以免因漏诊和延误治疗而造成严重后果。

闭合性骨折和脱位应先予以复位，然后根据情况选用各种外固定或内固定的方法制动。头部、颈部、胸部、腹部等的闭合性创伤，都可能造成深部组织器官的损伤，甚至危及生命，必须仔细检查诊断和采取相应的治疗措施。

4. 开放性创伤的处理

擦伤、表浅的小刺伤和小切割伤，可行清创包扎等处理。其他的开放性创伤均需手术处理，目的是修复断裂的组织，但必须根据具体的伤情选择方式方法。清洁伤口可以一期行清创缝合术。开放性创伤早期为污染伤口，可视情况行一期清创缝合术或者清创后延期缝合。感染伤口先要行病灶清理引流，然后再做其他处理。较深入体内的创伤在手术中必须仔细探查和修复，需及时转上级医疗机构。

【转诊指征】

（1）生命体征、呼吸、血压不稳定的、意识障碍的。

（2）出血不止的。

（3）有呕血、便血、尿血的。

（4）不排除胸腹部开放伤的。

（5）腹部等疼痛剧烈、有腹膜炎的。

（6）怀疑骨折或脊髓、神经损伤的。

（7）皮肤挫伤、软组织损伤严重的。

【中医治疗】

仅限于程度不太严重的软组织损伤或其他损伤的恢复期。

（1）运脾益气法　对人体而言，创伤对气血的流通有很大的阻碍。此时，辨证应用健脾化湿、补脾益气的中药（如藿朴夏苓汤、参苓白术散、归脾汤）。

（2）养阴清热法　创伤不仅耗气，而且损伤阴血。用滋阴清热方剂（如当归六黄汤加减）。

（3）和营通络法　临床常用血府逐瘀汤、仙方活命饮等加减内服或者外敷。

（4）清热解毒法　内服或外用清热解毒的中药也能有效地帮

助控制感染。临床上常用的有五味消毒饮、黄连解毒汤等。

【预防与健康指导】

加强安全教育、安全管理，减少杜绝个人、公共安全事故的发生。

第二节　浅部软组织感染

一、疖

疖也被称为脓肿或疮疖，是一种常见的皮肤感染。它是由于毛囊或皮脂腺感染引起的局部化脓性炎症，通常由金黄色葡萄球菌等细菌引起。感染好发于颈项、头面、背部毛囊与皮脂腺丰富的部位，与皮肤不洁、擦伤、环境温度较高或机体抗感染能力降低有关。中医也称为“疖”，多发性疖根据部位不同称为“发际疮”“坐板疮”等。

病原菌以金黄色葡萄球菌为主，偶可由表皮葡萄球菌或其他病菌致病。

【诊断要点】

临床表现　初起时，局部皮肤有红、肿、痛的小硬结，范围仅 2cm 左右。数日后肿痛范围扩大，触之稍有波动，中心处出现黄白色的脓栓；继而脓栓脱落、破溃流脓。

面疖特别是鼻、上唇及周围所谓“危险三角区”的疖症状常较重，病情加剧或被挤碰时，病菌可经内眦静脉、眼静脉进入颅内海绵状静脉窦，引起化脓性海绵状静脉窦炎，出现颜面部进行性肿胀，可有寒战、高热、头痛、呕吐、昏迷等，病情严重，死亡率很高。

【鉴别诊断】

（1）蜂窝织炎　蜂窝织炎是一种皮肤和皮下组织的严重感染，常由细菌引起。它在疗附近引起红肿、疼痛，但没有脓头形成。

（2）疖疮　疖疮与疖类似，也是皮肤感染，但它是由多个毛囊引起的脓肿，通常更大且疼痛。

（3）丹毒　丹毒是由链球菌引起的皮肤感染，常在面部或下肢出现红斑、肿胀和疼痛。

（4）皮肤脓病　这是一组由葡球菌引起的皮肤感染，可以形成多个小的脓疱。

（5）痘疮　痘疮是一种常见的慢性皮肤病，主要在面部出现，表现为闭合性或开放性粉刺。

（6）疱疹　疱疹是由疹病毒引起的皮肤感染，表现为水群集在一起，并伴有疼痛或灼热感。

（7）痱子　痱子是由于汗腺堵塞引起的皮肤问题，通常表现为红色丘疹，尤其在炎热湿润的气候中容易发生。

【西医治疗】

1. 一般治疗

早期促使炎症消退，红肿阶段可选用热敷、超短波、红外线等理疗措施。局部化脓时及早排脓疖顶见脓点或有波动感时用石炭酸点涂脓点或做针头将脓栓剔出，或做切开引流，禁忌挤压。

2. 抗菌治疗

（1）阿莫西林 0.5g po tid

（2）头孢拉定 0.5g po tid

（3）复方磺胺甲噁唑 1 片 po bid

说明：面部疖或并发急性淋巴结炎、淋巴管炎时，可选用青霉素或复方磺胺甲噁唑等抗菌药物治疗。有糖尿病者应给予降糖药物或胰岛素等相应治疗措施。

【转诊指征】

出现发热、久治不愈时转诊。

【中医治疗】

1. 辨证论治

（1）火毒壅盛

主症：皮肤出现脓头，红肿热痛，口干，或发热，大便干，小便黄，舌质红，苔薄黄，脉滑。

治法：清热解毒，凉血和营。

处方：仙方活命饮和五味消毒饮加减，金银花 30g、蒲公英 30g、连翘 15g、赤芍 15g、牡丹皮 15g、天花粉 12g、生地黄 12g、陈皮 10g、防风 10g、生大黄 6g、生甘草 6g。

（2）热毒酿脓

主症：红肿脓成，压之软，疼痛加剧，或发热，大便干，小便黄，舌质红，苔薄黄，脉滑。

治法：解毒托里，缺如泻火。

处方：透脓散加减，生黄芪 15g、白术 15g、当归 15g、川芎 12g、炮穿山甲 9g、桃仁 9g、皂角刺 10g、陈皮 10g、天花粉 6g、酒大黄 6g、甘草 6g。

（3）气血失和

主症：疖肿散发于全身各处，疖肿较大，疖肿颜色暗红，脓水稀少；常伴低热，烦躁口渴，或乏力肢软；舌质红，苔薄黄，脉细数。

治法：调和气血，清解余毒。

处方：八珍汤加减，生黄芪 15g、党参 15g、白术 15g、当归 15g、白芍 15g、玄参 12g、生地黄 12g、桂枝 10g、陈皮 9g、甘草 6g。

2. 外治法

外敷治疗疖肿：取鲜仙人掌1叶（除净表面毛刺）、明石10g、忍冬10g、蒲公英10g、青黛10g，共捣烂如泥备用，对疖肿已经破溃者若脓已经排净，可加白及（为末）10g。用时将药泥敷于局部，覆盖全数皮损部位，厚度约0.5cm，外用纱布包扎，每一日换药1次。一般用药5～7日可获痊愈。

也可敷贴加油调成糊状的中药金黄散、玉露散或鱼石脂软膏。出脓后敷以呋喃西林、湿纱条或可化腐生肌的中药膏，直至病变消退。

【预防与健康指导】

保持皮肤清洁，暑天或在炎热环境中生活工作，应避免汗渍过多，勤洗澡和及时更换内衣，婴儿更应注意保护皮肤避免表皮受伤。

二、痈

痈指多个相邻毛囊及其周围组织的急性化脓性感染，自行破溃常较慢，由多个疖融合而成，全身反应较重。随着时间迁延，还可能有其他病菌进入病灶形成混合感染，甚至发展为脓毒症。中医归属于“疽”范畴。

【诊断要点】

患者年龄一般在中年以上，老年居多；部分患者原有糖尿病。病变好发于皮肤较厚的部位，如项部和背部。初起为小片皮肤硬肿、色暗红，其中可有数个凸出点或脓点，疼痛较轻，但有畏寒、发热、食欲减退和全身不适。局部疼痛加剧，全身症状加重。其间皮肤可因组织坏死呈紫褐色，但肉芽增生比较少见，很难自行愈合。延误治疗病变继续扩大加重，出现严重的全身反应。唇痈容易引起颅内化脓性海绵状静脉窦炎，危险性更大。

血常规检查白细胞计数明显增加；可作脓液细菌培养与药物敏感试验，为选择抗菌药物提供依据。注意患者有无糖尿病、低蛋白血症、心脑血管病等全身性病症。

【鉴别诊断】

（1）蜂窝织炎　蜂窝织炎是一种皮肤和皮下组织的严重感染，常由细菌引起。它在疖附近引起红肿、疼痛，但没有脓头形成。

（2）疖疮　疖疮与疖类似，也是皮肤感染，但它是由多个毛囊引起的脓肿，通常更大且疼痛。

（3）皮肤脓病　这是一组由葡萄球菌引起的皮肤感染，可以形成多个小的脓疱。

（4）寻常疣　寻常疣是由乳头瘤病毒感染引起的皮肤病，表现为皮肤上的圆形小突状隆起，与痈的脓头形成不同。

（5）痱子　痱子是由于汗腺堵塞引起的皮肤问题，通常表现为红色丘疹，尤其在炎热湿润的气候中容易发生。

【西医治疗】

1. 一般治疗

有糖尿病时应予胰岛素及控制饮食，饮食宜清淡，忌食鱼腥辛辣之品。

2. 抗生素治疗

（1）阿莫西林 0.5g po tid

（2）头孢拉定 0.5g po tid

（3）头孢呋辛 1.5～3.0g
　　0.9% 氯化钠注射液 100mL ／ iv drip bid AST（－）

说明：及时使用抗菌药物，可先选用青霉素类、头孢菌素类或复方磺胺甲噁唑，以后根据细菌培养和药物敏感试验结果选药。

3. 局部处理

初期仅有红肿时，可用 50% 硫酸镁湿敷，鱼石脂软膏、金黄散等敷贴，也可以碘附原液稀释 10 倍后每日涂布 3 次。已出现多个脓点、表面紫褐色或已破溃流脓时，需要及时切开引流。然后填塞生理盐水纱条，外加干纱布绷带包扎。术后注意创面渗血情况，必要时更换填塞敷料重新包扎。术后 24h 更换敷料，改凡士林纱条贴于创面或伤口内使用生肌散，促使肉芽组织生长。以后每日更换敷料，促进创面收缩愈合。

【转诊指征】

痈肿全身症状严重，溃脓后脓出不畅。

【中医治疗】

同“疖”。

【预防与健康指导】

注意个人卫生，保持皮肤清洁。及时治疗疖，以防感染扩散。

第三节　急性阑尾炎

急性阑尾炎是指阑尾（盲肠）发生急性炎症的疾病。阑尾是位于盲肠末端的一个小管状结构，其功能在人体尚不清楚。当阑尾发生炎症时，可能由于其管道被堵塞，导致细菌滋生并引起炎症反应。常以转移性右下腹痛为特点。中医归属于“肠痈”范畴。

急性阑尾炎是外科常见病，居各种急腹症的首位。急性阑尾炎一般分四种类型：急性单纯性阑尾炎、急性化脓性阑尾炎、坏疽及穿孔性阑尾炎和阑尾周围脓肿。

【诊断要点】

1. 症状

（1）腹痛　转移性右下腹痛是急性阑尾炎的典型临床表现。如盲肠后位阑尾炎痛在侧腰部，盆腔位阑尾炎痛在耻骨上区，肝下区阑尾炎可引起右上腹痛，极少数左侧腹部阑尾炎呈左下腹痛。如单纯性阑尾炎是轻度隐痛，持续性阵发加重；化脓性呈阵发性胀痛和剧痛；坏疽性呈持续性剧烈腹痛。

（2）胃肠道症状　恶心、呕吐最为常见，早期呕吐多为反射性，常发生在腹痛的高峰期，晚期呕吐则与腹膜炎有关。

（3）全身症状及其他　初期有乏力、头痛，炎症加重时可有发热等全身中毒症状，体温多在 37.5～39℃；化脓性、坏疽性阑尾炎或腹膜炎时可出现畏寒、高热，体温可达 39～40℃或以上。

2. 体征

（1）压痛　是急性阑尾炎常见的重要体征，压痛点通常在麦氏点。

（2）腹膜刺激征　有腹肌紧张、反跳痛（Blumberg 征）和肠鸣音减弱或消失等。但小儿、老人、孕妇、肥胖、虚弱患者或盲肠后位阑尾炎时，腹膜刺激征象可不明显。

（3）强迫体位　患者来诊时常见弯腰行走，且往往以双手按在右下腹部，在床上平卧时，其右髋关节常呈屈曲位。

（4）腹部包块　阑尾周围脓肿形成时，右下腹可触到有触痛的包块，由肿瘤引起者，同时有肿瘤的其他表现。

（5）其他

① 结肠充气试验（Rovsing 试验）　用一手压住左下腹部降结肠部，再用另手反复压迫近侧结肠部，结肠内积气即可传至盲肠和阑尾部位，引起右下腹痛感者为阳性。

② 腰大肌试验　左侧卧位后将右下肢向后过伸，引起右下腹痛者为阳性，说明阑尾位置较深或在盲肠后位靠近腰大肌处。

③ 闭孔内肌试验　仰卧位，将右髋和右膝均屈曲 90°，并伴右股向内旋转，如引起右下腹痛者为阳性，提示阑尾位置较低，靠近闭孔内肌。

④ 直肠指诊　当阑尾位于盆腔或炎症已波及盆腔时，直肠指

诊有直肠右前方的触痛。如发生盆腔脓肿时，可触及痛性肿块。

3. 辅助检查

（1）血常规检查　多数急性阑尾炎患者的白细胞计数及中性粒细胞比例增高。

（2）大便常规检查　盆位阑尾炎，穿孔性阑尾炎合并盆腔脓肿时，便中也可发现血细胞。

（3）X线检查　急性阑尾炎在腹部平片上也可出现阳性结果。5%～6%的患者右下腹阑尾部位可见一块或数块结石阴影，1.4%患者阑尾腔内有积气，小的液气平；急性阑尾炎合并弥漫性腹膜炎时，为除外溃疡穿孔、急性绞窄性肠梗阻等可做X线检查。

（4）腹部B超检查　病程较长者应行右下腹B超检查，了解是否有炎性包块存在。

【鉴别诊断】

（1）右下肺炎和胸膜炎　右下肺和胸腔的炎性病变，可反射性引起右下腹痛，有时可误诊为急性阑尾炎。但肺炎及胸膜炎常有咳嗽、咳痰及胸痛等明显的呼吸道症状，胸部体征如呼吸音改变及湿啰音等。

（2）急性肠系膜淋巴结炎　多见于儿童，常继发于上呼吸道感染之后。但本病伴有高热，腹痛、压痛较为广泛，有时尚可触到肿大的淋巴结。

（3）右侧输卵管妊娠　常有停经及早孕史，而且发病前可有阴道出血。患者继腹痛后有会阴和肛门部肿胀感，同时有内出血及出血性休克现象。妇科检查可见阴道内有血液，子宫稍大伴触痛，右侧附件肿大和后穹隆穿刺有血等阳性体征。

（4）卵巢囊肿扭转　常有盆腔包块史，且发病突然，为阵发性绞痛，可伴轻度休克症状。妇科检查时能触到囊性包块，并有触痛，腹部B超证实右下腹有囊性包块存在。

（5）急性附件炎　输卵管炎多发生于已婚妇女，有白带过多史，发病多在月经来潮之前。虽有右下腹痛，但无典型的转移性，而且腹部压痛部位较低，几乎靠近耻骨处。妇科检查可见阴道有脓性分泌物，子宫两侧触痛明显，右侧附件有触痛性肿物。

（6）溃疡病急性穿孔　多有慢性溃疡病史，发病前多有暴饮暴食的诱因，发病突然且腹痛剧烈。查体时见腹壁呈板状，腹膜刺激征以剑突下最明显。腹部透视膈下可见游离气体，诊断性腹腔穿刺可抽出上消化道液体。

（7）急性胆囊炎、胆石症　常有胆绞痛发作史，伴右肩和背部放散痛；检查时急性胆囊炎可出现莫菲征阳性，甚至可触到肿大的胆囊，急诊腹部B超检查可显示胆囊肿大和结石声影。

（8）右侧输尿管结石　输尿管结石发作时呈剧烈的绞痛，难以忍受，疼痛沿输尿管向外阴部、大腿内侧放散。腹部检查，右下腹压痛和肌紧张均不太明显，腹部平片有时可发现泌尿系有阳性结石，而尿常规有大量红细胞。

【西医治疗】

1. 治疗原则

急性阑尾炎一旦确诊，即应行阑尾切除术治疗。

2. 抗生素治疗

（1）头孢西丁钠 2.0g
　　0.9% 氯化钠注射液 100mL　/ iv drip bid

（2）甲硝唑 0.5g iv drip bid

或　奥硝唑 0.5g iv drip q12h

（3）头孢哌酮 / 舒巴坦 4.5g
　　0.9% 氯化钠注射液 100mL　/ iv drip q12h～q8h

3. 手术治疗

急性阑尾炎诊断明确后，应早期外科手术治疗，既安全，又可防止并发症的发生。

【转诊指征】

（1）一旦确诊即转诊手术。

（2）保守治疗中出现腹痛加重、高热不退、腹膜炎等。

【中医治疗】

1. 辨证论治

（1）瘀滞证

主症：转移性右下腹痛，呈持续性、进行性加剧，右下腹局限性压痛或拒按；伴恶心纳差，可有轻度发热；苔白腻，脉弦滑或弦紧。

治法：行气活血，通腑泄热。

处方：大黄牡丹汤加减，生大黄 9g、牡丹皮 9g、桃仁 9g、赤芍 15g、冬瓜仁 15g、红藤 30g、紫花地丁 15g、蒲公英 30g、陈皮 9g。

（2）湿热证

主症：腹痛加剧，右下腹或全腹压痛、反跳痛，腹筋挛急；右下腹可摸及包块；壮热，纳呆，恶心呕吐，便秘或腹泻；舌红苔黄腻，脉弦数或滑数。

治法：通腑泻热，利湿解毒。

处方：薏苡附子汤合败酱散加减，薏苡仁 15g、败酱草 30g、生大黄 10g、枳实 12g、蒲公英 30g、木香 10g、牡丹皮 12g、赤芍 15g、穿山甲 10g、苍术 10g、黄柏 9g。

（3）热毒证

主症：腹痛剧烈，全腹压痛、反跳痛，腹筋挛急；高热不退或恶寒发热，时时汗出，烦渴，恶心呕吐，腹胀，便秘或似痢不爽；舌红绛而干，苔黄厚干燥或黄糙，脉洪数或细数。

治法：通腑排脓，养阴清热。

处方：大黄牡丹汤合大柴胡汤加减，大黄（后下）9g、柴胡 10g、枳实 10g、法半夏 10g、白芍 15g、薏苡仁 15g、败酱草 30g、蒲公英 30g、牡丹皮 15g、桃仁 10g、冬瓜仁 20g。

2. 外治

无论脓已成或未成，均可选用金黄散、玉露散或双柏散，用水或蜜调成糊状，外敷右下腹；或用消炎散加黄酒或加醋调敷；如阑尾周围脓肿形成，可先行脓肿穿刺抽脓，注入抗生素（2～3 天抽脓 1 次），用金黄膏或玉露膏外敷。

3. 针刺治疗

可取足三里、阑尾穴。

【预防与健康指导】

慢性阑尾炎或既往有过急性发作者急性发作前行阑尾切除术。

第四节　急性乳腺炎

急性乳腺炎是乳腺的急性化脓性感染，是乳腺管内和周围结缔组织炎症。这种炎症通常发生在哺乳期的女性，尤其是在哺乳初期。中医归属于“乳痈”范畴。

急性乳腺炎的发病，有以下两方面原因：多数发生于初产妇，缺乏哺乳的经验。也可发生于断奶时，6 个月以后的婴儿已长牙，易致乳头损伤。

【诊断要点】

1. 临床表现

（1）症状　患者感觉乳房疼痛、局部红肿、发热。随着炎症发展，患者可有寒战、高热、脉搏加快。

（2）体征　常有红、肿，乳房内可触及边界不清、压痛的肿块；数天后可形成脓肿，可及波动感，穿刺可抽到脓液，脓肿可向外溃破。

2. 辅助检查

白细胞计数明显增高，B 超可发现液化的脓腔。

【鉴别诊断】

主要应与炎性乳癌鉴别，炎性乳癌特点是发展迅速、预后差。局部皮肤可呈炎症样表现，开始时比较局限，不久即扩展到乳房大部分皮肤，皮肤发红、水肿、增厚、粗糙、表面温度升高。

【西医治疗】

1. 治疗原则

消除感染、排空乳汁。

2. 一般治疗

局部理疗，热敷。一般不停止哺乳。但患侧乳房应停止哺乳，并以吸乳器吸尽乳汁，促使乳汁通畅排出。若感染严重或脓肿引流后并发乳瘘，应停止哺乳。

3. 非手术疗法

（1）头孢唑林钠 1.0g
　　0.9% 氯化钠注射液 100mL / iv drip bid

（2）头孢哌酮 / 舒巴坦 4.5g
　　0.9% 氯化钠注射液 100mL / iv drip q12h～q8h

说明：抗菌药物可被分泌至乳汁，因此如四环素、氨基糖苷类、磺胺药和甲硝唑等药物应避免使用，因其能影响婴儿，而以应用青霉素、头孢菌素和红霉素为安全。

4. 手术

脓肿形成后，主要治疗措施是及时做脓肿切开引流。

【转诊指征】

疼痛、发热等症状控制不理想，或一旦确诊有脓肿形成立即转诊。

【中医治疗】

1. 辨证论治

（1）郁乳蕴毒期（初期）

主症：排乳不畅，乳汁蓄积，乳房胀大、硬结，疼痛拒按，皮色不变，或微红稍热，寒热口渴，烦躁，尿黄便结，舌红苔黄，脉象弦数。

治法：清热疏肝，通乳散结。

处方：瓜蒌牛蒡子汤加减，瓜蒌皮 10g、牛蒡子 9g、天花粉 10g、黄芩 10g、栀子 10g、连翘 10g、皂角刺 6g、甘草 6g、青皮 6g、陈皮 6g、柴胡 6g、金银花 15g、蒲公英 15g、漏芦 15g、赤芍 15g。

（2）酿脓期（中期）

主症：郁乳不散，乳房肿块逐渐增大，硬结明显，继而皮肤焮红，高热，疼痛持续不减，且呈搏动性疼痛，此为化脓征象。若硬块中央渐软，按之有波动感时，表明已经成脓。舌质红绛，苔黄腻厚，脉象弦数。

治法：清热解毒，化瘀透脓。

处方：仙方活命饮加减，白芷 9g、浙贝母 10g、防风 9g、甘草 6g、皂角刺 10g、陈皮 10g、乳香 10g、没药 10g、金银花 30g、天花粉 15g、穿山甲 15g、当归尾 15g、赤芍 15g、川芎 10g、黄芪 12g。

（3）脓溃后敛口期（后期）

主症：此时主要为气血亏虚，疮口溃破，脓水稀薄，头昏神疲，心慌气短，面乏华色，脉象细弱，舌质淡红。

治法：调补气血，加速敛口。

处方：八珍汤加味，黄芪 12g、党参 12g、白术 12g、茯苓 12g、炒当归 10g、白芍 10g、熟地黄 10g、炙甘草 6g、煅牡蛎（先煎）15g、枸杞子 9g。

2. 外治法

初期：皮色焮红灼热者，金黄散外敷；皮色微红或不红者，宜冲和膏或太乙膏掺红灵丹盖贴患部。在敷药前可先用葱约 250g 煎汤热敷患部。成脓期宜切开排脓，溃后宜以九一丹提脓，并用药线引流，毒净后以生肌散收口。

【预防与健康指导】

应加强孕期卫生宣教，指导产妇经常用温水、肥皂洗净两侧乳头。如有乳头内陷，可经常挤捏、提拉矫正之。要养成定时哺乳、婴儿不含乳头而睡等良好习惯。每次哺乳应将乳汁吸空，如有淤积，可按摩或用吸乳器排尽乳汁。哺乳后应清洗乳头。乳头有破损或咬裂要及时治疗。注意婴儿口腔卫生。

第五节　乳腺增生症

乳腺增生症是一种乳腺组织的良性增生性疾病，也被称为乳腺增生性疾病或乳腺纤维囊性病变，是乳腺导管上皮组织及小叶纤维组织增生而形成的严重乳腺结构紊乱疾病。这种疾病在女性中较为常见，特别是在生育期和更年期前后。属中医“乳癖”范畴。

乳腺增生是女性最常见的乳房疾病，其发病率占乳腺疾病的首位。近些年来该病发病率呈逐年上升的趋势，年龄也越来越低龄化。多发于 30～50 岁女性，发病高峰为 35～40 岁。

【诊断要点】

1. 症状

（1）乳房疼痛　常为胀痛或刺痛，可累及一侧或两侧乳房，以一侧偏重多见，疼痛严重者不可触碰，甚至影响日常生活及工作。疼痛可向同侧腋窝或肩背部放射；部分可表现为乳头疼痛或痒。乳房疼痛常于月经前数天出现或加重，行经后疼痛明显减轻或消失；疼痛亦可随情绪变化、劳累、天气变化而波动。这种与月经周期及情绪变化有关的疼痛是乳腺增生病临床表现的主要特点。

（2）乳房肿块　肿块可发于单侧或双侧乳房内，单个或多个，一般好发于乳房外上象限。表现为大小不一的片状、结节状、条索状等，其中以片状为多见。边界不明显，质地中等或稍硬，与周围组织无粘连，常有触痛。大部分乳房肿块也有随月经周期而变化的特点，月经前肿块增大变硬，月经来潮后肿块缩小变软。

（3）乳头溢液　少数患者可出现乳头溢液，为自发溢液，多为淡黄色或淡乳白色，也有少者经挤压乳头可见溢出溢液。

2. 体征

触摸是否有硬块。检查时不可用手指抓捏乳腺组织，否则会把抓捏到的乳腺组织误认为肿块。

3. 辅助检查

B 超检查，乳腺 X 线检查及乳腺核磁检查等可以帮助诊断。

【鉴别诊断】

（1）乳腺纤维瘤　该病表面光滑，边缘清楚，质地较韧，可以活动。常在检查手指下滑动。增长速度慢，多数单发。

（2）乳腺癌　早期与结节性乳腺增生性肿块不容易鉴别，但乳腺癌多为单发，质地坚硬，活动性差，无乳房胀痛。肿块与皮肤有粘连，X 线检查可见肿块内有砂粒样改变，主要靠活体组织病理检查。

【西医治疗】

1. 一般治疗

生理性的乳腺增生，如单纯性乳腺增生症，不需特殊处理，可自行消退。因为精神、情绪及人为因素引起的乳腺增生，通过自身的调整也会消退或缓解。病理性的乳腺增生，需积极治疗，尤其是囊性增生类型，由于存在癌变的可能，不能掉以轻心。

2. 激素类药物

（1）黄体酮 5mg po bid（于经前 10 天起连服 7～10 天）

（2）甲基睾酮 5mg po tid（于经前 10 天起连服 7～10 天）

说明：对软化结块，减轻疼痛有一定的效果。

【中医治疗】

1. 辨证论治

（1）肝郁痰凝证

主症：多见于青壮年妇女。乳房胀痛或刺痛，乳房肿块随喜怒消长；伴胸闷胁胀，善郁易怒，失眠多梦；舌质淡红，苔薄白，脉弦和细涩。

治法：疏肝解郁，化痰散结。

处方：逍遥散加减，柴胡 10g、当归 10g、白芍 10g、茯苓 10g、香附 10g、川楝子 10g、青皮 10g、陈皮 10g、郁金 10g、八月札 10g。

（2）冲任失调证

主症：多见于中年妇女。乳房肿块或胀痛，经前加重，经后缓减；伴腰酸乏力，神疲倦怠，头晕，月经先后失调，量少色淡，甚或经闭；舌质淡，苔白，脉沉细。

治法：调摄冲任。

处方：二仙汤合四物汤加减，淫羊藿 15g、仙茅 10g、当归 10g、鹿角 10g、巴戟天 10g、菟丝子 15g、制香附 10g、夏枯草 10g。

（3）痰瘀互结型

主症：一侧或两侧乳腺出现肿块和疼痛，肿块和疼痛与月经周期有关，一般在经前加重，行经后减轻，伴有情志不舒，心烦易怒，胸闷嗳气，胸胁胀满。舌质淡，苔薄白，脉细弦。

治法：疏肝理气，活血散结。

处方：加味逍遥散合桃红四物汤加减，柴胡9g、香附9g、青皮6g、陈皮6g、当归12g、白芍12g、川芎12g、延胡索10g、莪术15g、郁金10g、桃仁10g。

2. 中成药

（1）乳癖消6粒 po tid

（2）乳疾灵3粒 po tid

3. 外治法

用阳和解凝膏加黑退消或桂麝散盖贴。

【预防与健康指导】

改变饮食结构，防止肥胖，少吃油炸食品、动物脂肪、甜食及过多进补食品，多吃核桃、黑芝麻、黑木耳、蘑菇；生活规律、劳逸结合，保持和谐的性生活；调节内分泌可以对预防乳腺增生起到一定作用；禁止滥用避孕药及含雌激素的美容用品或食品；避免人流，坚持哺乳，能防患于未然；自我检查和定期复查。

第六节　痔病

人体直肠末端黏膜下和肛管皮肤下静脉丛发生扩张和迂曲所形成的柔软静脉团，称为痔病，又名痔疮、痔核、痔疾等。根据发病部位不同，痔病分为内痔、外痔、混合痔。痔病的临床特点是便血、脱出、肿痛等。

痔病占所有肛肠疾病的87.25%，而其中又以内痔最为常见，占所有肛肠疾病的52.23%。男女均可患病，性别与本病发生率的关系尚无定论；任何年龄都可发病，但患病率随着年龄的增加而升高，其中35～59岁年龄段患病率高。

【诊断要点】

1. 内痔

内痔的主要临床表现是出血和脱出。无痛性间歇性便后出鲜血是内痔的常见症状。未发生血栓、嵌顿、感染时内痔无疼痛，部分患者可伴发排便困难。内痔的分度如下：

（1）Ⅰ度　便时带血、滴血或喷射状出血，便后出血可自行停止，无痔脱出。

（2）Ⅱ度　常有便血，排便时有痔脱出，便后可自行还纳。

（3）Ⅲ度　偶有便血，排便或久站、咳嗽、劳累、负重时痔脱出，需用手还纳。

（4）Ⅳ度　偶有便血，痔脱出不能还纳或还纳后又脱出。

2. 外痔

主要临床表现是肛门不适、潮湿不洁，有时有肛痒。如发生血栓形成及皮下血肿有剧痛。血栓性外痔最常见。结缔组织外痔（皮垂）及炎性外痔也较常见。

3. 混合痔

是内痔与相应部位的外痔血管丛跨齿状线相互融合成一个整体，主要表现为内痔和外痔的症状可同时存在。混合痔逐渐加重，呈环状脱出肛门外，脱出的痔块在肛周呈梅花状，称为环状痔。脱出痔块若被痉挛的括约肌嵌顿，以致水肿、淤血甚至坏死，临床上称为嵌顿性痔或绞窄性痔。

【鉴别诊断】

（1）直肠癌　临床上常有将直肠癌误诊为痔病而延误治疗的病例，主要原因是仅凭症状及大便化验而诊断，未进行肛门指诊和肛门镜检查。直肠癌在直肠指检时可扪到高低不平的硬块；而痔为暗红色圆形柔软的血管团。

（2）直肠息肉　低位带蒂息肉脱出肛门外易误诊为痔脱出。但息肉为圆形、实质性、有蒂、可活动，多见于儿童。

（3）直肠脱垂　易误诊为环状痔，但直肠脱垂黏膜呈环形，表面平滑，括约肌松弛；而后者黏膜呈梅花瓣状，括约肌不松弛。

【西医治疗】

（1）治疗原则　无症状的痔无须治疗；有症状的痔重在减轻或消除症状，而非根治；以保守治疗为主，必要时手术治疗。

（2）一般治疗　在痔的初期和无症状静止期的痔，只需增加纤维性食物，改变不良的大便习惯，保持大便通畅，防治便秘和腹泻。热水坐浴可改善局部血液循环。肛管内注入油剂或栓剂，有润滑和收敛作用，可减轻局部的瘙痒不适症状。血栓性外痔有时经局部热敷，外敷消炎止痛药物后，疼痛可缓解而不需手术。嵌顿痔初期也采用一般治疗，用手轻轻将脱出的痔块推回肛门内，阻止再脱出。

（3）注射疗法治疗　常用5%石炭酸植物油、5%鱼肝油酸钠、5%盐酸奎宁尿素水溶液、4%明矾水溶液等，忌用腐蚀性药物。对Ⅰ、Ⅱ度出血性内痔的效果较好。如果一次注射效果不够理想，可在1个月后重复一次。如果痔块较多，也可分2～3次注射。

（4）胶圈套扎疗法　可用于治疗Ⅰ、Ⅱ、Ⅲ度内痔。注意痔块脱落时有出血的可能。

（5）多普勒超声引导下痔动脉结扎术　适用于Ⅱ～Ⅳ度的内痔。

（6）手术疗法　包括痔单纯切除术，吻合器痔固定术，血栓外痔剥离术等。

【转诊指征】

出血不止、痔脱出嵌顿、不能排除直肠癌或腺瘤或需要手术者。

【中医治疗】

1. 辨证论治

（1）风伤肠络证

主症：粪便带血或滴血，色鲜红，或有肛门瘙痒，伴口渴，大便干，舌红、苔薄黄，脉浮数。

治法：清热凉血，祛风止血。

处方：凉血地黄汤加减，生地黄 15g、枳壳 9g、当归 12g、荆芥炭 15g、地榆炭 15g、牡丹皮 12g、玄参 12g、火麻仁 15g、郁李仁 15g、大黄（后下）6g。

（2）湿热下注证

主症：便血色鲜红，量较多，肛内肿物脱出，可自行还纳，肛门灼热。舌质红，苔黄腻，脉弦数。

治法：清热渗湿止血。

处方：肝连丸加减，生地黄 15g、当归 10g、黄连 5g、黄芩 15g、地榆炭 15g、槐角 20g、槐花 15g。

（3）气滞血淤证

主症：肛内肿物脱出，甚或嵌顿，坠胀疼痛。甚则肛缘水肿、血栓形成，疼痛明显。舌暗红，苔白或黄，脉弦细涩。

治法：清热利湿，祛风活血。

处方：止痛如神汤加减，秦艽 15g、桃仁 10g、皂角刺 15g、炒苍术 10g、防风 10g、黄柏 10g、当归尾 10g、泽泻 10g、槟榔 10g、熟大黄 10g。

（4）脾虚气陷证

主症：肛门松弛，痔核脱出需手法复位。便血色鲜红或淡；面白少华，神疲乏力，少气懒言，纳少便溏，舌质淡胖，边有齿痕，苔薄白，脉弱。

治法：补气升提。

处方：补中益气汤加减，党参 15g、黄芪 15g、白术 12g、升麻 10g、柴胡 9g、陈皮 10g、当归 12g、仙鹤草 20g、炙甘草 6g。

2. 外治法（熏洗法）

（1）芒硝 150g，明矾 15g。主治外痔。将上药打碎置盆中，加入 2000mL 开水将药冲化，患者坐在盆上，先用热气熏蒸肛门，待水温下降后，再用药水洗涤患处并坐浴到盆中，直至水凉，每日熏洗 2～3 次。

（2）马齿苋、甘草、五倍子、防风各 10g，枳壳、侧柏叶、当归各 12g，芒硝 30g，川芎 15g，红花 6g。主治炎性外痔、嵌顿痔、血栓痔等。将除芒硝外的上述各味药研为细末，装入小布袋中备用。使用时将药袋和芒硝放入盆中，加入开水 2500mL，浸泡 30min。然后患者坐浴熏洗患处 20min。此方 1 剂，每日 1 次，每剂熏洗 2 次，早、晚各 1 次。

【预防与健康指导】

预防便秘，日常饮食中宜多食新鲜蔬菜、水果等富含纤维素和维生素的食物，少食辛辣刺激性食物，养成定时排便的习惯，保持肛门周围清洁，注意卫生，防治感染，以免诱发或加重痔疮，平时应经常进行肛门的热敷，勤换内裤，尤其是痔疮发作时，避免久坐久立，常做提肛运动。一旦有痔疮发作先兆，如轻度不适、疼痛、瘙痒、便血时应及时用药，往往事半功倍。

第七节　骨折

骨折即骨的完整性和连续性中断。

骨折可由创伤和骨骼疾病所致，后者如骨髓炎、骨肿瘤所致骨质破坏，受轻微外力即发生的骨折。

【诊断要点】

大多数骨折一般只引起局部症状，严重骨折和多发性骨折可导致全身反应。

（1）全身表现休克、发热等。

（2）局部表现　骨折的一般表现为局部疼痛、肿胀和功能障碍。骨折的特有体征有畸形、异常活动、骨擦音或骨擦感。

（3）骨折的 X 线检查　X 线检查对骨折的诊断和治疗具有重要价值。凡疑为骨折者应常规进行 X 线拍片检查，可以显示临床上难以发现的不完全性骨折、深部的骨折、关节内骨折和小的撕脱性骨折等。

【西医治疗】

1. 骨折治疗原则

复位、固定及康复治疗。

复位是将移位的骨折段恢复正常或近乎正常的解剖关系，重建骨的支架作用，它是治疗骨折的首要步骤，也是骨折固定和康复治疗的基础。固定即将骨折维持在复位后的位置，使其在良好对位情况下达到牢固愈合，是骨折愈合的关键。康复治疗是在不影响固定的情况下，尽快地恢复患肢肌、肌腱、韧带、关节囊等软组织的舒缩活动。

2. 骨折的复位方法

骨折复位方法有两类，即手法复位（又称闭合复位）和切开复位。

（1）手法复位　应用手法使骨折复位，称为手法复位。进行手法复位时，其手法必须轻柔，并应争取一次复位成功。手法复位的步骤如下：

① 解除疼痛　即使用麻醉解除肌痉挛和消除疼痛。采用局部麻醉时，即将注射针于骨折处皮肤浸润后，逐步刺入深处，当进

入骨折部血肿后，可抽出暗红色血液，然后缓慢将 0.5%～1% 利多卡因 5～10mL 注入血肿内，即可达到麻醉目的。

② 肌松弛位　将患肢各关节置于肌松弛位，以减少肌肉对骨折段的牵拉力，有利于骨折复位。

③ 对准方向　将远侧骨折段对准近侧骨折段所指的方向。

④ 拔伸牵引　在对抗牵引下，于患肢远端，沿其纵轴以各种方法施行牵引，矫正骨折移位。

（2）切开复位　即手术切开骨折部位的软组织，暴露骨折段，在直视下将骨折复位，称为切开复位。由于大多数骨折可用手法复位治疗，切开复位只在一定的条件下进行。切开复位的指征：手法复位失败者；关节内骨折，手法复位后对位不良，将可能影响关节功能者；手法复位未能达到功能复位标准，将严重影响患肢功能者；骨折并发有血管、神经损伤需探查修复时，宜行骨折切开复位。

3. 骨折的固定

骨折的固定方法有两类，即外固定（用于身体外部的固定）和内固定（用于身体内部的固定）。

（1）外固定　主要用于骨折经手法复位后的患者，也有些骨折经切开复位内固定术后，需加用外固定者。目前常用的外固定方法有小夹板、石膏绷带、外展架、持续牵引和外固定器等。

① 小夹板固定　是利用具有一定弹性的柳木板、竹板或塑料板制成的长、宽合适的小夹板，在适当部位加固定垫，绑在骨折部肢体的外面，以固定骨折。小夹板适应证：

a. 四肢闭合性管状骨骨折，但股骨骨折因大腿肌牵拉力强大，需结合持续骨牵引；

b. 四肢开放性骨折，创口小，经处理创口已愈合者；

c. 部分四肢陈旧性骨折，仍适合于手法复位者。

② 石膏绷带固定　是用熟石膏（无水硫酸钙）的细粉末撒布在特制的稀孔纱布绷带上，做成石膏绷带，临床根据骨折部位将石膏绷带折叠成12～20层，用温水浸泡后，包在患者需要固定的肢体上，5～10min即可硬结成形，并逐渐干燥坚固，对患肢起有效的固定作用。近年来采用树脂绷带及高分子夹板固定者日渐增多。石膏绷带固定适应证：

a. 开放性骨折清创缝合术后，创口愈合之前；

b. 某些部位的骨折，小夹板难以固定者；

c. 某些骨折切开复位内固定术后，如股骨骨折髓内钉或钢板螺丝钉固定术后，作为辅助性外固定；

d. 畸形矫正后矫形位置的维持和骨关节手术后的固定，如腕关节融合术后；

e. 化脓性关节炎和骨髓炎患肢的固定。

③ 外展架固定　用铅丝夹板、铝板或木板制成固定或可调节的外展架用石膏绷带或黏胶带固定于患者胸廓侧方，可将肩、肘、腕关节固定于功能位，患肢处于抬高位，有利于消肿、止痛，且可避免肢体重量的牵拉，产生骨折分离移位。

④ 持续牵引　牵引既有复位作用，也是外固定。骨科牵引分为皮肤牵引和骨牵引。皮肤牵引是将宽胶布条或乳胶海绵条粘贴在皮肤上或利用四肢尼龙泡沫套进行牵引；骨牵引是用骨圆钉或不锈钢针贯穿骨端松质骨，通过螺旋或滑车装置予以牵引。

⑤ 外固定器　即将骨圆钉穿过远离骨折处的骨骼，利用夹头和钢管组装成的外固定器固定。利用夹头在钢管上的移动和旋转矫正骨折移位。外固定器适用于：开放性骨折；闭合性骨折伴广泛软组织损伤；骨折合并感染和骨折不愈合；截骨矫形或关节融合术后。

（2）内固定　内固定主要用于切开复位后，采用金属内固定物，如接骨板、螺丝钉、可吸收螺丝钉、髓内钉或带锁髓内钉和加压钢板等，将骨折段于解剖复位的位置予以固定。

4. 康复治疗

康复治疗是骨折治疗的重要阶段，是防止发生并发症和及早恢复功能的重要保证。应在医务人员指导下，充分发挥患者的积极性，遵循动静结合、主动与被动运动相结合、循序渐进的原则，鼓励患者早期进行康复治疗，促进骨折愈合和功能恢复，防止并发症发生。

（1）早期阶段　骨折后 1～2 周内，由于患肢肿胀、疼痛、易发生骨折再移位，功能锻炼应以患肢肌主动舒缩活动为主。原则上，骨折上、下关节暂不活动，但身体其他各部关节则应进行康复治疗。

（2）中期阶段　即骨折 2 周以后，此时应开始进行骨折上、下关节活动，根据骨折的稳定程度，其活动强度和范围逐渐缓慢增加，并在医务人员指导和健肢的帮助下进行，以防肌萎缩和关节僵硬。

（3）晚期阶段　骨折已达临床愈合标准，外固定已拆除。此时是康复治疗的关键时期，特别是早、中期康复治疗不足的患者，肢体部分肿胀和关节僵硬应通过锻炼，尽早使之消除，并辅以物理治疗和外用药物熏洗，促进关节活动范围和肌力的恢复。

【转诊指征】

一旦怀疑骨折，应按骨折进行积极抢救、包扎、固定和转运，转有条件的医疗机构诊治。

【中医治疗】

1. 内治

（1）骨折早期

治法：活血化瘀，消肿止痛。

处方：当归 12g、赤芍 10g、红花 10g、乳香 10g、没药 10g、

桃仁 10g、陈皮 6g、桑枝 6g、桂枝 6g、木通 6g、鸡血藤 12g、金银花 15g。

（2）骨折中期

治法：养血通络，续筋接骨。

处方：当归 12g、赤芍 9g、生地黄 15g、红花 6g、地鳖虫 6g、骨碎补 12g、川续断 12g、乳香 10g、没药 10g。

（3）骨折后期

治法：补益肝肾法。

处方：生地黄 12g、白芍 10g、川芎 10g、黄芪 15g、杜仲 12g、牛膝 10g、五加皮 9g、红花 10g、当归 10g、川续断 10g。

2. 外治

中医外用药中可分为药膏、膏药、搽擦类酒剂、中药熏洗、热熨等，根据患者的具体情况选择应用。

【预防与健康指导】

加强安全教育、安全管理，减少杜绝个人、公共安全事故的发生。对于能引起病理性骨折的疾病，加强治疗和护理，制定预防措施。

第八节　颈椎病

颈椎病是因颈椎间盘变性、颈椎骨质增生所引起的，以颈肩痛，放射到头枕部或上肢，甚至重者出现双下肢痉挛，行走困难，以致四肢瘫痪为主要表现的综合征。颈椎病属中医“痹症”“眩晕”范畴。

颈椎病又称颈椎综合征，是颈椎骨关节炎、增生性颈椎炎、颈神经根综合征、颈椎间盘脱出症的总称，是一种以退行性病理改变为基础的疾病。本病多见于老年人，据统计其发病率为

3.8%～17.6%。

【诊断要点】

中年以上患者，根据病史、体检，特别是神经系统检查，以及 X 线摄片（正位、侧位、斜位、过伸及过屈位）一般能作出诊断，必要时可辅以椎动脉造影、CT、MRI 等特殊检查。

【鉴别诊断】

1. 神经根型颈椎病的鉴别诊断

（1）胸廓出口综合征　包括前斜角肌综合征、肩锁综合征及肋锁综合征等。是由先天性畸形、外伤瘫痪、骨痂或肿瘤等在上述解剖部位压迫臂丛神经或锁骨下血管而表现的神经、血管症状。在使斜角肌收缩、增大胸腔压力（挺胸深吸气）及改变患侧上肢位置（过度外展肩部或向下牵引上肢）时，可诱发或加重症状。X 线片可发现颈肋、锁骨与第 1 肋骨间隙狭窄等。锁骨下血管造影有助于诊断。

（2）肌萎缩型侧索硬化症　是一种原因不明的运动神经元疾病。表现为进行性肌萎缩，从手向近端发展，最后可侵及舌肌和咽部。与颈椎病不同点为：

① 对称性发病；

② 感觉正常，感觉神经传导速度亦正常；

③ 无神经根性疼痛。

（3）颈神经根肿瘤　临床表现为进行性根性疼痛，有典型节段性损害体征。可借助 MRI 进行诊断。

2. 脊髓型颈椎病的鉴别诊断

与颈椎骨折、脱位，结核和肿瘤所致脊髓压迫症的鉴别可参阅相关章节。

3. 与其他疾病引起的眩晕鉴别

能引起眩晕的疾病可分为脑源性、耳源性、眼源性、外伤性及神经官能性等。颈椎病所致眩晕属脑源性。常见耳源性眩晕有以下几种：

（1）梅尼埃病　眩晕发作多与情绪变化有关，前庭功能减退，发作时有水平性眼震颤，神经系统无异常。

（2）链霉素致内耳前庭损害　常在用药后 2～4 周出现眩晕，伴平衡失调、口唇及肢端发麻，无眼震。

（3）眼源性眩晕多由眼肌麻痹或屈光不正引起，当遮蔽病眼时眩晕可消失。头部外伤所致眩晕常伴有大脑皮质功能障碍及头痛等症状。

（4）神经官能症性眩晕者，常有多样临床表现，但检查时却无明显客观体征。其发作也无一定规律性，易受情绪影响。

4. 锁骨下动脉缺血综合征

有椎基底动脉供血不足表现，患侧上肢乏力、沉重、疼痛及麻木。检查可发现患侧上肢血压低于健侧，桡动脉搏动减弱及患侧锁骨处可闻及血管杂音。此病与椎动脉型颈椎病的鉴别方法主要是行椎动脉造影。

【西医治疗】

1. 非手术治疗

（1）颌枕带牵引　适用于脊髓型以外的各型颈椎病。坐位、卧位均可进行牵引，头前屈 15°左右，牵引重量 2～6kg。牵引时间以项、背部肌能耐受为限，每日数次，每次 1h。2 周为一疗程。

（2）颈托和围领　主要用于限制颈椎过度活动而患者行动不受影响。目前应用的种类较多，其中充气型颈托，除固定颈椎外，还有一定撑开牵张作用。

（3）推拿按摩　对脊髓型以外的早期颈椎病有减轻肌痉挛，改善局部血液循环的作用。应注意手法需轻柔，不宜次数过多，否则反而会增加损伤。

（4）理疗　有加速炎性水肿消退和松弛肌的作用。

（5）自我保健疗法　在工作中定时改变姿势，做颈部轻柔活动及上肢运动，有利于颈、肩肌肉弛张的调节和改善血液循环。在睡眠时，宜用平板床，枕头高度适当，不让头部过伸或过屈。

（6）药物治疗　目前尚无颈椎病的特效药物，所用非甾体抗炎药、肌松弛药及镇静药均属对症治疗。

2. 手术治疗

非手术治疗无效，或反复发作者，或严重脊髓型颈椎病诊断确立后适于手术治疗。根据手术入路不同，可分为前路手术、前外侧路手术及后路手术三种。

【转诊指征】

（1）怀疑本病即应转专科医疗机构确诊分型。

（2）对于适合手术治疗的类型，非手术治疗无效，或反复发作者。

【中医治疗】

1. 辨证论治

（1）风寒湿证

主症：颈项强直，伴颈肩麻木，颈部活动不利，恶寒，舌质淡，苔薄白，脉浮紧。

治法：祛风散寒，除湿止痛。

处方：羌活胜湿汤加减，羌活 10g、威灵仙 12g、细辛 3g、桂枝 10g、当归 12g、川芎 12g、姜黄 10g、防风 6g。

（2）肝肾亏虚

主症：颈项酸胀，疼痛，项背不适，反复发作，或有头晕目眩，腰膝酸软，舌质淡，脉沉细。

治法：补益肝肾，宣痹止痛。

处方：地黄饮子加减，熟地黄 12g、山茱萸 12g、肉苁蓉

10g、巴戟天 10g、葛根 12g、威灵仙 12g、当归 12g、川芎 15g、白芍 15g。

（3）气滞血瘀

主症：头颈肩背麻痛，痛有定处，夜间疼甚，影响睡眠，心烦胸闷，舌质紫暗，或有瘀斑，脉细涩。

治法：活血化瘀，通络止痛。

处方：身痛逐瘀汤加减，桃仁 10g、红花 6g、当归 12g、川芎 15g、赤芍 12g、乳香 10g、没药 10g、威灵仙 12g、羌活 10g、路路通 10g。

（4）痰浊中阻

主症：眩晕，恶心欲吐，胸脘痞闷，见头重如裹，四肢倦怠，纳差，舌苔白腻，脉滑。

治法：化痰利湿，舒筋活络。

处方：温胆汤加减，制半夏 12g、陈皮 10g、枳壳 12g、竹茹 12g、石菖蒲 12g、远志 6g、桃仁 12g、红花 6g、牛膝 12g、川芎 12g。

2. 中医外治法

包括中药外治法、梳头疗法、按摩疗法等，也能使患者症状减轻，疼痛消失及治愈。

（1）中药热敷法　用威灵仙、五加皮、苍术、乳香、没药、白芷、三棱、莪术、木瓜、细辛、黄柏、大黄、赤芍、红花、冰片各等量，研细末，调匀，加食盐和黄酒适量，炒成糊状，装入两个棉布袋中，置锅蒸热，直敷患处，以患者能够承受为度。两袋交替使用，每次 30min 左右，早、晚各 1 次，药袋可使用数次。

（2）药枕疗法　取当归、川芎、辛夷、羌活、藁本、制川乌、乳香、没药、葛根、红花、赤芍、菖蒲、灯心草、桂枝、细辛、白芷、丹参、防风、威灵仙、冰片、合欢花、吴茱萸各 30g，研为粗末，装枕芯。每日枕用不少于 6h，连用 3～6 个月。

【预防与健康指导】

预防颈椎各种急慢性损伤。

第九节　腰椎间盘突出症

腰椎间盘突出症是因椎间盘变性，纤维环破裂，髓核突出刺激或压迫神经根、马尾神经所表现的一种综合征。中医归属于“腰痛”“痹症”范畴。

腰椎间盘突出症中以腰4～5、腰5～骶1间隙发病率最高，占90%～96%，多个椎间隙同时发病者仅占5%～22%。

【诊断要点】

（1）在外伤后出现腰部疼痛或下肢放射疼痛，可伴有麻木感。

（2）单侧鞍区（骑自行车与车座接触的部位）或一侧（双侧）小腿外侧，足背外侧或内侧疼痛或麻木、感觉迟钝，或疼痛和麻木同时存在。

（3）腰或腿疼痛，在卧床休息后多可缓解，下床活动一段时间后又出现疼痛。

（4）直腿抬高试验或加强试验阳性。

（5）CT或MRI提示椎间盘突出压迫其后硬膜囊或神经根。

【鉴别诊断】

（1）腰椎结核或肿瘤　关节结核和肿瘤均是腰痛的重要原因。这两种疾病后果严重，不容延误，故对可疑的腰痛患者应常规行X线摄片，必要时做核素骨显像，以协助诊断。

（2）梨状肌综合征　患者以臀部和下肢痛为主要表现，症状出现或加重常与活动有关，休息即明显缓解。体检时可见臀肌萎缩，臀部深压痛及直腿抬高试验阳性，但神经的定位体征多不太明确。髋关节外展、外旋位抗阻力时（梨状肌强直性收缩）可诱发症状，此点在椎间盘突出症时较少见。

（3）盆腔疾病　早期盆腔后壁的炎症、肿瘤等，当其本身症状尚未充分表现出时，即可因刺激腰、骶神经根而出现骶部痛，或伴单侧或双侧下肢痛，这时鉴别较为困难。故对不典型之腰腿痛患者，应想到盆腔疾病的可能，常规进行直肠、阴道检查及骨盆平片、B 型超声检查。

【西医治疗】

1. 非手术治疗

腰椎间盘突出症大多数患者可经非手术疗法缓解或治愈。其目的是使椎间盘突出部分和受到刺激的神经根的炎性水肿加速消退，从而减轻或解除对神经根的刺激或压迫。

（1）绝对卧床休息　当症状初次发作时，立即卧床休息，卧床 3 周后带腰围起床活动，3 个月内忌做弯腰持重物动作。

（2）持续牵引　牵引重量根据个体差异在 7～15kg 之间，抬高床足做反牵引，共 2 周。

（3）口服药物

① 双氯芬酸那双释放肠溶胶囊 75～150mg po bid

② 塞来昔布胶囊 200mg po bid

③ 美洛昔康片 75mg po bid

说明：上为口服非甾体抗炎药。

（4）皮质激素硬膜外注射　常用长效皮质类固醇制剂加 2% 利多卡因行硬膜外注射，每 7～10 天 1 次，3 次为 1 疗程。

2. 经皮髓核切吸术

是通过椎间盘镜或特殊器械在 X 线监视下直接进入椎间隙，将部分髓核绞碎吸出，从而减轻了椎间盘内压力达到缓解症状的目的。

3. 手术治疗

已确诊的腰椎间盘突出症患者，经严格非手术治疗无效，或马尾神经受压者可考虑行髓核摘除术。

【转诊指征】

（1）怀疑本病即应转专科医疗机构确诊。

（2）对于卧床休息、牵引、理疗、推拿按摩等非手术治疗无效者。

【中医治疗】

1. 辨证论治

（1）血瘀证

主症：有外伤史，疼痛明显，痛如针刺，拒按，舌质暗，脉弦。治法：活血化瘀止痛。

处方：身痛逐瘀汤加减，桃仁 10g、红花 6g、当归 10g、川芎 12g、没药 10g、秦艽 10g、独活 10g、甘草 6g。

（2）风寒证

主症：腰腿冷痛，遇冷加重，舌淡苔白，脉弦紧。

治法：温经散寒止痛。

处方：独活寄生汤加减，独活 6g、桑寄生 18g、秦艽 12g、防风 6g、川芎 6g、牛膝 6g、杜仲 12g、当归 12g、茯苓 12g、党参 12g、熟地黄 15g、白芍 10g、细辛 3g、甘草 3g。

（3）湿热证

主症：疼痛怕热，口渴，小便黄，苔黄腻，脉弦数。

治法：清热利湿，止痛。

处方：四妙汤加减，牛膝 12g、薏苡仁 20g、苍术 10g、黄柏 10g、防己 10g、忍冬藤 12g、独活 10g、川芎 12g。

2. 中药外敷

中药涂搽、烫熨、中药外敷及中药熏洗等治疗。

3. 针灸治疗

主要采用腰椎夹脊穴、膀胱经穴和下肢坐骨神经沿线穴位，可辅助脉冲电治疗。急性期可每日针 1 次，以泻法为主；缓解期及康复期可隔日一次，以补法泻法相结合。

4. 物理治疗

蜡疗、激光、红外线照射、电磁疗法等，可根据患者情况每日予以单项或者多项选择性治疗。

【预防及健康指导】

睡硬板床，睡硬板床可以减少椎间盘承受的压力。注意腰间保暖，尽量不要受寒。白天腰部戴一个腰围（护腰带），加强腰背部的保护，同时有利了腰椎病的恢复。平时不要做弯腰又用力的动作（如拖地板），急性发作期尽量卧床休息，疼痛期缓解后也要注意适当休息，不要过于劳累，以免加重疼痛。平时提重物时不要弯腰，应该先蹲下拿到重物，然后慢慢起身，尽量做到不弯腰。急性发作期尽量卧床休息，疼痛期缓解后也要注意适当休息，不要过于劳累，以免加重疼痛。

第十节　肱骨外上髁炎

肱骨外上髁炎俗称为网球肘，其特点是肘及肱骨外上髁处疼痛。这种疾病得名于网球运动员常见的肘部问题，但实际上不仅限于网球运动，其他运动或日常生活中重复用力的活动也可能导致肱骨外上髁炎。

肱骨外上髁炎病因系肱骨外上髁部肌腱、筋膜的慢性劳损所致，在临床上多见于因职业需反复用力伸腕活动者，如乒乓球、网球运动员等。

【诊断要点】

（1）肘部损伤史及前臂伸肌群反复牵拉刺激的劳损史。

（2）诉有肘外侧疼痛　肘外侧疼痛呈持续渐进性发展，在某些方向性动作时疼痛加重，如拧衣服、扫地、端水壶、打羽毛球等活动。疼痛有时可向前臂、上臂放散，但在静止时，疼痛减轻或无症状。

（3）常因疼痛而使肘腕部活动受限，前臂无力，握力减弱，甚至持物落地。

（4）肘外侧、肱桡关节处、环状韧带部有明显压痛，多无肿胀。

（5）Mill 征阳性：即前臂稍弯曲，手半握拳，腕尽量掌屈，前臂旋前，再将肘伸直，此时肱骨外上髁处明显疼痛。

（6）抗阻力腕关节背伸痛阳性。

（7）X 线检查多属阴性，偶见肱骨外上髁处骨质密度增高的钙化阴影。

【鉴别诊断】

肱桡滑膜囊炎　本病除局部压痛外，肘部旋前、旋后受限。前臂旋前引起剧烈疼痛，其疼痛点的位置比肱骨外上髁炎略高，压痛比肱骨外上髁炎为轻。局部可有肿胀和触痛，穿刺针吸可见有积液。

【西医治疗】

1. 封闭疗法

2.5% 醋酸泼尼松龙注射液 1.0mL ／ 局部封闭
2% 利多卡因 1mL

2. 非甾体抗炎药

双氯芬酸钠 25mg po bid

【中医治疗】

1. 辨证内服

（1）风寒阻络型

治法：祛风散寒通络。

处方：防风汤，防风 9g、当归 9g、赤茯苓 9g、杏仁 6g、黄芩 3g、秦艽 9g、葛根 9g、麻黄 3g、肉桂 9g、生姜 3 片、甘草 6g、大枣 3 枚。

（2）湿热内蕴型

治法：清热化湿止痛。

处方：四妙丸，苍术 12g、黄柏 6g、怀牛膝 9g、薏苡仁 15g。

（3）气血亏虚型

治法：益气血、补肝肾、止痹痛。

处方：独活寄生汤，独活 9g、寄生 6g、杜仲 6g、牛膝 6g、细辛 6g、秦艽 6g、茯苓 6g、肉桂心 6g、防风 6g、川芎 6g、人参 6g、甘草 6g、当归 6g、芍药 6g、干地黄 6g。

（4）瘀血阻络型

治法：活血化瘀止痛。

方药：身痛逐瘀汤，秦艽 3g、川芎 6g、桃仁 9g、红花 9g、甘草 6g、羌活 3g、没药 6g、当归 9g、五灵脂 6g、香附 3g、牛膝 9g、地龙 6g。

2. 中药外敷

（1）外敷消炎止痛膏，每日 1 片，外贴于患处。或用热醋、海桐皮汤熏洗患处。

（2）海桐皮汤　海桐皮 15g、透骨草 15g、乳香 6g、没药 6g、当归 9g、川椒 9g、川芎 9g、红花 9g、威灵仙 15g、白芷 9g、甘草 9g、防风 15g。日一剂，水煎外洗，每煎 500mL。

3. 针灸治疗

（1）取穴曲池、阿是穴。

（2）针法　用直径 0.25cm、长度 40cm 毫针刺入，曲池、阿是穴用平补平泻手法，针尾灸艾段温针，灸两壮。

（3）疗法

① 毫针刺法

a. 齐刺：先在病变部位正中深刺一针，左右或上下再各刺一针，三针齐下，故名齐刺，又称“三刺”。

b. 扬刺：先在穴位正中刺一针，然后在其上下左右各刺一针，刺宜浮浅，不可过深，使五针并列于一穴周围。

c. 腹针疗法：取中脘、商曲、滑肉门、上风湿点，留针半小时，每日或隔日一次。

② 小针刀　用于慢性期，患者屈肘或微屈肘置于床上，定位在肱骨外髁上（压痛点）及外上髁远端 0.5～1cm 处，常规碘酒、酒精消毒，铺消毒孔巾，垂直于皮肤进针，刀口线与腱纤维平行，直达到骨面远端注意不可过深，防止损伤桡神经。

③ 火针　用直径 0.34mm、1 寸长毫针，在火焰上烧至通红，以“准”、“快”为原则，以痛为腧穴，迅速刺入，深度 0.2～0.5cm，不留针，在其周围同法连续进针 3～5 次。

④ 钩针　刺入阿是穴后，通过推刮、弹拨、钩拉等手法进行治疗。

⑤ 温灸疗法　直接灸或间接灸于局部。

⑥ 穴位注射　当归注射液、川芎嗪注射液或丹参注射液 1mL 注射于曲池穴，隔日一次。

【预后】

预后良好，可以治愈也可自愈。

第十六章
五官科常见疾病

第一节　急性卡他性结膜炎

急性卡他性结膜炎俗称红眼病，是由细菌感染引起的一种常见急性流行性眼病。本病属中医“暴风客热”范畴，又名“暴风”“暴风客热外障”。

该病传染性强，多见于春秋季节，可散发传染，也可流行于学校、工厂等集体生活场所。双眼发病，发病较急，潜伏期 1～3 天。两眼同时或相隔 1～2 天发病。发病 3～4 天，病情达到高潮，以后逐渐减轻。该病有自愈倾向，病程多在 3 周内。

【诊断要点】

1. 临床表现

（1）患眼有异物感，灼热感，眼睑肿胀有沉重感，睑结膜、球结膜明显充血。

（2）有大量脓性或黏液性分泌物，眼睑肿胀。

（3）严重的在结膜面可有假膜出现，球结膜下片状出血，角膜浅层点状浸润。

2. 实验室检查

（1）细菌学检查取分泌物涂片或结膜刮片，可发现致病菌，必要时可做细菌培养。

（2）细胞学检查分泌物涂片或结膜刮片，可见多形核白细胞增多。

【鉴别诊断】

（1）急性虹睫炎　疼痛畏光，流泪，常有睫状区压痛，重者可有眼睑痉挛，视力减退，睫状充血，角膜后有沉着物，前房闪辉阳性，虹膜表现水肿，甚至出现虹膜结节。瞳孔缩小，对光反应迟钝或消失，可出现虹膜后粘连，晶状体前囊可见色素及炎性渗出物附着。

（2）病毒性结膜炎　刺激症状显著，有水样分泌物，结膜充血水肿，睑结膜和穹窿结膜可有大量滤泡，可累及角膜，引起明显畏光、流泪，影响视力。可伴有耳前淋巴结肿大。

（3）急性闭角型青光眼　患者因眼压升高至视力下降，患眼胀痛伴同侧头疼，恶心呕吐。球结膜混合性充血，角膜雾浊，前房甚浅。瞳孔散大，直接光反射消失。晶状体前囊可有乳白色斑点状混浊。

【西医治疗】

1. 治疗目标和策略

治疗目标和策略是对急性结膜炎患者积极治疗避免并发症出现，同时迅速控制传播途径，防止传染扩散。

2. 药物治疗和处方

（1）0.25% 氯霉素眼液　滴眼 qid

（2）3% 环丙沙星眼液　滴眼 qid

说明：感染严重者，可每 0.5～1h 滴眼一次。入睡时，涂氧氟沙星（迪可罗）眼膏。新生儿、孕妇、哺乳期妇女不宜应用。有肝功能损害的患者减少用量。用药过程中出现毒性反应时停药。

【转诊指征】

（1）局部滴用抗生素眼液后症状仍加重者。

（2）症状加重出现畏光、流泪、眼部疼痛者。

【中医治疗】

1. 辨证论治

（1）风重于热证

主症：痒涩刺痛，羞明流泪，眵多黏稠，白睛红赤，胞睑微肿；可兼见头痛，鼻塞，恶风；舌质红，苔薄白或微黄，脉浮数。

治法：疏风清热。

处方：银翘散加减，连翘 15g、金银花 15g、桔梗 10g、薄荷（后下）8g、淡竹叶 12 克、甘草 6g、荆芥穗 12g、淡豆豉 10g、牛蒡子 10g。

（2）热重于风证

主症：目痛较甚，怕热畏光，眵多黄稠，热泪如汤，胞睑红肿，白睛红赤浮肿；可兼见口渴，尿黄，便秘；舌红，苔黄，脉数。

治法：清热疏风。

处方：泻肺饮加减，石膏 20g、赤芍 10g、黄芩 8g、桑白皮 10g、枳壳 6g、川木通 5g、连翘 12g、荆芥 10g、防风 10g、栀子 10g、白芷 8g、羌活 10g、甘草 6g。

（3）风热并重证

主症：患眼焮热疼痛，刺痒交作，怕热畏光，泪热眵结，白睛赤肿；兼见头痛鼻塞，恶寒发热，口渴思饮，便秘溲赤；舌红，苔黄，脉数。

治法：疏风清热，表里双解。

处方：防风通圣散加减，防风 15g、大黄 6g、芒硝（冲服）8g、荆芥 10g、麻黄 8g、栀子 8g、芍药 10g、连翘 12g、甘草 6g、桔梗 8g、川芎 10g、当归 10g、石膏 20g、滑石（包煎）10g、薄荷（后下）6g、黄芩 8g、白术 10g。

2. 针灸治疗

（1）以针为主，可取合谷、曲池、攒竹、丝竹空、睛明、童子髎、风池、太阳、外关、少商。

（2）放血疗法，点刺眉弓、眉尖、太阳穴、耳穴、放血 2～3 滴以泻热消肿。

3. 中成药治疗

（1）银翘解毒丸 9g po bid～tid

（2）黄连上清丸 3～6g po bid

【预防及健康指导】

社区防治重要是加强宣传教育，注意个人卫生，不用脏手、脏毛巾揉搓眼部，养成良好的卫生习惯。对于患者的生活用品，如手帕、毛巾、脸盆等应注意消毒，防止传染。

第二节　沙眼

沙眼是由沙眼衣原体引起的一种慢性传染性结角膜炎。中医认为本病属“椒疮”范畴。

多发于儿童及青少年时期。潜伏期 5～12 天，致病菌是沙眼衣原体。该病病程长，难以治愈。如出现并发症，多造成不良后果。

【诊断要点】

1. 临床表现

（1）可无明显自觉症状，查体时发现。

（2）有异物感，畏光流泪，黏液性分泌物增多，角膜血管翳常发生于角膜上方 1/3，向中央发展成垂帘状时可影响视力。

（3）检查见睑结膜充血，有乳头增生，有滤泡形成，有角膜血管翳，结膜瘢痕形成。

2. 实验室检查

（1）分泌物涂片或结膜刮片染色检查有沙眼包涵体。

（2）荧光抗体染色、酶联免疫测定等方法检测到沙眼衣原体抗体。

【鉴别诊断】

（1）春季结膜炎　睑结膜增生的乳头大且扁平，无角膜血管翳，结膜分泌物涂片可见大量嗜酸性粒细胞。

（2）慢性滤泡性结膜炎　多见于儿童和青少年，原因不明，均为双侧，滤泡多见于下穹窿及下睑结膜，滤泡大小均匀、排列整齐，无融合倾向，呈半透明状。

（3）巨乳头性结膜炎　结膜乳头增生易与沙眼滤泡相混淆，但有明确的角膜接触镜配戴史。

（4）包涵体性结膜炎　滤泡以下穹窿及下睑结膜显著，没有角膜血管翳，很少形成结膜瘢痕。

【西医治疗】

1. 治疗目标和策略

治疗目标和策略为控制病情发展，避免并发症出现。治疗以局部用药为主，重症沙眼辅以全身用药。

2. 药物治疗

（1）局部用药

① 0.1% 利福平滴眼液　滴眼 qid

② 10% 磺胺醋酰钠滴眼液　滴眼 qid

③ 5% 氯霉素滴眼液　滴眼 qid

说明：晚上入睡前涂四环素、红霉素眼膏，疗程至少 10～12 周。

（2）全身用药

① 红霉素 250mg po tid

② 复方磺胺甲噁唑 2 片 po bid

说明：磺胺类药物长期服用可损害肾功能、致粒细胞减少和血小板减少，注意应多饮水防止肾损害。

【转诊指征】

出现并发症如睑内翻及倒睫，睑球粘连，实质性结膜干燥症，慢性泪囊炎，上睑下垂、角膜混浊者应转诊。

【中医治疗】

1. 辨证论治

（1）风热客睑

主症：眼微痒不适，干涩有眵，胞睑内面脉络模糊，眼部红赤，有少量颗粒，色红而坚，状如花椒，或有赤脉下垂，舌尖红，苔薄黄，脉浮数。

治法：疏风清热。

处方：银翘散加减，连翘 10g、金银花 15g、桔梗 10g、薄荷 10g、竹叶 10g、荆芥穗 8g、生地黄 10g、赤芍 10g、当归 12g、甘草 6g。

（2）热毒壅盛

主症：眼灼热痒痛，羞明流泪，沙涩难睁，眼眵较多，睑内脉络模糊，红赤明显，颗粒丛生并见粟粒样颗粒，赤脉下垂，可见舌红苔黄，脉数。

治法：清热解毒，除风散邪。

处方：清脾饮加减，连翘 10g、陈皮 8g、防风 12g、知母 10g、黄芩 12g、玄参 8g、黄连 8g、荆芥穗 12g、桔梗 10g、生地黄 10g、金银花 15g、赤芍 10g、牡丹皮 12g、菊花 8g、甘草 6g。

（3）血热瘀滞

主症：眼内刺痛灼热，沙涩羞明，流泪眵多，胞睑厚硬，重坠难开，睑内红赤，颗粒累累成片，或有白色条纹，赤膜下垂，或血翳包睛，视物不清，舌质暗红、苔黄，脉数。

治法：清热凉血，活血化瘀。

处方：归芍红花散加减，当归 12g、大黄 6g、栀子 8g、黄芩 12g、赤芍 12g、白芷 10g、防风 12g、连翘 12、生地黄 10g、红花 8g、金银花 15g、菊花 10g、甘草 6g。

2. 针灸治疗

针刺疗法：取曲池、足三里、血海、太冲。

3. 中成药治疗

银翘解毒丸 9g po bid

【预防及保健指导】

社区防治的主要目标是贯彻预防为主，避免接触传染，同时加强宣传教育，培养良好的卫生习惯，在幼儿园、学校、工厂等集体单位应分盆、分巾或流水洗脸。严格毛巾、脸盆等消毒制度，注意水源清洁，加强对浴池、理发室等服务行业的卫生管理。

第三节　单纯疱疹性角膜炎

单纯疱疹性角膜炎是因单纯疱疹病毒感染，使角膜形成不同形状和不同深度的浑浊或溃疡的角膜炎症。中医认为本病属“聚星障”范畴。

该病是一种常见的、严重的致盲性眼病，占角膜病致盲首位。该病如未能及时治疗可出现继发性青光眼、角膜穿孔等合并症。及时药物和手术治疗约半数能治愈，视力多受影响。

【诊断要点】

1. 临床表现

（1）有发热病史等复发诱因，多为单眼发病，也可双眼发病，病程长，反复发作。

（2）有畏光、流泪、眼痛、睑痉挛等刺激症状。

（3）结膜睫状充血或混合充血，角膜病变呈树枝状、地图状溃疡、盘状、水肿、混浊等不同形状。

（4）角膜知觉减退。

2. 实验室检查

（1）单纯疱疹病毒，单克隆体诊断药盒，对角膜上皮刮片做病原学诊断，有较好的敏感性和特异性。可迅速出结果。

（2）细胞学检查，刮片 HE 染色，可见多核巨细胞、核内包涵体。

（3）血清中和抗体效价测定对原发感染有意义。

【鉴别诊断】

（1）细菌性角膜炎　常有外伤，慢性泪囊炎，而无发热病史。发病较急，角膜局灶性混浊、溃疡甚至穿孔，常伴有前房积脓。

（2）带状疱疹性角膜炎　有典型同侧带状疱疹睑部皮肤损害或病史。

（3）角膜基质炎　先天性梅毒是最常见的原因，多双眼发病，角膜基质深层混浊，大量新生血管深入。

【西医治疗】

1. 治疗策略

发病后及时药物对症治疗，必要时手术治疗。避免病情加重和并发症出现而造成严重后果。

2. 药物治疗

（1）0.1% 疱疹净滴眼液滴眼 q1h

（2）0.05% 安西他滨眼液每 1～2h 滴眼 1 次或 1% 安西他滨溶液 0.3mL 结膜下注射。

（3）0.1% 阿昔洛韦眼液滴眼 q4h

说明：局部应用对眼部有刺激性，小部分患者有一过性疼痛，长期使用对角膜有损害。皮质类固醇类眼液适用于盘状深层浑浊。应低浓度、少次数、局部用药为主，注意感染的扩散与二重感染，应用于感染性疾病时与有效抗生素合用。

【转诊指征】

（1）给予对症处理后病情仍加重者。

（2）出现角膜溃疡、严重影响视力者。

【中医治疗】

1. 辨证论治

（1）风热上犯

主症：黑睛聚生星翳，抱轮红赤，羞明隐涩，发热恶寒，热重寒轻，咽痛，舌苔薄黄，脉浮数。

治法：疏风散热。

处方：银翘散加减，金银花 15g、连翘 12g、桔梗 10g、薄荷 10g、淡竹叶 12g、荆芥穗 12g、牛蒡子 10g、芦根 10g、大青叶 15g、甘草 6g。

（2）风寒犯目

主症：黑睛星翳，抱轮微红，流泪羞明，恶寒发热，寒重热轻，舌苔薄白，脉浮紧。

治法：发散风寒。

处方：荆防败毒散加减，羌活 10g、独活 10g、柴胡 12g、前胡 10g、荆芥 12g、防风 12g、桔梗 10g、川芎 12g、甘草 6g。

（3）肝火炽盛

主症：星翳渐次扩大加深，白睛混赤，胞睑红肿，羞明流泪，头疼溲赤，口苦苔黄，脉弦数。

治法：清肝泻火。

处方：龙胆泻肝汤加减，龙胆 12g、柴胡 10g、泽泻 10g、车前子（包煎）15g、木通 6g、生地黄 12g、当归 12g、栀子 10g、黄芩 12g、金银花 15g、甘草 6g。

（4）湿热蕴蒸

主症：黑睛星翳，反复发作，缠绵不愈，头重胸闷，溲黄便溏，口黏，舌红苔黄腻，脉濡。

治法：化湿清热。

处方：三仁汤加减，杏仁 12g、白豆蔻 10g、厚朴 12g、淡竹叶 12g、滑石 10g、薏苡仁 10g、半夏 10g。

（5）阴虚邪留

主症：病情日久，迁延不愈，星翳疏散，抱轮微红，羞明较轻，眼内干涩不适，舌红少津，脉细或数。

治法：滋阴散邪。

处方：加减地黄丸，生地黄 10g、熟地黄 10g、牛膝 10g、当归 12g、羌活 10g、防风 12g、麦冬 12g、知母 8g、菊花 10g、蝉蜕 12g、甘草 6g。

2. 针灸治疗

可选用睛明、四白、丝竹空、攒竹、合谷、足三里、光明、肝俞等穴。

3. 中成药治疗

抗病毒冲剂 12g po tid

【预防及健康指导】

因该病易反复发作，病程长，不能根治，故社区防治的主要目标是宣传教育患者应增强抵抗力避免感冒发热，合理治疗，减少复发。

第四节　白内障

白内障是指晶状体混浊引起视力不同程度的下降。中医认为老年性白内障属“圆翳内障”范畴，外伤性白内障属“惊震内障”范畴。

老年性白内障多见于50岁以上，发病率随年龄增长而增高。而外伤性白内障各年龄组均可发生，以青少年多见。老年性白内障发病机制至今尚未完全揭示，病因较为复杂。

【诊断要点】

（1）老年性白内障年龄多在50岁以上，外伤性白内障有明显外伤病史，各年龄组均有。

（2）老年性白内障患者自觉渐进性，无痛性视力下降。视力下降过程中可有单眼复视、多视和屈光改变。外伤性白内障患者视力下降程度与损伤程度相关。

（3）老年性白内障初发期时晶状体周边浑浊，瞳孔区晶状体仍透明，视力可不受影响。浑浊逐渐向中心扩展，瞳孔区皮质逐渐浑浊时，影响视力。最后晶状体完全浑浊呈乳白色时，视力显著下降，可仅剩光感。

【鉴别诊断】

（1）并发性白内障　根据检查可追寻到眼局部或其他病史如虹膜炎、陈旧性视网膜脱离、糖尿病等。晶状体浑浊质地较松，多含有气泡和多彩的结晶。

（2）药物或中毒引起的白内障　有长期用药病史，浑浊形态多样。

【西医治疗】

1. 治疗策略

对老年性白内障早期者药物控制病情发展，视力下降影响生活者应及时手术治疗以提高生活质量。而外伤性白内障应根据损伤程度给予相关治疗保存视功能。

2. 药物治疗处方

（1）卡他林眼液滴眼 tid～qid，

（2）2%～4% 还原型谷胱甘肽滴眼 tid

（3）维生素 C 1g po tid

说明：目前尚无能使晶状体代谢恢复正常和使浑浊吸收的药物，故药物治疗效果不肯定。以上药物是限于早期白内障的治疗。

【转诊指征】

（1）老年性白内障晶状体浑浊严重影响视力需手术治疗者。

（2）有明显外伤史的外伤性白内障患者。

【中医治疗】

1. 辨证论治

（1）肝肾亏虚

主症：视物模糊，头晕耳鸣，腰膝酸软，舌淡脉细或面色畏冷，小便清长，脉沉弱。

治法：补益肝肾。

处方：杞菊地黄丸加减，枸杞子 12g、菊花 15g、熟地黄 15g、山茱萸 12g、山药 15g、泽泻 12g、茯苓 10g、牡丹皮 10g、甘草 6g、女贞子 12g。

（2）脾虚气弱

主症：视物昏花，精神倦怠，肢体乏力，面色萎黄，食少便溏，舌淡苔白，脉缓或细弱。

治法：补脾益气。

处方：补中益气汤加减，黄芪 12g、党参 12g、当归 15g、陈皮 12g、升麻 8g、柴胡 10g、白术 10g、甘草 6g、茯苓 12g、薏苡仁 12g。

（3）肝热上扰

主症：头痛目涩，眵泪多，口苦咽干，舌红苔薄黄，脉弦。

治法：清热平肝。

处方：石决明散加减，石决明（先煎）20g、决明子 15g、羌活 12g、栀子 12g、大黄 6g、荆芥 12g、木贼 12g、青葙子 12g、芍药 12g、麦冬 12g、甘草 6g。

2. 针灸治疗

（1）肝肾亏虚者针睛明、肝俞、肾俞、太溪、太阳等穴。

（2）脾虚气弱者针血海、承泣、脾俞、胃俞等穴。

（3）肝热上扰者针太冲、风池、阳白、攒竹、太阳等穴。

3. 中成药

（1）杞菊地黄丸 1 丸 po bid

（2）明目地黄丸 1 丸 po bid

（3）石斛夜光丸 1 丸 po bid

【预防及健康指导】

要加强卫生宣传教育，避免紫外线辐射，有糖尿病高血压等全身疾病者，控制原发病，改善生产条件。配备安全防护用品，如面罩、防护眼镜等。对于儿童，要禁止玩弄危险玩具。

第五节　青光眼

青光眼是一组与眼压升高有关的以视网膜神经纤维萎缩、视盘凹陷和视野缺损为主要特征的疾病。中医认为，急性闭角性青光眼属祖国医学的“绿风内障”范畴。

青光眼在我国的患病率是 2.58%，致盲率约 27%。急性闭角型青光眼常见于老年女性，具有家族倾向性。50～60 岁是发病的高峰年龄。小于 40 岁者少见。男女患病性别之比为 1∶2～1∶4。过度疲劳、情绪波动、精神刺激、暗室停留时间过长和遗传因素在发病中也起着重要作用。

【诊断要点】

（1）有青光眼家族史。

（2）急性闭角性青光眼患者表现为在劳累、精神刺激等诱因下，出现眉弓鼻根酸胀，视矇，虹视甚至偏头痛、恶心呕吐等。发作时，眼压升高，球结膜混合性充血，角膜水肿，前房浅，瞳孔呈椭圆形，对光反射消失，晶状体前囊可有乳白色斑点状浑浊。

【鉴别诊断】

（1）急性虹膜睫状体炎　疼痛畏光，流泪，常有睫状区压痛，重者可有眼睑痉挛，视力减退，睫状充血，角膜后有沉着物，前房闪辉阳性，虹膜表现水肿，甚至出现虹膜结节。瞳孔缩小，对光反应迟钝或消失，可出现虹膜后粘连，晶状体前囊可见色素及炎性渗出物附着。

（2）与胃肠道疾病及颅脑疾病鉴别　因此类病也有明显恶心呕吐及头痛症状，故易误诊。看看患者眼部一般可避免误诊。青光眼与胃肠道疾病及颅脑疾病同时发病者极少。

【西医治疗】

1. 治疗策略

急性闭角型青光眼急性发作期时降低眼压，减少视功能进一步损害。在药物控制眼压正常的情况下，如房角仍未开放，可等炎症减轻时不停药并早日行滤过手术治疗。

2. 药物处方

（1）局部治疗

① 1% 的毛果芸香碱滴眼

说明：缩瞳每 5min1 次，共 3 次，后每 10min1 次，共 3 次。再后每 15min 滴眼 1 次，共 3 次。若瞳孔不能缩小，1 日 3 次维持。应用毛果芸香碱频繁滴眼时一定要注意压迫泪囊，以防完全吸收导致中毒。

② 0.5% 噻吗洛尔滴眼液滴眼 bid

③ 0.5% 布诺洛尔滴眼液滴眼 bid

说明：降眼压药物，可与缩瞳药联合应用。

（2）全身用药

① 20% 甘露醇 125～250mL iv drip st（30min 内滴完）

② 乙酰唑胺 250mg po bid（首次加倍）

说明：甘露醇禁用于充血性心力衰竭患者。口服乙酰唑胺易出现四肢麻木及刺痛、消化道反应，故口服量不宜过大，且时间尽量短。

【转诊指征】

急性闭角型青光眼患者应紧急给予缩瞳、脱水药全身应用以降低眼压，然后将患者转入上级医院进一步治疗。

【中医治疗】

1. 辨证论治

（1）风火攻目

主症：头痛如劈，目珠胀硬，视力锐减，白睛浑赤肿胀，黑睛雾状水肿，前房极浅，黄仁晦暗，瞳神中度散大，展缩不灵，房角有粘连，伴有恶心呕吐等全身症状，舌红苔黄，脉弦数。

治法：清热泻火，平肝息风。

处方：绿风羚羊饮加减，防风 10g、茯苓 12g、知母 10g、黄芩 10g、细辛 3g、桔梗 10g、羚羊角 6g、车前子 15g、大黄 6g、泽泻 10g。

（2）气火上逆症

主症：头眼剧烈胀痛，视力骤减，眼压升高，白睛混赤，黑睛雾状混浊，前房极浅，黄仁晦暗，纹理模糊，瞳神中度散大，展缩不灵，房角有粘连，伴有胸闷，嗳气，恶心，呕吐，口苦，舌红苔黄，脉弦数。

治法：清热疏肝解郁。

处方：丹栀逍遥散加减，柴胡 10g、当归 10g、白芍 12g、茯苓 12g、白术 10g、薄荷 8g、牡丹皮 12g、栀子 8g、生姜 3 片、甘草 6g、泽泻 10g。

（3）痰火郁结证

主症：头眼胀痛，视力锐减，眼压升高，抱轮红赤或白睛浑赤，黑睛雾状混浊，前房较浅，瞳神稍有散大，展缩不灵，房角有粘连，动辄眩晕，呕吐痰涎，舌红苔黄，脉弦滑。

治法：降火逐痰。

处方：将军定痛丸加减，黄芩 10g、白僵蚕 10g、陈皮 10g、天麻 10g、桔梗 10g、青礞石（包煎）12g、白芷 10g、薄荷 8g、大黄 6g、半夏 10g、竹茹 10g、茯苓 12g、泽泻 10g。

2. 针灸治疗

针用泻法。风火攻目，玄府闭塞者选用睛明、天枢、风池、外关、太冲等穴。气火上逆、玄府郁闭者选用行间、风池、攒竹、四白、太阳等穴。痰郁互结、阻塞玄府者选用太冲、风池、昆仑、合谷等穴。

3. 中成药

复明片 4 片 po tid

【预防及健康指导】

社区防治的主要目标是宣传教育，具有危险因素的人群尤其是有青光眼家族史者应注意避免一切可以诱发眼压增高的有害因素。避免使用引起青光眼发作的药物，如抗解痉药、抗组胺药、抗抑郁药等。

第六节　电光性眼炎

电光性眼炎是因眼睛的角膜上皮细胞和结膜吸收大量而强烈

的紫外线所引起的急性炎症。中医认为本病属“电光伤目”范畴。

电光性眼炎多因电焊、气焊操作或使用紫外线灯消毒时未戴防护用品。或在高原、雪地、冰川、海面等环境中作业和旅游，这些地区阳光及反射光中紫外线含量较高，导致眼部受紫外线辐射而发病。

【诊断要点】

发病较急，潜伏期3～8h多见。最短为半小时，最长则不超过24h。其中6h为最多。多在夜间双眼同时发病。

（1）眼部剧痛、烧灼感，畏光、流泪，眼睑痉挛。

（2）眼睑肿胀，球结膜混合性充血，角膜上皮弥漫性点状脱落，荧光素染色阳性，角膜知觉减退，瞳孔痉挛性缩小。

【鉴别诊断】

可见光损伤多见于长时间注视可见光，如直视太阳或眼科检查及手术中强烈的光源。表现为畏光、视力减退、眼前出现黑点、黄斑水肿、出血，严重者黄斑囊样变性，裂孔形成，中心视力明显减退，中央暗点。

【西医治疗】

1. 治疗策略

向患者讲明该病预后情况以消除患者恐惧心理，解除患者的痛苦，促进损伤修复，预防继发感染。

2. 非药物治疗

局部冷敷，可以起到止痛作用。

3. 药物治疗

（1）早期可用1%地卡因和1‰肾上腺素滴眼一次，也可用冷敷以缓解疼痛。

（2）局部应用小牛血去蛋白提取物眼用凝胶（速高捷疗眼药膏）、重组牛碱性成纤维细胞生长因子眼用凝胶（贝复舒眼用凝胶）或眼液以促进角膜上皮愈合。

（3）局部滴抗生素眼液，如氯霉素滴眼液、氧氟沙星眼液等预防感染。

说明：对以上药物如有过敏者禁用，使用过程中出现不良反应应及时停药。早期应用的地卡因虽可迅速止痛，但不可多用，以免损伤角膜。高血压患者应用1‰肾上腺素滴眼，不宜过多，避免血压升高。

【转诊指征】

双眼疼痛剧烈、角膜上皮大面积剥脱者。

【中医治疗】

1. 汤剂治疗

主症：紫外线过度照射后，双眼突发的白睛红赤，胞睑肿胀，羞明流泪，灼热疼痛，舌红苔薄黄，脉数。

治法：祛风清热，退翳止痛。

处方：驱风散热饮子加减，防风8g、羌活8g、薄荷8g、牛蒡子12g、连翘12g、赤芍12g、栀子12g、生地黄15g、黄芩12g、黄连12g。

2. 针灸治疗

（1）体针取穴风池、合谷、睛明、四白等穴。

（2）皮内针取穴攒竹、合谷。

3. 中成药

龙胆泻肝丸9g po bid

【预防及保健指导】

加强宣传教育，从事焊接工作人员，应加强个人防护，戴防护盔、防护盾或防护眼镜并认真遵守操作规程。如外出在紫外线辐射较强地区旅游者应戴有色眼镜以减轻光线刺激。

第七节　急性化脓性中耳炎

急性化脓性中耳炎是中耳黏膜的急性化脓性炎症，常继发于上呼吸道感染。中医认为本病归属“急脓耳”“耳底子”“耳漏”“耳风毒”等范畴。

本病好发于儿童，冬春季多见。较常见的感染途径有咽鼓管途径、外耳道鼓膜途径、血行感染。

【诊断要点】

1. 病史

患者多有感冒病史。

2. 症状

（1）耳痛　多数患者鼓膜穿孔前疼痛剧烈，搏动性跳痛或刺痛可向同侧头部或牙齿放射，鼓膜穿孔流脓后耳痛减轻。

（2）听力减退及耳鸣　病程初期常有明显耳闷、低调耳鸣和听力减退。鼓膜穿孔排脓后耳聋反而减轻，原因是影响鼓膜及听骨链活动的脓液已排出。耳痛剧烈者，听觉障碍常被忽略。有的患者可伴眩晕。

（3）流脓　鼓膜穿孔后耳内有液体流出，初为脓血样，以后变为黏脓性分泌物。

（4）全身症状　轻重不一。可有畏寒、发热、倦怠、食欲减退。小儿全身症状较重，常伴呕吐、腹泻等类似消化道中毒症状。一旦鼓膜穿孔，体温很快恢复正常，全身症状明显减轻。

3. 体征

（1）耳镜检查　起病早期，鼓膜松弛部充血，锤骨柄及紧张部周边可见放射状扩张的血管。继之鼓膜弥漫性充血、肿胀、向外膨出，正常标志难以辨识，局部可见小黄点。如炎症不能得到及时控制，即发展为鼓膜穿孔。一般开始穿孔甚小，不易看清，彻底清洁外耳道后，方见穿孔处有搏动亮点，称之为“灯塔征”，实为脓液从该洞涌出。坏死型者鼓膜迅速融溃，形成大穿孔。

（2）耳部触诊　乳突部可有轻微压痛，鼓窦区较明显。

4. 辅助检查

（1）纯音测听　多为传导性聋，少数患者可因耳蜗受累而出现混合性聋或感音神经性聋。

（2）血常规　白细胞总数增多，中性粒细胞增加，鼓膜穿孔后血常规逐渐正常。

（3）乳突 X 线片或颞骨 CT 显示中耳乳突炎症改变，但无骨质破坏。

5. 诊断标准

（1）血常规白细胞计数≥10×10^9/mL。

（2）耳痛或乳突部压痛。

（3）鼓膜穿孔，自穿孔处流脓，可确诊。

【鉴别诊断】

（1）急性外耳道炎、外耳道疖　主要表现为耳内疼痛、耳郭牵拉痛明显。外耳道口及耳道内肿胀，晚期局限成疖肿，鼓膜表面炎症轻微或正常。一般听力正常。

（2）急性鼓膜炎　大多并发于流感及耳带状疱疹，耳痛剧烈，无耳漏，听力下降不明显。检查见鼓膜充血形成大疱。一般无鼓膜穿孔。

【西医治疗】

治疗原则是控制感染，通畅引流，祛除病因。

1. 全身治疗

及早应用足量抗生素控制感染。一般可用青霉素类、头孢菌素类等药物。如早期治疗及时得当，可防止鼓膜穿孔。鼓膜穿孔后取脓液做细菌培养及药敏试验，参照其结果改用敏感的抗生素。

全身症状重者给予补液等支持疗法。抗生素治疗如下。

（1）阿莫西林 0.5g po tid

（2）头孢拉定 0.5g po tid

（3）罗红霉素 0.15g po bid

（4）左氧氟沙星 0.2g po bid

说明： 因本病多为链球菌感染，故抗菌消炎是主要治疗原则，一般首先用青霉素，简便有效，费用低，副作用少。头孢菌素及其他抗生素亦常用。

2. 局部治疗

（1）鼓膜穿孔前可用 1% 酚甘油滴耳，消炎止痛。用含有血管收缩剂的滴鼻液滴鼻（仰卧悬头位），可改善咽鼓管通畅度，减轻局部炎症。如全身及局部症状较重，鼓膜明显膨出，经一般治疗后无减轻，可在无菌操作下行鼓膜切开术，以利通畅引流。对有耳郭后上区红肿压痛，怀疑并发急性乳突炎者，行 CT 扫描证实后应考虑行乳突切开引流术。

（2）鼓膜穿孔后

① 清洗　先以 3% 双氧水尽量彻底清洗并拭净外耳道脓液或用吸引器将脓液吸净。

② 局部用抗生素　抗生素水溶液滴耳，如 0.3% 氧氟沙星（泰利必妥）滴耳液、复方利福平液等。

③ 乙醇制剂滴耳　脓液减少、炎症逐渐消退时，可用 3% 硼酸乙醇甘油、3% 硼酸乙醇、5% 氯霉素甘油等滴耳。

说明： 禁止使用粉剂，以免与脓液结块，影响引流。感染完全控制、炎症完全消退后，部分患者的鼓膜穿孔可自行愈合。穿孔长期不愈者，在排除中耳乳突腔的潜在病变后，可行鼓膜修补术。

3. 病因治疗

积极治疗鼻腔、鼻窦、咽部与鼻咽部慢性疾病，如肥厚性鼻炎、慢性鼻窦炎、腺样体肥大、慢性扁桃体炎等，有助于防止再次发生中耳炎。

【转诊指征】

（1）流脓水迁延不愈。

（2）出现颅内、外并发症。

（3）颞骨 CT（水平扫）显示中耳、乳突腔内软组织影。

（4）超过 3 个月后转化为慢性化脓性中耳炎需手术治疗。

【中医治疗】

1. 辨证论治

（1）肝胆火盛，风热外侵

主症：初起耳痛闷胀，闭塞感，听力障碍。全身见发热、恶风、头痛、鼻塞、流涕。舌边尖红，苔薄白，脉弦数。

治法：疏风散热、解毒消肿。

处方：蔓荆子散加减，蔓荆子 10g、菊花 15g、升麻 10g、前胡 10g、生地黄 15g、麦冬 15g、赤芍 15g、桑白皮 12g、木通 6g、赤茯苓 15g。

（2）肺气虚弱，邪袭耳窍

主症：耳流脓时作时止，每次发作均为外感引起，脓液清稀，性状如涕，或成黏液状，舌质淡，苔薄白，脉虚弱。

治法：补肺益气，祛邪开窍。

处方：益气清金汤，党参 15g、麦门冬 15g、桔梗 9g、黄芩 12g、浙贝母 9g、牛蒡子 9g、炒栀子 9g、紫苏叶 9g、陈皮 12g、竹叶 9g、茯苓 15g、薄荷 9g、甘草 6g。

（3）脾虚湿聚，邪毒滞留

主症：耳内流脓缠绵日久，时轻时重，流脓量多，脓液稀薄或黏白，无臭味，听力减退呈传音性聋。舌质淡，苔白，脉缓无力。

治法：健脾渗湿，补托排脓。

处方：托里消毒散，生黄芪 15g、党参 15g、白术 12g、云苓 15g、甘草 6g、当归 12g、白芍 12g、川芎 9g、金银花 18g、桔梗 9g、白芷 15g、皂角刺 10g、薏苡仁 30g。

（4）肾元亏损，邪滞骨腐

主症：慢性脓耳缠绵不愈，脓液不多，污秽而臭呈块状，或如豆腐渣样，舌质红、苔少，脉细数。

治法：肾阴亏虚滋阴降火；肾阳不足温肾壮阳。

处方：肾阴亏虚者用知柏地黄汤加减，生地黄 12g、山药 18g、山茱萸 9g、泽泻 15g、牡丹皮 12g、云苓 15g、知母 12g、黄柏 12g、木通 9g、夏枯草 15g、皂角刺 10g。

肾阳不足者用附桂地黄汤合阳和汤加减，熟附子 9g、肉桂 6g、熟地黄 12g、山药 18g、山茱萸 9g、泽泻 15g、牡丹皮 12g、云苓 15g、炙麻黄 6g、鹿角胶（烊化）9g、白芥子 9g、姜炭 6g、生甘草 6g。

2. 针灸治疗

取听宫、听会、翳风、外关、阳陵泉、侠溪等穴。发热者加用合谷、曲池。

3. 中成药

（1）炎热清胶囊 2 粒 po tid

（2）复方公英片 4 粒 po tid

（3）鼻渊舒口服液 1～2 支 po tid

【预防及健康指导】

每天清除耳道脓液，并尽可能清除中耳内积脓以保持脓液引流通畅。滴耳、吹耳药时，宜侧卧患耳向上，滴入药液后，用手指按压耳屏数次，使药液到达患处，并停留较长时间。吹耳药粉，每次不宜吹入过多，防止堵塞耳道。密切观察病情，注意耳流脓、发热、头痛、神志等症状变化。耳膜穿孔未愈合之前，应禁忌游泳，防止污水进入耳内，以免加重病情。加强身体锻炼，增强体质。小儿哺乳时应选取适当的体位；不要在污水中游泳，以免污水入耳，诱发本病。

第八节　鼻出血

鼻出血是耳鼻喉科常见的症状之一，可因鼻窦病变引起，也可由全身疾病所致，偶有因鼻腔邻近病变出血经鼻腔流出者。中医认为本病归属“鼻衄”范畴。

鼻出血是常见的耳鼻喉科急症，可发生于所有人群。小儿及青少年鼻出血大多在鼻腔前部利特尔区；40 岁以上的中老年人鼻出血多发生在鼻腔后部。据统计，利特尔区的鼻出血占40%～52%。

【诊断要点】

1. 病史

有鼻腔出血病史，部分患者有反复发作的病史。

2. 症状

鼻腔单侧或双侧出血，量少者如涕中带血，出血剧烈或鼻腔后部的出血常表现为口鼻同时流血或双侧流血。血块大量凝聚于鼻腔可导致鼻塞症状。咽入大量血液可出现恶心、呕吐，需要与咯血、呕血进行鉴别。成人急性失血量达 500mL 时，多有头昏、口渴等症状，失血量达到 1000mL 时可出现血压下降、心率加快等休克前期症状。对意识不清的鼻出血患者，须观察有无频繁的吞咽动作。个别严重者可伴有头昏、口渴、面色苍白、出冷汗及胸闷，需进一步定位检查。

3. 体征

迅速找出血位置，以含有 0.1% 肾上腺素棉片放于出血鼻腔内，1min 后取出，在鼻腔内寻找出血部位。

（1）鼻中隔前下方　该处鼻黏膜内有来自筛前动脉、鼻腭动脉、上唇动脉的分支，在黏膜浅层互相吻合成网状。是常见的出血部位。

（2）鼻中隔前端底部　若该处有搏动性出血，可用手指压迫该侧上唇。如果出血减少或停止，表示上唇动脉鼻中隔支破裂，治疗时需考虑上唇动脉结扎术。

（3）鼻腔顶部　头面部外伤时应注意鼻腔顶部检查，血液自鼻腔顶部下流，提示筛前动脉破裂。筛前动脉在筛窦气房中走行，筛窦骨折时可发生严重出血。

（4）如头部外伤数日后发生严重鼻出血，应检查患者视力、眼肌功能，警惕颅中窝骨折、颈内动脉破裂形成的假性动脉瘤。

（5）鼻内镜检查　如出血发生在鼻中隔偏曲后方、鼻中隔后缘、中鼻甲后方、下鼻甲前后端及鼻底、鼻腔外侧壁，可借助鼻内镜发现确切的出血部位。

4. 辅助检查

（1）血常规　白细胞正常或轻度增加。

（2）出血时间及凝血时间测定、毛细血管脆性试验及血小板计数排除出血性疾病及遗传性出血性毛细血管扩张症。

5. 诊断标准

（1）血液自单侧或双侧鼻前孔流出，或血液流入鼻咽部自口内吐血。

（2）以含有 0.1% 肾上腺素棉片放于出血鼻腔内，1min 后取出，在鼻腔内能找到出血部位。

【鉴别诊断】

（1）呕血　常有上腹部疼痛等胃病或肝病史。出血前常上腹部疼痛，恶心呕吐，为呕血，也可呈喷射状，凶猛时可同时从口鼻中涌出。有血便，很少有痰中带血。

（2）咯血　常有支气管肺癌或心脏病史，咳血前常咳嗽、胸闷，胸部不适，喉痒感，血液为咳出，凶猛时亦可同时从口鼻涌出。暗红至鲜红色，混有气泡或痰液，常呈碱性，痰中带血，可持续数日，除非血液咽下，一般无血便。

【西医治疗】

1. 治疗目的和一般治疗

寻找出血点进行止血，尚需做全身检查，找出鼻出血的原因，预防或治疗失血性休克，预防长期可能出现的并发症。

取半取坐位或半卧位，嘱患者尽量勿将血液咽下，以免刺激胃部引起呕吐。注意营养，给予高热量易消化饮食。对老年或出血较多者，注意有无失血性贫血、休克、心脏损害等情况，并及时处理。失血严重者，需予输血、输液。

2. 镇静药

（1）鲁米那注射液 0.1g im

（2）地西泮 5mg po qn

说明：严重鼻出血患者常出现烦躁不安，可注射镇静药，一般用巴比妥类药物，但对老年人以用地西泮或异丙嗪为宜。

3. 局部止血方法

（1）指压法　适合出血在鼻中隔前下部的小出血。

（2）收敛法　棉片或可吸收材料浸以 1% 麻黄碱、1‰肾上腺素或裹云南白药粉或凝血酶粉填入鼻腔，紧塞鼻腔 5～20min，压迫黏膜，收缩血管以止血。

（3）烧灼法　激光或微波，也可用 30%～50% 的硝酸银或 30% 三氯醋酸烧灼出血点 3s。

（4）冷冻止血法　利用液态氮汽化时 −195℃的低温止血。

（5）翼腭管注射法（腭大孔注射法） 2% 利多卡因（含 0.1% 肾上腺素）2～3mL 缓缓注射至翼腭窝。

（6）填塞法 出血较剧或出血部位不明时用前鼻腔填塞术或后鼻孔填塞术。

4. 全身治疗

（1）维生素 C 0.1g po tid

（2）维生素 K 4mg po tid

说明：能维持毛细血管的抵抗力，降低通透性，可减轻出血，但只能作为辅助治疗。

（3）酚磺乙胺 1.5g
5% 葡萄糖注射液 250mL / iv drip

说明：毒性较小，可有恶心、头痛、皮疹等。

（4）卡巴克络注射液 5mg im bid

说明：大剂量卡巴克络可降低抗精神病药物的疗效，有精神病史患者、有癫痫史患者慎用。

5. 手术治疗

包括鼻中隔手术纠正鼻中隔偏曲，去除病因。切除肿瘤，或采用放射疗法。血管结扎术。

【转诊指征】

（1）剧烈出血，迅猛难止血。

（2）伴有全身性疾病。

（3）反复鼻腔出血。

【中医治疗】

1. 辨证论治

（1）肺经热盛

主症：血从鼻窍而出，其色鲜红，点滴而出，量不甚多，鼻窍干燥焮热，鼻息气热或鼻塞，多涕色黄。舌质红苔薄黄，脉浮数。

治法：疏风清热，凉血止血。

处方：黄芩汤加减，黄芩 10g、栀子 10g、桑白皮 10g、侧柏叶 10g、连翘 10g、牡丹皮 15g、门冬 15g、赤芍 15g、桔梗 10g、白茅根 30g、薄荷 6g、荆芥 6g、甘草 6g。

（2）胃热炽盛

主症：鼻出血色深红，量多不止，鼻内干燥，鼻黏膜色深红而欠润、糜烂，舌红苔黄厚，脉洪数。

治法：清胃泻火，凉血止血。

处方：用调胃承气汤合犀角地黄汤加减，水牛角 15g、生地黄 30g、牡丹皮 15g、赤芍 12g、栀子 10g、麦门冬 20g、白茅根 30g、生大黄（后下）6g、芒硝（冲服）6g、生甘草 6g。

（3）肝火上逆

主症：出血色深红，血出如涌，暴发骤停，鼻黏膜色深红，舌红苔黄，脉弦数。

治法：清肝泻火，降逆止血。

处方：用龙胆泻肝汤加减，黄芩 10g、赤芍 10g、牡丹皮 10g、栀子 10g、生地黄 20g、紫草 15g、白茅根 30g、当归 10g、柴胡 10g、甘草 6g、木通 6g。

（4）肝肾阴虚

主症：鼻出血时作时止，血色淡红，渗渗出血，鼻黏膜色淡红，可见渗血区。舌红绛少苔，脉细数。

治法：滋养肝肾，养血止血。

处方：知柏地黄汤加味，熟地黄 15g、淮山药 30g、山茱萸 9g、牡丹皮 9g、泽泻 12g、茯苓 12g、白及 9g、知母 9g、墨旱莲 12g、仙鹤草 10g、黄柏 9g、阿胶（烊化）10g。

（5）阴虚肺燥

主症：涕中带血或擤涕后带血，量少，时作时止，多在揉鼻、喷嚏、洗脸时诱发，鼻内干燥，灼热焮痒。舌质红少津，脉细数。

治法：养阴清肺，润燥止血。

处方：养阴清肺汤加减，生地黄 15g、麦冬 9g、白芍 15g、牡丹皮 9g、玄参 12g、贝母 9g、白茅根 15g、墨旱莲 9g、藕节 9g、侧柏叶 9g、甘草 6g。

（6）脾不统血

主症：鼻出血常发，渗渗而出，出血色淡，病程长，鼻黏膜色淡，渗血面广，或有黏膜浅表破损，舌淡，脉缓弱。

治法：健脾益气，摄血止血。

处方：归脾汤加减，人参 9g、黄芪 15g、白术 9g、茯苓 12g、当归 12g、生地黄 15g、阿胶（烊化）10g、木香 9g、炒枣仁 30g、仙鹤草 20g、血余炭 9g、桑椹 30g、桂圆肉 6g。

2. 中成药

（1）血宁胶囊 2 粒 po tid

（2）裸花紫珠颗粒 1 包 po tid

【预防及健康指导】

戒除挖鼻不良习惯；积极治疗鼻部疾病；注意出血原因的确定，积极治疗全身性疾病；多食水果蔬菜，保持大便通畅。由于春季儿童容易发生鼻出血，因此，这部分儿童要少参加剧烈的活动，避免鼻外伤。

第九节　过敏性鼻炎

过敏性鼻炎又称变应性鼻炎，是鼻腔黏膜的变应性疾病。中医认为本病归属“喷嚏”“鼻喷”等范畴。

变应性鼻炎是耳鼻喉科常见病，在普通人群中的患病率为 10%～25%，男女发病无明显差异。

【诊断要点】

1. 病史

可有个人或家族过敏性疾病史，呼吸道及皮肤变应性疾病史。

2. 症状

变应性鼻炎的典型症状是阵发性喷嚏连续发作，大量水样涕，其次为鼻塞和鼻痒。部分患者有嗅觉减退，但多为暂时性。

3. 体征

鼻镜见鼻黏膜可为苍白、充血或浅蓝色，下鼻甲肥大。总鼻道及鼻腔底可见清涕或黏涕。

4. 辅助检查

（1）特异性皮肤试验是以适宜浓度和微小剂量的各种常见变应原浸液作皮肤点刺或皮内注射，如对某种变应原过敏，则为阳性，相应部位出现风团和红晕。

（2）鼻黏膜激发试验呈阳性，是确定致敏物比较可靠的方法。

（3）体外特异性 IgE 检测升高，可针对特异性致敏物，故安全可靠。

5. 诊断标准

（1）常年性发病，具有打喷嚏，每次连续 3 个以上，流清涕和鼻黏膜肿胀。

（2）1 年内发病日数累计超过 6 个月，1 日内发病时间累计超过 0.5h。

（3）病程至少 1 年。

【鉴别诊断】

（1）急性鼻炎　常于感受风寒风热之邪后起病，伴有风寒或风热表症，早期有喷嚏，清涕，但程度轻，病程短，一般 7～10 天。常伴有四肢酸痛，周身不适，发热等症状。发病高峰期鼻涕可变成黏液性或黏脓性。

（2）嗜酸性粒细胞增多性非变应性鼻炎　临床症状与变应性鼻炎相似，鼻分泌物中可见大量嗜酸性粒细胞，但变应原皮肤试验和 IgE 检测均为阴性。

（3）血管运动性鼻炎　本病与神经 - 内分泌系统功能失调有关。其临床表现与变应性鼻炎极为相似，发作突然，消失亦快。情绪激动、精神紧张、疲劳、环境冷热变化等因素可诱发本病变应原皮肤试验和其他实验室检查均为阴性，鼻分泌物涂片无典型改变。

【西医治疗】

1. 治疗目的和策略

目的是缓解症状，预防或治疗并发症，治疗分非特异性治疗和特异性治疗。

2. 非特异性治疗

（1）鼻用糖皮质激素

① 糠酸莫米松鼻喷雾剂喷鼻 qd

② 雷诺考特（布地奈德）鼻喷雾剂喷鼻 bid

说明：糖皮质激素可以缓解症状；鼻喷剂主要为鼻腔局部用药。

（2）抗组胺药

① 氯苯那敏 4mg po tid（第一代抗组胺药）

② 氯雷他定片 10mg po qd（第二代抗组胺药）

③ 地氯雷他定片 5mg po qd（第三代抗组胺药）

④ 爱赛平鼻喷雾剂喷鼻 bid

说明：此类药物主要通过与组胺竞争效应细胞膜上的组胺受体发挥抗 H_1 受体的作用。可以迅速缓解鼻痒、喷嚏和鼻分泌亢进，少数患者则有烦躁、失眠，妊娠早期及 3 岁以下儿童禁用鼻喷剂。第一代抗组胺药有嗜睡副作用，第三代抗组胺药理论上无中枢镇静作用。

（3）肥大细胞膜稳定药

酮替芬 1mg po bid

说明：肥大细胞致敏后可以释放预合成和新合成的多种介质，在变应性鼻炎的发病中起重要作用。

（4）减充血药

呋嘛滴鼻液 2～3 滴滴双侧鼻腔 tid

说明：大多数为血管收缩药。

（5）细胞因子拮抗药

孟鲁斯特钠 10mg po qn

说明：抗白三烯药物，为治疗变应性鼻炎特别是合并哮喘的重要药物。

（6）其他　运用下鼻甲冷冻、激光、射频、微波等降低鼻黏膜敏感性和选择性神经切断术。

3. 特异性治疗

（1）避免与变应原接触　避免暴露于致敏物是最有效的治疗方法。

（2）免疫疗法　主要运用于治疗吸入变应原所致的Ⅰ型变态反应。通过用反复和递增变应原剂量的方法（皮下注射或舌下含服特异性变应原），提高患者对致敏变应原的耐受能力。

【转诊指征】

（1）反复发作、治疗 3 个月效果甚微。

（2）伴发息肉。

（3）过敏三联征。

【中医治疗】

1. 辨证论治

（1）肺气虚弱

主症：鼻窍奇痒，喷嚏频作，鼻流清水样涕，遇风即作，鼻塞，嗅觉减退。舌质淡，苔薄白，脉虚弱。

治法：温补肺脏，祛风散寒。

处方：温肺止流丹加减，党参12g、甘草9g、诃子6g、细辛3g、荆芥9g、防风9g、桔梗9g、鱼腥草15g、五味子6g、白术9g、黄芪15g。

（2）肺脾气虚

主症：鼻痒，喷嚏频作，鼻涕清稀，淋漓而下，鼻塞鼻胀重，嗅觉迟钝。舌质淡或淡胖，或舌边有齿痕，苔白，脉濡弱。

治法：健脾益气，补肺敛气。

处方：补中益气汤加味，黄芪15g、炙甘草9g、党参12g、白术9g、当归12g、陈皮9g、升麻9g、柴胡15g、五味子6g、诃子6g、乌梅6g、苍耳子9g。

（3）肺肾虚弱

主症：晨起发作，喷嚏频频，清涕长流，遇寒尤甚，常年发作，鼻塞夜重，嗅觉迟钝。舌质淡，脉沉细。

治法：温补肺肾，散寒通窍。

处方：右归丸加减，制附子9g、肉桂9g、山药30g、熟地黄15g、山茱萸9g、菟丝子9g、白术12g、茯苓15g、当归12g、川芎9g、路路通9g、辛夷9g、细辛3g、乌梅6g、五味子6g。

2. 针灸推拿

（1）针刺　主穴有迎香、印堂、百会、风府、风池。配穴有合谷、上星、足三里、脾俞、肺俞、肾俞。

（2）艾灸　主穴有印堂、上星、右合、禾髎；配穴有身柱、膏肓、命门、肺俞、足三里、三阴交。

（3）推拿　取上星、印堂、鼻通、迎香。

【预防及健康指导】

注意观察寻找诱发因素，尽量避免接触或食用引起本病发作的敏感物质。加强锻炼身体，提高自身体抗力和免疫力，戒除烟酒，减少不良刺激。中医三伏贴及三九贴均能预防疾病复发。

第十节　慢性鼻窦炎

慢性鼻窦炎是指鼻腔和鼻窦黏膜的慢性炎症性疾病。中医认为本病归属“慢鼻渊”范畴。

慢性鼻窦炎最多见的是细菌感染引起者，由于滥用抗生素，真菌感染鼻窦者渐多。急性鼻窦炎治疗不当或未予彻底治疗，迁延不愈，转为慢性，此为本病之首要病因。

【诊断要点】

（1）病史　有急性鼻窦炎病史。

（2）症状　鼻塞，黏性、脓性鼻涕，伴头面部胀痛，嗅觉减退或消失。

（3）体征　中鼻道、嗅裂可见黏脓性分泌物，中鼻道黏膜充血、水肿或有鼻息肉。

（4）辅助检查　鼻窦 CT 扫描显示窦口、鼻窦复合体或鼻窦黏膜病变。

（5）诊断标准　首先应详细询问病史，并结合症状及体征予以仔细分析。是否以急性鼻窦炎起病、有否鼻源性头痛，以及脓涕、鼻塞的特性等，对本病的诊断至关重要。诊断时以上述两种或两种症状为依据，其中主要症状中的鼻塞，黏性、脓性鼻涕必具其一。病程持续超过 12 周。

【鉴别诊断】

（1）非变应性慢性鼻炎　主要症状为鼻阻塞，分泌物以双侧鼻腔黏液性涕为主，检查以下鼻甲肥大为主。CT 有助于临床鉴别诊断。

（2）急性鼻窦炎　起病急，头痛剧烈，脓涕，鼻塞。

（3）各种鼻窦慢性炎症的鉴别诊断

① 慢性上颌窦炎　脓液集于中、下鼻道，后鼻孔息肉，上颌窦穿刺有脓液，鼻窦 CT 显示上颌窦有病变。

② 慢性前组筛窦炎　脓液集于中鼻道，息肉为多发。

③ 慢性后组筛窦炎　脓液集于嗅裂、上鼻道，息肉多发。

④ 慢性额窦炎　脓液集于中鼻道前段，一般无息肉形成。

⑤ 慢性蝶窦炎　脓液集于嗅裂，一般无息肉形成。

【西医治疗】

1. 糖皮质激素

糖皮质激素具有强大的抗炎和免疫抑制作用，是治疗慢性鼻窦炎的最重要药物。术前应用糖皮质激素可以改善患者症状、减少手术出血、缩短手术时间，术后应用糖皮质激素可减少复发。因此推荐鼻用激素作为治疗慢性鼻窦炎的 A 类药物（最高等级），临床上最常用的为鼻用喷雾剂型。鼻用激素需长期持续用药以维持疗效（＞12 周）。一般不建议对不伴有鼻息肉的慢性鼻窦炎使用口服糖皮质激素治疗。

全身使用糖皮质激素一般用于围手术期，每天 20～30mg，总疗程一般不超过 2 周。需注意全身使用糖皮质激素的禁忌证。

（1）糠酸莫米松鼻喷雾剂喷鼻 qd

（2）雷诺考特（布地奈德）鼻喷雾剂喷鼻 bid

（3）泼尼松 20～30mg po qd

2. 抗菌药物

（1）阿莫西林 0.5g po tid

（2）头孢拉定 0.5g po tid

（3）罗红霉素 0.15g po bid

（4）替硝唑 0.5g po qd

说明：青霉素类、头孢菌素类等敏感药物，用于慢性鼻窦炎急性发作。也可以用大环内酯类、硝咪唑类。

3. 减充血药

呋嘛滴鼻液滴鼻 tid

说明：不推荐常规使用。鼻塞严重者可短期使用，使用 1 周以内。

4. 手术治疗

影响窦口鼻窦复合体或各鼻窦引流的鼻息肉者；经药物治疗，症状改善不满意患者；出现颅、眶等并发症者可以考虑手术治疗。

【转诊指征】

（1）反复鼻塞、黄涕、头痛 3 个月以上。

（2）经系统治疗 3 个月后症状无改善或改善不理想。

（3）鼻窦 CT 显示多组鼻窦软组织影。

（4）鼻腔内伴发息肉。

【中医治疗】

1. 辨证论治

（1）肺经风热

主症：浊涕量多，色黄或黏白，鼻内灼热，鼻塞多为间歇性，嗅觉不灵，舌质红，苔薄黄，脉浮数。

治法：疏风清热，宣肺通窍。

处方：苍耳子散加味，苍耳子 9g、辛夷 9g、白芷 30g、黄芩 15g、葛根 15g、连翘 12g、鱼腥草 12g、金银花 20g、荆芥 9g、菊花 12g、薄荷 9g、甘草 6g。

（2）肝胆热盛

主症：鼻流涕黄浊，或黄浊黏稠，量多味臭，鼻内焮热，鼻塞头痛，嗅觉不灵，舌质红，苔黄，脉弦数。

治法：清泄肝胆，利湿通窍。

处方：龙胆泻肝汤加味，龙胆 6g、黄芩 12g、柴胡 15g、栀子 9g、泽泻 15g、车前子（包煎）18g、木通 6g、当归 12g、生地黄 15g、苍耳子 9g、白芷 15g、石菖蒲 9g、甘草 6g。

（3）脾胃湿热

主症：流涕黄浊量多，鼻塞持续，嗅觉不灵，头痛头重，舌质红，苔黄腻，脉滑数。

治法：清脾泄热，利湿通窍。

处方：黄芩滑石汤加减，黄芩 15g、滑石（包煎）20g、木通 6g、茯苓 15g、猪苓 15g、大腹皮 9g、白豆蔻 9g、黄连 6g、大黄 6g、生石膏（先煎）30g、白芷 18g、薄荷 9g、苍耳子 9g、石菖蒲 9g。

（4）肺经郁热

主症：鼻涕黄浊黏稠，鼻塞日久、嗅觉失灵，咽痒咳嗽，舌质红，苔薄黄，脉数。

治法：宣肺清热，活血通窍。

处方：黄芩清肺饮加减，桃仁 9g、红花 9g、当归 12g、川芎 9g、赤芍 9g、黄芩 15g、连翘 12g、天花粉 15g、辛夷 9g、苍耳子 9g、桔梗 9g、桑白皮 9g。

（5）脾虚邪滞

主症：鼻流脓涕，色黄量多不止，无臭味，鼻塞较重，嗅觉迟钝，舌质淡，苔白微腻，脉缓弱。

治法：健脾益气，渗利湿浊。

处方：参苓白术散加减，党参 15g、山药 30g、莲子肉 9g、白术 9g、茯苓 15g、薏苡仁 30g、扁豆 9g、砂仁 9g、苍耳子 9g、石菖蒲 9g、甘草 6g。

2. 针灸推拿

（1）体针　可酌情选用迎香、印堂、百会、风池、曲池、合谷、上星、足三里等穴。

（2）耳针　主穴取内鼻、额、上颌。

（3）推拿按摩　以食指端按压、揉迎香穴，可以通鼻，以拇指背沿鼻背两侧推、揉，至感热为度。

【预防及健康指导】

及时治疗感冒及咽部、鼻腔疾病，以防累及鼻窦。保持鼻腔清洁，及时擤出鼻涕，保持鼻腔通畅，可经常行体位引流，使窦内浊涕易于排除。纠正不良擤鼻方法，不可强行擤鼻，以免涕液逆入耳窍，导致耳窍疾病。

第十一节　慢性咽炎

慢性咽炎为咽部黏膜、黏膜下及其淋巴组织的慢性炎症。中医认为本病归属“慢喉痹”范畴。

本病极为常见，多见于成年人。病程长，症状易反复发作，往往给人们不易治愈的印象。

【诊断要点】

（1）病史　常有感冒病史。

（2）症状　咽部不适感、异物感、痒感、灼热感、干燥感或刺激感，还可有微痛等。常在晨起时出现较频繁的刺激性咳嗽、伴恶心。咳嗽时常无分泌物咳出，或仅有颗粒状藕粉样分泌物咳出。

（3）体征　咽侧索肿胀，咽部黏膜充血，有时黏膜可出血，咳出或吐出的分泌物血染。

（4）辅助检查

① 血常规　多数患者正常，急性发作时白细胞可升高。

② 喉镜检查　见咽后壁淋巴滤泡增生。

【鉴别诊断】

（1）咽异感症　多见于中年女性。咽部感觉异常，异物感空咽时明显，而进食时症状减轻或消失，一般无疼痛。咽部检查多无明显异常发现。病程较长者，常伴有焦虑、急躁和紧张等精神症状，其中以恐癌症较多见。

（2）茎突综合征　表现为一侧咽部刺痛、牵拉痛或咽部异物感，在扁桃体窝处可触及坚硬物，茎突X线拍片或CT可确诊。

（3）咽部良性肿瘤和恶性肿瘤　一般都可出现咽部不适感觉。应详询病史，全面仔细检查。通过咽喉镜检，CT、MRI及病理检查，可以明确诊断。

【西医治疗】

1. 咽炎的非药物治疗

去除病因，戒除烟酒，积极治疗急性咽炎及鼻和鼻咽部慢性炎症等。治疗全身性疾病以增强身体抵抗力。

2. 药物治疗处方

（1）复方硼砂片1片溶后含漱

（2）呋喃西林片50mg溶后含漱

（3）西地碘1.5mg含化 tid

说明：一般不应用抗生素治疗，局部用药。

【转诊指征】

（1）治疗3个月后无效。

（2）反复发作、频繁发作。

【中医治疗】

1. 辨证论治

（1）肺肾阴虚

主症：咽干刺痒微痛，灼热不适，夜间尤甚，咽腔微红肿胀，乏津干燥，干咳少痰，腰膝酸软，手足心热；舌红少苔，脉细数。

治法：滋养肺肾，降火利咽。

处方：百合固金汤加减，百合 15g、生地黄 15g、熟地黄 15g、玄参 15g、麦冬 12g、当归 12g、川贝母 12g、桔梗 10g、牛膝 20g、甘草 6g。

（2）肝经郁热

主症：咽部闷胀不舒，异物感外科明显，情志不畅时尤甚，急躁易怒，胸胁闷胀；舌红苔黄，脉弦数。

治法：疏肝清热，理气利咽。

处方：丹栀逍遥散加减，牡丹皮 15g、栀子 12g、柴胡 12g、郁金 12g、茯苓 12g、薄荷 10g、当归 12g、生白芍 15g、紫苏梗 10g、甘草 6g。

（3）气血瘀阻

主症：咽干刺痛，夜间痛甚，活动诊断后减轻，咽腔暗红肥厚；舌暗或有瘀斑，苔薄，脉涩。

治法：行气活血，化瘀利咽。

处方：活血利咽汤加减，当归 15g、红花 10g、桃仁 12g、生地黄 15g、枳壳 12g、桔梗 10g、地鳖虫 6g、山豆根 12g、甘草 3g。

（4）痰湿上结

主症：咽异物感明显，咽腔色淡或淡红，肿胀肥厚，咽底附白黏痰液，胸胁闷胀，泛恶欲呕，脘闷纳呆，咳痰白黏量多；舌淡苔白腻，脉滑或弦。

治法：燥湿化痰，散结利咽。

处方：用化痰利咽汤，制半夏 12g、陈皮 15g、茯苓 12g、胆南星 10g、僵蚕 15g、紫苏梗 15g、浙贝母 15g、海浮石 15g、甘草 3g。

2. 针灸按摩

（1）体针　选天突、廉泉、扶突、合谷为主穴，足三里、曲池为配穴，虚火上炎者加太渊、然谷、三阴交；气郁痰结者加内关、尺泽、丰隆。

（2）按摩　取穴为风池、风府、天突、曲池、合谷、肩井。

【预防及健康指导】

慢性咽炎患者在治疗的同时要注意休息，不要讲话太多，不要吃辛辣物刺激咽部，保持大便通畅，多喝水。可用麦冬、罗汉果、花旗参、淮山药、蜂蜜泡水喝，粉尘多的地方也要尽量少去。

第十二节　急性扁桃体炎

急性扁桃体炎是腭扁桃体的一种非特异性急性炎症。中医认为本病归属“乳蛾”“喉蛾”等范畴。

常发生于儿童及青少年，春秋季节气温变化时容易发病。

【诊断要点】

（1）病史　患者常有感冒病史。

（2）症状　起病急，恶寒、高热，可达39～40℃，全身酸困等。

（3）体征　急性病容，面颊赤红，咽部黏膜呈弥漫性充血，以扁桃体和两腭弓最为严重，腭扁桃体肿大，在其表面可显黄白色脓点，或在隐窝口处有黄白色或灰白色点状豆渣样渗出物，可成片状似假膜；颈部淋巴结大，特别是下颌角处的淋巴结往往肿大，并且有触痛。

（4）辅助检查　血常规急性扁桃体炎白细胞轻或中度增加，中性分叶核粒细胞增多，可有核左移。

【鉴别诊断】

（1）咽白喉　发病较缓，体温略高，精神萎靡，面色苍白，常呕吐，尿有蛋白。咽痛较轻，灰白色白膜覆盖扁桃体常蔓延咽腭弓，不易擦去，致病细菌为白喉杆菌。

（2）猩红热　发病突然，体温最高至40～41℃，可有呕吐，12～48h出现皮疹，3～5天出现杨梅舌，咽痛可轻可重。咽部充血黄灰色假膜易擦去，致病菌为溶血性链球菌。

（3）流行性出血热　发病突然，体温升高至38～40℃，全身酸痛，面及上胸部潮红，结膜充血水肿，皮肤有出血点，白细胞升高，异常淋巴细胞，尿蛋白（++），咽痛轻，咽部出血。

【西医治疗】

1. 一般治疗

患病后注意休息，多饮开水，以流质饮食为宜，体温增高可予以解热止痛药，如复方阿司匹林，大便秘结则服用缓泻药。反复发作或伴有扁桃体周围脓肿、扁桃体周围炎的患者最好在炎症消退2周后手术治疗。

2. 抗生素治疗

（1）阿莫西林 0.5g po tid

（2）头孢拉定 0.5g po tid

（3）罗红霉素 0.15g po bid

（4）左氧氟沙星 0.2g po bid

（5）头孢呋辛 1.5～3g / 0.9% 氯化钠注射液 100mL / iv drip bid AST（－）

（6）阿奇霉素 0.5g / 5% 葡萄糖注射液 500mL / iv drip qd

（7）左氧氟沙星 0.2g / 0.9% 氯化钠注射液 100mL / iv drip bid

说明：因本病多为链球菌感染，故抗菌消炎是主要治疗原则，一般首先用青霉素，简便有效，费用低，副作用少。其他抗生素亦可作为治疗急性扁桃体炎的常用药物。

3. 局部治疗

可用淡盐水、复方硼酸溶液或1∶5000的呋喃西林溶液漱口，每日4～5次，可配合喉片含化。

【转诊指征】

（1）化脓高热。

（2）反复发作。

（3）伴发心肌炎、关节炎、肾炎。

【中医治疗】

1. 辨证论治

（1）风热侵袭

主症：咽部疼痛，喉核红肿，伴发热、恶寒、头痛、鼻塞；舌红苔薄黄，脉浮数。

治法：疏风清热，消肿利咽。

处方：用疏风清热汤，荆芥12g、防风12g、金银花15g、连翘15g、黄芩10g、赤芍10g、玄参18g、浙贝母15g、天花粉15g、桑白皮10g、桔梗10g、牛蒡子12g、甘草6g。

（2）肺胃蕴热

主症：咽喉剧痛，痛连及耳根、颌下，吞咽困难，喉核红肿较甚，高热烦渴，便秘溲赤；舌红苔黄，脉数有力。

治法：泄热解毒，利咽消肿。

处方：用清咽利膈汤，黄连10g、荆芥10g、薄荷6g、桔梗12g、玄参15g、牛蒡子12g、生大黄6g、玄明粉（冲服）10g、甘草6g。

（3）虚火上炎

主症：咽部干焮不适，微痒、微痛，午后症状明显，缠绵日久，舌质红或干，少苔，脉细数。

治法：肺阴虚者宜养阴清肺，生津润燥。肾阴虚者宜滋阴降火，清利咽喉。

处方：肺阴虚者用养阴清肺汤，玄参 15g、麦冬 15g、生地黄 15g、牡丹皮 15g、白芍 15g、贝母 9g、薄荷 6g、生甘草 6g。

肾阴虚者用知柏地黄汤，生地黄 12g、山药 18g、山茱萸 9g、泽泻 15g、牡丹皮 12g、云苓 15g、知母 12g、黄柏 12g、木通 6g、夏枯草 15g、皂角刺 15g。

2. 针灸治疗

选天突、廉泉、扶突、合谷为主穴，足三里、曲池为配穴。虚火上炎者加太渊、然谷、三阴交；气郁痰结者加内关、尺泽、丰隆。

【预防及健康指导】

注意休息，多饮水，通大便，进流食或软食。咽痛明显时要注意尽早输液治疗。以免感染扩散。要注意与会厌炎相区别，不要因为咽喉疼痛就认为是急性扁桃体炎，会厌炎是可以引起短时间呼吸困难而导致死亡的疾病，不能轻视。

第十七章
皮肤科常见疾病

第一节 带状疱疹

带状疱疹是一种由病毒引起的皮肤上出现簇集性水疱，呈带状分布，痛如火燎的急性疱疹性皮肤病。中医认为本病归属“蛇串疮”“蜘蛛疮”“缠腰火丹”等范畴。

带状疱疹与水痘均为水痘 - 带状疱疹病毒所引起，原发感染表现为水痘，水痘痊愈后，仍有病毒潜伏于脊髓后根神经节或脑神经感觉神经节内，当某些因素（如创伤、疲劳、恶性肿瘤、病后虚弱、使用免疫抑制剂等）导致患者机体抵抗力下降时，潜伏的病毒被激活，沿感觉神经轴索下行，到达该神经所支配的皮肤内复制，产生水疱，同时受累神经发生炎症、坏死，产生神经痛，表现为带状疱疹。带状疱疹痊愈后可获得较持久的免疫，一般不会再发。

【诊断要点】

（1）发疹前可有乏力、发热、食欲减退等全身症状，局部皮肤可有灼热或灼痛，触之有明显的痛觉敏感。

（2）皮损好发于肋间神经、脑神经和腰骶神经支配区域。

（3）皮损表现　起初为红斑，很快出现粟粒至黄豆大小丘疹，簇状分布而不融合，继之迅速变为水疱，疱壁紧张发亮，疱液澄清，外周绕以红晕，各簇水疱间皮肤正常。皮损沿单侧周围神经呈带状排列，一般不超过正中线。

（4）神经痛为本病的特征之一，可在发病前或伴随皮损出现，老年患者较重。

【鉴别诊断】

（1）单纯疱疹　好发于皮肤黏膜交界处，多见于发热性疾病的过程中，且常有反复发作史。

（2）接触性皮炎　皮疹潮红、肿胀、有水疱、边界清楚，局限于接触部位，有明显的接触过敏物质的病史。

【西医治疗】

1. 治疗原则

抗病毒、止痛、消炎、防治并发症。

2. 药物治疗

（1）抗病毒治疗

① 阿昔洛韦 400mg po tid

② 泛昔洛韦 250mg po tid

③ 伐昔洛韦 300mg po bid

说明：目前认为阿昔洛韦、泛昔洛韦是治疗带状疱疹的一线药物，应尽早进行，尽可能在皮肤症状出现后的 48～72h 内开始。

（2）止痛治疗

① 急性期疼痛可以选择非甾体抗炎药（如双氯芬酸钠）、三环类抗抑郁药（如阿米替林）

② 带状疱疹后神经痛可以选择单用加巴喷丁或普瑞巴林。

（3）糖皮质激素治疗　在带状疱疹早期的治疗中，合理应用糖皮质激素可以抑制炎症过程，缩短病程，但在没有系统性抗病毒治疗时，不推荐单独使用糖皮质激素。一般应用泼尼松 30mg/d，疗程为 7 天。

说明：一般从中小剂量开始，依病情逐渐减量，疗程越短越好。年老体弱或免疫功能低下者不主张使用或应在使用抗病毒药物的前提下酌情使用。

（4）维生素

① 维生素 B_1 10mg po tid

② 甲钴胺 0.5mg po tid

（5）局部治疗

① 3% 硼酸溶液湿敷，每日数次（每次 15～20min）。

② 林可霉素利多卡因凝胶外擦。

【转诊指征】

（1）老年患者病情重、疼痛剧烈者。

（2）带状疱疹出现严重的并发症及后遗症者。

【中医治疗】

1. 辨证论治

（1）肝郁气滞证

主症：皮肤潮红，疱壁紧张，灼热刺痛；伴口苦咽干，急躁易怒，便干溲赤，舌质红，苔薄黄或黄腻，脉弦滑数。

治法：清肝泻火解毒。

处方：龙胆泻肝汤或逍遥散加减。龙胆 10g、生地黄 15g、赤芍 10g、牡丹皮 10g、栀子 10g、黄芩 10g、大青叶 15g、板蓝根 15g、紫草 12g、延胡索 10g、车前子（包煎）10g、甘草 6g。发于头面者，加金银花 10g、野菊花 10g；有血疱者，加白茅根 10g；疼痛剧烈者，加川楝子 5g、三七粉 10g；便秘者，加生大黄 5g、枳壳 10g。

（2）脾虚湿蕴证

主症：皮损颜色较淡，疱壁较松弛，破后糜烂、渗出，疼痛轻；伴口不渴，纳差或食后腹胀，大便时溏；舌质淡，苔白或白腻，脉沉缓或滑。

治法：健脾化湿解毒。

处方：除湿胃苓汤加减。苍术 10g、黄柏 10g、茵陈 20g、蒲公英 20g、萆薢 10g、土茯苓 30g、金银花 20g、红藤 20g、败酱草 30g、薏苡仁 30g、厚朴 10g、甘草 6g。渗出较多者，加车前子（包煎）10g；发于下肢者，加川牛膝 10g。

（3）气滞血瘀证

主症：患处皮损大部分消退，但疼痛不止；伴心烦，夜寐不宁；舌质暗紫，苔白，细涩。

治法：活血行气止痛。

处方：桃红四物汤加减。当归 6g、赤芍 6g、生地黄 12g、川芎 10g、桃仁 10g、红花 10g。疼痛剧烈者，加三棱 10g、莪术 10g、蜈蚣 1 条、地龙 1 条；心烦失眠者，加珍珠母 20g、生牡蛎 20g、合欢花 10g、酸枣仁 10g；口干、便秘者，加麦冬 10g、火麻仁 10g。

2. 外治法

（1）水疱不破者，可用火针点刺，使疱液流出，以减轻疼痛。

（2）中药外洗患处　山芝麻 15g、杠板归 15g、土茯苓 15g、木贼 15g、马齿苋 20g、半边莲 15g、石榴皮 15g。水煎成 1000mL，温洗患处，每日 1 次。

3. 针灸治疗

（1）体针取穴　内关、阳陵泉、足三里、曲池、合谷、三阴交等。

（2）耳穴取穴　肝区、神门埋针。

4. 中成药

（1）龙胆泻肝丸 9g po bid

（2）牛黄解毒片 4～6 片 po bid

（3）元胡止痛片 3 片 po tid

【预防及健康指导】

在可疑人群中及早发现、及早诊断、及早治疗，减少后遗神经痛的发生；在带状疱疹患者中提高管理率、治疗率、控制率。

第二节　手足癣

手足癣是致病性皮肤癣菌在手足部位引起的浅部真菌病。中医认为本病归属“鹅掌风”“脚湿气”“臭田螺”“田螺疱”等范畴。

手足癣（特别是足癣）是最常见的浅部真菌病，在全世界广泛流行。夏秋季发病率高。多累及成年人，男女比例无明显差别。足癣多累及双侧，往往由一侧传播至对侧，而手癣常见于单侧。足癣（尤其浸渍糜烂型）易继发细菌感染，可出现急性淋巴管炎、淋巴结炎、蜂窝织炎或丹毒，炎症反应明显时还可引发局部湿疹样改变和癣菌疹。

【临床表现】

（1）水疱型　好发于指（趾）间、掌心、足跖及足侧缘。皮损初为针尖大小的深在水疱，疱液清，壁厚而发亮，不易破溃，可融合成多房性大疱，撕去疱壁露出蜂窝状基底及鲜红糜烂面，干燥吸收后出现脱屑。瘙痒明显。

（2）鳞屑角化型　好发于掌跖部及足跟，呈弥漫性皮肤粗糙、增厚、脱屑、干燥，冬季易发生皲裂甚至出血，可伴有疼痛。一般无明显瘙痒。

（3）浸渍糜烂型（也称间擦型）　好发于指（趾）缝，足癣尤以第3～4和第4～5趾间多见。多见于手足多汗、浸水、长期穿胶鞋者，夏季多发。表现为皮肤浸渍发白，表面松软易剥脱，露出潮红糜烂面及渗液，常伴有裂隙。有明显瘙痒，继发细菌感染时有臭味。

（4）实验室检查　直接镜检阳性。真菌培养阳性。

【鉴别诊断】

（1）掌跖角化病　多自幼年开始发病，手掌、足底有对称性的角化和皲裂，无水疱等炎症反应。

（2）连续性肢端性皮炎　常在一个指端有水疱、脓疱、糜烂，蔓延扩大经久不愈。

（3）手部湿疹　常对称发生红斑、水疱、糜烂等损害，境界不清楚，瘙痒剧烈，反复发作。

（4）汗疱疹　对称性发于手指侧缘，主要为密集的小水疱。

【预防与治疗】

注意个人卫生，勤洗手足，勤换洗鞋袜，避免或减少共用毛巾、拖鞋等生活用品。本病治疗以外用药物治疗为主，关键在于坚持用药，必要时可以配合中医辨证施治或内服药物治疗。

【西医治疗】

1. 外用药物治疗

（1）鳞屑角化型

① 复方苯甲酸软膏　外用 bid～tid

② 1% 益康唑或联苯苄唑霜　外用 bid～tid

③ 2% 咪康唑霜　外用 bid～tid

（2）水疱型

① 2‰醋酸铅溶液　浸泡 bid～tid

② 复方苯甲酸酊剂　外用 bid～tid

③ 复方雷锁辛搽剂　外用 bid～tid

（3）浸渍糜烂型

① 3‰硼酸　湿敷 bid～tid

② 1‰利凡诺　湿敷 bid～tid

③ 1∶5000 高锰酸钾溶液　湿敷 bid～tid

④ 足癣粉　外撒 bid～tid

2. 口服药物治疗

对于病程长久、局部治疗效果差或者合并有细菌感染者可口服伊曲康唑每日 200mg qd，连服 1～2 周；特比萘芬每日 250mg 顿服，连续 1～2 周；氟康唑每日 50mg 或者每周 150mg 顿服，连服 2～4 周；合并细菌感染加服头孢氨苄 0.5g tid 或克拉霉素 0.5g qd。

【转诊指征】

（1）严重手足癣继发细菌感染或诱发癣菌疹者。

（2）手足癣出现严重的并发症。

【中医治疗】

1. 辨证论治

（1）湿热蕴肤证

主症：掌跖、指（趾）间皮肤潮红，有深在性小水疱，浸渍、糜烂，渐次扩大，可有臭味；伴瘙痒；舌红，苔白或腻，脉滑。

治法：清热燥湿，杀虫止痒。

处方：萆薢渗湿汤加减。萆薢 30g、薏苡仁 30g、赤茯苓 15g、黄柏 15g、牡丹皮 15g、泽泻 15g、滑石 30g、通草 6g。湿重者，加苍术 10g；热重者，加苦参 10g、地榆 10g；痒甚者，加白鲜皮 10g。

（2）血虚风燥证

主症：手掌及足跖皮肤肥厚、干燥、粗糙、皲裂，或水疱已干涸，出现脱屑；伴瘙痒；舌淡红，苔薄，脉细。

治法：养血润燥，杀虫止痒。

处方：当归饮子加减。白芍 12g、川芎 12g、生地黄 12g、蒺藜 12g、防风 12g、荆芥穗 12g、何首乌 6g、黄芪 6g、甘草 6g。

痒甚者，加地肤子 10g、蛇床子 10g、百部 10g。

2. 针灸治疗

承山或承山下 5 分，强刺激不留针。

3. 中成药

（1）龙胆泻肝丸 9g po bid

（2）二妙丸 9g po bid

（3）牛黄解毒片 4～6 片 po tid

【预防及健康指导】

社区防治的主要目标是在一般人群中预防手足癣的发生；在高危人群中降低手足癣的并发症的发生及进一步传播。

第三节　接触性皮炎

接触性皮炎是由于接触某些外源性物质后，在皮肤黏膜接触部位发生的急性或慢性炎症反应。中医认为本病归属“漆疮”“马桶癣”“膏药风”“粉花疮”等范畴。

【病因】

引起本病原因很多，按发病机理分为两类。

（1）刺激性接触性皮炎　接触物本身具有强烈刺激性（如接触强酸、强碱等化学物质）或毒性，任何人接触该物质均可发病。某些物质刺激性较小，但一定浓度下接触一定时间也可致病。本类接触性皮炎的共同特点是：任何人接触后均可发病；无潜伏期；皮损多限于直接接触部位，边界清楚；停止接触后皮损可消退。

（2）变应性接触性皮炎　为典型的Ⅳ型超敏反应。接触物为致敏因子，本身并无刺激性或毒性，多数人接触后不发病，仅有少数人接触后经过一定时间的潜伏期，在接触部位的皮肤黏膜发生超敏反应性炎症。本类接触性皮炎的共同特点是：有一定潜伏期，首次接触后不发生反应，经过 1～2 周后如再次接触同样致敏物才发病；皮损往往呈广泛性、对称性分布；易反复发作；皮肤斑贴试验阳性。

【诊断要点】

（1）有接触史，大多发生在暴露、接触部位，皮炎的部位及范围与接触物接触部位一致。

（2）轻型皮损为水肿性红斑，较重者有丘疹、水疱，甚至大疱，更重者则可有表皮松解甚至坏死，皮损较单一，边界明显，通常局限于接触部位。

（3）去除病因和恰当处理后，皮损迅速消失，再接触致敏物又可复发。

（4）必要时结合皮肤活检和斑贴试验确诊。

【鉴别诊断】

（1）急性湿疹　皮疹有红斑、丘疹、糜烂、渗出等。对称性发作，有转为亚急性和慢性湿疹的倾向。

（2）颜面丹毒　红肿明显，境界清楚，伴有寒战、高热、头痛等全身症状。白细胞总数明显增多。

【西医治疗】

1. 治疗的目标

治疗的目的是最大限度地寻找并去除刺激物或变应原，抗过敏、止痒，减轻炎症反应。

2. 一般治疗

寻找并去除致病原因（变应原或刺激物）。明确原因后，应立即脱离并去除接触物，接触强刺激物后，局部立即用大量流动清水冲洗，至少 10～30min。在清水充分冲洗基础上，对碱性物质损伤用醋酸、柠檬汁等弱酸性溶液中和；对酸性物质则用肥皂液、苏打水等弱碱性溶液中和。

3. 药物治疗

（1）抗组胺类

① 氯雷他定 10mg po qd

② 西替利嗪 10mg po qd

③ 氯苯那敏 4mg po tid

④ 赛庚啶 2mg po qd

（2）非特异性脱敏治疗

① 10% 葡萄糖酸钙注射液 10mL iv drip qd。

② 维生素 C 注射液 2g
5% 葡萄糖注射液 250mL / iv drip qd

（3）皮质激素治疗

① 泼尼松 20～40mg po qd。

② 地塞米松 10mg
5% 葡萄糖注射液 250mL / iv drip qd

（4）并发感染时

① 头孢氨苄片 0.5g po tid

② 克拉霉素缓释片 0.5g po qd

（5）局部治疗

① 急性期只有红斑丘疹或丘疱疹，而无破皮及渗液时，炉甘石洗剂或止痒洁肤液外搽。

② 有糜烂渗液时，3% 硼酸水或 1∶8000 高锰酸钾溶液或 0.1% 依沙吖啶溶液冷湿敷、持续性湿敷，湿敷间歇期或夜间外用 40% 氧化锌油。皮损干燥后，改用糖皮质激素霜，如肤轻霜、地塞米松霜、0.1% 去炎松霜、0.1% 倍他米松霜外搽，每日 2 次。

③ 慢性期皮损，外用糖皮质激素软膏、霜剂或联用焦油类软膏，如 10% 黑豆馏油软膏、5% 糠馏油软膏。

可选用 2～3 种抗组胺类药联合应用；葡萄糖酸钙有心脏病者禁用；病情严重者，短期应用皮质激素，以控制急性炎症为目的。

【转诊指征】

（1）病情严重的接触性皮炎。

（2）接触性皮炎出现严重的并发症。

【中医治疗】

1. 辨证论治

（1）风热蕴盛证

主症：接触部位皮肤焮红肿胀，丘疹、风团、浮肿；伴剧烈瘙痒，搔之更甚；舌红，苔薄黄，脉浮数。

治法：疏风清热止痒。

处方：消风散加减，当归 10g、生地黄 10g、防风 10g、蝉蜕 10g、知母 10g、苦参 10g、胡麻 10g、荆芥 10g、苍术 10g、牛蒡子 10g、石膏 10g、甘草 5g、木通 5g。发于面部者，加金银花 10g、野菊花 10g、黄芩 10g。

（2）湿热毒蕴证

主症：皮肤突然焮红成片，肿胀，灼热刺痒，继而可见丘疹、丘疱疹、水疱，甚或出现大疱、血疱，搔破则滋水淋漓、糜烂、渗液，乃至浅表溃疡；伴发热、畏寒，恶心呕吐，头痛；舌质红，苔黄，脉滑数。

治法：清热解毒，化湿消肿。

处方：化斑解毒汤加减，玄参 30g、知母 10g、石膏 30g、黄连 6g、升麻 6g、连翘 15g、牛蒡子 30g、生甘草 10g、淡竹叶 10g、生地黄 3g、牡丹皮 15g。渗出较多者，加萆薢 10g、苍术 10g、黄柏 10g。

（3）血虚风燥证

主症：多见于疾病后期，长期反复发病后皮损粗糙肥厚，有鳞屑或呈苔藓样变，瘙痒剧烈；伴抓痕或结痂；舌质淡红，苔薄，脉弦细。

治法：养血润燥，祛风止痒。

处方：当归饮子加减。白芍 12g、川芎 12g、生地黄 12g、白蒺藜 12g、防风 12g、荆芥穗 12g、何首乌 6g、黄芪 6g、甘草 6g。瘙痒明显者，加蝉蜕 10g、僵蚕 10g、白鲜皮 10g。

2. 针灸治疗

取尺泽、曲池、合谷、曲泽、委中等。

3. 中成药

（1）防风通圣丸 6g po bid

（2）二妙丸 6g po bid

（3）龙胆泻肝丸 9g po bid

【预防及健康指导】

在一般人群中预防接触性皮炎的发生；在高危人群中降低接触性皮炎并发症的发生。

第四节　湿疹

湿疹是由多种内、外因素引起的真皮浅层及表皮炎症，临床上急性期皮损以丘疱疹为主，有渗出倾向，慢性期以苔藓样变为主，易反复发作。中医认为本病归属“湿疮”“湿毒”“浸淫疮”等范畴。

【病因】

病因尚不明确，可能与下列因素有关。

（1）内部因素　慢性感染病灶（如慢性胆囊炎、扁桃体炎、肠寄生虫病等）、内分泌及代谢改变（如月经紊乱、妊娠等）、血液循环障碍（如小腿静脉曲张等）、神经精神因素、遗传因素等，后者与个体易感性有关。

（2）外部因素　本病的发生可由食物（如鱼、虾、牛羊肉等）、吸入物（如花粉、屋尘螨等）、生活环境（如炎热、干燥等）、动物毛皮、各种化学物质（如化妆品、肥皂、合成纤维等）所诱发或加重。

【诊断要点】

根据病程和临床特点可分为急性、亚急性和慢性湿疹，代表了炎症动态演变过程中的不同时期。临床上，湿疹可从任一个阶段开始发病，并向其他阶段演变。

1. 急性湿疹

好发于面、耳、手、足、前臂、小腿等外露部位，严重者可弥漫全身，常对称分布。皮损多形性，常表现为红斑基础上的针尖至粟粒大小丘疹、丘疱疹，严重时可出现小水疱，常融合成片，境界不清楚，皮损周边丘疱疹逐渐稀疏，常因搔抓形成点状糜烂面，有明显浆液性渗出。自觉瘙痒剧烈，搔抓、热水洗烫可加重皮损。如继发感染则形成脓疱、脓痂、淋巴结肿大，可出现发热等；如合并单纯疱疹病毒感染，可形成严重的疱疹性湿疹。

2. 亚急性湿

疹因急性湿疹炎症减轻或不适当处理后病程较久发展而来。表现为红肿及渗出减轻，但仍可有丘疹及少量丘疱疹，皮损呈暗红色，可有少许鳞屑及轻度浸润。仍自觉有剧烈瘙痒。再次暴露于致敏原、新的刺激或处理不当可导致急性发作，如经久不愈，则可发展为慢性湿疹。

3. 慢性湿疹

由急性湿疹及亚急性湿疹迁延而来，也可由于刺激轻微、持续而一开始就表现为慢性化。好发于手、足、小腿、肘窝、股部、乳房、外阴、肛门等处，多对称发病。表现为患部皮肤浸润性暗红斑上有丘疹、抓痕及鳞屑，局部皮肤肥厚、表面粗糙，有不同程度的苔藓样变、色素沉着或色素减退。自觉亦有明显瘙痒，常呈阵发性。病情时轻时重，延续数个月或更久。

4. 特殊类型的湿疹

（1）手部湿疹　手部接触外界各种刺激的机会较多，故湿疹发病率高，但一般很难确定确切病因。多数起病缓慢，表现为手部干燥暗红斑，局部浸润肥厚，边缘较清楚，冬季常形成裂隙。

（2）汗疱疹　属于手部湿疹的特殊类型。好发于掌跖和指（趾）侧缘。皮损为深在的针尖至粟粒大小水疱，内含清澈或浑浊浆液，水疱可以融合成大疱，干涸后形成衣领状脱屑。自觉不同程度的瘙痒或烧灼感。病程慢性，春、夏、秋季易复发。

（3）乳房湿疹　多见于哺乳期女性，表现为乳头、乳晕、乳房暗红斑，其上有丘疹和丘疱疹，边界不清楚，可伴糜烂、渗出和裂隙，可单侧或对称发病，瘙痒明显，发生裂隙时可出现疼痛。仅发生于乳头部位者称为乳头湿疹。

（4）外阴、阴囊和肛门湿疹　局部瘙痒剧烈，常因过度搔抓、热水烫洗而呈红肿、渗出、糜烂，长期反复发作可慢性化，表现为局部皮肤苔藓样变。

（5）钱币状湿疹　好发于四肢。皮损为密集小丘疹和丘疱疹融合成的圆形或类圆形钱币状斑片，边界清楚，直径1～3cm大小，急性期红肿、渗出明显，慢性期皮损肥厚、色素增加，表面覆有干燥鳞屑，自觉剧烈瘙痒。

（6）自身敏感性皮炎　是指在某种皮肤病变基础上，由于处理不当（过度搔抓、外用药物刺激等）或继发感染、理化因素刺激，使原有皮损恶化，患者对自身组织产生的某种物质敏感性增高，加上创面不清洁、痂屑堆积，以致组织分解产物、细菌产物及外用药物等被机体作为抗原吸收，引发免疫反应而产生更广泛的皮肤炎症反应。临床表现为原有的局限性湿疹样病变加重，随后在病变附近或远隔部位皮肤（以四肢为主，下肢为甚，其次为躯干及面部）发生多数散在或群集的小丘疹、丘疱疹、水疱及脓疱等，1～2周内可泛发全身，皮损可互相融合，皮损多对称分布。瘙痒剧烈，有时可有灼热感。患者可伴发表浅淋巴结肿大，重者有全身不适及发热。

（7）感染性湿疹样皮炎　属于自身敏感性皮炎的特殊类型。常见于有较多分泌物的溃疡、窦道、慢性化脓性中耳炎及腹腔造瘘开口周围皮肤，发病与分泌物及其中细菌毒素的刺激有关。初发时皮肤潮红，继而出现丘疹、水疱、糜烂，亦可累及远隔部位。瘙痒剧烈，局部淋巴结可肿大及压痛。

【鉴别诊断】

（1）接触性皮炎　接触史常明显，病变限居于接触部位，皮疹多单一形态，易起大疱，境界清楚，病程短，去除病因后多易治愈。

（2）神经性皮炎　皮损多见于颈、肘、尾骶部，有典型苔藓样变，无多形性皮疹，无渗出表现。

（3）手足癣皮损　境界清楚，有叶状鳞屑附着，夏季增剧，常并发指（趾）间糜烂，鳞屑内可找到菌丝。

【西医治疗】

1. 治疗的目标和策略

主要目标是控制症状、减少复发、提高患者生活质量。

2. 一般性治疗

包括患者健康教育，积极寻找并去除致病原因，避免诱发或加重因素如热水烫洗、搔抓和保护皮肤屏障功能，避免进食辛辣刺激性食物、海鲜及饮酒等。

3. 药物治疗

（1）抗组胺类

① 氯雷他定 10mg po qd

② 西替利嗪 10mg po qd

③ 氯苯那敏 4mg po tid

④ 赛庚啶 2mg po qd

说明： 抗组胺类药必要时可两种配合或交替使用。夜间瘙痒明显者最好晚餐后及睡前各服一次药。

（2）非特异性脱敏治疗

① 10% 葡萄糖酸钙注射液 10mL iv drip qd

② 维生素 C 注射液 2g / 5% 葡萄糖注射液 250mL / iv drip qd

（3）糖皮质激素　一般不主张常规使用，只对于经多种疗法效果不明显的急性泛发性湿疹、红皮病等，可考虑短期使用，如泼尼松 20～40mg/d，急性症状控制后应酌情减量至停用。

（4）并发感染时

① 头孢氨苄片 0.5g po tid

② 克拉霉素缓释片 0.25g po bid

（5）局部治疗

① 急性湿疹　无糜烂时可用洗剂、粉剂，如炉甘石洗剂外搽；有糜烂、渗液时，可用 3% 硼酸水或 0.1% 盐酸小檗碱溶液做冷湿敷；有感染时，可用 1∶8000 高锰酸钾溶液或 0.1% 依沙吖啶溶液冷湿敷；有糜烂但渗出不多时可用氧化锌油外搽。

② 亚急性湿疹　可选用油剂、霜剂、糊剂，如氧化锌油、10% 黑豆馏油、5% 糠馏油、糖皮质激素乳膏。有轻度感染时可用 0.2% 呋喃西林糊剂或莫匹罗星软膏。

③ 慢性湿疹　可选用软膏、硬膏、乳剂或酊剂等，可合用保湿剂及角质松解剂，如 20%～40% 尿素软膏、5%～10% 水杨酸软膏等。

外用糖皮质激素制剂是治疗湿疹的主要药物。初始治疗应该根据皮损的性质选择合适强度的糖皮质激素。轻度湿疹建议选用弱效激素如氢化可的松、地塞米松乳膏；重度肥厚性皮损建议选择强效激素如哈西奈德、卤米松乳膏；中度湿疹建议选择中效激素如曲安奈德、糠酸莫米松等。儿童、面部及皱褶部皮损一般弱效或中效激素即有效。强效激素连续应用一般不超过 2 周，以减少副作用及不良反应。

钙调神经磷酸酶抑制剂如他克莫司软膏、吡美莫司乳膏对湿疹有治疗作用，且无糖皮质激素的副作用，尤其适合头面部及间擦部位的湿疹。

（6）其他药物治疗

① 对于顽固性较小面积皮损可局部封闭，如曲安奈德注射液加等量 1%～2% 利多卡因注射液皮损内注射，每月 1～2 次。

② 物理治疗　紫外线疗法包括 UVA（340～400nm）、UVAFOVB 及窄谱 UVB（310～315nm）照射，对慢性顽固性湿疹具有较好疗效。

【转诊指征】

（1）急重症湿疹。

（2）湿疹合并有严重的并发症。

【中医治疗】

1. 辨证论治

（1）湿热浸淫型

主症：多形性损害，有红斑、水疱、糜烂、流滋，边界弥漫不清，剧烈瘙痒，伴食欲不振，大便干结，小便黄赤，舌红，苔薄黄腻，脉滑数。

治法：凉血清热利湿。

处方：龙胆泻肝汤加减，龙胆 10g、生地黄 15g、栀子 10g、黄芩 10g、柴胡 10g、车前子（包煎）10g、赤芍 10g、牡丹皮 10g、茵陈 15g、土茯苓 30g、苦参 12g、白鲜皮 15g、地肤子 15g、甘草 6g。

（2）脾虚湿蕴型

主症：皮疹以丘疹、脱屑为主，色暗，淡红或不红。水疱不多，滋水也少。伴胃纳不香，胸闷泛恶，腹胀，便溏，舌质淡红，苔白腻，脉濡滑。

治法：清热利湿解毒。

处方：除湿胃苓汤加减，苍术 10g、茯苓 10g、白术 10g、陈皮 10g、泽泻 10g、陈皮 10g、厚朴 10g、茵陈 15g、薏苡仁 20g、佩兰 10g、黄柏 10g、土茯苓 15g、蒲公英 15g、甘草 6g。

（3）血躁型

主症：皮肤肥厚、粗糙，伴头昏乏力、肢软，舌淡，苔薄，脉濡细。

治法：养血祛风，清热化湿。

处方：防风通圣散合当归饮子，防风 10g、生地黄 15g、当归 10g、白芍 10g、小胡麻 10g、白鲜皮 15g、地肤子 15g、蛇床子 10g、甘草 6g。

2. 针灸治疗

选穴为合谷、曲池、三阴交、太溪等。

3. 中成药

（1）防风通圣丸 6g po bid

（2）二妙丸 6g po bid

（3）龙胆泻肝丸 9g po bid

【预防及健康指导】

社区防治的主要目标是在一般人群中预防湿疹的发生；在高危人群中降低湿疹的并发症的发生。

第五节　痱子、手足皲裂、鸡眼

一、痱子

痱子亦称粟粒疹，为夏季或炎热环境下常见的一种表浅性、炎症性皮肤病。中医认为本病归属“痤疿”“疿疮”“痤疿疮”等范畴。

在高温闷热环境下，大量的汗液不易蒸发，使角质层浸渍肿胀，导致汗管变窄或阻塞，汗管内汗液滞留、压力增高、汗管破裂、汗液外渗周围组织而致病。此外，皮肤表面细菌大量繁殖产生毒素，也会加重炎症反应。

【诊断要点】

（1）好发于腋下、前额、颈部、躯干及皮肤皱褶部位，多见于炎热季节及高温环境工作者。

（2）皮疹特点为针头大小至粟粒大小的密集型丘疹、丘疱疹或小水疱，互不融合，疱液透明。

（3）自觉瘙痒及刺痒感。

（4）数日内可干涸脱屑而愈。

（5）临床类型有红色粟丘疹（红痱）、晶形粟粒疹（白痱）、脓疱性粟粒疹（脓痱）及深在性痱子。

【鉴别诊断】

（1）接触性皮炎　有接触致敏物史，损害发生在接触部位而不对称，与气候无关。

（2）糠秕孢子菌性毛囊炎　是一种由糠秕孢子菌引起的毛囊炎，为毛囊性红丘疹，顶端呈圆形，好发于胸、背的上部，真菌镜检见多量孢子和菌丝。

（3）毛囊性脓疱疮　需与脓痱相鉴别，是一种由金黄色葡萄球菌引起的浅表毛囊炎，绿豆至黄豆大小浅表圆形小脓疱。

【西医治疗】

一般不需要全身治疗，瘙痒明显可口服抗组胺药，合并感染可口服抗生素。

1. 外用药治疗处方

① 痱子粉外扑

② 1% 薄荷炉甘石洗剂外洗

③ 脓痱　可外用 5% 硫黄炉甘石洗剂或 2% 鱼石脂炉甘石洗剂。

2. 继发感染治疗

（1）麦迪霉素片 0.2g po tid

（2）头孢氨苄片 0.25g po q6h

【转诊指征】

（1）急重症痱子。

（2）痱子出现严重的并发症。

【中医治疗】

1. 辨证论治

（1）暑湿蕴蒸

主症：皮肤发生密集的小水疱，针尖或芥子大小，壁极薄色白，疱液清澈透明，周围无红晕，轻擦之易破，消退后有极薄的细小鳞屑，一般无自觉症状，舌淡红，苔薄黄腻，脉滑数。

治法：解暑祛湿。

处方：清暑汤加减，金银花 20g、连翘 15g、赤芍 10g、天花粉 10g、滑石（包煎）10g、车前子（包煎）10g、泽泻 10g、藿香 10g、佩兰 10g、苦参 10g、徐长卿 15g、甘草 6g。

（2）湿热郁滞

主症：皮肤潮红，迅速出现密集的红丘疹及丘疱疹，针头或粟粒大小，周围红晕，刺痒灼热，无汗，皮疹成批出现，消退后有少量脱屑。舌质淡，苔白腻，脉弦细。

治法：清热利湿。

处方：薏苡竹叶散加减，薏苡仁 20g、淡竹叶 10g、黄芩 10g、牡丹皮 10g、赤芍 10g、金银花 15g、连翘 10g、栀子 10g、徐长卿 20g、甘草 6g。

（3）暑湿化毒

主症：皮肤出现红丘疹、水疱，继而出现脓疱，多少不等，散在或密集，伴身热口渴，小便短黄，舌红、苔黄腻，脉弦数。

治法：清利祛暑解毒。

处方：济阴汤加减，黄连 10g、黄芩 10g、牡丹皮 10g、赤芍 10g、金银花 15g、连翘 10g、栀子 10g、菊花 10g、紫花地丁 15g、浮萍 10g、甘草 6g。

2. 外用治疗

（1）明矾 2g 加水 100g 溶化洗浴后外擦 2% 冰片粉或 1% 薄荷炉甘石洗剂每日 2 次。

（2）用含有燕麦粉或玉米粉的温水洗浴后擦痱子粉或 1% 薄荷酯每日 2 次。

（3）马齿苋煎水洗浴后扑痱子粉每日 2 次。

3. 针灸治疗

（1）体针　主穴：曲池、合谷、委中。

（2）耳穴　取肺、枕、上耳背等。

4. 中成药

（1）六一散　每次适量外扑 bid

（2）痱子粉　每次适量外扑 bid

（3）绿豆汤　代茶饮每日数次

（4）金银花露或青蒿露　代茶饮　每日数次

二、手足皲裂

凡手足部皮肤因多种原因引起干燥和皲裂表现，统称为手足皲裂。中医认为本病归属“皲裂疮”“肉裂”“干裂疮”等范畴。

手足皲裂的内因是掌跖和足跟等部位角质层较厚、无毛囊和皮脂腺等；外因为物理性（如干燥、摩擦、外伤等）、化学性（酸、碱、有机溶媒等）、生物性（如真菌等）将皮质溶解，使皮肤角化过度，失去原有的柔韧性而导致皲裂。

【诊断要点】

（1）好发于皮肤角质层或经常摩擦部位，如指屈面、手掌、足跟及足趾外侧，秋冬季多见，好发于成年人。

（2）皮疹为深浅、长短不一的裂隙，常沿皮纹方向发展，深者达真皮，伴出血及活动受限。

（3）自觉刺痛或灼痛，受力时明显。

（4）夏季可缓解，但冬季又复发。

【鉴别诊断】

（1）手足癣　常局限于一侧掌或跖、指（趾）间，原发损害为丘疹、水疱，常有痒感，甚少疼痛，皮损处可找到真菌。

（2）手足湿疹　常有急性或亚急性发作时，原发性损害为红斑、丘疹、水疱等，多伴痒感；如为慢性则常位于掌跖并累及手足背部，且多伴皮肤粗厚及痒感。

（3）鱼鳞病　自幼即有，病程迁延，多见于四肢伸侧，重者可波及全身，皮干而燥，表面有灰白色鳞屑，无痒无痛。

（4）掌跖角化症　婴儿期即发病，有家族遗传史，常年发病。

【西医治疗】

1. 治疗的目标和策略

防重于治，去除病因如治疗手足癣、湿疹，防止干燥，软化角质。所有患者应根据皲裂的深浅程度进行分度（一度，皮肤干燥有裂隙，但仅达表皮，无出血疼痛；二度，裂隙深入真皮而有轻度刺痛，但不引起出血；三度，裂隙深入真皮和皮下组织，常引起出血和触痛或灼痛）。

2. 一般治疗

保持手足湿润，不宜用碱性大的肥皂，避免手足直接接触有害的物理性和化学性刺激物，减少手足皲裂的发病。天渐冷时，常用温热水浸泡手足，然后搽蛤蜊油或冷霜、甘油等，加强运动，促进血液循环，预防手足皲裂的发生。

3. 药物治疗处方

（1）局部治疗药　对一二度皲裂可外用10%～20%尿素软膏或1%尿囊素软膏、甘油擦剂（处方：甘油60%，红花油15%，青黛4%，香水1%和75%乙醇20%）、5%～10%水杨酸软膏，封包治疗效果更好。三度皲裂最好能用热水先将患处泡软、使皮肤滋润，用刀片将角质层过厚处削薄，然后再外用上述药物，疗效较好。

（2）口服药

① 维生素A 2.5万U po tid

② 维生素E胶丸100mg po tid

③ 维生素C片0.2g po tid

【转诊指征】

（1）急重症手足皲裂

（2）手足皲裂出现严重的并发症者。

【中医治疗】

1. 辨证论治

（1）血虚风燥

主症：皮肤干枯，渐见裂口，兼有出血，伸屈受限，伴体质瘦弱，面色㿠白无华，舌淡红苔净，脉弦细。

治法：养血润肤。

处方：当归饮子或八珍汤加减，当归 10g、熟地黄 10g、白芍 10g、川芎 10g、首乌 10g、黄芪 15g、荆芥 10g、防风 10g、蒺藜 10g、丹参 15g、鸡血藤 15g、桂枝 10g、甘草 6g。

（2）瘀血阻滞

主症：手足皲裂日久，裂隙增多扩大，延及指趾，两目暗黑，舌质紫暗，苔薄黄，脉涩滞。

治法：活血化瘀，润燥养肤。

处方：血府逐瘀汤加减，桃仁 10g、红花 10g、当归 10g、生地黄 12g、川芎 10g、赤芍 10g、牛膝 10g、桔梗 10g、柴胡 10g、枳壳 10g、鸡血藤 15g、丹参 15g、甘草 6g。

2. 外治疗法

（1）熏洗疗法　选用活血止痛散煎汤，趁热熏洗患处；或选用大风子、威灵仙、黄精、红花等煎水，趁热熏洗，每日 1～2 次。

（2）外涂软膏可选用润肌膏、20% 白及软膏。轻者温水洗手后涂搽药膏，每日 3～5 次；重者先用中药熏洗，然后涂搽药膏，再用电吹风的热风吹烘，每次吹烘 15min 左右，每日 1 次。

（3）贴膏皲裂深者，可选用伤湿止痛膏外贴。

3. 针灸治疗

（1）体针　主穴：风池、曲池、足三里、血海等。备穴：三阴交、绝谷、丰隆、条口、中脘、脾俞等。

（2）耳穴　取内分泌、脾、肝、支点、交感及皮损相应区域。

4. 中成药

（1）十全大补丸 9g po bid

（2）大黄䗪虫丸 9g po bid

三、鸡眼

鸡眼是由于足部皮肤长期受挤压和摩擦引起的一种局限性圆锥状角质增生性损害。中医认为本病归属“肉刺”等范畴。

鸡眼的全部病变组织为增厚的角质层，中心部角层更厚，呈“V”形呈楔状向下增生至真皮部，其下方的真皮层因受压力乳头变平，有少量细胞浸润。长久站立或行走的人较易发生，摩擦和受挤压是重要的发病诱因。

【诊断要点】

（1）好发于长期受摩擦和挤压部位，如趾背、足底、趾外侧等。

（2）基本损害为米粒大及豌豆大的淡黄色圆锥角质栓，尖端楔入皮内，境界清楚。

（3）行走或受压后疼痛明显。

【鉴别诊断】

（1）胼胝　好发于手足摩压处，皮损为角质增厚发硬、发黄、境界不清，皮损块尚无触痛。

（2）跖疣　新生物表面干燥、粗糙、污浊不清，修剪时易出血，挤之疼痛明显，压之痛轻。

【西医治疗】

1. 一般治疗

矫正鞋底凹凸不平与太硬，鞋子宜宽大一些，宜填以松软有弹性的海绵垫；脚有畸形者亦应矫治，防止或减少足底部的挤压和摩擦，治疗足癣，可预防其复发或加重。

2. 药物治疗处方

（1）鸡眼膏（成药）　外贴

（2）40%尿素软膏　外敷

（3）鸡眼软膏（水杨酸80.0%、乳酸15.0%、凡士林5.0%）外敷（鸡眼周围以胶布粘贴保护，敷药后再盖胶布固定，7～10天换药一次，直至脱落）

说明：使用药物治疗时常用有孔胶布保护周围健康皮肤，以免损伤。

3. 手术疗法

（1）CO_2激光烧灼。

（2）电离子机烧灼。

（3）手术切除。

【转诊指征】

（1）急重症鸡眼。

（2）鸡眼出现严重的并发症。

【中医治疗】

1. 药物外治

（1）鸦胆子仁捣烂外敷，隔6天换药一次。

（2）鲜半夏适量捣成泥糊状外贴，以剥脱角质。

2. 针灸治疗

（1）针刺疗法　取阿是穴。将针由鸡眼中心刺入至根部，用酒精灯烧针柄，使患者感到患处温热，持续3～5min。或辅以鸡眼两旁配穴，使用强刺激，退针后胶布固定，数日后则可显效。

（2）艾灸疗法　鸡眼表面涂凡士林或麻油后，置上艾柱，连灸4～5壮，使鸡眼枯焦，3～5日后剔除。但须注意勿烧伤周围皮肤。此法病初者效灵。

（3）穴位封闭　太溪穴，直刺，得气后将0.5%普鲁卡因3～5mL注入。每周1～2次，一般2～4次可愈。

（4）火针疗法　局部皮肤常规消毒后，用三棱针烧红后直刺鸡眼中心至尖端部，数天后结痂脱落而愈。如不愈可重复治疗1次。

第六节 淋病

淋病由淋病奈瑟菌（简称淋球菌）感染引起，主要导致泌尿生殖系统的化脓性感染，也可有眼、咽、直肠感染和播散性淋球菌感染。淋病潜伏期短，传染性强，可导致多种并发症和后遗症。中医认为本病归属“淋证”“溺浊”“白浊”“阴痒”“带下”等范畴。

淋病主要通过性接触传染，淋病患者是其传染源。少数情况下也可因接触有淋球菌的分泌物或被污染的用具（如衣裤、被褥、毛巾、浴盆、坐便器等）而被传染。女性（包括幼女）因其尿道和生殖道短，很易感染；新生儿经过患淋病母亲的产道时，眼部被感染可引起新生儿淋菌性眼炎；妊娠期女性患者感染可累及羊膜腔导致胎儿感染。淋病可发生于任何年龄，但多发于性活跃的青、中年。潜伏期一般为2～10天，平均3～5天，潜伏期患者具有传染性。

【诊断要点】

（1）有不安全性行为，多性伴或性伴感染史，可有与淋病患者密切接触史，儿童可有受性虐待史，新生儿的母亲有淋病史。

（2）无合并症者潜伏期1～10天，平均为3～5天。

（3）男性患者有轻重不等的尿道炎，主要表现为尿痛和尿道分泌物；约50%女性患者无明显症状，主要表现为宫颈内膜炎，宫颈水肿、红斑，触之易出血，有黄色黏液脓性分泌物，尿道炎有尿道刺激症状；幼女可有外阴阴道炎。感染也可无症状。

（4）有合并症者，可有附睾炎、精囊炎、前列腺炎；女性患者可有子宫内膜炎、输卵管炎和盆腔炎等。

（5）其他部位淋病，包括眼结膜炎、咽炎、直肠炎。

（6）实验室检查

① 显微镜检查 取男性尿道分泌物涂片做革兰氏染色，镜检见多形核细胞内革兰氏阴性双球菌为阳性。适用于男性无合并症淋病的诊断，不推荐用于咽部、直肠和女性宫颈感染的诊断。

② 淋球菌培养 为淋病的确诊试验。适用于男性、女性及所有临床标本的淋球菌检查。

【鉴别诊断】

（1）生殖道沙眼衣原体感染 一般也有不洁性交史，但潜伏期长（7～21 天），尿道分泌物少，为浆液性或黏液性分泌物，稀薄，症状轻微，无全身症状，沙眼衣原体和解脲支原体为主要病原体，淋球菌检查阴性。

（2）滴虫性阴道炎 有性关系的双方同时感染此病。症状主要为阴道瘙痒，分泌物增多呈泡沫状，阴道黏膜及宫颈充血明显，有出血点呈特征性草莓状外观。阴道分泌物带血性，分泌物检查可见滴虫。

（3）念珠菌性阴道炎 可通过性生活感染。患者外阴、阴道瘙痒，白带增多，白带呈白色水样或凝胶样，有臭味。阴道黏膜充血、水肿、有乳白色薄膜黏附，白膜脱落处有轻度糜烂，白膜镜检可见到孢子和菌丝。

（4）细菌性阴道病 阴道壁上附有稀薄均匀一致的灰白色分泌物；阴道分泌物 pH＞4.5；胺试验阳性；阴道分泌物镜检线索细胞阳性。

【西医治疗】

1. 治疗的目标和策略

应遵循及时、足量、规则用药的原则；根据不同的病情采用相应的治疗方案；治疗后应进行随访；性伴应同时进行检查和治疗。治愈前避免性生活以免传染给配偶及他人。首先要进行社会一级预防，加强性病防治的宣传教育。

2. 淋病的非药物治疗

提倡健康的性生活，避免婚外性行为。在性生活中提倡使用避孕套等机械化屏障预防，以防止淋球菌感染。在公共浴池，不入池浴，提倡淋浴。性交后立即用肥皂水冲洗生殖器，解小便后用外阴洗液。

3. 药物治疗处方

（1）生殖器感染

① 头孢曲松钠 250mg im qd

② 大观霉素 2g（宫颈炎 4g）im qd

③ 头孢噻肟钠 1g im qd

说明：如果沙眼衣原体感染不能排除，加用抗沙眼衣原体感染药物。

（2）儿童淋病　体重≥45kg 者按成人方案治疗，体重＜45kg 的儿童按如下方案治疗。

① 头孢曲松 25～50mg/kg（最大不超过成人剂量），肌注，单次给药；

② 大观霉素 40mg/kg（最大剂量 2g），肌注，单次给药。

说明：如果沙眼衣原体感染不能排除，加用抗沙眼衣原体感染药物。

【转诊指征】

（1）急重症有并发症，播散型淋病。

（2）出现肝肾功能障碍等严重的并发症。

【中医治疗】

1. 辨证论治

（1）湿热下注证

主症：小便短赤不适，腹部痞满，口干；舌红，苔黄腻，脉滑数。

治法：清热利湿，化浊通淋。

处方：程氏萆薢分清饮加减，龙胆 10g、生地黄 10g、栀子 10g、黄芩 10g、木通 6g、泽泻 10g、车前子（包煎）10g、萆薢 15g、石菖蒲 10g、土茯苓 30g、白花蛇舌草 30g、黄柏 10g。

（2）肝经郁滞证

主症：尿道刺痒、疼痛，阴部、会阴、腰骶部疼痛或不适感，排尿不畅；兼有下腹部不适，精神抑郁；舌质淡红，苔白腻，脉弦或弦数。

治法：疏肝理气，通经化浊。

处方：橘核丸加减。橘核 9g、海藻 9g、昆布 9g、海带 9g、川楝子 9g、桃仁 9g、厚朴 6g、木通 6g、枳实 6g、延胡索 6g、桂枝 6g、木香 6g。情志忧郁者，加柴胡 10g、陈皮 10g、醋香附 10g。

（3）阴虚湿热证

主症：尿道刺痒、灼痛，尿黄且余沥不尽，尿道口偶有少许分泌物，或晨起兼尿道口粘封结痂；兼见口干咽燥，头晕耳鸣，腰膝酸软；舌红，苔少或薄黄而腻；脉细数。

治法：滋阴补肾，清热利湿。

处方：知柏地黄汤加减，熟地黄 10g、山茱萸 10g、淮山药 10g、牡丹皮 10g、泽泻 10g、黄柏 10g、知母 10g、土茯苓 30g、白花蛇舌草 30g、萆薢 10g、石菖蒲 10g。

2. 针灸治疗

（1）体针　取穴：肾俞、三阴交、膀胱俞、中极、关元等。配穴：太冲、气海、中封、太溪、小肠俞等。

（2）耳穴　取穴：外生殖器、肾、膀胱、尿道等穴。

3. 中成药

（1）龙胆泻肝丸 9g po bid

（2）热淋清颗粒 9g po bid

（3）三金片 3 片 po tid

【预防及健康指导】

在一般人群中早期发现、早期诊断、早期有效治疗；在淋病患者中及时、足量、规则治疗、降低其并发症和再传播；关键是公众教育、患者教育。

第七节　尖锐湿疣

尖锐湿疣（CA）是全球范围内最常见的性传播疾病之一，由人乳头瘤病毒（HPV）感染所致，常发生在外生殖器及肛门等部位，主要通过性行为传染。中医认为本病归属“臊瘊”的范畴。

本病好发生于性活跃的青、中年。潜伏期一般为 1～8 个月，平均为 3 个月。

【诊断要点】

（1）有多性伴，不安全性行为或性伴感染史，或与尖锐湿疣患者有密切的间接接触史，或新生儿母亲为 HPV 感染者。

（2）男性及女性在生殖器、会阴或肛门周围，偶见口腔、乳房等处出现多个粉红色、灰白色或灰褐色丘疹或乳头状、鸡冠状或菜花状高起的赘生物。少数呈乳头瘤样增殖的巨大型尖锐湿疣，即 Buschke-Loewenstein 巨大型尖锐湿疣。

（3）多无自觉症状，也可有痒感、异物感、压迫感或疼痛，常因皮损脆性增加而出血。女性可有白带增多。

（4）用 5% 醋酸液涂抹皮损处，3～5min 后变白。

（5）皮损活检有 HPV 感染的特征性凹空细胞的组织病理学变化特点。

【鉴别诊断】

（1）绒毛状小阴唇　又名假性湿疣，见于女性双侧小阴唇内侧或尿道口周围，为多发性、群集性颗粒状丘疹或绒毛状突起，是一种正常的生理变异，并非病态。

（2）阴茎珍珠状丘疹　是指发于男性冠状沟针头大小的黄白色或淡红色的小丘疹，成行排列，质硬，无压痛，不增生，无功能障碍，醋酸白试验阴性。

（3）扁平湿疣　是二期梅毒一种特征性的损害，为发生于阴部、肛部群集的扁平斑丘疹，表面光滑潮湿，无角化，组织液暗视野显微镜检查可发现有大量梅毒螺旋体，RPR 和 TPHA 实验均为阳性。

（4）生殖器癌　多见于年龄较长者，皮损向下湿润，易发生溃破感染，组织病理检查可见细胞异变，而无空泡化细胞，一般容易鉴别。

【西医治疗】

1. 治疗的目标和策略

尖锐湿疣治疗的目的是尽早去除疣体，尽可能消除疣体周围亚临床感染和潜伏感染，减少复发。要加强性病防治的宣传教育。重视二级预防，早期发现患者给予有效治疗。加强性伴侣通知，以及在高危人群中进行筛查，发现和治疗患者。

2. 一般防治

提倡健康的性生活，避免婚外性行为。在性生活中提倡使用避孕套等机械化屏障预防，以防止人类乳头瘤病毒感染。在公共浴池，不入池浴，提倡淋浴。性交后立即肥皂水冲洗生殖器，解小便后外阴洗液坐浴，提倡淋浴。吸烟和饮酒是多种性病发病和复发的危险因素，应禁烟酒。

3. 局部药物治疗处方

（1）0.5% 足叶草毒素酊（即 0.5% 鬼臼毒素酊）外用 bid（连用 3 天，停 4 天，为 1 疗程，可用至 3 个疗程）

（2）5% 咪喹莫特霜外用每周 3 次（用药 6～10h 后洗掉，最多使用 16 周）

（3）30%～50% 三氯醋酸溶液单次外用（如有必要，隔 1～2 周重复 1 次，最多 6 次）

说明： 0.5% 足叶草毒素酊的不良反应主要是局部疼痛、红肿，有致畸作用，孕妇禁用。

4. 物理疗法

（1）激光治疗　采用二氧化碳激光治疗，用于多发性疣及尿道内疣。

（2）冷冻治疗　采用液氮冷冻，相对价廉，治愈率为 63%～88%。

（3）电灼治疗　用电刀及电针治疗，对疣体行烧灼或切割。有效率约为 94%，复发率约为 22%。

（4）手术切除　适用于单发或巨大尖锐湿疣。

（5）光动力疗法　具有治愈率高、复发率低、不良反应少且轻微等优点。

说明： 激光治疗注意掌握治疗深度十分重要，过浅易复发，过深易使创面不易愈合及瘢痕形成，术后应注意出血和创面感染。冷冻治疗有发生瘢痕形成和色素沉着的可能。

5. 免疫疗法

本疗法单独使用效果不太明显且费用较高，部分患者有副作用，一般不推荐常规应用或单独应用，可作为一种辅助治疗手段，配合其他的方法治疗。

6. 治疗方法选择

（1）男女两性外生殖器部位可见的疣体，单个直径＜0.5cm，团块直径＜1cm，疣体数目＜15 个者，一般外用药物治疗。男性尿道口内和肛周，女性的前庭、尿道口、阴道壁和宫颈口的疣体，或男女两性的疣体大小和数目均超过上述标准者，建议用物理方法治疗或联合氨基酮戊酸光动力疗法治疗。

（2）物理疗法治疗后体表尚有少量疣体残存时可再用外用药物治疗。

（3）无论是药物治疗或物理治疗，可做醋酸白试验，尽量清除皮损周围的感染，减少复发。

（4）宫颈尖锐湿疣　对宫颈外生性疣的患者，在开始治疗之前，需要确定 HPV 型别、明确 CIN 的等级、行脱落细胞学检查并且活检了解病灶是否存在癌变情况。确诊的低危型的可采用二氧化碳激光、微波等治疗方法，也可用 30%～50% 三氯醋酸溶液治疗。

【转诊指征】

（1）巨大尖锐湿疣。

（2）尿道口内的尖锐湿疣并发尿道狭窄者。

【中医治疗】

1. 辨证论治

（1）湿热下注

主症：外生殖器或肛门等处出现疣状赘生物，颜色灰褐或淡红，质地柔软，表面秽浊潮湿，触之易出血，恶臭；伴小便色黄或不畅；舌苔黄腻，滑数或弦数。

治法：利湿化浊，清热解毒。脾虚毒蕴。

处方：萆薢渗湿汤加减，萆薢 10g、黄柏 10g、苍术 10g、生薏苡仁 20g、土茯苓 30g、牡丹皮 10g、赤芍 10g、紫草 10g、马齿苋 30g、大青叶 15g、甘草 6g。

（2）脾虚毒蕴

主症：外生殖器或肛门等处反复出现的疣状增生物，屡治不愈；伴体弱肢倦，食少纳差，声低懒言，大便溏，小便清长；舌质淡胖，苔白，脉细弱。

治法：益气健脾，化湿解毒。

处方：参苓白术散和黄连解毒汤加减，党参 10g、白术 15g、甘草 10g、土茯苓 15g、白扁豆 10g、薏苡仁 30g、山药 30g、砂仁 5g、黄连 3g、炒栀子 10g。

2. 针灸治疗

（1）毫针法　取阿是穴。消毒后采用 2 寸银针从疣体最高点垂直刺入，施泻法，不留针，放血 2～3 滴。

（2）耳针疗法　取肺、面颊、外生殖器、交感。

3. 中成药

（1）龙胆泻肝丸 9g po bid

（2）板蓝根冲剂 1 包 po tid

（3）参苓白术丸 9g po bid

【随访】

尖锐湿疣治疗后的最初 3 个月，应嘱咐患者每 2 周随诊一次，如果发现新发疹应随时就诊，以便及时处理。3 个月以后，可根据患者的具体情况，适当延长随访间隔期，直至末次治疗后 6 个月。

【预防及健康指导】

在一般人群中早期发现、早期诊断、早期有效治疗；使用安全套可以降低生殖道 HPV 感染的危险性，也可以减少 HPV 感染相关疾病（即尖锐湿疣或宫颈癌）的危险性。

附录

附录一　常用药物过敏试验方法

一、青霉素钠（钾）

1. 皮试溶液的配制

（1）用 1mL 注射器取每毫升含 20 万 U 的青霉素溶液 0.2mL，加生理盐水至 1mL，摇匀即成（含青霉素 4 万 U）。

（2）取上液 0.1mL 再用上法稀释至 1mL（含青霉素 4000U）。

（3）取每毫升含青霉素 4000U 的溶液 0.1mL 按上法稀释至 1mL，摇匀即成（含青霉素 400U）。

2. 皮试方法及结果观察（皮内试验）

（1）用 75% 乙醇消毒病人前臂掌侧下段。

（2）抽取皮试液 0.1mL（合青霉素 20～50U），做皮内注射成一皮丘（小儿注射 0.02～0.03mL）。

（3）等 20min 后，如皮丘隆起增大，出现红晕，直径大于 1cm，周围有伪足伴局部痒感为阳性。对可疑阳性者，应在对侧前臂皮内注射生理盐水 0.1mL，以作对照。

3. 注意事项

（1）极少数患者可在皮肤试验时发生过敏性休克，常于注射后数秒至 5min 内开始。先是皮肤瘙痒、四肢麻木，甚则气急、胸闷、发绀、心跳加快、脉细、血压下降、大量出汗等。如不及时抢救，可导致患者死亡。应做好抢救准备，如盐酸肾上腺素肌注、氢化可的松静滴及10%葡萄糖酸钙液与高渗葡萄糖液20mL缓慢静注，以及使用中枢兴奋药和抗过敏药。

（2）试验用药含量要准，配制后在冰箱中保存不应超过24h，注射器应用有1mL刻度者。

（3）更换同类药物或不同批号或停药3天以上，均需按常规做过敏试验。

二、头孢菌素（先锋霉素）

（1）皮试溶液的配制　取头孢菌素0.5g加生理盐水2mL溶解，然后抽取0.2mL稀释至1mL后，再抽取0.1mL稀释至1mL，最后抽取0.1mL稀释至1mL即成（每毫升含头孢菌素500μg）。

（2）应试方法及结果观察　每次取应试液0.1mL做皮内试验，具体操作及结果观察均同青霉素试验。

注：也有的医疗单位采用每毫升含0.25mg、0.3mg、0.5mg浓度的头孢菌素为皮试液。每次抽取0.05～0.1mL做皮试。

三、链霉素

（1）皮试溶液的配制

① 取链霉素100万U加生理盐水3.5mL溶液（每毫升含25万U）。

② 取①液0.1mL加生理盐水稀释至1mL（每毫升含2.5万U）。

③ 取②液0.1mL加生理盐水稀释至1mL（每毫升含2500U）。

（2）皮试方法及结果观察取皮试液0.1mL做皮内试验，观察20min。具体皮试方法及结果观察均同青霉素试验。

（3）注意事项

① 皮试阴性的患者，注射时也可发生过敏反应，故应做好抢救准备。

② 皮试方法目前全国尚不统一，已规定要做皮试的地区，应按规定进行。

四、结核菌素

（1）取纯结核菌素 0.5mL 加生理盐水 4.5mL 为第一号溶液，其稀释度为 1∶10。依上法配制第 2、3、4 号溶液，其稀释度分别为 1∶100、1∶1000、1∶10000。

（2）皮试方法及结果观察　选择前臂屈侧关节上 6.6cm 处，消毒后皮内注射 0.1mL 结核菌素液，使之成一皮丘。通常从 1∶1000 开始，如无反应可用较高浓度。最后判断小儿有无结核菌感染，需做 1∶100 浓度的试验。如患儿有疱性结膜炎、皮肤结节性红斑或胸腔积液，应从 1∶10000 开始。注射后 48～72h 观察反应强度，并以（+）号表示之。

① 阴性　不发红和硬结直径不超过 0.5cm 或仅发红而无硬结。

② 可疑　（±）发红和硬结直径为 0.scm 以下。

③ 阳性　（+）发红和硬结直径为 0.5～0.9cm；（++）发红和硬结直径为 1～1.9cm；（+++）发红和硬结直径为 2.0cm 以上；（++++）除发红和硬结外有水疱或坏死。

（3）注意事项　已稀释后的结核菌素液，在冰箱内可保存 6 周。如发生沉淀或变黄色则不能用。

五、破伤风抗毒素

（1）皮试液的配制　取破伤风抗毒素 1500U，抽取 0.1mL 加生理盐水稀释至 1mL 即成。

（2）皮试方法及结果观察　取皮试液 0.1mL 在前臂做皮内试

验，20min 后观察，局部红肿，硬结直径大于 1.5cm，红晕范围直径超过 4cm，有时出现伪足或有痒感为阳性。必要时应以生理盐水在另一前臂做对照试验。

（3）注意事项　若皮试为阳性，也可用脱敏法进行注射。第一针吸取 TAT 药液 0.1ml，加生理盐水稀释至 1ml 行肌内注射；第二针吸取 TAT 药液 0.2ml，加生理盐水稀释至 1ml 行肌内注射；第三针吸取 TAT 药液 0.3ml，加生理盐水稀释至 1ml 行肌内注射；第四针吸取 TAT 剩余药液，加生理盐水稀释至 1ml 行肌内注射，每次间隔 20min。但在注射前要做好过敏性休克的抢救准备。

注：白喉抗毒素、多价精制气性坏疽抗毒素、精制肉毒抗毒素，其过敏试验均同破伤风抗毒素。

六、盐酸普鲁卡因

（1）应试溶液的配制　取 1% 普鲁卡因 0.25mL 加生理盐水稀释到 1mL。

（2）皮试方法及结果观察　取皮试液 0.1mL 在前臂做皮内试验，20min 后观察结果。其判断标准同青霉素皮肤试验。

七、细胞色素 C

（1）皮试溶液的配制　用原药液。

（2）皮试方法及结果观察

① 划痕法　用本品 1 滴于前臂内侧皮肤上划痕，使之少量出血，20min 后观察，如发红在 10mm 以上或肿胀在 7mm 以上为阳性。

② 皮内法　将本品稀释为 0.03mg/mL，在前臂皮内注射 0.03～0.05mL，20min 后，发红直径在 15mm 以上或肿胀在 10cm 以上为阳性。

③ 点眼法　将浓度为 5mg/mL 本品 1 滴，滴于眼结膜上，

20min后，结膜充血、水肿、痒者为阳性。

（3）注意事项　据报道偶可引起过敏反应，尤其是停药后再用该药时要警惕。

八、有机碘对比剂（碘奥酮、醋碘苯酸钠、泛影钠、泛影葡胺、胆影钠、碘化油等）

（1）皮试溶液的配制　用30%有机碘溶液。

（2）皮试方法及结果观察

① 静注法　用30%有机碘溶液1mL静注，密切观察20min，注意有无心脏、颊膜水肿、恶心、呕吐、荨麻疹、血压下降及其他不适等反应。如有上述现象不可注射。

② 日含试验法　用1～5mL对比剂含于口中，5min后观察有无上述反应。

③ 皮内试验法　用0.05～0.1mL对比剂在前臂做皮内试验，10～15min后观察，有1cm大小的红斑反成即为强阳性。

④ 结膜试验法　用1～2滴对比剂滴入一侧眼结膜囊内，1min后观察结膜与巩膜充血情况，如有显著充血（与对侧对比）、血管扩张、曲张，即为强阳性。

（3）注意事项　过敏试验阴性者，在碘造影过程中仍可出现过敏反应，必须注意。

九、门冬酰胺酶

（1）皮试液的配制

① 取门冬酸胺酶1000U加生理盐水1mL溶解后即成1000U/mL。

② 取上液0.1mL加生理盐水稀释至1mL即成。

（2）皮试方法及结果观察　取皮试液0.1mL在前臂做皮内试验，结果判断同青霉素皮试。阳性者不可用。

（3）注意事项

① 不同药厂、不同批号产品的纯度和过敏反应均有差异，使用时必须慎重。

② 有过敏史的患者应十分小心或不用。

十、精制抗蝮蛇毒血清

（1）皮试溶液的配制　取本品 0.1mL 加生理盐水稀释至 2mL 即成。

（2）皮试方法及结果观察　取皮试液 0.05mL 做皮内试验，20～30min 后观察，在正在 1cm 以内，周围无红晕及伪足状者为阴性。若疑为阳性者可先注射氯苯那敏 10mg，15min 后再用脱敏法给药。

（3）脱敏注射法　本品用生理盐水稀释 20 倍，第一次注射 0.4mL，每次观察 10～20min，如无反应可酌情增量，注射 3 次以上无反应时可注射。如有异常反应，立即停止注射，可用地塞米松或氢化可的松注射液静注抗过敏。

注：精制抗五步蛇毒血清和精制抗银环蛇毒血清过敏试验同抗蝮蛇毒血清。

十一、精制抗炭疽血清

（1）皮试溶液的配制　取本品 0.1mL 加生理盐水稀释至 1mL 即成。

（2）皮试方法及结果观察　取应试液 0.05mL 在前臂做皮内试验，30min 后观察，无明显反应者为阴性。如出现皮丘增大、红肿、浸润、形似伪足或有痒感为阳性反应，需脱敏注射。

（3）脱敏注射法　用生理盐水 10 倍稀释血清，第一次注射稀释血清 0.2mL、第二次注射 0.4mL、第三次注射 0.8mL。每次注射后 30min 观察，如无反应，可将安瓿中未稀释的全部血清肌注。

有过敏史或过敏试验强阳性者，应将第一次注射量及以后的递增量减少。

注：精制抗狂犬病血清过敏试验同精制抗炭疽血清。脱敏注射法亦同，仅用量第一次为 1mL，每次增加 1mL 至 4mL 止。

附录二　社区常用诊疗技术

一、无菌技术

无菌技术是指在医疗、护理操作过程中，防止一切微生物侵入机体和防止无菌物品、无菌区域被污染的技术。

【无菌技术操作原则】

（1）操作环境清洁且宽敞。

① 操作室应清洁、宽敞、定期消毒；

② 无菌操作前半小时停止清扫，减少走动，避免尘埃飞扬；

③ 操作台清洁、干燥、平坦，物品布局合理。

（2）工作人员仪表符合要求　无菌操作前，工作人员应着装整洁、修剪指甲、洗手、戴口罩，必要时穿无菌衣、戴无菌手套。

（3）无菌物品管理有序规范。

① 存放环境　适宜的室内环境要求温度低于 24℃、相对湿度＜70%，机械通风换气 4～10 次 / 小时；无菌物品应存放于无菌包或无菌容器内，并置于高出地面 30cm、距离天花板超过 50cm、离墙远 10cm 处的物品存放柜或架上，以减少来自地面、屋顶和墙壁的污染。

② 标识清楚　无菌包或无菌容器外需标明物品名称、灭菌日期；无菌物品必须与非无菌物品分开放置，并且有明显标志。

③ 使用有序　无菌物品通常按失效期先后顺序摆放取用。必

须在有效期内使用，可疑污染、污染或过期应重新灭菌。

④ 储存有效期　使用纺织品材料包装的无菌物品如存放环境符合要求，有效期宜为 14 天，否则一般为 7 天：医用一次性纸袋包装的无菌物品，有效期宜为 30 天；使用一次性医用皱纹纸、一次性纸塑袋、医用无纺布或硬质密封容器包装的无菌物品，有效期宜为 180 天；由医疗器械生产厂家提供的一次性使用无菌物品遵循包装上标识的有效期。

（4）操作过程中加强无菌观念　进行无菌操作时，应培养并加强无菌观念。

① 明确无菌区、非无菌区、无菌物品、非无菌物品，非无菌物品应远离无菌区；

② 操作者身体应与无菌区保持一定距离；

③ 取、放无菌物品时，应面向无菌区；

④ 取用无菌物品时应使用无菌持物钳；

⑤ 无菌物品一经取出，即使未用，也不可放回无菌容器内；

⑥ 手臂应保持在腰部或治疗台面以上，不可跨越无菌区，手不可接触无菌物品；

⑦ 避免面对无菌区谈笑、咳嗽、打喷嚏；

⑧ 如无菌物品疑有污染或已被污染，即不可使用，应予以更换；

⑨ 一套无菌物品供一位病人使用。

【几种无菌技术的基本操作法】

1. 工作帽的应用

戴工作帽可防止头发上的灰尘及微生物落下造成污染。头发全部塞入帽内，不得外露。每周更换 2 次，手术室或严密隔离单位，应每次更换。

2. 口罩的应用

戴口罩可防止飞沫污染无菌物品。口罩应盖住口鼻，系带松紧适宜，不可用污染的手触及。不用时不宜挂于胸前，应将清洁面向内折叠后，放入干净衣袋内。口罩一经潮湿，则病菌易于侵入，应及时更换。

3. 洗手、刷手、消毒手

（1）洗手　按六步洗手法洗手。下列情况需要洗手。

① 直接接触每个病人前后；

② 从同一病人身体的污染部位移动到清洁部位时；

③ 接触病人黏膜、破损皮肤或伤口前后；

④ 接触病人血液、体液、分泌物、排泄物、伤口敷料等之后；

⑤ 接触病人周围环境及物品后；

⑥ 穿脱隔离衣前后，脱手套之后；

⑦ 进行无菌操作，接触清洁、无菌物品之前；

⑧ 处理药物或配餐前。

（2）刷手　即利用机械及化学作用去除手上污物及微生物的方法，是做好消毒隔离、预防交叉感染的重要措施。方法：取无菌刷蘸肥皂乳（或肥皂块），先刷指尖、然后刷手、腕、前臂、肘部到上臂下 1/2 段，特别要刷净甲沟、指间、腕部，无遗漏地刷洗 3 遍，每遍 3min。刷洗时，双手稍抬高。每遍刷完后，用流水冲去肥皂沫，水由手、上臂至肘部淋下，手不能放在最低位，以免臂部的水反流到手。刷洗毕，用无菌小毛巾依次拭干手、臂。手、臂不可触碰其他物品，如污染必须重新刷洗。

（3）消毒手　消毒液泡手能有效地去除手上的微生物。常用泡手的消毒液有：0.2% 过氧乙酸、碘伏、氯己定（洗必泰）等。方法：刷洗后，双手及上臂下 1/3 伸入盛有消毒液的桶内，用无菌小毛巾轻擦洗皮肤 5min，手不可触及桶口。浸泡毕，拧干小毛巾，揩去手、臂消毒液，晾干。双手保持于胸前半伸位准备穿手术衣。

4. 无菌持物钳（镊）的类别和使用法

（1）持物钳（镊）的类别　临床常用的无菌持物钳有卵圆钳、三叉钳、长镊子及短镊子四种。

① 卵圆钳　下端有两个卵圆形小环，分直头和弯头，可夹取刀、剪、镊、治疗碗等。

② 三叉钳　下端较粗呈三叉形，并以一定弧度向内弯曲，常用于夹取较大或较重物品，如瓶罐、盆、骨科器械等。

③ 镊子　分长、短两种，其尖端细小，轻巧方便，适用于夹取针头、棉球、纱布等。

（2）无菌持物钳（镊）的使用法

① 无菌持物钳（镊）应浸泡在盛有消毒溶液的无菌广口容器内，液面需超过轴节以上 2～3cm 或镊子长度的 1/2。容器底部应垫无菌纱布，容器口上加盖。每个容器内只能放一把无菌持物钳（镊）。

② 取放无菌持物钳（镊）时，尖端闭合，不可触及容器口缘及溶液面以上的容器内壁。手指不可触摸浸泡部位。使用时保持尖端向下，不可倒转向上，以免消毒液倒流污染尖端。用后立即放回容器内，并将轴节打开。如取远处无菌物品时，无菌持物钳（镊）应连同容器移至无菌物品旁使用。

③ 无菌持物钳（镊）不能触碰未经灭菌的物品，也不可用于换药或消毒皮肤。如被污染或可疑污染时，应重新消毒灭菌。

④ 无菌持物钳（镊）及其浸泡容器，每周消毒灭菌 2 次，并更换消毒溶液及纱布。外科病室每周 2 次，手术室，门诊换药室或其他使用较多的部门，应每日清洁、灭菌 1 次。

5. 无菌容器的使用法

经灭菌处理的盛放无菌物品的器具称无菌容器。如无菌盒、贮槽、罐等。一经打开，使用时间不超过24小时。

6. 无菌包的使用法

无菌包布是用质厚、致密、未脱脂的棉布制成双层包布。其内可存放器械、敷料以及各种技术操作用物，经灭菌处理后备用。

（1）无菌包的包扎法　将需灭菌的物品放于包布中央，用包布一角盖住物品，左右两角先后盖上并将角尖向外翻折，盖上最后一角后用化学指示胶带贴妥，再贴上注明物品名称及灭菌日期的标签。

（2）无菌包的打开法　取无菌包时，先查看名称，灭菌日期，是否开启、干燥。将无菌包放在清洁干燥的平面上，解开系带卷放于包布角下，依次揭左右角，最后揭开内角，注意手不可触及包布内面。用无菌钳取出所需物品，放在已备好的无菌区域内。如包内物品一次未用完，则按原折痕包好，注明开包时间，有效期为24h。如不慎污染包内物品或被浸湿，则需要重新灭菌。取小包内全部物品时，可将包托在手上打开。解开系带挽结，一手托住无菌包，另一手依次打开包布四角翻转塞入托包的手掌心内，准确地将包内物品放入无菌容器或无菌区域内（勿触碰容器口缘），盖好。

7. 无菌溶液的倒取法

取无菌溶液瓶，擦净灰尘，核对标签，检查瓶盖有无松动，瓶壁有无裂痕，溶液有无沉淀、混浊、变色、絮状物。符合要求方可使用。揭去铝盖，常规消毒瓶塞，以瓶签侧面位置为起点旋转消毒后，用无菌持物钳将瓶塞边缘向上翻起。再次消毒。以无菌持物钳夹提瓶盖，用另一手食指和中指撑入橡胶塞盖内拉出。先倒少量溶液于弯盘内，以冲洗瓶口，再由原处倒出溶液于无菌容器中；倒溶液时瓶签朝上。无菌溶液次未用完时，按常规消毒瓶塞、盖好。注明开瓶时间，有效期不超过12h。

8. 无菌手套的戴法

（1）戴无菌手套　洗净擦干双手。核对手套号码及有效期，打开手套袋注意避开无菌区。手套可分别或同时取出。双手分别捏住袋口外层，打开，一手持手套翻转折部分（手套内面），取出；另一手五指对准戴上。将戴好手套的手指插入另一只手套的翻折面（手套外面），取出，同法将另一手套戴好。戴手套时不可强拉。最后将两手套翻折面套在工作衣袖外面。注意手套外面为无菌区，应保持其无菌。手套戴好后，双手置胸前，以免污染。

（2）脱手套　用戴着手套的手捏住另一手套腕部外面，翻转脱下；再将脱下手套的手伸入另一手套内，捏住内面边缘将手套向下翻转脱下。

二、胸腔穿刺术

【适应证】

（1）胸腔积液性质不明，需要确定性质进行诊断者。

（2）外伤性血胸、气胸。

（3）大量胸腔积液压迫肺脏，导致呼吸循环障碍者。

【操作步骤】

（1）嘱患者取坐位面向椅背，两前臂置于椅背上，前额伏于前臂上。不能起床者可取半坐卧位，患侧前臂上举抱于枕部。

（2）穿刺选在胸部叩诊实音最明显部位进行，一般常取肩胛线或腋后线第7～8肋间；有时也选腋中线第6～7肋间或腋前线第5肋间为穿刺点。包裹性积液可结合X线或超声检查进行定位。穿刺点可用蘸甲紫的棉签在皮肤上作标记。

（3）常规消毒皮肤，戴无菌手套，覆盖消毒洞巾。

（4）用1%～2%利多卡因在下一肋骨上缘的穿刺点自皮肤至胸膜壁层进行局部浸润麻醉。

（5）术者以左手食指与中指固定穿刺部位的皮肤，右手将穿刺针的三通活栓转到与胸腔关闭处，再将穿刺针在麻醉处缓缓刺入，当针锋抵抗感突然消失时，转动三通活栓使其与胸腔相通，进行抽液。助手用止血钳协助固定穿刺针，以防针刺入过深损伤肺组织。注射器抽满后，转动三通活栓使其与外界相通，排出液体。如用较粗的长针头代替胸腔穿刺针时，应先将针座后的胶皮管用血管钳夹住，然后进行穿刺，进入胸腔后再接上注射器，松开止血钳，抽吸胸腔内积液，抽满后再次用血管钳夹闭胶管，而后取下注射器，将液体注入弯盘中，以便计量或送检。

（6）抽液毕拔出穿刺针，覆盖无菌纱布。稍用力压迫穿刺部位片刻，用胶布固定后嘱患者静卧。

【注意事项】

（1）操作前应向患者说明穿刺目的，消除顾虑；对精神紧张者，可于术前 10h 给地西泮或可待因镇静止痛。

（2）嘱患者在穿刺过程中勿咳嗽或深吸气，以防刺伤肺脏。

（3）操作中应密切观察患者的反应，如有头晕、面色苍白、出汗、心悸、胸部压迫感或剧痛、晕厥等胸膜过敏反应，或出现连续性咳嗽、气短、咳泡沫痰等现象时，立即停止抽液，并皮下注射 0.1% 肾上腺素 0.3～0.5mL。或进行其他对症处理。

（4）一次抽液不可过多、过快，诊断性抽液 50～200mL 即可；减压抽液，首次不超过 800mL，以后每次不超过 1000mL；如为脓胸，每次尽量抽净。疑为化脓性感染时，助手用无菌试管留取标本。行涂片革兰氏染色镜检、细菌培养及药敏试验。检查瘤细胞，至少需 100mL，并应立即送检，以免细胞自溶。

（5）严格无菌操作，操作中要防止空气进入胸腔，始终保持胸腔负压。

（6）应避免在第 9 肋间以下穿刺，以免穿透膈损伤腹腔脏器。

（7）需要向胸腔注入抗生素或其他药物时，抽液后接上盛有药液的注射器，再抽出少许胸腔液与药液混合，然后注入，以确保注入胸腔内。

（8）如胸腔积血已凝块不能抽出，可注入纤维蛋白酶溶液，第2、3日再各抽吸一次，必要时可重复用药。

（9）穿刺数小时内应注意观察患者以除外气胸，必要时做X线检查或再次穿刺抽气。

三、腹腔穿刺术

【适应证】

（1）腹部创伤疑有肝脾等实质性脏器或胃肠等空腔脏器破裂者，特别是对受伤史不明或伤后昏迷者以及休克难以用其他部位创伤解释者具鉴别诊断价值。

（2）急性腹膜炎如胃十二指肠溃疡急性穿孔、坏疽性阑尾炎穿孔、急性重型胰腺炎、绞窄性肠梗阻、肝癌破裂、异位妊娠等诊断不清时。

（3）慢性腹腔积液、腹腔积脓需明确其性质及细胞成分者。

（4）治疗性穿刺　膈下、盆腔及肠间积液或积脓的反复穿刺抽出。经腹腔穿刺向腹腔内注入抗生素、抗癌药及防止肠管粘连药物等。

【操作步骤】

（1）患者取平卧位或斜坡卧位。

（2）穿刺点一般选在脐与髂前上棘连线的外1/3处，或脐与耻骨联合之间。

（3）常规消毒皮肤，戴无菌手套，覆盖消毒洞巾；用1%～2%利多卡因局部浸润麻醉直达腹膜。

（4）以15～18号短斜面粗针头逐步刺入，进入腹腔后即停止前进。如有大量腹水，可用注射器抽取；以放液为目的者，可于针尾接一乳胶管，引腹水流入容器中。如无液体流出，可旋转针头以调整斜面的方向，或调整进针的深度及角度，同时轻柔地按摩腹部。如仍无液体流出，可通过针头注入生理盐水 20mL，停留片刻后任其流出，注意液体性状有无改变，进行收集送检。

（5）治疗性腹腔灌洗，至少要置入两根导管，分别用于灌洗及引流。

（6）穿刺完毕拔出针头，无菌纱布覆盖固定，放出大量腹水者宜用腹带加压包扎。

【注意事项】

（1）选择穿刺点应在：距离病变较近处；叩诊呈浊音处；在所采用卧位的较低处；有骨盆骨折者，应在脐平面以上穿刺以免进入腹膜后血肿而造成腹腔内出血的假象。

（2）穿刺前嘱患者排尿或导尿使膀胱排空，以免造成膀胱损伤。

（3）放腹水速度不宜过快，随时观察患者面色、呼吸、脉搏、血压等。如发生晕厥、休克，应立即终止操作，并采取输液扩容等必要措施。初次放液量以 1500～2000mL 为宜，最多不超过 3000mL。

（4）诊断性穿刺针头不可过细，否则易得假阴性结果。

（5）穿得全血样液体不能辨别是腹腔内出血抑或穿刺本身所造成的出血时，可将血液置玻片上观察，若不能凝固即是腹腔内出血。

（6）阳性结果有肯定的诊断价值，阴性结果则不能完全排除腹腔内病变，必要时可重复穿刺。

四、灌肠法

【适应证】

（1）便秘和腹胀者可通过灌肠扩张肠管，刺激肠蠕动，软化粪便，利于肠内积气及粪便的排出。

（2）清洁肠道，以及预防术后便秘和腹胀，也可用于下腹部X线造影前。

（3）用于高热患者的物理及药物降温。

【操作方法】

（1）插管时应滑润管头。先适应性刺激肛门，然后缓慢插入。进管深度应在7～10cm。不可暴力插管。

（2）可用输液吊桶将药液灌入，灌液时应用手压闭肛门。

（3）灌液完毕根据需要可分为保留（如降温）与不保留（清洁灌肠）两种情况。不保留灌肠可在灌完液体后5～10min排便或经肛管排出。

（4）常用灌肠液

① 0.1%～0.5%肥皂水，具有刺激性，为一般常用灌肠液。

② 温生理盐水溶液，无刺激性，多用于术后，体弱、老年与儿童便秘者。

③ 冷水或冷盐水吲哚美辛（消炎痛）粉，用于高热患者降温，一般用量500mL左右。

五、导尿术

【适应证】

（1）无菌法取尿标本做检查或做尿细菌学检查。

（2）解除尿潴留，探测尿道有无狭窄，了解少尿或无尿原因。

（3）测定膀胱内残余尿量。测定膀胱容量和膀胱内压力改变，测定膀胱对冷热刺激的感觉及膀胱本体觉。危重患者的尿量观察。

（4）行膀胱注水试验，鉴别膀胱破裂。

（5）膀胱造影检查；下尿路动力学检查。

（6）产科术前常规导尿；大型手术中引流膀胱。

【操作步骤】

患者均取仰卧位，屈髋屈膝，大腿外展及外旋，臀下垫胶布单及棉片。

1. 女患者导尿

（1）初步消毒　操作者一手持镊子夹取含消毒液棉球初步消毒阴阜、大阴唇，另一戴手套的手分开大阴唇，消毒小阴唇和尿道口，消毒顺序由外向内、自上而下，每个棉球限用一次；污棉球置弯盘内；消毒完毕脱下手套置弯盘内，将弯盘及小方盘移至床尾处。

（2）打开导尿包　用洗手消毒液消毒双手后，将导尿包放在病人两腿之间，按无菌技术操作原则打开治疗巾。

（3）戴无菌手套，铺孔巾　取出无菌手套，按无菌技术操作原则戴好无菌手套，取出孔巾，铺在病人的外阴处并暴露会阴部。

（4）整理用物，润滑尿管　按操作顺序整理好用物，取出导尿管，用润滑液棉球润滑导尿管前段，根据需要将导尿管和集尿袋的引流管连接，取消毒液棉球放于弯盘内。

（5）再次消毒　弯盘置于外阴处，一手分开并固定小阴唇，一手持镊子夹取消毒液棉球，分别消毒尿道口、两侧小阴唇、尿道口，消毒顺序是内→外→内，自上而下，每个棉球限用一次。污棉球、弯盘、镊子放床尾弯盘内。

（6）导尿　将方盘置于孔巾口旁，嘱病人张口呼吸，用另一镊子夹持导尿管对准尿道口轻轻插入尿道4～6cm，见尿液流出再插入1cm左右，松开固定小阴唇的手，固定导尿管，将尿液引入集尿袋内。

2. 男患者导尿

（1）初步消毒　操作者一手持镊子夹取消毒棉球进行初步消毒，依次为阴阜、阴茎、阴囊。另一戴手套的手取无菌纱布裹住阴茎将包皮向后推暴露尿道口，自尿道口向外向后旋转擦拭尿道口、龟头及冠状沟。污棉球、纱布置弯盘内；消毒完毕将小方盘、弯盘移至床尾，脱下手套。

（2）打开导尿包　用洗手消毒液消毒双手后，将导尿包放在病人两腿之间，按无菌技术操作原则打开治疗巾。

（3）戴无菌手套，铺孔巾　取出无菌手套，按无菌技术操作原则戴好无菌手套，取出孔巾，铺在病人的外阴处并暴露阴茎。

（4）整理用物，润滑尿管　按操作顺序整理好用物，取出导尿管，用润滑液棉球润滑导尿管前段，根据需要将导尿管和集尿袋的引流管连接，放于方盘内，取消毒液棉球放于弯盘内。

（5）再次消毒　弯盘移至近外阴处，一手用纱布包住阴茎将包皮向后推，暴露尿道口。另一只手持镊子夹消毒棉球再次消毒尿道口、龟头及冠状沟。污棉球、镊子放床尾弯盘内。

（6）导尿　一手继续持无菌纱布固定阴茎并提起，使之与腹壁成60°角，将方盘置于孔巾口旁，嘱病人张口呼吸，用另一镊子夹持导尿管对准尿道口轻轻插入尿道20～22cm，见尿液流出再插入1～2cm，将尿液引入集尿袋内。

【注意事项】

（1）急性尿道炎、急性前列腺炎、急性附睾炎、月经期内不宜导尿。

（2）膀胱过度充盈的患者，导尿尿液放出速度不能过快，否则可能产生休克或膀胱出血，应分次放出尿液，每次150～200mL。

（3）注意尿道口的护理，定期更换导尿管，每5～7天更换一次，Foley's乳胶导尿管能留至1个月左右。

（4）防止尿路逆行性感染，嘱患者多饮水，适当使用尿路消炎药。

（5）插管困难可能因膀胱颈部肌肉收缩而产生阻力，可嘱病员做深呼吸，再慢慢插入，如果有前列腺病变插管困难，可用一导丝插入尿管内作为支架，将其弯成金属导尿管形状，插管完成后拔出导丝。应注意如有尿道外伤时插管困难，应终止导尿，防止尿管误入假道。导尿失败，可考虑膀胱穿刺抽尿，以暂时缓解膀胱充盈。

（6）导尿管固定，女性患者如需长期留置导尿管，可将阴毛剃净，将胶布剪成三叉形，固定在外阴部。男性患者可将尿管用胶布固定在阴茎上，但要注意阴茎的胶布黏合不可形成环状，可做成半环或螺旋式固定，防止血液回流障碍。

六、胃肠减压术

【适应证】

（1）急性胃扩张。

（2）胃、十二指肠穿孔。

（3）腹部较大型手术后。

（4）机械性及麻痹性肠梗阻。

【操作方法】

（1）患者取坐位或卧位，胸前铺塑料布或治疗巾。

（2）按常规方法插胃管。用石蜡油润滑胃管前端，左手持纱布托住胃管，右手持镊子夹住胃管前段，沿一侧鼻孔缓慢插入到咽喉部，10～15cm，嘱患者做吞咽动作，同时将胃管送下，插入深度为45～55cm，若患者出现恶心，应暂停片刻，嘱患者做深呼吸及吞咽动作，随后迅速将管插入，以减轻不适。插入不畅时应检查胃管是否盘在口中。插管过程中如发现呛咳、呼吸困难、发绀等情况，表示误入气管，应立即拔出，休息片刻后重新插管。接空针抽出胃内容物时提示胃管已在胃中。

（3）昏迷患者，因吞咽和咳嗽反射消失，不能合作，为提高插管的成功率，在胃管插至会厌部（约 15cm）时，以左手托起患者头部，使下颌靠近胸骨柄以增大咽喉部通道的弧度。便于管端沿后壁滑行插入食管。

（4）如为三腔管时，应在插管前检查气囊有无漏气，管插入胃内后先将胃囊充气，回拉三腔管，有阻力时再充食管气囊。

（5）然后用胶布固定胃管于鼻翼处。

（6）将胃、十二指肠引流管接减压抽吸装置，低压抽吸。

【注意事项】

（1）禁忌证　食管狭窄、严重的食管静脉曲张、严重的心肺功能不全、支气管哮喘、食管和胃腐蚀性损伤。

（2）注意胃肠减压管是否畅通，每 4h 应用少量温水冲洗一次胃管。

（3）记录每日胃管吸出物的量，注意吸出物有无异常。并做好口腔护理。

（4）经胃管注药后，应关闭或夹住胃管 1～2h，避免药物被吸出。

（5）每隔 1～2h 抽吸一次。

七、体表肿物切除术

【适应证】

用于皮肤或皮下良性肿物切除，或进行病理检查。

【操作方法】

（1）患者根据病变部位取合适体位，常规消毒铺巾。

（2）一般选择局部浸润麻醉。

（3）根据肿物大小、位置选择手术切口，顺皮纹走向。皮肤肿物选择梭形切口，皮下肿物取肿物体表投射部位切口。皮肤肿物切除注意切除完整性，皮缘对合要好，皮下肿物切除注意避免损伤周围重要血管、神经。

【注意事项】

（1）皮下肿物切除，尤其是体积较大肿物切除，缝合时一定要避免留无效腔，必要时可以放置引流条。

（2）如果不能明确肿物性质，一定进行病理检查。

（3）伤口处理同常规外科手术，根据切口部位、大小、范围和手术时间、出血、缝合情况决定是否需要抗生素治疗；术后常规换药、拆线。

八、清创术

清创术就是冲刷、清洗、消毒伤口周围皮肤及伤口，清除异物、修整创缘、切除坏死或严重污染组织、消灭无效腔和创面覆盖，以防止感染，缩短病程，并保留最大功能。

【适应证】

新鲜创伤伤口。

【操作方法】

（1）清洗去污　用无菌纱布覆盖伤口；剪去毛发，除去伤口周围的污垢油腻（用肥皂水、松节油），用生理盐水清洗创口周围皮肤。

（2）处理伤口　常规麻醉后，消毒伤口周围的皮肤，去掉覆盖伤口的纱布，铺无菌巾。检查伤口，清除血凝块和异物；彻底止血，切除无活力组织。能保留的骨片尽量保留。应该注意皮下脂肪最易液化坏死而发生感染。失活的筋膜往往是影响愈合的主要障碍之一。可扩大伤口以方便深部创伤组织处理；彻底止血后，用无菌生理盐水和过氧化氢（双氧水）反复冲洗伤口。

（3）伤口缝合　更换手术单、器械和术者手套，按组织层次缝合创缘，严重污染或有无效腔时应置引流物或延期缝合皮肤。伤口用无菌纱布或棉垫覆盖，用胶布固定。

【注意事项】

（1）化脓感染伤口不宜缝合。

（2）清创时尽量保留重要的血管、神经和肌腱。

（3）若大块皮肤缺损，应及时进行植皮。

（4）施术者应严格遵守无菌操作规范。

九、换药术

换药术就是了解伤口情况，给予及时而适当的处理。清理伤口、去除异物及坏死组织和脓液。保持伤口引流通畅，减少细菌繁殖和分泌物的刺激，通过适宜的包扎和固定以减少疼痛等不良刺激，保护伤口防止外界污染。

【适应证】

（1）手术后无菌的伤口，如无特殊反应，3～5 天后第一次换药；如切口情况良好，张力不大，可酌情拆除部分或全部缝线；张力大的伤口，一般在术后 7～9 天拆线，甚至可延长至 12～14 天。

（2）感染伤口，分泌物较多，应每天换药 1 次。

（3）新鲜肉芽创面，隔 1～2 天换药 1 次。

（4）严重感染或置引流物的伤口及粪瘘等，应根据其引流量的多少决定换药的次数。

（5）橡皮膜引流，一般在术后 24～48h 内拔除。

（6）橡皮管引流伤口术后 2～3 天换药，引流 3～7 天更换或拔除。

【操作方法】

（1）用手取下外层敷料（勿用镊子），再用镊子取下内层敷料。与伤口粘住的最里层敷料，应先用盐水浸湿后再揭去，以免损伤肉芽组织或引起创面出血。

（2）用两把镊子操作，一把镊子接触伤口，另一把接触敷料。用酒精棉球清洁伤口周围皮肤，用盐水棉球清洁创面，轻沾吸去分泌物。清洗时由内向外，自伤口边缘向四周扩展消毒。若为开放感染伤口，应由周围向伤口方向消毒。消毒范围应超过预计的敷料边缘以外 2～3cm，棉球的一面用过后，可翻过来用另一面，然后弃去。

（3）分泌物较多且创面较深时，宜用生理盐水冲洗，如坏死组织较多，可用攸锁或其他消毒溶液冲洗。异物如线头、棉纤维等应完全清除，即将愈合的伤口渗出液干后常结成痂皮，不可将它强行撕去。

（4）高出皮肤或不健康的肉芽组织，可用剪刀剪平，或先用硝酸银棒腐蚀，再用生理盐水中和；或先用纯苯酚（石炭酸）腐蚀，再用 75% 乙醇中和。肉芽组织有较明显水肿时，可用高渗盐水湿敷。

（5）一般创面可用消毒凡士林纱布覆盖，必要时用引流物，若开放伤口用纱条或油纱布局部引流时，需注意将引流物放到创底，松紧适宜，不能猛塞，上面面加盖纱布或棉垫，包扎固定。

【注意要点】

（1）严格遵守无菌外科技术，换药者如已接触伤口的绷带和敷料，不应再接触换药车或无菌的换药碗。各种无菌棉球、敷料从容器取出后，不得放回原容器内。污染的敷料立即放入污物盘或敷料桶内。

（2）换药者应先换清洁的伤口，如拆线等，然后再换感染伤口，最后为严重感染的伤口换药。

（3）换药时应注意取去伤口内的异物，如线头、死骨、弹片、腐肉等，并核对引流物的数目是否正确。

（4）换药动作应轻柔，保护健康组织，清洁伤口时，动作必须很轻巧，既要使创面清洁，又不致损伤新生组织。

（5）每次换药完毕，将一切用具放回指定的位置，认真洗净双手后方可给另一患者换药。

十、脓肿切开引流术

【适应证】

（1）浅表脓肿有明显波动。

（2）深部脓肿经穿刺证实有脓液。

（3）口底蜂窝织炎、手部感染及其他特殊部位的脓肿，应于脓液尚未聚集呈明显脓肿前施行手术。

【操作方法】

局部皮肤常规消毒、戴手套、铺无菌巾。

（1）浅部脓肿切开引流

① 1% 普鲁卡因做局部麻醉。

② 用尖刀刺入脓腔中央，向两端延长切口，如脓肿不大，切口最好到脓腔边缘。切开脓腔后，以手指伸入其中，如有间隔组织，可轻轻将其分开，呈单一的空腔。若脓腔不大，可在脓肿两侧切开做对口引流。

③ 填入湿盐水纱布或碘仿纱布，或凡士林纱布，并用干纱布

或棉垫包扎。

（2）深部脓肿切开引流

① 局部有效麻醉。

② 先用针穿刺抽吸，找到脓腔后，将针头留在原处，作为切开引流的标志。

（3）切开皮肤，皮下组织，然后顺针头方向，用止血钳钝性分开肌层，到达脓腔后，将其充分打开，手指伸入腔内检查。

（4）术后置入干纱布条，一段留在外面，或置入有侧口的橡皮引流管。若脓肿切开后，腔内有多量出血时，可用干纱布按顺序紧紧地填塞整个脓腔，以压迫止血，术后 2 天用无菌盐水浸湿全部填塞的敷料后，轻轻取出，改换烟卷式或凡士林纱布引流。

【注意事项】

（1）结核性冷脓肿无混合性感染者禁忌切开引流。

（2）手术后应做好手术记录，特别应注明引流物的数量。

（3）切口应在脓腔的最低部位，以保证引流通畅。

（4）切开时不能损坏重要血管、神经；切口部位选择上应注意愈合的瘢痕不影响该处的功能。

附录三　常用实验室检查结果及临床意义

一、血液一般检查

检测项目	参考值范围	主要临床意义
红细胞（RBC）	男：（4～5.5）$\times 10^{12}$ 个 /L 女：（3.5～5）$\times 10^{12}$ 个 /L 新生儿：（6～7）$\times 10^{12}$ 个 /L	增多：原发性或继发性红细胞增多症、血液浓缩、先天性心脏病、肺心病、高原性心脏病、慢性一氧化碳中毒等 减少：各种原因所致贫血、白血病、钩虫病、急慢性失血等

续表

检测项目	参考值范围	主要临床意义
血红蛋白（Hb）	男：120～160g/L 女：110～150g/L 新生儿：170～200g/L	增加：失水、腹泻、大面积烧伤、各种原因所致的红细胞增多症。巨幼细胞性贫血呈相对性增高 减少：贫血、失血、慢性消耗性疾病等
白细胞计数（WBC）	成人：（4～10）$\times 10^9$ 个 /L 儿童：（5～12）$\times 10^9$ 个 /L 新生儿：（15～20）$\times 10^9$ 个 /L	增加：①生理性见于初生儿、妊娠末期、分娩期、饭后、剧烈运动后、冷水浴后及极度恐惧与疼痛等。②病理性见于炎症、尿毒症、烧伤、传染性核细胞增多症、传染性淋巴细胞增多症、急性出血、组织损伤、手术创伤后、白血病等 减少：病毒感染、伤寒、副伤寒、黑热病、疟疾、再生障碍性贫血、极度严重感染、X 线及镭照射、肿瘤化疗后、非白血性白血病等

二、尿液检查

1. 一般性状检查

检测项目	参考值范围	主要临床意义
尿量	成人：1.0～1.5L/24h，或 1ml/（h·kg） 小儿：按体重比成人多 3～4 倍	增多：①生理性见于出汗少、饮水过多、饮浓茶或酒精类、精神紧张；②病理性见于尿崩症、糖尿病、慢性肾炎等 减少：①生理性见于饮水少、出汗多等；②病理性见于常见于肾炎、尿毒症肾功能衰竭、休克、脱水、严重烧伤、心功能不全等
颜色	透明，琥珀黄色	① 灰白色云雾状浑浊，常见于脓尿；②红色云雾状浑浊常为血尿；③酱油色多为急性血管内溶血所引起的血红蛋白尿；④深黄色为胆红素尿，见于阻塞性或肝细胞性黄疸；⑤乳白色为乳糜尿，有时有小血块并存，常见于血丝虫病；⑥浑浊多为无机盐结晶尿

续表

检测项目	参考值范围	主要临床意义
比重（SG）	成人：1.025～1.15，最大的波动幅度 1.003～1.030 新生儿：1.002～1.004	增高：见于高热和脱水等血浆浓缩情况、尿中含造影剂或葡萄糖 降低：临床意义更明显，见于由于慢性肾炎或肾盂肾炎造成的肾小管浓缩功能障碍尿崩症 糖尿病和尿崩症均有尿量增加，但前者尿比重升高，后者降低，以示区别
酸碱度（pH）	pH 值在 5.5～7.4，一般情况下在 6.5 左右	小于正常值：常见于酸中毒、糖尿病、痛风、服酸性药物 大于正常值：多见于碱中毒、膀胱炎或服用碳酸氢钠等碱性药物等
气味	新鲜尿液无特别气味	① 刚排出的尿液即有氨臭味，见于慢性膀胱炎及慢性尿潴留；②有苹果样气味见于糖尿病酸中毒；③有些药品和食物如蒜、葱等亦可使尿液呈特殊气味

2. 化学检验

检测项目	参考值范围	主要临床意义
尿蛋白（PRO）	定性：阴性 定量：10～150mg/24h	生理性增多：常见于剧烈运动后（运动性蛋白尿）、体位变化（体位性蛋白尿）、身体突然受冷暖刺激或人的情绪激动等。因在这些情况下，肾小球内皮细胞收缩或充血，使肾小球通透性增高。这类生理性蛋白定量测定不能过高 病理性增多：病理性蛋白尿，临床常见病有急性肾小球肾炎、肾病综合征、肾盂肾炎、慢性肾炎、高血压肾病、苯中毒等
尿葡萄糖（GLU）	定性：阴性 定量：0.56～5.0mmol/L，100～900mg/（dl・24h）	增多：常见于糖尿病、肾病综合征、胰腺炎、肢端肥大症等疾病
酮体（KET）	定性：阴性 定量：丙酮 3mg/24h	阳性：常见于糖尿病酮症酸中毒、剧烈运动后、妊娠剧烈呕吐、饥饿、消化吸收障碍、脱水等

续表

检测项目	参考值范围	主要临床意义
胆红素（BIL）	定性：阴性	阳性：常见于肝实质性或阻塞性黄疸
尿胆原（URO）	定性：弱阳性，尿1∶20稀释为阴性 定量：1～4mg/24h	尿胆原增多常见于病毒性肝炎、溶血性黄疸、心力衰竭、肠梗阻、内出血、便秘等病症 尿胆原减少多见于长期应用抗生素、阻塞性黄疸等

3. 显微镜检查

检测项目	参考值范围	主要临床意义
管型	一般尿中为0，少量透明管型可见于剧烈运动后	颗粒管型增多：可见于急慢性肾小球肾炎 透明管型增多：常见于肾实质损害红细胞管型增多；多见于肾脏出血、急性肾小球肾炎 脂肪管型增多：多见于慢性肾炎肾病综合征
白细胞	0～5个/高倍（HPF）	增多：常见于细菌性炎症，如急性肾盂肾炎等；非细菌性炎症，如急性肾小球肾炎有时也可出现白细胞增多
红细胞	一般无红细胞，或0～2个/HPF	增加：即为血尿，血尿常见于急性肾小球肾炎、急性肾盂肾炎、泌尿系结石、肾结核、血友病等
小圆上皮细胞	正常尿中为0，或有极少量	增加：常见于肾小管损害

三、粪便检查

1. 一般检查

检测项目	参考值范围	主要临床意义
颜色	黄褐色，婴儿为金黄色或黄绿色	黑色：上消化道出血，服中药、铁剂、活性炭等 鲜红色：下消化道出血，如痢疾、痔疮、肛裂等 灰白色：胆道阻塞、胆汁缺乏、服用钡剂等 绿色：食用大量绿色蔬菜、婴儿消化不良等 果酱色：见于阿米巴痢疾及细菌性痢疾

续表

检测项目	参考值范围	主要临床意义
性状	正常人为软便且成形，婴儿便是糊状	脓血便：多见于细菌性痢疾、溃疡性结肠炎、血吸虫病 黏液便：见于肠炎、阿米巴痢疾和细菌性痢疾、急性血吸虫病、结肠癌 米汤样便：见于霍乱或副霍乱等 蛋花样便：多见于婴儿消化不良 羊粪样粒便：见于痉挛性便秘 水样便：见于消化不良、急性肠炎

2. 显微镜检查

检测项目	参考值范围	主要临床意义
细胞、虫卵	无红细胞、虫卵、原虫，偶见少量白细胞或上皮细胞	红细胞增多：多见于肠炎、痢疾、结肠肿瘤、息肉等 白细胞增多：常见于过敏性肠炎、肠寄生虫病、细菌性痢疾 寄生虫卵：多见于肠道及肝胆寄生虫病，如蛔虫病等 巨噬细胞：见于细菌性痢疾、溃疡性结肠炎等 肠黏膜上皮细胞：肠道炎症时增多 肿瘤细胞：见于乙状结肠癌、直肠癌 原虫类：如阿米巴、滴虫、梨形鞭毛虫等 结晶：检测到尖梭形结晶，又称夏科 - 雷登结晶，见于阿米巴痢疾、过敏性疾病等 食物残渣：检测出大量脂肪颗粒、肌肉纤维，见于消化不良、胰腺疾病等

3. 化学检查

检测项目	参考值范围	主要临床意义
隐血试验	阴性	阳性：①消化道溃疡，呈间歇性；②消化道肿瘤，呈持续性或间歇性；③其他，任何导致消化道出血的原因或疾病，如药物、肠结核、克罗恩病等
胆色素	健康人粪便内含粪胆素，升汞试验呈阳性反应	胆总管阻塞：粪便中粪胆素试验随着阻塞程度的不同，呈弱阳性或阴性反应，呈阴性反应时大便常呈陶土色，有助于完全阻塞性黄疸的诊断 溶血性疾病：粪便中粪胆原、粪胆素含量增多，大便常呈深黄色，留 3d 粪便做粪胆原定量检测有助于诊断

四、痰液检查

1. 一般检查

检测项目	参考值范围	主要临床意义
颜色	无色或灰白色	咖啡色：多见于肺吸虫病、阿米巴肺脓肿 黄色或黄绿色：呼吸系统化脓感染 绿色：铜绿假单胞菌感染、肺癌等 红色：肺结核等
性状	稍黏稠状	浆液脓性：肺组织坏死、支气管哮喘、肺脓肿 黏液性：支气管哮喘、大叶性肺炎等 血性：肺结核、肺吸虫、支气管扩张症、肺梗死、肺癌 脓性：肺脓肿、穿透性脓胸、支气管扩张症

2. 显微镜检查

检测项目	参考值范围	主要临床意义
细胞	正常人痰液有少量柱状上皮细胞及白细胞。无红细胞及心力衰竭细胞	红细胞增多：为血性痰，常见于肺或气管出血 白细胞增多：见于呼吸道炎症 嗜酸性粒细胞增多：见于过敏性支气管哮喘、肺吸虫病等 柱状上皮细胞：见于急性支气管炎或支气管哮喘 心力衰竭细胞：见于肺炎、心力衰竭、肺栓塞等
寄生虫和细菌	正常人痰液无寄生虫卵及致病菌	寄生虫卵：痰液中有肺吸虫卵及蛔虫卵、钩虫卵，可分别诊断为肺吸虫病、蛔虫病、钩虫病 致病菌：有肺炎双球菌可诊断为肺炎；有放线菌块可诊断为放线菌病

五、电解质及微量元素检查

检测项目	参考值范围	主要临床意义
血清钾	3.5～5.5mmol/L	增高：①肾功能衰竭、尿排泄障碍及肾上腺皮质功能减退症。②严重溶血及感染、烧伤、组织破坏、胰岛素缺乏。③组织缺氧、心功能不全、呼吸障碍、休克。④经口及静脉摄入钾增加。⑤急性肠梗阻。⑥洋地黄大量应用者

续表

检测项目	参考值范围	主要临床意义
血清钾	3.5～5.5mmol/L	降低：①经口摄入减少。②钾移入细胞内液、碱中毒及使用胰岛素。③激素的影响，如原发性或继发性醛固酮增多症、库欣综合征、应用大剂量肾上腺皮质类固醇或促肾上腺皮质激素，促使肾脏潴钠排钾。④消化道钾丢失过多，如频繁呕吐、腹泻等。⑤尿钾丢失及肾小管性酸中毒。⑥血液透析也可引起低钾血症
血清钠	135～145mmol/L	增高：①严重脱水、大量出汗、高热、烧伤、糖尿病性多尿。②肾上腺皮质功能亢进症、原发性或继发性醛固酮增多症、脑性高钠血症等 降低：①肾性失钠，如肾功能不全、重症肾盂肾炎、糖尿病等。②胃肠失钠，如胃肠道引流、幽门梗阻、呕吐及腹泻。③应用抗利尿激素过多。④心力衰竭、肾衰竭补充水分过多。⑤高脂血症。⑥心血管疾病，如充血性心功能不全、急性心肌梗死等。⑦脑部疾病，如脑炎、脑外伤、脑出血、脑脓肿、脑脊髓炎等
血清氯	98～118mmol/L	增高：急慢性肾小球肾炎引起的肾功能不全、尿路梗阻、呼吸性碱中毒、氯化物摄入过多、高渗性脱水等 降低：消化道液体大量丢失，如呕吐、腹泻等，以及多尿症、糖尿病等
血清钙	2.25～2.75mmol/L	降低：①甲状旁腺功能减退症；②维生素D缺乏症；③婴儿手足搐搦症及骨质软化症；④钙或维生素D摄取不足或吸收不良，如长期低钙饮食、腹泻、阻塞性黄疸、急性坏死性胰腺炎或妊娠后期等；⑤肾脏疾病，如慢性肾炎累及肾小管时影响钙的回吸收使血钙降低；⑥代谢性碱中毒时游离钙减少，肾小管回吸收钙减少；⑦低蛋白血症，如恶性肿瘤、严重肝病、黑热病及各种原因所致的大量蛋白尿等。均可使血清白蛋白减少而致血清钙降低，但扩散型钙可正常或只轻微降低，故临床无低血钙的症状 增高：①甲状旁腺功能亢进症，因甲状旁腺激素可使骨盐溶解，释放入血，并促进肾小管对钙的重吸收；②骨肿瘤，如多发性骨髓瘤或骨转移癌等；③急性骨萎缩，如骨折后及肢体麻痹等；④大量应用维生素D治疗；⑤血液内二氧化碳张力增加的疾病，如肺气肿、慢性肺功能衰竭等

续表

检测项目	参考值范围	主要临床意义
血清无机磷	成人：0.97～1.62mmol/L 儿童：1.45～2.10mmol/L	降低：①生理性见于糖代谢旺盛（如进食糖过多）时，血清无机磷含量可降低，但禁糖饮食4～5h后即可恢复正常水平。还见于正常妊娠妇女；②病理性见于甲状旁腺功能亢进症、佝偻病活动期、骨质软化症及糖尿病等 增高：①生理性见于夏季因紫外线影响可较冬天稍高。食入或注射大量维生素D或者重体力劳动后血清无机磷也可升高；②病理性见于甲状旁腺功能减退症、多发性骨髓瘤、骨折愈合期、艾迪生（Addison）病、肾功能衰竭并发酸中毒、急性肝坏死、粒细胞白血病等
血清铁	男性11～30μmol/L 女性9～27μmol/L	增高：①肝细胞损害；②溶血性黄疸和肝细胞性黄疸；③血液病，包括非缺铁性贫血、再障及白血病 降低：缺铁性贫血
血清总铁结合力	男性50～77μmol/L 女性54～77μmol/L	降低：①生理性见于新生儿；②病理性见于转铁蛋白合成减少，如肝硬化、转铁蛋白丢失，如肾病综合征、肿瘤及非缺铁性贫血等 增高：①生理性见于女青年和孕妇；②病理性见于转铁蛋白合成增加，如缺铁性贫血和妊娠后期；转铁蛋白释放增加；如急性肝炎和肝细胞坏死

六、脂类检查

检测项目	参考值范围	主要临床意义
总胆固醇	成人2.9～6.0mmol/L 儿童3.1～5.2mmol/L	增高：①胆固醇＞6.2mmol/L为高胆固醇血症，是导致冠心病、心肌梗死、动脉粥样硬化的高度危险因素之一。②高胆固醇饮食、糖尿病、肾病综合征、甲状腺功能减退症可见胆固醇升高。③胆总管阻塞，如胆道结石，肝、胆、胰肿瘤时，总胆固醇增高伴黄疸 降低：①严重肝脏疾病，如重症肝炎、急性肝坏死、肝硬化等。②严重营养不良。③严重贫血患者，如再生障碍性贫血、溶血性贫血

续表

检测项目	参考值范围	主要临床意义
甘油三酯	0.56～1.7mmol/L	增高：①原发性高脂血症；②继发性见于甲减、肾脏疾病如肾病综合征、糖尿病、冠心病及动脉粥样硬化、妊娠和酗酒等 降低：①严重的肝脏疾病；②肾上腺功能减退症；③甲亢
高密度脂蛋白胆固醇（HDL-C）	＞0.25mmol/L	降低具有临床意义。HDL-C 与 TG 呈负相关，见于冠心病、动脉粥样硬化、糖尿病、肝脏损害、肾病综合征
低密度脂蛋白胆固醇（LDL-C）	＜3.37mmol/L	升高具有临床意义。LDL-C 升高与冠心病发病呈正相关
脂蛋白（a）	＜300mg/L	脂蛋白（a）升高已作为冠心病及脑血管疾病发病的独立危险因素

七、血糖及血、尿淀粉酶检查

检测项目	参考值范围	主要临床意义
血糖	3.9～6.1mmol/L	增高：生理性见于餐后 1～2h 和情绪紧张时，但不应超过 10mmol/L 病理性见于：①胰岛功能低下，胰岛素分泌不足的糖尿病。②使血糖升高的激素分泌增多，如嗜铬细胞瘤、肾上腺皮质功能亢进症（库欣综合征）、垂体前叶功能亢进症（肢端肥大症）、甲状腺功能亢进症等。③中枢性疾病，如颅内压增高、颅内出血、重症脑炎、颅脑外伤等 降低：血糖值低于 2.8mmol/L 可诊断为低血糖生理性见于饥饿、妊娠、剧烈运动后 病理性见于：①胰岛 B 细胞瘤，胰岛素分泌过多。②降糖药物用量过多。③垂体前叶功能减退症、肾上腺皮质功能减退症、艾迪生病、甲状腺功能减退症。④长期营养不良、严重肝炎、肝硬化、糖原累积病、酒精中毒等
血、尿淀粉酶	血淀粉酶 80～180U/dL 尿淀粉酶 84～624U/dL	流行性腮腺炎和急性胰腺炎时，血和尿 AMS 均显著升高 急性胰腺炎时，血 AMS 在发病 8～12h 开始升高，12～24h 达到高峰，2～5d 恢复正常。血 AMS 超过 500U 时对急性胰腺炎具有诊断意义，其他急腹症时通常低于该值 尿 AMS 在发病 12～24h 开始升高，下降速度也比血 AMS 慢（3～10d 恢复正常），故急性胰腺炎后期，尿 AMS 更具有诊断价值

八、肝功能检查

1. 酶学检查

检测项目	参考值范围	主要临床意义
血清转氨酶	ALT：5～25 卡门单位（比色法），5～40U/L（连续监测法） AST：8～28 卡门单位（比色法），8～40U/L（连续监测法）	ALT 和 AST 增高具有临床意义 肝胆疾病：急慢性病毒性肝炎、肝硬化活动期、肝癌、脂肪肝、胆囊炎和胆管炎 心肌损伤：急性心肌梗死和心肌炎 骨骼肌损伤：多发性肌炎 药物及中毒性肝脏损害：药物性肝炎和酒精性肝炎（后者 AST 升高更明显）
血清碱性磷酸酶（ALP）	连续监测法：成人 40～110U/L，儿童<250U/L 比色法：成人 3～13 金氏单位，儿童 5～28 金氏单位	病理性升高：①肝胆疾病，主要为肝内外胆管阻塞性疾病；②骨骼疾病 生理性升高：见于生长期儿童和妊娠中晚期
γ-谷氨酰转移酶（GGT）	连续监测法（37℃）：男性 11～50U/L，女性 7～32U/L 比色法：男性 3～17U/L，女性 2～13U/L	增高具有临床意义 胆道阻塞性疾病，肝内外胆管阻塞性疾病，如原发性胆汁性肝硬化 急慢性病毒性肝炎、肝硬化 药物及中毒性肝脏损害：药物性肝炎和酒精性肝炎

2. 蛋白代谢检查

检测项目	参考值范围	主要临床意义
血清总蛋白、白蛋白（A）、球蛋白（G）及 A/G 比值	血清总蛋白 60～80g/L，白蛋白 40～55g/L，球蛋白 20～30g/L，A/G 比值为（1.5～2.5）∶1	（1）血清总蛋白和白蛋白升高血清水分减少，总蛋白和白蛋白浓度升高 （2）血清总蛋白和白蛋白减低：①肝细胞损害，合成减少；②营养不良；③丢失过多，如肾病综合征；④消耗增加，如重症结核、甲亢及晚期肿瘤等 （3）血清总蛋白和球蛋白升高主要为 M 蛋白血症 （4）血清球蛋白减低：①生理性，如小于 3 岁的幼儿；②免疫功能抑制；③先天性的低 γ 球蛋白血症

3. 胆红素代谢检查

检测项目	参考值范围	主要临床意义
血清总胆红素（STB）和结合胆红素（CB）	血清总胆红素 5.1～17.1μmol/L，血清结合胆红素 1.7～6.8μmol/L	STB 在 17.1～34.2μmol/L 之间为隐性黄疸或亚临床黄疸。溶血性黄疸通常＜85.5μmol/L，肝细胞黄疸通常＜171μmol/L，阻塞性黄疸＞171μmol/L CB/STB＜20% 提示溶血性黄疸，20%～50% 之间为肝细胞性黄疸，＞50% 为阻塞性黄疸

4. 染料排泄试验

检测项目	参考值范围	主要临床意义
靛青绿排泄实验（ICG）	静脉注射靛青绿 0.5mg/kg，15min 后静脉内滞留量 0%～10% 清除率：14%～28%/min	了解肝脏的摄取与排泄功能。随年龄增大滞留量增高；常染色体隐性遗传导致靛青绿异常滞留

九、肾功能检查

1. 肾小球功能检测

检测项目	参考值范围	主要临床意义
菊粉清除率测定（Cin）	男性：125mL/（min · 1.73m^2） 女性：110mL/（min · 1.73m^2）	降低：①急性肾小球肾炎，慢性肾功能不全，心功能不全；②慢性肾炎，肾动脉硬化，高血压晚期等；③肾盂肾炎 增高：①妊娠；②糖尿病早期；③大面积烧伤
内生肌酐清除率测定（Ccr）	男：（117±20）mL/min 女：（108±20）mL/min	常用于评估肾功能损害程度，是目前临床上最常用的肾功能试验，它的降低程度基本上反映肾实质损害程度。一般认为，当降到正常值的 80% 时，表示肾小球滤过的功能已有减退，如降至 51～70mL/min 时示轻度损伤，降至 31～50mL/min 时示中度损伤，降至 20mL/min 时即可出现尿毒症的症状

续表

检测项目	参考值范围	主要临床意义
肌酐（Cr）	男：62～115μmol/L 女：53～97μmol/L	升高具有临床意义，见于任何导致肾小球滤过率降低的疾病，如急慢性肾衰竭。但不是肾功能损害的早期指标
血尿素氮（BUN）	男：2.3～7.1mmol/L 女：1.8～6.1mmol/L	特异性不如血清Cr，升高具有临床意义 （1）肾前性：①蛋白质代谢增加，如大量高蛋白饮食、饥饿、发热等；②肾血流量下降，如脱水、休克和心衰等 （2）肾性：如急慢性肾衰 （3）肾后性：肾脏以下的尿路阻塞性疾病
血清尿酸（UA）	90～420μmol/L	升高具有临床意义。原发性，如原发性痛风；核酸代谢增加，如白血病、骨髓瘤等；肾功能损害性疾病；中毒（如氯仿、四氯化碳、铅）和子痫

2. 肾小管功能试验

检测项目	参考值范围	主要临床意义
肾脏浓缩和稀释功能试验	正常成人：24h尿量1000～2000mL；少尿＜400mL/24h；无尿＜100mL/24h；多尿＞2500mL/24h；12h夜尿量＜750mL；最高一次比重＞1.020；最高比重与最低比重之差不少于0.009	由于尿液浓缩或稀释主要是在远曲肾小管和集合管中进行，故本试验主要是测定这部分功能状况。急性肾衰竭、慢性肾盂肾炎、肾小球疾病晚期，均有肾浓缩能力减退
尿渗量（渗透压）	600～1000mOsm/（kg·H_2O）（当血渗透压为275～305mOsm时）	尿渗量不像比重那样受尿内大分子物质的显著影响，故能更准确地反映肾小管的浓缩稀释功能 尿渗量在300mOsm/（kg·H_2O）时称为等渗尿，高于血浆渗量表示尿液已经被浓缩，此时可称为高渗尿；低于血浆渗量表示尿液已被稀释，此时的尿液称为低渗尿

续表

检测项目	参考值范围	主要临床意义
尿渗量（渗透压）	600～1000mOsm/（kg·H_2O）（当血渗透压为275～305mOsm时）	在禁止饮水12h后，尿渗量应该大于850mOsm/（kg·H_2O），如低于此值表明肾脏浓缩功能不好。同样条件下尿渗量/血浆渗量比值应该大于3∶1，肾脏浓缩稀释功能发生障碍时其比值可能降低到1∶1或更低 慢性肾盂肾炎、多囊肾等肾间质性病变；急性肾小管坏死、慢性肾炎合并肾小管病变时尿渗量可以降低

十、乙肝病毒免疫标志物

乙肝病毒免疫标志物包括：乙型肝炎病毒表面抗原（HBsAg）、乙型肝炎病毒表面抗体（抗-HBs）、乙型肝炎病毒e抗原（HBeAg）、乙型肝炎病毒e抗体（抗-HBe）、乙型肝炎病毒核心抗体（抗-HBc，包括抗-HBc总抗体和抗-HBcIgM抗体）。

【参考值】均为阴性。

【临床意义】

HBsAg	HBeAg	抗-HBc	抗-HBcIgM	抗-HBe	抗-HBs	临床意义
+	+	−	−	−	−	急性HBV感染早期，HBV复制活跃
+	+	+	+	−	−	急性或慢性HB，HBV复制活跃
+	−	+	+	−	−	急性或慢性HB，HBV复制减弱
+	−	+	+	+	−	急性或慢性HB，HBV复制减弱
+	−	+	−	+	−	HBV停止复制

续表

HBsAg	HBeAg	抗 -HBc	抗 -HBcIgM	抗 -HBe	抗 -HBs	临床意义
−	−	+	+	−	−	HbeAg、抗 -HBs 空白区，可能 HBV 处于平静携带中
−	−	+	−	−	−	既往感染 HBV，未产生抗 -HBs
−	−	+	+	+	−	抗 -HBs 出现前阶段，HBV 低度复制
−	−	+	−	+	+	HBV 感染恢复阶段
−	−	+	−	−	+	HBV 感染恢复阶段
+	+	+	+	−	+	不同亚型（变异型）HBV 再感染
+	−	−	−	−	−	HBVDNA 处于整合状态
−	−	−	−	−	+	病后或接种 HB 疫苗后获得性免疫
−	+	+	−	−	−	HBsAg 变异的结果
+	−	−	−	+	+	表面抗原、e 抗原变异

十一、血气分析

检测项目	参考值范围	主要临床意义
动脉血氧分压（PaO_2）	80～100mmHg	判断机体是否缺氧及程度
动脉血二氧化碳分压（$PaCO_2$）	35～45mmHg	判断呼吸衰竭的类型和程度 判断是否有呼吸性酸碱平衡失调 判断代谢性酸碱平衡失调的代偿 判断肺泡通气状态

续表

检测项目	参考值范围	主要临床意义
动脉血氧饱和度（SaO_2）	95%～98%	SaO_2 与 PaO_2 相关的氧合曲线呈 S 形。PaO_2 在 60mmHg 以上，曲线平坦，即使氧分压有大幅度变化时，SaO_2 变化很小，从而掩盖了缺氧潜在危险。温度、$PaCO_2$ 及红细胞内 2,3- 二磷酸甘油酸因素增高时，氧合曲线右移，上述因素降低时氧合曲线左移。pH 影响氧合曲线与上述因素相反
血液酸碱度（pH）	7.35～7.45	pH＜7.35 为失代偿酸中毒，即酸血症 pH＞7.45 为失代偿碱中毒，即碱血症
碳酸氢根（HCO）	包括实际碳酸氢根（AB）和标准碳酸氢根（SB），AB 为 22～27mmol/L，正常人 AB 和 SB 相同	SB 是血标本在体外经过标化、PaO_2 正常时测得，不受呼吸因素影响，受肾脏调节，被认为能够准确反应代谢性酸碱平衡的指标。AB 受呼吸性和代谢性双重因素影响。呼吸性酸中毒时，肾脏代偿 HCO_3^- 增加，AB＞SB。呼吸性碱中毒时，肾脏代偿 HCO_3^- 减少，AB＜SB。代谢性酸中毒时，HCO_3^- 减少，AB=SB＜正常值、代谢性碱中毒时，HCO_3^- 增加，AB=SB＞正常值
全血缓冲碱（BB）	45～55mmol/L	BB 是指血液中一切具有缓冲作用的碱（负离子），不受呼吸和 CO_2 因素的影响，其取决于 SB。代谢性酸中毒时，BB 减少，代谢性碱中毒时，BB 增加
二氧化碳结合力（CO_2CP）	22～31mmol/L	CO_2CP 是指血浆中呈结合状态的 CO_2，反映体内的碱储备量，临床意义与 SB 相同
剩余碱（BE）	±2.3mmol/L	当 BE 为正值时，说明缓冲碱增加，BE 为负值时，说明缓冲碱减少。临床意义与 SB 相同，但由于反应系总的缓冲碱变化，故较 SB 更全面

十二、脑脊液检查

检测项目	参考值范围	主要临床意义
脑脊液常规	① 性状：无色、透明水样液体 ② 蛋白定性试验（Pandy）：阴性 ③ 细胞计数及分类：成人（0～10）×10^6 个 /L，儿童（0～8）×10^6 个 /L，淋巴细胞：70%，单核细胞 30%	（1）性状 ①红色：穿刺出血、蛛网膜下腔或脑室出血。②黄色：陈旧出血、脑脊髓肿瘤及黄疸患者。③米汤样：由于白（脓）细胞增多所致，见于化脓性脑膜炎。④微绿色：铜绿假单胞菌感染所致。⑤褐色或黑色：脑膜黑色素细胞瘤 （2）蛋白定性试验阳性 ①血脑屏障通透性增加，如脑（膜）炎、出血和中毒；②脑脊液循环障碍，如脑脊髓肿瘤、粘连等；③鞘内免疫球蛋白合成增加，如神经性梅毒和多发性硬化症 （3）细胞增多 ①中枢神经系统感染性疾病；②中枢神经系统肿瘤；③脑寄生虫病；④蛛网膜下腔或脑室出血
脑脊液生化	① 蛋白定量：0.2～0.45g/L ② 葡萄糖：2.5～4.5mmol/L，脑脊液血浆葡萄糖比率 0.3～0.9 ③ 氯化物：120～130mmol/L	（1）脑脊液蛋白定量升高的临床意义同蛋白定性 （2）脑脊液葡萄糖减少的临床意义 ①化脓性脑膜炎；②结核性脑膜炎；③脑膜肿瘤及其他脑膜炎 （3）脑脊液氯化物降低的临床意义主要是结核性脑膜炎

十三、胸腔积液常规、生化检查

胸腔积液包括两种：漏出液和渗出液。漏出液为非炎性积液，形成原因有：①血浆胶体渗透压降低；②毛细血管静脉压升高；③淋巴管阻塞；渗出液系炎性积液。

两者的常规、生化检查及鉴别点如下。

鉴别点	漏出液	渗出液
原因	非炎症	炎症、肿瘤或物理、化学刺激
外观	淡黄浆液性	不定，可为黄色、脓性、血性、乳糜性
透明度	透明或微浑	大多数浑浊
比重	低于 1.018	高于 1.018
凝固性	不自凝	能自凝
黏蛋白定性试验	阴性	阳性
蛋白总量	常小于 25g/L	常大于 25g/L
葡萄糖定量	与血糖接近	常低于血糖
有核细胞计数	常小于 100×10^6 个 /L	常大于 100×10^6 个 /L
有核细胞分类	以淋巴细胞和间皮细胞为主	急性感染以中性粒细胞为主，慢性感染以淋巴细胞为主
细菌检查	无细菌发现	可找到病原菌

附录四　处方常用外文缩写表

项目	中文意义	外文缩写	项目	中文意义	外文缩写
给药次数	每日 1 次	qd	给药次数	每晨 1 次	qm
	每日 2 次	bid		每晚 1 次	qn（on）
	每日 3 次	tid		隔日 1 次	qod
	每日 4 次	qid		每 2 天 1 次	q2d
	每日 5 次	quing id		每小时 1 次	qh
	每日 6 次	sex id		每半小时 1 次	q1/2h
	每周 1 次	qw		每 4 小时 1 次	q4h
	每 2 周 1 次	qiw		每 6 小时 1 次	q6h
	隔周 1 次	qow		每 8 小时 1 次	q8h

续表

项目	中文意义	外文缩写	项目	中文意义	外文缩写
给药时间	上午	am	给药时间	需要时（临时）	sos
	下午	pm		早餐及晚餐	m et n
	今晚	hn		疼痛时	dol dur
	明晨	cm		早餐前	aj
	明晚	cn		早餐后	pj
	立即	st		中餐前	ap
	随意	adlid		中餐后	pp
	饭前（晚餐前）	ac		临睡前	hs
	饭后（晚餐后）	pc		用作 1 次	pd
	必要时（长期）	prn		遵医嘱	md
给药途径及部位	口服	po	给药途径及部位	静脉滴注	iv gtt 或 iv drip
	内服	us imt		穴位注射	i adacum
	外用	us ent		一次顿服	pro dos
	灌肠	pr		餐间	ie
	吸入	inhal		顿服	ht
	鼻用	pro nar		肌内注射	im
	眼用	pro o		腰椎注射	iI
	耳用	pro aur		静脉注射	iv
	阴道用	pro vgain		腹腔注射	ia
	皮试	AST（et）		球结膜下注射	isc
	皮下注射	ih 或 H		胸腔注射	ip
	皮内注射	id		—	—

参考文献

[1] 葛均波，徐永健，王辰 . 内科学（第 9 版）[M]. 北京：人民卫生出版社，2018.

[2] 钟南山，刘又宁 . 呼吸病学 [M]. 北京：人民卫生出版社，2017.

[3] 吴勉华，石岩 . 中医内科学（第 5 版）[M]. 北京：中国中医药出版社，2021.

[4] 陈志强，杨文明 . 中西医结合内科学（第 4 版）[M]. 北京：中国中医药出版社，2021.

[5] 陈红风 . 中医外科学（第 5 版）[M]. 北京：中国中医药出版社，2021.

[6] 贾建平，陈生弟 . 神经病学 [M]. 北京：人民卫生出版社，2018.

[7] 谢幸，孔北华，段涛 . 妇产科学（第 9 版）[M]. 北京：人民卫生出版社，2018.

[8] 冯晓玲，张婷婷 . 中医妇科学（第 5 版）[M]. 北京：中国中医药出版社，2021.

[9] 王卫平，孙锟，常立文 . 儿科学（第 9 版）[M]. 北京：人民卫生出版社，2018.

[10] 赵霞，李新民 . 中医儿科学（第 5 版）[M]. 北京：中国中医药出版社，2021.

[11] 段俊国，毕宏生 . 中西医结合眼科学（第 4 版）[M]. 北京：中国中医药出版社，2021.

[12] 彭清华 . 中医眼科学（第 5 版）[M]. 北京：中国中医药出版社，2021.

[13] 葛坚，王宁利 . 眼科学（第 3 版）[M]. 北京：人民卫生出版社，2015.

[14] 张学军，郑捷．皮肤性病学 [M]. 北京：人民卫生出版社，2023. 04.

[15] 杨志波．中医皮肤性病学 [M]. 上海：上海科学技术出版社，2020. 08.

[16] 李小寒，尚少梅．基础护理学（第 7 版）[M]. 北京：人民卫生出版社，2022.

[17] 国家心血管病中心．中国心血管健康与疾病报告 2022[M]. 北京：中国协和医科大学出版社，2023.

[18] 国家药典委员会．中华人民共和国药典临床用药须知：化学药和生物制品卷 [M]. 北京：中国医药科技出版社，2015.

[19] 瞿介明，曹彬．中国成人社区获得性肺炎诊断和治疗指南（2016 年版）修订要点 [J]. 中华结核和呼吸杂志，2016，39（4）：241-242.

[20] 中华医学会呼吸病学分会哮喘学组．支气管哮喘防治指南（2020 年版）[J]. 中华结核和呼吸杂志，2020，43（12）：1023-1046.

[21] 支气管扩张症专家共识撰写协作组，中华医学会呼吸病学分会感染学组．中国成人支气管扩张症诊断与治疗专家共识 [J]. 中华结核和呼吸杂志，2021，44（04）：311-321.

[22] 李建生，王至婉，谢洋，等．支气管扩张症中医证候诊断标准（2019 版）[J]. 中医杂志，2020（15）：1377-1380.

[23] 王辰，迟春花，陈荣昌，等．慢性阻塞性肺疾病基层诊疗指南（实践版 • 2018）[J]. 中华全科医师杂志，2018，17（11）：871-877.

[24] 慢性阻塞性肺疾病中西医结合管理专家共识协作组．慢性阻塞性肺疾病中西医结合管理专家共识（2023 版）．中国全科医学．2023，26（35）：4359-4371.

[25] 中华医学会呼吸病学分会胸膜与纵隔疾病学组（筹）．胸腔积液诊断的中国专家共识．中华结核和呼吸杂志，2022，45（11）：1080-1096.

[26] 孟双双，张志涛，王文静，等．中西医结合治疗肺癌恶性胸腔积液的研究进展 [J]. 中医肿瘤学杂志，2021（01）：72-76.

[27] 中国高血压指南修订委员会．中国高血压防治指南（2018 年修订版）

[J]. 中国心血管杂志 2019，24（1）：1-42.

[28] 中华急诊医学教育学院 . 中国高血压急症诊治规范 [J]. 中国急救医学，2020，40（9）：795-803.

[29] 国家心血管病中心 . 中国高血压临床实践指南 [J]. 中华心血管病杂志，2022，50（11）：1050-1095.

[30] 国家卫生计生委合理用药专家委员会 . 高血压合理用药指南（第 2 版）[J]. 中国医学前沿杂志（电子版），2017，9（7）：28-126.

[31] 国家卫生健康委高血压诊疗研究重点实验室学术委员会 . 高血压患者中原发性醛固酮增多症检出、诊断和治疗的指导意见 [J]. 中华高血压杂志，2021，29（6）：508-518.

[32] 中华医学会心血管病学分会介入心脏病学组 . 稳定性冠心病诊断和治疗指南 [J]. 中华心血管病杂志，2018，46（9）：680-694.

[33] 中华中医药学会心血管病分会 . 冠心病稳定型心绞痛中医诊疗指南 [J]. 中医杂志，2019，60（21）：1880-1890.

[34] 中国老年学学会心脑血管病专业委员会 . 稳定性冠心病口服抗血小板药物治疗中国专家共识 [J]. 中华心血管病杂志，2016，44（02）：104-111.

[35] 中华医学会心血管病学分会 . 非 ST 段抬高型急性冠状动脉综合征诊断和治疗指南（2016）[J]. 中华心血管病杂志，2017，45（5）：359-376.

[36] 中华医学会心血管病分会 . 急性冠状动脉综合征患者检测心肌肌钙蛋白的专家共识 [J]. 中华医学杂志，2017，97（16）：1212-1213.

[37] 中华医学会心血管病学分会 . 急性 ST 段抬高型心肌梗死诊断和治疗指南（2019）[J]. 中华心血管病杂志，2019，47（10）：766-783.

[38] 中国医师协会急诊医师分会 . 急性冠脉综合征急诊快速诊治指南（2019）[J]. 临床急诊杂志，2019，20（4）：253-261.

[39] 国家卫生计生委合理用药专家委员会 . 急性 ST 段抬高型心肌梗死溶栓治疗的合理用药指南（第 2 版）[J]. 中国医学前沿杂志（电子版），2019，11（1）：40-65.

[40] 陈可冀，张敏州，霍勇．急性心肌梗死中西医结合诊疗专家共识 [J]. 中国中西医结合杂志，2014，34（04）：389-395.

[41] 周旻，符伟国．StanfordB 型主动脉夹层诊断和治疗中国专家共识（2022 版）[J]. 中国实用外科杂志，2022，42（04）：370-379+387.

[42] 中华医学会心血管病学分会动脉粥样硬化与冠心病学组．冠心病双联抗血小板治疗中国专家共识 [J]. 中华心血管病杂志，2021，49（5）：432-454.

[43] 中华医学会心血管病学分会．冠心病合并心房颤动患者抗栓管理中国专家共识 [J]. 中华心血管病杂志，2020，48（7）：552-464.

[44] 中国医师协会胸痛专业委员会．急性心肌梗死后心室重构防治专家共识 [J]. 中华心血管病杂志（网络版），2020，3：1-7.

[45] Damluji AA，van Diepen S，Katz JN，et al. Mechanical Complications of Acute Myocardial Infarction：A Scientific Statement From the American Heart Association. Circulation. 2021 Jul 13；144（2）：e16-e35.

[46] Tamis-Holland JE，Jneid H，Reynolds HR，et al. Contemporary Diagnosis and Management of Patients With Myocardial Infarction in the Absence of Obstructive Coronary Artery Disease：A Scientific Statement From the American Heart Association. Circulation[J]. 2019 Apr 30；139（18）：e891-e908.

[47] 中华医学会心血管病学分会．急性心肌梗死合并心原性休克诊断和治疗中国专家共识（2021）[J]. 中华心血管病杂志，2022，50（3）：231-242.

[48]《中成药治疗优势病种临床应用指南》标准化项目组．中成药治疗冠心病临床应用指南（2020 年）[J]. 中西医结合心脑血管病杂志，2021，19（9）：1409-1435.

[49] 中华医学会心血管病分会精准医学血组．成人暴发性心肌炎诊断与治疗中国专家共识 [J]. 中华心血管病杂志，2017，45（9）：742-752.

[50] 国家老年医学中心．新型冠状病毒感染相关心肌损伤、心肌炎和感染后状态管理专家共识（第二版）[J]. 中国循环杂志，2023，38（2）：105-115.

[51] 中华医学会心血管病学分会．中国扩张型心肌病诊断和治疗指南 [J]. 临床心血管病杂志，2018，34（5）：421-434.
[52] Arbelo E，Protonotarios A，Gimeno JR，et al. 2023 ESC guidelines for the management of cardiomyopathies[J]. Eur Heart J，2023，44（37）：3503-3626.
[53] 中华医学会超声医学分会超声心动图学组．超声心动图诊断心肌病临床应用指南 [J]. 中华超声影像学杂志，2020，29（10）：829-845.
[54] 国家心血管病中心心肌病专科联盟．中国成人肥厚型心肌病诊断与治疗指南 2023[J]. 中国循环杂志，2023，38（1）：1-33.
[55] 中华医学会心血管病学分会．心律失常紧急处理专家共识 [J]. 中华心血管病杂志，2013，41（5）：363-376.
[56] 中华医学会心血管病学分会．抗心律失常药物临床应用中国专家共识 [J]. 中华心血管病杂志，2023，51（3）：256-269.
[57] 中华医学会心电生理和起搏分会．心动过缓和传导异常患者的评估与管理中国专家共识 2020[J]. 中华心律失常学杂志，2021，25（3）：185-211.
[58] 中华医学会心电生理和起搏分会．室上性心动过速诊断及治疗中国专家共识（2021）[J]. 中华心律失常学杂志，2022，26（3）：202-262.
[59] 中华医学会．室上性心动过速基层诊疗指南（2019 年）[J]. 2020，19（8）：667-671.
[60] 中华医学会心血管病学分会．心房颤动诊断和治疗中国指南 [J]. 中华心血管病杂志，2023，51（6）：572-618.
[61] 中华医学会心电生理和起搏分会．2020 室性心律失常中国专家共识 [J]. 中国心脏起搏与心电生理杂志，2020，34（3）：189-253.
[62] 中华医学会．室性心动过速基层诊疗指南（2019 年）[J]. 2019，18（11）：1047-1056.
[63] 中华医学会心电生理和起搏分会．植入型心律转复除颤器临床应用中国专家共识（2021）[J]. 中华心律失常学杂志，2021，25（4）：

280-299.

[64] 中华医学会急诊医学分会复苏学组．成人体外心肺复苏专家共识更新（2023 版）[J]. 中华急诊医学杂志，2023，32（3）：298-304.

[65] 中华医学会心血管病学分会心力衰竭学组．中国心力衰竭诊断和治疗指南 2018[J]. 中华心血管病杂志，2018，46（10）：760-789.

[66] 中华医学会．慢性心力衰竭基层诊疗指南（2019 年）[J]. 中华全科医师杂志，2019，18（10）：936-947.

[67] 国家心血管病中心．国家心力衰竭指南 2023[J]. 中华心力衰竭和心肌病杂志，2023，7（4）：215-311.

[68] 国家卫生计生委合理用药专家委员会．心力衰竭合理用药指南（第 2 版）[J]. 中国医学前沿杂志（电子版），2019，11（7）：1-78.

[69] 中国医师协会心血管内科医师分会心力衰竭学组．中国心力衰竭诊断与治疗质量评价和控制指标专家共识 [J]. 中国医学前沿杂志（电子版），2021，13（3）：52-62.

[70] McDonagh TA，Metra M，Adamo M，et al. 2021 ESC Guidelines for the diagnosis and treatment of acute and chronic heart failure[J]. Eur Heart J，2021，42（36）：3599-3726.

[71] Heidenreich PA，Bozkurt B，Aguilar D，et al. 2022 AHA/ACC/HFSA Guideline for the Management of Heart Failure：A Report of the American College of Cardiology/American Heart Association Joint Committee on Clinical Practice Guidelines[J].J Am Coll Cardiol，2022，79（17）：1757-1780.

[72] 冠心病中医临床研究联盟．慢性心力衰竭中医诊疗专家共识 [J]. 2014，55（14）：1258-1260.

[73] 中国中西医结合学会心血管疾病专业委员会．慢性心力衰竭中西医结合诊疗专家共识 [J]. 中国中西结合杂志，2016，36（2）：133-141.

[74] 中华中医药学会慢性心力衰竭中医诊疗指南项目组．慢性心力衰竭中医诊疗指南（2022 年）[J]. 中医杂志，2023，64（7）：743-756.

[75]《中成药治疗优势病种临床应用指南》标准化项目组．中成药治疗心力衰竭临床应用指南（2021 年）[J]. 中国中西结合杂志，2022，42

（3）：261-275.

[76] 射血分数保留的心力衰竭诊断与治疗中国专家共识制定工作组．射血分数保留的心力衰竭诊断与治疗中国专家共识 2023[J]. 中国循环杂志，2023，38（4）：375-393.

[77] 中国医疗保健国际交流促进会急诊医学分会．急性心力衰竭中国急诊管理指南（2022）[J]. 中国急救医学，2022，42（8）：648-670.

[78] Otto CM，Nishimura RA，Bonow RO，et al. 2020 ACC/AHA Guideline for the Managenent of Patients with Valvular Heart Disease：A Report of the Anerican College of Cardiology/Anerican Heart Association Joint Connittee on Clinical Practice Guidelines[J]. Circulation，2021，143（5）：e72-e227.

[79] Alec Vahanian，Friedhelm Beyersdorf，Fabien Praz. 2021 ESC/EACTS Guidelines for the management of valvular heart disease[J]. Eur Heart J，2022，43（7）：561-632.

[80] 中华医学会心血管病分会结构性心脏病学组．中国经皮球囊二尖瓣成形术指南 2016[J]. 中华医学杂志，2016，96（36）：2854-2863.

[81] 中华医学会心血管病学分会．经导管二尖瓣缘对缘修复术的中国专家共识 [J]. 中华心血管病杂志，2022，50（9）：853-863.

[82] 中华医学会胸心血管外科分会瓣膜病外科学组．风湿性二尖瓣病变外科治疗指征中国专家共识 [J]. 中华胸心血管外科杂志，2022，38（3）：132-137.

[83] 中华医学会胸心血管外科分会瓣膜病外科学组．功能性二尖瓣关闭不全外科治疗中国专家共识 [J]. 中华胸心血管外科杂志，2022，38（3）：156-163.

[84] 国家心血管病中心．经导管主动脉瓣置换术临床实践指南 [J]. 中华医学杂志，2023，103（12）：886-900.

[85] 中华医学会肝病学分会．肝硬化诊治指南 [J]. 临床肝胆病杂志，2019，35（11）：2408－2425.

[86] 中华医学会急诊分会，京津冀急诊急救联盟，北京医学会急诊分会，等．急性胰腺炎急诊诊断及治疗专家共识［J］. 临床肝胆病杂志，

2021，37（5）：161-172.

[87] 中华医学会，中华医学会杂志社，中华医学会全科医学分会，等．甲状腺功能亢进症基层诊疗指南（实践版・2019）[J]. 中华全科医师杂志，2019，18（12）：1129-1135.

[88] 王增武，郭远林．中国血脂管理指南（基层版 2024 年）[J]. 中国循环杂志，2024，39（04）：313-321.

[89] 王增武，刘静，李建军，等．中国血脂管理指南（2023 年）[J]. 中国循环杂志，2023，38（03）：237-271.

[90] 中华医学会骨质疏松和骨矿盐疾病分会，章振林．原发性骨质疏松症诊疗指南（2022）[J]. 中国全科医学，2023，26（14）：1671-1691.

[91] 葛继荣，王和鸣，郑洪新，等．中医药防治原发性骨质疏松症专家共识（2020）[J]. 中国骨质疏松杂志，2020，26（12）：1717-1725.

[92] 卜云芸，陈琳，戴宜武，等．中国特发性面神经麻痹神经修复治疗临床指南（2022 版）[J]. 神经损伤与功能重建，2023，18（01）：1-12.

[93] 中国医师协会神经内科医师分会，中国研究型医院学会头痛与感觉障碍专业委员会．中国偏头痛诊治指南（2022 版）[J]. 中国疼痛医学杂志，2022，28（12）：881-898.

[94] 杨吉垒，温晓霞，王文丽，等．三叉神经痛的诊疗研究进展 [J]. 中国疼痛医学杂志，2023，29（03）：201-206.

[95] 中华医学会神经病学分会，中华医学会神经病学分会脑血管病学组．中国急性缺血性脑卒中诊治指南 2018[J]. 中华神经外科杂志，2018，51（9）：666-682.

[96] 王陇德，彭斌，张鸿祺，等．《中国脑卒中防治报告 2020》概要 [J]. 中国脑血管病杂志，2022，19（02）：136-144.

[97] 周静，陈恩强．肝豆状核变性的诊疗进展 [J]. 临床内科杂志，2024，41（04）：236-240.

[98] 中华医学会神经病学分会，中华医学会神经病学分会睡眠障碍学组．中国成人失眠诊断与治疗指南（2017 版）[J]. 中华神经科杂志，

2018，51（5）：324-335.

[99] 徐光勋，张胜男，姚卫海 . 中暑中医诊疗专家共识意见 [J]. 北京中医药，2022，41（08）：862-864.

[100] 王玲，金红旭，郭俊峰，等 . 热射病临床研究进展 [J]. 创伤与急危重病医学，2022，10（02）：81-82.

[101] 李子瞻，罗雪 . 热射病的多器官受损表现及防治措施 [J]. 中华老年多器官疾病杂志，2023，22（08）：624-628.

[102] 张荣珍，刘清泉，黄昊 . 急性酒精中毒中医诊疗专家共识 [J]. 中国中医急症，2018，27（10）：1693-1696.

[103] 欧阳振波，尹倩，全松，等 . 中、美、加、英妊娠期恶心呕吐及妊娠剧吐诊治指南的解读 [J]. 现代妇产科进展，2017，26（11）：875-877.

[104] 杨甜，姚强 . 2022 年加拿大妇产医师协会第 426 号临床指南：妊娠期高血压疾病的诊断、预测、预防和管理要点解读 [J]. 中国计划生育和妇产科，2023，15（06）：3-5.

[105] 欧阳振波，杨欢，钟春蕾，尹倩 . 2021 年中美细菌性阴道病诊治指南解读 [J]. 现代妇产科进展，2022，31（05）：373-376.

[106] 董梦婷，李佳，李会阳，等 . 美国疾病控制和预防中心《子宫颈炎诊治指南（2021 版）》解读［J］. 中国实用妇科与产科杂志，2021，37（10）：1032-1033.

[107] 薛晓鸥，俞超芹，翟东霞，等 . 女性盆腔炎性疾病中西医结合诊治指南 [J]. 世界中西医结合杂志，2024，19（03）：618-626+636.

[108] 中华医学会妇产科学分会妇科内分泌学组 . 异常子宫出血诊断与治疗指南（2022 更新版）[J]. 中华妇产科杂志，2022，57（7）：481-490.

[109] 陈蓉 .《中国绝经管理与绝经激素治疗指南 2023 版》解读 [J]. 协和医学杂志，2023，14（3）：514-519.

[110] 子宫肌瘤的诊治中国专家共识专家组 . 子宫肌瘤的诊治中国专家共识 [J]. 中华妇产科杂志，2017，52（12）：793-800.

[111] 陈子江，刘嘉茵，黄荷凤，等．不孕症诊断指南 [J]. 中华妇产科杂志，2019，54（8）：505-511.

[112] 戎萍，马融，韩新民，等．中医儿科临床诊疗指南．抽动障碍（修订）．中医儿科杂志．2019，15（06）：1-6.

[113] 陈翔宇，刘红升，向强，等．创伤失血性休克中国急诊专家共识（2023）[J]. 临床急诊杂志，2023，24（12）：609-623.

[114] 中国中西医结合学会大肠肛门病专业委员会．中国痔病诊疗指南（2020）[J]. 结直肠肛门外科，2020，26（5）：519-533.

[115] 中国中西医结合大肠肛门病专业委员会痔套扎治疗专家组．痔套扎治疗中国专家共识（2015 版）[J]. 中华胃肠外科杂志，2015，18（12）：1183-1185.

[116] 国家卫生健康委员会医管中心加速康复外科专家委员会，浙江省医师协会临床药师专家委员会，浙江省药学会医院药学专业委员会．中国加速康复外科围手术期非甾体抗炎药临床应用专家共识 [J]. 中华普通外科杂志，2019，34（3）：283-288.

[117] 赵东芳，杜鹃，赵艳伟，等．青霉素皮肤试验临床操作专家共识 [J]. 临床药物治疗杂志，2022，20（3）：11.

[118] 中国创伤救治联盟，北京大学创伤医学中心．中国破伤风免疫预防专家共识 [J]. 中华外科杂志，2018，56（3）：161-167.